Becker · Reichling
Grundlagen der Pharmazeutischen Biologie

Grundlagen der Pharmazeutischen Biologie

Hans Becker
Jürgen Reichling

4., völlig neu bearbeitete Auflage
Mit 268 Abbildungen und 21 Tabellen

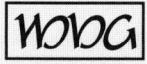

Wissenschaftliche Verlagsgesellschaft mbH Stuttgart 1999

Prof. Dr. Hans Becker: Jahrgang 1940; Pharmaziestudium in Mainz; 1970 Promotion am Botanischen Institut in Karlsruhe mit einer vergleichenden Arbeit über den Sekundärstoffwechsel von Pflanzen und Calluskulturen; 1973 Habilitation für das Fach „Pharmazeutische Biologie"; seit Dezember 1973 Professor am Institut für Pharmazeutische Biologie in Heidelberg, ab 1987 an der Universität des Saarlandes; Fachrichtung Pharmakognosie und Analytische Phytochemie
Arbeitsgebiete: Sekundärstoffwechsel in Calluskulturen und Moosen, krebspräventive Stoffe in Arznei- und Nahrungspflanzen.

Prof. Dr. Jürgen Reichling: Jahrgang 1943; Studium der Biologie, Chemie und Physik in Heidelberg; 1972 Promotion am Botanischen Institut in Heidelberg mit einer Arbeit über den Einsatz und den Nachweis von Pflanzenbehandlungsmitteln bei Nutzpflanzen. 1973/74 Referendarzeit an Gymnasien und zweite Staatsprüfung für die Fächer Biologie, Chemie, Physik. Seit 1975 als wissenschaftlicher Mitarbeiter am Institut für Pharmazeutische Biologie in Heidelberg tätig. 1983 Habilitation für das Fach „Pharmazeutische Biologie". 1991 Ernennung zum apl. Professor
Arbeitsgebiete: Phytochemie von Arzneipflanzen, biologisch aktive Naturstoffe, Phytopharmaka

Ein Markenzeichen kann warenzeichenrechtlich geschützt sein, auch wenn ein Hinweis auf etwa bestehende Schutzrechte fehlt.

Die Deutsche Bibliothek – CIP-Einheitsaufnahme

Becker, Hans:
Grundlagen der pharmazeutischen Biologie / Hans Becker ; Jürgen Reichling. – 4., völlig neu bearb. Aufl. – Stuttgart : Wiss. Verl.-Ges., 1999
    (Paperback WVG)
    ISBN 3-8047-1463-3

Jede Verwertung des Werkes außerhalb der Grenzen des Urheberrechtsgesetzes ist unzulässig und strafbar. Dies gilt insbesondere für Übersetzung, Nachdruck, Mikroverfilmung oder vergleichbare Verfahren sowie für die Speicherung in Datenverarbeitungsanlagen.
© 1999 Wissenschaftliche Verlagsgesellschaft mbH, Birkenwaldstr. 44, 70191 Stuttgart
Printed in Germany
Satz und Druck: Franz W. Wesel, Baden-Baden
Einbandgestaltung: Atelier Schäfer, Esslingen

Vorwort zur 4. Auflage

Nachdem das Kurzlehrbuch „Grundlagen der Pharmazeutischen Biologie" längere Zeit vergriffen war, liegt nun die vierte Auflage vor. Zwar lehnt sich auch diese Auflage eng an den Gegenstandskatalog an, es wurden jedoch in einigen Fällen wegen deren pharmazeutischer Relevanz neuere Entwicklungen stärker berücksichtigt. So wurden z. B. die tierische Zelle und der Membrantransport ausführlicher behandelt. Andere Bereiche – z. B. die klassische Genetik – wurden dagegen leicht gekürzt, damit der Gesamtumfang in etwa erhalten blieb.

In erster Linie kann das Kurzlehrbuch als Einstieg und als Repetitorium für den 1. Prüfungsabschnitt des Pharmazeutischen Staatsexamens dienen. Es soll jedoch wie seine Vorgänger nicht das Studium von Fachlehrbüchern zu speziellen Themen der Biologie ersetzen. Es will den Studierenden vielmehr Anregungen bieten, sich in einschlägigen Büchern mit interessanten Einzelthemen der Biologie zu beschäftigen. Deshalb wurde auch erstmals eine Literaturliste angefügt.

Herbst 1998

H. Becker, Saarbrücken
J. Reichling, Heidelberg

Inhaltsverzeichnis

1 · Cytologie

1.1	Die Zelle als Elementareinheit des Lebens 15		1.5.2	Struktureller Aufbau 36
			1.5.3	Chemischer Aufbau 38
1.2	Zellen der Prokaryoten und Eukaryoten 17		1.5.4	Funktionen von Biomembranen 42
			1.5.5	Mechanismen des Stofftransportes 47
1.2.1	Organisationsstufe der Protocyte 17		1.5.6	Membranpotentiale und elektrische Eigenschaften von Zellen 55
1.2.2	Organisationsstufe der Eucyte 20		1.5.7	Signaltransduktion durch Zelloberflächenrezeptoren . 57
1.3	Zellwände von Bakterien, Pilzen und Höheren Pflanzen 24		1.6	Zellorganellen 61
			1.6.1	Zellkern, Chromosomen, Kernäquivalente 61
1.3.1	Bau der Bakterienzellwand . 24		1.6.2	Endoplasmatisches Reticulum (ER) 68
1.3.2	Bau der Pilzzellwand 29			
1.3.3	Bau der Pflanzenzellwand .. 29		1.6.3	Golgi-Apparat, Dictyosomen 72
1.4	Protoplasma 34			
1.4.1	Cytoplasma 34		1.6.4	Plastiden 76
1.4.2	Wasser, Ionen, Makromoleküle und Zellfunktionen 34		1.6.5	Mitochondrien 82
			1.6.6	Ribosomen 85
			1.6.7	Cytoskelett 88
1.5	Biomembranen 35		1.6.8	Microbodies 93
1.5.1	Kompartimentierung 35		1.6.9	Lysosomen 95
			1.6.10	Vakuolen 96

2 · Genetik

2.1	Allgemeine Grundlagen 97		2.1.3	Kopplungsgruppen, Kopplungsbruch, Faktorenaustausch (Crossing over) 102
2.1.1	Verteilung der Erbanlagen bei Kreuzungen, Mendelsche Gesetze 97			
			2.1.4	Lineare Anordnung der Gene, Genlokalisation 103
2.1.2	Gen, Genom, Genotyp, Allel, Mutation, Phänotyp, Polygenie, Polyphänie 100		2.1.5	Extrachromosomale (extrakaryotische) Vererbung ... 104

2.2	**Molekulare Grundlagen** ... 105		2.4.3	Interphasezustand und Zellzyklus ... 144
2.2.1	Struktur der Desoxyribonukleinsäure ... 105		2.4.4	Zellteilung bei Pflanzen ... 145
2.2.2	Struktur der Ribonukleinsäure ... 110		2.4.5	Zellteilung bei Bakterien und Tieren ... 146
2.2.3	Semikonservative Replikation der DNA ... 113		2.4.6	Meiose, geschlechtliche Vermehrung ... 146
2.2.4	DNA-Sequenzierung ... 116		2.4.7	Stadien der Meiose ... 146
2.2.5	Der genetische Code ... 119		2.4.8	Ableitung der Vererbungsregeln ... 148
2.2.6	Transkription ... 120		2.4.9	Meiotische Systeme, Generationswechsel ... 149
2.2.7	Prozessierung der eukaryotischen Prä-mRNA ... 121			
2.2.8	Reverse Transkription ... 126		2.5	**Parasexuelle (parameiotische) Systeme** ... 152
2.2.9	Translation ... 126			
2.2.10	Hemmung der Synthese von Nukleinsäuren und Polypeptiden durch Antibiotika ... 130		2.5.1	Transduktion, Transformation, Konjugation, Episomen ... 152
			2.5.2	Parameiose und Resistenzentwicklung bei Bakterien . 156
2.3	**Veränderung des Erbgutes** ... 132		2.5.3	Transponierbare genetische Elemente ... 159
2.3.1	Mutation, Selektion, Evolution ... 132		2.5.4	Viren und Bakteriophagen ... 160
2.3.2	Spontane und induzierte Mutation, Mutagene ... 133		2.5.4.1	Biologische Folgen einer Virusinfektion ... 173
2.3.3	Generative und somatische Mutationen ... 134		2.5.4.2	Viroide ... 180
2.3.4	Mutationsraten ... 134		2.6	**Grundlagen der Gentechnologie** ... 183
2.3.5	Genommutation, Euploidie, Aneuploidie, Polyploidie .. 135		2.6.1	Gentechnologisch manipulierte Bakterien ... 183
2.3.6	Strukturelle Chromosomenmutationen ... 136		2.6.2	Gentechnologische Veränderungen bei Wirbeltieren und Menschen ... 192
2.3.7	Auslösen von Punktmutationen ... 138			
2.3.8	Reparatur und Restriktion von DNA ... 140		2.6.3	Hemmung der Genexpression ... 192
			2.6.4	Polymerase Kettenreaktion (PCR) ... 192
2.4	**Kern- und Zellteilungen** ... 142		2.6.5	Gentechnologisch manipulierte Pflanzen ... 193
2.4.1	Mitose, vegetative Vermehrung ... 142			
2.4.2	Phasen der Kernteilung ... 142		2.7	**Somatische Hybridisierung** 196

3 · Stoffwechselphysiologie

3.1	**Enzyme** ... 201		3.2.1	Allgemeines ... 208
3.2	**Kohlenhydratstoffwechsel** . 208		3.2.2	Mobilisierung von Reservekohlenhydraten ... 211

3.2.3	Glykolyse 212	3.5	**Stickstoff- und Schwefel-Stoffwechsel** 233	
3.2.4	Oxidativer Pentosephosphatzyklus 215	3.5.1	Stickstoff-Stoffwechsel 233	
3.2.5	Oxidative Decarboxylierung von Pyruvat 216	3.5.1.1	Stickstoff-Fixierung 233	
3.2.6	Gärung 217	3.5.1.2	Nitrifikation 235	
		3.5.1.3	Nitratreduktion 236	
3.3	**Acetyl-Coenzym A und Citratzyklus** 219	3.5.1.4	Aminosäuren 236	
		3.5.2	Schwefel-Stoffwechsel 243	
3.3.1	Acetyl-Coenzym A 219	**3.6**	**Endoxidation** 244	
3.3.2	Citratzyklus 219	3.6.1	Allgemeines 244	
3.4	**Grundzüge des Lipidstoffwechsels** 224	3.6.2	Atmungskette 245	
		3.7	**Photosynthese bei Höheren Pflanzen** 248	
3.4.1	Allgemeines 224	3.7.1	Physikochemische Grundlagen der Photosynthese ... 250	
3.4.1.1	Neutralfette (Triglyceride) . 224			
3.4.1.2	Glycerophosphatide 226	3.7.2	Lichtreaktion 252	
3.4.1.3	Sterole 226	3.7.2.1	Photosystem I 252	
3.4.1.4	Lipoproteine 227	3.7.2.2	Photosystem II 253	
3.4.2	Mobilisierung von Reservefetten und Fettsäureabbau . 228	3.7.3	Dunkelreaktion 254	
		3.7.4	C4-Dicarbonsäureweg und CAM-Pflanzen 256	
3.4.2.1	Lipasen 228			
3.4.2.2	β-Oxidation 228	3.7.5	Ökologische Faktoren, die die Photosynthese beeinflussen 257	
3.4.3	Biosynthese der Fette 230			
3.4.3.1	Fettsäurebiosynthese 230	3.7.6	Chemosynthese 258	
3.4.3.2	Biosynthese der Triacylglyceride (Neutralfette) 232	**3.8**	**Heterotrophie** 259	

4 · Wasserhaushalt und Stofftransport

4.1	**Wasser- und Elektrolythaushalt** 263	4.1.6	Assimilatetransport 268	
4.1.1	Wasseraufnahme 263	**4.2**	**Stoffablagerung bei Pflanzen** 269	
4.1.2	Wassertransport 264			
4.1.3	Wasserabgabe 265	4.2.1	Reservestoffe 269	
4.1.4	Ökologische Anpassungen 266	4.2.2	Sekundäre Pflanzenstoffe . 270	
4.1.5	Nährsalzbedarf, Aufnahme und Transport 267			

5 · Entwicklungsphysiologie

5.1	**Wachstum und Differenzierung** 273	5.1.1	Wachstumsvorgänge 273	
		5.1.2	Polarität 274	

5.1.3	Wachstumsfaktoren von Mikroorganismen 275	5.2.1	Differentielle Genaktivität 283
5.1.4	Phytohormone 276	5.2.2	Regulation der Genaktivität bei Prokaryoten .. 284
5.2	**Genregulation** 283	5.2.3	Genexpression und -regulation der Eukaryotenzelle .. 288

6 · Morphologie, Histologie und Anatomie der Pflanzen

6.1	**Morphologie** **291**	6.2.5	Exkretionsgewebe 315
6.1.1	Protophyten 291	**6.3**	**Anatomie des Kormus** **315**
6.1.2	Thallophyten (Lagerpflanzen) 292	6.3.1	Wurzel 315
6.1.3	Moose (Bryophyten) 295	6.3.2	Sproßachse 319
6.1.4	Kormophyten (Sproßpflanzen) 295	6.3.3	Blatt 322
		6.3.4	Blüte 325
6.2	**Histologie des Kormus** **298**	6.3.5	Früchte 329
6.2.1	Bildungsgewebe 298	6.3.6	Samen 332
6.2.2	Grundgewebe 300	6.3.7	Drogenterminologie 333
6.2.3	Abschlußgewebe 301	6.3.8	Kristalle 336
6.2.4	Leit- und Festigungsgewebe 307	6.3.9	Stärke 336
		6.3.10	Histochemische Reaktionen 337

7 · Grundlagen der Taxonomie und Systematik

7.1	**Taxonomie** **341**	**7.2**	**Systematik** **343**

8 · Bakterien (Schizophyta)

8.1	**Allgemeines** **351**	8.2.2	Pharmazeutische Anwendungen 356
8.1.1	Systematische Einordnung 351		
8.1.2	Wachstum und Entwicklung 351	**8.3**	**Pharmazeutisch wichtige Taxa** **359**
8.2	**Pharmazeutisch wichtige Aspekte** **356**	8.3.1	Grampositive Eubacteria .. 359
		8.3.2	Gramnegative Eubacteria . 363
8.2.1	Pathogenität 356	8.3.3	Cyanobakterien 365

9 · Mycophyta (Pilze) und Phycophyta (Algen)

9.1	**Mycophyta (Pilze)** 367	**9.2**	**Eukaryotische Algen** 377
9.1.1	Allgemeine Charakterisierung 367	9.2.1	Allgemeine Charakterisierung 377
9.1.2	Systematische Einordnung 368	9.2.2	Pharmazeutisch wichtige Aspekte 379
9.1.3	Pharmazeutisch wichtige Aspekte 372	9.2.3	Systematik und pharmazeutisch wichtige Taxa 380
9.1.3.1	Pathogenität 372		
9.1.3.2	Pharmazeutische Anwendungen 375		

10 · Lichenophyta (Flechten), Bryophyta (Moose), Pteridophyta (Farne)

10.1	**Lichenophyta (Flechten)** .. 383	10.3	**Pteridophyta (Farnpflanzen)** 384
10.2	**Bryophyta (Moose)** 383	10.3.1	Allgemeine Charakterisierung 384
		10.3.2	Systematik und pharmazeutische Bedeutung 385

11 · Spermatophyta (Samenpflanzen)

11.1	**Cycadophytina, Coniferophytina, Gnetophytina** 387	11.2	**Magnoliophytina** 389
		11.2.1	Magnoliatae 389
		11.2.2	Liliatae 428

Literatur 433

Sachregister 436

Abkürzungen

ACP	Acyl-Carrier-Protein
CF	Cellulosefibrille
c-myc Onkogen	cellular myelocystomatosis oncogen
DAB	Deutsches Arzneibuch 1998
DAC	Deutscher Arzneimittel-Codex 1997
ER	Endoplasmatisches Retikulum
GAP	GTPase aktivierendes Protein
Hfr	high frequency of recombination
hn RNA	heterogenous nuclear RNA
Hu-IFN	Human-Interferon
IBS	Indolbuttersäure
IES	β-Indolylessigsäure
IF	Initiationsfaktor
IFN	Interferon
IS	Insertionssequenz
Km	Michaelis-Konstante
LPS	Lipopolysaccharide
MG	Molekulargewicht
NES	α-Naphthylessigsäure
nif	nitrogen fixing gens
NK-Zellen	natürliche Killerzellen
NLS	nuclear localisation sequenze
NPC	nuclear pore complex
PAL	Phenylalanin-Ammonium-Lyase
PAPS	Phosphoadenosinphosphorylsulfat
PCR	polymerase chain reaction
PIP	plasmamembran intrinsic protein
Ph. Eur.	Pharmacopoea Europaea, 3. Ausgabe 1997 mit 1. Nachtrag 1998
pt-DNA	Plastiden DNA
rb-Gen	retinoblastom Gen
RTF	Resistenz-Transfer-Einheit
sn RNP	smal nuclear ribonucleoprotein

SRP	Signalerkennungspartikel
St	Stammpflanze
TG	Trockengewicht
TIP	tonoplast intrinsic protein
TIR	terminal inverted repeat
Tn	Transposon
tp	terminal protein
Verf	Verfälschung

1 Cytologie

1.1 Die Zelle als Elementareinheit des Lebens

Schon Mitte des letzten Jahrhunderts wurde die Theorie aufgestellt, daß die Zelle als kleinste funktionelle Einheit und Grundbaustein eines lebenden Organismus angesehen werden muß. Die damals entwickelte Zelltheorie hat heute noch Gültigkeit (1838 **von Schleiden und Schwann**).

1. Alle Pflanzen und Tiere sind aus Zellen aufgebaut, wobei jede Zelle eine äußerst komplexe Lebenseinheit darstellt.
2. Jede einzelne Zelle zeigt alle Kennzeichen des Lebens.
3. Zellen können nur aus schon bestehenden Zellen durch Teilung hervorgehen.

Seit **Rudolf Virchow** (1885) den Beweis erbrachte, daß Zellen immer nur aus Zellen entstehen (omnis cellula e cellula), begriff man diese als Grundform lebender Systeme:

a) Die Zelle als kleinste Einheit der Struktur

Die ungeheure Vielfalt in den Bauplänen der Organismen läßt sich auf eine differenzierte Anordnung einheitlicher Bauelemente zurückführen; Gewebe und Organe bestehen aus Zellen. In den letzten Jahren ist es gelungen, von vielzelligen Organismen Zellkulturen anzulegen; unter geeigneten Kulturbedingungen konnten aus Einzelzellen von Pflanzen wieder ganze Organismen regeneriert werden (z. B. bei Tabak). Dagegen gelang es bisher in keinem einzigen Fall, eine funktionsfähige Zelle in weitere regenerationsfähige Untereinheiten zu unterteilen.

Die Zelle als Elementarorganismus verfügt über eine charakteristische makromolekulare und supramolekulare Architektur. So findet man z. B. immer Nukleinsäuren (DNA und RNA) als Träger der genetischen Information sowie Struktur- und Enzymproteine. Die Abgrenzung des lebenden Zellkörpers (Protoplast) gegen die unbelebte Umwelt sowie gegen Nachbarzellen erfolgt durch die Cytoplasmamembran, die aus Lipoproteiden aufgebaut ist.

Die durchschnittliche Größe von tierischen und pflanzlichen Zellen beträgt etwa 100 bis 200 µm. Etwa um den Faktor 100 kleiner sind die Zellen der Bakterien (vgl. Tab. 1.1). In einigen Fällen können bestimmte Zellen (z. B. Faserzellen beim Lein, bei Sisalagaven, Eizellen verschiedener Vogelarten) von diesen Durchschnittswerten beträchtlich abweichen.

Tab. 1.1. Größe einiger Zellen und Zellbestandteile im Vergleich zum Auflösungsvermögen vom menschlichen Auge und von Licht- und Elektronenmikroskop. Größenangaben in µm

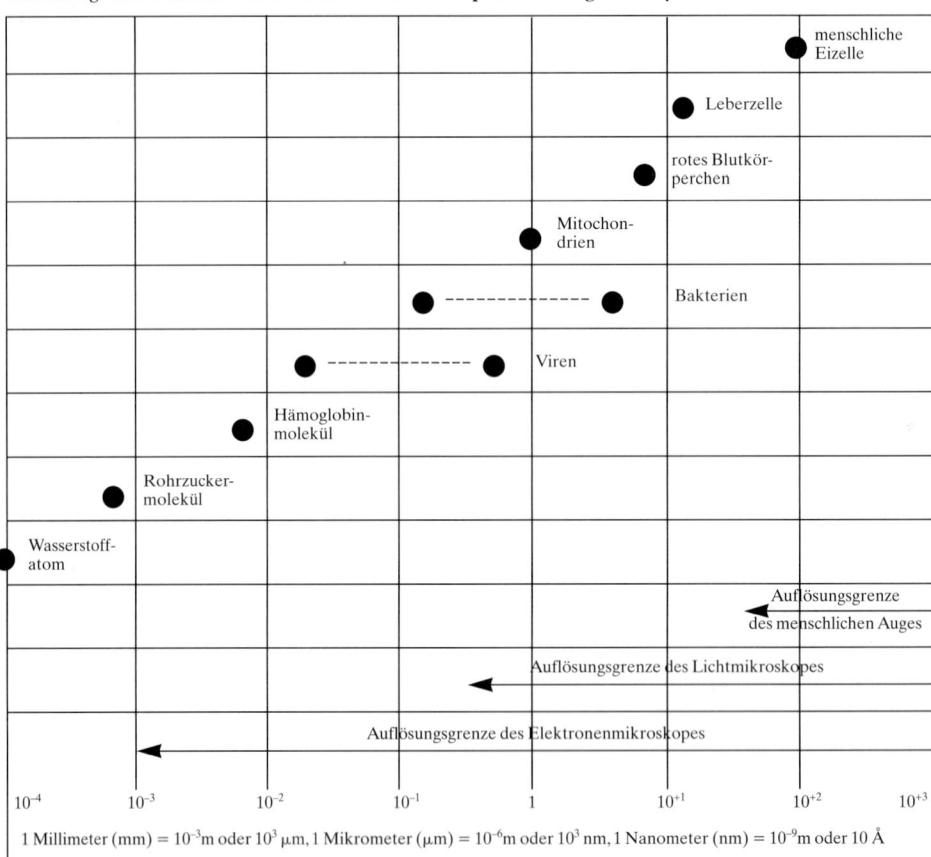

b) Die Zelle als kleinste Einheit der Vermehrung

Eine Vermehrung von Zellen findet grundsätzlich nur durch Teilung einer Zelle statt; das Ergebnis einer solchen Zellteilung sind in der Regel zwei völlig identische Tochterzellen. Bleiben diese Zellen beisammen und teilen sich weiter, entsteht mit der Zeit ein vielzelliger Organismus. Die beiden Tochterzellen können sich jedoch auch trennen und als Einzelzellen ein eigenständiges Leben führen (Einzeller, wie z. B. Bakterien). Durch Verschmelzung zweier Zellen und sich anschließenden Zellteilungen entstehen ebenfalls vielzellige Organismen (geschlechtliche Fortpflanzung).

c) Die Zelle als kleinste Einheit der Funktion

Die Zelle als Elementarorganismus zeigt sämtliche Grundfunktionen des Lebens, wie **Stoffwechsel, Wachstum, Bewegung, Vermehrung** und **Vererbung**. Diese Grundfunktionen des Lebens sind mit der Organisationsstufe der Zelle untrennbar verbunden. Aus diesem Grunde werden auch Viren nicht als Zellen angesehen, da ihnen ein eigener Stoffwechsel fehlt und sie selbst weder wachsen können noch erregbar sind.

Die Zelle ist ein offenes System, d. h. sie befindet sich in ständigem Energie-, Stoff- und Informationsaustausch mit ihrer Umgebung. Die Zelle zeigt ein größtmögliches Maß an Ordnung, d. h., die Konzentrationen von Baustoffen in der Zelle werden hinreichend konstant gehalten, obgleich durch das System ständig Energie und Material strömt **(Fließgleichgewicht)**. Manche Zellen können mit Hilfe von Energie und einfachen anorganischen Verbindungen komplexe organische Substanzen aufbauen: autotrophe Zellen; heterotrophe Zellen dagegen sind auf die Zufuhr organischer Substanzen angewiesen.

1.2 Zellen der Prokaryoten und Eukaryoten

Grundsätzlich unterscheidet man zwischen zwei Zellorganisationsstufen, der Stufe der **Protocyte** bei Prokaryoten und der Stufe der **Eucyte** bei Eukaryoten (vgl. Tab. 1.2).

Prokaryoten
Archaebakterien und Eubakterien.

Eukaryoten
Alle übrigen Lebewesen.

1.2.1 Organisationsstufe der Protocyte

Der Protocyte (Zelle der Prokaryoten) fehlt ein echter Zellkern. Ihr **Protoplast** (wandloser Zellkörper) weist im allgemeinen nur eine einfache innere Gliederung auf und besteht häufig nur aus einem Kompartiment (Abb 1.1). Daher sind viele membrangebundenen Vorgänge, die bei der Eucyte auf verschiedene intrazelluläre Biomembranen verteilt sind, bei Prokaryoten in der Cytoplasmamembran lokalisiert. Diese besondere Biomembran grenzt das Cytoplasma nach außen gegen das nicht-plasmatische Außenmedium (z. B. gegen die Zellwand) ab. Sie trägt die Enzyme des Citratzyklus und Transportenzyme sowie die Enzyme der Endoxidation (Atmung), da Mitochondrien fehlen. Bei einigen Prokaryoten lassen sich dennoch auch intracytoplasmatische Biomembranen unterscheiden, die sich von Einstülpungen der Cytoplasmamembran ableiten. Enthalten solche Biomembranen Chlorophyll, so werden sie als **Thylakoide** bezeichnet (Chromatophorenäquivalent). Bei photosynthetisch-aktiven Bakterien und Cyanobakterien sind sie der Ort der Photosynthese, da Chloroplasten fehlen.

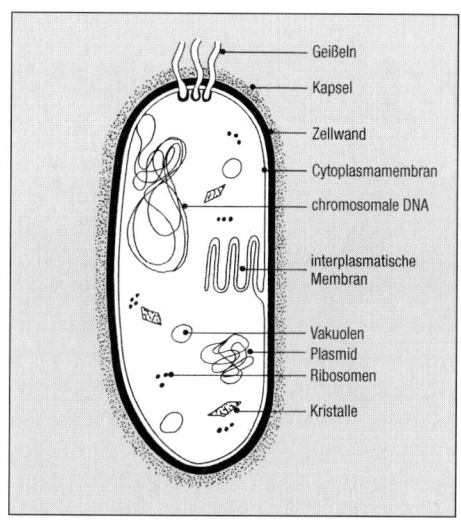

Abb. 1.1. Bau der Bakterienzelle (aus H. R. Widmer, Mikrobiologie und Infektiologie für Ärzte und Apotheker, Wissenschaftliche Verlagsgesellschaft mbH, Stuttgart, 1992).

Tab. 1.2. Unterschied Protocyte – Eucyte (verändert nach E. Müller, W. Loeffler, Mykologie, Georg Thieme Verlag, Stuttgart, 1971).

Organellen	Charakteristika der Protocyte	Eucyte
Zellkern oder Homologon	Nucleoid (Kernäquivalent)	Nucleus (echter Zellkern, Mitosekern)
Chromosomen	DNA ringförmig angeordnet	stets mehrere Chromosomen
Transport der Chromosomen bei der Kernteilung	fehlt	meist Kernspindeln
Kernmembran	fehlt	vorhanden, löst sich bei der Kernteilung auf
Nucleolus (Kernkörperchen)	fehlt	vorhanden
Mitochondrien	fehlen	mehrere pro Zelle
Ribosomen	70 S	80 S
Endoplasmatisches Reticulum (ER)	fehlt	vorhanden
Golgi-Apparat	fehlt	vorhanden
Geißeln (falls vorhanden)	verdrillte Proteinfibrillen	mit 9 peripheren Doppelfilamenten und 2 zentralen einfachen Filamenten (9/2 Muster)
Centriolen	fehlen	vorhanden oder fehlen
Gerüstsubstanzen der Zellwand	Mureine bei den Eubakterien; fehlt bei Mycoplasmen	bei Pilzen: Chitin und Cellulose; bei übrigen Pflanzen: Cellulose; Tiere keine Zellwand
Plastiden	Chromatophoren-Äquivalent	bei Pflanzen: vorhanden

Prokaryoten besitzen **70S-Ribosomen**, an denen die Proteinsynthese abläuft.

Da eine Kernmembran fehlt, liegt die DNA, eingebettet in eine nukleocytoplasmatische Matrix, als ringförmiggeschlossener Doppelstrang offen zugänglich in einer zentralen Kernregion **(Kernäquivalent, Nucleoid)** des Cytoplasmas. Im Gegensatz zur Eucyte ist die doppelsträngige DNA der Protocyte nicht an Proteine (z. B. Histone) gebunden, sie liegt „nackt" vor. Bei den Eukaryoten wird die DNA bei der Mitose in Form der Chromosomen lichtmikroskopisch sichtbar, und homologe Chromosomen werden auf die Tochterzellen verteilt. Bei den Prokaryoten lassen sich keine vergleichbaren Chromosomen auffinden. Das genetische Material wird ohne Mitose durch Spaltung verteilt. Bei allen Bakterien findet man im Cytoplasma Speicherstoffe wie z. B. die Polyphosphatgranula (polymere Phosphorsäure) als Phosphat- und zum geringeren Teil als Energiespeicher. Bei aeroben Bakterien lassen sich häufig Tröpfchen aus Poly-β-hydroxybuttersäure beobachten; bei anaeroben Bakterien liegt dagegen vor allem das Polysaccharid Glykogen als Speicher- und Reservestoff vor.

Den extrem einfach gebauten **Mycoplasmen** fehlt eine stabilisierende Zellwand, und sie besitzen dadurch auch keine feste Form. Neben einigen weiteren wandlosen Prokaryoten besitzen die übrigen eine Zellwand, die sich in charakteristischer Weise von der Zellwand der Pflanzen unterscheidet (vgl. Kap. 1.3.3). Viele virulente Bakterien bilden zusätzlich noch eine Schleimhülle (**Kapsel**) aus, die aus Polysacchariden und Polypeptiden besteht. Sie schützt das Bakterium gegen Einflüsse der Umwelt und gegenüber Phagozytose. Einige Bakterien sind in der Lage, auf ihrer Oberfläche Proteinfilamente zu entwickeln, die man entsprechend ihrer chemischen Zusammensetzung und ihrer Funktion als Geißeln (oder Flagellen), Fimbrien oder Pili bezeichnet. Es sind extraplasmatische Strukturen, die nicht von einer Plasmamembran umgeben sind. Die prokaryotischen **Geißeln**, die die Bakterienzelle zur aktiven Bewegung befähigen, sind mit den eukaryotischen Geißeln und Cilien (vgl. Kap. 1.6.7) weder strukturell noch chemisch verwandt; außerdem funktionieren sie nach einem völlig anderen Prinzip. Die prokaryotische Geißel besitzt ein helikales Filament (bestehend aus dem Protein Flagellin), das in einen stark verdickten Haken übergeht; über mehrere ringförmige Gebilde (L-Ring, P-Ring, S-Ring und M-Ring) ist die gesamte Geißel sowohl in der Zellwand als auch in der Plasmamembran verankert (vgl. Abb. 1.2). Da bei grampositiven Bakterien das äußere Ringpaar fehlt, darf angenommen werden, daß nur das innere Ringpaar zum Antrieb der Geißel notwendig ist.

Fimbrien und **Pili** sind wesentlich steifer als die Geißeln; mit Hilfe der Fimbrien heften sich Bakterienzellen an Eukaryotenzellen an. Pili bestehen aus Protein (Pilin) und bilden oft eine Röhre.

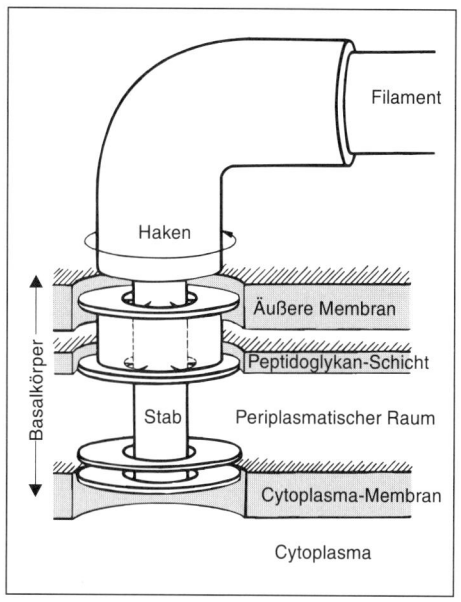

Abb. 1.2. Prokaryotische Geißel (*E. coli*).
Der Basalkörper einer Geißel von gramnegativen Bakterien (z.B. *E. coli*) besteht aus einem Stab und vier koaxialen Ringen. Bei grampositiven Bakterien findet man dagegen lediglich die beiden innersten, der Cytoplasmamembran nahe liegenden Ringe. Mit dieser Lagerstruktur ist die Geißel fest in der Zellhülle verankert. Der Basalkörper ist durch einen Haken mit einem Filament verbunden (verändert nach Strasburger, Botanik, Gustav Fischer Verlag, Stuttgart, Jena, 1991).

Wie die Geißeln sind sie mit einem Basalkörper in der Plasmamembran verankert. Mit den Pili nehmen Bakterienzellen untereinander Kontakt auf; sie spielen eine weitere Rolle bei der **Konjugation** zweier Bakterienzellen. Gramnegative Bakterien, vor allem Enterobacteriaceae, können Fertilitätspili (F-Pili) von einer Donorzelle (F^+-Zelle) zu einer Akzeptorzelle (F^--Zelle) ausbilden. Der F-Pilus bildet zwischen beiden Zellen eine Proteinbrücke. Über diese Brücke kann von der F^+-Zelle zur F^--Zelle DNA ausgetauscht werden. Elektronenmikroskopische Aufnahmen von Querschnitten durch den F-Pilus zeigen, daß eine Proteinröhre vorliegt. Der Röhrenquerschnitt (ca. 70 Å) ähnelt dem Schwanzteil bestimmter Bakteriophagen, durch den die Phagen ihre DNA in Bakterien injizieren.

Zu den Eubakterien gehören auch die **Cyanobakterien** (Blaualgen), die photoautotroph leben. Ihre besondere Stellung innerhalb der Prokaryoten wird dadurch deutlich, daß sie kein Bakterienchlorophyll wie die anaerob photosynthetischen Bakterien enthalten, sondern Chlorophyll a wie die photoautotrophen Eukaryoten. Ihr Photosynthesesystem ist mit dem der Eucyte vergleichbar, weshalb man sie auch als hypothetische Vorläufer der Chloroplasten ansieht.

1.2.2 Organisationsstufe der Eucyte

Die Zelle der Eukaryoten (Eucyte) besitzt einen echten Zellkern. Damit sind weitere Merkmale korreliert, mit deren Hilfe man die Eucyte deutlich von der Organisationsstufe der Protocyte unterscheiden kann (vgl. Tab. 1.2). Besonders auffallend ist die ausgeprägte und mannigfaltige Gliederung des Protoplasten durch intrazelluläre Biomembranen in viele verschiedene Reaktionsräume oder **Kompartimente**. Die Biomembran wird dabei im allgemeinen dem Kompartiment zugerechnet, das sie umgibt. Der Begriff Kompartiment beschreibt weniger einen bestimmten einzelnen Raum in der Zelle als vielmehr die Summe der Räume gleicher Art, da eine Zelle eben viele Chloroplasten, Mitochondrien, Lysosomen u. a. Kompartimente gleicher Art enthalten kann. Das Protoplasma wird auch bei der Eucyte gegen das nichtplasmatische Außenmedium von der Plasmamembran abgegrenzt.

Monoenergide und polyenergide Organisation von Zellen

Unter den einzelligen und vielzelligen Eukaryoten gibt es eine ganze Reihe von Organismen, bei denen relativ große Zellen vorkommen; diese besitzen entweder einen großen Zellkern (oft endopolyploid) oder sind vielkernig (polyenergid). So befinden sich z. B. bei echten Schleimpilzen (Myxomyceten) in einem mehrere Quadratzentimeter großen, ungegliederten Protoplasten (Coenoblast) einige Millionen sich synchron teilender Zellkerne. In einigen Pilzen treten während bestimmter Entwicklungsstadien Zellen auf, die regelmäßig zwei Zellkerne enthalten (dikaryotische Zellen; Dikaryon). Weitere vielkernige Zellen (sog. Coenocyten) findet man z. B. bei siphonalen Algen (Schlauchalgen), in den Milchröhren sowie im Nähr- und Speichergewebe von Höheren Pflanzen oder in den Muskelzellen der Wirbeltiere.

Zwischen einem Zellkern und dem dazugehörigen Cytoplasma besteht eine enge Wechselbeziehung, so daß es nicht verwundert, daß bei Zunahme des Kernvolumens bzw. der Kernzahl Auswirkungen auf die Cytoplasmamenge bzw. Zellgröße nicht ausbleiben können (Kern/Plasma-Relation). Im Jahre 1892 hat J. Sachs für die funktionelle Einheit aus Zellkern und dem ihm zugeordneten Cytoplasmabereich den Begriff **Energide** eingeführt. Nach dieser Definition sind einkernige Zellen monoenergid und mehrkernige Zellen polyenergid. Coenocyten entstehen einmal durch das Verschmelzen von einkernigen Zellen (Syncytien) und zum anderen durch wieder-

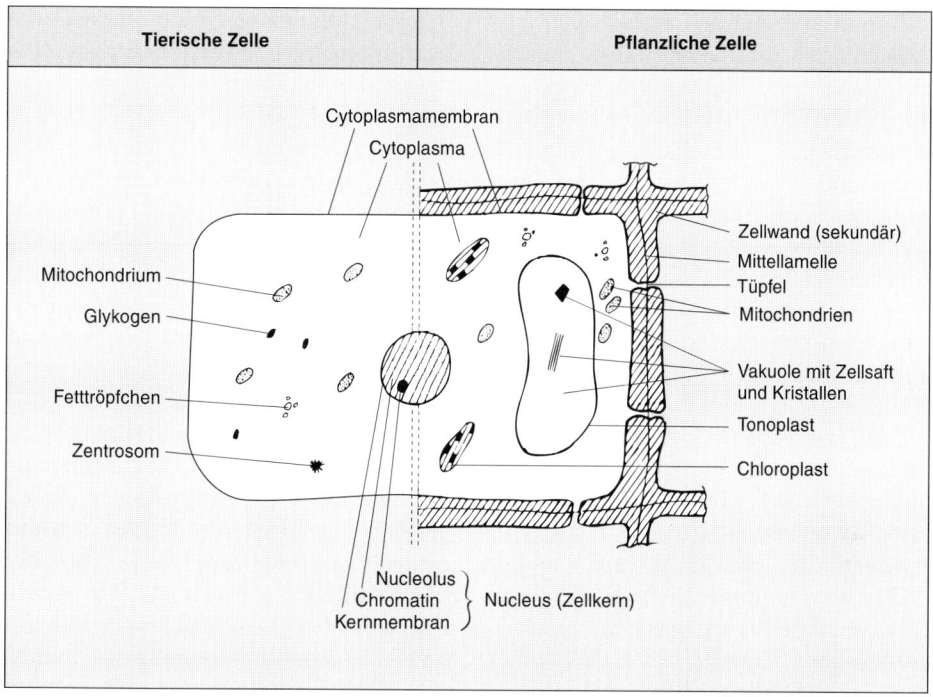

Abb. 1.3. Unterschied zwischen pflanzlicher und tierischer Zelle (lichtmikroskopisch). Biomembranen kann man im Lichtmikroskop nicht erkennen; man sieht lediglich die Phasengrenze zwischen wäßriger und plasmatischer Matrix.

holte Kernteilung ohne nachfolgende Zellteilungen (Plasmodien); sehr häufig tragen beide Vorgänge gemeinsam zur Entwicklung von polyenergiden Zellen bei.

Unterschiede zwischen pflanzlichen und tierischen Zellen

Die Pflanzenzelle besitzt in der Regel neben einem Protoplasten auch eine Zellwand und Vakuolen (Abb. 1.3). Im Gegensatz zu tierischen Zellen findet man in Pflanzenzellen noch besondere Organellen, die **Plastiden** (z. B. Leukoplasten, Chloroplasten). Mit Hilfe der **Chloroplasten** und Licht können pflanzliche Zellen CO_2 fixieren und somit ihren organischen Nährstoffbedarf selbst decken (Photosynthese).

Die häufig vorhandenen großen **Vakuolen** enthalten lytische Enzyme (wie z. B. Hydrolasen und Pektinase) und stellen wahrscheinlich ein den Lysosomen tierischer Zellen analoges Kompartiment (lytisches Kompartiment) dar.

Die Vakuolen sind von einer Vakuolenmembran (Tonoplast) umgeben und können in einer wäßrigen Grundsubstanz neben Enzymen viele weitere Stoffe (wie z. B. Flavonoide, Alkaloide, Anthocyane, Kohlenhydrate) in gelöster Form enthalten. Sie bilden, zusammen mit den semipermeablen Biomembranen des Protoplasten, ein osmotisches

System. Der dadurch in der Zelle entstehende hydrostatische Binnendruck **(Turgor)** ist für die Aufrechterhaltung der pflanzlichen Gewebespannung verantwortlich.

Daß der Protoplast trotz des herrschenden hydrostatischen Binnendruckes nicht platzt, ist auf die **Zellwand** zurückzuführen, die den Protoplasten als Stützkorsett umgibt. Die Zellwand wird vom Protoplasma gebildet und nach außen als extraplasmatische Hülle abgeschieden (Sakkoderm).

Die Zellwände von zwei benachbarten Pflanzenzellen werden über die **Mittellamelle**, eine Art „Zellkitt", miteinander verbunden. Diese wird im Verlaufe der Zellteilung als erste Trennwand angelegt und besteht hauptsächlich aus Pektinen. Über schmale Plasmabrücken, sog. **Plasmodesmen** (Einzahl: Plasmodesmos), die durch Aussparungen bzw. Poren in den Zellwänden (Tüpfel), von einer Zelle zur anderen laufen, stehen die Protoplasten einer Höheren Pflanze untereinander in Verbindung. Die plasmatischen Kanäle sind von der Plasmamembran umgeben und enthalten eine röhrenförmige Zisterne des ER. Über die Plasmodesmen werden alle pflanzlichen Gewebezellen zu einer plasmatischen Gesamtheit, dem sog. **Symplasten**, verbunden. Dem Symplasten wird in der Pflanzenphysiologie der **Apoplast** gegenübergestellt. Dieser umfaßt die Gesamtheit des nicht-lebenden interzellulären Bereichs eines Gewebes einschließlich der Zellwand. Die Plasmodesmen erfüllen für die Pflanzenzelle u.a. zwei wichtige Funktionen. Zum einen vermitteln sie den notwendigen Informationsaustausch zwischen Zellen und zum anderen liefern sie die Bahnen für den Stofftransport zur Ernährung der Gewebezellen. Anders als bei tierischen Geweben konnten sich bei pflanzlichen Geweben, aufgrund der relativ starren Zellwände, keine interzellulären Räume zu Transportbahnen für Nährstoffe herausdifferenzieren.

Da **tierische Zellen** keine Plastiden, also auch keine Chloroplasten besitzen, können sie die lebensnotwendigen organischen Stoffe auch nicht mit Hilfe der Photosynthese bereitstellen. Alle Tiere leben daher heterotroph und nehmen organische Stoffe über die Nahrung auf.

Die Plasmamembran tierischer Zellen ist von einer extraplasmatischen Hülle **(Glykokalyx)** umgeben, die jedoch nicht mit der Zellwand pflanzlicher Zellen verglichen werden darf. Die Glykokalyx besteht aus einem sehr dünnen lockeren filamentösen Netzwerk, das hauptsächlich von den Oligosaccharid-Seitenketten der in der Plasmamembran gebundenen Glykoproteine und Glykolipide einschließlich der an der Außenseite der Membran adsorbierten Glykoproteine gebildet wird. Die Glykokalyx spielt eine wichtige Rolle bei der Wechselwirkung zwischen Zellen und bei der Kommunikation der Zellen mit ihrer Außenwelt.

Als lytisches Kompartiment dienen den tierischen Zellen partikuläre **Lysosomen** (membranumgrenzte Kompartimente) und keine Vakuolen, wie bei den Pflanzenzellen. Die **primären Lysosomen** verschmelzen in der Zelle höchst selektiv mit bestimmten Endocytosevesikeln zu sog. **sekundären Lysosomen**. Mit Hilfe ihrer lytischen Enzyme bauen sie den Inhalt dieser Vesikel hydrolytisch ab.

Auch zwischen tierischen Zellen bestehen interzelluläre Kontaktstellen, wie z. B. die **gap junctions** (vgl. Kap. 1.5.4). Diese sind jedoch von ganz anderer Art als die Plasmodesmen der pflanzlichen Zellen. Sie unterhalten cytoplasmatische

Verbindungen zwischen benachbarten Zellen, durch die Ionen und kleinere Moleküle (bis 1 000 Dalton) frei hindurchwandern können. Daher scheint es durchaus möglich, daß in Form kleiner Moleküle (z. B. cAMP) Informationen und Signale von Zelle zu Zelle weitergegeben werden können.

In tierischen Zellen findet man fast immer ein Centriolenpaar, das bei den Bedecktsamigen Pflanzen (Angiospermen) ganz fehlt. Die **Centriolen** sind zueinander senkrecht angeordnet und gelten als Organisationszentrum für Mikrotubuli. Liegt das Centriolenpaar mehr oder weniger in der Mitte der Zelle, dann bezeichnet man diesen Bereich auch als **Centrosom** (Zellzentrum).

Betrachtet man den Grundstoffwechsel (vgl. Kap. 3), so findet man viele Gemeinsamkeiten bei Tier und Pflanze. Um so auffallender sind dagegen die Unterschiede in bestimmten Stoffwechselleistungen. So verfügen die Pflanzen über eine enorme synthetische und metabolische Leistungsfähigkeit, die von Art zu Art variiert. Diese Variabilität versetzt die Pflanzen in die Lage, eine unübersehbare Vielzahl sogenannter „Sekundärer Pflanzeninhaltsstoffe" zu produzieren, zu denen einmal Substanzen gehören, die für den tierischen und menschlichen Organismus lebensnotwendig sind, aber von ihnen nicht mehr selbst synthetisiert werden können (z. B. Vitamine), zum anderen zahlreiche Stoffe, die therapeutisch genutzt werden (z. B. Antibiotika, Alkaloide, Glykoside, ätherische Öle).

Unterschiede zwischen meristematischen und differenzierten Pflanzenzellen

Die **meristematischen Zellen** primärer pflanzlicher Bildungsgewebe zeigen noch embryonalen Charakter. Sie sind relativ klein, isodiametrisch gestaltet und unbegrenzt teilungsfähig. Sie besitzen nur eine dünne Zellwand (Primärwand), viele kleine Vakuolen sowie sehr einfach gebaute Plastiden (Proplastiden). Ihr Zellkern ist im Verhältnis zur Gesamtzellgröße relativ groß (vgl. Abb. 1.4).

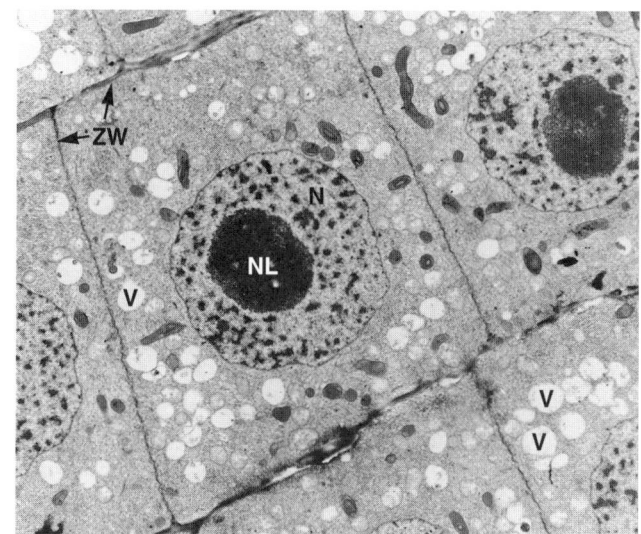

Abb. 1.4. Meristematische Zellen aus der Wurzelspitze der Maispflanze *(Zea mays)*. Man erkennt deutlich den großen Zellkern (N, Nucleus) mit Nucleolus (NL) sowie die zahlreichen kleinen Vakuolen (V). Die Proplastiden und Mitochondrien sind weniger gut zu erkennen. Die Meristemzellen besitzen eine relativ dünne primäre Zellwand (ZW). (Elektronenmikroskopische Aufnahme: W. Herth, Heidelberg. Vergrößerung: 2 800fach)

Im Laufe der Entwicklung der Pflanze unterliegen die ehemals embryonalen Zellen einem Differenzierungsprozeß. Eingeleitet wird dieser Prozeß durch eine vermehrte Wasseraufnahme, wodurch es zu einer starken Zunahme des Zellvolumens kommt. Die kleinen Vakuolen fließen zu einer großen Zentralvakuole zusammen; da das Cytoplasma nicht in gleicher Weise vermehrt wird, liegt es bei einer ausdifferenzierten Pflanzenzelle als schmaler Plasmaschlauch zwischen Vakuole und Zellwand. **Differenzierte Zellen** enthalten in der Regel auch keine Proplastiden mehr, sondern Leukoplasten (z. B. im Speichergewebe) oder Chloroplasten (z. B. im Mesophyll). Die Differenzierung geht im allgemeinen mit einer strukturellen und funktionellen Umgestaltung der ehemals embryonalen Zellen einher. Sichtbares Zeichen dieser Umgestaltung ist die Einstellung der Teilungstätigkeit der Zellen; durch Verletzung des Gewebes oder experimentell durch Phytohormone kann diese wieder aktiviert werden.

1.3 Zellwände von Bakterien, Pilzen und Höheren Pflanzen

Fast alle Bakterien und pflanzliche Organismen besitzen eine Zellwand. Eine Ausnahme davon machen lediglich die nackten Plasmodien, die Schleimpilze, die Mycoplasmen, einige Flagellaten sowie die amöboiden Stadien einiger Niederer Pilze.

Als **Exoskelett** liegt die Hauptfunktion der Zellwand in der Stützung und Erhaltung des Protoplasten. Zellwände geben außerdem den verschiedenen differenzierten Zellen ihre Form, schützen sie gegen äußere Umwelteinflüsse und vermitteln den Zusammenhalt von Gewebezellen.

1.3.1 Bau der Bakterienzellwand

Die Bakterienzellwand unterscheidet sich strukturell und chemisch von der Zellwand der eukaryotischen Pflanzen.

Die starre Zellwand der Eubakterien schützt den Protoplasten vor äußeren Einflüssen, dient der osmotischen Stabilisierung (Innendruck: 5–20 Atmosphären = 500–2000 kPa) und gibt der Zelle ihre Form und Festigkeit. Für die Rigidität der Zellwand ist vor allem die **Mureinschicht** verantwortlich, ein netz- oder sackartiges Polymer (Mureinsacculus), das den gesamten Protoplasten einhüllt. Der Mureinsacculus kann durch lokales Einfügen neuer molekularer Bausteine vergrößert werden, so daß die rigide Zellwand das Zellwachstum unbeschadet mitmachen kann.

Der Mureinsacculus besteht aus einem **Peptidoglykan**, das man als ein riesiges vernetztes Makromolekül auffassen kann. Dieses sackartige Polymer setzt sich aus unverzweigten Polysaccharidketten zusammen, die durch Oligopeptidspangen quervernetzt sind. Die Glieder der Polysaccharidkette bestehen aus **N-Acetylglucosamin** und dessen Lactylether, der **N-Acetylmuraminsäure**, die abwechselnd 1,4-β-glykosidisch miteinander verknüpft sind. Die freie Carboxylgruppe des Lactylrestes ist mit einem Tetrapeptid über eine Peptidbindung verbunden. Die Tetrapeptidseitenkette besteht aus den Aminosäuren L-Alanin, D-Glutaminsäure, m-Diaminopimelinsäure oder L-Lysin und D-Alanin (Abb. 1.5). Zwischen grampositiven und gramnegativen Bakterien bestehen im Aufbau der Zellwand deutliche Unterschiede.

Bei **gramnegativen Bakterien** besteht der Mureinsacculus nur aus einer Schicht (Schichtdicke: 2 nm), deren Anteil am Trockengewicht der Zellwand ca. 10 % beträgt. Die Quervernetzung zweier Polysaccharidketten erfolgt durch Transpeptidierung, wobei zwischen der freien Aminogruppe einer Diaminosäure (m-Diaminopimelinsäure oder L-Lysin) und der Carboxylgruppe des D-Alanins eine Peptidbindung geknüpft wird.

Durch autolytische Enzyme oder in Körpersekreten, wie z. B. im Schweiß, in der Tränenflüssigkeit und im Speichel, enthaltenes **Lysozym** kann die Mureinschicht zerstört werden. Lysozym spaltet als 1,4-β-Glykosidase beim Murein die 1,4-β-glykosidische Bindung zwischen der N-Acetylmuraminsäure und dem N-Acetylglucosamin. In diesem Fall verliert die Bakterienzelle ihre ursprüngliche Form und lysiert.

Auf den schmalen Mureinsacculus ist bei gramnegativen Bakterien (gut untersucht ist *E. coli*) nach außen noch eine weitere charakteristische Schicht aufgelagert (Abb. 1.6). Nach ihrem elektronenmikroskopischen Erscheinungsbild bezeichnet man sie als **äußere Membran**. Dabei handelt es sich eindeutig um eine weitere Zellwandschicht und nicht um eine echte Biomembran. Echte Biomembranen leiten sich stets von beste-

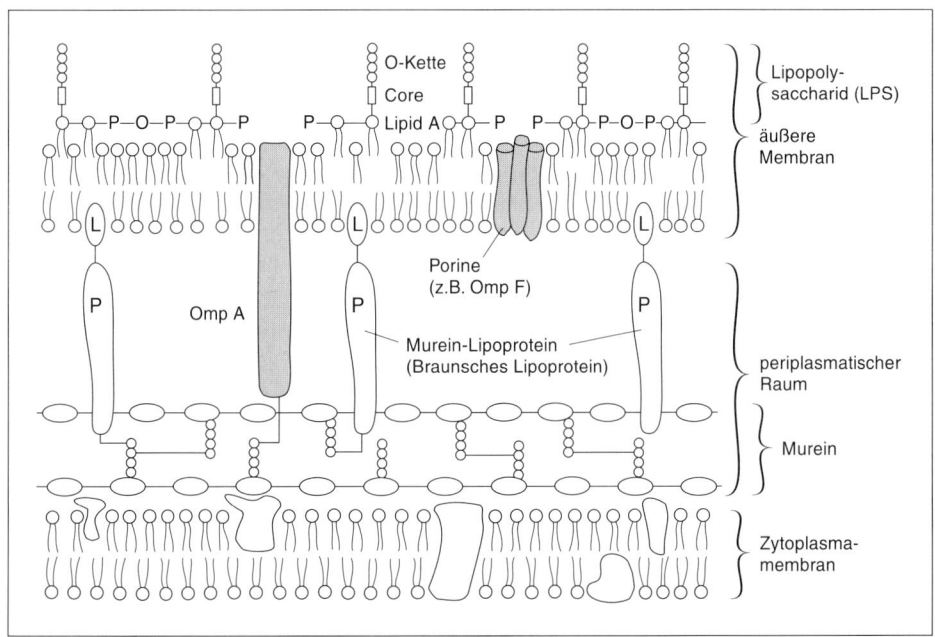

Abb. 1.5. Einfaches Schema der Zellwand von *E. coli* (gramnegatives Bakterium). Core = Kernpolysaccharid; Lipid A = Endotoxin des Bakteriums; Omp = outer membrane protein (nach Kaiser, Bienz, Eckert, Lindenmann, Medizinische Mikrobiologie, Georg Thieme Verlag, Stuttgart, 1989).

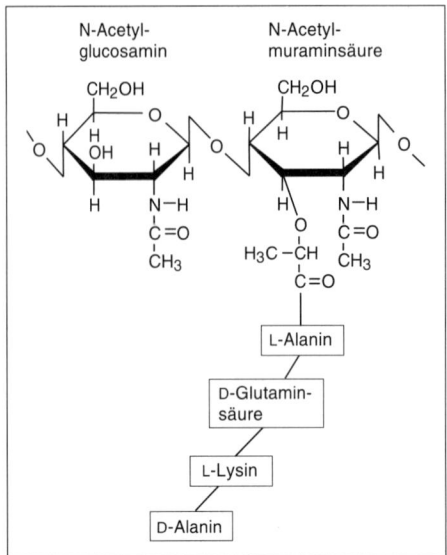

Abb. 1.6. Mucopeptid-Einheit aus der Zellwand von *E. coli*.

tonsäure charakterisiert ist. Die O-Kette (O-Antigen) ist relativ variabel und besteht aus langen Ketten sich wiederholender Oligosaccharide, die von der äußeren Monolayer nach außen abstehen. Sie bilden eine hydrophile Schutzschicht, durch die lipophile Moleküle nicht permeieren können. Das endotoxische Prinzip des LPS (Fieber, Schock) ist auf das Lipid A zurückzuführen.

Die **äußere Membran** ist über ein Lipoprotein (Braunsches Lipoprotein) sowie durch das Omp A (outer membrane protein A) kovalent im Peptidoglykan verankert. Sie ist außerdem von einem trimeren Komplex eines Proteins (**Porin**) durchsetzt, das wassergefüllte Kanäle mit einem Innendurchmesser von ca. 1 nm bildet. Durch die wassergefüllten Kanäle können hydrophile Substanzen in den periplasmatischen Raum diffundieren.

Als **periplasmatischen Raum** bezeichnet man den Raum zwischen der äußeren Membran und der Plasmamembran. Er enthält verschiedene Proteine, wie z. B. Enzyme, die bestimmte Stoffe so umwandeln, daß sie durch die Plasmamembran geschleust werden können, Bindungsproteine für Zucker und Aminosäuren oder Enzyme zur Inaktivierung von Antibiotika.

henden Biomembranen ab. Die **äußere Membran** der gramnegativen Bakterien kann nach totalem Verlust der Zellwand neu **(de novo)** aufgebaut werden. Sie besitzt zudem keine Translokatoren für den aktiven und spezifischen Stofftransport, und sie grenzt auch nicht direkt an ein Plasma. Die **äußere Membran** besteht aus einer Lipid-Doppelschicht, deren innere Monolayer vorwiegend aus Phospholipiden besteht. Die äußere Monolayer besteht dagegen aus dem Lipopolysaccharid (LPS). Das komplexe Polymer setzt sich aus dem Lipid A als lipophilem Anteil, einer Kernzone (core) und zahlreichen O-Ketten, die die O-Antigene bilden, zusammen. Das Lipid A besteht aus 2 bis 3 Zuckerresten, an die bis zu 6 Fettsäuren (auch Hydroxyfettsäuren) über Ester- oder Amidbindungen geknüpft sind. Die Kernzone (core) ist ein sehr konstantes Oligosaccharid, das durch die 2-Keto-3-desoxyoc-

Bei **grampositiven Bakterien,** wie z. B. bei *Staphylococcus aureus*, kann der Mureinsacculus bis zu 40 Schichten dick sein (15–80 nm) und bis zu 30 % der Trockenmasse der Zellwand ausmachen. Die Verknüpfung der Polysaccharidketten erfolgt auch hier über die Tetrapeptidseitenketten, wobei ein weiteres Oligopeptid (z. B. Pentaglycin) an der Quervernetzung beteiligt ist. Das Pentaglycin bildet dabei eine Brücke zwischen dem L-Lysin der einen Kette und dem D-Alanin der anderen Kette.

In der Zellwand vieler grampositiver Bakterien (z. B. Kokken) sind **Teichonsäuren** vorhanden, wasserlösliche, lineare Polymere, die aus einem Polyalkohol (Glycerol oder Ribitol) und Phosphorsäure aufgebaut sind. Hierbei werden Glycerol (Glycerolteichonsäure) oder Ribitol (Ribitolteichonsäure) über Phosphorsäurediester-Bindungen zu einem großen Kettenmolekül verknüpft. An den freien Hydroxy-Gruppen sitzen glykosidisch gebundene N-Acetylglucosamin-Reste und D-Alanin in Esterbindung. Die Teichonsäuren sind kovalent an das Peptidoglykan gebunden. Sie ragen durch die Mureinschicht hindurch nach außen und stellen Oberflächenantigene dar.

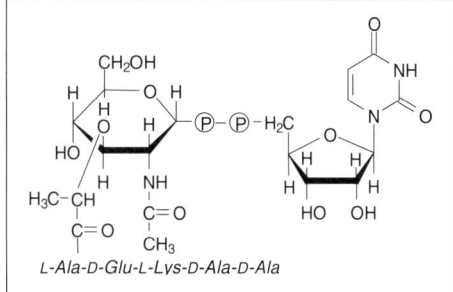

Abb. 1.7. Uridindiphosphat-N-Acetylmuraminsäure-pentapeptid.

Zellwand-Biosynthese als Angriffsort für Antibiotika

Die Biosynthese des Mureins erfolgt in mehreren Schritten an drei verschiedenen Stellen der Bakterienzelle: Im Grundplasma (Cytosol), an bzw. in der Plasmamembran und an der Außenseite der Plasmamembran. Am Beispiel des grampositiven Bakteriums *Staphylococcus aureus* sollen die wichtigsten Vorgänge der Zellwand-Biosynthese erläutert und die Angriffsorte verschiedener Antibiotika aufgezeigt werden.

1. Vorgänge im Grundplasma

Im Grundplasma wird das Muraminpentapeptid gebildet, an dessen Synthese 15 Enzyme beteiligt sind. Ausgehend von N-Acetylglucosamin-1-phosphat wird in nachfolgenden enzymatischen Schritten der Lactylether (Milchsäureether) gebildet, an den dann fünf Aminosäuren ankondensiert werden. Das wachsende Molekül bleibt an Uridindiphosphat (UDP) als Träger gebunden. Als Ergebnis der ersten Biosyntheseschritte im Grundplasma entsteht somit das **Uridindiphosphat-N-acetylmuraminsäurepentapeptid** (Abb. 1.7). Die Peptidverknüpfung der Muraminsäure erfolgt nicht etwa nach dem bekannten Mechanismus der üblichen Proteinbiosynthese an Ribosomen, sondern durch spezifische Enzyme; dabei spielen die beiden Enzyme Alanin-Racemase (Bildung von D-Alanin aus L-Alanin) und D-Alanyl-D-Alanin-Synthetase (Bildung des Dipeptids aus D-Alanin in Anwesenheit von ATP) eine entscheidende Rolle.

Hemmende Antibiotika

Phosphonomycin: Es hemmt die Verknüpfung von Phosphoenolbrenztraubensäure mit N-Acetylglucosamin; dadurch unterbleibt die Bildung des Lactylethers und damit die Bildung der Muraminsäure.

Cycloserin: Es hemmt die beiden Enzyme Alanin-Racemase und D-Alanyl-D-Alanin-Synthetase; das Pentapeptid wird nicht gebildet.

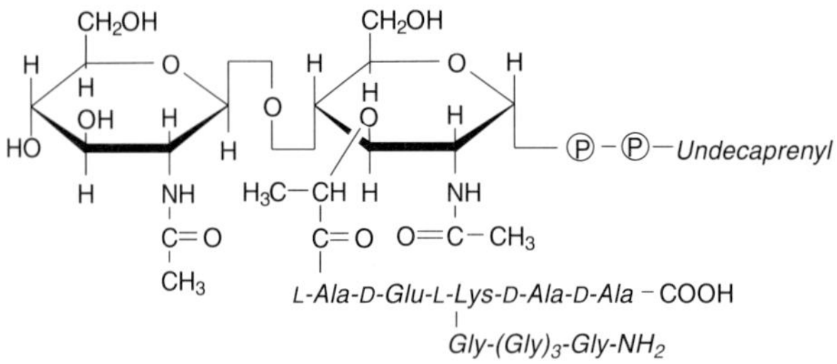

Abb. 1.8. Disaccharid-Dekapeptid, Biosynthese-Einheit des Mureins.

2. Vorgänge an/in der Plasmamembran

Im nächsten Schritt wird zunächst UDP-N-Acetylmuraminsäure-pentapeptid vom Nukleotid (UDP) durch eine Transferase auf ein membranständiges Carrier-Lipid, das Undekaprenylphosphat, übertragen. Anschließend wird UDP-N-Acetylglucosamin in einer 1,4-β-glykosidischen Bindung mit dem N-Acetylmuraminsäurepentapeptid verknüpft; UDP wird hierbei freigesetzt. Zuletzt folgen die Amidierung der α-Carboxylgruppe der D-Glutaminsäure und die Anlagerung der Pentaglycinkette an die ε-Aminogruppe des L-Lysinrests (Abb. 1.8).

Dieses **Disaccharid-Dekapeptid** wird, an den Carrier gebunden, als fertiger Zellwandbaustein durch die Plasmamembran transportiert.

Hemmende Antibiotika

Vancomycin und Ristocetin hemmen den Transport der Mureinvorstufen durch die Plasmamembran.

3. Vorgänge an der Außenseite der Plasmamembran

Im letzten Abschnitt der Zellwandbiosynthese wird zunächst das Disaccharid über das C1 der N-Acetylmuraminsäure 1,4-β-glykosidisch an eine wachsende Polysaccharidkette geknüpft. Danach entstehen lineare Glykopeptidstränge, die anschließend über ihren Oligopeptidteil miteinander vernetzt werden. Die abschließende Quervernetzung durch Transpeptidierung geschieht bei *S. aureus* dadurch, daß die endständige Aminogruppe des Pentaglycins eines Glykopeptidstranges eine Peptidbindung mit dem vorletzten D-Alaninrest eingeht, unter Abspaltung des terminalen D-Alaninrestes; der Vorgang wird durch das Enzym **Transpeptidase** katalysiert. Diese Art der Peptidbindung macht die Quervernetzung im Peptidoglykan außerhalb der Zelle erst energetisch möglich, da für diesen Vorgang kein ATP benötigt wird.

Während des Einbaus des Disaccharid-Dekapeptids in die Bakterienzellwand wird der Carrier, das Undekaprenyldiphosphat, wieder frei; nach Hydrolyse der endständigen Phosphatgruppe kehrt das Undekaprenylmonophosphat in den Biosynthese-Cyclus zurück.

Hemmende Antibiotika

Bacitracin: Es unterbricht den Undekaprenylphosphat-Cyclus, so daß kein weiterer Transport der Mureinvorstufen durch die Plasmamembran erfolgt.

Penicilline, Cephalosporine: Sie hemmen die Aktivität der Transpeptidase und damit die Quervernetzung des Mureinsacculus. Bei *E. coli* hemmen diese Antibiotika noch zusätzlich die D-Alanin-Carboxypeptidase, die die Abspaltung des terminalen D-Alanins im vernetzten Peptidoglykan katalysiert. Die bakterizide Wirkung der beiden Antibiotikagruppen auf grampositive und gramnegative Bakterien erstreckt sich lediglich auf sich vermehrende, also sich teilende Zellen.

1.3.2 Bau der Pilzzellwand

Die Zellwandstruktur der Pilze ist sehr wandlungs- und anpassungsfähig. Sie kann Enzyme und andere hochaktive Stoffe beherbergen; darüber hinaus zeigt die Pilzzellwand wichtige serologische Eigenschaften (Zellwandantigene).

Bei den Pilzhyphen findet man Außenwände und manchmal auch Querwände (Septen), wobei letztere dem Pilzgeflecht eine zusätzliche Stabilität verleihen. Die Zellwandsubstanz besteht zu über 80 % aus Polysacchariden, die weitgehend als Gerüstelemente dienen. Besonders bei den Höheren Pilzen (*Ascomyceten* und *Basidiomyceten*) liegt **Chitin** (polymere Substanz, bestehend aus N-Acetylglucosamin-Einheiten) als strukturgebendes Element vor (Abb. 1.9). Einige Pilze (z. B. *Oomyceten*) haben Cellulose als Wandsubstanz.

1.3.3 Bau der Pflanzenzellwand

Beim Wachstum und bei der Formgebung kommt der Pflanzenzellwand eine entscheidende Bedeutung zu; sie ist Gegenspieler des Turgors, Ionenspeicher, Transportraum und Signalgeber. Bei Verwundung, Infektion durch Pilze, Bakterien und Viren sowie bei osmotischem Streß wird sie biochemisch verändert.

Im Lichtmikroskop lassen sich bei der Pflanzenzellwand meist mehrere Schichten erkennen. Je nach Differenzierungsgrad und Funktion der Zelle im Organismus kann man eine **Mittellamelle**, eine **Primärwand**, eine mehrschichtige **Sekundärwand** und eine innere **Tertiärwand** unterscheiden.

Am Aufbau der Zellwand sind hochpolymere Substanzen beteiligt. Man unterscheidet dabei **primäre Pflanzenstoffe** wie Hemicellulosen, Pektinverbindungen (Polyuronide), Cellulose, Proteine und Lipide und **sekundäre Pflanzenstoffe** wie Lignin, Suberin, Kutin, Wachse, Gerb- und Farbstoffe. Diese polymeren Substanzen bilden durch chemische

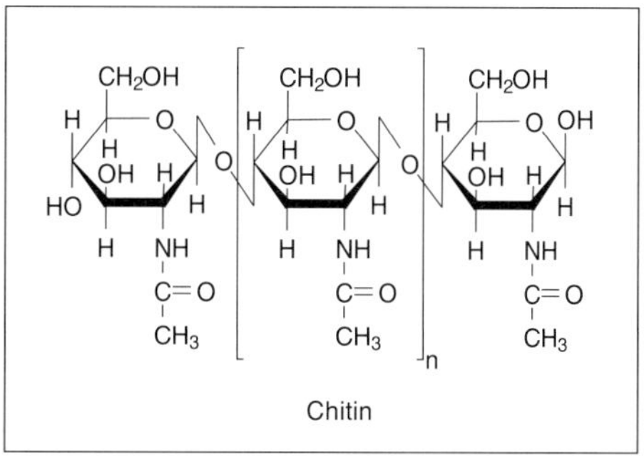

Abb. 1.9. Chitin-Molekül. Das Chitin-Molekül setzt sich aus N-Acetylglucosamin-Einheiten (Polymere-Verbindung) zusammen, die in der 1,4-Stellung β-glykosidisch miteinander verbunden sind.

und physikalische Assoziationen der Moleküle untereinander ein komplexes Durchdringungssystem.

Bei den Zellwandproteinen handelt es sich meist um Glykoproteine mit einem hohen Hydroxyprolingehalt. Sie umfassen teils Enzymproteine, die an der Zellwandsynthese oder am Zellwandumbau beteiligt sind, und teils Strukturproteine.

1. Mittellamelle

Die Mittellamelle oder Primordialwand verbindet die Wände benachbarter Zellen und dient somit als Kittsubstanz. Chemisch besteht die Mittellamelle vorwiegend aus **Protopektin** (wasserunlösliche Pektine), bei dem die einzelnen polymeren Molekülstränge mit Hilfe mehrwertiger Metall-Ionen (z.B. Ca^{++}- und Mg^{++}-Ionen) unter Salzbildung zu wasserunlöslichen Riesenmolekülen vernetzt werden.

2. Primärwand

Die Primärwand besteht chemisch aus Protopektin, Hemicellulose und Cellulose (Abb. 1.10). **Hemicellulose** besteht aus einem Gemisch verschiedener Polysaccharide, die bei der Hydrolyse u.a. D-Xylose, D-Mannose, D-Galactose, D-Glucoronsäure liefern. Die wichtigsten Hemicellulosen sind die Xyloglucane, die Xylane und die $\beta(1 \to 3; 1 \to 4)$-D-Glucane. Die Xyloglucane bilden die Hauptkomponente der Hemicellulosen bei dikotylen Pflanzen. Sie bestehen aus $\beta(1 \to 4)$-verknüpften Glucoseeinheiten, von denen die meisten $\alpha(1 \to 6)$-gebundene Xylose-Seitenketten tragen. Die Xylane oder Glucuronoarabinoxylane bilden die wichtigste Hemicellulosekomponente der Gräser. Ihre langen $\beta(1 \to 4)$-verknüpften Xylose-Ketten tragen Seitenketten aus Methylglucuronsäure und Arabinose. Die $\beta(1 \to 3; 1 \to 4)$-D-Glucane kommen nur in den Zellwänden der Monokotylen vor, insbesondere bei den Gräsern. Der Cellulosegehalt der Primärzellwand liegt zwischen 8% und 14%: Protopektin und Hemicellulose bilden eine Grundsubstanz (Matrix), in die die Cellulosefasern (Mikrofibrillen) locker eingelagert sind. Da die Mikrofibrillen noch keine einheitliche Ausrichtung haben, spricht man in diesem Falle von **Streutextur**. Dadurch verfügt die Primärwand über eine außerordentliche Elastizität und kann so einer weiteren Größenzunahme der Zelle während des Wachstums leicht folgen.

Die **Matrixpolysaccharide** bestehen aus zwei oder mehr verschiedenen Zuckern, die durch unterschiedliche glykosidische Bindungen miteinander verknüpft sind. Näher charakterisiert wurden Homogalacturonan, Rhamnogalacturonan, Xyloglucan, Arabinogalactan und Glucuronanarabinoxylan. Benannt wurden sie nach den Monosacchariden, aus denen sie hauptsächlich bestehen. So setzt sich z.B. das Rhamnogalacturonan überwiegend aus den beiden Zuckern Rhamnose und Galacturonsäure zusammen; daneben enthält es noch mindestens acht andere Zucker.

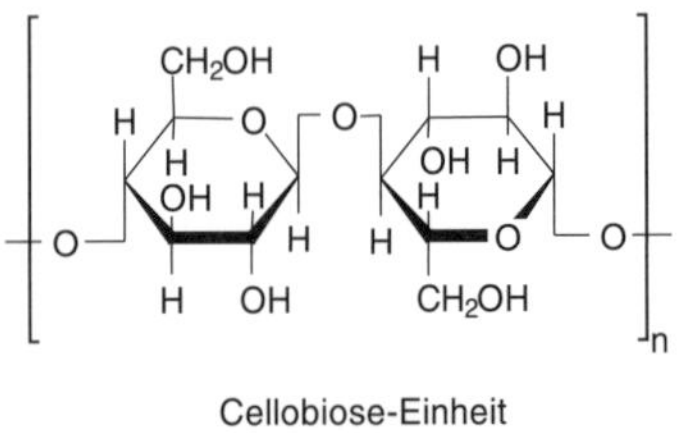

Abb. 1.10. **Cellulose-Molekül.** Die Cellulose besteht aus vielen Cellobiose-Einheiten, wobei die einzelnen Glucosemoleküle in 1,4-Stellung β-glykosidisch miteinander verbunden sind.

Nach Hydrolyse konnten in der Zellwandmatrix folgende Monosaccharide nachgewiesen werden: D-Galactose, D-Mannose, L-Fucose, L-Arabinose, D-Xylose, D-Apiose, L-Rhamnose, D-Galacturonsäure, D-Glucuronsäure und 3-Desoxy-D-Mannooctulosonsäure. Es sei noch angemerkt, daß hinsichtlich der Matrixbestandteile zwischen einzelnen Taxa deutliche Unterschiede bestehen. Die Trennungslinien verlaufen vor allem zwischen Monokotylen und Dikotylen, innerhalb der Monokotylen zwischen Gräsern und dem Rest. So verfügen die Zellwände der Gräser im Gegensatz zu den anderen Gruppen über sehr wenig Pektine (ca. 5 % TG), Xyloglucane (2–5 % TG) und Proteine (ca. 0,5 % TG), enthalten jedoch viele Arabinoxylane (20–30 % TG) und β(1 → 3; 1 → 4)-D-Glucane (15–30 % TG).

3. Sekundärwand

Die Sekundärwand stellt das eigentlich festigende Prinzip der pflanzlichen Zellwand dar. Nach Abschluß des Zellwachstums wird sie der Primärwand von innen aufgelagert. Die Sekundärwand besteht im wesentlichen aus Cellulose (bis zu 94 %). Eine Übergangslamelle verbindet sie mit der Primärwand.

Die häufig vielschichtige Sekundärwand, wie man sie z. B. bei Tracheiden und Holzfasern finden kann, zeichnet sich durch deutlich unterscheidbare Außen-, Zentral- und Innenschichten aus.

Die **Mikrofibrillen** (Cellulosefasern) der Sekundärwand, die untereinander vernetzt sein können, zeigen eine parallele Anordnung **(Paralleltextur)**.

Mikrofibrillen (s. Abb. 1.11) sind parakristalline, fast wasserfreie Strukturen

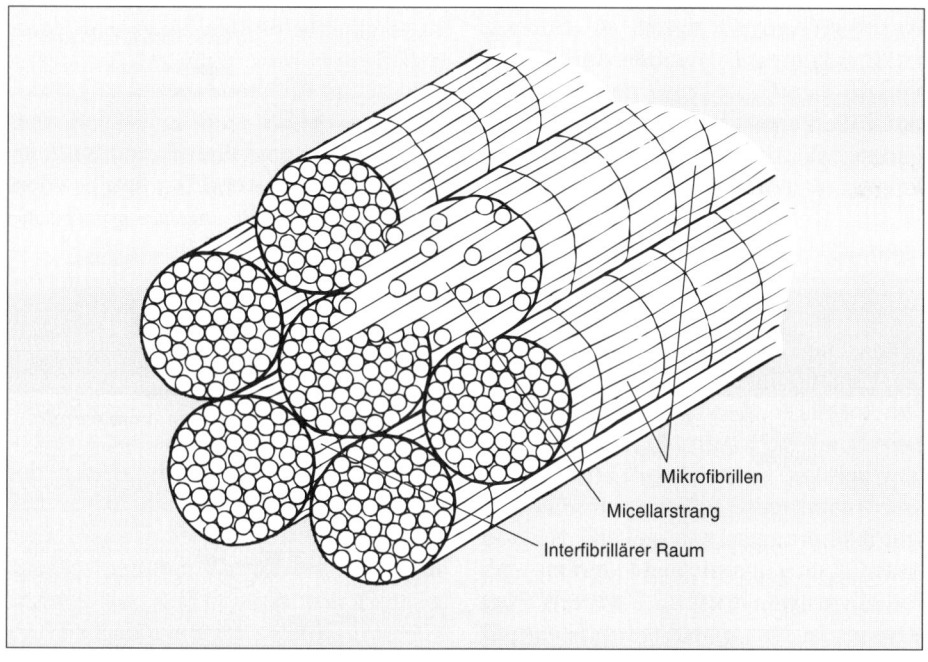

Abb. 1.11. Mikrofibrillen. Eine Mikrofibrille besteht aus vielen Untereinheiten, den Micellarsträngen; diese wiederum sind aus zahlreichen Bündeln von Cellulosemolekülen aufgebaut.

mit einer elliptischen Querschnittsgröße von annähernd 250 Å und bestehen aus ca. 20 Micellarsträngen von 30–100 Å im Querschnitt. Die Mikrofibrillen sind verantwortlich für die große Reißfestigkeit pflanzlicher Zellwände. Die Zugbelastung von Cellulosefibrillen liegt nur wenig unter der von Stahl (CF: 14–20 kg/mm^2; Stahl: 25 kg/mm^2). Ein Micellarstrang (Elementarfibrille) vereinigt 50–100 Cellulosemoleküle. Zwischen den Elementarfibrillen findet man Spaltensysteme (Intermicellarräume), in denen Wasser, Pektine und andere Stoffe eingelagert sind.

Zwischen den Mikrofibrillen findet man auch hier eine Zellwandgrundsubstanz; diese kann während der Verholzung (Lignifizierung) von bestimmten Zellen durch das Polymerisat Lignin verdrängt werden.

Zusätzliche Wandverdickung kann einmal durch Intussuszeption (Einlagerung von Baumaterial in das Gerüstwerk der Wand) gebildet werden oder durch Apposition (Anlagerung neuer Schichten zu bestehenden).

Nicht selten bleibt die sekundäre Wandverdickung auf bestimmte lokale Bezirke beschränkt. Lokale Wandverdickungen dienen in Form von Ringen, Schrauben oder netzartig verbundenen Leisten der Aussteifung wasserleitender Zellen. Die Sekundärwand weist zahlreiche **Tüpfel** (röhrenförmige Kanäle) auf. An den Stellen der Tüpfel unterbleibt die Sekundärwandauflagerung (vgl. Kap. 6.2.4). Gegen die Nachbarzellen sind die Tüpfelkanäle durch die sog. Schließhaut abgeschlossen, die aus der Primordialwand und den beiden Primärwänden besteht. Die Schließhäute sind ihrerseits noch einmal siebartig durchbrochen (primäre Tüpfelfelder) und bei lebenden Zellen von feinsten Plasmaverbindungen (Plasmodesmen) durchsetzt; dadurch bildet in einem Gewebe die Gesamtheit der Zellen trotz der trennenden Zellwände eine plasmatische Einheit, den sog. **Symplasten**.

4. Tertiärwand

Nach innen kann die Zellwand durch die warzige, skulpturierte Tertiärwand (Abschlußlamelle) abgedeckt sein, die wieder einen größeren Anteil an Grundsubstanz (Matrix) enthält.

Man nimmt an, daß die Makromoleküle der Zellwand nur zu einem sehr geringen Teil kovalent miteinander verknüpft sind und als voneinander unabhängige Netzwerke die Zellwand aufbauen. Nach Untersuchungen an Zwiebelzellwänden existieren in der Primärzellwand mindestens zwei ineinander verwobene, aber voneinander unabhängige Polymernetzwerke: ein Hemicellulose-Cellulosefibrillen-Netzwerk und ein Pektin-Netzwerk. Die Mikrofibrillen werden durch Hemicellulosen quervernetzt. Es gibt zwei unterschiedliche Pektinfraktionen. Die Pektine der Mittellamellen sind über Calciumbrücken miteinander verknüpft und sorgen für den Zell-Zell-Zusammenhalt. In der Zellwand legt ein Netzwerk aus veresterten Pektinen die Porosität fest. Die Pektine liegen dabei teilweise als Gel vor.

Sekundäre Veränderungen der Zellwand

Die Pflanzenzellwände können durch Einlagerung (Inkrustierung) oder Auflagerung (Akkrustierung) von zusätzlichen Stoffen weiter verändert werden:

Inkrustierung

Verholzung: Durch Einlagerung von **Lignin** in die interfibrillären Räume der

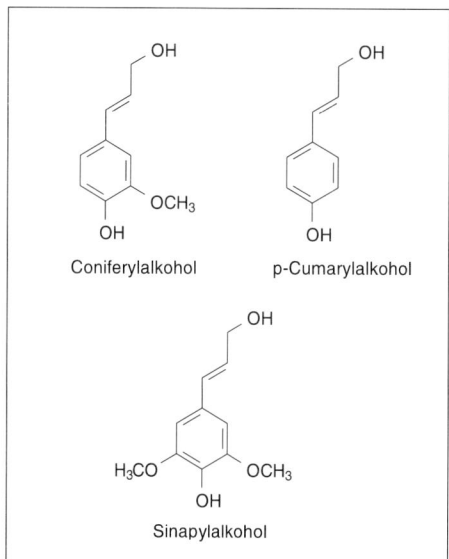

Abb. 1.12. Chemische Grundeinheiten des Lignins.

Zellwand kommt es zu einer Erhöhung der mechanischen Festigkeit. Häufig werden mit Lignin Gerbstoffe eingelagert, die einen Schutz gegen mikrobielle Zersetzung bieten. Chemisch besteht Lignin aus polykondensierten Phenylpropanen: Coniferyl-, Sinapyl- und Cumarylalkohol (Abb. 1.12). Im relativen Anteil der einzelnen Komponenten unterscheiden sich das Lignin der Coniferophytina und Cycadophytina (hoher Anteil an Coniferylalkohol) von dem der Magnoliatae (hoher Anteil an Sinapylalkohol) und der Liliatae (hoher Anteil von Cumarylalkohol).

Zur technischen Gewinnung von Cellulose wird Lignin aus dem Holz durch Kochen mit Calciumhydrogensulfit herausgelöst.

Mineralstoffeinlagerung: Auch Mineralstoffe können sekundär in die Zellwand eingelagert werden und damit die Festigkeit erhöhen. Zu erwähnen sind hier insbesondere die Schalen der Kieselalgen, die zu mächtigen fossilen Kieselsäureablagerungen geführt haben **(Diatomeenerde, Kieselgur)**. Verkieselung finden wir ferner bei Gräsern und Schachtelhalmen („Zinnkraut"). Bei manchen Algen kommt es zur Ablagerung von Calciumcarbonat in der Zellwand. In einigen Fällen findet man mineralisierte Zellwandauswüchse im Zellumen. Hierher gehören z. B. die Cystolithen bei *Cannabis sativa* (s. Abbildung 11.11).

Akkrustierung

Verkorkung: Bei der Korkbildung werden auf die Zellwand abwechselnd lipophile Schichten von Suberinen und Wachs aufgelagert. Die Zellwand wird dadurch weitgehend wasserundurchlässig. Zellen mit verkorkten Wänden finden wir unter anderem beim Periderm, in der Endodermis und bei Exkretbehältern.

Cuticula: Die Epidermis wird durch einen lipophilen Überzug (Cuticula) vor Benetzung, Austrocknung und Befall durch Mikroorganismen geschützt. Die lipophilen Stoffe (Wachse, Cutine, Alkane) werden in den Epidermiszellen als Tröpfchen gebildet, die außerhalb der Zellmembran erstarren. Eine Sonderform der Cuticula ist die Außenschicht der Pollenkörner, die als **Exine** bezeichnet wird.

Cutin und Suberin: Beim Cutin handelt es sich im wesentlichen um hochpolymere Ester aus Fettsäuren (16:0, 18:1) sowie den entsprechenden Mono-, Di- und Trihydroxyfettsäuren.

Suberin bildet ebenfalls ein hochmolekulares Polyestergemisch; unter den Monomeren findet man hauptsächlich langkettige Fettsäuren (C-20 bis C-32), Wachsalkohole, ω-Hydroxyfettsäuren

(C-16 bis C-22) sowie phenolische Substanzen (wie z. B. Ferulasäure, Coniferylalkohol, p-Cumarsäure, p-Cumarylalkohol). Die phenolischen Substanzen bilden ein dem Lignin ähnliches Polymergerüst, das aber viel lockerer gebaut ist und zahlreiche damit veresterte Fettsäuren enthält.

1.4 Protoplasma

Behandelt man pflanzliche Zellen mit zellwandabbauenden Enzymen (Pektinasen, Cellulasen), dann erhält man wandlose, abgerundete Zellen, die man **Protoplasten** nennt. Bei Protocyten und Eucyten bezeichnet man allgemein wandlose Zellen als Protoplasten. Diese werden von einer speziellen Biomembran, der Cytoplasmamembran, gegen die extraplasmatische Außenwelt abgegrenzt. Die plasmatische Phase des Protoplasten, das **Protoplasma,** stellt das Substrat aller aktiven Lebensvorgänge dar.

1.4.1 Cytoplasma

Nach einer älteren Einteilung gliedert sich das Protoplasma in **Zellkern** und **Cytoplasma**. Nach einer neueren Auffassung bezeichnet man mit Cytoplasma nur noch denjenigen Teil des Protoplasmas, der außerhalb der großen, von Doppelmembranen umhüllten Organellen wie Zellkern, Mitochondrien und Plastiden (nur bei Pflanzenzellen) liegt. Andere Autoren gehen sogar noch einen Schritt weiter und definieren Cytoplasma als die membranfreie Grundsubstanz des Protoplasmas.

Im folgenden möchten wir die zweite Begriffsdefinition verwenden; danach gliedert sich das Cytoplasma in **partikuläre Bestandteile** (z. B. Ribosomen) und in **Membranen** (z. B. Dictyosomen, ER) einerseits und in das **Grundplasma** andererseits. Das Grundplasma (oder das **Cytosol** der Biochemiker) stellt die elektronenmikroskopisch unstrukturierte wäßrig-plasmatische Matrix des Cytoplasmas dar.

1.4.2 Wasser, Ionen, Makromoleküle und Zellfunktionen

Eine chemische Analyse des Grundplasmas fördert ein komplexes Gemisch anorganischer und organischer Substanzen zu Tage, die z. T. im Wasser gelöst sind oder als Kolloide vorliegen.

Wasser erfüllt aufgrund seiner besonderen chemischen und physikalischen Eigenschaften (Dipolmolekül) vielfältige Aufgaben in der Zelle:
a) Es dient als Transport- und Lösungsmittel für viele Nährstoffe, Ionen und Stoffwechselendprodukte.
b) Bei der Pflanzenzelle ist die zentrale Zellsaftvakuole überwiegend mit Wasser und darin gelösten Stoffen gefüllt; dadurch wird der Turgor in den Gewebezellen aufrecht erhalten.
c) Wasser kann um Eiweißmoleküle Hydrathüllen ausbilden; durch die reversible Anlagerung von Wasser an filamentbildende Proteine kommt es u. a. zur Sol/Gel-Transformation des Cytoplasmas (Viskosität des Cytoplasmas).

Ionen beeinflussen die Aktivität vieler Enzyme, z. B. werden zahlreiche Peptidasen von Mn^{++}, Zn^{++}, Co^{++} aktiviert.

Die Kationen Na⁺, K⁺, Ca⁺⁺ und Mg⁺⁺ sind für die Plasmaquellung unverzichtbar. Bei Pflanzen ist besonders das antagonistische Wechselspiel zwischen K⁺ und Ca⁺⁺ von Bedeutung, da K⁺-Ionen mit ihrer kleineren Hydrathülle die Quellung verstärken, wogegen Ca⁺⁺-Ionen diese durch Entladungsvorgänge stark vermindern.

Das elektrochemische Potential einer Biomembran beruht auf der ungleichmäßigen Verteilung von Ionen auf den beiden Seiten der Membran. Gut bekannt ist die Erregung der Nervenzellmembran und die Weiterleitung der Erregung entlang der Nervenfaser; an diesen Vorgängen sind Na⁺- und K⁺-Ionen entscheidend beteiligt (vgl. Kap. 1.5.6). Auch bei Pflanzenzellen sind bioelektrische Vorgänge nachgewiesen.

Im Grundplasma befinden sich ca. 40 % der gesamten **Zellproteine**. Man unterscheidet fibrilläre Proteine und globuläre Sphäroproteine. Letztere lösen sich in Wasser (Albumine) oder Salzlösungen (Globuline). Die löslichen Enzymproteine katalysieren unterschiedliche Stoffwechselvorgänge.

Die schon erwähnte hohe Viskosität des Grundplasmas führt man auf die Anwesenheit filamentbildender Proteine zurück, die man in ihrer Gesamtheit als **Cytoskelett** (vgl. Kap. 1.6.7) bezeichnet. Einige dieser Proteine induzieren im Plasma Strömungen und Bewegungsvorgänge. Cytoskelett und Bewegungsvorgänge sind charakteristische Eigenschaften des Cytoplasmas eukaryotischer Zellen; von prokaryotischen Zellen sind sie dagegen unbekannt.

In allen Zellen findet man **Kohlenhydrate**, die für den Energiehaushalt oder für metabolische Umsetzungen von Bedeutung sind. Polysaccharide wie z.B. Stärke in Pflanzenzellen oder Glykogen in Tierzellen dienen der Reservestoffspeicherung. Da ihre Teilchenzahl in der Regel gering ist, wird der osmotische Druck der Zelle fast nicht beeinflußt.

Im Zellkern und im Grundplasma kommen außerdem **Nukleinsäuren** vor. Die Desoxyribonukleinsäure (DNA) im Zellkern ist der Träger der genetischen Information. Den verschiedenen Ribonukleinsäuren (RNAs) obliegt die Vermittlung zwischen der DNA und der Synthese der entsprechenden Proteine.

1.5 Biomembranen

1.5.1 Kompartimentierung

Biomembranen sind keineswegs nur bloße Hüllen, sondern erfüllen hochspezifische Aufgaben bei der Vermittlung zwischen der Innen- und Außenwelt der Zelle oder zwischen dem Grundplasma und den Organellen. Nach E. Schnepf (1965) trennen sie in der Regel eine **plasmatische Phase** von einer **nicht-plasmatischen Phase** ab (Kompartimentierungsregel). Plasmatische und nicht-plasmatische Phasen mischen sich nicht miteinander. Ein Stoffaustausch zwischen beiden Phasen erfolgt ausschließlich über Biomembranen.

Bei der Cytoplasmamembran ist dies besonders einsichtig; sie umschließt den Protoplasten und grenzt damit das Protoplasma der Zelle gegen die nicht-plasmatische, extrazelluläre Außenwelt ab. Die gleichen Eigenschaften besitzen jedoch auch die **intrazellulären Membranen**. Sie gliedern den Protoplasten in verschiedene Reaktionsräume (sog.

Kompartimente) und verhindern damit die regellose Vermischung der Zell-Inhaltsstoffe. Die meist strenge Kompartimentierung bestimmter reaktiver Substanzen (wie z. B. Enzyme) ist eine Voraussetzung dafür, daß chemische Prozesse in der Zelle geordnet ablaufen können. Der Inhalt der Kompartimente z. B. vom ER, von Dictyosomen, Lysosomen, Vesikeln und Vakuolen werden der nicht-plasmatischen Phase zugerechnet. Ähnliches gilt auch für die mit Doppelmembranen ausgestatteten Organellen (Zellkern, Plastiden, Mitochondrien); dort ist der Raum zwischen der äußeren und inneren Membran nicht-plasmatisch.

Man unterscheidet in tierischen Zellen drei und in pflanzlichen Zellen vier verschiedene plasmatische Phasen: Cytoplasma, Karyoplasma (Zellkern), Mitoplasma (Mitochondrien) und Plastoplasma (Plastiden, nur bei Pflanzen); Karyoplasma, Mitoplasma und Plastoplasma liegen jeweils innerhalb der innersten Biomembran der jeweiligen Organelle. Verbindung miteinander haben nur Cytoplasma und Karyoplasma über die Kernporen (vgl. Kap. 1.6.1). Nur die plasmatischen Phasen enthalten Nukleinsäuren.

Alle Biomembranen sind durch mindestens zwei grundlegende Eigenschaften gekennzeichnet:
1. Sie umgrenzen einen Raum vollständig und sind damit immer in sich geschlossene Gebilde. Umgrenzt die Biomembran einen kugelig abgerundeten Raum, dann spricht man von **Vesikel** oder **Vakuole**, hingegen bei abgeflachten, durch Biomembranen begrenzten Räumen von **Zisternen**. **Tubuli** sind röhrenförmige, von Biomembranen umschlossene Strukturen.
2. Sie sind strukturell und funktionell asymmetrisch. Die dem Cytoplasma zugewandte Seite nennt man P-Seite (plasmatische Seite), die der nicht-plasmatischen Phase zugewandte Seite bezeichnet man als E-Seite (extraplasmatische Seite).

1.5.2 Struktureller Aufbau

Elementarmembran: Fixiert man die Membran mit Osmiumtetroxid, so erscheint unter dem Elektronenmikroskop eine dreischichtige Struktureinheit, die eine Dicke von 7–10 nm aufweist. Man kann dabei zwei dunkle, kontrastierte Außenbezirke und eine helle Innenzone unterscheiden. Aufgrund dieser Beobachtungen und biochemischer Untersuchungen wurde zunächst der Begriff der Elementarmembran („unit membran") geprägt. Diese sollte außen Proteine und innen eine bimolekulare Lipidschicht **(lipid-bilayer)** enthalten.

Fluid-Mosaic-Modell: Neuere biochemische und funktionelle Untersuchungen führten zum Modell einer Fluid-Mosaic-Membran (Abb. 1.13).

Danach besteht auch hier die Grundstruktur der Biomembran aus einer Doppelschicht von Lipidmolekülen. Ein solches Lipidmolekül ist amphiphil, d. h. es besitzt ein kurzes hydrophiles (wasserliebendes) und ein langes hydrophobes (wassermeidendes) Ende. Unter wäßrig physiologischen Bedingungen reihen sich die amphiphilen Lipidmoleküle zu einer bimolekularen Membranschicht aneinander; dabei kommen die langen hydrophoben Kohlenwasserstoff-Ketten ins Innere der Schicht zu lie-

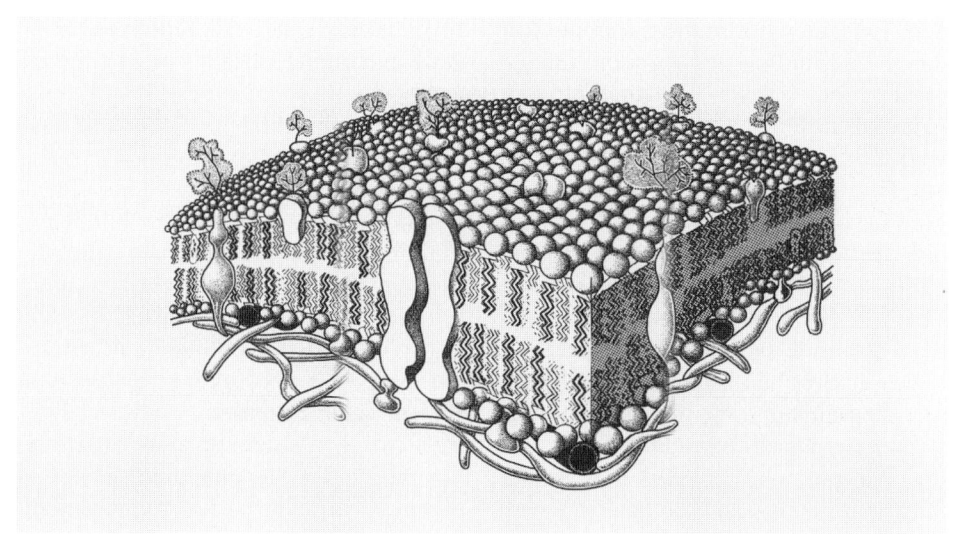

Abb. 1.13. Aufbau der Cytoplasmamembran; Lipid-Doppelschicht mit eingelagerten Proteinen; Kohlenhydratanteile mit Rezeptorfunktion treten aus der äußeren Oberfläche hervor (aus G. Thews, E. Mutschler, P. Vaupel, Anatomie, Physiologie und Pathophysiologie des Menschen, Wissenschaftliche Verlagsgesellschaft mbH, Stuttgart, 1991).

gen, so daß sie untereinander in Wechselwirkung treten können. Die hydrophilen Köpfe richten sich dagegen alle nach außen, wo sie mit den Wassermolekülen ihres Milieus in Wechselwirkung treten. Dies kann z. B. das Cytoplasma, das Innere eines Organells oder der Raum zwischen den Zellen sein.

Zwischen die Lipidmoleküle eingeschoben liegen die **Membranproteine**. Einige verteilen sich über die gesamte Membran, andere drängen sich in bestimmten Bereichen zusammen; durch die Konzentration von bestimmten Proteinen in der Membran kommt es zur Ausbildung von funktionellen Bereichen; solche Bereiche sind ein wichtiges Charakteristikum von Biomembranen.

Nach ihrer Lokalisation in der Membran unterscheidet man im wesentlichen zwei Typen von Proteinen:

a) Periphere (oder extrinsische) Proteine, die der Membran-Innen- oder -Außenseite nur aufgelagert sind; sie zeigen mit den Membranlipiden keine hydrophoben Wechselwirkungen.

b) Integrale (oder intrinsische) Proteine, die in die Membran eingelagert sind oder diese sogar von einer Seite zur anderen vollständig durchdringen können (z. B. Tunnelproteine oder **Transmembranproteine**). Sie stehen mit den Membranlipiden in hydrophober Wechselwirkung.

Die Plasmamembranen tierischer Zellen enthalten zusätzlich besonders viele Glykolipide und Glykoproteine, die ihre kurzen Oligosaccharid-Ketten ausschließlich auf der E-Seite der Membran tragen.

Während die integralen Membranproteine für den mosaikartigen Charakter der Biomembran verantwortlich sind, geht deren Fluidität auf die bimolekulare Lipidschicht zurück. Voraussetzung dafür ist, daß sich in einer lebenden Zelle die Membranlipide in einem flüssig-kristallinen (halbflüssigen) Zustand befinden. Bei einer bestimmten Temperatur hängt die Fluidität der Biomembran sowohl vom Gehalt an ungesättigten Fettsäuren, deren Kettenlänge als auch vom Gehalt der zusätzlich vorhandenen Sterolen ab. Sterole sind relativ starre Membranlipide, die die Fluidität der Lipid-Doppelschicht herabsetzen. So beeinflußt z. B. Cholesterol nicht nur die Fluidität der Lipid-Doppelschicht, sondern vermindert ihre Durchlässigkeit für kleine, hydrophile Moleküle. Es erhöht die Biegsamkeit und mechanische Festigkeit der Lipid-Doppelschicht.

Die Lipidmoleküle sind in lateraler Richtung frei beweglich; dagegen ist ihre Beweglichkeit zwischen den beiden Lipidschichten, also in transversale Richtung (Flip-Flop-Mechanismus), praktisch nicht meßbar; sie dürfte auf Einzelfälle beschränkt sein.

Auch die Membranproteine sind in lateraler Richtung (dagegen nicht in transversaler) beweglich, wenn auch nicht im gleichen Maße wie die Membranlipide. Die Einschränkung in ihrer lateralen Beweglichkeit dürfte, zumindest im Bereich der Plasmamembran, auf gerichtete Interaktionen der Membranproteine mit dem Cytoskelett zurückzuführen sein.

1.5.3 Chemischer Aufbau

Am Aufbau der Biomembranen sind Lipide und Proteine beteiligt, wobei der relative Anteil beider Komponenten bei den verschiedenen Biomembranen recht unterschiedlich sein kann. Die Lipide können dabei in der Regel einen Anteil von 20–40 % ausmachen. Bei sehr lipidreichen Biomembranen, wie z. B. bei der Myelinscheide der Nervenfasern, kann der Lipidanteil jedoch bis zu 75 % betragen.

Membranlipide

Für die Stabilität, Semipermeabilität und Fluidität der Biomembranen sind die Membranlipide verantwortlich; man unterscheidet dabei drei Hauptklassen: Phospholipide, Glykolipide und Steroide (vgl. Abb. 1.14 und 1.16). Bei den **Phosphoglycerolipiden** unterscheidet man zwischen einem polaren, hydrophilen Kopfteil (**Phosphatidylcholin**) und einem unpolaren, hydrophoben Schwanzteil (Kohlenwasserstoff-Ketten der Fettsäuren). Die Fettsäuren sind über Esterbindungen mit Glycerol verbunden (Abb. 1.14).

Weitere wichtige amphiphile Membranlipide sind die **Sphingolipide** und die **Glykoglycerolipide** (Abb. 1.16). Bei den Sphingolipiden sind die Fettsäuren über Amidbindungen mit Sphingosin verbunden. Die Oligosaccharid-haltigen Glykolipide findet man ausschließlich in der äußeren Lage der Lipid-Doppelschicht, wobei ihre Zuckerreste frei an der Zelloberfläche liegen. Glykolipide findet man wohl in allen Plasmamembranen tierischer Zellen, wo sie bis zu 5 % der Lipidmoleküle ausmachen können.

Die wichtigsten Fettsäuren, die bei den amphiphilen Membranlipiden auftreten können, sind gesättigte Säuren (Palmitinsäure, 16:0; Stearinsäure, 18:0), einfach ungesättigte Säuren (Ölsäure, 18:1) und mehrfach ungesättigte Säuren (Linolsäure, 18:2, Linolensäure, 18:3; Arachidonsäure, 20:4).

Neben den amphiphilen Lipiden kommen in vielen Membranen auch **Sterole** vor. Tierische Zellen sind verhältnis-

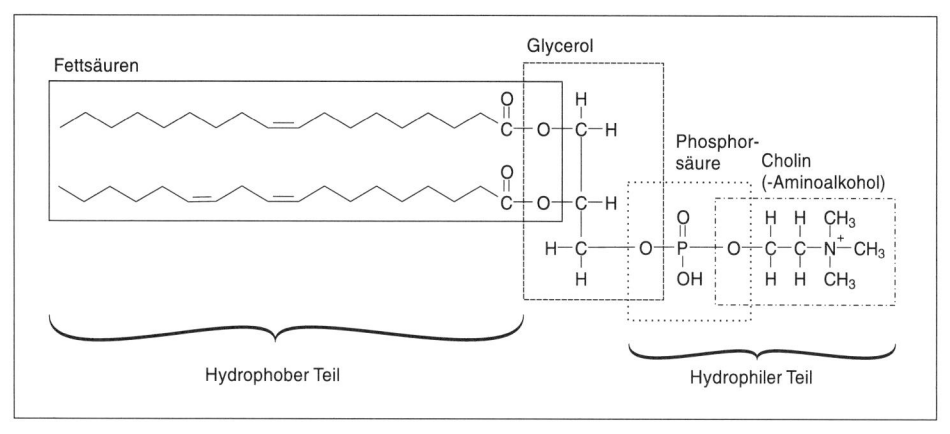

Abb. 1.14. Struktur des Phospholipids Lecithin (Phosphatidylcholin).

mäßig reich an Sterolen, besonders an Cholesterol; pflanzliche Zellen enthalten dagegen wesentlich weniger Sterole, sog. Phytosterole (wie z. B. Stigmasterol, vgl. Abb. 1.16). Die innere Membran der Mitochondrien und die Membranen der Plastiden sind praktisch sterolfrei.

Manche Membranlipide kommen nur in den Biomembranen bestimmter Organellen vor. So enthält z. B. die innere Mitochondrienmembran das **Cardiolipin**, ein Phospholipid, das man sonst nur noch bei einigen Bakterien findet (Abb. 1.15). Die Membranen der Chloroplasten pflanzlicher Zellen sind reich an Glykoglycerolipiden, die als Zucker ein oder zwei Galaktosemoleküle tragen.

Zusätzlich kommen in den Thylakoid-Membranen der Chloroplasten noch weitere lipophile Substanzen wie z. B. Chlorophyll und Carotinoide vor (vgl. Kap. 1.6.4). Diese Substanzen erfüllen in den Membranen bestimmte Aufgaben und tragen weniger zu deren Struktureigenschaften bei.

Sehr seltene Membranlipide findet man bei **Archaebakterien** (Prokaryoten); bei ihnen sind langkettige Alkohole über Etherbindungen mit Glycerol verbunden.

Membranproteine

Die peripheren und integralen Membranproteine sind für jeden Biomem-

Abb. 1.15. Cardiolipin (= Diphosphatidylglycerol). R_1–R_4 = Fettsäurereste

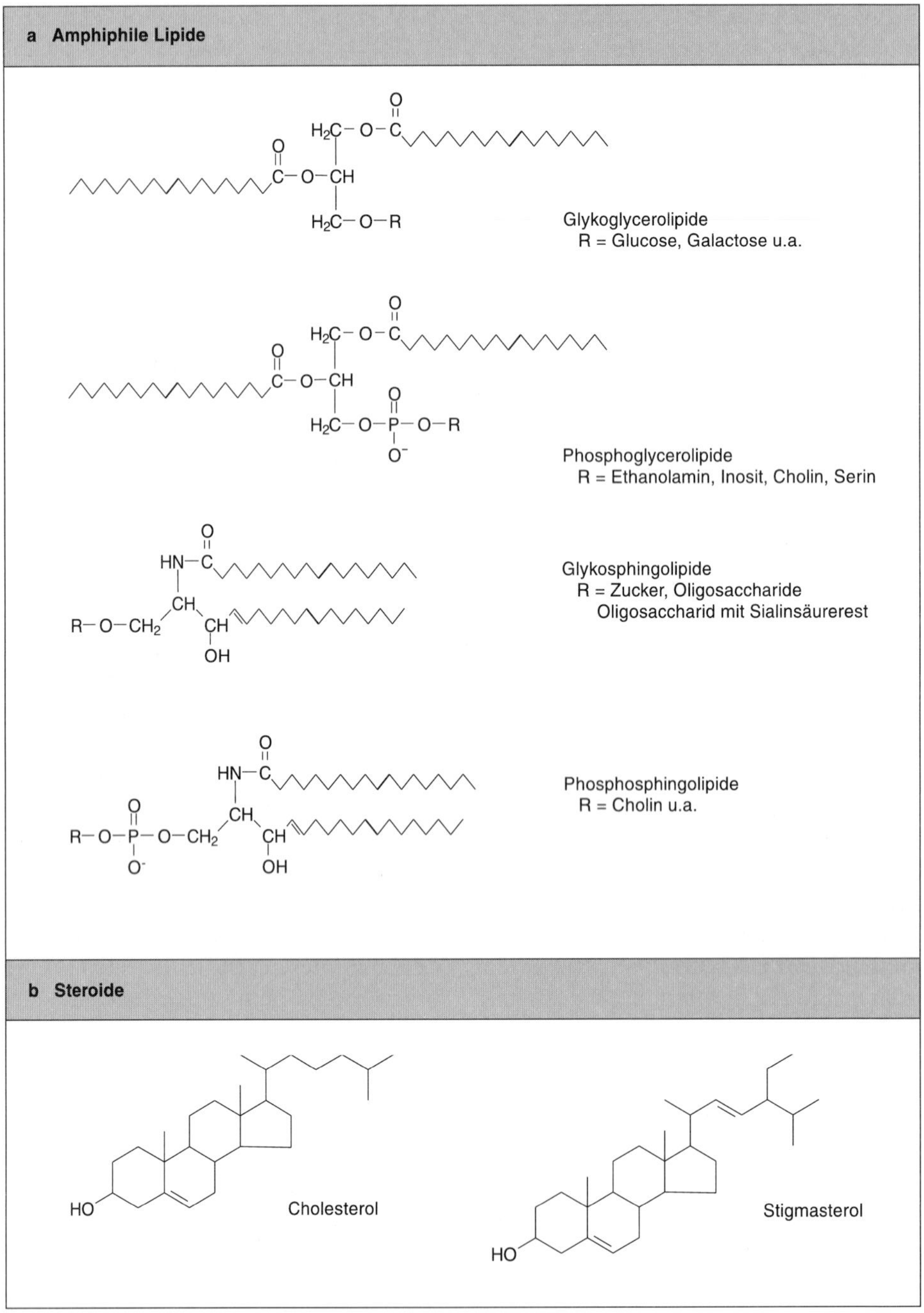

Abb. 1.16. Chemische Strukturen von Membranlipiden.
a) Amphiphile Lipide; die Fettsäuren können auch Doppelbindungen enthalten.
b) Steroide; relativ starre, nicht-amphiphile Membranlipide.

bran-Typ einer Zelle spezifisch; dies bedeutet, daß die Cytoplasmamembran andere Proteinspezies aufweist als z. B. die Membranen der Mitochondrien. Die Spezifität im Proteinmuster ist Ausdruck der unterschiedlichen Funktionen der verschiedenen cytoplasmatischen Membranen.

Nach ihren Funktionen teilt man die Membranproteine ein in:
a) Strukturproteine
b) Transportproteine, die Bestandteile in den aktiven und passiven Transporteinheiten sind,
c) Enzymproteine, deren Funktionen membrangebunden sind,
d) Rezeptorproteine, die als spezifische Rezeptoren für bestimmte Substanzen dienen.

Integrale Proteine unterscheiden sich von anderen wasserlöslichen Proteinen dadurch, daß sie mit zwei verschiedenen Phasen Kontakt haben; einmal mit dem Lipidfilm, in dem sie stecken, und zum anderen mit der wäßrigen Phase, in die sie hineinragen, oft sogar auf beiden Seiten der Membran. Man kann annehmen, daß der größte Teil der **integralen Proteine** im hydrophilen Bereich exponiert ist; dort können die polaren Proteinteile sowohl mit den hydrophilen Köpfen an der Oberfläche der Membran als auch mit den Wassermolekülen in Wechselwirkung treten. Die anderen Proteinbereiche, die in der Lipid-Doppelschicht liegen, sind hydrophob; man findet dort viele Aminosäuren mit hydrophoben oder unpolaren Resten wie z. B. Leucin, Valin, Phenylalanin u. a. (vgl. Kap. 3.5.1.4). Bei der Sekundärstruktur des integralen Bereichs herrscht die α-Helix vor (vgl. auch Kap. 3.5); dadurch wird offenbar am besten gewährleistet, daß die hydrophoben und unpolaren Aminosäurereste mit den Kohlenwasserstoff-Ketten der Membranlipide in Kontakt treten können. Transmembranproteine können die Lipid-Doppelschicht als einzelne α-Helix ① (Singlepass-Protein) oder mit mehreren α-Helices ② (Multipass-Protein) durchziehen, wobei einige mit einer Lipidverankerung versehen sind (Abb. 1.17). Bei der Lipidverankerung ist der cytoplasmaständige Proteinteil mit einer Fettsäurekette der inneren Lipid-Einzelschicht (P-Seite) kovalent verbunden. Einige periphere Membranproteine können auf der P-Seite bzw. E-Seite der Membran über eine kovalente Bindung mit der Biomembran verbunden sein. Die Bindung kann dabei über eine Fettsäurekette ③ erfolgen oder auf der E-Seite über ein Oligosaccharid ④. Andere periphere Membranproteine sind durch nicht-kovalente Wechselwirkungen mit anderen Membranproteinen ⑤ an die Biomembran gebunden (Abb. 1.17).

Transmembranproteine sind häufig glykosyliert (①, ②). Ihre Oligosaccharid-Seitenketten liegen sowohl bei der Cytoplasmamembran als auch bei intrazellulären Biomembranen ausschließlich auf der vom Cytosol abgewandten Seite. Bei der Cytoplasmamembran findet man die Oligosaccharidketten stets auf der extrazellulären Seite, während sie im Falle der intrazellulären Biomembranen jeweils in das Lumen des Organells gerichtet sind.

Für den Zusammenhalt einer Biomembran sind somit vor allem elektrostatische, hydrophobe und Dipol-Wechselwirkungen zwischen den Lipiden und den integralen Proteinen verantwortlich.

Aufgrund des amphiphilen Charakters der Proteine und Lipide und der unterschiedlichen Anhäufung bestimmter Proteine und Lipide mehr auf der Innen- oder Außenseite der Membran, zeigt die

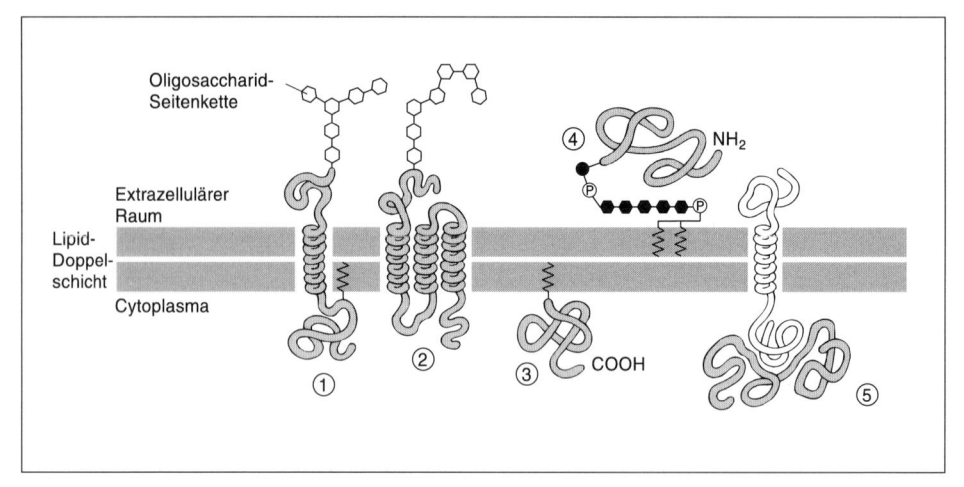

Abb. 1.17. Anordnung der Proteine in der Lipid-Doppelschicht einer Biomembran. Transmembranproteine durchspannen die Lipid-Doppelschicht als einzelne α-Helix ① oder mit mehreren α-Helices ②; bei Glykoproteinen sind die kurzen Oligosaccharid-Ketten zum extrazellulären Raum orientiert.
Periphere Membranproteine sind über ein kovalent gebundenes Lipid mit der Lipid-Doppelschicht verbunden, z. B. über eine in die Cytoplasmaseite eingelagerte Fettsäure ③ oder über ein Oligosaccharid, das auf der Membranseite mit dem Phosphatidylinositol ④ verbunden ist.
Andere Proteine sind lediglich über nicht-kovalente Wechselwirkungen an schon vorhandene Membranproteine gebunden ⑤ (nach B. Alberts et al. Molekularbiologie der Zelle, Verlag Chemie Weinheim, 1994).

Biomembran einen charakteristischen **asymmetrischen Aufbau**. Als Beispiel sei hier der Aufbau der Erythrocyten-Plasmamembran erwähnt: Die äußere Lipid-Monolayer (E-Seite) enthält alle Lipidmoleküle mit Cholin in der Kopfgruppe, wie z. B. Sphingomyelin, Phosphatidylcholin, wogegen sich in der inneren Monolayer (P-Seite) hauptsächlich Phosphatidylethanolamin und Phosphatidylserin befinden.

1.5.4 Funktionen von Biomembranen

1. Abgrenzung

Die Einzelzelle grenzt sich mit Hilfe der Cytoplasmamembran nicht nur gegenüber gasförmigen und flüssigen Medien, sondern auch gegenüber gleichartigen oder verschiedenen Zellen ab. Dadurch ist eine gewisse Individualentwicklung der Einzelzelle und die Aufrechterhaltung ihrer spezifischen Funktionen innerhalb eines größeren Zellverbandes gewährleistet.

2. Stofftransport

Durch passive und aktive Transportvorgänge können selektiv Ionen und kleine Moleküle durch die Biomembran in die Zelle aufgenommen oder aus der Zelle herausgeschleust werden. Die Transportvorgänge werden durch spezielle Transmembranproteine bewerkstelligt.

Makromoleküle und Partikel können nicht wie niedermolekulare Stoffe und Ionen mit Hilfe spezifischer Transportproteine durch die Membran transportiert werden. Der Transportmechanismus verläuft in diesem Fall über die aufeinanderfolgende Ausbildung und Fusion membranumgrenzter Vesikel (sog. Cytosen). Durch Endocytosen werden Makromoleküle in die Zelle transportiert und durch Exocytose aus der Zelle heraus (vgl. Kap. 1.5.5).

3. Zellverbindung bei Vertebraten

Trotz der bestehenden Abgrenzung der Einzelzellen untereinander durch Plasmamembranen bestehen sehr häufig interzelluläre Verbindungen, wodurch ein direkter Austausch von Zelle zu Zelle möglich wird. Bei Vertebraten werden zwischen benachbarten Zellen verschiedene Typen von Zellkontakten (junctions) ausgebildet (Abb. 1.18), die für die Entwicklung und für das Funktionieren eines Organismus von Bedeutung sind:
a) **Tight junctions** (Zonula occludens), undurchlässige Verbindungen.
b) **Adhärenzverbindungen** (Zonula adhaerens), Haftverbindungen.
c) **Desmosomen** (Macula adhaerens), Haftverbindungen.
d) **Gap junctions** (Nexus), kommunizierende Verbindungen.

Bei den **tight junctions**, den „Verschlußkontakten" (occludens) der Gewebe, verschmilzt die äußere Schicht der Plasmamembran der einen Zelle mit der äußeren Schicht der Plasmamembran der benachbarten Zelle, wodurch der Interzellularspalt an dieser Stelle verschlossen ist.

Tight junctions umgeben die Epithelzellen ringsum und verhindern so die freie Diffusion von Substanzen zwischen den Epithelzellen. Durch tight junctions wird u. a. verhindert, daß der Harn durch das Harnblasenepithel in den Bauchraum gelangt. Auch die Funktion der Blut-Hirnschranke findet ihre strukturelle Grundlage in den tight junctions, die zwischen den Epithelzellen der Blutgefäße im Gehirn ausgebildet sind.

Im Elektronenmikroskop erkennt man ein verzweigtes Netz untereinander

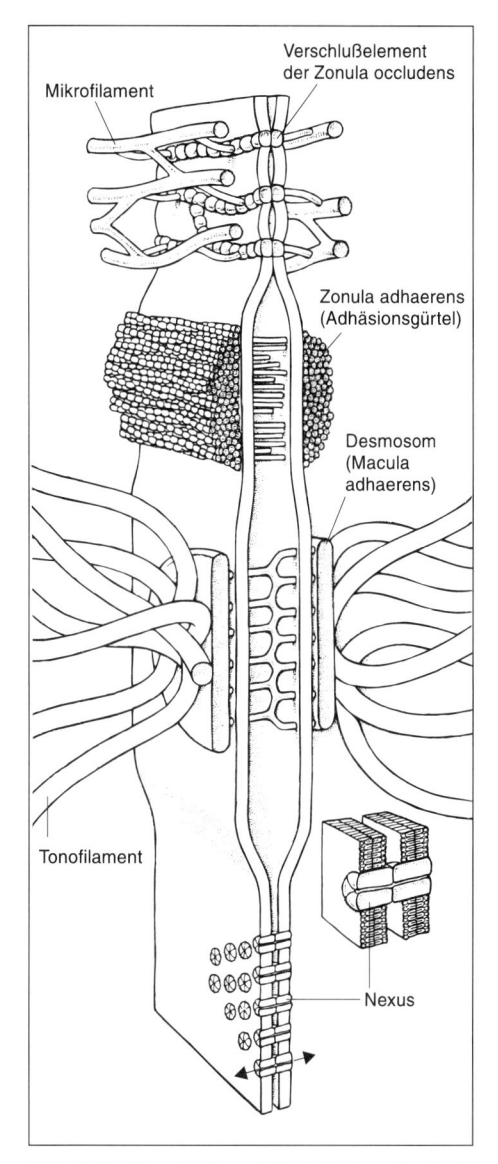

Abb. 1.18. Verschiedene Möglichkeiten der Zell/Zell-Verbindung bei tierischen Zellen (nach C. de Duve, Die Zelle. Spektrum Akademischer Verlag, Heidelberg, Berlin, New York, 1992).

verbundener Stränge, die wahrscheinlich aus langen Reihen von Transmembranproteinen bestehen. Sie gehören zu beiden beteiligten Plasmamembranen, wodurch der Verschlußkontakt hergestellt wird.

Überall dort, wo Zellverbände besonderen mechanischen Beanspruchungen (z. B. Herzmuskel, Hautepithel, Uterushals) ausgesetzt sind, findet man bestimmte zellverbindende Strukturen (Haftverbindungen), die **Adhärenzverbindungen** und **Desmosomen** (Abb. 1.19). Sie verbinden das Cytoskelett der einen Zelle mit dem einer anderen Zelle oder mit der extrazellulären Matrix. Beide Zellverbindungen bestehen aus zwei Arten von Proteinen, den intrazellulären Anheftungsproteinen, an die bestimmte Elemente des Cytoskeletts (Actin- oder Intermediärfilamente) koppeln und den Transmembran-Glykoproteinen, über deren extrazellulären Domänen beide Zellen in Wechselwirkung treten.

In Epithelzellen bilden die Adhärenzverbindungen oft einen durchgehenden Adhäsionsgürtel (Zonula adhaerens) rund um die interagierenden Zellen des Epithels. In der Nähe des Adhäsionsgürtels verläuft parallel zur Plasmamembran ein kontraktiles Bündel aus Actinfilamenten.

Desmosomen sind knopfartige Zell/Zell-Kontakte, die in verschiedenen Geweben die Zellen, meist Epithelzellen, wie Nieten zusammenhalten. Darüber hinaus dienen sie als Anheftungsstellen für **Intermediärfilamente**. Intermediärfilamente bilden im Cytoplasma ein Strukturgerüst und verleihen ihm Zugfestigkeit. Abhängig vom Zelltyp sind an die Desmosomen unterschiedliche Intermediärfilamente angeheftet. In Epithelzellen sind es meist Keratinfilamente, in Herzmuskelzellen sind es Desminfilamente.

Im Bereich der **gap junctions**, den „offenen Kontakten der Gewebe", sind die Plasmamembranen benachbarter Zellen bis auf 3 nm angenähert. Sie bestehen aus zahlreichen Connexons, Proteinpartikel mit hexagonalem Muster, die einen zentralen Porus von 2 nm Durchmesser umschließen. Das einzelne Connexon hat einen Durchmesser von 8,5 nm und besteht aus 6 transmembranalen Proteinuntereinheiten (Connexinen). In zwei benachbarten Plasmamembranen liegen sich die Connexons direkt gegenüber und verbinden sich im Interzellularspalt zu einem durchgehenden wassergefüllten Kanal, der die beiden Zellen verbindet. Durch die 2 nm weiten Poren können Moleküle mit einer molaren Masse bis zu 1000 Dalton frei durchtreten (z. B. cAMP, Ionen). Die gap junctions dienen nicht nur dem Stofftransport, sondern auch der Übertragung elektrischer Signale. Durch sie werden die Aktivitäten benachbarter Zellen koordiniert und Zellen zu Zellverbänden

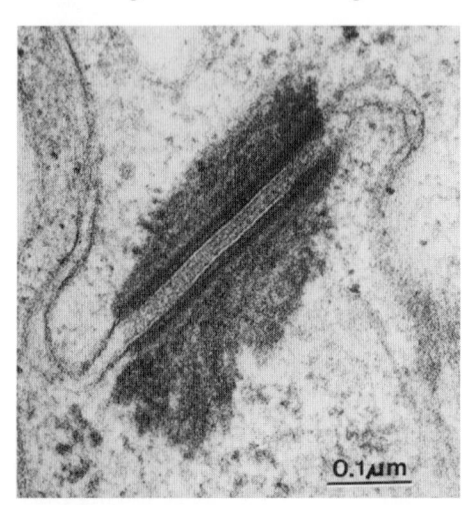

Abb. 1.19. Desmosom zwischen zwei Bindegewebszellen einer Maus (Elektronenmikroskopische Aufnahme: H. Falk; aus Kleinig, Sitte, Zellbiologie, Gustav Fischer Verlag, Stuttgart, 1983).

zusammengeschlossen (z. B. Herzmuskelzellen, Osteozyten, embryonale Gewebe).

Bei Pflanzen werden Zellen über **Plasmodesmen** zu Zellverbänden und Geweben vereint (vgl. Kap. 6.2/1.2.2).

4. Osmosesystem

Im ausdifferenzierten Zustand stellt die pflanzliche Zelle ein osmotisches System dar, in dem Biomembranen eine wichtige Rolle spielen. Im Gegensatz zur pflanzlichen Zellwand, die für Wasser und die meisten darin gelösten Stoffe permeabel ist, zeigen die Biomembranen ein Auswahlvermögen, die sogenannte **Semipermeabilität (Halbdurchlässigkeit).**

Als Semipermeabilität bezeichnet man die Tendenz von Biomembranen, kleine Moleküle (wie z. B. H_2O) frei passieren zu lassen, größere jedoch (wie z. B. Zucker-Moleküle) nicht. Die semipermeablen (besser selektiv permeablen) Biomembranen sind eine Grundvoraussetzung für alle osmotischen Vorgänge in der Zelle.

Die osmotischen Vorgänge an der semipermeablen Membran lassen sich experimentell mit Hilfe der Pfefferschen Zelle demonstrieren (Abb. 1.20).

Die **Pfeffersche Zelle** (nach dem Botaniker Pfeffer, 1877) ist ein Modell für die Pflanzenzelle. Es handelt sich dabei um eine Tonzelle, in deren poröser Wandung eine Niederschlagsmembran aus Kupferhexacyanoferrat (II), $Cu_2[Fe(CN)_6]$ erzeugt wird. Diese Niederschlagsmembran kann von Wassermolekülen leicht passiert werden, dagegen nicht von Rohrzucker-Molekülen, die sich im Inneren der Tonzelle gelöst finden.

Befindet sich das Gefäß in einer hypotonischen Außenlösung (geringere Konzentration gelöster Teilchen als im Inne-

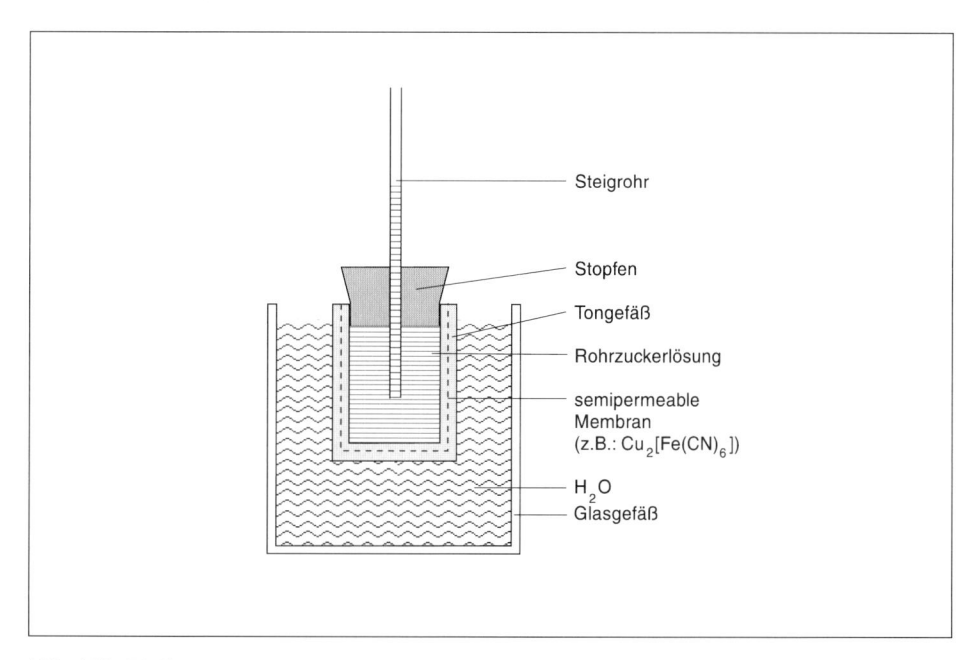

Abb. 1.20. Pfeffersche Zelle.

ren, z.B. destilliertes Wasser), so treten Wassermoleküle in das innere Gefäß ein und verursachen dort einen Druck, der an der Höhe der Wassersäule direkt abgemessen werden kann. Die Wassersäule steigt im Steigrohr so lange an, bis der von ihr erzeugte hydrostatische Druck gleich dem osmotischen Druck ist. Der Vorgang beruht auf Diffusionsvorgängen, die ihre Ursache in der thermischen Bewegung der Moleküle (Brownsche Molekularbewegung) haben. Beide Lösungen streben nach einem Konzentrationsausgleich, der durch die semipermeable Membran verhindert wird.

Der Pfefferschen Zelle entspricht in der lebenden Zelle die Vakuole; die Außenlösung stellt die Umgebung der lebenden Zelle dar und die semipermeable Membran der Pfefferschen Zelle wird durch die selektiv permeablen Membranen von Plasmamembran und Tonoplast repräsentiert. Die Vakuole enthält Wasser und darin gelöste anorganische und organische Moleküle, die eine osmotische Wirkung zeigen. Befindet sich also die Zelle in einer hypotonischen Umgebung, so strömt Wasser in die Vakuole ein und erzeugt dort einen hydrostatischen Innendruck **(Turgor bzw. Turgordruck)**. Durch den Turgor wird die elastische Zellwand so lange gedehnt, bis sie einen gleichgroßen Gegendruck (Wanddruck) aufgebaut hat, der den Turgordruck voll kompensiert. Wäre dieser Gegendruck nicht vorhanden, so würde die Zelle platzen.

Die bei diesen Vorgängen wirkenden Gesetzmäßigkeiten kann man mit der sogenannten osmotischen Zustandgleichung verdeutlichen:

$$S_K = S_i - (W + A)$$

S_k = Zellsaugkraft bzw. Saugspannung der Zelle

S_i = Saugkraft der Vakuole (osmotischer Wert)
W = Wanddruck
A = Außendruck der Gewebe

Neben dem Wanddruck wirken auch die umliegenden Zellen dem Turgordruck entgegen.

Wenn $S_k = 0$ ist, so ist der Gleichgewichtszustand erreicht, d.h. pro Zeiteinheit treten genausoviel Wassermoleküle durch die Membran in die Vakuole ein wie heraus.

Der Turgordruck ist sowohl für die Spannkraft der Pflanzenzelle als auch für die des gesamten unverholzten Pflanzengewebes verantwortlich; nimmt der Turgor ab, so erschlaffen die Zellen und das entsprechende Pflanzengewebe.

5. Plasmolyse

Gibt man die Pflanzenzelle in eine hypertonische Lösung – die Salzkonzentration außerhalb der Zelle ist größer als in der Vakuole – so tritt Wasser aus der Vakuole heraus und die Zelle erschlafft. Bei weiterem Wasseraustritt löst sich die Cytoplasmamembran und damit das gesamte Cytoplasma von der Zellwand ab (II, III). Diesen Vorgang nennt man **Plasmolyse** (s. Abb. 1.21).

Als **Grenzplasmolyse** bezeichnet man den Zustand, in dem der Protoplast gerade beginnt, sich von der Zellwand abzulösen. Im Gewebe (dem eigentlichen Untersuchungsmaterial) spricht man dann von Grenzplasmolyse, wenn ca. 50% der Gewebezellen plasmolysieren. Im plasmolysierten Zustand behält die Zelle ihre Lebensfähigkeit. Gibt man die plasmolysierte Zelle wieder in eine hypotonische Lösung, so wird durch das einströmende Wasser die Plasmolyse rückgängig gemacht **(Deplasmolyse)**. Wird der Protoplast vergiftet oder ab-

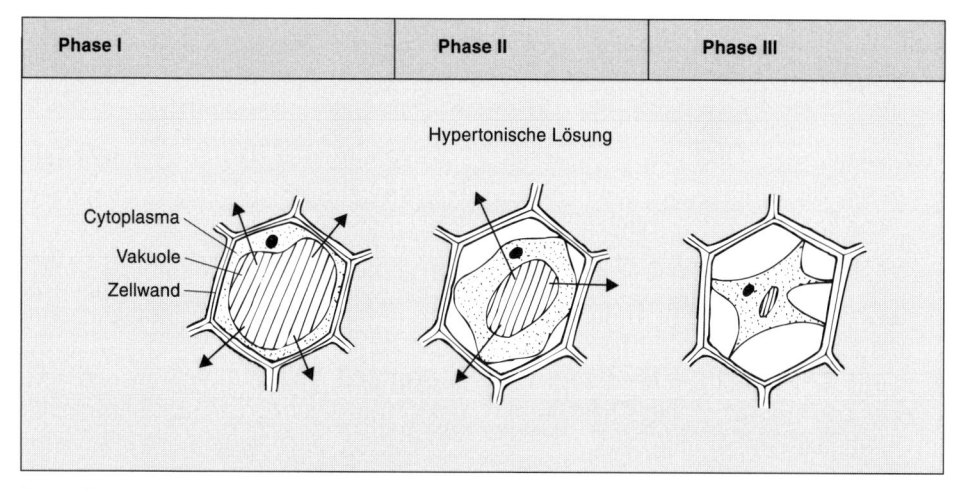

Abb. 1.21. Darstellung der einzelnen Phasen bei der Plasmolyse.
Phase I: Die Pflanzenzelle liegt in einer hypertonischen Lösung. Aufgrund osmotischer Gesetzmäßigkeiten strömt aus der Vakuole Wasser in die Umgebung.
Phase II: Beginnende Plasmolyse, kenntlich durch das Ablösen der Zellemembran bzw. des Protoplasten von der Zellwand
Phase III: Stark fortgeschrittener Plasmolyse-Zustand.

getötet, so verliert die Membran ihre Semipermeabilität. Daher kann die Plasmolyse bzw. Deplasmolyse zur Unterscheidung von toten und lebenden Zellen herangezogen werden.

1.5.5 Mechanismen des Stofftransportes

A. Stofftransport durch die Membran

Die Biomembran, mit ihren besonderen chemischen und strukturellen Eigenschaften, ist nur für Wasser und einige kleine, unpolare Moleküle (z. B. O_2, N_2) sowie kleine, ungeladene, polare Moleküle bis zu einer bestimmten Größe (Molmasse bis ca. 75) durchlässig. Diese Moleküle können durch **freie Diffusion (freie Permeation)** die Membran passieren. Außerdem spielt bei der freien Diffusion auch die Lipoidlöslichkeit der Substanz eine entscheidende Rolle; hydrophobe Substanzen (wie z. B. Steroidhormone) können den bimolekularen Lipidfilm leichter durchdringen als hydrophile.

Größere, ungeladene, polare Moleküle (z. B. Glucose, Saccharose) und geladene Moleküle (Ionen) können dagegen die Membran nicht mehr frei passieren. Ihr gerichteter Transport durch die Membran erfolgt mit Hilfe spezifischer, integraler Transportproteine. Es gibt zwei Hauptklassen von Transportproteinen:

Translokatoren oder Carrier

Beim **spezifischen Transport** mittels Translokatoren wird der zu transportierende Stoff (z. B. Substratmoleküle) an einen Translokator gebunden, durch die Membran transportiert (wahrscheinlich unter Konformationsänderung des Translokators) und auf der anderen Seite wieder freigesetzt. Zum Schluß wird die Ausgangssituation für den Translokator wieder hergestellt, so daß der Prozeß von neuem ablaufen kann.

Die Annahme, daß beim spezifischen Transport ein Translokator beteiligt ist, der mit einem Enzym vergleichbar ist, steht im Einklang mit folgenden Beobachtungen:
a) Substratspezifität (z. B. Aminosäuren und Zucker) bei Stoffaufnahme;
b) starke Abweichungen der Penetrationskinetik von der Diffusionskinetik (Sättigungserscheinung);
c) Einsatz spezifischer Inhibitoren (z. B. Herzglykoside für den Kationentransport und Phlorrhizin für den Zuckertransport);
d) Kompetitive Hemmung zwischen verschiedenen Stoffen einer Gruppe;
e) Transport von Molekülen, die aufgrund ihrer Größe und chemischen Natur die Membran nicht passieren könnten.

Für den Stofftransport mit Hilfe eines Translokators (Carrier) gelten daher in erster Näherung die Gesetze der Enzymkinetik:

$$J = \frac{J_{max} \cdot \Delta c}{\Delta c + K_m}$$

J_{max} = maximale Transportgeschwindigkeit; Δc = Konzentrationsdifferenz zwischen zwei von einer Biomembran getrennten Kompartimenten; K_m = Michaeliskonstante. J_{max} ist von der Anzahl und der Aktivität der Translokatoren in der Biomembran abhängig.

Formal lassen sich drei verschiedene Translokator-vermittelte Transportmechanismen unterscheiden (Abb. 1.22):
1. Uniport: Der Translokator transportiert nur einen Molekül-Typ von einer Seite der Membran auf die andere. In tierischen Zellen verläuft die gewöhnliche, passive Aufnahme von Glucose aus der umgebenden Flüssigkeit in die Zelle nach diesem Mechanismus (vgl. Symport).

Ganz anders verläuft dagegen der gekoppelte Transport (Antiport und Symport). Hierbei hängt der Transfer einer Molekül- oder Ionenart jeweils vom gleichzeitigen oder nachfolgenden Transport einer zweiten Molekül- oder Ionenart ab.

2. Antiport (Austauschtransport): An den Translokator binden entweder gleichzeitig oder sequentiell zwei verschiedene Moleküle oder Ionen, die dann durch die Membran transportiert

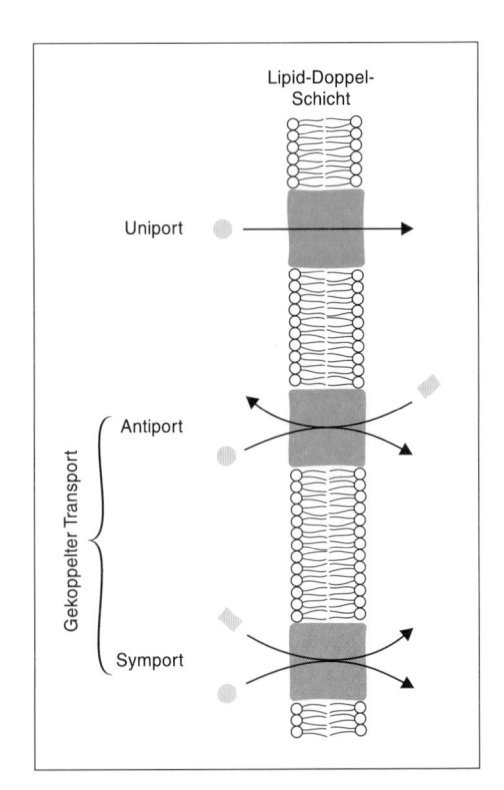

Abb. 1.22. Schematische Darstellung der Transportmechanismen von Uniport, Antiport und Symport. ■/● = transportierte Moleküle oder Ionen (nach Karlson et al., Biochemie, Georg Thieme Verlag, Stuttgart, 1994).

werden. Der Austausch von Phosphat gegen Malat an der inneren Mitochondrienmembran läuft über diesen Mechanismus.

3. Symport (Cotransport): In diesem Fall binden beide Molekül- oder Ionenarten gleichzeitig an den Translokator und werden so in der gleichen Richtung durch die Membran geschleust. Nach diesem Mechanismus verläuft die aktive Aufnahme der Glucose in die Epithelzellen von Darm und Nieren. Gleichzeitig mit der Glucose werden Na$^+$-Ionen transportiert.

Transport von Ionen durch Proteinkanäle

Proteinkanäle werden durch Transmembranproteine gebildet. Im geöffneten Zustand bildet der Kanal eine wassergefüllte Pore durch die Plasmamembran. Da die Proteinkanäle in der Regel für den spezifischen Ionentransport zuständig sind, bezeichnet man sie auch als Ionenkanäle. An einer bestimmten Stelle verengt sich der Ionenkanal bis auf den Durchmesser eines Atoms. Diese Stelle bestimmt die Selektivität der Pore für ein bestimmtes Ion. Es werden also nur Ionen der richtigen Größe und Ladung, wie z. B. Na$^+$, K$^+$, Ca^{2+}, Cl$^-$, durch die Biomembran transportiert (Ionen-selektives Filter). In jeder Sekunde können etwa 10^6 Ionen einen solchen Kanal passieren. Damit liegt die Transportgeschwindigkeit des Kanals 100mal höher als bei den schnellsten bekannten Translokatoren. Da Ionenkanäle nicht an eine Energiequelle gekoppelt sind, sind die Transportvorgänge immer passiv, d. h. sie folgen einem elektrochemischen Gradienten.

Ionenkanäle sind nicht immer geöffnet. In der Regel öffnen sie sich nur für eine kurze Zeit und schließen sich danach wieder. Das Öffnen der Kanäle erfolgt als eine Reaktion auf bestimmte Signale in der Membran. Man unterscheidet:

a) **Spannungs-kontrollierte Ionenkanäle;** sie öffnen sich nach einer Veränderung in der elektrischen Spannung. So werden z. B. die Kanäle für Natrium- und Kalium-Ionen durch die Spannung reguliert, die an einer Membran besteht.

b) **Mechanisch kontrollierte Ionenkanäle;** sie öffnen sich nach einer mechanischen Stimulation.

c) **Liganden-kontrollierte Ionenkanäle;** sie öffnen sich nach Bindung eines Signalmoleküls. So wird z. B. der als Acetylcholin-Rezeptor bezeichnete Ionenkanal durch Bindung des Neurotransmitters Acetylcholin reguliert.

Ist das transportierte Molekül ungeladen, dann bestimmt nur die Konzentration der Substanz auf den beiden Seiten der Membran die Richtung des Transports.

Der Fluß eines beliebigen Ions durch einen Proteinkanal wird dagegen vom elektrochemischen Gradienten dieses Ions angetrieben. Der elektrochemische Gradient hängt einerseits vom Konzentrationsgradienten und andererseits von der elektrischen Ladungsdifferenz innerhalb der Membran (Membranpotential) ab. Gleichen sich beide Kräfte aus, dann ist der elektrochemische Gradient Null, und es findet kein Netto-Ionenfluß durch den Kanal statt.

$$V = \frac{RT}{zF} \ln \frac{Co}{Ci}$$

V = Gleichgewichtspotential in mV;
Co und Ci = Ionenkonzentration außerhalb (Co) und innerhalb (Ci) der Zelle;

R = Gaskonstante (8,4 J mol^{-1} K^{-1});
T = absolute Temperatur in Kelvin;
F = Faraday-Konstante (9,6 × 104 A s mol^{-1});
z = Ladung des Ions

Passiver Transport

a) Freie Diffusion (freie Permeation)
b) Translokator-vermittelte Diffusion
c) Kanal-vermittelte Diffusion.

Bei den passiven Transportvorgängen (Abb. 1.23) spielen als treibende Kräfte nur die Konzentrationsgradienten bzw. elektrochemische Gradienten eine Rolle. Im wesentlichen folgen diese Transportvorgänge den Gesetzen der Diffusion. Zusätzliche Stoffwechselenergie wird nicht verbraucht. Passive Transportvorgänge führen immer nur zum Konzentrationsausgleich zwischen unterschiedlichen Kompartimenten der Zelle.

Passive Transportvorgänge spielen für den Membrantransport vieler organischer Moleküle eine wichtige Rolle, wie z. B. für Zucker, Aminosäuren, Purine; bei den Erythrozyten, z. B. von Mensch und Kaninchen, auch für den Transfer von Glycerol und Harnstoff.

Aktiver Transport

Ungleichgewichte in der Zelle werden z. B. mit Hilfe von aktiven Transportvorgängen erreicht. Hierbei werden Moleküle oder Ionen unter Verbrauch von Energie gegen bestehende Konzentrations- bzw. elektrochemische Gradienten verschoben oder „gepumpt". Die Membran zeigt in diesem Falle nicht den Charakter einer passiven Diffusionsbarriere, sondern tritt als Ort aktiver und spezifischer „Pumpmechanismen" auf. Zucker und Aminosäuren werden durch das Darmepithel und das Nierentubulusepithel mit Hilfe von Translokatoren unter Energieverbrauch transportiert. Die notwendige Energie wird entweder über einen Konzentrations- oder elektrochemischen Gradienten zur Verfügung gestellt oder stammt aus der Hydrolyse von ATP.

Viele Systeme mit aktivem Transport werden nicht direkt durch ATP-Hydrolyse angetrieben, sondern durch die in Ionengradienten gespeicherte Energie. Ein Beispiel für einen aktiven durch einen Ionengradienten getriebenen Transport ist die Aufnahme von Glucose in die Epithelzellen von Darm und Nieren. Im Lumen des Darms bzw. der Nierenkanälchen ist die Glucosekonzentration im Vergleich zum Zellinneren niedrig. Die Epithelzellen transportieren die Gluco-

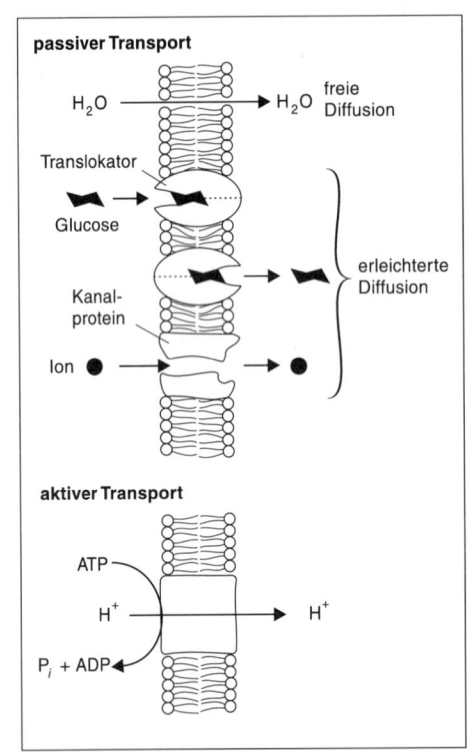

Abb. 1.23. Schematische Darstellung des passiven und aktiven Transports durch Biomembranen (verändert nach Karlson et al., Biochemie, Georg Thieme Verlag, Stuttgart, New York 1994).

semoleküle mit Hilfe eines Translokators aktiv durch die Membran, und zwar im Symport mit Na$^+$-Ionen, deren Konzentration außerhalb der Zelle sehr hoch ist. Der für den Transport zuständige Translokator besitzt auf der Außenseite der Membran je eine Bindungsstelle für Glucose und Na$^+$-Ionen. Wenn beide Bindungsstellen besetzt sind, ändert sich die Konformation des Transportproteins derart, daß ein die Membran durchquerender Kanal frei wird, der sowohl den Ionen als auch dem Zucker den Zugang zum Zellinneren erlaubt. Die treibende Kraft dabei ist der Transport der Na$^+$-Ionen entlang ihres elektrochemischen Gradienten. Die eingeschleusten Na$^+$-Ionen werden anschließend mittels einer Na$^+$/K$^+$-ATPase aus der Zelle wieder aktiv herausgepumpt. Die Na$^+$/K$^+$-ATPase hält somit den Na$^+$-Ionengradienten aufrecht und treibt dadurch indirekt den Glucose-Transport an.

In Bakterien und Pflanzen werden die meisten aktiven Transportsysteme nicht von Na$^+$-Ionen-Gradienten, sondern von H$^+$-Ionen-Gradienten angetrieben.

ATP-getriebener Ionentransport durch Biomembranen

Ein besonders gut untersuchtes Beispiel für einen ATP-getriebenen Transport von Ionen durch die Plasmamembran ist die Na$^+$/K$^+$-austauschenden **ATPase** (Na$^+$/K$^+$-Pumpe bzw. Na$^+$/K$^+$-ATPase). Man findet dieses spezifische Transportsystem in nahezu allen tierischen Zellen, gehäuft in der Niere und in den Neuronen.

Im Cytoplasma der meisten tierischen Zellen kann man eine hohe Konzentration von K$^+$-Ionen (140 mM) und eine niedrige Konzentration von Na$^+$-Ionen (10 mM) nachweisen; im extrazellulären Raum liegen die Verhältnisse umgekehrt. Hier findet man wenig K$^+$-Ionen (5 mM) und viel Na$^+$-Ionen (140 mM). Die bestehenden Konzentrationsgradienten für Na$^+$- und K$^+$-Ionen sind u. a. für die Aufrechterhaltung des Zellvolumens, der Membranspannung, der Erregbarkeit von Nervenzellen und für den Transport von Zuckern und Aminosäuren in die Zelle verantwortlich.

Die ATPase durchspannt als Transmembranprotein mehrfach die Plasmamembran. Die Bindungsstelle für das ATP, die Na$^+$-Ionen und die katalytische Einheit für die ATP-Hydrolyse sind zum Zellinneren orientiert, die Bindungsstelle für die K$^+$-Ionen liegt dagegen außen. Die Na$^+$/K$^+$-ATPase funktioniert als elektrogenes Antiport-System. Durch reversible Phosphorylierung und Dephosphorylierung pumpt sie aktiv Na$^+$-Ionen gegen einen steilen elektrochemischen Gradienten aus der Zelle und K$^+$-Ionen in die Zelle hinein. Hierbei werden für ein hydrolysiertes ATP-Molekül 3 Na$^+$-Ionen nach außen und 2 K$^+$-Ionen nach innen transportiert. Die Energie für den Ionentransport wird durch die ATP-Hydrolyse geliefert. Dabei ist der Transport von Na$^+$- und K$^+$-Ionen so eng an die Hydrolyse von ATP gekoppelt, daß keiner der beiden Vorgänge ohne den anderen stattfinden kann.

Die Funktionsweise der Na$^+$/K$^+$-ATPase wird gern mit einem „Ping-Pong-Mechanismus" verglichen. Bei „Ping" wird das eine Substrat (Na$^+$-Ionen) und konsekutiv bei „Pong" das andere Substrat (K$^+$-Ionen) durch die Membran transportiert. „Ping" und „Pong" lassen sich prinzipiell mit zwei unterschiedlichen Konformationszuständen des Enzyms vergleichen, die sich chemisch gesehen durch die An- oder Abwesenheit einer Phosphatgruppe auszeichnen.

Im Ausgangszustand bindet ATP in Gegenwart von Na^+-Ionen an die ATPase. Durch die ATP-Bindung bildet das Transportprotein zur Zellinnenseite eine Öffnung und ermöglicht so den Na^+-Ionen den Eintritt. Die Bindung von drei Na^+-Ionen aktiviert die ATPase-/Kinase-Aktivität des Translokators und führt zur Phosphorylierung des Transportproteins. Dabei wird die terminale Phosphatgruppe des ATP auf einen Aspartylrest der ATPase übertragen. Durch die damit ausgelöste Konformationsänderung des Proteins wird die Öffnung geschlossen und die Na^+-Ionen befinden sich im Inneren des Moleküls. Sie sind dort in einer Art Tasche eingeschlossen. Anschließend werden durch den Übergang in den zweiten Konformationszustand die Na^+-Ionen in den Extrazellularraum transportiert. Die Bindungseigenschaften für Na^+-Ionen haben sich in dieser nach außen gerichteten Tasche des Moleküls geändert. Sie verlassen die Bindung und an ihrer Stelle können nun zwei K^+-Ionen gebunden werden. Durch die Bindung der K^+-Ionen wird eine Phosphatase aktiviert, die den Phosphatrest vom Protein entfernt. Daraufhin ändert sich die Konformation des Transportproteins, wodurch die K^+-Ionen ins Innere des Enzyms gelangen und dort in einer Tasche eingeschlossen werden. Durch erneute Bindung von ATP an das Enzym wird der Konformationszustand der Ausgangssituation wieder hergestellt. Dabei wird die Tasche des Enzyms zur cytoplasmatischen Seite hin geöffnet. In diesem Konformationszustand verlieren die K^+-Ionen ihre Bindung zum Transportprotein und gelangen so ins Cytoplasma.

Unter optimalen Konzentrationen von Na^+- und K^+-Ionen und ATP kann die Na^+/K^+-ATPase z. B. in Nierenzellen den beschriebenen Zyklus 150mal pro Sekunde durchlaufen.

Durch herzwirksame Glykoside wie z. B. Digitoxin und Ouabain kann die Na^+/K^+-ATPase wirksam gehemmt werden. Sie verhindern die K^+-abhängige Dephosphorylierung der ATPase, da es mit den K^+-Ionen um die gleiche Bindungsstelle auf der Außenseite des Proteins konkurriert. Dadurch wird der Transport der K^+-Ionen in die Zelle unterbunden.

Neben der Na^+/K^+-ATPase findet man weitere ATP-getriebene Ionen-Transportsysteme als integrale Bestandteile von Biomembranen. Eine Ca^{2+}-transportierende ATPase liegt z. B. in der Cytoplasmamembran sowie im endoplasmatischen und sarkoplasmatischen Retikulum vor. In den Biomembranen der Mucosa-Zellen des Magens ist eine H^+/K^+-ATPase lokalisiert.

Passive und aktive Transportvorgänge finden sich gleichermaßen bei Tier- und Pflanzenzellen. Sie spielen sowohl im intrazellulären als auch bei transzellulären Transportvorgängen eine Rolle.

B. Stofftransport mit Hilfe der Endocytose und Exocytose

Neben dem Transport von Molekülen durch Membranen können auch Substanzen des Außenmediums in die Zelle oder in umgekehrter Richtung Zellbestandteile aus der Zelle ins extraplasmatische Milieu mit Hilfe von **Cytosen** transportiert werden. An Cytosen sind immer Membranen bzw. Vesikel (membranumgrenzte Räume) beteiligt, die untereinander oder mit der Plasmamembran fusionieren. Die zu transportierenden Stoffe gelangen somit niemals direkt ins Cytoplasma wie etwa beim Transport mit Translokatoren, sondern befinden

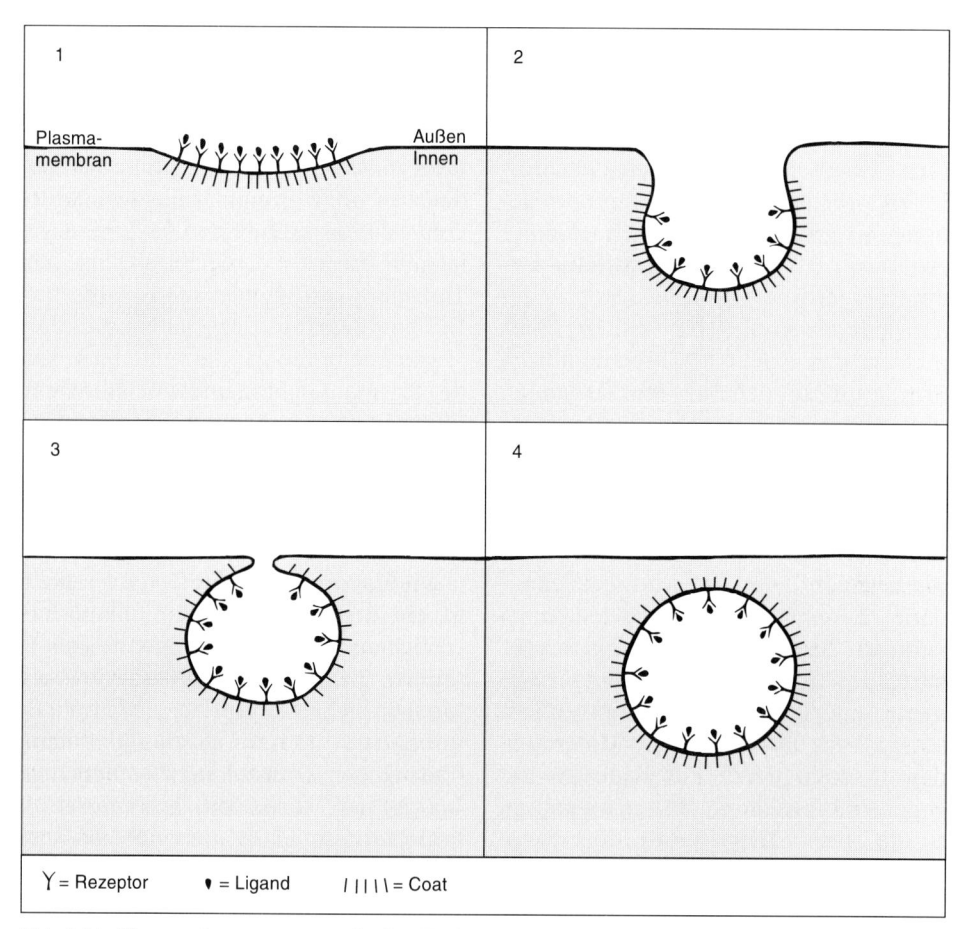

Abb. 1.24. **Vorgang der rezeptorvermittelten Endocytose bei höheren Organismen.**

Y = Rezeptor   ● = Ligand   / | | | \ = Coat

sich in intrazytoplasmatischen Vesikeln.
Endocytosen: Bei der Endocytose wird meist nach der Art der aufgenommenen Bestandteile zwischen **Phagocytose** und **Pinocytose** unterschieden. Als Phagocytose bezeichnet man die Aufnahme von festen Partikeln aus dem extraplasmatischen Raum in die Zelle; als Pinocytose die entsprechende Aufnahme von gelöstem Material (vgl. Abb. 1.24). Da zwischen beiden Vorgängen kein grundsätzlicher Unterschied besteht, soll im folgenden nur noch der Begriff Endocytose verwendet werden.

Einfache Endocytosen kann man bei Protozoen wie z. B. bei Amöben und Ciliaten beobachten. Sie sind unspezifisch und dienen in erster Linie der Nahrungsaufnahme.

Bei Zellen höherer Organismen wie z. B. bei Säugern erfüllt die Endocytose andere Aufgaben:
a) Eliminierung von körperfremden oder körpereigenen Zellen bzw. Makromolekülen, die abgebaut werden sollen;
b) Transport von Makromolekülen durch Epithelzellen;

c) Aufnahme von bestimmten körpereigenen Substanzen, die weiterverarbeitet oder deponiert werden sollen.

Die Endocytosen bei höheren Organismen verlaufen so, daß zunächst die Stoffe von plasmaständigen Rezeptoren gebunden werden. Man bezeichnet diese Art daher als **rezeptorvermittelte Endocytose**. Dort wo die Rezeptoren stehen, kann man auf der P-Seite der Plasmamembran eine korbgeflechtähnliche Proteinstuktur, den sog. **coat**, erkennen (vgl. Abb. 1.24). Nachdem die Rezeptoren mit Partikeln besetzt sind, wird dieser Bereich schließlich als Vesikel **(coated vesicle)** nach innen abgeschnürt. Wenn die coated vesicles im Zellinnern mit primären Lysosomen zu sog. sekundären Lysosomen verschmelzen, dann verlieren sie ihren Coat. In den sekundären Lysosomen wird das aufgenommene Material abgebaut. In einigen Fällen wird das aufgenommene Material in den Vesikeln durch die Zelle bis zur gegenüberliegenden Plasmamembran transportiert **(Transcytose)**; dort fusioniert die Vesikelmembran mit der Cytoplasmamembran. Der Vesikelinhalt wird ins extraplasmatische Medium entleert. Während des Zelldurchtritts behält die Vesikel ihren Coat.

Rezeptoren, Coat und andere Bestandteile der Endocytosevesikel werden in die Plasmamembran wieder eingebaut; dadurch wird ein Membran-Defizit verhindert, vor allem bei solchen Zellen, die in kurzer Zeit sehr viel Material durch Endocytose aufnehmen können, wie z. B. die Makrophagen.

Bei den **Makrophagen** handelt es sich um spezielle Zellen, die bei der körpereigenen Abwehr von Infektionskrankheiten eine wichtige Rolle spielen. Diese Zellen können mit Hilfe der rezeptorvermittelten Endocytose Bakterien und andere körperfremde Stoffe vernichten; sie internalisieren dabei innerhalb von ca. 30 min quantitativ ihre eigene Plasmamembran.

Exocytosen: Während durch die Endocytose membranumschlossene Stoffe vom Außenmedium ins Zellinnere gelangen, erfolgt bei der Exocytose ein Transport von membranumschlossenen Bestandteilen aus der Zelle heraus. Die Vesikelmembranen verschmelzen mit der Plasmamembran und entlassen ihren Inhalt ins Außenmedium. Die Membranen der Vesikel gehen in der Plasmamembran auf. Die Gesamtflächen der Membranen bleiben auch hier weitgehend konstant.

Die Exocytose mit Hilfe von Vesikeln ist ein wirkungsvoller Freisetzungsmechanismus. Auf diesem Weg können wesentlich größere Moleküle und größere Mengen an Stoffen aus der Zelle heraustransportiert werden, als dies über membranständige Translokatoren möglich ist. Inzwischen wurde die Exocytose als Freisetzungsmechanismus für alle Neurotransmitter und viele Hormone nachgewiesen; allerdings bilden die Steroide, die von der Nebennierenrinde und den Keimdrüsen sezerniert werden, eine Ausnahme.

Die Vorgänge der Endocytose und Exocytose können nicht unabhängig vom übrigen „Membranfluß" und vom „Cytoskelett" in der Zelle betrachtet werden (vgl. Kap. 1.6.2 u. 1.6.7); alle diese Vorgänge stehen in einer dynamischen Beziehung zueinander. So werden offensichtlich die Bewegungsrichtungen der Vesikel durch das Cytoskelett und das Actomyosinsystem der jeweiligen Zelle gesteuert und kontrolliert. Dadurch werden Cytosen zu energieabhängigen Vorgängen.

1.5.6 Membranpotentiale und elektrische Eigenschaften von Zellen

Wie aus Kapitel 1.5.5 hervorgeht, entsteht durch ungleiche Verteilung von Ionen zwischen dem Cytoplasma und dem extraplasmatischen Milieu eine Potentialdifferenz, die man als **Membranpotential** bezeichnet. Gut untersucht sind die elektrischen Phänomene z. B. bei Nervenzellen.

Zwischen dem Zellinneren einer Nervenfaser und dem Außenmedium kann man mit Hilfe von Mikroelektroden im Ruhezustand ein Membranpotential (Ruhepotential) nachweisen. Die Größe beträgt –60 bis –80 mV. Im Zellinneren der Nervenfaser kommt es zu einer Anreicherung von K^+-Ionen (20–40mal höhere Konzentration als außen) und in der umgebenden Gewebsflüssigkeit von Na^+-Ionen (Abb. 1.25).

Die Biomembran der Nervenzelle ist im Ruhezustand für die Na^+-Ionen und die relativ großen, organischen Anionen im Zellinneren so gut wie undurchlässig, dagegen können K^+-Ionen die Membran über sog. K^+-Sickerkanäle gut passieren. Cl^--Ionen durchqueren die Membran weniger gut. K^+-Ionen haben das Bestreben, entsprechend dem Konzentrationsgefälle, die Membran nach außen zu verlassen. Die organischen Anionen können jedoch nicht folgen und halten somit die K^+-Ionen an der Membranaußenseite fest. Durch diese Ladungstrennung und Einwanderung von Cl^--Ionen in gewissem Umfang kommt es zu einer Anreicherung von positiver Ladung auf der Außenseite der Membran und negativer Ladung auf der Innenseite **(Ruhepotential)**.

Bei Erregung einer Nervenfaser verliert die Membran durch einen Reiz ihre Undurchlässigkeit (spannungskontrollierter Ionenkanal s. Kap. 1.5.5) für Na^+-Ionen, wobei diese plötzlich die Membran in großen Mengen passieren können (ca. 500mal durchlässiger). Hierdurch kommt es zum Zusammenbruch des Potentials (Depolarisierung) und zur kurzfristigen Umpolarisierung (Innenseite positiv, Außenseite negativ). Das Membranpotential steigt kurzfristig auf etwa +30 mV an. Unmittelbar auf dieses Ereignis strömt eine äquivalente Menge von K^+-Ionen durch die Membran nach außen, wodurch das ursprüngliche Ruhepotential wieder aufgebaut wird. Diese Potentialumkehr wird als Aktionspotential bezeichnet. Na^+-Ionen und K^+-Ionen werden dann wieder durch aktive Transportvorgänge in ihre ursprüngliche Position zurücktransportiert (Ionenpumpe). Die plötzliche Umpolung pflanzt sich längs der Nervenfaser fort. Die Fortpflanzung des Reizes kommt durch die auftretenden lokalen Kreisströme zustande.

Die Leitungsgeschwindigkeit bei Warmblütern beträgt bis zu 100 m/s. Sie ist deshalb so groß, weil die Nervenfasern von einer isolierenden Myelinschicht umgeben sind, deren Umhüllung nur an schmalen Stellen **(Ranvierschen**

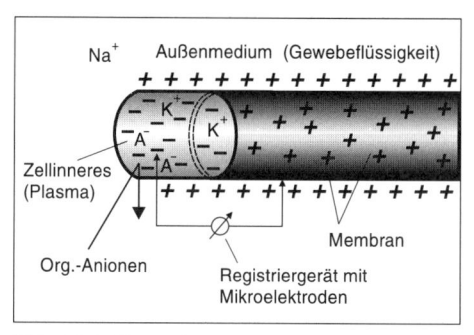

Abb. 1.25. Nervenfaser (Ruhepotential).

Schnürringen) unterbrochen wird. Der Nervenreiz wird von Schnürring zu Schnürring geleitet und überspringt weite Strecken der Nervenfaser *(saltatorische* Erregungsleitung).

Erregungsleitung an Synapsen: Die Kontaktzone zwischen zwei Nervenzellen oder einer Nervenzelle mit einer anderen Körperzelle bezeichnet man als Synapse.

Die Erregungsübertragung findet an der motorischen Endplatte des Nervs statt. Es gibt dabei 2 Typen von Synapsen:
a) elektrische Synapsen,
b) chemische Synapsen.

Eine **elektrische Synapse** liegt dann vor, wenn die präsynaptische Membran des Axonendes (Axon oder Neurit ist der lange Ausläufer einer Nervenzelle) und die postsynaptische Membran der folgenden Zelle engen Kontakt haben. Da in solchen Synapsen nur ein minimaler elektrischer Widerstand vorliegt, können ankommende Signale ohne größere Zeitverluste weitergeleitet werden.

Liegt eine **chemische Synapse** vor (der häufigere Typ), so bleibt zwischen präsynaptischer und postsynaptischer Membran ein im elektronenmikroskopischen Bild deutlich sichtbarer synaptischer Spalt (20–50 nm breit). Das verdickte Axonende eines Nervs enthält gut erkennbare Vesikel im Grundplasma, sogenannte synaptische Vesikel (Abb. 1.26). Diese membranumschlossenen Organellen beinhalten Neurotransmittersubstanzen wie z. B. Acetylcholin (Abb. 1.27) oder Noradrenalin.

Kommt ein Aktionspotential an der motorischen Endplatte des Nervs an, dann verschmelzen die Membranen verschiedener synaptischer Vesikel mit der präsynaptischen Nervmembran und entlassen die Transmittersubstanz, z. B.

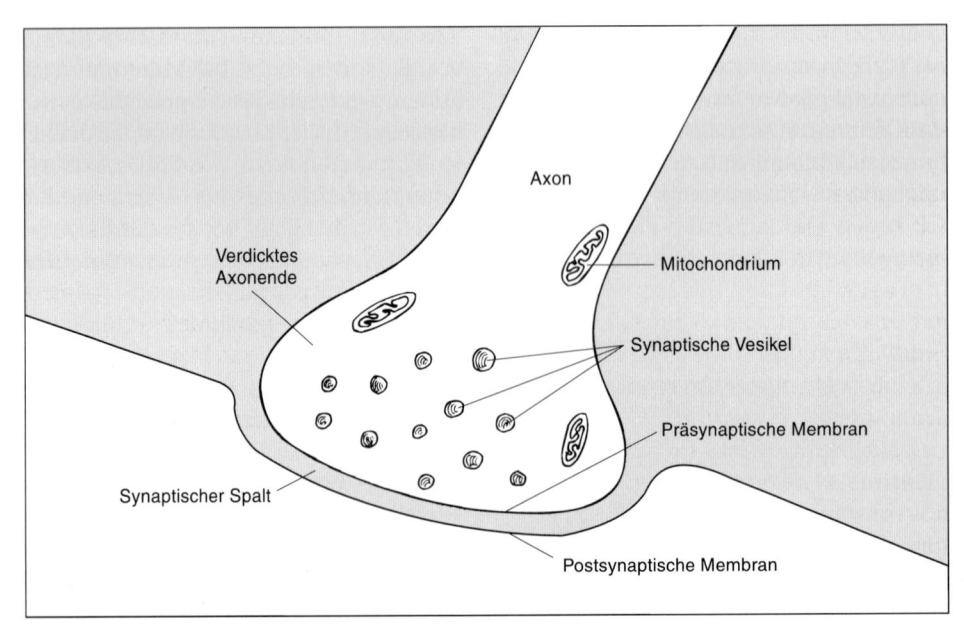

Abb. 1.26. Axonende einer Nervenzelle.

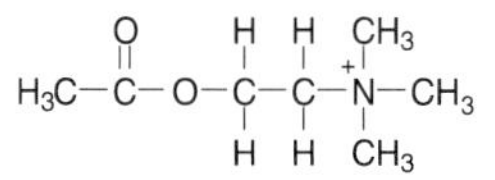

Abb. 1.27. Acetylcholin

1.5.7 Signaltransduktion durch Zelloberflächenrezeptoren

Acetylcholin, in den synaptischen Spalt. An diesem Vorgang sind Ca^{2+}-Ionen beteiligt. Spannungsgesteuerte Ca^{2+}-Kanäle werden durch die elektrische Erregung geöffnet, wodurch Ca^{2+}-Ionen aus dem Extrazellularbereich in die Synapse eintreten. In der postsynaptischen Membran der folgenden Zelle befinden sich spezifische Rezeptorproteine, z.B. Acetylcholinrezeptor, die die Transmittersubstanz binden. Wird Acetylcholin (ACh) am ACh-Rezeptor gebunden, öffnet sich ein ligandengesteuerter Ionenkanal. Na^+-Ionen können einströmen und anschließend an der postsynaptischen Membran ein Aktionspotential auslösen (z.B. Kontraktion der Muskelzelle, Drüsenausscheidungen, Weiterleitung eines Aktionspotentials). Am Zustandekommen des Aktionspotentials sind weitere spannungskontrollierte Na^+-Ionenkanäle in der postsynaptischen Membran beteiligt. Um eine Dauererregung an der postsynaptischen Membran auszuschließen, werden die Transmittersubstanzen im synaptischen Spalt rasch wieder abgebaut; so spaltet z.B. das Enzym Cholinesterase den Transmitter Acetylcholin zu Acetat und Cholin. Beide Spaltprodukte werden durch aktiven Transport wieder vom präsynaptischen Neuron aufgenommen und wiederverwendet.

Ein vielzelliger, komplex gebauter tierischer Organismus kann nur existieren, wenn die Zellen seiner verschiedenen Gewebe und Organe miteinander kommunizieren. Das tun sie über biochemische Botenstoffe, wie z.B. Hormone, die im typischen Fall über den Blutweg eintreffen, oder Neurotransmitter, die als Signalüberträgersubstanzen von den Endigungen der Neuronenzellen ausgeschüttet werden.

Überraschenderweise dringen aber nur wenige dieser Botenstoffe direkt in die Zielzelle ein. Vielmehr binden sie (als Liganden) mit hoher Affinität außen an spezielle, meist glykosylierte **Rezeptorproteine**, die sich als Transmembranproteine quer durch die Zellmembran zur Innenseite erstrecken. Ihre extrazelluläre Domäne enthält die Ligandenbindungsstelle und trägt häufig Oligosaccharid-Gruppen. Die Transmembrandomäne tritt entweder als einfache α-Helix auf oder kommt in mehrfachen, zusammengelagerten Helices vor (s. Abb. 1.17). Die intrazelluläre Domäne ist, wie später noch gezeigt wird, für die Signaltransduktion wichtig. Bindet nun ein passender Ligand an einen Rezeptor, dann ändern sich dessen Konformationen, was sich in veränderten Rezeptoreigenschaften äußert. Der Rezeptor wird durch die Ligandenbindung aktiviert. Das setzt eine Kaskade von Reaktionen in Gang, mit der das extrazellulär empfangene Signal in ein intrazelluläres umgewandelt wird. Über das intrazelluläre Signal nimmt der extrazellulär an einen Rezeptor gebundene Botenstoff indirekt Einfluß auf die Vorgänge im Cytoplasma und Zellkern. Der gesamte Prozeß wird als **Signaltransduktion** bezeichnet (lat. transductio = hinüberführen). Man kennt drei verschiedene Typen von Zelloberflächen-Rezeptoren (Typ I, Typ II, Typ III), wobei jeder die extrazellulären Signale über einen anderen Mechanismus in intrazelluläre Signale umwandelt (Abb. 1.28).

a) Katalytische Rezeptoren (Typ-I-Rezeptoren): Es handelt sich hierbei um einfache Transmembranproteine, die sich durch die Plasmamembran erstrecken. Die extraplasmatische Domäne verfügt über eine Bindungsstelle für den Liganden, auf der cytoplasmatischen Seite besitzt der Rezeptor eine Enzym-Domäne, die durch die Liganden-Bindung aktiviert wird. Ein bekanntes Beispiel sind die **Tyrosin-spezifischen Proteinkinasen**, die ihre katalytischen Domänen an der cytoplasmatischen Seite der Plasmamembran tragen. Sobald der Rezeptor durch die Bindung eines Liganden (z.B. Insulin) aktiviert ist, überträgt seine Enzym-Domäne die terminale Phosphatgruppe von ATP auf die Hydroxylgruppe eines Tyrosinrestes von ausgewählten Proteinen in der Zielzelle. In allen untersuchten Fällen phosphorylieren sich die Rezeptorproteine mit Tyrosin-Aktivität auch selbst. Im Falle des Insulin-Rezeptors verstärkt diese Autophosphorylierung die Aktivität der Kinase. Andere katalytische Rezeptoren mit Kinase-Aktivität phosphorylieren Serin- oder Threonin-Reste von Proteinen.

b) Kanal-gekoppelte Rezeptoren (Typ-II-Rezeptor): Kanal-gekoppelte Rezeptoren sind Liganden-gesteuerte Ionenkanäle, die besonders bei der schnellen Signalübertragung zwischen elektrisch reizbaren Zellen eine Rolle spielen. Sie setzen sich aus mehreren Untereinheiten mit jeweils vier Transmembransegmenten zusammen, die eine ringförmige Struktur durch die Membran bilden. Zum Typ-II-Rezeptor gehören u.a. die Transmitter-kontrollierten Ionenkanäle, wie z.B. der Acetylcholin-Rezeptor, die man an den spezialisierten Verbindungsstellen (chemische Synapsen) zwischen

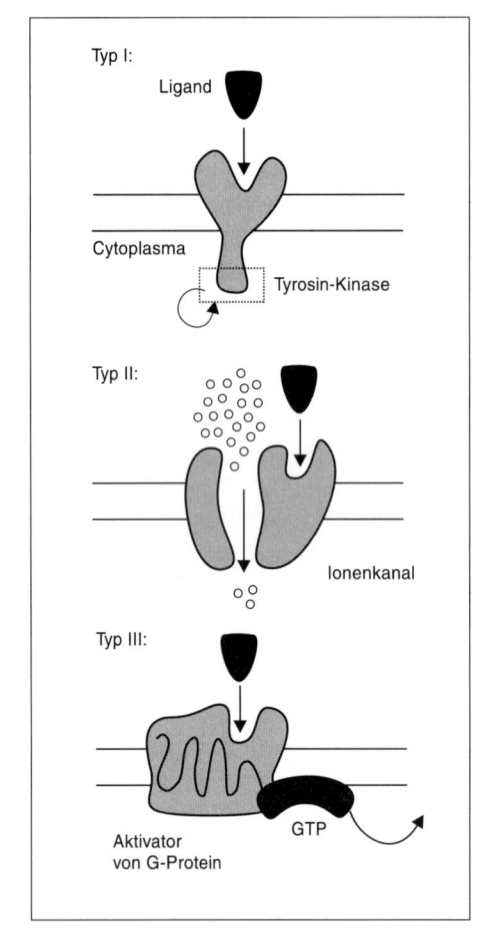

Abb. 1.28. Schematische Darstellung verschiedener Zelloberflächenrezeptoren (nach Karlson et al., Biochemie, Georg Thieme Verlag, Stuttgart, New York, 1994).

Nervenzellen und ihren Zielzellen findet. Sie öffnen sich vorübergehend (für eine Millisekunde) als Reaktion auf die Bindung eines Neurotransmitters und erzeugen so eine Permeabilitätsänderung in der postsynaptischen Membran der Zielzelle. Der dadurch ausgelöste Ionenstrom verändert das Membranpotential der Zielzelle und überträgt so das Nervensignal. Jeder Transmitter-kontrollierte Ionenkanal ist einerseits selektiv für ein charakteristisches Ion und besitzt andererseits eine spezifische Bindungsstelle für seinen zugehörigen Transmitter.

c) G-Protein-gekoppelte Rezeptoren (Typ-III-Rezeptoren): G-Protein-gekoppelte Rezeptoren sind durch sieben Transmembranhelices gekennzeichnet. Sie übertragen ein extrazelluläres Signal auf ein G-Protein, das an der Innenseite der Cytoplasmamembran gebunden ist. Die **G-Proteine** setzen sich aus drei Untereinheiten zusammen, die in der Reihenfolge ihrer abnehmenden Größe mit Alpha (α), Beta (β) und Gamma (γ) bezeichnet werden. Die Alpha-Untereinheit (α-Aminosäurekette) ist bei allen bisher isolierten G-Proteinen verschieden, der Beta-Gamma-Komplex hingegen kann gleich sein. Bisher hat man fünf unterschiedliche Beta- und mehr als zehn Gamma-Ketten gefunden. Im Ruhezustand bilden alle drei Aminosäureketten einen Komplex, in dem die α-Untereinheit ein Molekül GDP trägt. Sobald ein Hormon (z. B. Adrenalin) oder ein anderer erster Botenstoff an einen Typ-III-Rezeptor angedockt hat, ändert dieser seine Konformation und kann so das G-Protein binden. Die α-Untereinheit gibt daraufhin ihr GDP frei; dessen Stelle wird nun von GTP besetzt, das in der Zelle in höheren Konzentrationen vorliegt. Die Umbesetzung verändert die Form der α-Untereinheit und aktiviert sie. Als Folge davon trennt sie sich mit ihrem GTP von den anderen beiden Untereinheiten und wandert an der Innenseite der Cytoplasmamembran entlang, bis sie sich an einen Effektor (z. B. eine Adenylat-Cyclase) koppeln kann. Die aktivierte α-Untereinheit hydrolysiert, üblicherweise binnen weniger Sekunden, ihr GTP zu GDP und schaltet sich dadurch selbst ab (GTPase-Aktivität der α-Untereinheit). Die nun wieder inaktivierte α-Untereinheit dissoziiert vom Effektor und lagert sich erneut mit freien β- und γ-Untereinheiten zusammen. G-Proteine dienen somit als Schalter und Zeituhr; sie bestimmen, wann und für wie lange Signalübertragungswege an- und ausgeschaltet sind. Der Schalter springt an, wenn sich die GTP-beladene α-Kette an einen Effektor heftet und er schaltet sich ab, wenn GTP zu GDP hydrolysiert wird.

Fehlfunktionen der G-Proteine können zu Krankheiten beitragen, darunter Cholera, Keuchhusten und Krebs. So gibt z. B. das für **Cholera** verantwortliche Bakterium einen Giftstoff ab, der in die Darmzellen eindringt und dort die α-Untereinheit von G_s daran hindert, GTP in GDP umzuwandeln, sich also selbst abzuschalten. Der entstehende Überschuß an cAMP veranlaßt die Zelle, große Mengen an Elektrolyten und Wasser in den Darm auszuscheiden. Diese schwere Diarrhöe verursacht eine potentiell tödliche Dehydratation.

Die Cytoplasmamembran ist eine Art Schaltpult. Sie empfängt Signale, beurteilt ihre relative Stärke und gibt die aufsummierten Signale an zweite Botenstoffe weiter, die gewährleisten, daß die Zelle auf eine sich verändernde Umgebung angemessen reagieren kann. Je nach den Bedürfnissen der Zelle können hierbei verschiedene Signale zusammengeführt oder auch ähnliche Signale wahlweise in mehrere Übertragungswege eingespeist werden. So können z. B. verschiedene Botenstoffe, die an der Außenseite der Membran an unterschiedliche Rezeptoren andocken, einen einzigen gemeinsamen Effektor haben, wenn ihre Rezeptoren mit derselben Sorte G-Proteine interagieren. Andererseits kann eine Botschaft, die an einem einzigen Rezeptor einläuft, mehr als eine Antwort hervorrufen, wenn dieser mit verschiedenen Arten von G-Proteinen interagiert oder wenn das G-Protein auf verschiedene Effektoren wirkt. Dadurch kann eine Zelle zu unterschiedlichen Zeiten unterschiedlich reagieren, je nachdem, ob sie ein Signal über den einen oder über einen etwas anderen Übertragungsweg leitet (s. Tab. 1.3). Von besonderer Bedeutung für die genaue Art der Zellreaktion sind dabei die für einen Zelltyp spezifischen Proteine. So reagieren Leberzellen, die Phosphorylase enthalten und Glykogen speichern, auf Adrenalin über G_s mit der Freisetzung von Glucose. Andererseits reagieren Herzzellen, in denen spezialisierte Kanäle und kontraktile Proteine vorliegen, über G_s mit stärkeren und häufigeren Muskelkontraktionen.

In der Tabelle 1.3 sind eine Auswahl an physiologischen Effekten, die durch G-Proteine vermittelt werden, zusammengefaßt.

Tab. 1.3. Durch G-Proteine vermittelte physiologische Effekte (Auswahl, verändert nach M. E. Lindner, A. G. Gilman), Spektrum der Wissenschaft 9, 1992.

Reiz	betroffener Zelltyp	G-Proteine	Effektor	Effekt
Adrenalin	Leberzellen	G_s	Adenylat-Cyclase	Abbau von Glykogen
Adrenalin	Fettzellen	G_s	Adenylat-Cyclase	Abbau von Fett
Antidiuretisches Hormon	Nierenzellen	G_s	Adenylat-Cyclase	verringerte Wasserausscheidung durch die Niere
Acetylcholin	Herzmuskelzellen	G_i	Kaliumkanäle	verlangsamte Kontraktionsrate und verminderte Kontraktionskraft
Enkephaline, Endorphine, Opioide	Hirnneuronen	G_i/G_o	Calcium- und Kaliumkanäle, Adenylat-Cyclase	veränderte elektrische Aktivität v. Neuronen
Angiotensin	glatte Muskulatur der Blutgefäßwände	G_q	Phospholipase C	Muskelkontraktion, Erhöhung des Blutdrucks
Duftstoffe	Neuroepithelzellen der Nase	G_{olf}	Adenylat-Cyclase	Wahrnehmung von Gerüchen
Licht	Stäbchen und Zapfen der Netzhaut	G_t	cGMP-Phosphodiesterase	Erkennung visueller Reize

1.6 Zellorganellen

1.6.1 Zellkern, Chromosomen, Kernäquivalente

Es gibt nur sehr wenige Zellen bei den Eukaryoten, die keinen Zellkern besitzen; der Zellkern ging während ihrer Differenzierungsphase verloren. Solch stark spezialisierte Zellen, die keine Zellteilung mehr zeigen, sind z. B. die roten Blutkörperchen der Säuger oder die Siebröhren der Höheren Pflanzen.

Der Zellkern (Nucleus, Karyon) wird durch eine Kernhülle (Doppelmembran) vom umgebenden Cytoplasma abgetrennt. Der Kernraum selbst ist von einem **Karyoplasma** bzw. Nucleoplasma und dem Chromatin- oder Kerngerüst erfüllt. Zahlreiche **Kernporen** durchsetzen die **Kernhülle** (Abb. 1.29).

Die Kernhülle ist eine spezielle Differenzierung einer Zisterne des Endoplasmatischen Reticulums. Die dem Cytoplasma zugekehrte Seite trägt oft Ribosomen und kann mit cytoplasmatischen Zisternen in Verbindung stehen. Auf der Karyoplasmaseite ist die Membran mit Chromatin assoziiert. Außerdem enthält die Kern-Innenmembran spezifische Proteine, die als Bindungsstelle für die sie stützende Kern-Lamina oder Kernfaserschicht dient.

Im Bereich der Kernpore (Abb. 1.30) geht die äußere Kernmembran direkt in

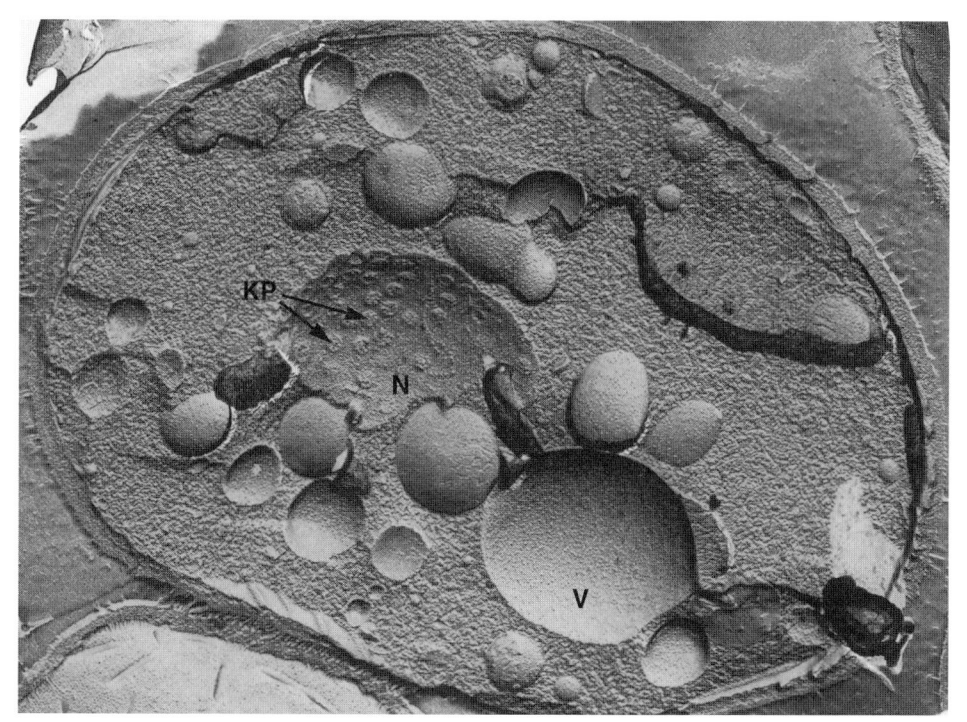

Abb. 1.29. Hefezelle (*Saccharomyces cerevisiae*). Zelle mit großen Vakuolen (V) und einem aufgebrochenen Zellkern (N) mit Kernporen (KP). (Aufnahme: W. Herth, Heidelberg; Gefrierbruchtechnik; Vergrößerung: 27 000fach).

die innere Kernmembran über. Die Kernporen werden von großen Proteinkomplexen, den sog. **Kernporenkomplexen** (nuclear pore complex), die in die Doppelmembran eingefügt sind, gebildet. Der Kernporenkomplex trägt sowohl an seinem cytoplasmawärtigen als auch an seinem kernwärtigen Rand jeweils 8 radiärsymmetrisch angeordnete Granula (Protein-Untereinheiten), die zusammen mit einem dazwischenliegenden Material den inneren bzw. äußeren Anulus (Ringwulst) bilden. In vielen Porenkomplexen liegt im Zentrum häufig ein zylindrisch-massives sogenanntes Zentralgranulum. Sowohl von den Granula als auch vom Zentralgranulum erstrecken sich oft fibrilläre Strukturen ins Cytoplasma wie ins Karyoplasma.

Der Aufbau des Kernporenkomplexes scheint im Tier- und Pflanzenreich identisch zu sein. Die Granula und das Zentralgranulum bestehen aus Ribonucleoprotein; DNA wurde hier nicht nachgewiesen. Die Anzahl der Kernporen in der Kernhülle unterliegt starken Schwankungen und scheint u. a. von der Aktivität des Zellkerns abzuhängen.

Bei aktiven Zellkernen wandern ca. 10 RNA-Moleküle pro Minute durch eine Kernpore. Über die Kernporen findet also ein Stoffaustausch zwischen Cytoplasma und Karyoplasma statt. Bei biochemisch aktiven Zellkernen treten im Karyoplasma optisch dichtere, stark lichtbrechende Strukturen auf, die einen relativ hohen RNA-Gehalt besitzen. Diese Strukturen nennt man **Nucleoli** (Einzahl: **Nucleolus**). Während der Zellteilung verschwinden die Nucleoli und werden anschließend durch bestimmte Chromosomenbezirke mehrerer Chromosomen wieder aufgebaut.

Transport von Makromolekülen durch die Kernpore

In eukaryotischen Zellen findet ein intensiver Austausch von Makromolekülen zwischen Cytoplasma und Zellkern statt. Alle Proteine (z. B. Histone, DNA- und RNA-Polymerasen, Gen-Regulationsproteine), die in den Kern importiert werden, und alle Klassen von RNAs, die den Kern verlassen, passieren die Kernmembran an den Kernporen. Die Kernpore ist ein 15 nm langer und

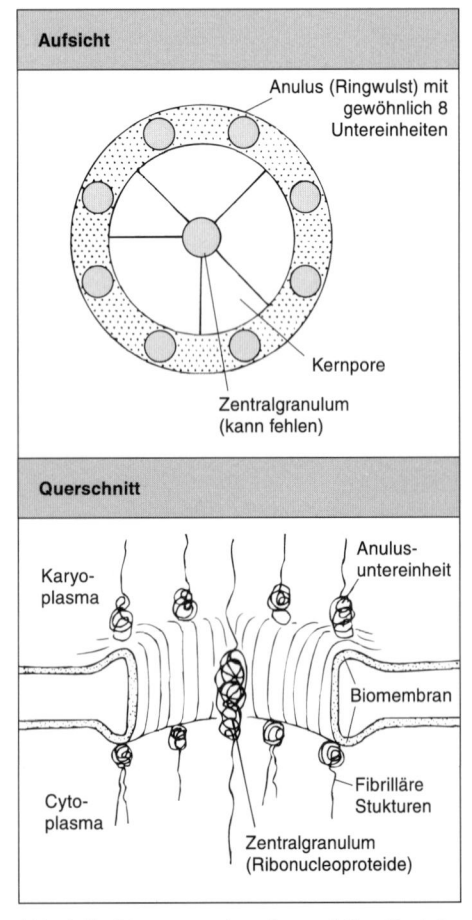

Abb. 1.30. Transport eines karyophilen Proteins in den Zellkern (verändert nach Zabel, Hurt, Biospektrum, 4, 1995).

9 nm breiter, wäßriger Kanal, durch den sich wasserlösliche Moleküle vom Zellkern ins Cytoplasma und umgekehrt bewegen können. Kleine Moleküle bis 5000 Dalton passieren die Kernpore sehr rasch. Ein Protein von 17000 Dalton benötigt zwei Minuten, ein Protein von 44000 Dalton braucht immerhin schon 30 Minuten für die Passage. Globuläre Proteine von 60000 Dalton und mehr scheinen die Kernporen nicht durch einfache Diffusion passieren zu können. Trotzdem ist bekannt, daß große Proteine, wie z. B. DNA- und RNA-Polymerasen mit Proteinuntereinheiten von 100000 bis 200000 Dalton über die Kernporen ins Karyoplasma transportiert werden. Es gibt Hinweise darauf, daß diese Proteine mit Rezeptoren am Rand der Kernpore in Wechselwirkung treten. Daraufhin erweitert sich der Porenkanal und die Proteine werden aktiv in den Zellkern aufgenommen. Man geht davon aus, daß die weitaus meisten Makromoleküle selektiv unidirektional und aktiv in den Kern hinein bzw. heraus transportiert werden.

Für die Translokation von karyophilen Proteinen aus dem Cytoplasma in den Zellkern werden zwei cytoplasmatische Faktoren benötigt: Ran/TC4, ein kleines GTP-bindendes Protein, und Importin

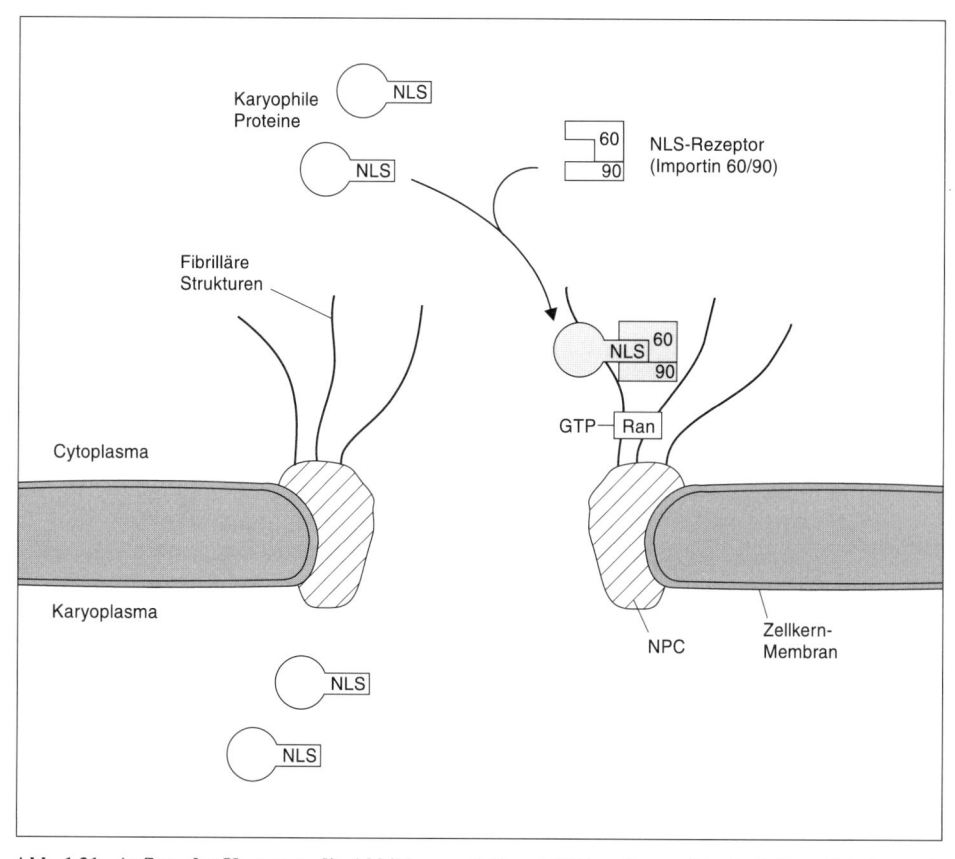

Abb. 1.31. Aufbau der Kernpore; die Abbildungen 1.30 und 1.31 ergänzen sich, sind also nicht alternativ zu verstehen (verändert nach W. Franke, 1977).

60/90 (Karyopherin α/β). Die beiden Proteine bilden zusammen einen Rezeptor für **Kernlokationssequenzen** (**NLS**, **n**uclear **l**ocalization **s**equence) der karyophilen Proteine (vgl. Abb. 1.31).

Der aktive Import von Proteinen in den Zellkern verläuft dabei in zwei Schritten. Das karyophile Protein bindet zunächst an die äußere Kernmembran. Dieser Schritt erfordert eine Kernlokalisationssequenz, eine kurze basische Aminosäuresequenz. Über diese Aminosäuresequenz bindet das Protein an den NLS-Rezeptor. Als Substrat/Rezeptorkomplex wird das karyophile Protein zur Kernpore geleitet, wo es dann an fibrilläre Strukturen des Kernporenkomplexes (NPC, nuclear pore complex) bindet, die von diesem in das Cytoplasma ragen. In einem zweiten, ATP-abhängigen Schritt wird das Protein durch den Kernporenkomplex in den Zellkern transloziert. Dafür sind der zweite Proteinfaktor, das Ran/TC4 (Ran-GTP), und ATP unerläßlich.

Chromosomen der Eucyte

Eine wichtige Aufgabe des Zellkerns besteht in der Weitergabe der genetischen Information von Zelle zu Zelle (Mitose). In der Eucyte ist die DNA mit bestimmten Proteinen (Histonen und Nicht-Histon-Proteinen) vergesellschaftet und liegt dadurch als **Chromatin** (Desoxyribonukleoprotein-Komplex oder DNP-Komplex) vor. Das Chromatin (gr. chromos = Farbe) hat seinen Namen von der Anfärbbarkeit mit bestimmten Kernfarbstoffen (z. B. Orcein, Karminessigsäure) erhalten.

Während der Kernteilung (s. Kap. 2.4.2) entstehen durch Spiralisierung des Chromatins die Chromosomen (s. Abb. 1.32). Man unterscheidet je nach dem Grad der Anfärbung durch Kernfarbstoffe stark färbbares **Heterochromatin** und schwach färbbares **Euchromatin**. Das Euchromatin entspricht im Chromosom entspiralisierten Bereichen und ist in dieser Form aktiv. Heterochromatische Chromosomenbezirke liegen nicht entspiralisiert vor; sie verharren in einem metaphaseähnlichen Zustand und sind daher funktionell inaktiv. Das Heterochromatin bildet die Chromozentren, die im Interphasenkern sichtbar sind.

Die jeweilige Form und Anzahl der Chromosomen pro Zelle ist artkonstant. Während der Zellteilung liegen die Chromosomen in kompakter und stark spiralisierter Form vor. (s. Abb. 2.6 für das menschliche Genom). Dieser Zustand alterniert mit einem aufgelocker-

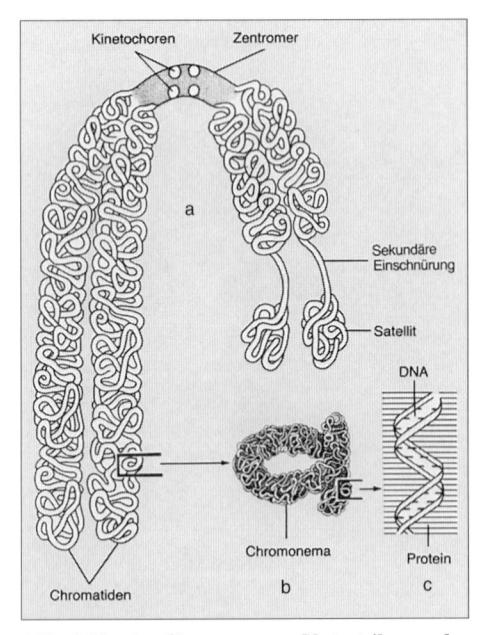

Abb. 1.32. a) Chromosom, Unterteilung der Schenkel in jeweils zwei Chromatiden; b) vergrößerter Ausschnitt eines Längselementes (Chromonema); c) DNA-Doppelhelix als Teilstruktur von b) (aus G. Thews, E. Mutschler, P. Vaupel, Anatomie, Physiologie und Pathophysiologie des Menschen, Wissenschaftliche Verlagsgesellschaft mbH, Stuttgart, 1991).

ten Gefüge in der Interphase, bei dem keine individuellen Chromosomen mehr beobachtet werden können. Jedes Chromosom besitzt eine primäre Einschnürung (Ort geringer Spiralisierung), die man als **Centromer** bezeichnet (Abb. 1.32).

Diese primäre Einschnürung unterteilt das Chromosom in zwei meist ungleich lange Schenkel. Manchmal kann das Centromer auch endständig sein. So bestimmt die Lage des Centromers die Form des Chromosoms.

An die DNA des Centromers binden spezifische Proteine, die eine Basis für das **Kinetochor** bilden, der Kontaktstelle für Mikrotubulusenden während der Mitose. Manche Chromosomen können endständig zusätzlich Einschnürungen aufweisen, die kleine Chromosomenabschnitte (**Satelliten**) abgrenzen. Die Satelliten enthalten DNA, die für die großen ribosomalen RNAs codieren. Nicht zu verwechseln sind diese Chromosomenabschnitte mit Satelliten-DNA. Als solche bezeichnet man repetitive DNA-Sequenzen, die in Nachbarschaft des Centromers liegen und nicht transkribiert werden. An jedem Ende eines linearen Chromosoms liegt das **Telomer**. Es besteht aus kurzen G-reichen Nucleotid-Wiederholungen am jeweiligen 3′-Ende des DNA-Moleküls. Durch Färbung mit unterschiedlichen Farbstoffen (z. B. Giemsa) lassen sich auf den Chromosomen Querbanden erkennen, die die Zuordnung wesentlich erleichtern.

Fliegenlarven enthalten z. T. sehr große Zellen, die dadurch entstanden sind, daß viele DNA-Verdopplungen ohne anschließende Zellteilung erfolgt sind. In einigen dieser Zellen (z. B. bei Speicheldrüsenzellen von *Drosophila*) lagern sich die homologen Chromosomen Seite an Seite an und bilden dadurch **Riesenchromosomen (Polytän-Chromsomen)**. In diesen Chromosomen kann man stark gefärbte DNA-reiche Banden erkennen, die sich mit weniger gefärbten DNA-ärmeren Banden abwechseln. Während der Transkription werden einzelne Banden dekondensiert und bilden sogenannte Puffs. Noch bevor man mit molekularbiologischen Methoden Gene auf den Chromosomen kartieren konnte, war es möglich, bestimmten Querstreifen entsprechende Gene zuzuordnen (s. Abb. 1.33).

Schon vor der eigentlichen Zellteilung bestehen die Chromosomen aus zwei identischen Längshälften, den Chromatiden. Jede Chromatide enthält nur *ein* durchgehendes DNA-Doppelmolekül, das in sich mehrfach schraubig aufgerollt vorliegt.

Histone

Wie schon erwähnt, liegt der DNA-Doppelstrang im Chromosom besonders mit Proteinen vergesellschaftet vor und bildet mit diesen einen **Nucleoproteidkomplex**, der dem Chromatin entspricht.

Bei den Proteinen unterscheidet man **Histone** und **Nicht-Histone**. Bei den basischen Histonen, die nur bei Eukaryoten vorkommen und die durch ihre Wechselwirkung mit der DNA die Struktur des Chromatins bestimmen, findet man 4 Gruppen; H I (H = Histon), H IIa, H IIb, H III, H IV. Das Histon I bindet direkt an die DNA und kann offenbar verschiedene Teile eines Stranges vernetzen. H I ist lysinreich und kann phosphoryliert werden. Während der G_2-Phase (vgl. hierzu Kap. 2.4.3) wird das Histon I stark phosphoryliert; aufgrund dieser Tatsache könnte das Histon I u. a. als Auslöser für den Start der Mitose fungieren.

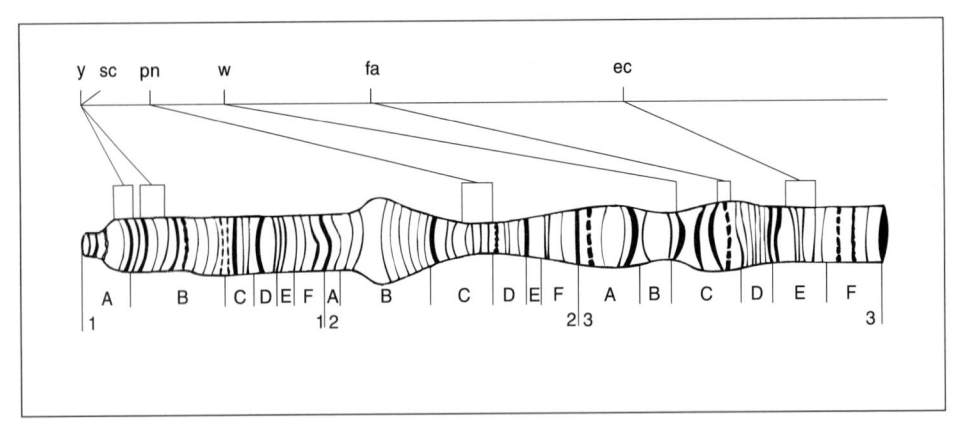

Abb. 1.33. Polytänes Riesenchromosom (X-Chromosom) aus der Speicheldrüse von *Drosophila melanogaster*. Deutlich treten die stark färbbaren Querbanden hervor. Folgende Gensymbole sind angeführt: Y = gelbe Körperfarbe; sc = fehlende Borsten; pn = braune Augen; w = weiße Augen; fa = unregelmäßige Ommatidien (Einzelauge des Komplexauges bei Insekten); ec = rauhe Augen (nach Bridges, 1935).

Die Histone II–IV bilden zusammen mit der DNA-Doppelhelix elektronenmikroskopisch nachweisbare Partikel, die **Nucleosomen** (Abb. 1.34). Auf dem DNA-Doppelstrang sind die Nucleosomen perlschnurartig aufgereiht und durch Linker-DNA (= Verbindungs-DNA) voneinander getrennt. Je zwei Kopien der Histone II–IV bilden durch Selbstorganisation einen Octamer-Komplex. Das flach-ellipsoidische Histonoctamer wird auf der Außenseite von einem DNA-Strang mit 146 Basenpaaren Länge in 1,8 Windungen umlaufen. Der Windungssinn dieser Superhelix ist dem der DNA entgegengesetzt (negative superhelikale Überspiralisierung).

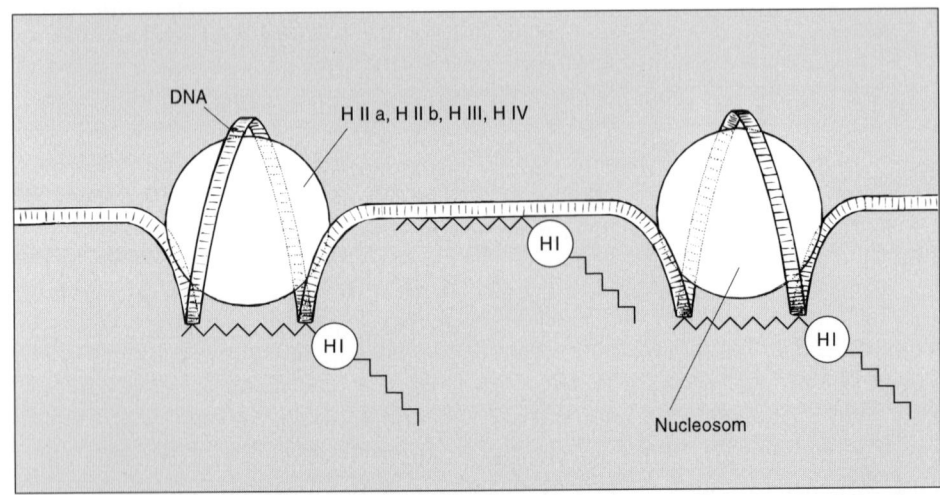

Abb. 1.34. Modellvorstellung über den molekularen Bau eines Chromatinstranges. Kugelige Histonkomplexe (H IIa, H IIb, H III, H IV) werden von der DNA-Doppelhelix umwunden (Nucleosom-Bildung), während das Histon I (H I) direkt an die DNA bindet.

Neben den Histonen findet man im Chromatin auch **Nicht-Histon-Proteine**, die neutral oder sauer sind. Unter diesen Proteinen kommen kontraktile Proteine wie Actin, Actomyosin und Tubulin vor, die möglicherweise eine gewisse Rolle bei der Kondensation der Chromosomen im Verlauf der Mitose spielen können.

Hinweise über die Organisation der DNA in den Chromomeren gibt der Aufbau der **Lampenbürstenchromosomen** (s. Abb. 1.35). Ein Lampenbürstenchromosom ist eine andere Art von Riesenchromosom, das man in den Oocytenkernen (Eizellenkernen) z. B. bei Amphibien, Fischen und Vögeln während der weiblichen Meiose findet. Während der meiotischen Prophase (die monatelang andauern kann) strecken sich die gepaarten Chromosomen (Bivalente), vermutlich unter Entspiralisierung, erheblich in die Länge (1 mm bei Salamandern).

Gleichzeitig treten aus den Chromomeren seitlich Schlingen heraus, wobei sich jeweils zwei spiegelbildlich gleichen. Der jeweilige aktive Zustand des Lampenbürstenchromosoms wird durch die Größe, Anordnung und Gestalt der Schlingen charakterisiert, vergleichbar den Banden und Puffs der polytänen Riesenchromosomen bei *Drosophila*. An den Schlingen erfolgt RNA-Synthese. Gegen Ende der Prophase bilden sich die Schlingen zurück und während der weiteren Meiose kondensiert sich das Chromosom wieder.

Bakterienchromosom

Bakterien besitzen kovalent ringgeschlossene DNA-Doppelstränge. Die DNA liegt in der Bakterienzelle vielfach aufgeknäuelt vor und ist zumindest bei einigen Bakterien an der Cytoplasmamembran befestigt. Die DNA von *Escherichia coli* ist ca. 1 mm lang. Ein Chromosomenaufbau, wie bei der Eucyte, konnte bisher für die Protocyte nicht nachgewiesen werden; die Bakterien-DNA liegt nicht mit Histonen vergesellschaftet vor. Dennoch wird im allgemeinen Sprachgebrauch vom Bakterienchromosom gesprochen.

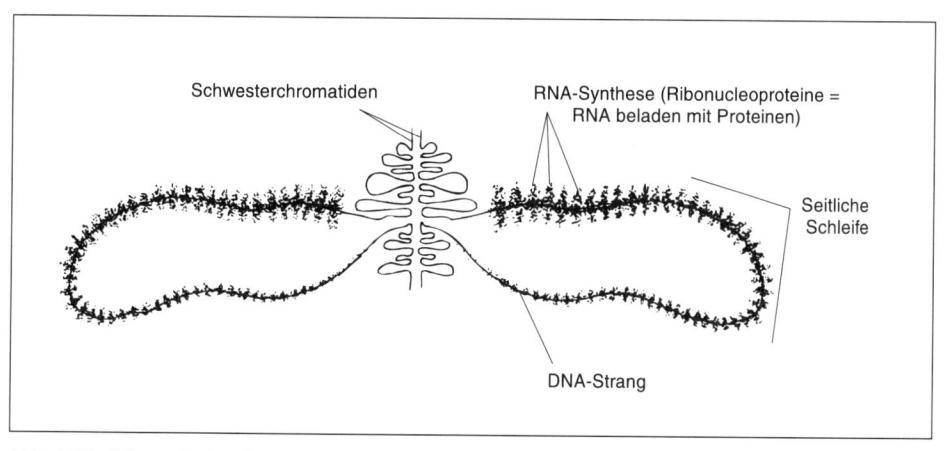

Abb. 1.35. Schematische Struktur eines Lampenbürstenchromosoms (verändert nach Bresch, Hausmann, 1972).

1.6.2 Endoplasmatisches Reticulum (ER)

Das **Endoplasmatische Reticulum** (endon, griech. = innen; reticulum, lat. = kleines Netz) stellt ein dreidimensional netzartig verzweigtes System von untereinander verbundenen flachen, englumigen **Zisternen, Tubuli** und **Vesikeln** dar, das große Teile der Zelle durchzieht. Seine Ausdehnung hängt stark vom Stoffwechselzustand der Zelle ab; es kann je nach Bedarf neu aufgebaut und ausgedehnt oder wieder abgebaut werden. Der membranumgrenzte Innenraum der ER-Zisternen erscheint im Elektronenmikroskop hell und von einer Flüssigkeit erfüllt, die sich vom Cytosol wesentlich unterscheidet (intrazisternale Phase). Das ER hat Verbindung zur Plasmamembran und zur Kernhülle; es konnte bislang in fast allen tierischen und pflanzlichen Zellen nachgewiesen werden, mit Ausnahme bei Erythrocyten und Thrombocyten. Wie schon an anderer Stelle erwähnt, tritt bei pflanzlichen Zellen das ER benachbarter Zellen über die Plasmodesmen in Kontakt, wodurch eine physiologische Einheit der Gewebezellen erreicht wird.

Formen

Elektronenmikroskopisch kann man grundsätzlich zwischen zwei verschiedenen Formen des ER unterscheiden: **rauhes ER** (rough ER, rER) und **glattes ER** (smooth ER, sER). Das rER ist mehr flächig ausgebildet und zeigt auf der Membranaußenseite (P-Seite) einen dichten Ribosomenbesatz (vgl. Abb. 1.36); beim sER handelt es sich dagegen um ein meist tubuläres Membransystem, das an der Oberfläche keine Ribosomen trägt. Beide ER-Formen dürften sich qualitativ kaum unterscheiden; man beobachtet daher, daß beide Formen kontinuierlich ineinander übergehen und somit untereinander in Verbindung stehen.

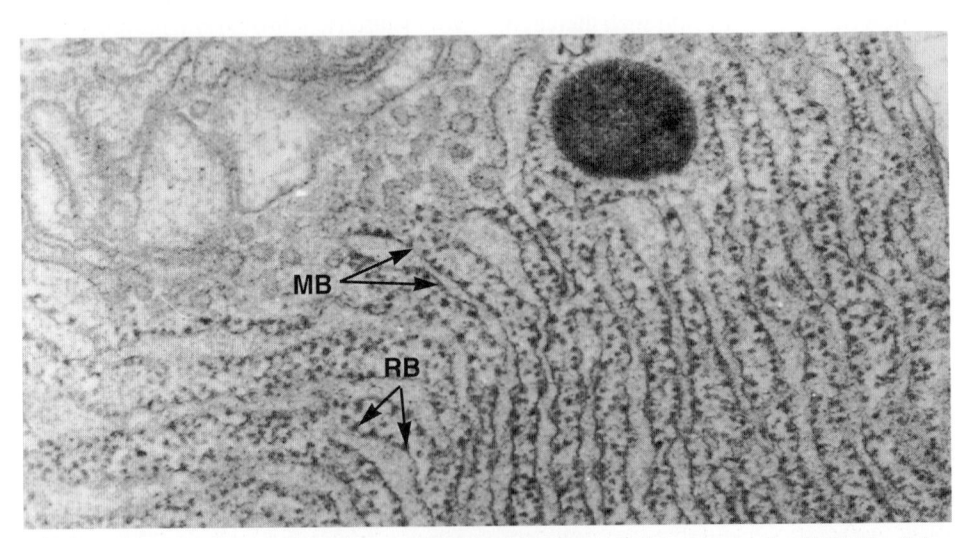

Abb. 1.36. **Rauhes ER aus Pankreaszellen der Maus.** Man erkennt die Membranen des ER (MB) mit den außen (P-Seite) aufsitzenden 80S-Ribosomen (RB). (Aufnahme: W. Herth, Heidelberg. Vergrößerung: 54 000fach).

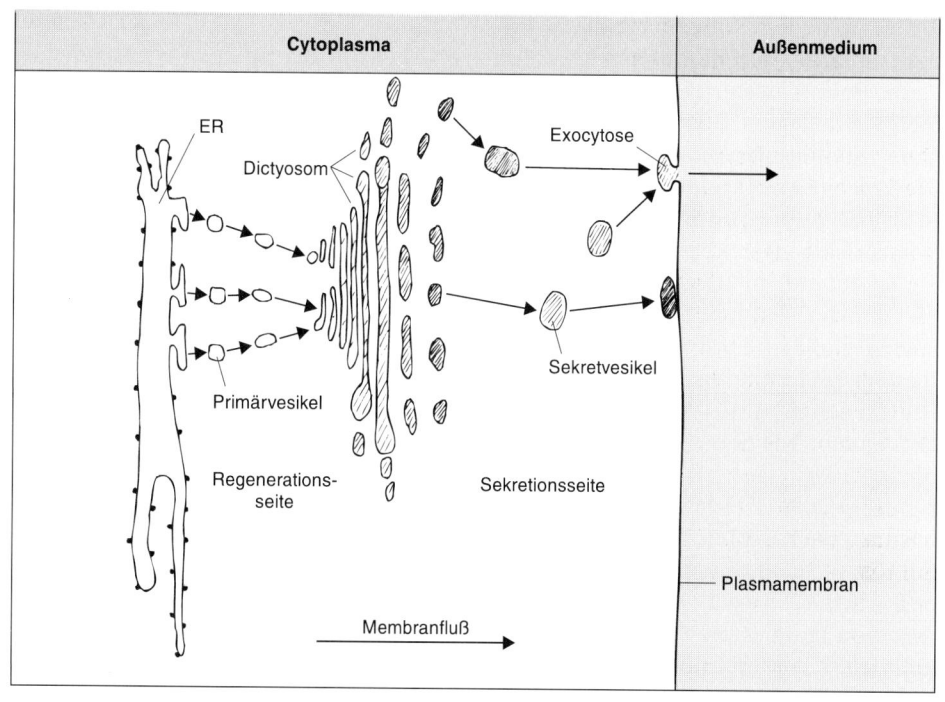

Abb. 1.37. Membranfluß.

Funktionen

Da die ER-Zisternen das gesamte Grundplasma durchziehen und in bzw. an den ER-Membranen zahlreiche Enzyme gefunden worden sind, fallen dem ER wichtige Funktionen bei der Stoffsynthese und beim Transport der Syntheseprodukte in der Zelle zu. Am ER werden neben zahlreichen Proteinen auch viele Lipide gebildet. Außerdem scheint das ER an der Ionenregulation der Zelle, insbesondere der Ca^{++}-Regulation, wesentlich beteiligt zu sein.

Rauhes ER: An den Membranen des rER, die auf der P-Seite mit vielen 80S Ribosomen (Polysomen) besetzt sind, findet die Biosynthese der Exportproteine und von zahlreichen Transmembranproteinen statt. Die an diesen membrangebundenen Polysomen synthetisierten Proteine werden entweder in die ER-Membran eingebaut (spätere Transmembranproteine) oder durch sie hindurchgeschleust (spätere Exportproteine). Die Export- und Transmembranproteine gelangen vom rER über den Membranfluß zu ihrem Bestimmungsort (vgl. Abb. 1.37). Alle Membranen, die am sog. Membranfluß in der Zelle beteiligt sind, also das ER (manchmal auch die Kernmembran), der Golgi-Apparat und alle sonst noch daran beteiligten Vesikel bezeichnet man als **Endomembransystem**. Der Weg der so transportierten Export- und Transmembranproteine verläuft z. B. in tierischen Zellen vom rER über Primärvesikel zum Golgi-Apparat und von dort weiter über Golgi-Vesikel zum endgültigen Bestimmungsort in der Zelle; einige Glykoproteine gelangen dabei in Sekretionsvesikel, die ihren Inhalt später nach außen entleeren, andere gehen an die Lysosomen und wieder andere an die Cytoplasmamembran der Zelle. Beim Durchlaufen der Dictyosomen werden die Glykoproteine so verändert, daß sie offensichtlich ihr späteres Zielkompartiment finden können.

Daß die **Exportproteine** die ER-Membran durchdringen können, liegt an einer Signalsequenz (Insertions-Signalsequenz), die dem eigentlichen Protein vorangestellt ist; ein Protein mit Signalsequenz bezeichnet man als Prä-Protein. Ribosomen mit mRNAs, die ein Protein mit einem **ER-Signalpeptid** codieren, binden an die rauhe ER-Membran. Dabei dirigiert das ER-Signalpeptid das Ribosom zur ER-Membran. Ribosomen mit RNAs für alle anderen Proteine bleiben frei im Cytosol. Das Signalpeptid wird von mindestens zwei Zellbestandteilen zur ER-Membran dirigiert: Von einem Signalerkennungspartikel (SRP), das zwischen der ER-Membran und dem Cytosol hin- und herpendelt und an das Signalpeptid bindet, und vom SRP-Rezeptor in der ER-Membran. Das Signalerkennungspartikel bindet an das Signalpeptid, sobald es sich am Ribosom gebildet hat. Dies führt zum vorübergehenden Abbruch der Proteinsynthese. Die Synthese geht erst weiter, wenn sich das Ribosom an die ER-Membran angeheftet hat (Abb. 1.38). In einem nachfolgenden GTP-abhängigen Schritt werden das SRP und der SRP-Rezeptor von der wachsenden Peptidkette abgelöst, während das Ribosom über den Ribosomen-Rezeptor an der ER-Membran bindet. Das fertige Exportprotein enthält die Signalsequenz nicht mehr; diese wird bereits während der Membranpassage des Restmoleküls durch eine membrangebundene Proteinase (Signalpeptidase) wieder abgespalten. **Exportproteine** sind in der Regel **Glykoproteine**; die Poly-

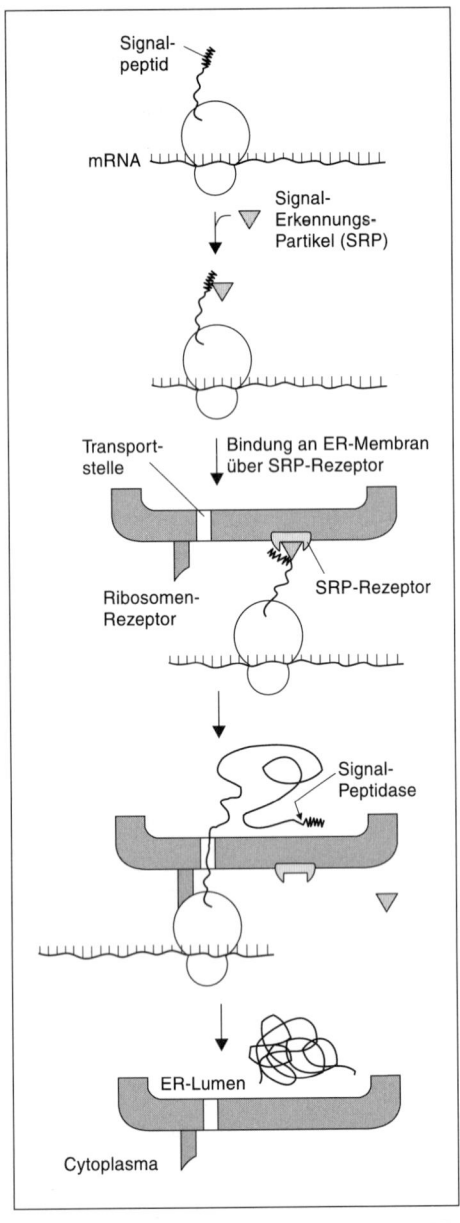

Abb. 1.38. Ribosomenbindung am rauhen ER. Ein kurzes Signalpeptid erlaubt dem Protein, das am rauhen ER synthetisiert wurde, den Durchtritt durch die ER-Membran. Im ER-Lumen wird das Signalpeptid durch eine Signalpeptidase abgespalten (nach Karlson et al., Biochemie, Georg Thieme Verlag, Stuttgart, 1994).

peptidketten erhalten ihren Zuckerrest entweder schon im Lumen der ER-Zisterne oder erst bei der Passage durch den Golgi-Apparat ankondensiert. Man unterscheidet O-glykosidische Seitenketten, die offensichtlich erst in den Golgi-Zisternen entstehen, und N-glykosidische Seitenketten, die bereits im ER-Lumen ankondensiert werden. Dabei knüpfen spezielle Enzyme des ER die Zuckerketten stets an die Aminosäure **Asparagin**. Das Vorläufer-Oligosaccharid wird auf der Membraninnenseite von einem speziellen Lipidmolekül, dem **Dolichol**, festgehalten. Es ist mit dem Oligosaccharid über eine energiereiche Pyrophosphatbindung verknüpft, welche die Aktivierungsenergie für die anschließende Glykosylierungsreaktion liefert. Zunächst wird das Oligosaccharid am membrangebundenen Dolichol Zucker für Zucker aufgebaut und erst dann auf ein Protein übertragen. Die Zuckerkette besteht bei den meisten N-glykosidischen Proteinen aus den gleichen 14 Zucker-Einheiten: zwei Moleküle N-Acetylglucosamin sind mit neun Molekülen Mannose und drei Molekülen Glucose verknüpft. Noch während sich das Protein im ER befindet, werden alle drei Glucose-Einheiten sowie eine Mannose-Einheit wieder abgespalten.

Intrazelluläre Membranproteine werden in der Regel nicht glykosyliert; Proteine, die später integrale Bestandteile der Plasmamembran werden sollen, werden dagegen häufig glykosyliert. Es sei an dieser Stelle darauf hingewiesen, daß Proteine nicht nur an membrangebundenen Ribosomen, sondern auch im Grundplasma gebildet werden können. Denn auch dort findet man 80S Ribosomen, wo sie als Polysomen mit mRNA vergesellschaftet vorliegen. An ihnen werden vorwiegend Proteine für das Cytoplasma und den Zellkern synthetisiert, zum geringeren Teil auch bestimmte Membranproteine und Organellproteine.

Glattes ER: Man findet das glatte ER hauptsächlich in Zellen, die in größeren Mengen Lipide und Steroidhormone bilden oder einen hohen Glykogenstoffwechsel aufweisen (z. B. Leberzellen). Das sER ist der Syntheseort für **Membranlipide** (Phospholipide, Glykolipide, Sterole), **Reservelipide** und für viele andere **lipophile Verbindungen**. So ist z. B. bei zahlreichen Terpenoide produzierenden Pflanzenzellen das tubuläre sER stark ausgebildet, wie z. B. bei den Drüsenzellen von *Mentha piperita*. Man glaubt daher, daß das sER an der Synthese dieser Stoffe (ätherisches Öl) beteiligt ist. An der Bildung ätherischer Öle können aber auch Plastiden mitwirken, wie z. B. bei *Rutaceen*, bei *Acorus calamus*, bei einigen *Coniferen*. Meist sind dabei die Plastiden wie z. B. bei den terpenproduzierenden Zellen des Harzkanals von *Pinus pinea* vom sER dicht umgeben. Die Membranlipide gelangen wie die Membranproteine über den Membranfluß vom ER in andere Membranen oder über lösliche Proteine, sog. Lipid-Carrier-Proteine, z. B. in die Mitochondrienmembran.

Im sER von tierischen und pflanzlichen Zellen kommt ein nicht-mitochondriales Elektronentransportsystem **(Cytochrom P-450 System)** vor, das für die Metabolisierung von körpereigenen und Fremdstoffen (Xenobiotika) verantwortlich ist. Es besteht aus der NADPH-Cytochrom P-450 Reduktase, dem Cytochrom P-450 und anderen assoziierten Enzymen. Das System ist Sauerstoff-abhängig und katalysiert eine Reihe oxidativer Vorgänge wie z. B. Hydroxylierungen, Epoxidierungen, Desaminierungen

u. a. Die Umwandlung von Xenobiotika in Primär- bzw. Sekundärmetabolite erhöht meist deren Wasserlöslichkeit, so daß die Metabolite beim Tier über den Urin ausgeschieden werden können. Als Beispiel für die Hydroxylierung körpereigener Stoffe durch das Cytochrom P-450 System können die Steroide genannt werden.

Biotransformation und Arzneimittelwirkung

Die Grundlagen der meisten Arzneimittelwirkungen (pharmakodynamischer Effekt) beruht auf der Wechselwirkung der Arzneistoffe mit entsprechenden Rezeptoren. Die Rezeptoren stellt man sich als komplexe Makromoleküle, meist Proteine, vor, die aufgrund ihrer spezifischen Konfiguration Bindungsstellen, z. B. für eine endogene, physiologisch wirksame Verbindung oder für ein exogenes Pharmakon besitzen.

Ob ein Arzneimittel in der gewünschten Weise seine Wirkung entfalten kann, hängt entschieden von dessen Konzentration und den möglichen stofflichen Umwandlungen (Biotransformation) im gegebenen Organismus ab. Die Konzentration eines Arzneistoffes kann im Körper verschiedenen Veränderungen unterliegen (**Pharmakokinetik**), die von folgenden Faktoren abhängen:
a) Resorptionsgeschwindigkeit
b) Ausscheidungsgeschwindigkeit
c) Verteilung im Organismus
d) Resorbierbarkeit
e) Bindung und Lokalisation im Gewebe
f) Biotransformation (Metabolisierung).

Die **Biotransformation** bzw. Metabolisierung von Arzneistoffen erfolgt mit Hilfe von Enzymen, die meist Bestandteil von Membranen sind; auch gelöste Enzyme, z. B. im Blut, können bestimmte Biotransformationen durchführen.

Grundsätzlich ist jede lebende Zelle zur Biotransformation von Arzneistoffen in der Lage. Beim Menschen geschieht dieser Vorgang in bevorzugten Gewebebereichen wie Leber, Niere, Lunge, Blut, Haut und Gehirn. Man kennt eine Reihe von Arzneimitteln, die erst im metabolisierten Zustand (als Metabolite) ihre Wirkung am Rezeptor entfalten können, wie z. B. das Antiparkinsonmittel L-Dopa.

1.6.3 Golgi-Apparat, Dictyosomen

Aufbau des Golgi-Apparates

Der **Golgi-Apparat,** die Gesamtheit aller Dictyosomen einer Zelle, kommt in allen Eucyten vor, dagegen nicht in den Protocyten. Das Grundelement des Golgi-Apparates (entdeckt durch den italienischen Histologen Camille Golgi, 1898) ist die Golgi-Zisterne, eine flache Membranvesikel, die in der Regel einen Durchmesser von etwa einem Mikrometer aufweist. Jede Zisterne besitzt einen sack- oder plattenförmigen Zentralabschnitt; zum Rande hin sind die Zisternen durchbrochen und bilden dort Tubuli, die sich zu Vesikeln erweitern können (vgl. Abb. 1.39).

Ein **Dictyosom** besteht aus mehreren, stapelförmig übereinander angeordneten Zisternen. Die Anzahl der Zisternen pro Stapel variiert von Zelle zu Zelle; in einer typischen Säugerzelle sind es vier bis acht, in einer Pflanzenzelle bis zu 30 pro Stapel. Zwischen den benachbarten Zisternen lassen sich distinkte Zwischenräume von 100–150 Å erkennen, in denen sich filamentartige Strukturen (Golgi-Filamente) befinden können; sie könnten für die Lagebeziehung der Zisternen zueinander verantwortlich sein.

Das Dictyosom ist asymmetrisch; die eine Seite ist zum ER oder zum Kern hin orientiert; hier finden sich häufig kleinere Vesikel, sog. Primärvesikel bzw. Übergangsvesikel (transitional vesicles), die aus glatten Bereichen des ER bzw. auch von der Kernhülle abstammen. Die andere Seite ist durch große Golgi-Vesikel gekennzeichnet, die mit der Cytoplasmamembran bzw. anderen intrazellulären Membranen Kontakt aufnehmen können (vgl. Abb. 1.39/40).

Die erste Seite wird als **cis-Seite** oder **Bildungsseite** (bzw. Regenerationsseite), die andere als **trans-Seite** oder **Sekretionsseite** bezeichnet. Die Polarität des Dictyosoms äußert sich in der Regel auch in der Zunahme der Membrandicke von etwa 5 nm (Bildungsseite) zu etwa 9 nm (Sekretionsseite).

Stofftransport und Membranfluß durch Dictyosomen

Die Primärvesikel, die von der ER-Membran (oder von der Kernmembran) abgeschnürt werden, nehmen an der Bildungsseite mit den Golgi-Zisternen Kontakt auf. Sie enthalten Export- bzw. Membranproteine und/oder andere sekretorische Produkte. Diese Stoffe müssen offensichtlich das Kompartiment Golgi-Apparat passieren, bevor sie mehr oder weniger stark modifiziert auf der Sekretionsseite, in Golgi-Vesikel verpackt, zu ihrem Bestimmungsort trans-

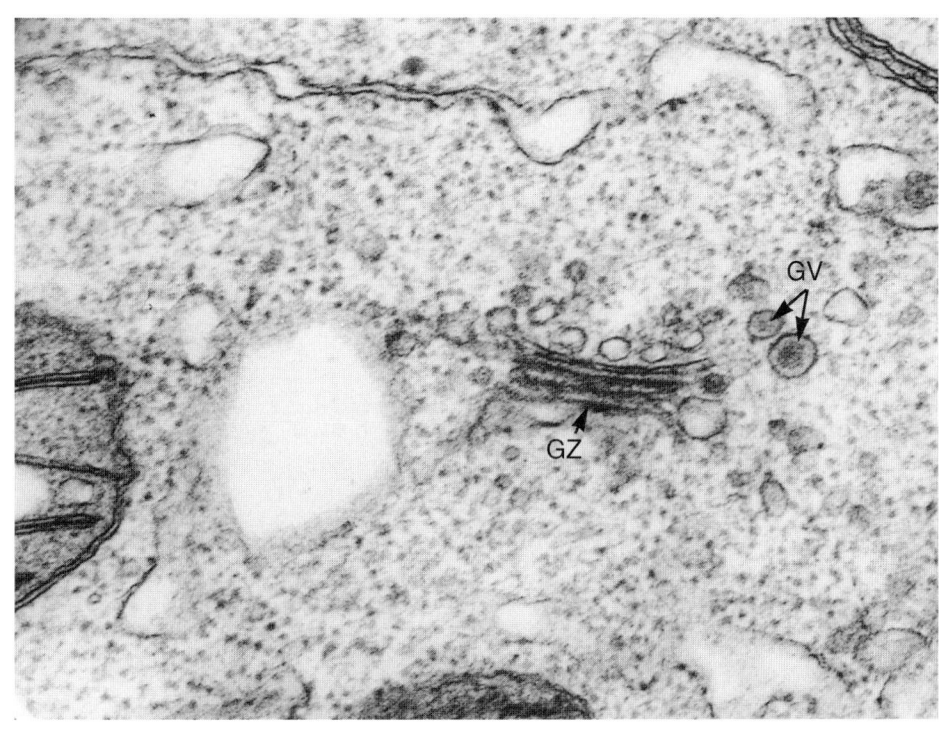

Abb. 1.39. Dictyosom aus Ceratodon. GZ = Golgi-Zisternen; GV = Golgi-Vesikel (Aufnahme: W. Herth, Heidelberg; Vergrößerung: 75 000fach)

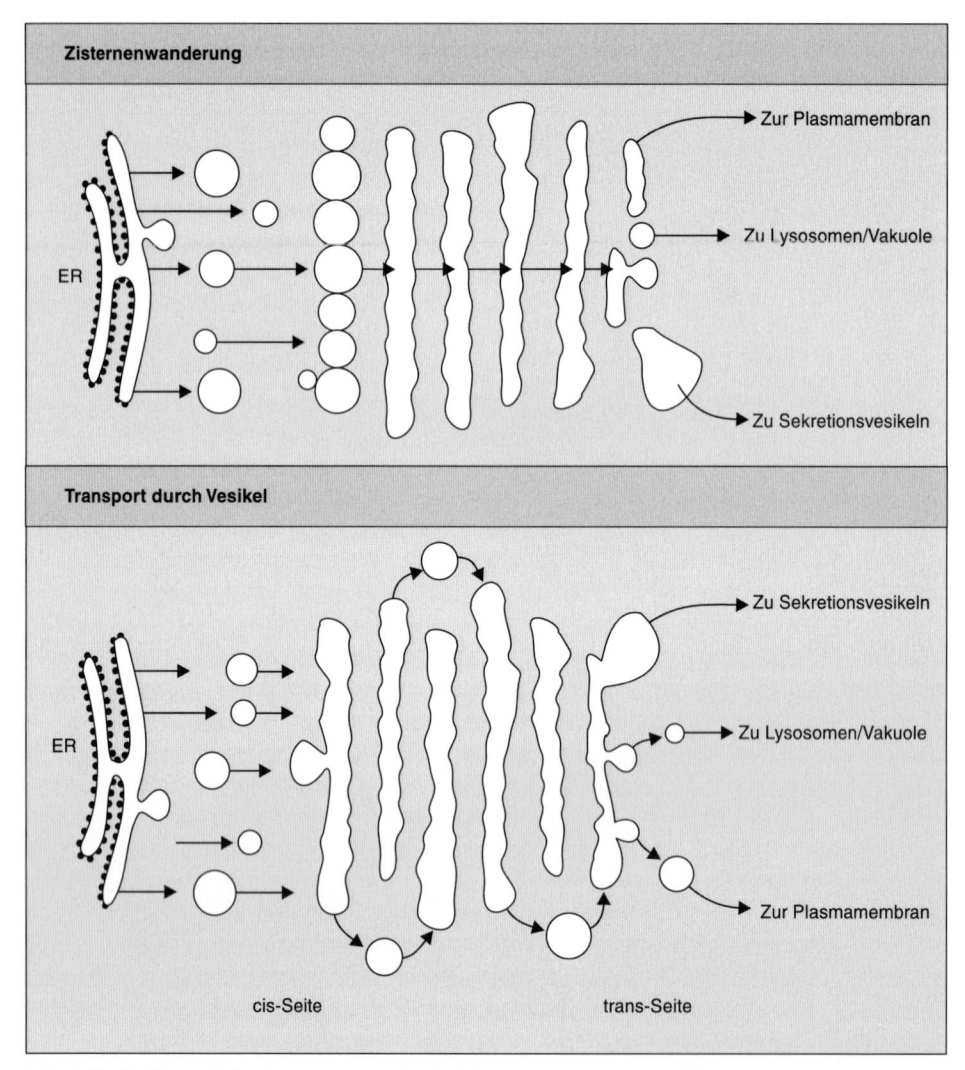

Abb. 1.40. Stoff- und Membrantransport durch Dictyosomen nach dem Zisternenwanderungs-Modell bzw. nach dem Vesikeltransport-Modell (verändert nach J. E. Rothmann, Spektrum der Wissenschaft, 1985).

portiert werden. Dabei treten zwei Fragen auf:
a) Wie wird der Transport der Stoffe von der cis-Seite zur trans-Seite des Dictyosoms bewerkstelligt?
b) Welche Veränderungen erleiden die Stoffe während ihres Transportes durch das Dictyosom?

Zu Punkt a gibt es heute zwei Modellvorstellungen, die **Zisternenwanderung** und der **Transport durch Vesikel** (vgl. Abb. 1.40).

Nach dem **Zisternenwanderungs-Modell** werden kontinuierlich neue Zisternen gebildet, und zwar, indem vom ER stammende Primärvesikel an der cis-

Seite des Dictyosoms miteinander verschmelzen und den Membranstapel dadurch fortlaufend erneuern. Jede neugebildete Zisterne durchwandert dann, da neugebildete von hinten nachdrängen, den Dictyosomenstapel, wobei sich die in ihr ablaufenden Bearbeitungsprozesse ändern. Nach Erreichen der trans-Seite zerfallen die Zisternen in Golgi-Vesikel, die die Proteine (bzw. Glykolipide) an ihren endgültigen Bestimmungsort in der Zelle bringen. Danach wird zwischen den einzelnen Golgi-Zisternen kein Material ausgetauscht, statt dessen ändern die Zisternen während der Wanderung ihren biochemischen Charakter. Nach einer alternativen Hypothese, dem **Vesikeltransport-Modell**, bleiben die Golgi-Zisternen stationär, während die Substanzen durch Transportvesikel weitertransportiert werden; die Vesikel schnüren sich aus der einen Zisternenmembran ab und verschmelzen mit der Membran der folgenden Zisterne.

Zumindest für tierische Zellen gibt es cytochemische Untersuchungen, die zeigen, daß jedes Dictyosom in biochemisch spezialisierte Kompartimente zerfällt. So findet man z.B. phosphorylierende Enzyme nur auf der cis-Seite, die N-Acetylglucosamin-Transferase I kommt dagegen nur im Zentrum des Membranstapels vor, während die Galactosyl-Transferase (das Leitenzym des Golgi-Apparates) und saure Phosphatasen alle in den trans-Zisternen des Dictyosoms liegen. Die funktionelle Topologie des Dictyosoms mag dabei helfen, die Proteine bzw. manche Glykolipide gemäß ihres Bestimmungsortes zu sortieren.

Es leuchtet daher ein, daß die geschilderte Topologie des Dictyosoms besser mit dem Vesikeltransport-Modell in Einklang zu bringen ist als mit dem Zisternenwanderungs-Modell. Das Vesikeltransportmodell ist hauptsächlich für tierische Zellen erarbeitet worden; es dürfte aber auch in vielen pflanzlichen Zellen vorkommen, wenn auch noch endgültige Beweise ausstehen. Es gibt aber auch Hinweise darauf, daß das Zisternenwanderungs-Modell in verschiedenen Pflanzenzellen vorliegt, wie z.B. in den Wurzelhaubenzellen von Mais-Keimlingen.

Punkt b: Es stellt sich noch das Problem des Sortierens und Dirigierens der Glykoproteine in Richtung Exocytose bzw. Verbleib in der Zelle. Nach neueren Untersuchungen sind zumindest in vielen Fällen hierbei modifizierte Oligosaccharid-Seitenketten der Glykoproteine beteiligt.

Die Modifikation der Zuckerketten geschieht auf dem Weg der Proteine durch den Golgi-Apparat. Exportproteine bzw. sekretorische Proteine und Membranproteine, die für die Cytoplasmamembran bestimmt sind, verlieren gewöhnlich die meisten Mannose-Reste und erhalten dafür Sialinsäure-(N-Acetyl-Neuraminsäure)-, Galactose- und N-Acetylglucosamin-Einheiten. An lysosomale Proteine werden Phosphat-Reste angelagert, werden aber sonst in den Golgi-Zisternen kaum weiter verändert. Das Endomembransystem erweist sich als ein sehr dynamisches System.

Funktionen

In den Golgi-Vesikeln von Pflanzenzellen werden hauptsächlich saure Polysaccharide synthetisiert, die zum Aufbau der Zellwand Verwendung finden oder als Pflanzenschleime ausgeschieden werden. In Pflanzenzellen, die sich durch eine erhöhte Polysaccharid-Sekretbildung auszeichnen, findet man vermehrt Dictyosomen. So kann man z.B. in Wurzelhaubenzellen reichlich Dictyosomen nachweisen. Die Zellen synthetisieren einen Polysaccharidschleim, der durch Exocytose auf der Wurzeloberfläche abgeschieden wird. Am ER synthetisierte Polypeptide werden in den Golgi-Zisternen mit Hilfe von Glycosyltransferasen an definierten Stellen mit Hexosen (z. B. Mannose, Glucose, Glucosamin) verknüpft und in Golgi-Vesikeln verpackt zur Zellwand oder Vakuole transportiert. Glykoproteine sind als Enzyme (z. B. Proteasen, Peroxidasen), als Zellwandbestandteile und als Membrankomponenten von Bedeutung. Die bei der Samenreifung in der Vakuole deponierten Speicherproteine enthalten ebenfalls Kohlenhydratketten.

Bei tierischen Zellen ist der Golgi-Apparat hauptsächlich an der Modifizierung, Sortierung, Verpackung und dem Transport von Exportproteinen, lysosomalen Proteinen und Membranproteinen beteiligt.

1.6.4 Plastiden

Plastiden finden sich in fast allen eukaryotischen Pflanzenzellen, mit Ausnahme von Pilzen. Einige hochspezialisierte Zellen Höherer Pflanzen sowie verschiedene apoplastische Algen enthalten ebenfalls keine Plastiden. Je nach Farbe, Struktur und Funktion unterscheidet man verschiedene Plastiden-Typen, die trotz offensichtlicher Unterschiede alle auf einen gemeinsamen Ursprung zurückgehen. Sie entstehen aus **Proplastiden** und zeigen zusätzlich eine erstaunliche Umwandlungsfähigkeit (reversible Plastidenmetamorphose, vgl. Abb. 1.41). Die Plastiden enthalten eine spezifische, im Zellkern nicht vorkommende **Plastiden-DNA** (ptDNA), RNA sowie Ribosomen und Enzyme für eine eigene Proteinbiosynthese. Man betrachtet die Plastiden daher auch als semi-autonome Organellen, die sich durch Teilung vermehren. Die besondere Stellung der Plastiden (wie übrigens auch der Mitochondrien) in der Eucyte geht auch aus der Tatsache hervor, daß Plastiden (wie Mitochondrien) immer nur aus ihresgleichen hervorgehen und in der Zelle nicht de novo gebildet werden können. In einer bestimmten pflanzlichen Zelle findet man immer nur einen einzigen Plastiden-Typ, wenn auch in der Gesamtpflanze verschiedene Typen nebeneinander auftreten können. Die Anzahl der pro Zelle vorhandenen Plastiden schwankt von einem Organell in manchen Algen bis zu mehreren hundert pro Mesophyllzelle bei Höheren Pflanzen.

Die **Plastidenhülle** setzt sich aus zwei Biomembranen (Doppelmembran) zusammen, die sich im molekularen Aufbau voneinander unterscheiden. Die innere Membran stellt die eigentliche Diffusionsbarriere dar und weist ein reiches Arsenal von spezifischen Translokatoren auf. Von besonderer Bedeutung ist der Phosphattranslokator, der im Austausch gegen Photosyntheseprodukte Phosphat in die Chloroplasten einschleust. In der inneren Membran sitzen auch die Enzyme, die für die plastidäre Phospho- und Galacto-Lipid-Synthese zuständig sind.

Nach der Kompartimentierungsregel befindet sich zwischen der äußeren und inneren Plastidenmembran eine nichtplasmatische Phase. Die innere Plastidenmembran umschließt das **Plastoplasma** (Plastidenstroma); im Stroma können Membranen (sog. Thylakoide), Stärkekörner und Lipidglobuli vorkommen;

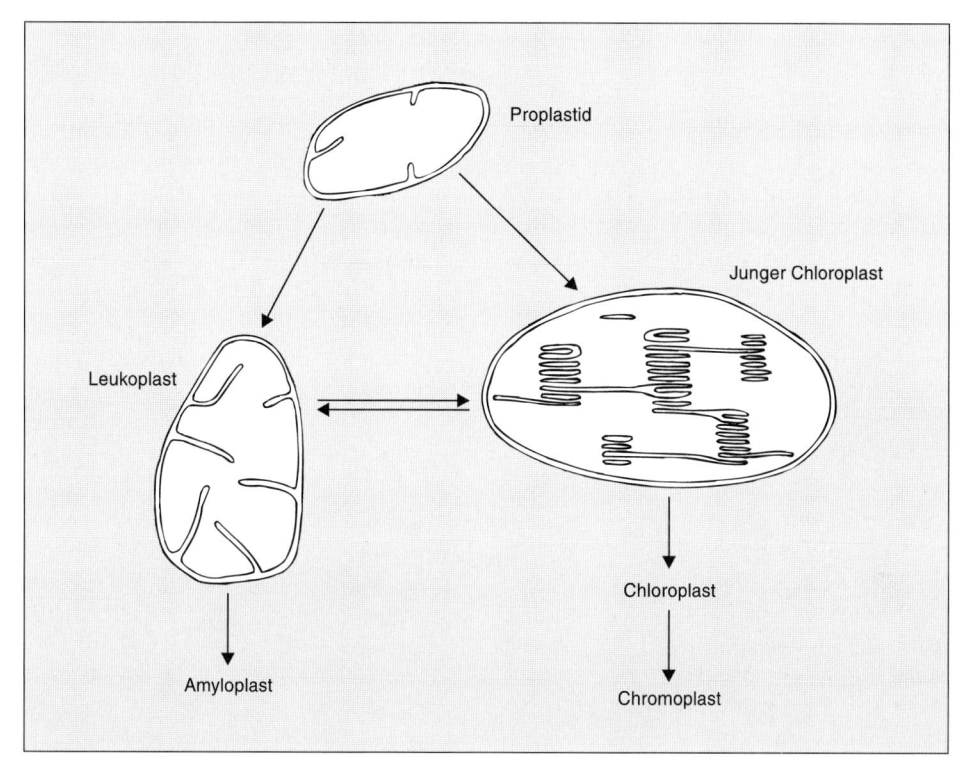

Abb. 1.41. Entwicklung der Plastiden.

Lipidglobuli sind osmiophile (durch Osmiumtetroxid anfärbbar), kugelige Partikel, in denen Plastochinone (Plastochinon, Vit. E, Vit. K1) angereichert sind; in Chromoplasten finden sich in den Lipidglobuli die Sekundärcarotinoide.

Plastiden-Typen
Proplastiden: Sie sind charakteristisch für embryonale und meristematische Zellen. Es handelt sich dabei um einfache Organellen, die erst wenige intraplastidäre Membranen aufweisen. Aus ihnen gehen dann während der Zelldifferenzierung die anderen Plastiden-Typen hervor. Die Proplastiden lassen sich leicht an folgenden Merkmalen von Mitochondrien unterscheiden (vgl. auch Kap. 1.6.5):
a) sie sind größer als Mitochondrien,
b) sie zeigen Stärkeeinschlüsse,
c) sie besitzen Lipidglobuli.

Leukoplasten: Es sind farblose Plastiden, die weder Chlorophyll noch Carotinoide besitzen. Man findet sie bevorzugt in Speicherorganen wie z. B. im Mark und in Knollen. Sie können entweder Reservestärke, Speicherproteine oder Lipide enthalten. Entsprechend der bevorzugt gespeicherten Stoffe bezeichnet man die Plastiden als **Amyloplasten** (vgl. Abb. 1.42), **Proteinoplasten** oder **Elaioplasten**. Stärkekörner im Amyloplasten wachsen von einem Zentrum aus durch Apposition. Die Schichtungen treten dadurch deutlich hervor, daß jede Schichtenlage an ihrer Innenseite einen höheren Brechungsindex aufweist als an ihrer Außenseite.

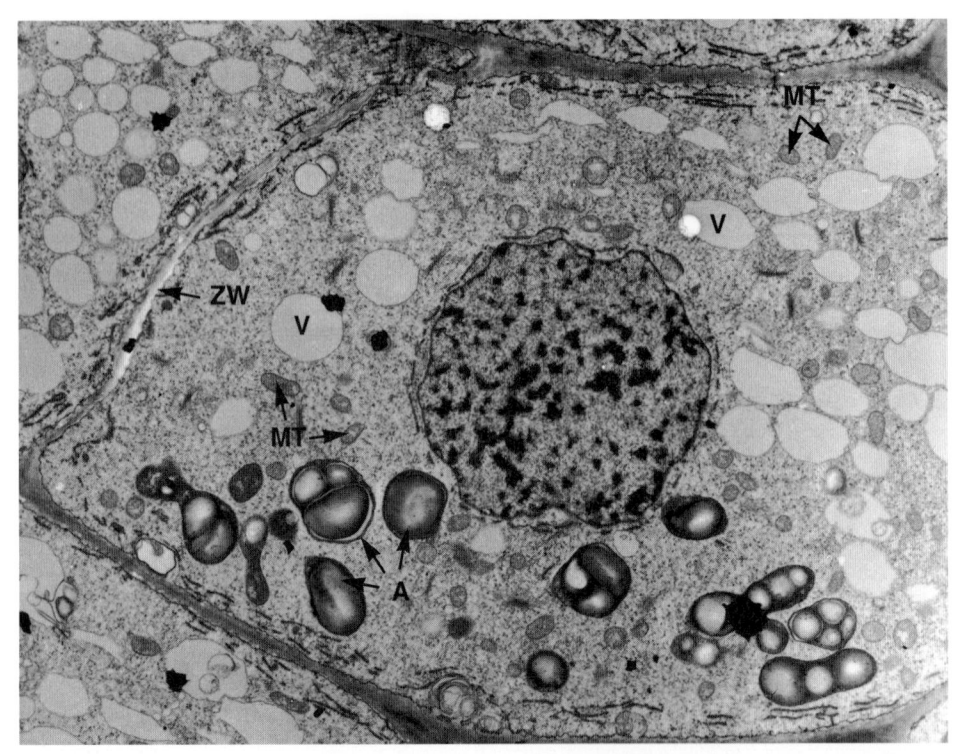

Abb. 1.42. Junge Calyptrazelle aus der Wurzelspitze der Maispflanze (Zea mays). A = Amyloplasten; Stärkekörner innerhalb der Plastidenmembranen; N = Nucleus mit dunklem Heterochromatin und hellem Euchromatin; MT = Mitochondrien; V = Vakuolen; ZW = Zellwand (Aufnahme: W. Herth, Heidelberg; Vergrößerung: 3 300fach).

Chloroplasten: Im Gegensatz zu den Amyloplasten bilden die Chloroplasten (Abb. 1.43) Höherer Pflanzen nur vorübergehend Stärke, die wieder rasch abgebaut wird (**„Assimilationsstärke"**). Die Stärkebildung ermöglicht in diesem Falle eine vorübergehende Speicherung von Photosyntheseprodukten ohne Steigerung des osmotischen Wertes. Die Chloroplasten enthalten u. a. die photosynthetisch aktiven Pigmente, **Chlorophylle** und **Carotinoide** (vgl. Abb. 1.44/45). Bei den verschiedenen Chlorophyllen handelt es sich um ein Porphyrinringsystem mit unterschiedlichen Seitenketten und komplex gebundenem Magnesium-Atom. Der langkettige Alkohol **Phytol** verleiht dem gesamten Molekül seine Lipophilie.

Der Chloroplast Höherer Pflanzen (Größe: 2–10 μm × 1–5 μm) ist durch eine Doppelmembran umgrenzt und zeigt eine ausgeprägte innere Strukturierung. In der Matrix (Stroma) liegen zahlreiche flache, membranumgrenzte Säckchen, die **Thylakoide**. Die Thylakoide entstehen aus Einstülpungen der inneren Plastidenmembran, stehen mit dieser jedoch nicht in kontinuierlicher Verbindung. Durch Überlappung seitlicher Auswüchse sowie durch sekundäre Verschmelzung (Anastomosen) und Aufspaltung der Thylakoide entstehen **Granastapel**. Sie erhalten ein geldrollen-

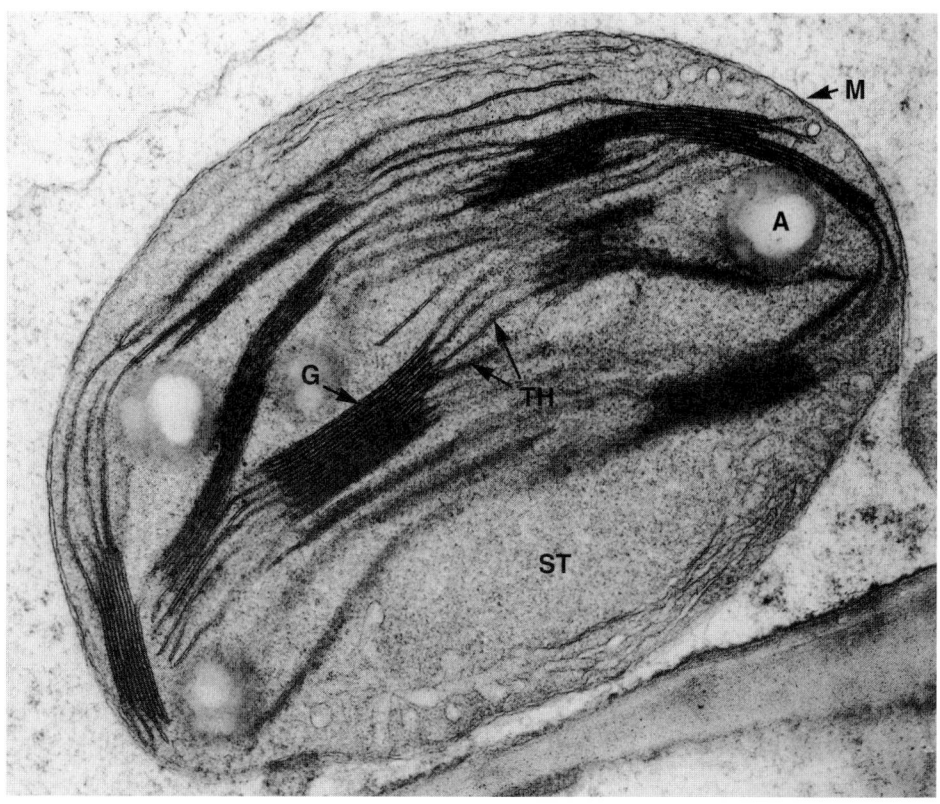

Abb. 1.43. Bau eines Chloroplasten vom Granatyp (aus einer Mesophyllzelle von *Nicotiana xanthi*); G = Granum; ST = Stroma (Matrix); TH = Thylakoide; A = Assimilationsstärke; M = äußere und innere Chloroplastenmembranen (Aufnahme: W. Herth, Heidelberg; Vergrößerung: 32 000fach).

artiges Aussehen. Zwischen den **Granathylakoiden** liegen im Stroma röhrenförmige oder flache Thylakoidabschnitte, die **Stromathylakoide**. Durch sie stehen die einzelnen Granastapel untereinander in Verbindung. Thylakoide umschließen eine weitere nicht-plasmatische Phase.

Besonders bei den Algen findet sich eine enorme Mannigfaltigkeit hinsichtlich der Form der Chloroplasten, z.B. sternförmige (bei *Zygnema*) oder spiralige (bei *Spirogyra*). Diese Chloroplasten gehören vorwiegend zum Lamellentyp. Beim Lamellentyp durchziehen die Thylakoide den Chromatophoren der Länge nach, ohne Thylakoidstapel zu bilden.

Die Photosynthesepigmente (Chlorophylle und Carotinoide, bei Algen auch Phycobiline) sowie die Enzyme der Photosysteme I und II sind membrangebunden und in den Thylakoiden lokalisiert. Dabei enthalten die Granathylakoide die beiden Photosysteme I + II sowie den Hauptteil der Chlorphylle und Carotinoide. Die Stromathylakoide tragen höchstwahrscheinlich nur das Photosystem I.

Das Stroma der Chloroplasten enthält Enzyme der Dunkelreaktion (**Calvin-Zyklus**), daneben Enzyme der Stärke-

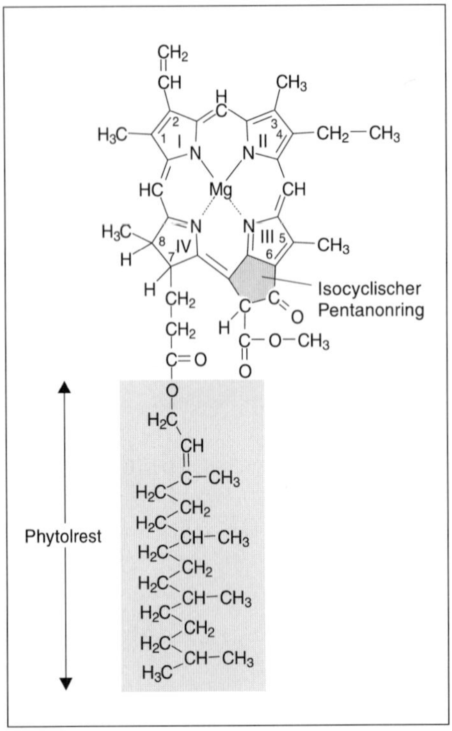

Abb. 1.44. Chlorophyll a.

kondensation und des Stärkeabbaus. Weiterhin finden sich im Stroma **Plastoglobuli,** die plastideneigene genetische Information und das plastidäre Protein-Synthese-System mit 70S Ribosomen.
Etioplasten: Chloroplasten entstehen normalerweise aus Proplastiden bei Lichteinfluß. Hält man Pflanzen längere Zeit im Dunkeln oder zieht sie unter Lichtmangel auf, so etiolieren solche Pflanzen. Ein typisches Merkmal ist u. a. der Etioplast. Der Etioplast besitzt einen Prolamellarkörper (eine parakristalline Struktur), Pigmentvorstufen (z. B. Protochlorophyll) und nur wenige Membranen, die Prothylakoide. Aus den Prothylakoiden entstehen bei Belichtung der Pflanzen wieder normale Chloroplasten.
Chromoplasten: Chromoplasten wurden lange Zeit als prämortale Endstadien einer irreversiblen Entwicklung angesehen, denen man keine weiteren Syntheseleistungen zuschrieb.

Heute unterscheidet man zwischen den eigentlichen **Chromoplasten** und den **Gerontoplasten**. Gerontoplasten entstehen während der Herbstlaubfärbung. Sie entwickeln sich aus Chloroplasten durch Rückbildung des Membransystems, Abbau des Chlorophylls sowie der Veresterung der Primärcarotinoide durch Fettsäuren zu sogenannten Sekundärcarotinoiden. Gerontoplasten zeigen keine weiteren Syntheseleistungen und signalisieren ein prämortales Endstadium des Gewebes.

Im Gegensatz dazu entstehen die Chromoplasten der gefärbten Früchte und Blüten aus Jungchloroplasten oder aus Leukoplasten. Für die Chromoplasten-Transformation sind die Chloropla-

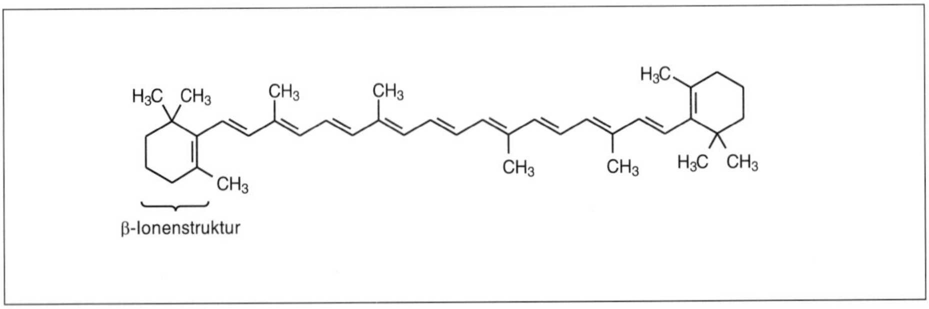

Abb. 1.45. β-Carotin.

sten keine notwendige Zwischenstufe. Die Chromoplasten-Transformation spielt sich häufig in jungen Pflanzenzellen ab; im Gegensatz zu den Gerontoplasten können sich die Chromoplasten noch teilen, sie besitzen noch intakte Plastom-Kopien und zeigen noch eine rege Syntheseleistung (anabolische Vorgänge).

Die Chromoplasten können sich unter bestimmten Umständen wieder in Chloroplasten rückverwandeln; so sind die Kelchblätter der gelben Teichrose im Knospenstadium grün, während sie zur Blütezeit durch globuläre Chromoplasten gelb erscheinen. Zur Fruchtzeit nehmen dieselben Kelchblätter wieder eine grüne Farbe an.

Plastiden-Genom (Plastom)

Im Stroma der Plastiden findet man die plastidäre DNA (ptDNA), verschiedene plastidäre RNA-Typen sowie das plastideneigene Protein-Synthesesystem mit 70S Ribosomen (50S und 30S Untereinheiten). Im Cytoplasma der Eucyte liegen dagegen 80S Ribosomen (60S und 40S Untereinheiten) vor (Kap. 1.6.6).

Die Gesamtheit der auf der ptDNA gelegenen Gene bezeichnet man als **Plastom**. Die ptDNA ist doppelsträngig und ringförmig geschlossen; sie ist nicht mit Histonen vergesellschaftet. Die ringförmige ptDNA ist ca. 140 000 bis 160 000 Basenpaare lang und könnte theoretisch 100 Polypeptide mit einem mittleren MG von 30 000 Dalton synthetisieren.

Von ihr codiert werden die plastidären RNAs, einige Enzyme der Elektronentransportkette, einige Proteine der 70S Ribosomen sowie die große Untereinheit der Ribulosebisphosphat-Carboxylase.

Die ptDNA (20–80 Moleküle pro Chloroplast) reicht jedoch nicht aus, um alle strukturellen und funktionellen Bedürfnisse der Plastiden zu befriedigen; ein Eigenleben dieser Organellen ist daher nicht möglich. Viele plastidären Proteine werden von der Kern-DNA codiert und an freien Polysomen im Cytoplasma synthetisiert; die fertigen Proteine werden anschließend mit Hilfe eines Transitpeptids durch die Chloroplastenhülle in die Plastiden transportiert (semi-autonome Stellung der Plastiden). Bei den Plastiden ähneln der Aufbau der ptDNA sowie die Protein-Biosynthese an den 70S Ribosomen mehr den Verhältnissen in Cyanobakterien als den entsprechenden Gegebenheiten im Zellkern bzw. im Cytoplasma der Eucyte.

Weitere Funktionen der Plastiden

Neben den oben genannten Aufgaben erfüllen die verschiedenen Plastiden noch eine Reihe weiterer Funktionen. Plastiden sind z. B. ein wichtiges Kompartiment der Lipid-Synthese; Carotinoide, Chlorphylle, viele Fettsäuren sowie Phospho- und Galacto-Lipide werden in den Plastiden gebildet.

Plastiden sind weiterhin am Stickstoffwechsel beteiligt. Das von der Pflanze aufgenommene Nitrat wird im Cytoplasma durch die dort lokalisierte **Nitratreduktase** zu Nitrit reduziert. Die weitere Reduktion von Nitrit zu NH_4^+-Ionen verläuft in den Plastiden; die an diesem Reduktionsschritt beteiligte **Nitritreduktase** ist ein plastidäres Enzym; die NH_4^+-Ionen werden in den Plastiden durch die Glutaminsynthetase an Glutamat gebunden, wobei ATP verbraucht wird (vgl. N-Stoffwechsel, Kap. 3.5).

1.6.5 Mitochondrien

Die **Mitochondrien** (gr.: *mitos* = Faden; *chondrion* = Körnchen) sind lebensnotwendige Organellen in den Zellen aller Eukaryoten (Ausnahme: die Amöbe *Pelomyxa palustris*); in Prokaryoten kommen sie nicht vor. Sie nehmen eine Schlüsselstellung im intermediären Stoffwechsel der Organismen ein. In ihnen erfolgen die wichtigen Reaktionen der intrazellulären Energiegewinnung (Atmungskette) sowie die Prozesse der Substratzerlegung (Zitratzyklus, β-Oxidation der Fettsäuren).

Aufgrund ihrer Größe (Länge: 2,0–8,0 μm; Durchmesser: 0,2–1,0 μm) sind sie im Lichtmikroskop noch zu erkennen. In lebenden Zellen werden fädig-langgestreckte und sogar verzweigte Mitochondrien gefunden, deren Gestalt sich rasch verändern kann. Teilweise können Mitochondrien auch zu großen Komplexen fusionieren. Ihre Anzahl schwankt zwischen einigen wenigen und mehreren tausend pro Zelle. Mitochondrien besitzen ein eigenes Genom (mitochondriale DNA oder mtDNA), das die Information für die mitochondrialen RNAs und einige Proteine trägt; sie besitzen daher einen gewissen semiautonomen Charakter. Sie vermehren sich bei Zellvermehrung durch Zweiteilung.

Aufbau der Mitochondrien

Die Mitochondrien sind wie die Plastiden von einer Doppelmembran, der **äußeren** und **inneren Mitochondrienmembran**, umgeben. Nach der Kompartimentierungsregel werden von den beiden Biomembranen zwei Kompartimente vom Cytoplasma abgegrenzt: ein nicht-plasmatisches Kompartiment zwischen äußerer und innerer Membran (Intermembranraum) sowie ein plasmatisches Kompartiment mit Mitoplasma, das innerhalb der inneren Mitochondrienmembran liegt; man bezeichnet diese plasmatische Phase auch als Matrix. Während die äußere Membran im allgemeinen glatt und ungefaltet ist, stülpt sich die innere Membran platten-, sack- oder röhrenförmig in die Matrix ein und bildet so Cristae, Sacculi oder Tubuli; durch diese Invaginationen wird die Oberfläche der inneren Membran stark vergrößert (vgl. Abb. 1.46). Je nach Stoffwechsellage der Zelle ist die Oberfläche der inneren Mitochondrienmembran mehr oder weniger stark ausgeprägt. Da in ihr die Enzyme der Atmungskette und der oxidativen Phosphorylierung sitzen, ist es nur zu verständlich, daß in atmungsaktiven Zellen die Mitochondrien ein ausgedehntes inneres Membransystem besitzen (hohe Sacculi-Dichte z. B. in jungen Wurzelzellen; hohe Cristae-Dichte z. B. in Muskelzellen). Hält man dagegen z. B. Hefezellen (*Saccharomyces cerevisiae*) unter anaeroben Bedingungen, so können diese fakultativen Anaerobier ihre gesamte Stoffwechselenergie auf dem Weg der alkoholischen Gärung gewinnen. Unter diesen Umständen reduzieren sie die Größe und die innere Membranauffaltung ihrer Mitochondrien. Beim Übergang zur Aerobiose bilden sich die normalen Mitochondrien zurück.

Räumliche Verteilung der Enzyme

Beide Biomembranen unterscheiden sich in ihrem molekularbiologischen Aufbau, in ihrer Enzymausstattung und in ihrer Permeabilität. So ähnelt die äußere Membran in ihrer Zusammensetzung den Membranen der ER-Zister-

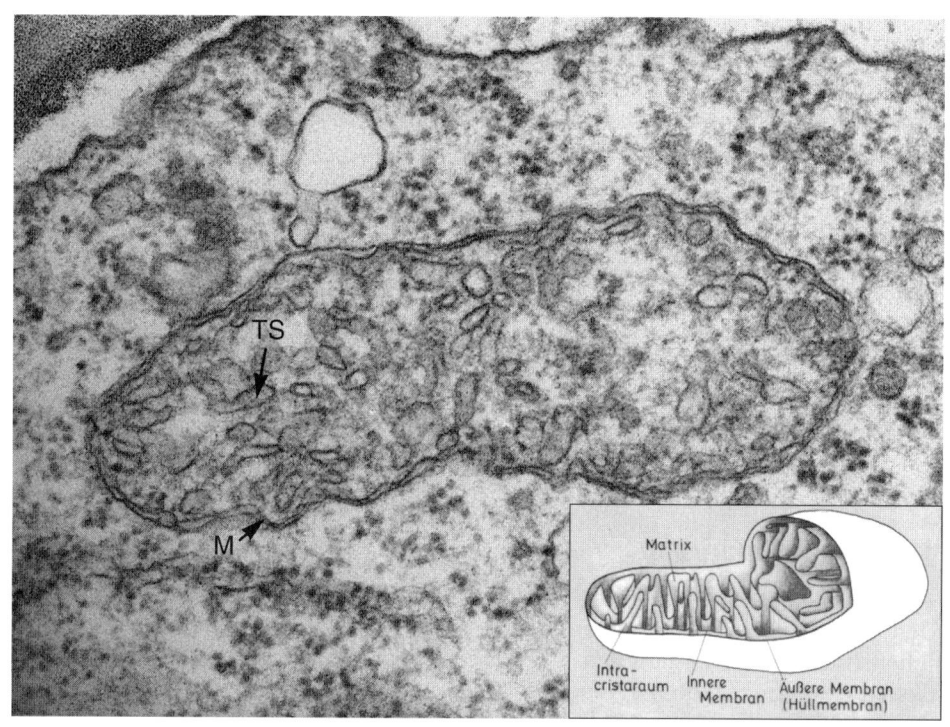

Abb. 1.46. Bau der Mitochondrien. Auf der EM-Aufnahme erkennt man ein Mitochondrium aus der Wurzel von Weizen (Triticum aestivum). Rechts unten ist eine dreidimensionale Schemazeichnung eines Mitochondriums dargestellt, wie es sich durch Interpretation von EM-Aufnahmen ableiten läßt. Die EM-Aufnahme zeigt außen die Doppelmembran (M) der Mitochondrien, und im Inneren tubuläre Strukturen (TS), gebildet aus Einstülpungen der inneren Mitochondrienmembran. (Aufnahme: W. Herth, Heidelberg; Vergrößerung: 75 000fach)

nen; sie enthält reichlich Phospholipide sowie in geringerer Menge Sterole. Sie ist für viele Metabolite mit einem Molekulargewicht zwischen 5000–10000 Dalton relativ leicht (durch Porine = spez. Transportproteine) permeabel. In der äußeren Membran sind außerdem die Enzyme Monoaminooxidase und NADH-Cytochrom c-Reduktase lokalisiert. Dagegen läßt die innere Membran nur Wasser und einige kleinere ungeladene Moleküle wie z. B. Glycerol, Harnstoff, kurzkettige Fettsäuren ungehindert passieren; ansonsten ist sie für die meisten Metaboliten impermeabel. Damit stellt sie die eigentliche Barriere zum Cytoplasma dar und enthält für den kontrollierten Transport spezifische Translokatoren. Vom molekularen Aufbau her gesehen besitzt sie weniger Phospholipide und praktisch keine Sterole; als „Leitlipid" findet man **Cardiolipin**, ein Phospholipid, das sonst nur noch in der Plasmamembran von Prokaryoten vorkommt. Die innere Membran trägt die **Enzyme für den Elektronentransport** und die oxidative Phosphorylierung; man findet Flavoproteine, Cytochrome, Ubichinone, die Succinat-Dehydrogenase und Cytochromoxidase. An der Innenseite der inneren Mitochondrienmembran, also an der P-Seite der Membran, sitzen gestielte Partikel (F1- oder Kopplungsfaktor) von ca. 8,5 nm Durchmesser. Sie enthalten mehrere Proteine, zeigen ATPase-Aktivität und gehören zu dem Komplex, der für die oxidative Phosphorylierung verantwortlich ist (ATP-Synthetase). Fehlen diese Partikel wie z. B. im braunen Fettgewebe von Winterschläfern, dann wird die Elektronentransportkette durchlaufen, ohne daß ATP gebildet wird; dafür entsteht Wärme.

In der Mitochondrien-Matrix befinden sich die löslichen Enzyme des Citratzyklus (u. a. Malatdehydrogenase, Isocitratdehydrogenase, Citratsynthase), des Fettsäureabbaus und Aminosäureabbaus. Darüber hinaus enthält sie die mtDNA, mitochondriale RNAs, die 70S Ribosomen, Lipide und verschiedene Ionen.

Die β-Oxidation kann in tierischen Zellen sowohl in Mitochondrien als auch in Peroxisomen ablaufen, da beide Organellen über die dazu notwendigen Enzyme verfügen.

Bei pflanzlichen Zellen verläuft die β-Oxidation vorwiegend in Peroxisomen bzw. in Glyoxysomen (vgl. Kap. 1.6.8).

Funktionen

Wie schon erwähnt, sind die Mitochondrien an der intrazellulären Energiegewinnung (Atmungskette, oxidative Phosphorylierung) und am Substratabbau (Zitratzyklus, β-Oxidation der Fettsäuren) beteiligt; die physiologischen Einzelheiten dieser Stoffwechselprozesse werden im Physiologie-Teil besprochen. Mitochondrien sind außerdem in der Lage, Ionen und besonders Ca^{++}-Ionen zu akkumulieren; dadurch wirken sie regulierend auf die Ionenzusammensetzung des Cytoplasmas ein.

Mitochondriales Genom (Chondrom)

Die DNA der Mitochondrien (mtDNA) besteht wie die der Plastiden aus einer Doppelhelix, die kovalent zu einem Ring geschlossen und nicht an Histon gebunden ist. Eine Ausnahme von dieser Regel scheinen lediglich einige Einzeller wie z. B. *Tetrahymena pyriformis,* zu machen; ihre mtDNA-Doppelhelix liegt als offener linearer Strang vor. In der Regel sind pro Mitochondrium immer mehrere mtDNA-Moleküle vorhanden; ihre tatsächliche Zahl kann jedoch relativ großen Schwankungen unterliegen. So kommen z. B. in Hefezellen pro Mitochondrium zwischen 50 und 100 mtDNA Moleküle vor; in Mitochondrien menschlicher Zellen, die man in vitro kultiviert, kann man mehrere tausend davon finden. Die Länge der Doppelhelix und die Zahl der vorhandenen Basenpaare variieren je nach Herkunft der mtDNA beträchtlich; bei Vertebraten beträgt die durchschnittliche Länge der mtDNA 5 μm und die Zahl der vorhandenen Basenpaare 15 000 bis 18 000. Die mtDNA der Höheren Pflanzen bringt es auf eine Länge von 30 μm und hat zwischen 25 000 und 250 000 Basenpaare; Pilze haben eine mtDNA von 20–25 μm Länge, die 18 000 bis 78 000 Basenpaare enthält. Erstaunlich dabei ist, daß der Informationsgehalt der bisher bekannten mtDNA-Moleküle unabhängig von ihrer Herkunft, Länge und Anzahl der Basenpaare gleichermaßen gering ist; möglicherweise enthält lediglich die mtDNA von Pflanzen etwas mehr genetische Information als die mtDNA der übrigen Mitochondrien. Daß der Informationsgehalt der verschiedenen mtDNAs, trotz der aufgezeigten Unterschiede, fast gleich groß ist, dürfte an der unterschiedlichen Organisation der verschiedenen mtDNAs liegen. Dafür sind die beiden mtDNA-Moleküle von Mensch und Hefe ein gutes Beispiel; die Nukleotidsequenz der menschlichen mtDNA ist vollständig bekannt, die der Hefe *(Saccharomyces cerevisiae)* mit Ausnahme einiger Abschnitte. Es stellte sich heraus, daß die menschliche mtDNA sehr kompakt gebaut ist; es gibt auf ihr praktisch keine nicht-codierenden DNA-Segmente. Die mtDNA der Hefe dagegen enthält zwischen den einzelnen Genen recht lange Abstände (Spacer) von nicht-codierender DNA. Außerdem liegen mehrere Hefe-Gene als „gestückelte Gene" oder sog. Mosaik-Gene vor (vgl. Kap. 2.2.7); solche Gene enthalten neben codierenden DNA-Sequenzen (Exons) auch nicht-codierende DNA-Abschnitte (Introns).

An dieser Stelle soll noch auf eine Besonderheit des mitochondrialen Genoms hingewiesen werden. Bisher war man der Meinung, daß der genetische Code bei Viren, Bakterien, Pflanzen, Tieren und Menschen völlig gleich ist; man hielt ihn für universell. Wie sich jedoch herausstellte, benutzen Mitochondrien einen **modifizierten genetischen Code**, der außerdem noch in verschiedenen Organismen variiert. Beispielsweise werden in den Mitochondrien von Säugern die Basentripletts AGA und AGG als Stoppsignale und nicht wie sonst üblich als Codons für die Aminosäure Arginin gelesen; sie übersetzen AUA auch nicht in Isoleucin, sondern in Methionin; zudem verwenden sie AUA und AUU anstelle des üblichen AUG als Startsignal.

Auch die Mitochondrien sind ebenso wie die Plastiden trotz eigener Gene nicht autark. Denn die Bauanleitungen für ihre strukturellen und funktionellen Proteine liegen fast alle im Genom des Zellkerns. So besitzt z. B. die mtDNA menschlicher Mitochondrien Gene für 2 rRNAs, 22 tRNAs und für 5 Membranproteine. Die mtDNA der Hefe-Mitochondrien codiert für 2 rRNAs, 25 tRNAs, 6 Membranproteine (für drei Untereinheiten des Enzyms Cytochrom-c-Oxidase, für zwei Untereinheiten des Enzyms ATPase und für das Protein Cytochrom b) und mehr als 10 weitere, noch nicht identifizierte Proteine.

Alle übrigen Proteine der Mitochondrien werden nach den genetischen Anweisungen des Zellkern-Genoms an Cytoribosomen synthetisiert und anschließend in die Mitochondrien eingeschleust. Da die 70S Ribosomen der Mitochondrien und Chloroplasten in vielen Bereichen den 70S Ribosomen der Prokaryoten ähneln, kann man die Proteinbiosynthese in beiden Organellen mit den gleichen Antibiotika hemmen wie die der Prokaryoten. Nach Behandlung mit den entsprechenden Antibiotika konnte man häufig in den Mitochondrien eine Rückbildung der Cristae beobachten, was man auf die verminderte Bereitstellung entsprechender Proteine zurückgeführt hat. Auf diesen Einfluß sind auch manche Nebenwirkungen von Antibiotika zurückzuführen.

1.6.6 Ribosomen

Die **Ribosomen** sind die Organellen der Protein-Biosynthese (vgl. Kap. 2.2.9). Man kann Ribosomen als große Multienzymkomplexe auffassen, die die gesamte enzymatische Ausstattung, einschließlich der Hilfs- und Regulationsproteine, enthalten, die für die Übersetzung des Basencodes der mRNA in die

Proteinsequenz notwendig sind. Man findet sie sowohl in Prokaryoten als auch in Eukaryoten. Ihre Zahl pro Zelle schwankt beträchtlich; so liegen z. B. in den meisten Bakterienzellen einige 10^4 Ribosomen, in Eucyten wie z. B. in den Leberparenchymzellen der Ratte 4×10^6 Ribosomen, in Amphibien-Eiern bis zu 10^{12} Ribosomen vor. In Eucyten werden die im Cytoplasma gelegenen Ribosomen innerhalb von nur 6 Stunden umgesetzt. Daraus kann man leicht ableiten, daß Eucyten ohne aktiven Zellkern bald frei von Ribosomen sind, wie dies z. B. bei Siebzellen und Siebröhrengliedern der Spermatophyten, bei reifen Säuger-Erythrozyten oder bei Spermien der Fall ist.

Aufbau und stoffliche Zusammensetzung

Alle Ribosomen bestehen aus ribosomalen RNAs (rRNA) und ribosomalen Proteinen, weshalb man sie auch als **Ribonukleoprotein-(RNP-)Partikel** bezeichnet; die rRNAs machen fast 80 % der gesamten zellulären RNA aus. Als reine RNP-Partikel besitzen Ribosomen keine Lipide und keine Kohlenhydrate.

Trotz gleicher Funktion unterscheiden sich die Ribosomen von Prokaryoten und Eukaryoten in charakteristischer Weise voneinander. Während in **Prokaryoten** nur ein Typ vorkommt, findet man in **Eukaryoten** bis zu drei verschiedene Ribosomen-Sorten; entsprechend der unterschiedlichen plasmatischen Phasen unterscheidet man nämlich zwischen **Cytoribosomen** (Ribosomen des Cytoplasmas), **Mitoribosomen** (Ribosomen der Mitochondrien) und **Plastoribosomen** (Ribosomen der Plastiden). Im Plasma des Zellkerns kommen dagegen keine funktionstüchtigen Ribosomen vor, wohl aber ihre Vorstufen. Die verschiedenen Ribosomen-Typen werden üblicherweise nach ihrem Sedimentationsverhalten in der Ultrazentrifuge charakterisiert (Sedimentationskonstante gemessen in **Svedbergeinheiten** „S"; 1 S $= 10^{-13}$ s.). Danach unterscheidet man zwischen den 70S Ribosomen der Prokaryoten, Plastiden und Mitochondrien einerseits und den cytoplasmatischen 80S Ribosomen der Eucyte andererseits. Weitere Unterscheidungsmerkmale liegen in der Partikelgröße, in deren Stabilität, im Verhalten gegen Antibiotika (vgl. Plastiden und Mitochondrien) sowie im Homologiegrad der am Aufbau beteiligten rRNAs und ribosomalen Proteine. Während die Plastoribosomen in vielen Bereichen weitgehend den Prokaryoten-Ribosomen ähneln, weichen die viel variableren Mitoribosomen von diesen oft beträchtlich ab. Cytoribosomen sind etwa 30 nm, die Ribosomen der Prokaryoten und Plastiden 20–24 nm und die Mitoribosomen 15–20 nm groß. Die Mitoribosomen weisen die größten Schwankungen in ihrem Sedimentationsverhalten auf; so findet man z. B. bei Pflanzen 70–80S Mitoribosomen (häufig herrschen 78S Mitoribosomen vor), bei Pilzen 70–75S Mitoribosomen, bei Vertebraten (Wirbeltiere) 55–60S Mitoribosomen. Die Cytoribosomen der Eucyte zeigen einen Streubereich von 77S bis 88S.

Die 70S wie die 80S Ribosomen setzen sich aus zwei verschieden großen Untereinheiten zusammen, die ihrerseits wieder aus verschieden großen rRNA-Molekülen und einer unterschiedlichen Anzahl von ribosomalen Proteinen bestehen (vgl. Abb. 1.47). Die 70S Ribosomen zerfallen nach einem Translationslauf (vgl. Biosynthese, Kap. 2.2.9) in die beiden Untereinheiten 50S (größere Einheit) und 30S (kleinere Einheit), die 80S

Eukaryotisch

- 80S
  - 60S
    - (24) - 28S + 5.8S + 5S (rRNA)
    - ~ 40 Proteine
  - 40S
    - (16) - 18S (rRNA)
    - ~ 30 Proteine

Prokaryotisch

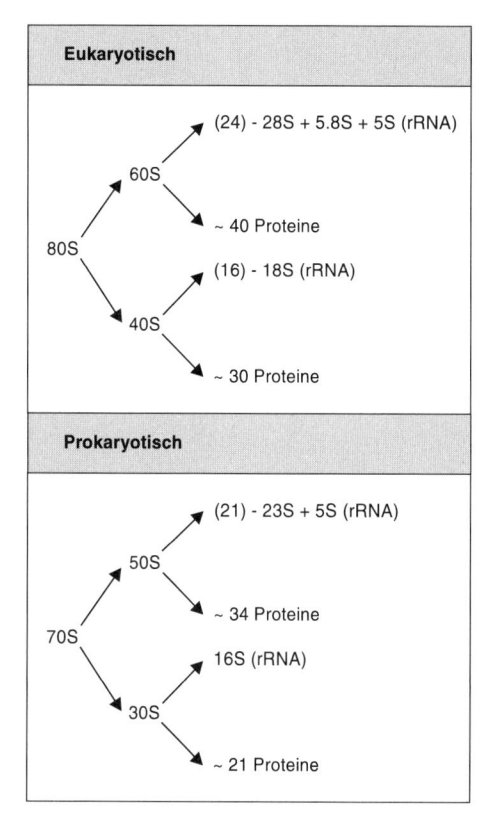

- 70S
  - 50S
    - (21) - 23S + 5S (rRNA)
    - ~ 34 Proteine
  - 30S
    - 16S (rRNA)
    - ~ 21 Proteine

Abb. 1.47. Untereinheiten von prokaryotischen Ribosomen und cytoplasmatischen Ribosomen von Eukaryoten; rRNA-Typen, ribosomale Proteine.

Ribosomen dagegen in die 60S und 40S Untereinheiten. Normalerweise entsteht ein Monosom (= Monoribosom) erst wieder bei Initiation eines neuen Translationslaufes.

Die Ribosomen kommen im Cytoplasma von Eucyten sowohl einzeln als **Monosomen** oder zu mehreren an Messenger-RNA (mRNA) gebunden als **Polysomen** vor. Polysomen befinden sich entweder frei im Grundplasma oder sie sitzen mit ihren größeren Untereinheiten, an Rezeptoren gebunden, der P-Seite der ER-Membranen auf. Monosomen, die nicht am Ribosomenzyklus beteiligt sind, stellen eine stabile Vorratsform dar.

Neben den Monosomen und Polysomen existieren im Grundplasma auch die freien Untereinheiten.

Am Zusammenhalt der ribosomalen Bausteine sind vor allem Ionenbindungen beteiligt, in viel geringerem Ausmaße H-Brücken-Bindungen. Die beiden Untereinheiten werden vor allem durch Mg^{++}-Ionen zusammengehalten; unterschreitet man nämlich eine bestimmte Mg^{++}-Konzentration, dann trennen sich die beiden Untereinheiten voneinander.

Funktionen

An der Proteinbiosynthese, die in verschiedenen Teilabschnitten erfolgt, sind neben unterschiedlichen Enzymen, proteinogenen Faktoren auch tRNAs (transfer RNA) und eine mRNA beteiligt (vgl. Kap. 2.2.9); letztere programmiert die Ribosomen, da sie die Information für die spätere Aminosäuresequenz des Proteins (Primärstruktur) von der DNA an die Ribosomen liefert. Die unterschiedlichen tRNAs nehmen dagegen im Grundplasma die verschiedenen Aminosäuren auf und transportieren sie zu den Ribosomen; mit Hilfe der tRNAs und der an sie gebundenen Aminosäuren wird an den Ribosomen die genetische Information aus der Sprache der Nukleinsäuren in die Sprache der Proteine übersetzt (**Translation**). In jedem Ribosom befinden sich zwei Bindungsstellen für Aminoacyl-tRNAs, die vor allem durch Proteine der großen Untereinheit gebildet werden. Innerhalb der beiden Bindungsstellen befinden sich zwei Basen-Tripletts (sog. **Codons**) der mRNA; diese sind zu den entsprechenden Tripletts (sog. **Anticodons**) auf den tRNAs komplementär. Durch die Paarung Codon–Anticodon werden die entsprechenden Aminosäuren im Ribosom so positioniert, daß sie in der richtigen Reihenfolge verknüpft werden können. Die eine Stelle nennt man **A-Stelle** (Aminoacyl- oder Akzeptor-Position) und die benachbarte bezeichnet man als **P-Stelle** (Peptidyl- oder Donor-Position). Die rRNA spielt für die Katalysatorfunktion des Ribosoms eine zentrale Rolle. Man vermutet, daß viele der an Ribisomen ablaufenden Reaktionen von RNA-Molekülen und nicht von Proteinen katalysiert werden.

Bildung von Cytoribosomen in Eucyten

Die Vorstufen der Cytoribosomen, die sog. Prä-Ribosomen, werden im Nucleolus des Zellkerns gebildet und über den Porenkomplex der Kernmembran ins Cytoplasma ausgeschleust. Im Nucleolus werden 98 % der rRNA (18S, 5.8S, 28S rRNA) von Cytoribosomen in Form von großen Präkursor-Molekülen synthetisiert, mit Proteinen beladen und auf die funktionstüchtige Größe zurechtgeschnitten (prozessiert); an der Bildung der Präkursoren ist die Nucleolus-ständige RNA Polymerase I beteiligt. Die 5S rRNA wird dagegen an einer anderen Stelle des Eucyten-Genoms gebildet und im Nucleolus den anderen rRNP Partikeln zugefügt.

1.6.7 Cytoskelett

Einerseits treten in Zellen gerichtete Bewegungen von Organellen auf und andererseits behalten bestimmte Organellen wie der Zellkern und die Dictyosomen im Grundplasma nicht nur ihre Gestalt, sondern auch ihren Abstand zu den übrigen Organellen bei. Diese Beobachtungen machen deutlich, daß die Zelle kein statisches Gebilde ist, sondern vielmehr über eine innere Architektur und Dynamik verfügt. Die innere Struktur und Dynamik von lebenden Zellen wird durch ein flexibles Gerüstsystem aus Proteinfilamenten, das man Cytoskelett nennt, bestimmt. Es unterliegt bei Wachstum, Zellteilung und Zelldifferenzierung starken Veränderungen und kann mit anderen Zellstrukturen, wie z. B. mit Biomembranen, interagieren. Auch zeichnet es für die intrazellulären Bewegungsvorgänge und für die Bewegung ganzer Zellen verantwortlich. Beispielsweise wandern Lymphozyten und Makrophagen aus dem Blutstrom in eine offene Wunde aus, um eingedrungene Bakterien zu vernichten. Am Aufbau des Cytoskeletts sind drei Gruppen von Protein-Filamenten beteiligt: **Mikrotubuli; Mikrofilamente (Aktin-Filamente); Intermediäre Filamente.**

Mikrotubuli

Mikrotubuli findet man in pflanzlichen und tierischen Zellen, z.B. an der Plasmamembran, als Bestandteil des Spindelapparates oder als Bausteine der Centriolen (vor allem in Tierzellen). Sie enthalten ein Hauptstrukturprotein, **Tubulin**, ein globuläres, heterodimeres Protein (zweiteiliges Molekül), das aus den beiden monomeren Bausteinen α-Tubulin und β-Tubulin besteht. Das dimere Protein hat einen Durchmesser von ca. 4 nm, es ist von hantelförmiger Gestalt und sedimentiert in der Ultrazentrifuge bei 6S (6S-Tubulin). In Gegenwart von Guanosintriphosphat (GTP) vereinigen sich Tubulindimere zu Protofilamenten, die eine hohle Röhre mit einem äußeren Durchmesser von ca. 25 nm, den **Mikro-**

tubulus, bilden. Die Wand des Mikrotubulus ist 5 nm dick und setzt sich aus 13 parallelen Protofilamenten zusammen (Abb. 1.48).

Mikrotubuli sind polar gebaut; ein Ende, das sog. **Plusende**, neigt dazu, sich durch Polymerisation (Anlagerung von neuen Dimeren) zu verlängern, das andere, das sog. **Minusende**, durch Depolymerisation (Abspaltung von Dimeren) sich zu verkürzen. Mikrotubuli sind dynamische Strukturen. Ihre Aggregation und ihr Zerfall bestimmen, wo und wann sie sich bilden. Sie neigen in vitro dazu, in einem von zwei Zuständen zu existieren: Stetiges Wachstum oder schneller Zerfall. Ein Organisationszentrum stellt neue Mikrotubuli her, die über ihr Minusende im Organisatinszentrum verankert und damit vor Depolymerisation geschützt sind.

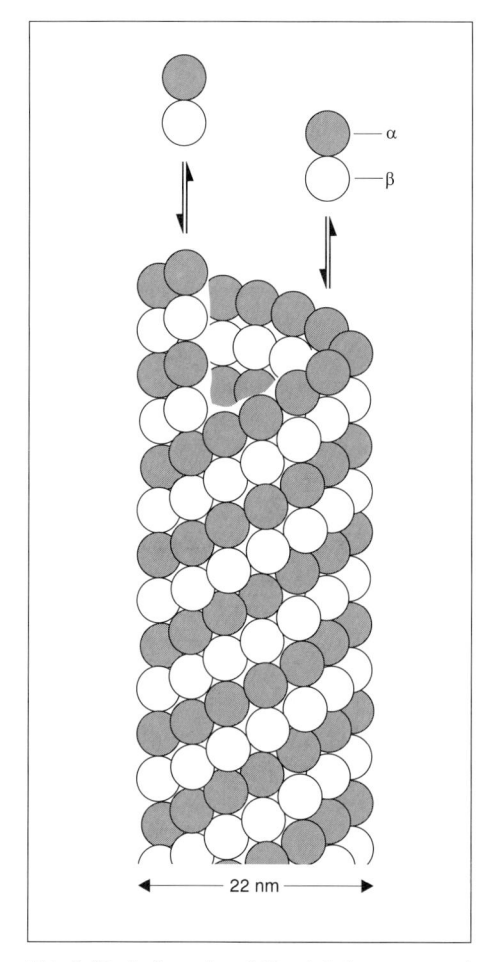

Wie aus mikroskopischen und biochemischen Untersuchungen hervorgeht, sind Mikrotubuli mit anderen Proteinen assoziiert, die ihre Organisation und Aktivität beeinflussen. Mehrere Enzyme modifizieren ausgewählte Aminosäuren im Tubulin. Eines von ihnen, die Tubulin-Acetyltransferase, acetyliert ein spezifisches Lysin der α-Tubulin-Untereinheit. Möglicherweise treten manche tubulinassoziierten Proteine nur in spezifischen Zellen auf; dies wäre dann ein Hinweis darauf, daß sie sehr spezielle Funktionen ausüben.

Die Tubulindimeren besitzen Bindungsstellen für die Alkaloide **Colchicin** (ein Spindelgift), **Vinblastin** und **Vincristin** sowie für das Lignanderivat **Podophyllotoxin**. Diese Stoffe verhindern die Aggregation der Tubulindimeren zu Mikrotubuli.

Taxol, ein Diterpenalkaloid aus der amerikanischen Eibe *(Taxus brevifolia)*, hat den gegenteiligen Effekt. Taxol bindet fest an Mikrotubuli und stabilisiert diese. In der Zelle fördert es die Aggregation von freien Tubulindimeren zu Mikrotubuli, wodurch sich teilende Zellen (z. B. Krebszellen) in der Mitose regelrecht „arretiert" werden. Seit 1994 ist Taxol als Zytostatikum zur Behandlung des Ovarialkarzinoms zugelassen. Ähnlich wie Taxol wirkt das aus Myxobakterien isolierte **Epothiolon**.

Abb. 1.48. Aufbau eines Mikrotubulus aus α- und β-Tubulin. α/β-Dimere treten zu Protofilamenten zusammen; 13 gegeneinander versetzte Stränge ordnen sich um einen zentralen Hohlraum herum an (nach Karlson et al., Biochemie, Georg Thieme Verlag, Stuttgart, 1994).

Man kann mit diesen Hilfsmitteln zeigen, daß Mikrotubuli sowohl am räumlichen Aufbau als auch an Bewegungsvorgängen in der Zelle beteiligt sind. Löst man z. B. eine Fibroblasten-Zelle (tierische Bindegewebszelle) aus ihrem Geweberverband und bringt sie auf eine Unterlage, dann kann sich diese Zelle fortbewegen. Sie nimmt dabei eine asymmetrische Form an, mit gekräuselter Vorderseite und einem langen Schwanz. Zerstört man mit den genannten Stoffen den Aufbau der Mikrotubuli, dann wird die Zelle symmetrischer und bewegt sich nicht mehr weiter. Die charakteristische Bewegung von Organellen und bestimmten Vesikeln – ein sprunghaftes, gerichtetes Wandern – hört auf; die Golgi-Zisternen verlieren ihre regelmäßige Anordnung und entfernen sich von ihrem normalen Aufenthaltsort und die ER-Zisternen ziehen sich zusammen. In anderen Zellen scheint das Zerstören der Mikrotubuli auch die intermediären Filamente zu beeinträchtigen; sie ziehen sich ins Innere der Zelle zurück und umgeben den Zellkern.

Mikrotubuli sind auch Strukturelemente der **Teilungsspindeln**, der eukaryotischen **Geißeln** und **Cilien** sowie deren Basalkörper und der **Centriolen** z. B. bei tierischen Zellen.

Teilungsspindel: Nachdem sich die Chromosomen während der Metaphase in der Äquatorialebene angeordnet haben, bildet sich eine Teilungsspindel aus, die aus Mikrotubuli besteht. Die Spindeln ziehen sich von den beiden Polen der Zelle zu den Metaphasechromosomen; dort treten die Mikrotubuli mit den Kinetochoren (Spindelanheftestelle) der Chromosomen in Verbindung. Während der Anaphase verkürzen sich die Mikrotubuli und ziehen die Schwesterchromatiden auseinander. An dem Vorgang dürfte höchstwahrscheinlich ein tubulinassoziiertes Protein (vielleicht ein Dynein-ähnliches Protein) mit ATPase-Funktion beteiligt sein. Man kann z. B. durch Colchicin das Auseinanderweichen der Chromosomen verhindern, jedoch nicht deren Verdopplung. Damit kommt man zu polyploiden Zellen.

Geißeln und Cilien bei Eucyten: Man spricht von Geißeln, wenn diese Strukturen pro Zelle in Einzahl oder nur in wenigen Exemplaren vorliegen; von Cilien, wenn sie in Vielzahl pro Zelle auftreten. Ihre Aufgabe ist es, Flüssigkeit über die Zelloberfläche zu transportieren oder Einzelzellen durch eine Flüssigkeit voranzutreiben. Auf den Epithelzellen, die beim Menschen die Atemwege säumen, bewegt eine große Zahl von Cilien (ca. 10^9 pro m^2) Schleim, zusammen mit eingefangenen Staubteilchen und toten Zellen, nach oben zum Mund, wo sie verschluckt werden.

Das Strukturelement dieser Gebilde nennt man **Axonem**; dieses besteht aus neun Doppelmikrotubuli (A-Tubulus und B-Tubulus), die ringförmig um zwei Zentralmikrotubuli angeordnet sind (9 + 2 Muster). Während das Zentralpaar von zwei kompletten Mikrotubuli gebildet wird, setzt sich jedes der äußeren Dubletts aus einem vollständigen und einem partiellen Mikrotubulus zusammen (Abb. 1.49). Das Protein **Nexin** verbindet benachbarte Dubletts. Von jedem Dublett ragen Radialspeichen nach innen, die bis zu einer Zentralhülle reichen, die das zentrale Paar aus Einzelmikrotubuli umgibt. Als chemo-mechanischer Energiewandler beim Geißelschlag dient das **Dynein**, eine komplexe ATPase. Das Axonem wird noch von der Plasmamembran umgeben. Die Geißeln/

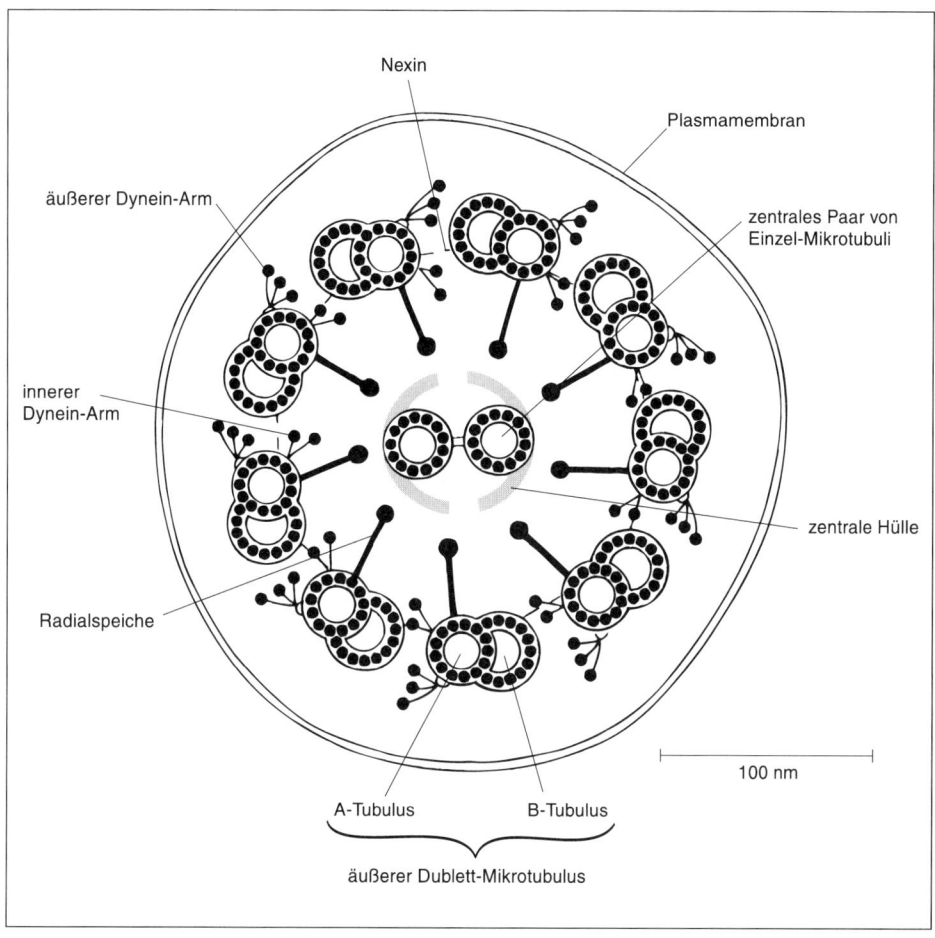

Abb. 1.49. Querschnitt durch eine Cilie (schematische Darstellung nach B. Alberts et al., Molekularbiologie der Zelle, Verlag Chemie Weinheim, 1994).

Cilien enden im Cytoplasma in einem Basalkörper, mit einem 9+0 Muster, da die Zentral-Tubuli fehlen; die peripheren Doppelmikrotubuli sind in den Basalkörpern zu Triplettmikrotubuli geworden.

Mikrofilamente (= Actin-Filamente)

Mikrofilamente findet man im Grundplasma von tierischen und pflanzlichen Zellen. Es sind Doppelfilamente, die aus zwei helikal angeordneten Reihen globulärer Untereinheiten bestehen. Ihr Durchmesser beträgt durchschnittlich 4–6 nm. Das Grundprotein der Mikrofilamente ist das Actin; in Form der langen helikalen Filamente bezeichnet man es als filamentöses Actin oder als **F-Actin**; in Form der monomeren Bausteine nennt man es globuläres Actin oder **G-Actin**. In Gegenwart von ATP und einer physiologischen Konzentration von Mg^{++}- und K^+-Ionen polymerisiert G-

Actin zu F-Actin unter ATP-Spaltung. Die F-Actinkette ist polar: Sie neigt dazu, sich an einem Ende zu verlängern (Plusende) und sich am anderen Ende zu verkürzen (Minusende). Dabei werden Actin-Monomere vom Minus-Ende abgelöst und an das Plus-Ende angelagert („Tretmühl-Mechanismus"). Dadurch können Actin-Filamente im Verbund mit anderen Komponenten Bewegung in der Zelle erzeugen.

Cytoskelett-Funktionen: Die Actine sind weitverbreitete und häufig vorkommende Zellproteine. Sie treten in der Regel mit anderen Proteinen, den sog. **Actin-bindenden Proteinen**, vergesellschaftet auf; einige dieser Proteine beeinflussen entscheidend die räumliche Anordnung und die Organisation des F-Actin-Netzwerkes; andere greifen regulierend in den Auf- und Abbau der Actinfilamente ein; sie sind daher über die Regulation der Actinfilamente an der Sol/Gel-Transformation des Cytoplasmas beteiligt. Tierische Zellen besitzen direkt unter der Cytoplasmamembran ein besonders dichtes Geflecht aus Actin-Filamenten mit assoziierten Proteinen. Dieses Netzwerk stellt die Zellrinde **(Zellcortex)** dar, die der Zelloberfläche mechanische Stütze verleiht.

Bewegungs-Funktionen: Als Motor für die amöboide Bewegung von Einzelzellen (wie z. B. von Amöben, Leukozyten, isolierten Fibroblasten) sowie für die meisten Bewegungs- bzw. Transportvorgänge innerhalb der Zelle (z. B. Plasmaströmung in Pflanzenzellen, Membrantransport) gilt allgemein das **Actomyosinsystem**; es besteht zum einen aus **Actin** und zum anderen aus den mit Actin interagierenden Proteinen, u. a. **Myosin, Tropomyosin** und in den Skelettmuskelzellen noch **Troponin**. Das Actomyosinsystem ist in Skelettmuskelzellen am besten untersucht worden; Myosin- und Actinfilamente bilden dort regelmäßig aufgebaute kontraktile Einheiten, die sog. **Sarkomere**. Im Zusammenspiel mit F-Actin, das in Skelettmuskelzellen noch mit Troponin und Tropomyosin verbunden ist, vermag Myosin die chemische Energie des ATP in eine Kontraktionsbewegung umzuwandeln; dabei kommt es zu einem zyklischen Binden und Lösen bestimmter Myosinstrukturen, den sog. Myosinköpfen, an die und von den Actinfilamenten. Beim Myosin handelt es sich um eine ATPase, also um ein Enzym, das ATP in ADP und Phosphat spalten kann. Durch die Bindung von Myosin an F-Actin wird seine Aktivität noch gesteigert.

Im Cytoplasma von vielen **Nicht-Muskelzellen** hat man ebenfalls Myosin gefunden, wenn auch in geringerer Menge und in einem weniger geordneten Zustand als in Muskelzellen. Nach Untersuchungen mit der Immunfluoreszenzmikroskopie tritt jedoch auch in solchen Zellen Myosin (und Tropomyosin) gemeinsam mit den Actinfilamenten auf. In Skelettmuskelzellen wie in Nicht-Muskelzellen werden Actomyosin-Bewegungen u. a. durch Ca^{++}-Ionen reguliert; eine Erhöhung der Ca^{++}-Ionen-Konzentration induziert Actomyosin-Bewegungen. Die Bedeutung des Actomyosinsystems bei Bewegungsvorgängen und Gestaltsveränderungen bei Nicht-Muskelzellen lassen sich in vitro demonstrieren. So können z. B. die Funktionen des Actomyosinsystems durch das Antibiotikum **Cytochalasin**, das von Pilzen der Gattung *Helminthosporium* produziert wird, gehemmt werden; die typischen intrazellulären Bewegungen sowie die Bewegungen von Zellen kommen zum Erliegen. Wird das Antibiotikum entfernt, dann treten die dynamischen Bewegungserscheinungen wieder auf. Damit im Cytoplasma von Nicht-Muskelzellen tatsächlich Bewegungen zustande kommen können, müssen die Bewegungsabläufe zeitlich und räumlich koordiniert werden und die beteiligten Proteinfilamente mit festen Strukturen innerhalb der Zelle als eine Art Widerlager assoziiert sein. Als Widerlager kommen Biomembranen oder Mikrotubuli bzw. Actinfilamente in ihrer Cytoskelettfunktion in Frage.

Intermediäre Filamente

Die Intermediärfilamente verdanken ihren Namen der Tatsache, daß ihr Durchmesser von 8–10 nm zwischen dem der Actin- und Myosinfilamente der Muskelzelle liegt. Ihre Grundproteine sind in einer einzigen Multi-Genfamilie verschlüsselt; je nach Zell- und Gewebe-Typ werden jedoch ganz unterschiedliche Mitglieder dieser Genfamilie exprimiert. Die Expression der Gene steht im Einklang mit der Entwicklung, die ein Gewebe während der Embryogenese nimmt. Biochemisch (aufgrund der Aminosäuresequenz) kann man vier verschiedene Typen von intermediären Filamenten unterscheiden:

- Typ I: **Cytokeratinfilamente** in Epithelzellen;
- Typ II: **Vimentin** und Vimentin-ähnliche Filamente in Zellen mesenchymalen Ursprungs (z. B. im Bindegewebe, in Blut- und Lymphgefäßen); **Desminfilamente** in Muskelzellen; **Gliafilamente** in Gliazellen (Stützzellen im Gehirn, Rückenmark und in peripheren Nervenzellen);
- Typ III: **Neurofilamente** in den meisten Nervenzellen;
- Typ IV: **Nucleäre Lamine** (Kernlamine). Die Kernlamina ist ein Maschenwerk aus Protein, das die Innenseite der inneren Kernmembran säumt. Es setzt sich bei Säugern aus drei Intermediär-Filament-Proteinen, den Lamina A, B, C, zusammen. Die Kernlamina kann in bestimmten Stadien der Mitose schnell ab- und wieder aufgebaut werden.

Für die Polymerisation aus faserigen Untereinheiten sind weder ATP noch GTP erforderlich. Wie die anderen Fasersysteme verfügen auch die intermediären Filamente über einen Satz assoziierter Proteine; bisher sind nur wenige davon bekannt.

Die intermediären Filamente zeigen eine große Reißfestigkeit. Sie geben der Zelle und ihrem Kern mechanische Stütze. In Epithelzellen bilden sie ein transzelluläres Geflecht. Keratinfilamente einer Zelle sind über Desmosomen mit den Keratinfilamenten der Nachbarzelle verbunden. Sie bilden so ein ununterbrochenes Geflecht durch das ganze Epithel.

Wechselwirkungen zwischen den verschiedenen Fasersystemen

Die verschiedenen Fasersysteme dürfen auf keinen Fall als völlig voneinander getrennte und unabhängige Elemente der Zellarchitektur aufgefaßt werden; vielmehr muß man davon ausgehen, daß sie in vielfältiger Weise zusammenwirken.

1.6.8 Microbodies

Microbodies lassen sich in pflanzlichen und tierischen Zellen nachweisen. Es handelt sich dabei um ovale bis rundliche Organellen, die durch eine einfache Membran begrenzt sind und eine feingranuläre Grundsubstanz (Matrix) aufweisen. Gelegentlich zeigt sich eine enge Verbindung zum Endoplasmatischen Reticulum. Erstmals wurden Microbodies anfangs der 60er Jahre in der Rattenleber gefunden. Die Entdecker nannten diese Strukturen **Peroxisomen**. Microbodies zeigen im elektronenmikroskopischen Bild meist einen übereinstimmenden strukturellen Aufbau; von ihrer Enzymausstattung und ihren Funktionen her gesehen sind diese Organellen jedoch keineswegs identisch. Man konnte in ihnen neben Katalase auch H_2O_2-produzierende Oxidasen (Glykolatoxidase, Urat-Oxidase, D-Aminosäureoxidase) nachweisen (Enzyme des Wasserstoffperoxid-Stoffwechsels). Eines ist allen Microbodies gemeinsam: das **Leitenzym Katalase**. Danach lassen sie sich biochemisch identifizieren und von anderen Organellen unterscheiden. Derzeit nimmt man folgende Unterteilung der Microbodies vor:

a) Glyoxosomen

Man findet sie in fettspeichernden Geweben keimender Samen; Funktion: β-Oxidation der Fettsäuren und Glyoxylsäure-Zyklus (Umbau von Reservefett in Kohlenhydrate).

In den Glyoxysomen (Abb. 1.50) findet während der Keimung fettreicher Samen (z. B. **Ricinus-Endosperm**) die Umwandlung des Reservefettes in Vorstufen der Kohlenhydrate statt.

In fettspeichernden Samen enthalten die Glyoxysomen die Enzyme der β-Oxidation. In vivo führen die Reaktionsschritte von der Fettsäure (die in das Glyoxysom transportiert werden muß) über die β-Oxidation und den Glyoxylsäurezyklus zur Gluconeogenese. Das

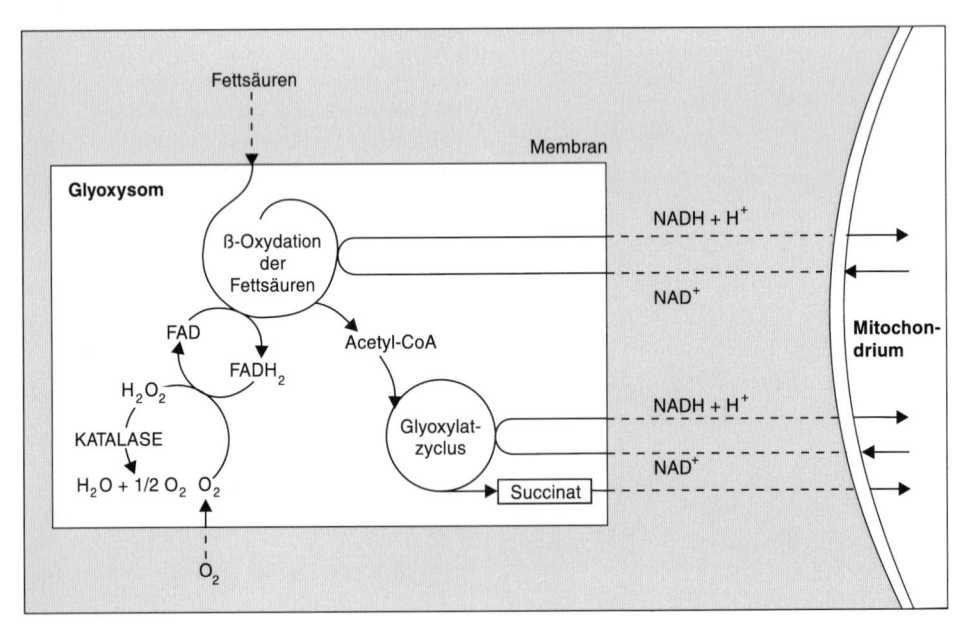

Abb. 1.50. Glyoxysom.

bei der β-Oxidation und dem Glyoxylsäurezyklus anfallende NADH + H⁺ muß zu den Mitochondrien transportiert werden und wird dort über die Atmungskette reoxidiert. Das notwendige NAD⁺ stellen die Mitochondrien zur Verfügung.

Das bei der β-Oxidation zusätzlich gebildete $FADH_2$ wird dagegen in den Glyoxysomen selbst autokatalytisch durch O_2 unter Bildung von H_2O_2 reoxidiert. Das Enzym Katalase spaltet das H_2O_2 wieder in $H_2O + {}^1\!/_2 O_2$.

Die Bildung von Glucose aus Succinat kann in den Glyoxysomen nicht erfolgen, da die entsprechenden Enzyme fehlen; hierfür ist die zusätzliche Beteiligung von Enzymen der Mitochondrien und des Grundplasmas erforderlich.

Die Enzyme des Glyoxylsäure-Zyklus wurden bisher nur in Mikroorganismen und in Glyoxysomen nachgewiesen.

b) Blatt-Peroxisomen

Dieser Peroxisomentyp läßt sich in photosynthetisch aktiven Zellen nachweisen. Funktion: Beteiligung am Glykolat-Stoffwechsel (Photorespiration). In Blatt-Peroxisomen finden sich auch die Enzyme der β-Oxidation von Fettsäuren.

c) Peroxisomen

Damit bezeichnet man allgemein Microbodies in tierischen Zellen, deren Funktionen meist noch nicht genau bekannt sind, bzw. die sehr unterschiedliche Funktionen in der Zelle erfüllen. Leberperoxisomen bei Tieren enthalten die Enzyme der β-Oxidation von Fettsäuren. Die Entstehung der Peroxisomen ist noch unklar. Möglicherweise bilden sie sich durch Abschnürung aus dem ER.

1.6.9 Lysosomen

Lysosomen sind Organellen (∅ ca. 0,25–0,5 μm), die von einer einfachen Biomembran umgeben und an der intrazellulären Verdauung beteiligt sind. In tierischen Zellen konnten sie zweifelsfrei nachgewiesen werden. In pflanzlichen Zellen wird die Funktion der Lysosomen von der Vakuole wahrgenommen, in der sich die entsprechenden Enzyme befinden. Lysosomen entstehen an der trans-Seite des Golgi-Apparats. Charakterisiert werden diese Organellen im wesentlichen aufgrund ihrer biochemischen Eigenschaften: sie enthalten ein ganzes Spektrum **hydrolytischer Enzyme** (u. a. Proteasen, Glykosidasen, Lipasen, Phospholipasen, Phosphatasen, Sulfatasen). Man findet Lysosomen besonders zahlreich in der Leber, Milz, Niere und in den Lymphocyten. Teilweise konnten in diesen Organellen bis zu 40 hydrolysierende Enzymaktivitäten nachgewiesen werden. Dieser Befund macht deutlich, daß es in der Zelle kaum eine biologisch bedeutsame Verbindung gibt, die nicht durch lysosomale Enzyme abgebaut werden kann.

Die sauren Hydrolasen (Verdauungsenzyme) haben ihr Aktivitätsoptimum bei pH 5. Das saure pH im Lumen der Lysosomen wird durch eine in der Membran liegende ATP-getriebene H⁺-Pumpe (H⁺-transportierende ATPase) aufrechterhalten. Durch die bei der Hydrolyse von ATP gewonnene Energie werden H⁺-Ionen in die Lysosomen transportiert. Die Lysosomenmembran trennt die sauren Hydrolasen vom Cytosol (pH-Wert ca. 7,2). Da die hydrolytischen Enzyme säureabhängig sind, ist der cytoplasmatische Inhalt auch dann vor ihrer Wirkung geschützt, wenn durch Undichtigkeiten in der Membran die Hydrolasen ins Cytosol gelangen würden. Substanzen können erst dann durch Hydrolasen angegriffen werden, wenn sie in das Lysosom hineingelangt sind oder die Lysosomen beim Zelltod zerfallen. So können durch **Phagocytose** zellfremde Stoffe in das Zellinnere gelangen. Ein Lysosom (primäres Lysosom) verschmilzt mit dem Phagocytose-Vesikel (Phagosom). Nun verdauen die lysosomalen Enzyme in diesem **sekundären Lysosom (Phagolysosom)**, also außerhalb des Cytoplasmas, die zellfremdenStoffe. Die entstandenen Abbauprodukte können nun über spezielle membranständige Transportproteine ins Cytoplasma durch die Lysosomenmembran abgegeben werden bzw. unverdauliche Reste befördert die Zelle durch Exocytose nach außen. Zu bemerken bleibt noch, daß Lysosomen nicht nur zellfremdes Material verdauen (Heterophagolysosomen), sondern auch beim Abbau zelleigenen Materials eingesetzt werden (Autophagolysosomen; Autophagie).

Besonders deutlich wird die Tätigkeit von Lysosomen während spezieller Differenzierungsprozesse in der Embryonalentwicklung bzw. bei Metamorphosen, wie z. B. bei der Kaulquappe; hier spielen sich in wenigen Stunden enorme Umbauprozesse an Geweben ab (bei Kaulquappen die Einschmelzung des Schwanzteiles). Während des Abbauvorganges wird ein Organell (z. B. Mitochondrium) von einer Membran eingeschlossen, die vom ER abstammt. Das entstandene Autophagosom verschmilzt mit einem Lysosom zu einem **Autophagolysosom**. In diesem Verdauungsvesikel werden z. B. die Organellstrukturen durch Hydrolasen autolysiert.

1.6.10 Vakuolen

Vakuolen (vgl. Abb. 1.28 u. 1.42) finden sich in ihrer größten Ausdehnung ausschließlich bei voll ausgewachsenen und ausdifferenzierten Pflanzenzellen. Bei der Entwicklung von differenzierten Zellen aus Meristenzellen fließen kleine Vakuolen zu einer großen Zentralvakuole zusammen. Die Gesamtheit der Vakuolen einer Pflanzenzelle nennt man Vakuom. Die Vakuole kann mitunter bis zu 90 % des Zellvolumens einnehmen und drängt das Cytoplasma mit Zellkern und Organellen zu einem dünnen Plasmaschlauch zusammen. Man hat dann oft Mühe, das Plasma im Lichtmikroskop zu erkennen. Die Vakuole ist gegenüber dem Cytoplasma durch eine Biomembran, den **Tonoplasten**, abgegrenzt. Im Zellsaft sind zahlreiche Substanzen des primären (Zucker, organische Säuren) und des sekundären Stoffwechsels (z. B. Flavonoide, Gerbstoffe, Alkaloide, Anthocyane) gelöst. Häufig findet man dort auch kristalline Abscheidungen wie z. B. Oxalatkristalle. In der Vakuole kann die Zelle also bestimmte Stoffe speichern („Speicherorganelle") oder Stoffwechselendprodukte aufnehmen. Pflanzen verfügen nicht wie Tiere und Menschen über spezielle Systeme der Stoffausscheidung.

Die Vakuole mit Tonoplast und den darin gelösten Salzen stellt ein osmotisches System dar. Der entstehende Binnendruck (Turgor) sorgt für die Straffung der Zelle und damit für die Aufrechterhaltung der äußeren Strukturen der dünnen Zellgewebe. Die Vakuolen enthalten schließlich noch lytische Enzyme und ersetzen für die Pflanzen so die fehlenden Lysosomen.

2
Genetik

2.1 Allgemeine Grundlagen

2.1.1 Verteilung der Erbanlagen bei Kreuzungen, Mendelsche Gesetze

Der Augustinermönch **Johann Gregor Mendel** (1822–1884) hat erstmals einfache Grundregeln beschrieben, nach denen die kompliziert erscheinenden Vorgänge der Vererbung ablaufen. Zu den Gesetzmäßigkeiten kam er aufgrund von Versuchen mit reinerbigen Erbsenlinien (vgl. Kap. Allele). Bei einem seiner Versuche kreuzte er eine Erbsenlinie mit grünen Samen mit einer anderen mit gelben Samen. Die Tochterpflanzen (F_1-Generation) hatten nur gelbe Samen (s. Abb. 2.1).

1. Mendelsches Gesetz (Uniformitätsgesetz)

Werden zwei Rassen einer Art, die sich jeweils nur in einem Merkmal reinerbig

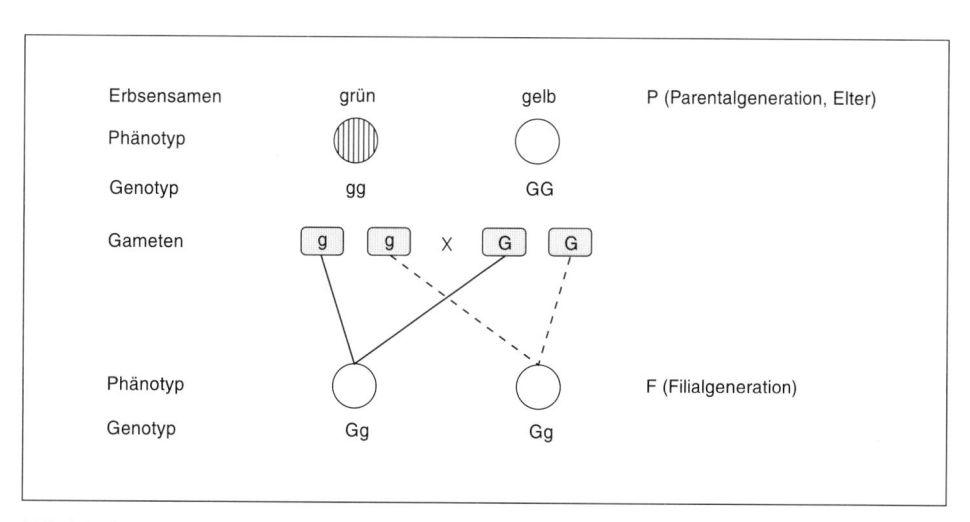

Abb. 2.1. 1. Mendelsches Gesetz (Uniformitätsgesetz): Die Kreuzungsversuche führte Mendel mit Erbsensamen durch.
gg = Genotyp; reinerbig, rezessiv für die Farbe Grün
GG = Genotyp; reinerbig, dominant für die Farbe Gelb.

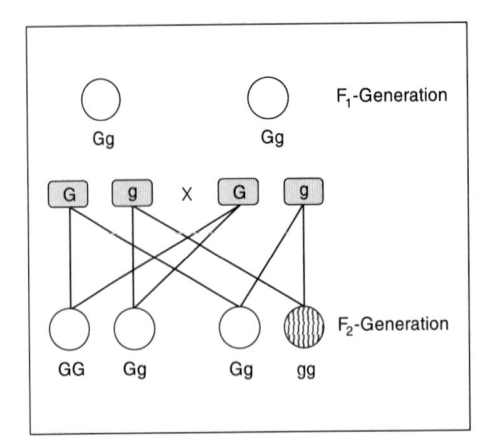

Abb. 2.2. 2. Mendelsches Gesetz (Spaltungsregel) (Bezeichnungen: vgl. Abb. 2.1).

unterscheiden (Faktorenkreuzung) miteinander gekreuzt, so sind alle Individuen der Tochtergeneration (F_1-Generation) einheitlich (uniforme Hybriden).

Nachdem die gelben Samen der F_1-Generation zu neuen Pflanzen herangewachsen waren, überließ sie Mendel der Selbstbefruchtung. Nun konnte er neben gelben wieder grüne Erbsen im Verhältnis 3:1 ernten (s. Abb. 2.2).

2. Mendelsches Gesetz (Spaltungsregel)

Werden die Individuen der Tochtergeneration (F_1-Bastarde) untereinander gekreuzt, so spalten in der F_2-Generation die Merkmale der Eltern im Verhältnis 3:1 wieder auf (Spaltungsregel).

Das Merkmal gelb, das sich durchsetzt, bezeichnet man als dominant, im Gegensatz dazu ist das Merkmal grün rezessiv. Dem Aussehen nach **(phänotypisch)** gleiche Pflanzen können aufgrund ihrer Erbanlagen **(genotypisch)** unterschiedlich sein. Das Zahlenverhältnis 3:1 betrifft nur die phänotypischen Merkmale. Genotypisch erfolgt eine Aufspaltung im Verhältnis 1:2:1, wobei 1 Teil reinerbig gelb, 2 Teile mischerbig gelb/grün (phänotypisch gelb) und 1 Teil reinerbig grün sind.

3. Mendelsches Gesetz (Neukombination)

In den einzelnen Pflanzenzellen finden sich für jedes Merkmal 2 Faktoren der Anlagen materieller Natur, die bei der Keimzellenbildung aufspalten und sich bei der Befruchtung neu kombinieren können.

Mendel führte auch Untersuchungen mit sogenannten dihybriden Pflanzen durch, die sich gleichzeitig in zwei Merkmalen unterschieden.

Er wählte für seine Versuche reinerbige Erbsensorten, die in Form und Farbe voneinander abwichen. Er kreuzte zwei reinerbige Eltern miteinander und ließ die F_1-Generation sich durch Selbstbefruchtung fortpflanzen.

Das Ergebnis kann in einem Kombinationsschema wiedergegeben werden (vgl. Abb. 2.3).

In diesem Kombinationsschema sind Erscheinungsbild (Phänotyp) durch die Symbole und das Anlagenbild (Genotyp) durch die Buchstaben wiedergegeben.

Ergebnis: Die 16 Kombinationsmöglichkeiten können in 4 unterschiedliche Phänotypen eingeteilt werden, die im Verhältnis 9:3:3:1 stehen.

Durch diese Versuche konnten die Ergebnisse bei den Monohybrid-Untersuchungen bestätigt werden. Neu war dagegen die Erkenntnis, daß die getrennten Anlagen der gekreuzten Erbsensorten neu kombiniert wurden [a) rund und grün; b) eckig und gelb]. Die durch Merkmalskombination neu entstandenen Sorten behalten ihre besondere Merkmalsausbildung bei und können sie

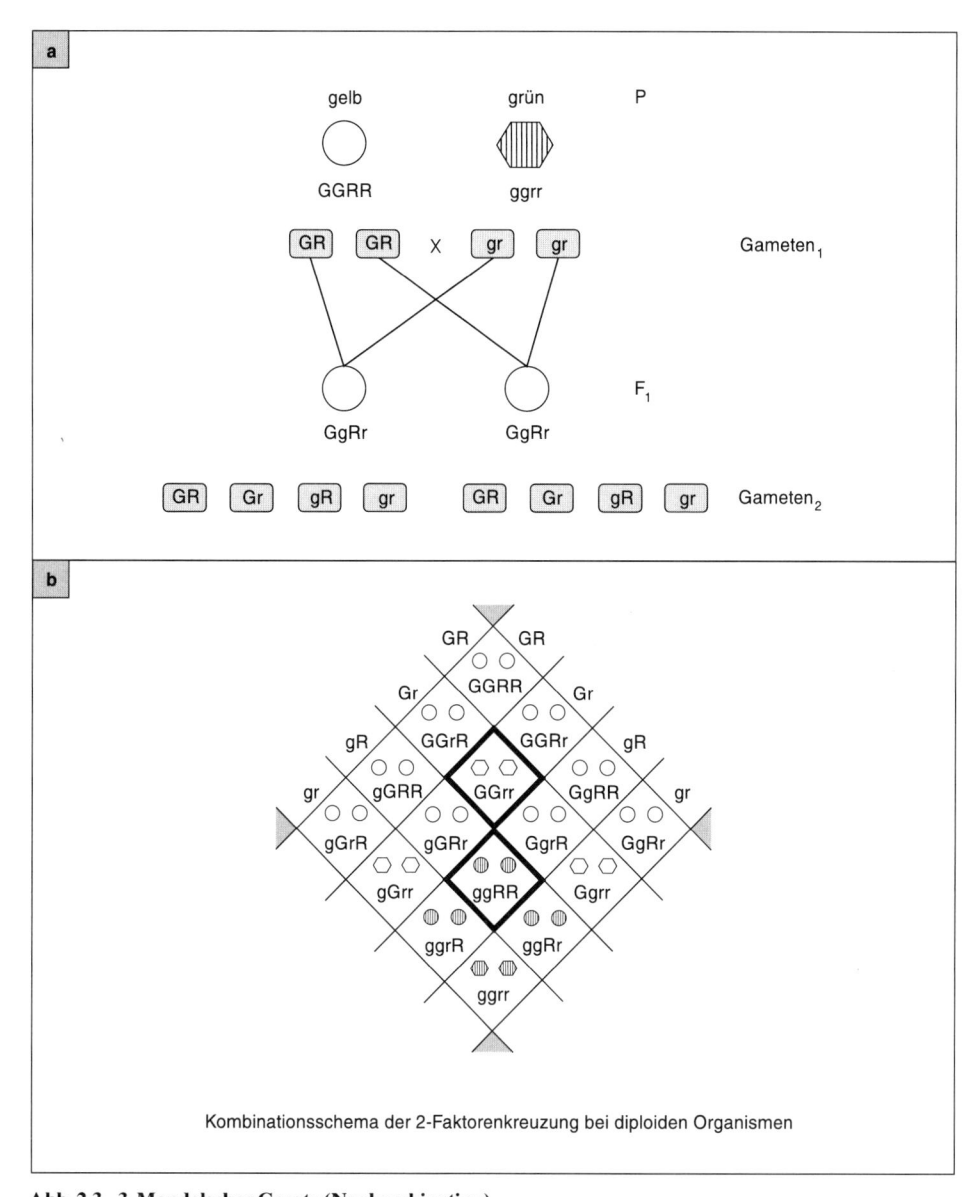

Abb. 2.3. 3. Mendelsches Gesetz (Neukombination).
RR = Genotyp; reinerbig, dominant für runde Form
rr = Genotyp; reinerbig, rezessiv für eckige Form
Die beiden verstärkt hervorgehobenen Quadrate zeigen Individuen mit Neukombination im Phänotyp.

auf Nachkommen übertragen (wichtig: Diese Erkenntnisse werden auch heute noch in der Tier- und Pflanzenzüchtung angewendet; Entstehung neuer Rassen).

Rückkreuzungsversuche

Mit Hilfe der Kreuzung dihybrider Pflanzen mit reinerbigen dominanten und rezessiven Formen ist es möglich, das äußere Erscheinungsbild (Phänotyp) auf seinen erblichen Gehalt hin, reinerbig oder mischerbig, zu überprüfen.

Bei Rückkreuzung eines Bastards mit einem reinerbigen rezessiven Elter traten 3 Möglichkeiten der Aufspaltung auf:
a) alle Individuen der F_1-Generation waren untereinander gleich, z. B. in Farbe und Form bei den Erbsensamen,
b) die Merkmale spalteten im Verhältnis 1 : 1 : 1 : 1 beim Phänotyp auf,
c) die Merkmale spalteten im Verhältnis 1 : 1 beim Phänotyp auf.

Die 1. Möglichkeit konnte nur auftreten, wenn der Bastard für beide Anlagen reinerbig war, die 2. Möglichkeit nur dann, wenn Mischerbigkeit vorlag. Die 3. Form trat dann auf, wenn für das eine Anlagenpaar Reinerbigkeit und für das andere Mischerbigkeit vorlag.

Seine gesamten Versuche sicherte Mendel durch sogenannte reziproke Kreuzungen ab, d. h., daß er für die gleichen Merkmale die Geschlechter der Eltern vertauschte. Die Ergebnisse waren die gleichen.

Intermediäre Vererbung (vgl. Kap. 2.1.2)
Dieser besondere und nicht sehr häufig auftretende Vererbungsvorgang wurde von Correns an der Gartenblume *Mirabilis jalapa* (japanische Wunderblume) beschrieben. Er kreuzte reinerbige weiß- und rotblühende Pflanzen und stellte fest, daß die Individuen der F_1-Generation rosa-rote Blüten (Mischfarbe) aufwiesen. In der Merkmalsausbildung liegen die Hybriden also zwischen den Eltern.

In der F_2-Generation spalten die Merkmale dann im Verhältnis 1 : 2 : 1 auf (25 % weiße, 50 % rosa und 25 % rote Blüten).

2.1.2 Gen, Genom, Genotyp, Allel, Mutation, Phänotyp, Polygenie, Polyphänie

Gen
Der Begriff „Gen" wurde im Jahre 1909 von dem Botaniker Johannsen für die Vorstellung Mendels von einem Erbfaktor eingeführt. Erst Morgan konnte durch seine gezielten genetischen Untersuchungen an *Drosophila melanogaster* (Fruchtfliege) der Vorstellung des Gens als kleinster stofflicher Einheit der Vererbung zum Durchbruch verhelfen.

Nach heutiger Auffassung repräsentiert ein Gen eine bestimmte Nukleotidsequenz auf der DNA (bzw. RNA bei einigen Viren), die die Information zur Synthese eines bestimmten Polypeptids oder einer biologisch aktiven RNA enthält.

Locus (Mehrzahl: Loci)
Ein Locus (Genort) repräsentiert die genaue Lage eines Gens im Chromosom. Verschiedene Allele des gleichen Gens besitzen den gleichen Locus.

Genom
Bei den Eukaryoten bezeichnet man mit dem Begriff – Genom – die Gesamtheit der genetischen Information (Gene) eines einfachen (haploiden) Chromosomensatzes im Zellkern, z. B. eines Gameten oder einer Samenzelle, der aus einer artspezifischen Anzahl von Chromosomen besteht. Die Anzahl der pro Zelle vorhandenen Genome bestimmt deren **Ploidiegrad**; bei einem Genom ist die Zelle haploid, bei zwei Genomen diploid. Liegen mehrere Genome pro Zelle vor, dann ist diese polyploid. Bei Bakterien ist das Genom die gesamte ge-

netische Information, die im Kernäquivalent lokalisiert ist.

Genotyp
Der Begriff Genotyp bezeichnet die Gesamtheit der genetischen Information (Gene) eines Organismus. Man stellt den Genotyp dem Phänotyp gegenüber.

Phänotyp
Im Zusammenspiel zwischen Genotypus und den inneren und äußeren Faktoren entsteht das **Erscheinungsbild, der Phänotyp** des Organismus. Unter dem Phänotyp faßt man die gesamten beobachtbaren, strukturellen und funktionellen Merkmale (Phäne) eines Organismus zusammen.

Allel
Ein Allel bezeichnet einen ganz bestimmten strukturellen und funktionellen Zustand eines Gens, der über die Merkmalsausbildung sichtbar werden kann. Durch eine Mutation kann nun ein Allel (z. B. grüne Farbe für Erbsensamen) in ein anderes Allel umgewandelt werden (z. B. anstelle der zuvor grünen Farbe zeichnet nun das neue Allel für eine gelbe Farbe des Erbsensamens verantwortlich).

Ein Allel kann man daher als den jeweiligen Mutationszustand eines bestimmten Gens auffassen.

Organismen mit einem haploiden Zellkern verfügen über jeweils nur ein Exemplar eines bestimmten Gens, das von väterlicher oder mütterlicher Seite abstammen kann.

Organismen mit einem diploiden Zellkern besitzen zwei Exemplare eines bestimmten Gens, einmal als mütterliches und einmal als väterliches Allel. Einen diploiden Organismus, bei dem beide Allele eines bestimmten Gens völlig gleich sind, bezeichnet man als **homozygot**; liegen dagegen unterschiedliche Allele für ein Gen vor, spricht man von einem in dieser Eigenschaft **heterozygoten** Organismus. Einen heterozygoten Organismus bezeichnet man auch als Bastard, als Hybride oder mischerbig.

Intermediäres oder dominantes Verhalten von Allelen sind ideale Grenzfälle. Auch ein rezessives Merkmal läßt sich bei genauer Merkmalsprüfung noch durch geringfügige Unterschiede erkennen.

Mutation
Unter Mutation versteht man jede erkennbare und vererbbare Änderung im genetischen Material, die nicht durch genetische Segregation (Aufspaltung der Erbfaktoren während der Reifeteilung) oder genetische Rekombination hervorgerufen wurde. Eine Mutation äußert sich in einer Merkmalsänderung, die auf Nachkommen vererbt werden kann. Individuen, die durch Mutationen verursachte Merkmalsänderungen aufweisen, nennt man Mutanten. Man teilt die Mutationen ein in: a) Genommutation, b) Chromosomenmutation, c) Genmutation (vgl. Kap. 2.3.5).

Polygenie
Steht die Ausbildung eines Merkmals unter der Kontrolle mehrerer Gene, so spricht man von **Polygenie** (s. Abb. 2.4).

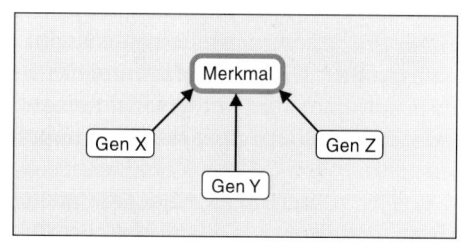

Abb. 2.4. Polygenie.

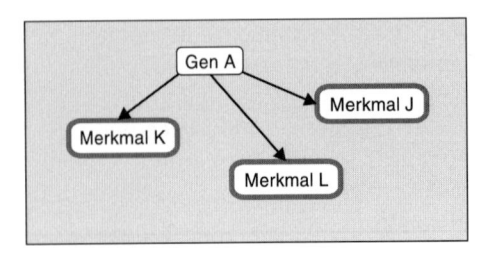

Abb. 2.5. Polyphänie.

Polyphänie
Unter Polyphänie versteht man, daß **ein Gen** auf die Ausbildung mehrerer Merkmale Einfluß nehmen kann (s. Abb. 2.5).

2.1.3 Koppelungsgruppen, Koppelungsbruch, Faktorenaustausch (Crossing over)

Koppelungsgruppen
Eine wichtige Grundthese der Mendelschen Vererbungslehre stellt die freie Kombinierbarkeit der Merkmale dar. Da einer geringen Zahl von Chromosomen eine große Zahl von Merkmalsausbildungen gegenübersteht, müssen sich auf einem Chromosom gleichzeitig zahlreiche Gene befinden. Somit ist zwangsläufig der freien Kombinierbarkeit der Gene eine Grenze gesetzt. Gene, die gemeinsam auf ein und demselben Chromosom lokalisiert sind und miteinander vererbt werden, nennt man gekoppelte Gene. Sie bilden zusammen eine **Koppelungsgruppe**. Bei der Segregation des elterlichen Erbgutes werden nicht einzelne Gene, sondern Koppelungsgruppen verteilt.
Leicht zu verfolgen sind gekoppelte Gene, wenn sie auf Geschlechtschromosomen lokalisiert sind. Bei Höheren Tieren und bei Menschen haben weibliche Individuen xx und männliche Individuen xy Chromosomen (vgl. Abb. 2.6). Ein rezessives Merkmal auf dem x-Chromosom wird bei Männchen sichtbar, da kein entsprechendes homologes Allel vorhanden ist. So liegen z. B. auf dem menschlichen x-Chromosom die Merkmale für Farbblindheit, Muskeldystrophie und Bluterkrankheit.

Abweichungen von den Gesetzmäßigkeiten der Genkoppelung
Durch Koppelungsbruch und Überkreuzaustausch von väterlichen und mütterlichen Chromosomen **(crossing over)** kommt es zur Neuverteilung gekoppelter Gene.

1. Koppelungsbruch
Zwischen homologen Koppelungsgruppen kommt es an homologen Stellen bei väterlichen und mütterlichen Koppelungsgruppen zum Bruch (s. Abb. 2.7).

2. Verheilung der Bruchstücke über Kreuz
Väterliche und mütterliche Koppelungsbruchstücke können nun über Kreuz zusammenwachsen, was zum Faktorenaustausch führt (s. Abb. 2.8).
Wenn man nun voraussetzt, daß Gene auf den Chromosomen lokalisiert sind, so bedeutet dies, daß das „crossing over" sein cytologisches Gegenstück bei den Chromosomen haben muß.
Tatsächlich kann man während der Meiose einen Vorgang beobachten, dessen Ergebnisse mit denen des „crossing over" in Einklang stehen: Im Verlauf der Chromosomenpaarung kann es vorkommen, daß homologe väterliche und mütterliche Chromatiden an einer oder mehreren Stellen, an denen sie sich überkreuzen, noch eine Zeitlang aneinander

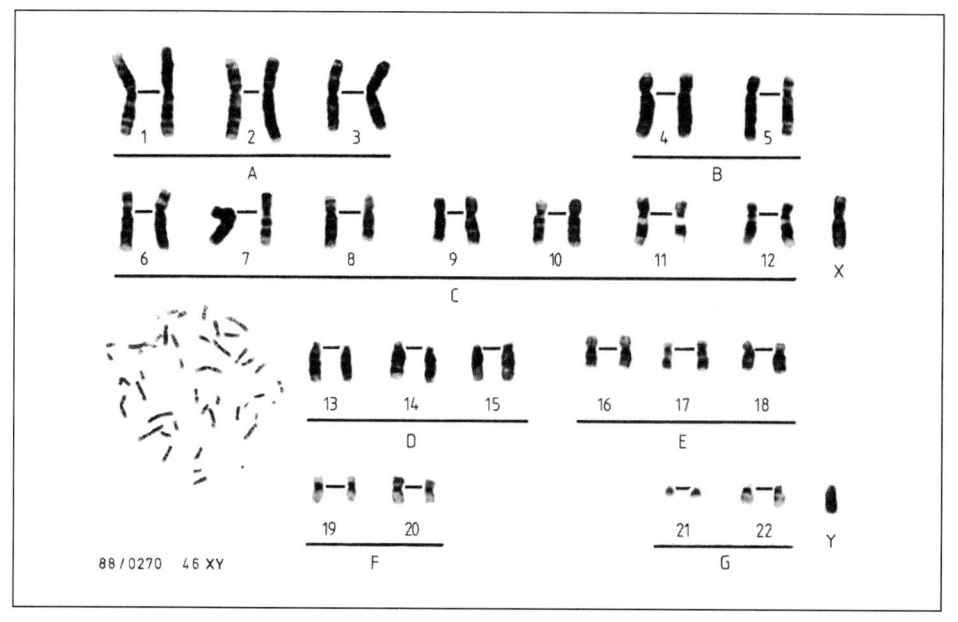

Abb. 2.6. Karyotyp des Menschen (Mann) aus einer Lymphozytenkultur (Metaphasenchromosomen). Die photographierten Chromosomen wurden ausgeschnitten und gemäß der Denver-Konvention von 1960 nach Größe und Centromeren-Index geordnet (7 Klassen, A bis G; x = weibliches Chromosom, y = männliches Chromosom).
(Photo: Abteilung für Cytogenetik des Instituts für Humangenetik u. Anthropologie der Univ. Heidelberg).

haften (Chiasmabildung). Die Chiasmabildung ist der sichtbare Ausdruck des „crossing over". Bei der anschließenden Trennung kommt es an diesen Punkten zum Bruch und einer Überkreuzverheilung der Bruchstücke. Eine Neukombination der Gene wäre dadurch möglich. Grundsätzlich kann „crossing over" an allen Stellen einer Koppelungsgruppe eintreten.

2.1.4 Lineare Anordnung der Gene, Genlokalisation

Bei gekoppelten Genen findet ein Faktorenaustausch durch „crossing over" mit unterschiedlicher Häufigkeit statt. Morgan vermutete, daß diese Unterschiede in Beziehung zu verschieden weiten

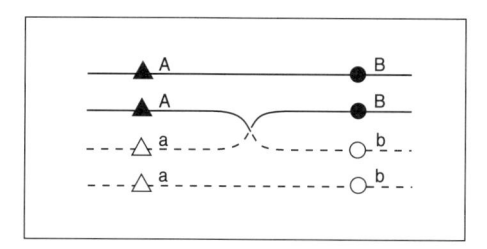

Abb. 2.7. Koppelungsbruch (A, a, B, b: Allele an homologen Loci).

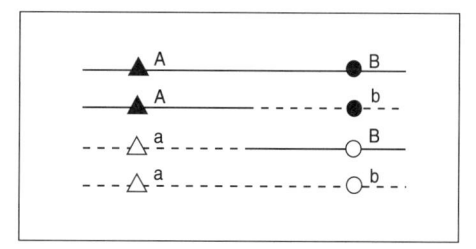

Abb. 2.8. Verheilung der Bruchstücke über Kreuz.

Genabständen stehen. Es leuchtet ein, daß zwischen weit auseinanderliegenden Genen einer Koppelungsgruppe häufiger „crossing over" stattfinden kann als zwischen eng zusammenliegenden.

Die relative Lage der Gene auf den Chromosomen findet damit ihren Ausdruck in den jeweiligen Austauschwerten. Man benutzt diesen Sachverhalt bei der Bestimmung der Genlokalisation.

2.1.5 Extrachromosomale (extrakaryotische) Vererbung

Hierbei handelt es sich um die Vererbung von Merkmalen, deren Kreuzungsdaten nicht mit den Mendelschen Regeln in Einklang zu bringen sind. Dabei spielen extrachromosomale Gene, die außerhalb des Zellkerns in den Mitochondrien (auf der mtDNA), Plastiden (auf der ptDNA) und im Grundplasma lokalisiert sind, eine entscheidende Rolle. Die gesamten extrachromosomalen Erbfaktoren werden als **Plasmon** dem **Genom** des Zellkerns gegenübergestellt. Die Gesamtheit der Erbfaktoren in den Plastiden bezeichnet man als **Plastom**, die der Mitochondrien als **Chondriom**. Darüber hinaus können im Grundplasma weitere Erbfaktoren (z. B. Plasmide, virale DNA) vorkommen, die als **Cytoplasmon** zusammengefaßt werden. Zwei Beispiele sollen die oben gemachten Ausführungen verdeutlichen:

A. Chloroplasten

Die genetische Autonomie der Chloroplasten spiegelt sich an bestimmten Blattausführungen wider. Wie die Wunderblume, *Mirabilis jalapa*, haben viele Höhere Pflanzen gescheckte Blätter, d. h. sie bestehen aus grünem und gelbem Blattgewebe.

Dabei kann es vorkommen, daß manche Zweige nur einheitlich grün gefärbte Blätter oder einheitlich gelb gefärbte Blätter besitzen. Die gelben Blätter verfügen über abnorme Chloroplasten, denen das Chlorophyll fehlt. Das Ergebnis des obigen Kreuzungsversuches (vgl. Tab. 2.1) zeigt, daß es bedeutungslos ist, von welchem Zweig der zur Bestäubung benutzte Pollen stammt. Das Ergebnis richtet sich ausschließlich nach der Eizelle, und zwar nach den im Plasma vorhandenen Chloroplasten. Die Blüten der Zweige mit gescheckten Blättern besitzen beide Proplastiden-Typen, so daß der Embryosack entweder nur normale

Tab. 2.1. Kreuzungsversuche mit der gescheckten Wunderblume

Blattfärbung des ♂-Elter (Pollen)	Blattfärbung des ♀-Elter (Eizelle)	Blattfärbung der Nachkommen
I. grün	grün gelb gescheckt	grün gelb gescheckt, grün, gelb
II. gelb	grün gelb gescheckt	grün gelb gescheckt, grün, gelb
III. gescheckt	grün gelb gescheckt	grün gelb gescheckt, grün, gelb

Proplastiden (später grün) oder nur abnormale (später gelb) besitzt oder beide Plastiden-Typen. Entsprechend entstehen dann nur grüne, nur gelbe oder nur gescheckte Pflanzen.

B. δ-Partikel bei Drosophila-Fliegen
Normalerweise zeigen *Drosophila*-Individuen eine Unempfindlichkeit gegen CO_2. Sie werden zwar betäubt, erholen sich aber rasch bei Zufuhr frischer Luft.

Manchmal treten jedoch *Drosophila*-Stämme auf, die gegen CO_2 äußerst empfindlich reagieren (CO_2-sensitiv); geringste Mengen töten diese Tiere. Diese CO_2-Empfindlichkeit wird hauptsächlich von weiblichen Tieren übertragen. Dagegen treten bei der Kreuzung CO_2-sensitiver Männchen mit Weibchen des Wildtyps nur sehr selten CO_2-sensitive Nachkommen auf. Durch entsprechende weiterdifferenzierte Kreuzungsversuche konnte man feststellen, daß das Merkmal für CO_2-Empfindlichkeit unabhängig von den Chromosomen vererbt wird. Es muß sich im Eicytoplasma ein Faktor befinden, der für diese Merkmalsausbildung verantwortlich zeichnet. Man konnte aus CO_2-sensitiven Fliegen ein sogenanntes δ-Partikel (Virus-ähnliches Partikel) mit infektiösen Eigenschaften isolieren, das für die CO_2-Empfindlichkeit verantwortlich gemacht wird. Man bezeichnet eine durch die mütterlichen Organismen bestimmte Merkmalsausprägung als **Matroklinie**.

2.2 Molekulare Grundlagen

Die genetische Information ist chemisch in Form der **Desoxyribonukleinsäure** (DNA), die z. B. in den Chromosomen vorkommt, festgelegt. Erstmals wurden die Nukleinsäuren im Jahre 1869 von F. Miescher in den Kernfraktionen verschiedener Zellen (ursprünglich in den Lymphozyten und im Sperma des Rheinsalms) entdeckt. Er fand auch, daß die Phosphorsäure einen wesentlichen Teil dieser neuen, organischen Substanzklasse ausmacht. In den folgenden Jahren wurden in vielen anderen Organismen Nukleinsäuren gefunden, die jedoch immer mit Proteinen assoziiert vorlagen. Im Jahre 1944 gelang O. Avery der Nachweis, daß die Nukleinsäuren die Träger der genetischen Information sind. Beadle und Tatum erweiterten die Kenntnisse im Jahre 1949, als sie aufzeigten, daß Gene als Einheit der Funktion jeweils für die Synthese einer Polypeptidkette verantwortlich zeichnen.

Diese Erkenntnisse stellten endlich eine Verbindung zwischen den Mendelschen Vererbungsgesetzen (um 1865) und deren (erhofften) materiellen Grundlagen in der Zelle, in Form der Nukleinsäuren, her. Nukleinsäuren sind Makromoleküle, deren struktureller Aufbau sich aus einer begrenzten Anzahl chemisch gleichwertiger Bauelemente rekrutiert, die nach einem durchgehenden, einheitlichen Prinzip miteinander verknüpft sind.

2.2.1 Struktur der Desoxyribonukleinsäure

Die genetische Information ist chemisch in Form der Desoxyribonukleinsäure (DNA), die in den Chromosomen vorkommt, festgelegt. Die DNA (engl.

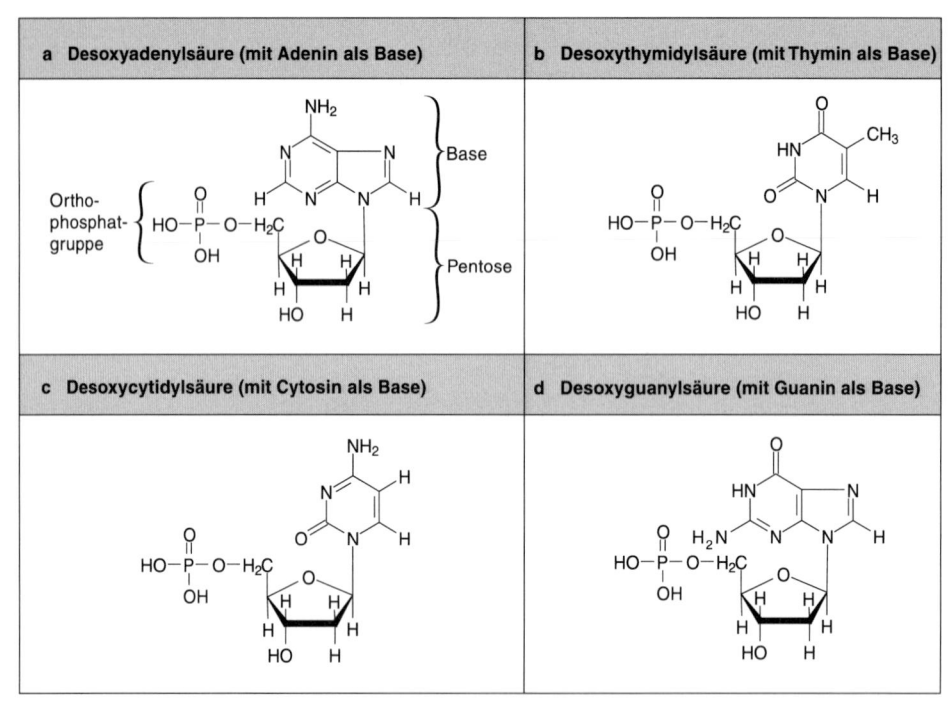

Abb. 2.9. Die vier verschiedenen Nukleotide der DNA.

Deoxyribonucleic Acid) als Makromolekül setzt sich aus verschiedenen kleineren Molekülbausteinen zusammen:
a) Stickstoffhaltige Basen:
   Purin-Gruppe: Adenin (A) und Guanin (G)
   Pyrimidin-Gruppe: Cytosin (C) und Thymin (T)
b) Pentose:
   2'-Desoxyribose
c) Orthophosphorsäure.

Je eine stickstoffhaltige Base, der Pentosezucker und die Orthophosphorsäure verbinden sich zu einer Untereinheit der DNA, die man **Nukleotid** nennt. Insgesamt kommen in einer natürlichen DNA vier verschiedene Nukleotide vor, da ja vier unterschiedliche Basen zur Verfügung stehen. Das Molekül aus Base und Zucker, also ohne Phosphatgruppe, nennt man **Nukleosid**. Die Nukleoside bei der DNA heißen: Desoxyadenosin, Desoxyguanosin, Desoxycytidin, (Desoxy-)Thymidin (s. Abb. 2.9). Die Vorstellung vom komplexen Aufbau der DNA geht auf ein Modell von **Watson** und **Crick** im Jahre 1953 zurück.

Die vier verschiedenen Nukleotide verbinden sich zu einem hochpolymeren Molekülstrang, der eine spezifische Basenfrequenz aufweist (Primärstruktur), wobei die Verknüpfung der einzelnen Nukleotide über den Zucker und die Phosphatgruppe in alternierender Reihenfolge geschieht. Die Phosphodiesterbindung erfolgt immer zwischen der 3'-Position der einen und der 5'-Position der anderen Pentose. Da am einen Ende dieser Kette eine Phosphatgruppe und am anderen Ende ein Zuckermolekül steht, liegt hier eine gerichtete Polarität vor.

Zwei Molekularstränge mit entgegengesetzter Polarität, die zusätzlich noch ineinander gewunden sind, bilden zusammen das hochpolymere Kettenmolekül der DNA-Doppelhelix (Sekundärstruktur).

Der Zusammenhalt der DNA-Doppelhelix erfolgt über Wasserstoffbrückenbindungen komplementärer Basen. Dabei ist zu beachten, daß sich immer nur Adenin mit Thymin und Guanin mit Cytosin paaren (Abb. 2.10/2.11).

Die DNA liegt bei allen Organismen immer als Doppelhelix vor, lediglich bei einigen Phagen wurden bisher ungepaarte, einsträngige DNA-Moleküle gefunden (z. B. bei den Bakteriophagen ⌀ X 174 und M 13).

In der DNA-Doppelhelix winden sich die beiden parallel geführten Stränge gegenläufig in einer rechtsgängigen Schraube umeinander (vgl. Abb. 2.10). Durch die vorgegebene spezifische Paarung zweier Basen bestimmt die Nukleotidsequenz des einen Stranges immer auch die des anderen; beide Stränge sind damit zueinander komplementär.

Durch die Stapelung der planen Basenpaare im Innern der DNA-Doppelhelix erscheint diese zunächst als ein relativ steifes und reaktionsträges Molekül, das lediglich der Erhaltung der genetischen Information dient. Dieser Eindruck täuscht: die DNA-Doppelhelix ist in der Lage, mit vielen anderen Molekülen in der Zelle auf vielfältige Weise in Wechselwirkung zu treten. Diese Fähigkeit der DNA nutzt die Zelle, um zu kontrollieren, wann und wie die in dem Molekül steckende genetische Information realisiert, d. h. **exprimiert** wird. Dabei bildet die selektive Realisierung (**Expression**) oder Unterdrückung (**Repression**) der Erbinformation in bestimmten Zellen zu bestimmten Zeiten

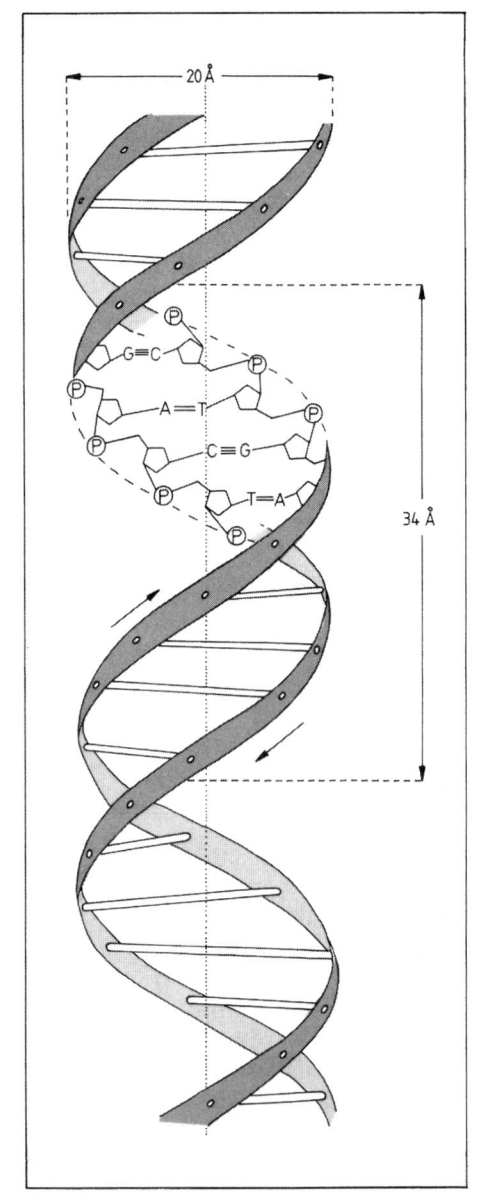

Abb. 2.10. Schematische Darstellung der DNA-Doppelhelixstruktur (B-Form). Die Pfeile deuten den gegensinnigen Verlauf der 3'-P-5'-Phosphodiesterbindungen in den komplementären Einzelsträngen an (nach E. Harbers, 1969).

den Schlüssel zur Individualentwicklung von höheren, mehrzelligen Lebensformen.

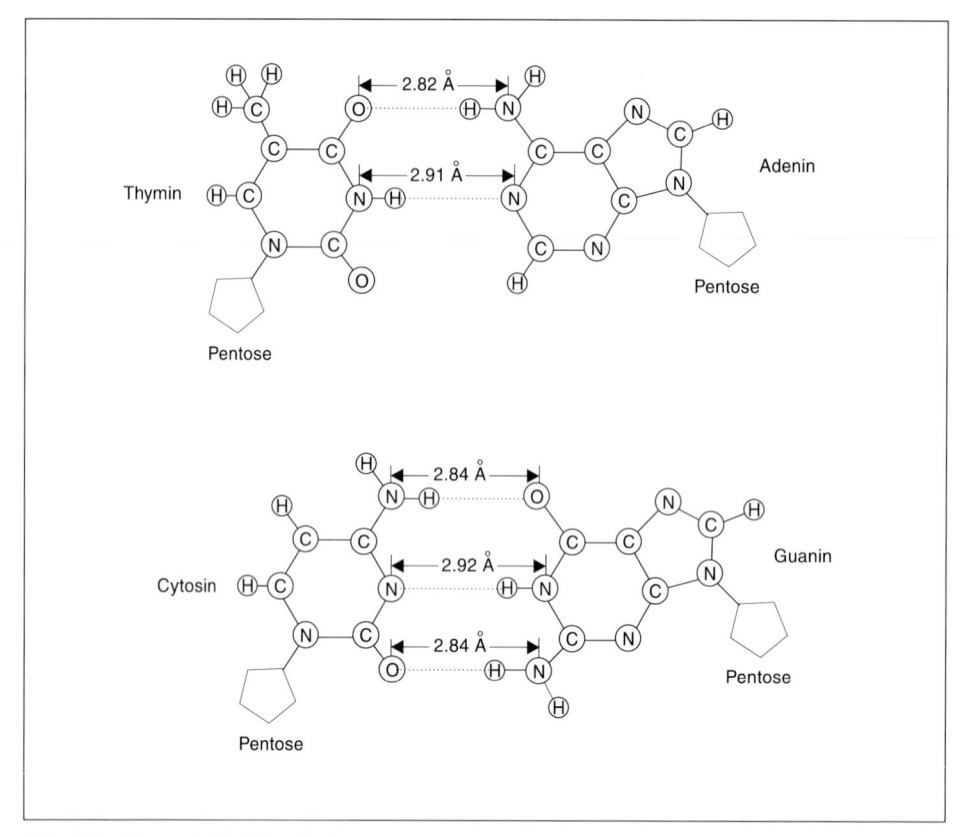

Abb. 2.11. Wasserstoffbrückenbindungen in der DNA-Doppelhelix zwischen Adenin-Thymin (oben) und Guanin-Cytosin (unten) (nach E. Harbers, 1969).

Durch Röntgenstrukturanalysen von DNA-Molekülen konnte gezeigt werden, daß die DNA-Doppelhelix in verschiedenen Strukturvarianten vorliegen kann:

B-Form: Bei der B-DNA handelt es sich um eine rechtsgängige Doppelhelix mit ca. 10 Basenpaaren pro Windung; die einzelnen Basenpaare stehen dabei senkrecht zur gedachten Zentralachse des Moleküls. Die B-DNA wurde von Watson und Crick (1953) beschrieben (vgl. Abb. 2.10).

A-Form: In der A-DNA sind die Basenpaare geneigt und aus der Achse der Doppelhelix gerückt. Wie bei der B-DNA handelt es sich auch bei der A-DNA um eine rechtsgängige Helix.

Z-Form: Inzwischen wurde noch eine sehr ungewöhnliche DNA-Struktur entdeckt. Eine künstlich hergestellte DNA mit hohem Guanin/Cytosin-Anteil zeigt Z-Konformation. Die Z-DNA ist eine linksgängige Helix, bei der im Gegensatz zur B-DNA das Phosphat/Zucker-Rückgrat zickzackförmig angeordnet ist. Während an den Flanken der B-DNA eine große und eine kleine Furche entlangziehen, erscheint in der Z-DNA nur eine einzige tiefe Furche. Es ist durchaus möglich, daß sich auch in nativer DNA an GC-reichen Sequenzen bei hoher Io-

Tab. 2.2. Die Größe des genetischen Materials von Viren und verschiedenen Organismen.

Organismus	Zahl der Basenpaare in Tsd.	Länge der DNA in cm
Virus	48,6	0,0017
Bakterium	400	0,136
Hefe	13 500	0,460
Fruchtfliege	165 000	5,60
Mensch	2 900 000	99,0

nenstärke eine Z-Konformation ausbilden kann.

DNA-Superhelix

Betrachtet man die Anzahl der Basenpaare von Viren und verschiedener Organismen und errechnet daraus die Länge der DNA (s. Tab. 2.2), so ergibt sich, daß die DNA auf engstem Raum zusammengedrängt werden muß, um in ein Virus, Bakterium oder einen Zellkern zu passen. Dies gelingt durch entsprechende Verknäuelung.

Die meiste DNA liegt in der lebenden Zelle als überspiralisierte DNA vor, d. h. die Achse der Doppelhelix ist selbst zu einer Helix verdrillt (**Superhelix**). Verläuft die Achse der Superhelix dabei gleichsinnig mit der Windung der DNA-Doppelhelix (im Uhrzeigersinn), dann wird die Gesamtzahl der Windungen erhöht; in diesem Fall spricht man von einer positiven superhelikalen Überspiralisierung der DNA. Ist die Achse der Superhelix entgegen dem Uhrzeigersinn gewunden, dann liegt eine negative superhelikale Überspiralisierung der DNA vor.

Die räumliche Form (Topologie) der DNA beeinflußt in starkem Maße deren Funktionsfähigkeit. So müssen z. B. bei der Replikation (s. Kap. 2.2.3) die beiden DNA-Fäden mindestens zeitweise entwunden werden. Die Überführung der DNA in unterschiedliche topologische Formen geschieht enzymatisch mit Hilfe von **DNA-Topoisomerasen**. Sie entfalten ihre Wirkung, indem sie an einer DNA-Doppelhelix entweder einen Strang (**Topoisomerase I**) oder beide Stränge (**Topoisomerase II**) trennen und wieder miteinander vereinigen. Durch Öffnen eines DNA-Stranges kann sowohl bei Pro- als auch bei Eukaryoten eine Entspannung negativ-superhelikaler DNA, bei Prokaryoten zusätzlich auch positiv-helikaler DNA, erfolgen. Die Topoisomerase II der Eukaryoten führt ebenfalls zu einer Entspannung superhelikaler DNA. Die Topoisomerase II der Bakterien wird auch als **Gyrase N** bezeichnet.

Die Gyrase überführt eine normale, entspannte ringförmige DNA-Doppelhelix oder eine topologisch isolierte Schleife in einen negativ superhelikalen gespannten Zustand. Die dafür benötigte Energie wird durch ATP bereitgestellt.

Eine negative Überspiralisierung könnte dazu beitragen, daß die lokale Denaturierung der DNA-Doppelhelix begünstigt und so der Beginn der Transkription erleichtert wird.

Die bakterielle Gyrase bietet eine Möglichkeit, durch den Einsatz spezifischer Hemmstoffe (Gyrasehemmer, z. B. Chinolone wie Ciprofloxacin), die DNA-Replikation und Transkription bei Bakterien zu hemmen. Da sich die entsprechenden Topoisomerasen bei Eukaryoten in ihrem chemischen Aufbau von der Gyrase der Bakterien unterscheiden, werden diese durch spezielle bakterielle Gyrase-Hemmstoffe nicht beeinflußt. Da sich die Gyrasen der verschiedenen Bakterien in ihrem chemischen Aufbau ähneln, besitzen bakterielle Gyrasehemmer ein relativ breites Wirkungsspektrum.

Funktionelle Organisation der DNA

Neben DNA-Abschnitten, die als Gene organisiert sind, gibt es auch noch andere DNA-Bereiche:
- **Promotor-Stellen**, Startstellen für die Transkription; hier heften sich die DNA-abhängigen RNA-Polymerasen an.
- **Terminatorsequenzen** für den Abbruch der Transkription;
- **Regulationsbereiche** der Transkription wie Operator- und Attenuator-Sequenzen;
- **Replikationsursprünge**, Startstellen der Replikation;
- **Repetitive**, sich wiederholende **Sequenzen**;
- **Palindrome**;
- **Spacer-Sequenzen**.

Auf die Funktionen dieser DNA-Bereiche wird an anderer Stelle eingegangen.

2.2.2 Struktur der Ribonukleinsäure

Der Aufbau der Ribonukleinsäure (RNA) ähnelt dem der DNA. Im Gegensatz zur Desoxyribonukleinsäure (DNA) besitzt die Ribonukleinsäure (RNA) einen anderen Pentosezucker, die D-Ribose; darüber hinaus wird die Pyrimidinbase – Thymin – durch eine andere Pyrimidinbase – **Uracil** – ersetzt. Zudem liegt die RNA, mit Ausnahme von einigen RNA-Viren, stets einsträngig vor. Allerdings können einige Abschnitte dieses Strangs gepaart vorliegen.

Die Nukleotide der RNA setzen sich also aus den entsprechenden Basen (Uracil, Cytosin, Guanin, Adenin), der D-Ribose und der Orthophosphatgruppe zusammen. Der Aufbau zum Makromolekül geschieht wie bei der DNA über die Phosphatgruppe und den Pentosezucker (vgl. Abb. 2.12/2.13).

Es gibt verschiedene RNA-Typen mit unterschiedlicher Struktur und Funktion
a) Messenger-RNA (mRNA)
b) Ribosomale RNA (rRNA)
c) Transfer-RNA (tRNA)

a) mRNA

Von den drei genannten RNA-Typen liegt in der Zelle die mRNA in der geringsten Menge vor. Sie besteht aus einem einzelnen RNA-Strang und dient der Übertragung der genetischen Information von der DNA zum Ort der Proteinbiosynthese, den Ribosomen. Über die mRNA, unter Mithilfe von rRNA, kann sich die in der DNA gespeicherte genetische Information ausprägen, **exprimieren**. In der Nukleotidsequenz der mRNA ist die Bauanleitung für ein zu fertigendes Polypeptid niedergelegt.

Die Übersetzung der genetischen Information in Proteine erfolgt bei Prokaryoten an der „naszierenden" mRNA; diese wird nach der Transkription nicht weiter verändert und auch nicht mit Proteinen assoziiert.

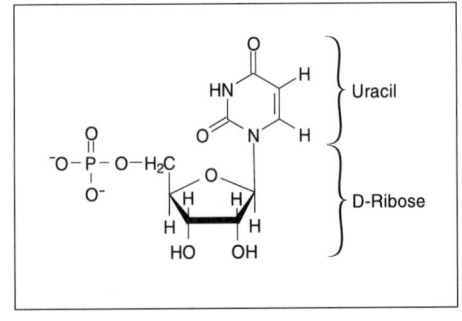

Abb. 2.12. Nukleotid mit der Pyrimidinbase Uracil (Uridin-5′-phosphat).

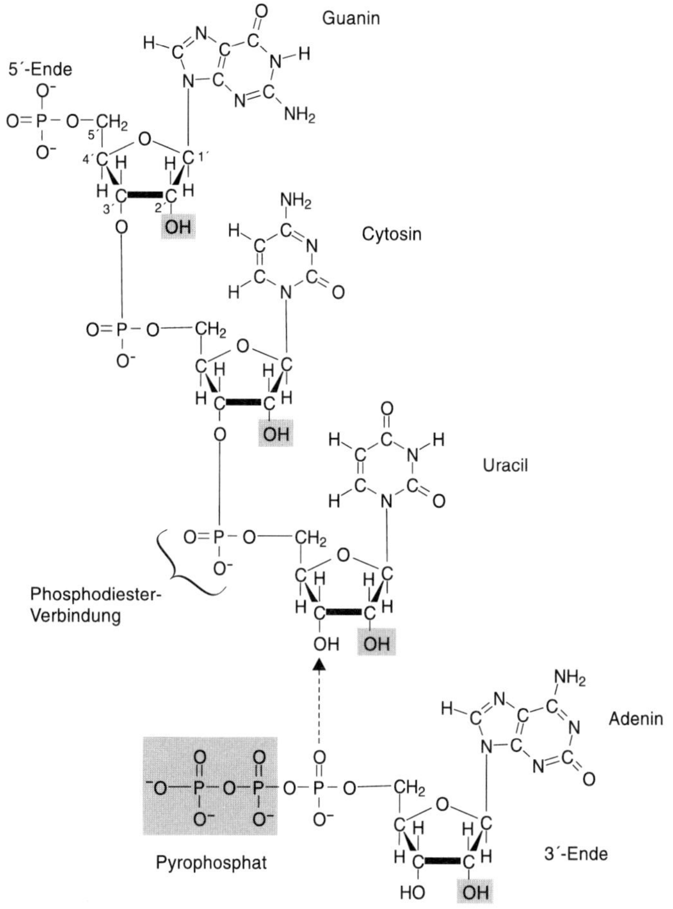

Abb. 2.13. Chemischer Aufbau der RNA. Sie enthält im Vergleich zur DNA anstelle von Thymin Uracil und Ribose statt Desoxyribose. Auch in der RNA wird die 5′-Position des neu hinzutretenden Nukleotids über eine Phosphodiesterbrücke mit der 3′-OH-Gruppe des letzten Nukleotids der Kette verknüpft; dabei wird Pyrophosphat freigesetzt.

Bei Eukaryoten erfährt die mRNA in der Regel posttranskriptionale Veränderungen; sehr häufig entsteht zunächst eine Prä-mRNA, die nachträglich bearbeitet (prozessiert), zerschnitten und zur reifen mRNA wieder zusammengefügt wird; mit Proteinen vergesellschaftet verläßt sie dann als reife mRNA den Zellkern (vgl. Kap. 2.2.7). Da im Zellkern stets viele verschiedene mRNAs mit Nukleotidketten von sehr unterschiedlicher Größe und Zusammensetzung synthetisiert werden, liegt im Zellkern bzw. später auch im Cytoplasma immer ein

Sortiment recht unterschiedlicher mRNA Species vor; die im Zellkern vorkommenden verschiedenen Prä-mRNA-Species bezeichnet man daher auch als heterogene nukleäre RNA (hn RNA).

b) rRNA

Die rRNA-Moleküle sind neben Proteinen Bestandteile der prokaryotischen und eukaryotischen Ribosomen; sie machen von der Gesamtmenge der zellulären RNA rund 80 bis 90 % aus. Bei den Prokaryoten findet man in den 70S Ribosomen drei verschiedene rRNA-Moleküle (5S, 16S, 23S), bei den eukaryotischen 80S Ribosomen liegen vier unterschiedliche rRNA-Species vor (5S, 5.8S, 18S, 28S).

Bei Prokaryoten und Eukaryoten sind die Gene für die verschiedenen rRNA-Species zu einer Transkriptionseinheit zusammengefaßt; die rRNA-Gene liegen z. B. bei *E. coli* im Genom mehrfach vor. Bei Eukaryoten sind diese Transkriptionseinheiten in vielfacher Wiederholung (hundert- bis tausendfach) hintereinander angeordnet (Tandem-Anordnung) und lediglich durch Zwischensequenzen (engl. spacer), die nicht transkribiert werden, voneinander getrennt; man spricht in einem solchen Fall auch von repetitiven DNA-Sequenzen.

Bei Eukaryoten liegen die Transkriptionseinheiten für die Bildung der 5.8S-, 18S- und 28S-rRNA im Zellkern im Bereich der **Nucleolusorganisatorregion (NOR)** vor; die Gene für die 5S-rRNA finden sich im Zellkern außerhalb der Nucleolusorganisatorregion auf der DNA anderer Chromosomenabschnitte. Zum Einbau in die große ribosomale Untereinheit wird die gebildete 5S-rRNA in den Nucleolus verlagert.

Durch Posttranskriptionsprozesse entstehen aus den gebildeten Prä-rRNA-Molekülen bei Prokaryoten die 5S-, 16S- und die 23S-rRNA-Species, bei den Eukaryoten die 5S-, 5.8S-, 18S- und die 28S-rRNA-Moleküle.

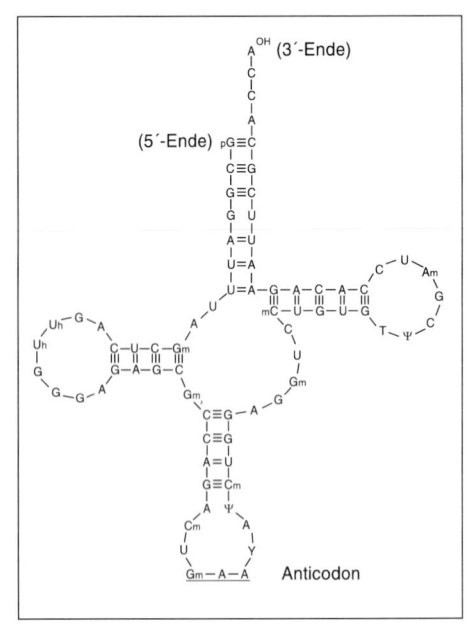

Abb. 2.14. Phenylalanin – spezifische tRNA (aus Hefen).
Y = unbekannt
T = Ribothymidin
m = methylierte Nukleotide
h = hydrierte Nukleotide
ψ = Pseudouridin

c) tRNA

Die Transfer-RNA mit Molekulargewichten bis 30 000 Dalton (entspricht ca. 70–90 Nukleotidbausteinen) hat die Aufgabe, sich im Cytoplasma spezifisch mit bestimmten Aminosäuren zu verbinden und diese an das entsprechende Codon der mRNA heranzubringen. Die tRNA verfügt über eine **kleeblattartige Sekundärstruktur.**

Am Beispiel der Phenylalanin-spezifischen tRNA (aus Hefen) seien die Konstruktionsmerkmale aufgezeigt (s. Abb. 2.14).

Die durch intramolekulare Basenpaarungen entstehenden doppelsträngigen Bereiche und die dazugehörigen ungepaarten Schleifen sind für die einzelnen tRNA's charakteristisch und dienen der Stabilisierung der räumlichen Struktur. Neben den vier erwähnten Basen Uracil, Cytosin, Guanin, Adenin enthält das Molekül modifizierte, seltene Basen. So finden sich im Molekül oft methylierte Basen, wie z. B. 2-Methylguanin, 5-Methylcytidin, 5-Methyluracil; aber auch Pseudouridin sowie hydrierte Basen lassen sich in der tRNA-Struktur auffinden. Die Modifikationen an den Standardbasen werden erst nachträglich (post-transkriptionell) enzymatisch vorgenommen.

Jede tRNA besitzt eine besondere mRNA-Erkennungsregion, das **Anticodon** (ein Nukleotidtriplett), das dem jeweiligen Codon auf der mRNA komplementär ist. Die Basen des Anticodons sind immer frei, d. h. sie liegen immer ungepaart in der Mitte einer Schleife. Jede tRNA besitzt eine Anheftstelle für die Aminosäuren am 3'-Ende des Moleküls.

Das terminale 3'-Ende jeder tRNA weist die gleiche Basensequenz – Cytosin – Cytosin – Adenin – auf. Das terminale 5'-Ende trägt immer die Base Guanin. Bei *E. coli* kennt man derzeit ca. 60 verschiedene tRNA-Moleküle.

Die tRNAs werden bei Eukaryoten und Prokaryoten zunächst in Form einer Prä-tRNA transkribiert; diese ist größer als die funktionstüchtige tRNA und besitzt am 5'- und 3'-Ende noch zusätzlich Nukleotid-Sequenzen; durch posttranskriptionale Prozessierung werden die überzähligen Sequenzen entfernt.

Die Mitochondrien und Plastiden enthalten z. T. ungewöhnlich strukturierte tRNA-Moleküle, die man im Cytoplasma der Eukaryoten und Prokaryoten sonst nicht findet.

2.2.3 Semikonservative Replikation der DNA

Während der Zellteilung und der Übertragung des Erbgutes von einer Zellgeneration auf die nächste muß die genetische Information in Form der DNA identisch redupliziert werden (**Replikation**). Die DNA-Replikation verläuft bei Prokaryoten während der gesamten Generationsdauer, bei Eukaryoten dagegen nur in der S-Phase des Zellzyklus ab. Die identische Reduplikation der genetischen Information wird durch den Matrizencharakter der DNA ermöglicht.

Das Replikationsprinzip besteht darin, daß von jedem Parentalstrang ein komplementärer Tochterstrang neu hergestellt wird. Man spricht in diesem Falle von einer **semikonservativen DNA-Replikation**, da jeder der beiden neu synthetisierten DNA-Doppelstränge aus je einem Parentalstrang und einem dazu komplementär neu synthetisierten Tochterstrang besteht.

DNA-Replikation bei Prokaryoten
Entwickung der DNA-Doppelhelix:
Die Replikation der DNA wird eingeleitet, indem zunächst die DNA-Doppelhelix durch verschiedene Enzyme an einer bestimmten Stelle, dem Replikationsursprung („Origin"), geöffnet wird; dadurch werden die beiden Parentalstränge einzeln zugänglich. Die weitere lokale Entwindung der beiden DNA-Stränge wird durch **Helicasen**, DNA-abhängige ATPasen, bewerkstelligt. Die Enzyme lösen unter ATP-Verbrauch die Wasserstoffbrücken zwischen den beiden DNA-Strängen und öffnen somit diese reißverschlußartig, ohne die beiden DNA-Stränge zu brechen. Durch die lokale Entwindung der DNA-Doppel-

helix entsteht an dieser Stelle eine Y-förmige Replikationsgabel mit zunächst einzelsträngigen DNA-Abschnitten; die Nukleotidsequenzen beider DNA-Einzelstränge werden dann als **Template** (Schablone, Matrize) benutzt, um nach dem Prinzip der Basenpaarung neue komplementäre Nukleotidstränge zu synthetisieren. Mit fortlaufender Replikation entwinden die Helicasen die DNA-Doppelhelix vor der entstandenen Replikationsgabel; sie binden dabei an einen der beiden Stränge und bewegen sich an diesem Strang von der 5'- zur 3'-Richtung fort.

Stabilisierung des Einzelstrangzustandes:
Die spontane Wiedervereinigung der getrennten Parentalstränge wird durch Einzelstrang-bindende Proteine verhindert; sie stabilisieren den Einzelstrangzustand und schaffen damit die Voraussetzungen für die Aktivität der DNA-Polymerasen.

Durch die lokale Entwindung der DNA-Doppelhelix und die Stabilisierung des Einzelstrangzustandes treten an der Replikationsgabel Torsionsspannungen auf, die durch **Topoisomerasen** (Relaxations-Enzyme) wieder aufgelöst werden (vgl. Abb. 2.15). Torsionsspannungen entstehen durch eine positive superhelikale Überspiralisierung der beiden voneinander getrennten DNA-Stränge. Man kennt bei E. coli zwei Topoisomerasen: Typ I verursacht DNA-Einzelstrangbrüche und Typ II DNA-Doppelstrangbrüche. Zum Typ II gehört die **Gyrase**, ein Enzym, das die positiven superhelikalen Windungen der DNA in negative umwandeln kann. Dabei schneidet sie die DNA-Stränge auf und verknüpft sie nach Drehung um ihre Achse wieder miteinander.

Bildung des Tochterstranges mit Hilfe der DNA-Polymerasen:
Die Replikation der DNA wird durch DNA-Polymerasen katalysiert. Bei *E. coli* kennt man drei verschiedene Polymerasen. Am längsten bekannt ist die **Polymerase I**; bei ihr handelt es sich um ein Reparaturenzym, das verschiedene Enzymaktivitäten vereint: eine $5' \rightarrow 3'$ und eine $3' \rightarrow 5'$ Exonuklease-Aktivität sowie eine reparative DNA-Polymerase-Aktivität. Mit letzteren kann sie kleinere Lücken im DNA-Strang wieder auffüllen. Während die **Polymerase II** nur von untergeordneter Bedeutung ist, handelt es sich bei der **Polymerase III** um das eigentliche replikative Enzym, das die normale Replikation der DNA über längere Strecken ermöglicht; zusätzlich verfügt dieses Enzym noch über eine $3' \rightarrow 5'$ Exonuklease-Aktivität, mit deren Hilfe sie einzelne falsch gepaarte Nukleotide entfernen kann.

Alle bekannten DNA-Polymerasen brauchen ein freies 3'-OH-Ende eines Oligo- oder Polynukleotids als Starter für die DNA-Synthese, eine sog. Primer-Sequenz („**Primer**"). Die Enzyme können die 5'-Position eines einzelnen Desoxyribonukleosid-Triphosphates über eine Phosphodiesterbrücke nur mit der freien 3'-Hydroxylgruppe eines schon vorhandenen Nukleotids verknüpfen; dabei wird Pyrophosphat frei (vgl. Abb. 2.13). Der Primer kann das freie 3'-OH-Ende einer DNA oder RNA sein. Im Falle der replikativen Polymerase III ist es das 3'-OH-Ende eines kurzen RNA-Primers (vgl. Abb. 2.15).

Bei der DNA-Replikation wird zwischen zwei verschiedenen Startstellen unterschieden; zwischen der Startstelle bei der Initiation der DNA-Replikation und der Anfangsposition bei jedem Okazaki-Fragment (s. unten). Bei Prokaryo-

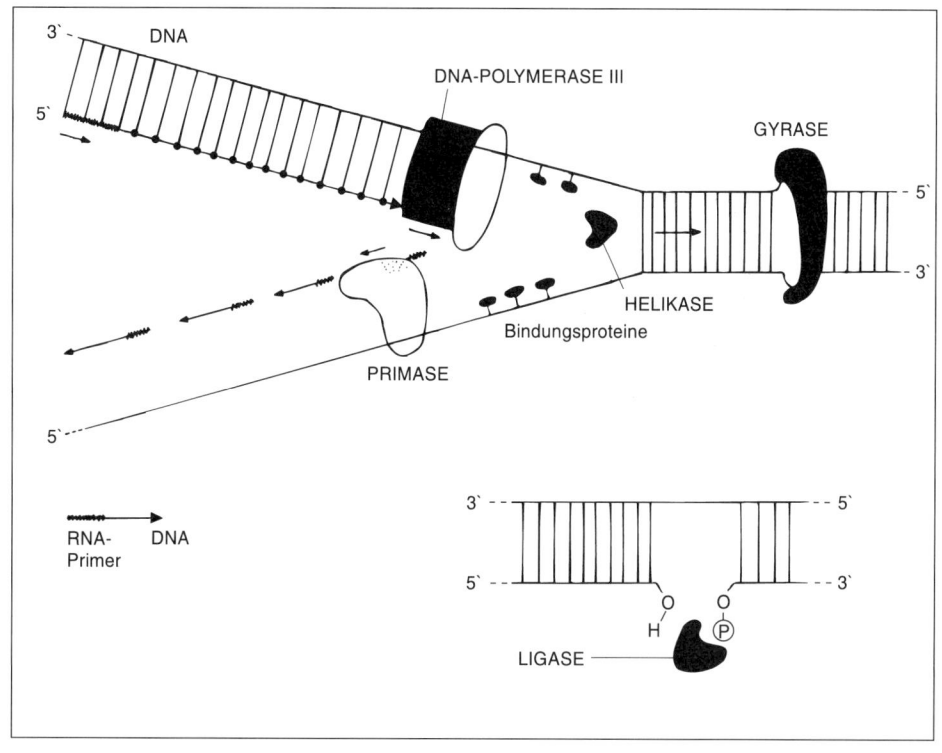

Abb. 2.15. Semikonservative Replikation der DNA. Die Pfeile geben die Syntheserichtung der DNA-Polymerase an (verändert nach H. Kindl, Biochemie der Pflanzen, 1987).

ten (z. B. *E. coli*) wird der Initiationsprimer meist durch eine RNA-Polymerase katalysiert, die auch bei der normalen Transkription verwendet wird; an den Okazaki-Fragmenten werden die RNA-Primer durch eine andere RNA-Polymerase, der sog. **Primase**, synthetisiert.

Am 3'-OH-Ende des RNA-Primers setzt die DNA-Polymerase III an und synthetisiert fortlaufend am Matrizenstrang entsprechend der Basenpaarungsregel den Tochterstrang. Das Enzym kann aber den neuen Tochterstrang nur in 5' → 3' Richtung kontinuierlich synthetisieren. Da sich die beiden DNA-Stränge einer Doppelhelix in ihrer Polarität unterscheiden, wird nur einer der beiden Matrizenstränge, der sog. Vorläuferstrang (Ableserichtung vom 3' zum 5' Ende), kontinuierlich repliziert. Der andere Matrizenstrang, der sog. Nachläuferstrang (Ableserichtung vom 5' zum 3' Ende) wird dagegen diskontinuierlich repliziert. Am Nachläuferstrang synthetisiert in regelmäßigen Abständen zuerst die Primase kurze RNA-Primer. An diesen setzt dann die DNA-Polymerase III an und synthetisiert im Vergleich zur fortschreitenden Replikationsgabel nach rückwärts kurze DNA-Sequenzen (1000–2000 Nukleotide); diese nennt man nach ihrem Entdecker **Okazaki-Fragmente** (R. Okazaki, 1967). Die RNA-Primer werden anschließend durch die Polymerase I entfernt und die Lücke durch DNA aufgefüllt. Das Enzym kann in der DNA (z. B. im benachbarten Okazaki-Fragment) einen Einzelstrangbruch erzeugen und das entstehende 3′-OH-Ende als Primer benutzen. Durch ihre komplexe Funktion als 5′ → 3′ Exonuklease und zusätzlich als reparative Polymerase ist die DNA-Polymerase I in der Lage, als Reparaturenzym zu fungieren. Die letzten offenen Bindungen zu der neu synthetisierten DNA werden von **DNA-Ligasen** geschlossen, die als Substrat eine freie 3′-OH-Gruppe und eine phosphorylierte 5′-Position benötigen (vgl. Abb. 2.15).

Aufgrund des unterschiedlichen Replikationsmodus an den beiden DNA-Strängen der ursprünglichen Doppelhelix – kontinuierlich am Vorläuferstrang, diskontinuierlich am Nachläuferstrang – spricht man auch von einer **semidiskontinuierlichen DNA-Replikation**.

Ausgehend vom „origin" wandern bei Bakterien zwei Replikationsgabeln bidirektional nach beiden Seiten; die Terminationsstelle, an der sich beide Replikationsgabeln auf der ringförmigen DNA treffen, liegt dem „origin" gegenüber. Die Vermehrungsrate der DNA bei Bakterien wird durch wiederholte Aktivierung des genetisch fixierten „origins" gesteuert. Die Polymerisationsgeschwindigkeit beträgt etwa 500 Nukleotide pro Sekunde.

DNA-Replikation bei Eukaryoten
Die DNA-Replikation bei Eukaryoten erfolgt in der S-Phase des Zellzyklus und verläuft im wesentlichen nach dem gleichen Modell wie bei Prokaryoten. Die beteiligten Enzyme sind jedoch anders aufgebaut und werden durch andere Inhibitoren gehemmt.

Interessanterweise sind die Okazaki-Fragmente bei Eukaryoten lediglich rund 200 Nukleotide lang; dies entspricht etwa der Sequenzlänge von einem Nukleosom.

Geht man bei Eukaryoten davon aus, daß jedes Chromosom nur einen DNA-Doppelfaden enthält und z. B. eine Länge von 10 cm hat (geschätzte DNA-Länge im menschlichen Chromosom), so würde die Zelle bei einer Replikationsrate von 1 μm/min ca. 1000 Stunden für eine Reduplikation der DNA benötigen. Durch Messung weiß man jedoch, daß bei differenzierten Körperzellen die Replikation ca. 10–20 Stunden dauert.

Dies ist dadurch möglich, daß sich bei der Eucyte entlang des DNA-Fadens mehrere hintereinandergeschaltete Replikationseinheiten **(Replikons)** befinden, in deren Mitte jeweils ein „origin" liegt; vom „origin" aus wandert eine Replikationsgabel nach beiden Richtungen. Die neu synthetisierte DNA wird mit Histon- und Nicht-Histon-Proteinen versehen, so daß die Struktur des Chromatins wiederhergestellt wird. Origins und Terminationspunkte der Replikons sind bei der Eucyten-DNA fest fixiert.

Die Replikation der DNA bei Eukaryoten erfolgt nicht immer synchron; die Initiationsereignisse können zeitlich verschoben sein. Die Vermehrungsrate der DNA kann bei der Eucyte durch Synchronisation der Replikationsphasen und durch Erschließung neuer „origins" erhöht werden. Bei Eukaryoten werden während einer S-Phase einmal benützte „origins" nicht noch einmal aktiviert.

2.2.4 DNA-Sequenzierung

Durch molekularbiologische Methoden ist es möglich, Gene bzw. DNA-Abschnitte zu analysieren. Im Jahre 1977 wurde von Sanger und Mitarbeitern die **enzymatische Didesoxysequenzierung**

von DNA (Kettenabbruchreaktion) entwickelt, die heute viel benutzt wird.

Das Prinzip der DNA-Sequenzierung nach Sanger beruht auf der partiellen Neusynthese eines DNA-Stranges, ausgehend von einer **Einzelstrangmatrize** unter Verwendung eines **DNA-Primers** und einer **DNA-Polymerase**. Durch Denaturierung werden die beiden DNA-Stränge voneinander getrennt. An einen der beiden DNA-Stränge lagert sich dann der passende Primer an. Primer sind genspezifische Oligonukleotide, die als Startpunkt für die DNA-Neusynthese dienen. Am 3'-Ende des Primers setzt die DNA-Polymerase an und synthetisiert den komplementären Strang, wobei von den zugesetzten vier Desoxynukleotiden (dATP, dCTP, dGTP, dTTP) eines (z. B. [α-^{35}S]dATP) radioaktiv markiert ist. Zum Kettenabbruch werden in vier getrennten, parallelen Reaktionsansätzen neben der DNA-Polymerase I und den normalen vier Desoxynukleotiden zusätzlich noch ein kleiner Prozentsatz von nur jeweils einem Didesoxynukleotid pro Ansatz eingesetzt (Didesoxyadenosintriphosphat [ddATP], ddGTP, ddCTP oder ddTTP). Den Didesoxynukleotiden fehlt die 3'-OH-Gruppe der Desoxyribose. Das Didesoxynukleotid kann zwar noch in den DNA-Strang eingebaut, dieser aber anschließend nicht mehr verlängert werden, da eine Phosphodiesterbindung zum nächsten Desoxynukleotid nicht mehr ausgebildet wird. Der Kettenabbruch erfolgt also basenspezifisch durch Einbau eines bestimmten Didesoxynukleotids.

Bei entsprechender Wahl der Reaktionsbedingungen erhält man radioaktiv markierte Einzelstränge unterschiedlicher Länge, da der Einbau der Didesoxynukleotide statistisch erfolgt. Sie reichen vom Primer bis zu jedem einzelnen Nukleotid des Stranges, getrennt nach den vier Didesoxynukleotiden (vgl. Abb. 2.16). Die Länge des DNA-Fragmentes spiegelt die Position der jeweiligen Nukleotidbase wider. Kommt z. B. in dem zu sequenzierenden DNA-Abschnitt Adenin dreimal vor, so entstehen drei DNA-Fragmente, deren Größe der Lokalisation von Adenin in der Sequenz entspricht. Nach Abbruch der Reaktion werden die vier Ansätze nebeneinander auf ein denaturierendes Polyacrylamidgel aufgetragen und die DNA-Einzelstränge aufgrund ihrer unterschiedlichen Länge elektrophoretisch getrennt. Im Anschluß an die Elektrophorese wird ein Röntgenfilm auf das Gel gelegt, der durch die radioaktiv markierten DNA-Banden geschwärzt wird. Autoradiographisch wird so ein Bandenmuster sichtbar gemacht, wobei eine Bande den Fragmenten einer bestimmten DNA-Länge entspricht. Da die Längenunterschiede auf dem Polyacrylamidgel jeweils nur ein Nukleotid betragen, kann man durch direkte Auswertung des Bandenmusters die lineare Nukleotidsequenz eines DNA-Stranges bestimmen. Die Nukleotidsequenz (Bandenmuster) wird entgegen der ursprünglichen Laufrichtung des Sequenzier-Gels abgelesen (vgl. Abb. 2.16).

Mit Hilfe der DNA-Sequenzierung ist es möglich, sowohl die Primärstruktur von Proteinen als auch deren Funktionsweise zu ermitteln. DNA-Abschnitte, die an der Regulation der Genexpression beteiligt sind, können eingehend studiert und ihre Wechselwirkung mit Signalstoffen besser verstanden werden. Mutationen lassen sich leichter erkennen und, davon ausgehend, können mögliche pathobiochemische Mechanismen erklärt werden. In den nächsten Jahren wird u. a.

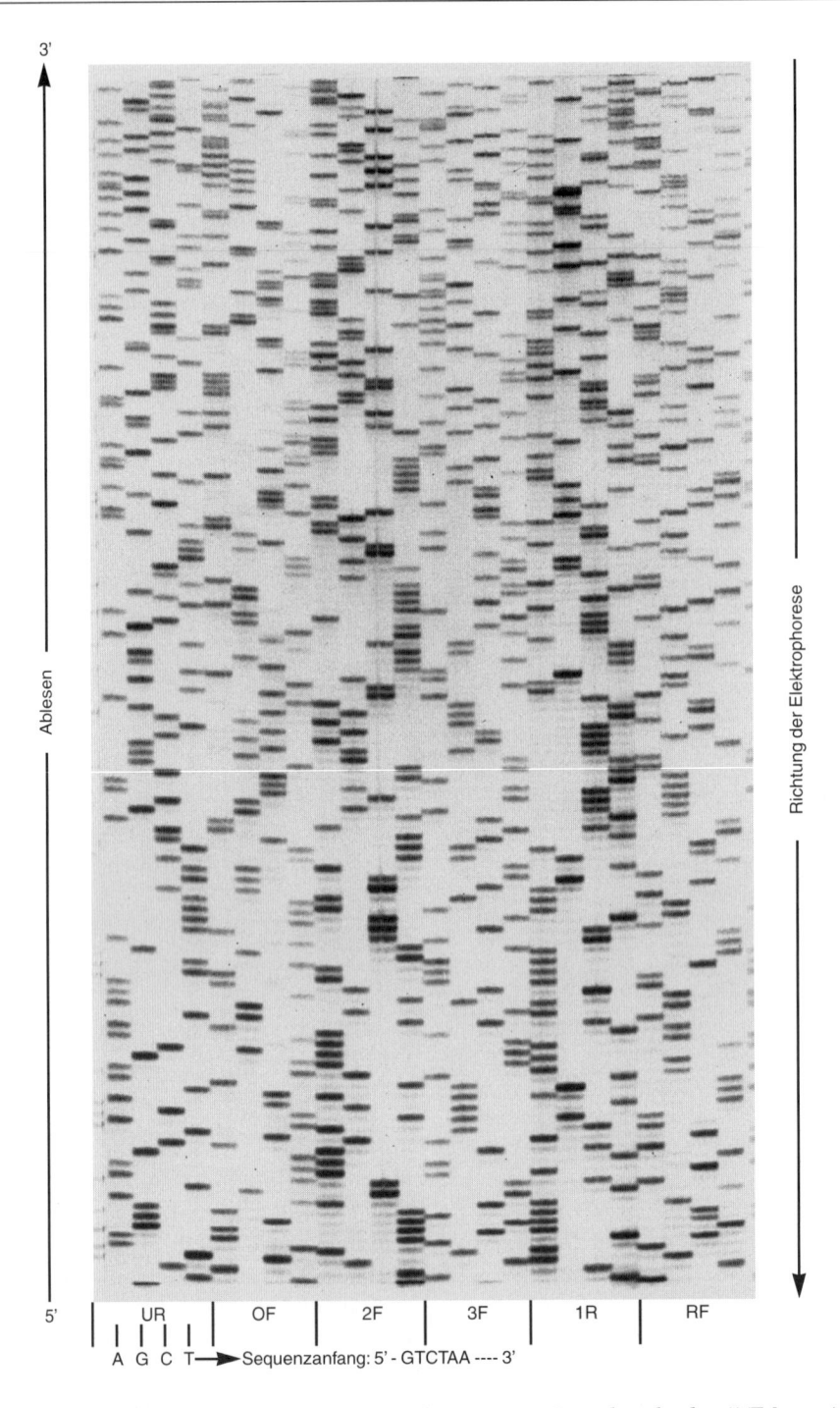

Abb. 2.16. Ausschnitt eines Autoradiogramms des *rbc L*-Gens von *Lespedeza thunbergii* (Fabaceae). Das *rbc L*-Gen in Chloroplasten-DNA kodiert für die große Untereinheit der Ribulose-1,5-biphosphat Carboxylase/Oxigenase. A = durch Didesoxyadenosin terminierte Abbruchstücke; G = durch Didesoxyguanosin terminierte Abbruchstücke; C = durch Didesoxcytosin terminierte Abbruchstücke; T = durch Didesoxythymidin terminierte Abbruchstücke. UR, OF, 2F, 3F, 1R, RF sind verschiedene Primer und die dazugehörige Sequenzreaktion (E. Käss, M. Wink, Heidelberg).

mit Hilfe der DNA-Sequenzierung weltweit die gesamte genetische Information des Menschen erforscht (Stichwort: „HUGO" = human genome project). Man stellt sich vor, damit u. a. „Erbkrankheiten" auf Genebene zu erforschen und gegebenenfalls diese durch „Gentherapie" ursächlich bekämpfen zu können. Durch Vergleich der DNA-Sequenzen von homologen Genen über die Artgrenzen hinaus lassen sich Aussagen über phylogenetische Entwicklungslinien und eventuelle Verwandtschaftsbeziehungen verschiedener Organismengruppen auf Genebene machen.

2.2.5 Der genetische Code

Man bezeichnet die Beziehung zwischen der Basensequenz in der mRNA und der Aminosäuresequenz in der Polypeptidkette als genetischen Code (Schlüssel).

Da für 20 Aminosäuren Symbole existieren müssen, können weder eine noch zwei Basen alleine für die Codierung zuständig sein. Durch zahlreiche Versuchsergebnisse gestützt, weiß man heute, daß jeweils drei Basen (Triplett) eine Aminosäure codieren. Strukturell bezeichnet man ein Triplett auf der mRNA als **Codon**, da ursprünglich die Aufklärung der DNA-Information über deren Negativ, die mRNA, erfolgte.

Geht man vom **Triplettcode** aus, so bestünden 64 Möglichkeiten, die 20 Aminosäuren zu codieren. Da aber nur äußerst selten sogenannte Nicht-Sinn-Codons vorkommen, die keine Aminosäuren codieren können, müssen mehrere unterschiedliche Tripletts für die gleiche Aminosäure codieren. So wird z. B. die Aminosäure Glycin durch die Tripletts GGA, GGG, GGC und GGU codiert. Die ersten beiden Nukleotide liegen dabei fest, das dritte kann variieren. Man spricht in diesem Zusammenhang von einer **Degeneration des genetischen Codes** (s. Abb. 2.17).

Durch das Vorhandensein eines festen Anfangspunktes und eines Endpunktes ergibt sich für den Triplettcode auf der DNA ein Leseraster (Rastercode), das eindeutig die Aminosäuresequenz eines Polypeptids festlegt und damit auch die Funktion des Proteins determiniert. Wenn durch äußere Einflüsse der Leseraster verschoben wird **(frameshift)**, dann muß es zwangsläufig zur Veränderung der Code-Worte kommen und damit zum Einbau „falscher" Aminosäuren in das ursprüngliche Polypeptid; Funktionsänderungen im Stoffwechselablauf können dabei nicht ausbleiben.

Auf der mRNA findet man ein Start-Codon (z. B. bei *E. coli* – AUG –, das für N-Formylmethionin codiert und bei Eukaryoten – GUG –, das Methionin determiniert) sowie ein Codon, das das Ende einer genetischen Information anzeigt.

1. Position 5' Ende ↓	2. Position				3. Position 3' Ende ↓
	U	C	A	G	
U	Phe	Ser	Tyr	Cys	U
	Phe	Ser	Tyr	Cys	C
	Leu	Ser	STOP	STOP	A
	Leu	Ser	STOP	Trp	G
C	Leu	Pro	His	Arg	U
	Leu	Pro	His	Arg	C
	Leu	Pro	Gln	Arg	A
	Leu	Pro	Gln	Arg	G
A	Ile	Thr	Asn	Ser	U
	Ile	Thr	Asn	Ser	C
	Ile	Thr	Lys	Arg	A
	Ile	Thr	Lys	Arg	G
G	Val	Ala	Asp	Gly	U
	Val	Ala	Asp	Gly	C
	Val	Ala	Glu	Gly	A
	Val	Ala	Glu	Gly	G

Abb. 2.17. Genetischer Code. Man beachte die Variabilität der 3. Position innerhalb eines Codon („Degeneration des genetischen Codes").

So gibt es z. B. für die drei bekannten Nicht-Sinn-Codons – UAG, UAA, UGA – keine entsprechende tRNA (Transfer-RNA) und damit auch keine Aminosäurenäquivalente. Der Einbau solcher Codons in eine Nukleotidkette führt unweigerlich zum Abbruch der laufenden Proteinsynthese. Der genetische Code scheint darüber hinaus universell zu sein, d. h. für alle derzeit untersuchten Organismen codiert das gleiche Basen-Triplett die gleiche Aminosäure (Ausnahme s. Kap. 1.6.5).

Damit stellt die Universalität des genetischen Codes ein starkes Argument für die Evolution der Organismen, ausgehend von einem gemeinsamen Ursprung, dar.

2.2.6 Transkription

Die DNA besitzt die Information für die mRNA, die verschiedenen tRNA-Ketten und die rRNA. Als Transkription bezeichnet man die Synthese von RNA an der DNA als Matrize; dadurch wird die Möglichkeit geschaffen, daß die in den Erbanlagen vorhandene genetische Information realisiert (exprimiert = ausgedrückt) werden kann.

Durch die Transkription entstehen an der DNA als Matrize die Vorstufen der tRNA (Prä-tRNA) und rRNA (Prä-rRNA), die mRNA und bei Eukaryoten die Prä-mRNA und die hnRNA (heterogeneous nuclear RNA).

Die Transkription wird von DNA-abhängigen RNA-Polymerasen katalysiert. Sie benötigen als Substrat Ribonukleosid-5′-triphosphate, Doppelstrang-DNA, als Cofaktoren Mg^{++}-Ionen, jedoch keinen Primer (freies 3′-OH Ende). Die bakteriellen RNA-Polymerasen bestehen aus 5 Untereinheiten (2α, β, β' und σ), während die RNA-Polymerasen von Eukaryoten aus etwa 12 Untereinheiten gebildet werden. Während in Bakterien eine einzige RNA-Polymerase die gesamte RNA-Synthese katalysiert, gibt es in Eukaryoten drei verschiedene DNA-abhängige RNA-Polymerasen, die alle im Zellkern vorkommen:

Polymerase I (im Nucleolus) katalysiert die Synthese von verschiedenen rRNA-Typen: 18S, 28S, 5.8S.

Polymerase II (im Chromatin) katalysiert die Bildung der unterschiedlichen mRNA-Typen.

Polymerase III (im Chromatin) katalysiert hauptsächlich die Synthese der verschiedenen tRNA-Typen sowie die Bildung der 5S rRNA.

Der Ablesevorgang durch die RNA-Polymerasen erfolgt immer nur an einem der beiden DNA-Stränge, dem **codogenen Strang** (Sinusstrang); dieser dient als Vorlage (Matrize) zur Synthese der verschiedenen RNA-Typen. Durch die Nukleotid-Sequenz des Promotors ist festgelegt, welcher DNA-Abschnitt von den RNA-Polymerasen abgelesen und umgeschrieben wird. Die Promotorsequenz hat eine Orientierung, welche die RNA-Polymerase in eine Richtung dirigiert. Dadurch kann einmal der eine und einmal der andere DNA-Strang einer Doppelhelix als codogener Strang (Matrize) dienen. Dies führt dazu, daß die Transkriptionsrichtung entlang einer chromosomalen DNA in unregelmäßigen Zeitabständen wechselt.

Da sich die Polymerasen von Eubakterien und Eukaryoten im Aufbau unterscheiden, können sie durch verschiedene Substanzen gehemmt werden. α-Amanitin, das Gift des Knollenblätterpilzes *(Amanita phalloides)* hemmt die eukaryotischen RNA-Polymerasen, besonders die Polymerase II; es hemmt jedoch nicht die prokaryotische RNA-Polymerase. Letztere wird dagegen durch das Antibiotikum Rifamycin inaktiviert, das seinerseits keinen Einfluß auf die Aktivität der eukaryotischen RNA-Polymerasen hat.

Bildung der mRNA

Die Transkription beginnt damit, daß die RNA-Polymerase auf dem codogenen Strang eine spezifische Nukleotid-Sequenz, den Promotor, erkennt; dieser ist den Genen vorgelagert. In Promotoren von Bakterien findet man häufig etwa 10 Basenpaare vor dem Start („stromaufwärts") eine Folge 5'TATAAT-3'. Diese Sequenz wird als **TATA-Box** bezeichnet oder nach ihrem Erstbeschreiber **Pribnow-Box**. Auch im Bereich 35 Basenpaare stromaufwärts gibt es eine Folge von häufig vorkommenden Nukleotiden. Man nennt diese wiederkehrenden DNA-Bereiche auch **Consensus-Sequenzen**. Die Effektivität der Transkription wird durch die Nukleotid-Sequenz des Promotors bestimmt; man unterscheidet schwache und starke Promotor-Bereiche. Am Promotor setzt die RNA-Polymerase an und rückt dann bis zur Startsequenz (Initiationspunkt) vor. Der codogene Strang wird dann vom 3'-Ende zum 5'-Ende hin abgelesen, dagegen wächst die RNA-Kette vom 5'-Ende zum 3'-Ende. Dabei verknüpft die RNA-Polymerase die in der Zelle frei vorkommenden Nukleosid-5'-triphosphate unter Abspaltung von Pyrophosphat zur entsprechenden mRNA. Die Transkription endet an der Terminatorsequenz; anschließend erfolgt die Freisetzung der mRNA vom Enzym und die Ablösung der RNA-Polymerase von der DNA. Ein Transkriptionsvorgang kann mehrfach hintereinander ablaufen.

Die synthetisierte mRNA besteht aus einer kurzen Vorsequenz (**leader-Sequenz**), den Aminosäuren codierenden Sequenzen (vgl. aber Prä-mRNA bei Eukaryoten) und einer kurzen Endsequenz. Die Vorsequenz ist die Strecke zwischen dem Transkriptionsstart und dem Translationsstart am Transkript; sie wird bei der Translation nicht in Aminosäuren übersetzt.

Die entstehende mRNA kann bei Prokaryoten die Information für ein Polypeptid (monocistronische mRNA) oder für mehrere Polypeptide (polycistronische mRNA) gleichzeitig tragen. Bei der polycistronischen mRNA sind die einzelnen Cistrons durch kurze Trennbereiche (Spacer) voneinander getrennt. Die Transkription erfolgt dabei kontinuierlich. Bei Eukaryoten liegen in der Regel monocistronische mRNAs vor. Da den Prokaryoten ein Zellkern fehlt, erfolgt bei ihnen die Anlagerung der Ribosomen an die mRNA bereits während der Transkription, so daß die Translation schon an der noch nicht fertiggestellten mRNA beginnt.

Bei Chloroplasten und Mitochondrien transkribiert eine organelleigene RNA-Polymerase die Organell-DNA. Die nahe Verwandtschaft dieser Organellen zu den Prokaryoten zeigt sich darin, daß ihre Polymerasen wie die der Eubakterien durch das Antibiotikum Rifamycin gehemmt werden können.

2.2.7 Prozessierung der eukaryotischen Prä-mRNA

Die mRNA verläßt bei den Eukaryoten nach der Transkription nicht sofort den

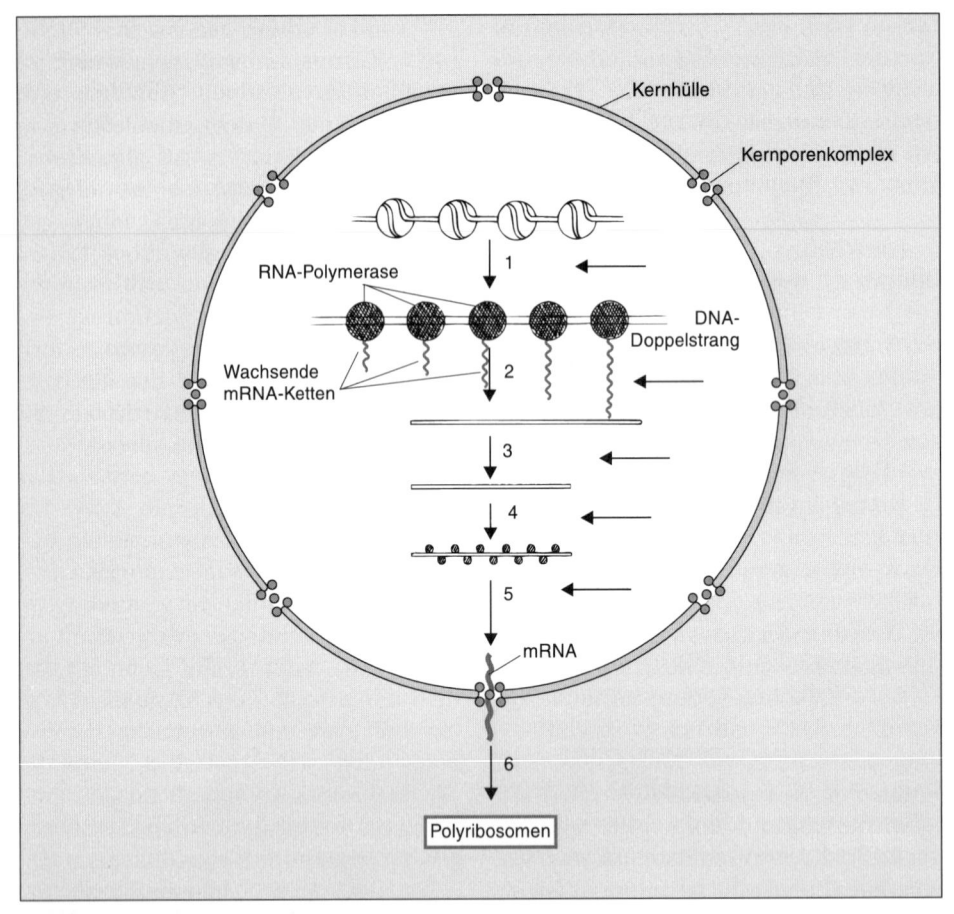

Abb. 2.18. Genexpression des Eukaryoten-Zellkern-Genoms.
a) Die Pfeile in vertikaler Richtung geben Teilprozesse an, die durch charakteristische Strukturen skizziert sind (vgl. Text).
b) Die Pfeile in horizontaler Richtung bezeichnen die jeweiligen Regulationsebenen.

Zellkern. Die Abb. 2.18 gibt den Vorgang bei der Eucyte wieder.

Erst nach Umformungen bzw. Spaltung der mRNA Vorstufen in die funktionellen Einheiten wandert die fertige mRNA durch den Porenkomplex der Kernmembran ins Cytoplasma.

1. Bei der Eucyte besteht der einleitende Schritt für die Transkription im Übergang vom dichtgepackten Chromatin (Nucleosom) zum gestreckten DNA-Zustand; in dieser Form kann das Chromatin transkribiert werden (s. Abb. 2.18). Die dunklen Kreise stellen RNA-Polymerase-Komplexe dar, an denen RNA-Ketten (bzw. Ribonukleoprotein-Komplexe) sitzen, die in einer Richtung fortlaufend wachsen. Die RNA-Kette verlängert sich in dem Maße, wie sich die Polymerase-Moleküle vom Startpunkt zum Endpunkt hin bewegen.

2. Ablösung des Ribonukleoprotein-Komplexes (Transkriptionsprodukt) von der RNA-Polymerase. Die wachsenden RNA-Moleküle assoziieren

schon während ihrer Entstehung an der RNA-Polymerase mit Proteinen und bilden Ribonukleoproteinfibrillen (Unterschied zu der mRNA bei Prokaryoten).
3. Die mRNA Vorstufen werden durch eine Folge von geordneten enzymatischen Spaltungen (mRNA Prozessierung) in Stücke von abnehmender Länge zerlegt. Am Ende bleiben mRNA-Stücke übrig, die für die Translation im Cytoplasma die richtige Länge haben.
4. Hier wird auf die Assoziation der RNA in all diesen Schritten mit delegierten Proteinmolekülen hingewiesen.
5. Translokation der mRNA durch den Kernporenkomplex.
6. Als Endpunkt (über mehrere weitere Schritte) erfolgt Assoziation zu einem Translationskomplex im Polyribosom.

Der Vorgang der Transkription und Translation ist bei Eukaryoten wesentlich komplexer als bei Prokaryoten (vgl. auch Kap. 2.2.6).

Bei Prokaryoten existiert die mRNA nur sehr kurz (Halbwertzeit 0,5–2 Minuten). Bei Eukaryoten unterscheidet man dagegen zwischen kurzlebigen und langlebigen mRNA-Molekülen.

Mosaik-Gen
Viele Gene bei Eukaryoten (oder bei DNA-Viren), die für Proteine, ribosomale oder transfer-RNA codieren, bestehen nicht aus einem einzigen zusammenhängenden DNA-Stück, sondern aus mehreren „gestückelten" DNA-Abschnitten. Dabei wechseln codierende DNA-Sequenzen **(Exons)** mit nicht-codierenden **(Introns)** ab. **Exons** sind diejenigen Bereiche eines Gens, die tatsächlich als Transkripte in der reifen mRNA auftauchen und anschließend in ein Proteinmolekül übersetzt werden (translatierte Sequenz). **Introns** sind diejenigen Nukleotidsequenzen zwischen den Exonbereichen (**intr**acistr**on**ische Regionen oder Intervening Sequenzen), die beim Spleißprozeß aus der Prä-mRNA entfernt werden und daher in der reifen mRNA nicht mehr vorhanden sind. Gestückelte Gene bezeichnet man als **Mosaik-Gene** (vgl. Abb. 2.19). Einige Eukaryoten-Gene sind frei von Introns. Zu ihnen gehören die Histon-Gene, die Gene für Interferon α und für das Hitzeschockprotein Hsp 70.

Posttranskriptionaler Reifungsprozeß
Zuerst wird die gesamte DNA-Sequenz des Mosaikgens in eine **Prä-mRNA** übersetzt; diese wird anschließend noch bearbeitet (prozessiert), bevor sie als reife mRNA ins Cytoplasma gelangt (vgl. Abb. 2.19).

Bei der gebildeten Prä-mRNA wird an das erste Nukleotid am 5'-Ende eine chemische Schutzkappe (engl. cap) angehängt **(capping)**; die Cap-Struktur findet man bei allen eukaryotischen mRNA Molekülen. Es handelt sich dabei um ein an der 7-Position methyliertes Guanosin, das über eine Triphosphatbrücke an das erste Nukleotid der RNA gebunden ist. Die Schutzgruppe verhindert einen Abbau des Moleküls durch 5'-Exonukleasen. Die Cap-Struktur ist darüber hinaus für den Translationsstart unbedingt erforderlich; sie ermöglicht die Komplexierung der mRNA mit der größeren Ribosomenuntereinheit.

Am freien 3'-OH-Ende heftet eine Poly(A)-Synthetase eine 150 bis 200 Basen lange Adenylat-Kette an **(Polyadenylierung)**. Die Polyadenylat-Sequenz schützt die mRNA vor einem enzymatischen Abbau im Cytoplasma.

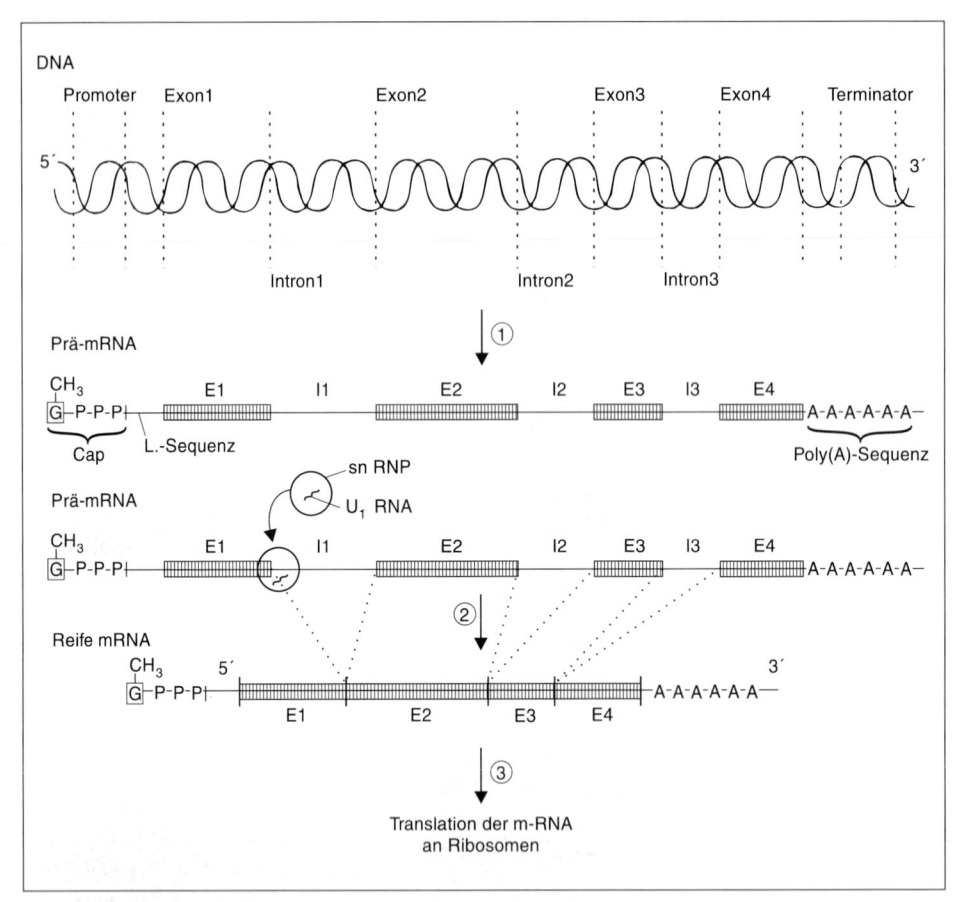

Abb. 2.19. Mosaikgen und posttranskriptionale Reifungsprozesse der eukaryotischen Prä-mRNA. E = Exon, codierende DNA-Sequenz; I = Intron, nicht-codierende DNA-Sequenz. ①: Das Mosaikgen wird in eine Prä-mRNA transkribiert, die noch alle Intron- und Exon-Transkripte enthält. ②: Die Intron-Transkripte werden aus der Prä-mRNA entfernt und die Exon-Transkripte zur reifen mRNA wieder zusammengefügt (Spleißprozeß). ③: Die reife mRNA wird aus dem Zellkern ins Cytoplasma verlagert und dort an Ribosomen in ein Polypeptid translatiert.

Einige eukaryotische mRNAs, wie z. B. die Histon-Messenger, tragen am 3'-Ende keine Poly(A)-Sequenz; ihre Lebensdauer im Cytoplasma ist daher relativ kurz.

Die tRNAs und rRNAs bei Eukaryoten sowie alle RNA-Typen bei Prokaryoten sind nicht in gleicher Weise modifiziert.

In einigen Fällen kann die Prä-mRNA an Adenyl-Resten zusätzlich methyliert werden. Die **Methylierung** der Prä-mRNA ist jedoch viel geringer als vergleichsweise die Prä-rRNA oder Prä-tRNA.

Spleißen

Die Intron-Transkripte der Prä-mRNA werden herausgeschnitten und abgebaut; die verbleibenden codierenden Nukleotidsequenzen, die Exon-Transkripte, werden dann zur **reifen mRNA**

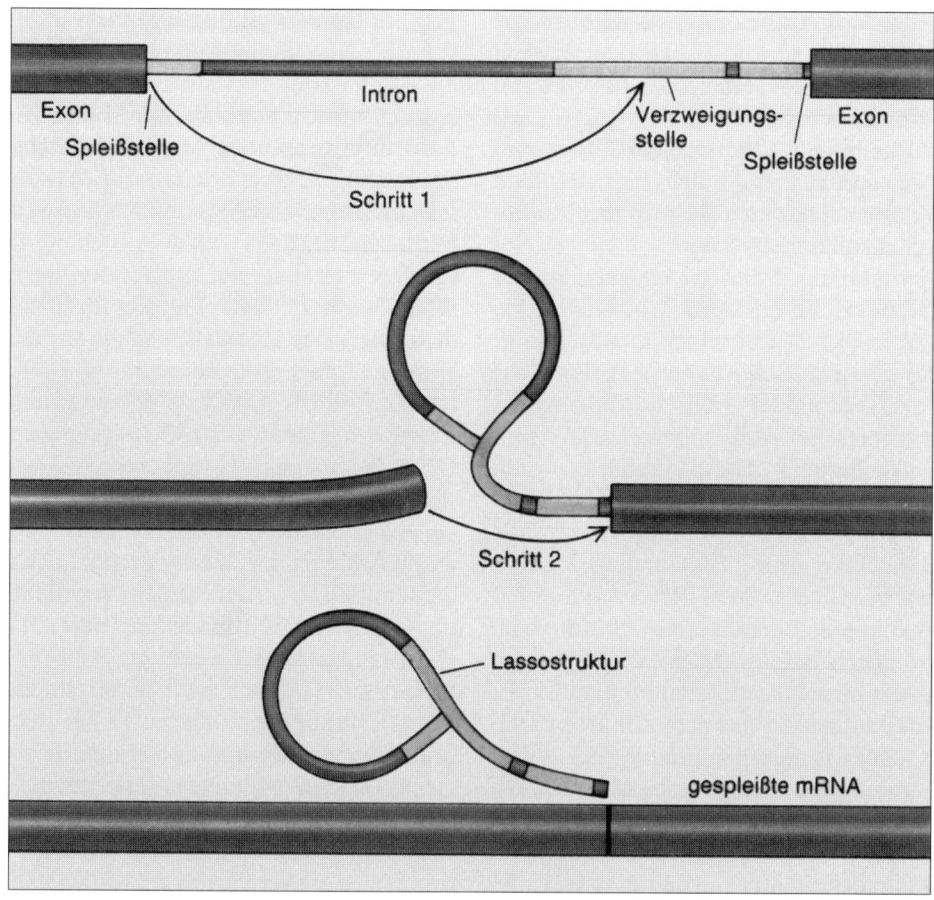

Abb. 2.20. Beim Entfernen der Introns bildet sich eine sogenannte Lariat- oder Lasso-Struktur. Das Spleißen der Prä-mRNA ist ein zweistufiger Prozeß, den die (nicht gezeigten) snRNPs in Gang setzen. Im ersten Schritt wird die vordere (stromaufwärts gelegene) Spleißstelle geschnitten und an die U2-Bindungsstelle angekoppelt, so daß das Intron eine Lassoschlinge bildet. Im zweiten Schritt verbinden sich die Exons, und das Intron wird freigesetzt.

wieder „richtig" zusammengefügt. Diesen Vorgang nennt man **Spleißen** (Spleißprozeß; engl. splicing). Beim Spleißen bleiben die Cap-Struktur am 5'-Ende und die Poly(A)-Sequenz am 3'-Ende der mRNA erhalten.

Am Spleißprozeß ist u. a. eine Klasse von Ribonukleoprotein-Partikeln beteiligt, die sich an den Kernen aller tierischen Zellen findet; man bezeichnet sie als **snRNP** (**s**mall **n**uclear **R**ibo**n**ucleo**p**roteine). Sie bestehen aus einer Gruppe von Proteinen, die alle an ein einziges RNA-Molekül gebunden sind. Diese RNA, die sich von allen drei bereits erwähnten Arten unterscheidet, ist nur 100 bis 300 Nukleotide lang und tritt in mindestens 10 verschiedenen Typen auf. Sechs von ihnen enthalten besonders viel Uracil und werden daher als U-RNAs bezeichnet. Die snRNPs vereinigen sich beim Spleißen auf der prä-mRNA und bilden mit zusätzlichen Proteinen das Spleißosom. Nur der Spleißosom-Komplex als ganzes ist in der Lage, die Spleißreaktion zu katalysieren. Ein Schaden an nur einem der snRNPs unterbindet das Spleißen.

Das Spleißen der Prä-mRNA ist ein zweistufiger Prozeß, den die snRNPs in Gang setzen. Zunächst wird die vordere Spleißstelle geschnitten und an ein Nukleotid in der Nähe der hinteren Spleißstelle angekoppelt (vgl. Abb. 2.20). Das Intron gleicht nun einer Lassoschlinge. Im zweiten Schritt werden dann die Exons verbunden, während zugleich das Intron in der Lasso- bzw. Lariat-Form (engl. lariat = Lasso) freigesetzt und anschließend abgebaut wird.

Manche Introns werden auch ohne Beteiligung von Proteinen gespleißt. Man bezeichnet diese RNA mit autokatalytischen Eigenschaften als **Ribozym**. Erblich bedingtes fehlerhaftes Spleißen ist die Ursache von einer Reihe von Erkrankungen. So hat man z. B. beim Thalassämie-Syndrom gefunden, daß fehlerhaftes Spleißen im Hämoglobin-Gen zu funktionslosen Proteinen führt und damit zu einem Mangel an Hämoglobin. Andererseits wird vermutet, daß Änderungen im Spleiß-Muster eine bedeutende Rolle bei der Evolution gespielt haben. In manchen Fällen gehört ein **alternatives Spleißen** zum festen Programm von Zellen. Ein Beispiel für alternatives Spleißen ist das Gen für das Hormon Calcitonin. Das Gen besteht aus 6 Exons. Genexpression in der Nebenschilddrüse liefert durch Verknüpfung von Exon 1–4 das Calcitonin, während in Nervenzellen aus dem gleichen Gen durch Verknüpfung der Exons 1–3 und 4+5 ein Neuropeptid (Calcitonin gene related protein = CGRP) gebildet wird.

2.2.8 Reverse Transkription

Normalerweise findet bei der Transkription ein Informationsfluß von der DNA zur RNA statt. Infiziert man jedoch tierische Zellen mit bestimmten RNA-Viren (Retroviren), dann findet in den tierischen Wirtszellen eine RNA-abhängige DNA-Synthese statt. In diesem Falle dient die Virus-RNA als Vorlage für die Synthese einer komplementären DNA (**cDNA**); der Vorgang wird von einem Enzym, das man als RNA-abhängige DNA-Polymerase bzw. **reverse Transkriptase** bezeichnet, katalysiert. Die zunächst einsträngige cDNA wird zur doppelsträngigen cDNA ergänzt und dann mit Hilfe verschiedener Enzyme in das Genom der Wirtszelle integriert.

Retroviren sind in der Natur weit verbreitet und können sehr unterschiedliche Erkrankungen hervorrufen, von Leukämie bei Mäusen und Hühnern bis zu AIDS bei Menschen. Die reverse Transkriptase spielt eine wichtige Rolle bei der Gentechnologie (s. Kap. 2.5.5).

2.2.9 Translation

Die mRNA verläßt den Zellkern und gelangt ins Cytoplasma. Damit die in der Nukleotidsequenz der mRNA festgelegte genetische Information ordnungsgemäß in die Aminosäuresequenz eines Proteins übersetzt werden kann, bedarf es übergeordneter Hilfsstrukturen, wie Ribosomen, tRNAs, Enzymen sowie Energieträgern wie z. B. ATP und GTP.

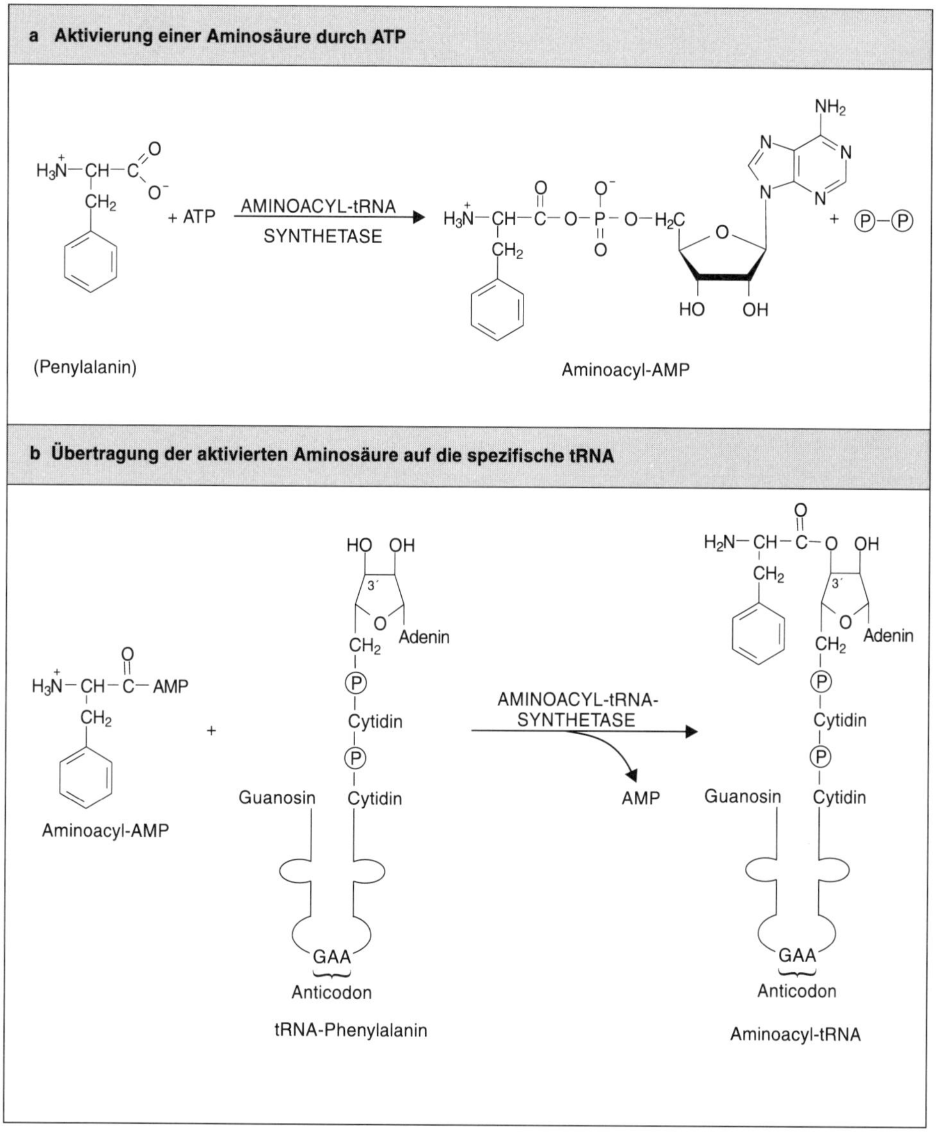

Molekulare Grundlagen

a Aktivierung einer Aminosäure durch ATP

(Penylalanin) + ATP →[AMINOACYL-tRNA SYNTHETASE] Aminoacyl-AMP + P–P

b Übertragung der aktivierten Aminosäure auf die spezifische tRNA

Aminoacyl-AMP + tRNA-Phenylalanin →[AMINOACYL-tRNA-SYNTHETASE] Aminoacyl-tRNA + AMP

Abb. 2.21a/b. Aktivierung von Aminosäuren und ihre Übertragung auf spezifische tRNAs.

Aktivierung von Aminosäuren und deren Anheftung an die tRNA

Für die Aktivierung von Aminosäuren ist ATP notwendig. Es verbindet sich unter Abspaltung von Pyrophosphat mit der Säuregruppe der Aminosäure und bildet ein Aminosäure-Adenylsäure-Anhydrid. Es handelt sich dabei um eine reversible Reaktion. In einem weiteren Schritt wird die aktivierte Aminosäure auf ein tRNA-Molekül übertragen; dabei wird die Carboxylgruppe der Aminosäure mit der 3′ OH-Gruppe des tRNA-Endes verestert. Die Anheftungsstelle für die Aminosäuren weist für alle bisher bekannten tRNA-Typen das gleiche Nukleotidsequenz-Ende-CCA auf. Die Anheftungsstelle der tRNA ist daher nicht in der Lage, die entsprechende Aminosäure zu erkennen. Die Aktivierung der Aminosäure und die Verknüpfung mit dem richtigen Partner wird von einem Enzym, der **Aminoacyl-tRNA-Synthetase** vorgenommen. Man geht davon aus, daß es so viele verschiedene Aminoacyl-tRNA-Synthetasen gibt, wie man unterschiedliche tRNAs in der Zelle findet (s. Abb. 2.21).

Die Proteinbiosynthese gliedert sich z. B. bei *E. coli* in drei Phasen:

Initiationsphase (Startphase)

Während der Initiationsphase bindet die 30-S-Untereinheit des Ribosoms an das Startcodon der mRNA mit der Nukleotidsequenz AUG. An das Startcodon tritt eine spezielle Aminoacyl-tRNA heran, die als Startaminosäure **N-Formylmethionin** trägt.

Der Zusammenbau der Einzelkomponenten zum **Initiationskomplex** wird durch verschiedene Initiationsfaktoren (IF1, IF2, IF3) kontrolliert. Nun tritt noch die 50S-Untereinheit des Ribosoms zu diesem „Initiationskomplex" hinzu. Durch nachfolgende Abspaltung der Initiationsfaktoren unter GTP-Spaltung entsteht das funktionstüchtige 70S-Ribosom; die Proteinbiosynthese kann starten.

Für die Anlagerung des Messengeranfangs und die korrekte Bereitstellung des Startcodons AUG für die Translation (wichtig, da kommafreier Code) sind noch zusätzliche Signalsequenzen notwendig. Sie befinden sich im nichttranslatierten 5′-terminalen Abschnitt der mRNA, der sog. **Shine-Dalgarno-Sequenz**, ca. 5–9 Nukleotide vor dem Startcodon.

Elongationsphase (Kettenverlängerung)

Im Ribosom finden sich zwei Bindungsorte für tRNA, die man **Donor-(Peptidyl-stelle)** und **Akzeptorstelle (Aminoacyl-stelle)** nennt. Zu Beginn der Proteinsynthese besetzt die formylmethioninspezifische tRNA die Donorstelle. Für die nächste tRNA bleibt damit die Akzeptorstelle zur Anheftung frei. Nachdem sich die Anticodons der beiden tRNA's mit den entsprechenden Codons auf der mRNA gepaart haben, kommt es zur Ausbildung einer Peptidbindung zwischen den beiden Aminosäuren, die durch das ribosomale Enzym (lokalisiert an der 50S-Untereinheit) **Peptidyltransferase** katalysiert wird. Die Aminosäure Formylmethionin wird von der tRNA in der Donorstelle auf die Aminosäure der in der Akzeptorstelle gebundenen tRNA übertragen. Anschließend bewegt sich das Ribosom auf der mRNA um ein Codon weiter, wodurch ein neues Triplett (Codon) ablesbar wird. An diesem Vorgang beteiligt sind GTP, Elongationsfaktoren und eine **Translokase**. Durch die Weiterbewegung des Ribosoms (Translokation) wird die Peptidyl-tRNA von der Akzeptorstelle an die Donorstelle überführt. Die erste tRNA hat sich inzwischen von der mRNA gelöst. Sie ist bereit, eine neue Aminosäure aufzunehmen. Mit dem nun wieder ablesebereit vorliegenden Codon der Akzeptorstelle kann sich ein weiteres Anticodon einer dritten tRNA paaren.

Das Dipeptid (zwei Aminosäuren durch eine Peptidbindung verknüpft) von der tRNA aus der Donorstelle wird mit Hilfe der **Peptidyltransferase** auf die neu ankommende Aminoacyl-tRNA übertragen. Der schon beschriebene Vorgang kann sich nun häufig wiederholen. Auf diese Weise wächst die Polypeptidkette am Ribosom um jeweils eine

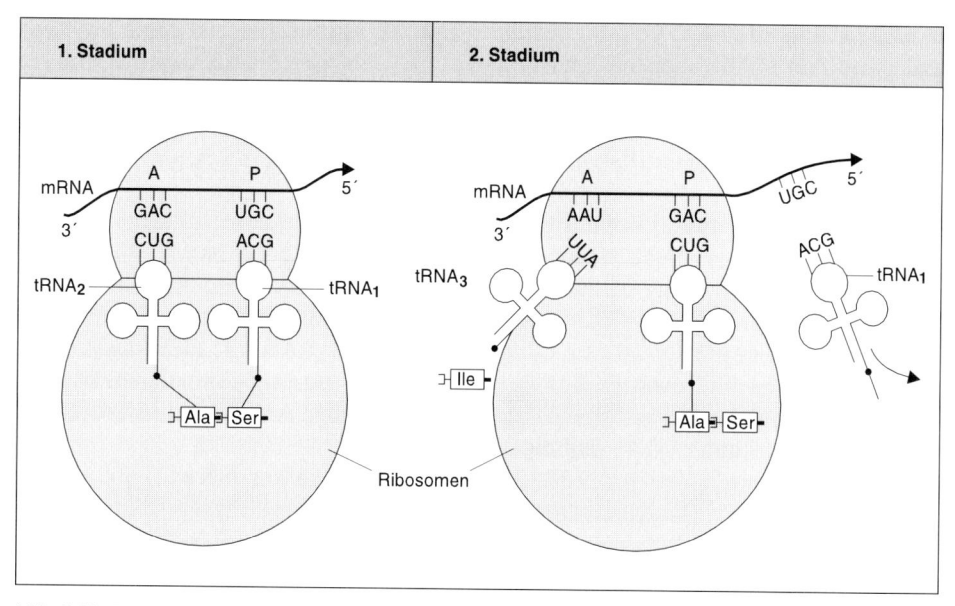

Abb. 2.22. Vorgang der Basenpaarung bei der Proteinsynthese an Ribosomen. A = Aminoacylstelle; P = Peptidylstelle. Die Aminosäure(n) wird (werden) von der P-Stelle auf die Aminosäure an der A-Stelle übertragen.

Aminosäure bis zu ihrer vollen Länge (vgl. Abb. 2.22).

Terminationsphase (Endphase)
Vom Startcodon aus wandert das Ribosom während der Elongationsphase entlang der mRNA, wobei es Triplett für Triplett abgreift. Für einige Codons, sog. Nonsens-Codons (z. B. UAG, UGA, UAA) gibt es keine entsprechenden tRNA's. An diesen Tripletts **(Stop-Tripletts)** wird die Peptidsynthese abgebrochen. Neben der tRNA löst sich die ganze Polypeptidkette vom Ribosom ab (Proteinfaktoren als Hilfsstrukturen (Releasingfaktoren) und GTP als Energieträger). Die freiwerdenden Ribosomen zerfallen in ihre Untereinheiten und können wieder mit einer neuen mRNA zu einem weiteren Initiationskomplex assoziieren (Abb. 2.23).

Die Proteinsynthese läuft an den Polysomen ab. Die mRNA wandert dabei durch mehrere Ribosomen gleichzeitig, an denen dann jeweils das gleiche Pro-

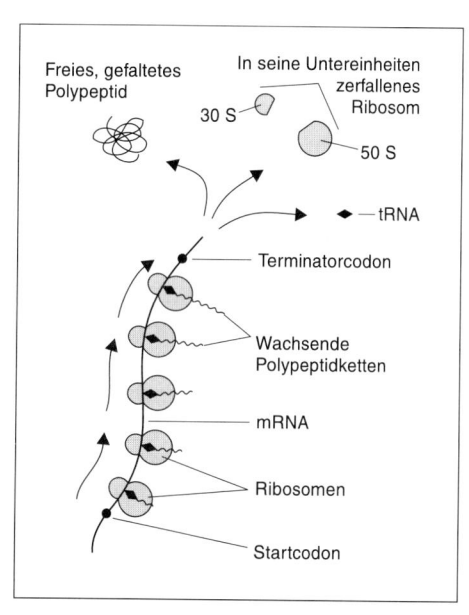

Abb. 2.23. Polyribosomen und wachsende Polypeptidkette.

teinmolekül synthetisiert wird. Zwischen den einzelnen Ribosomen am gleichen mRNA-Strang befindet sich ein Abstand von mindestens 80 Nukleotiden. Die jeweilige Polypeptidkette ist dabei um so länger, je näher sich das Ribosom am Terminatorcodon befindet.

Die Proteinsynthese an Polysomen erlaubt eine Vervielfältigung des gleichen Proteinmoleküls in einem Arbeitsschritt. Da die mRNA im Gegensatz zur DNA sehr kurzlebig ist und nach Bedarf neu synthetisiert werden kann, bleibt die Proteinsynthese unter der ständigen Kontrolle der Gene.

Bei Eukaryoten verläuft die Translation im wesentlichen wie bei Bakterien. Unterschiede bestehen in der Bildung des Initiationskomplexes, in der Verwendung von nicht-formyliertem Methionin sowie in der Anzahl der proteinogenen Hilfsfaktoren.

2.2.10 Hemmung der Synthese von Nukleinsäuren und Polypeptiden durch Antibiotika

Die Biosynthese von Nukleinsäuren und Proteinen kann durch verschiedene Antibiotika gehemmt werden. Die folgende Tabelle gibt Auskunft über die Art der Hemmung und die Angriffspunkte von verschiedenen Antibiotika (s. Tab. 2.3).

Hemmung von Vorstufen

Die Antibiotika L-Azaserin und 6-Diazo-5-oxo-L-norleucin (s. Abb. 8.6) sind strukturell dem L-Glutamin verwandt.

Sie hemmen indirekt die DNA- und RNA-Biosynthese, indem sie als Antimetabolite die Purin- bzw. Pyrimidin-Biosynthese blockieren.

Tab. 2.3. Antibiotika, die in die Nukleinsäure- oder Protein-Biosynthese eingreifen (verändert nach R. Reiner, 1974).

		Hemmung	Angriffspunkt	Antibiotika
I		Vorstufen der DNA- u. RNA-Biosynthese	Purin- und Pyriomidin Biosynthese	L-Azaserin, 6-Diazo-5-oxo-L-norleucin
II		Replikation der DNA	DNA	Mitomycin C, Streptonigrin, Bleomycine
III	Transkription (RNA-Biosynthese)		DNA	Actinomycin D, Daunomycin, Mithramycin
			RNA-Polymerase	Rifamycine
	Translation (Protein Biosynthese)		30S-Ribosomen Untereinheit	Tetracycline, Streptomycine, Neomycine, Gentamycine, Kanamycine u. a.
			50S-Ribosomen Untereinheit	Puromycin, Chloramphenicol, Erythromycin, Lincomycin, Staphylomycin S und andere
			Proteinbiosynthese-Faktoren	Fusidinsäure

Hemmung der DNA-Replikation
Die Antibiotika Mitomycin C, Bleomycine und Streptonigrin hemmen die DNA-Biosynthese, indem sie direkt mit der DNA irreversible Bindungen eingehen; so führt die Bindung von Mitomycin C an die Basen Cytosin und Guanin zu einer Vernetzung der beiden DNA-Doppelstränge. Mitomycin C ist für Säugetiere stark toxisch; im klinischen Bereich wird es u. a. bei Carcinomen des Verdauungstraktes angewandt.

Hemmung der Transkription
Actinomycin D (hochwirksam gegen grampositive Bakterien) und in ähnlicher Weise auch die Antibiotika Daunomycin und Mithramycin bilden mit der DNA einen Komplex und blockieren auf diese Weise die DNA-abhängige RNA-Synthese (Transkription); Blockierung der DNA-Matrize. Daunomycin und Mithramycin werden in der Tumortherapie eingesetzt.

Aufgrund der besonderen Struktur der Actinomycine können sich diese Moleküle in die DNA-Doppelhelix in der Form einschieben, daß das Ringsystem spezifisch zwischen zwei benachbarte GC-Paare (Guanin-Cytosin) interkaliert.

Trotz der Ausbildung dieses Komplexes läuft die Replikation mit Hilfe der DNA-Polymerase ungehindert ab; dagegen wird die Aktivität der RNA-Polymerase blockiert, da ihr Entlangwandern auf der DNA-Matrize verhindert wird.

Actinomycin D zeigt bei klinischer Anwendung (alleine oder als Kombinationspräparat) gute Ergebnisse bei der Tumortherapie (z. B. bei Hodentumoren von Erwachsenen); eine hohe akute Toxizität und eine mögliche mutagene Wirkung verhindern jedoch eine breitere Anwendung in der Therapie. Beim Actinomycin D kann sich die Interkalation als Basenmutation manifestieren. Die Rifamycine, die besonders gegen Staphylokokken und Tuberkelbakterien wirksam sind, hemmen die DNA-abhängige **RNA-Polymerase** von Prokaryoten. Sie bilden mit dem Enzym einen stabilen Komplex. Eine bereits laufende Transkription kann durch Rifamycin nicht mehr geblockt werden.

Hemmung der Translation
Antibiotika können an unterschiedlichen Stellen die Proteinbiosynthese hemmen. So verhindern z. B. Streptomycine, Neomycine, Gentamycine, Kanamycine und Tetracycline die Protein-Biosynthese, indem sie mit der kleineren 30-S-Untereinheit der Ribosomen eine Bindung eingehen. Die **Tetracycline** blockieren die Biosynthese der Proteine, indem sie die Verknüpfung der Aminoacyl-tRNA mit der 30-S-Ribosomen-Untereinheit unterbinden.

Streptomycine, besonders gegen gramnegative Bakterien wirksam, greifen in verschiedene Teilschritte der Translation ein; so verursacht Streptomycin Ablesefehler, wodurch falsche Aminosäuren in die Polypeptid-Kette eingebaut werden. Außerdem scheint Streptomycin auch die Initiations- und Elongationsphase zu hemmen.

Das Antibiotikum **Puromycin** hemmt nicht nur das Wachstum von Bakterien, vorwiegend grampositiver, sondern auch das von Algen, Protozoen und Säugetierzellen. Puromycin gleicht in seiner Konstitution dem 3′-terminalen Ende der Aminoacyl-tRNA (s. Abb. 2.24).

Aus dieser Strukturverwandtschaft leitet sich sein Wirkungsmechanismus ab. Wird die wachsende Polypeptidkette nicht an eine funktionsfähige Aminoacyl-tRNA, sondern an das freie Ende von Puromycin angehängt, ist die Pro-

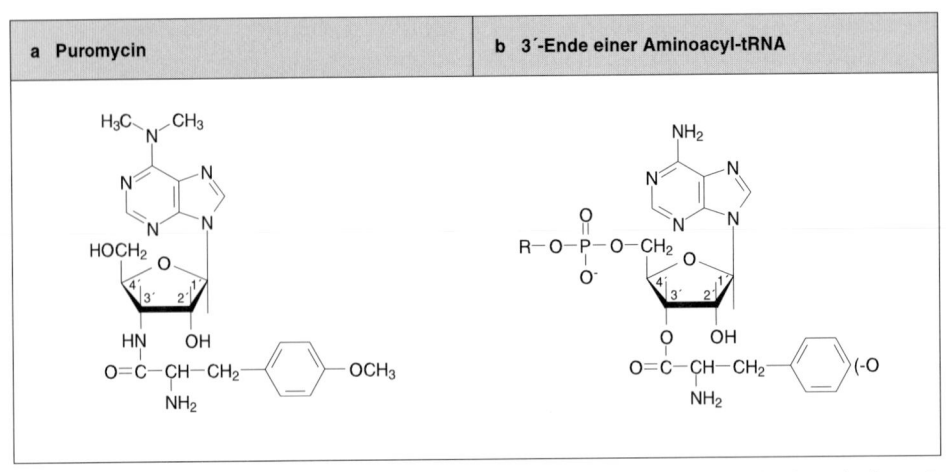

Abb. 2.24. Gegenüberstellung der Strukturen von Puromycin (a) und dem 3'-Ende einer Aminoacyl-tRNA (b).

tein-Biosynthese sofort beendet, und das noch unfertige Polypeptid löst sich vom Ribosom ab. Trotz seiner hohen Toxizität beim Menschen wurde es in der Klinik erfolgreich z. B. gegen *Trypanosoma gambiense* eingesetzt, einem Einzeller, der die Schlafkrankheit hervorruft.

Chloramphenicol hemmt die Peptidyltransferase an der 50-S-Untereinheit der Ribosomen.

Fusidinsäure (besonders gegen grampositive Bakterien wirksam) hemmt die Translokationsreaktion, indem sie den Faktor G blockiert.

2.3 Veränderungen des Erbgutes

2.3.1 Mutation, Selektion, Evolution

Im Vorstehenden wurden die Mechanismen für die konstante Weitergabe des Erbgutes aufgeführt. Neben der Frage nach dem Ursprung des Lebens, die wir hier nicht verfolgen können, stellt sich die Frage, wie es zur Vielfalt der Organismen auf unserer Erde gekommen ist. Die beste Erklärung dafür bietet heute die **Evolutionstheorie**. Sie versucht, eine Entwicklungsreihe aufzuzeigen, nach der höher entwickelte, unterschiedlich aussehende Organismen aus gemeinsamen, „primitiven" Vorfahren schrittweise entstanden sind. Folgende Evolutionsfaktoren spielen dabei eine wesentliche Rolle:
1. Mutation
2. Selektion (natürliche Auslese)
3. Isolation (geographische, ökologische und genetische)
4. Gendrift
5. Schwankungen in der Populationsstärke.

Zur Erklärung der Evolution müssen wir uns des Begriffs der Population bedienen. Darunter versteht man die Gesamtheit der Lebewesen einer Art in einem begrenzten Raum, die untereinander paarungs- und zeugungsfähig sind. Der einleitende Schritt eines evolutionären Vorganges erfolgt durch Mutation. Im Verbund mit der Rekombination wird im Genbestand einer Population etwas qualitativ Neues geschaffen. Ob sich eine Mutation behaupten kann oder nicht, hängt in besonderem Maße von der Umwelt und der Populationsgröße ab. Viele Mutationen sind letal, d. h. das mutierte Individuum kommt erst gar nicht zur Entwicklung. Bei lebensfähigen Mutanten muß es sich zeigen, ob das neue Merkmal den jeweils vorherrschenden Umweltbedingungen standhält. In dieser Phase setzt die **Selektion** ein, d. h. der Lebenstüchtige, also das den herrschenden Umweltbedingungen am besten angepaßte Individuum, überlebt. Die Selektion festigt dadurch den Genbestand der Population. Mutationen, und damit neue Merkmale, können für deren Träger direkte oder indirekte Überlebensvorteile bringen. Die direkten Vorteile zeigen sich in einer besseren Anpassung an die herrschenden Umweltbedingungen; die indirekten Vorteile kommen dann zum Tragen, wenn sich die Umweltbedingungen ändern und Individuen mit Merkmalen existieren, die schon im voraus die richtige Antwort auf die neue Situation parat haben **(Präadaptation)**. Dominante Merkmale werden sich in einer Population schneller durchsetzen als rezessive.

Die Populationsgröße einer Art unterliegt in der natürlichen Umwelt Schwankungen. Während der kleinsten Populationsstärke hat ein mutiertes, positives Merkmal größere Chancen, sich zu manifestieren als in einer großen Anzahl von Individuen. Für den weiteren Verlauf der Evolution spielen verschiedene Isolationsfaktoren eine entscheidende Rolle. Besiedelt eine Organismengruppe ein neues Gebiet, so können Individuen von der gleichen Art unterschiedliche ökologische Nischen besetzen, was oft gleichbedeutend mit einer Nahrungsspezialisierung ist. Mit der Zeit paaren sich dann nur noch solche Mitglieder der ursprünglich gleichen Art, der dieselben Nahrungsspezies angehören. Tauchen in einer solchen Minipopulation neue positive Merkmale auf, so kann dies mit der Zeit zur Bildung einer neuen Art führen (z. B. Darwinfinken auf den Galapagos-Inseln). Wie auch immer die einzelnen Evolutionsfaktoren in das Gesamtgeschehen eingreifen, am Ende steht immer „die Schaffung einer neuen Art".

2.3.2 Spontane und induzierte Mutation, Mutagene

Spontane Mutationen oder natürliche Mutationen geschehen ohne erkennbaren Einfluß von außen, also ohne Mithilfe künstlicher mutationsauslösender Agenzien. Die spontanen Mutationen stellen äußerst seltene Ereignisse dar. Für die Evolutionsvorgänge haben sie trotzdem eine große Bedeutung, da zur Entwicklung einer neuen Art Zeiträume von geologischer Größenordnung zur Verfügung stehen.

Induzierte Mutationen werden durch mutationsauslösende Agenzien **(Mutagene)** veranlaßt. Die wichtigsten Mutagene kann man nach folgenden Kriterien ordnen:
a) Ionisierende Strahlung (z. B. Röntgenstrahlung)
b) UV-Strahlung
c) Chemische Mutagene
 Salpetrige Säure
 Phenole
 Wasserstoffperoxid

Acridinderivate
Basenanaloga (Substanzen, wie z. B. 5-Bromuracil, die an die Stelle der Purin- und Pyrimidinbasen in der DNA treten können).
Alkylierende Agenzien (z. B. Dimethylsulfat, Diethylsulfat, Propylenoxid, Ethylenoxid).
Andere chemische Substanzen.

Heute müssen alle Arzneimittel vor ihrer Zulassung unter anderem auch auf ihre mögliche Mutagenität hin geprüft werden.

Für solche Prüfungen verwendet man u. a. den sog. **Ames-Test**. Hierbei handelt es sich um einen von B. M. Ames und Mitarbeitern (1975) entwickelten **in vitro Mutagenitätstest**. Bei diesem Test werden bestimmte Mutanten des gramnegativen Bakteriums *Salmonella typhimurium* als Indikatororganismen zur Prüfung möglicher mutagener Substanzen verwendet. Der Test beruht auf der Rückmutation von Histidin-Mangelmutanten (His$^-$) zu Histidin-prototrophen (His$^+$) Revertanten; d. h., vor der Mutation benötigen die Bakterien Histidin zum Wachstum (His-auxotroph), nach der Mutation durch chemische Agenzien oder physikalische Noxen können sie Histidin wieder selbst produzieren (His-prototroph) und auf Nährmedien ohne Histidinzusatz wachsen.

Manche Fremdstoffe werden erst im tierischen Organismus (z. B. in der Leber) so verändert, daß sie eine mutagene Wirkung erhalten. Um auch solche Substanzen durch den Amestest erfassen zu können, wird dem Testansatz z. B. ein Überstand eines Ratten-Leberhomogenates zugegeben, der durch Zentrifugation (bei 9 000 g) erhalten wurde. Dieser sog. S9-Überstand enthält das Cytochrom P-450 System, das wesentlich an der Metabolisierung von körpereigenen und Fremd-Stoffen beteiligt ist. Um Substanzen auf ihre Fähigkeit zu prüfen, Chromosomen-Brüche zu induzieren, werden Zellkulturen eingesetzt.

2.3.3 Generative und somatische Mutation

Generative Mutation: Diese Art der Mutation findet in dem haploiden Genom der Keimzellen (Gameten) statt. Das veränderte Erbgut kann auf die Nachkommen weitergegeben werden, wobei es im günstigsten Fall zur Ausbildung eines vorteilhaften Merkmales kommen kann (Entstehung von Rassen bei unseren Haustieren und Kulturpflanzen aus Wildformen).

Somatische Mutation: Diese Mutation erfolgt in den Körperzellen („Soma") eines Organismus. Somatische Mutationen sind nicht auf Nachkommen vererbbar. Geschehen solche Mutationen in einer frühen Embryonalentwicklung, weisen ausgewachsene Individuen verschiedene Zellverbände (Mosaiken) auf. Die Größe eines Mosaiks ist abhängig vom Zeitpunkt der Mutation. Man diskutiert bei höheren Tieren somatische Mutationen als eine mögliche Ursache für Krebsentstehung und Alterungsvorgänge.

2.3.4 Mutationsraten

Die Mutationsrate ist definiert als Prozentsatz der in einem Generationszyklus im haploiden Chromosomensatz neu mutierten Keimzellen. Eine Mutation, die auf einen Nukleotid-Austausch zurückzuführen ist, ereignet sich spontan einmal unter 10^9–10^{10} Nukleotidpaaren/Generation. Die Mutationsrate kann z. B. durch Temperatur, Alter, chemische Substanzen, Strahlungen erheblich gesteigert werden.

2.3.5 Genommutation, Euploidie, Aneuploidie, Polyploidie

Genommutation
Bei der Genommutation treten keine sichtbaren Veränderungen im Einzelchromosom auf, vielmehr kommt es zu einer zahlenmäßigen Abweichung vom ursprünglichen Gesamtbestand der Chromosomen in einem Zellkern. Je nachdem, ob ein Chromosom fehlt, zuviel ist oder ganze Chromosomensätze vervielfacht werden, unterscheidet man zwischen folgenden Genommutationen:

Euploidie
Man spricht von Euploidie, wenn ganze Chromosomensätze vervielfacht werden. Liegen mehr als die normalerweise vorhandenen zwei Chromosomensätze (**Diploidie**) vor, so spricht man von **Polyploidie**. Polyploidie tritt spontan auf, kann aber auch künstlich erzeugt werden. Experimentell, insbesondere für züchterische Zwecke, kann man Polyploidisierung mit Colchicin, einem Alkaloid der Herbstzeitlosen, erreichen. Colchicin stört nicht die identische Reduplikation der Chromosomen bei der Zellteilung, verhindert jedoch die Bildung der Teilungsspindel und damit die Verteilung der Chromosomen auf zwei Tochterzellen. Triploide Rassen (bei Arzneipflanzen z. B. *Calmus*) sind steril, da es während der Meiose zu Schwierigkeiten bei der Paarung homologer Chromosomen kommt. Je nach Entstehung unterscheidet man verschiedene Polyploidieformen:
1. Autopolyploidie: Vervielfachung des Chromosomensatzes bei einer bestimmten Art (genetisch gleiches Genom) durch spontane oder induzierte Mutationsvorgänge.
2. Allopolyploidie: Die Vervielfachung des Chromosomensatzes geht auf die Kreuzung von Individuen zurück, die zu verschiedenen Arten oder Gattungen gehören (unterschiedliche Genome).

Polyploide Pflanzen haben manchmal Vorteile (besserer Wuchs, höherer Ertrag) gegenüber diploiden Pflanzen. Viele unserer Kulturpflanzen (u. a. Weizen) sind natürliche Allopolyploide; andere, z. B. triploide Zuckerrüben, werden durch Züchtung erzeugt. Auch manche Arzneipflanzen werden zur Ertragssteigerung polyploidisiert.

Aneuploidie (bei diploiden Organismen)
In diesem Falle sind einzelne Chromosomen zuviel oder fehlen. Beispiele sind:
1. Monosomie: Es fehlt ein Chromosom (2n-1).
2. Trisomie: Ein Chromosom ist zuviel vorhanden (2n+1).
3. Doppelte Trisomie: Zwei verschiedene Chromosomen sind jeweils einmal zuviel (2n+1+1).
4. Tetrasomie: Ein Chromosom ist gleich zweimal zuviel vorhanden (2n+2).
Die Aneuploidie wird durch fehlerhafte Trennung bzw. Verteilung homologer Chromosomenpaare bei den Kernteilungen (Mitose, Meiose) verursacht.
Auch beim Menschen treten eine Reihe von Chromosomen-Anomalien auf.

Die meisten führen zu spontanem Früh-Abort und sind damit letal. Andere sind die Ursache schwerer körperlicher und geistiger Mißbildungen:

Beim **Down-Syndrom** („Mongolismus") liegt Trisomie am Chromosom 21 vor. Das **Edwards-Syndrom** geht auf Trisomie am Chromosom 18 und das **Patau-Syndrom** auf Trisomie am Chromosom 13 zurück. Auch die Geschlechtschromosomen können aneuploide Veränderungen erfahren.

Das **Turner-Syndrom** ist durch eine x-0 (x-Null)-Situation gekennzeichnet. Es kann ein x- bzw. ein y-Chromosom fehlen. Nur weibliche Embryonen (x0) wachsen zu einem Individuum heran; diese sind durch unterentwickelte Eierstöcke gekennzeichnet.

Beim **Klinefelter-Syndrom** handelt es sich um eine Trisomie (zusätzliches x-Chromosom) beim männlichen Patienten (xxy). Die Geschlechtsorgane dieser Patienten sind unterentwickelt.

Endopolyploidie (Endomitose)
Die Vervielfältigung der Chromosomensätze findet nicht im Verlauf der Meiose, also bei der Geschlechtszellenbildung statt, sondern während der Mitose. Daher weisen auch nur bestimmte Gewebezellen polyploide Chromosomensätze auf (z. B. Riesenchromosomen in den Speicheldrüsen von Insekten). Solche polyploiden Zellen oder Gewebe haben meistens eine erhöhte Syntheseleistung und erfüllen Sonderfunktionen, wie z. B. die Leber von Ratten, Brennhaare bei *Urtica*, ätherische Ölzellen bei verschiedenen Pflanzen.

Haploidie
In der Pflanzenzüchtung findet in zunehmendem Maße die Verwendung haploider Pflanzen Interesse. Haploide Pflanzen lassen sich u. a. aus unreifen Pollenkörnern durch Stimulation der Zellteilung erhalten. An haploiden Pflanzen kann man rezessive Gene schneller erkennen. Durch Diploidisierung, z. B. mit Colchicin, erreicht man in allen Genen homozygote Pflanzen. Erwünschte Merkmale, wie z. B. hoher Proteingehalt, hoher Wirkstoffgehalt, werden verstärkt, und so gewonnene hochwertige Kultur- und Arzneipflanzen könnten zukünftig Bedeutung erlangen.

2.3.6 Strukturelle Chromosomenmutationen

Bei bleibenden strukturellen Veränderungen im Aufbau der Chromosomen, die mikroskopisch sichtbar gemacht werden können, spricht man von Chromosomenmutationen. Das Ergebnis besteht z. B. in einem Verlust von Genen oder einer Umlagerung auf andere Koppelungsgruppen oder in einer Änderung der ursprünglich linearen Anordnung der Gene auf den Chromosomen. Je nach Erscheinungsbild unterscheidet man folgende Typen:

Defizienz (Verlust eines Chromosomen-Endstückes)
Nach einem Chromosomenbruch an einem der beiden Enden wird das Bruchstück nicht wieder angekoppelt. Verliert ein Chromosom beide Endstücke, dann kann es durch illegitimes crossing-over zur Ausbildung eines Ringchromosomes kommen.

Deletion (Verlust eines interkalaren Chromosomenstücks bzw. Verlust eines

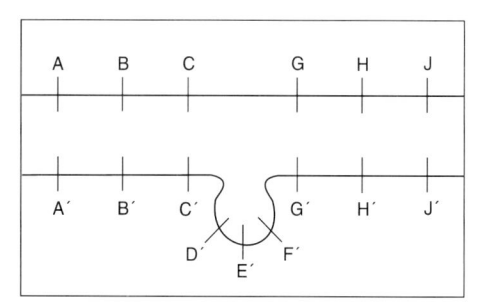

Abb. 2.25. Deletion.

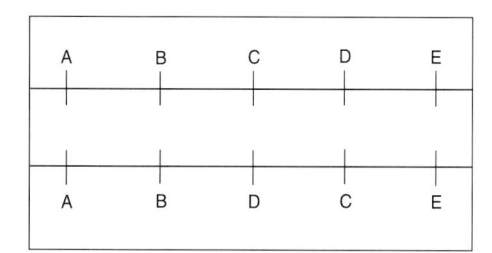

Abb. 2.26. Inversion.

größeren Blocks von Nukleotiden aus dem Verband eines Gens)
Mikroskopisch kann man die Deletion an einer Ausstülpung (Schleifenbildung) im Bereich des fehlenden Chromosomenendstückes erkennen, da während der Synapsis zweier homologer Chromosomen in der Meiose die der Deletion gegenüberliegenden Genstrukturen keine Paarungspartner mehr finden (Abb. 2.25).

Inversion
Bei dieser Art der Chromosomenmutation kommt es nach vorhergehendem Bruch und inverser Ankopplung des Bruchstücks zu einer veränderten Anordnung der Gene auf dem Chromosom (Abb 2.26).
Bei der Synapsis homologer Chromosomen während der Meiose entstehen schlingenförmige Gebilde.

Translokation
Bei diesen Chromosomenmutationen erfolgt ein Endstückaustausch zwischen nicht homologen Chromosomen. Bei der Synapsis homologer Chromosomen während der Meiose erscheinen dann kreuzförmige Strukturen, da immer nur homologe Chromosomenabschnitte zur Paarung befähigt sind.
Durch Translokationen können potentielle Krebsgene, sog. **Onkogene**, aktiviert werden, wenn diese dadurch in die Nähe genetischer Elemente geraten, die als Verstärker die Aktivität bestimmter anderer Gene erhöhen. Ein solcher Vorgang ist für das **Burkitt-Lymphom** nachgewiesen. Es handelt sich dabei um eine Krebsart, die von bestimmten Immunzellen, den sog. B-Zellen, ausgehen. Ursache des Burkitt-Lymphoms ist die Translokation zwischen Chromosom 8 und Chromosom 14 in B-Zellen des menschlichen Immunsystems. Bei diesem Translokationsvorgang lagert sich ein Endstück des Chromsoms 8 an Chromosom 14 und umgekehrt, ein Endstück vom Chromosom 14 an Chromosom 8. Dabei gelangt das c-myc Onkogen (c = cellular; myc = Myelocytomatosis) von Chromosom 8 in die Nähe eines auf Chromosom 14 gelegenen Gens, das für die konstante Region der schweren Ketten eines Antikörpers codiert. Verstärkerelemente, welche normalerweise die Produktion der schweren Ketten von Antikörpern in normalen B-Zellen steigern, aktivieren nun auch das c-myc Onkogen. Durch diesen Vorgang ist ein harmloses, zelleigenes Gen durch Stückaustausch zu einem gefährlichen Krebsgen geworden.

Duplikation (Verdoppelung einzelner Genabschnitte bzw. Chromosomenabschnitte)

Duplikationen werden induziert bei illegitimen cross-over-Vorgängen, bei denen der Stückaustausch zwischen homologen Chromosomen an nicht homologen Orten stattfindet.

2.3.7 Auslösen von Punktmutationen

Molekulare Grundlagen
Punktmutationen betreffen winzige Teilabschnitte eines Gens; dabei handelt es sich meist um molekulare Veränderungen bei einzelnen oder wenigen Nukleotiden. Vom Wildtyp unterscheiden sich diese Genmutanten durch **Basensubstitution** (Ersatz einer oder weniger Basen durch andere) oder durch **Rasterverschiebung** (= frameshift; Einschub oder Fortfall weniger Nukleotide).

Die Auswirkungen der Basensubstitution auf die Genwirkung hängt davon ab, welches Nukleotid im Codon betroffen ist und wie gut die neue Aminosäure die ursprüngliche ersetzen kann. Die neue Aminosäure führt u. U. zu Veränderungen im Polypeptid und kann sich so, je nach Art und Position der Aminosäure im Polypeptid, mehr oder weniger stark auf die Aktivität des Proteins auswirken; z. B. kann durch Inaktivierung eines Enzyms der Stoffwechsel blockiert werden. Durch Basensubstitution können neue Tripletts entstehen und somit neue Codezeichen auf der mRNA. Entsteht z. B. an ungeeigneter Stelle ein Stoppcodon, dann führt dies zum vorzeitigen Abbruch der Proteinbiosynthese; solche Teilpeptide sind in der Regel inaktiv.

Fehlen in einer Gensequenz ein oder mehrere Nukleotide oder sind zuviel vorhanden, so wird das gesamte Triplett-

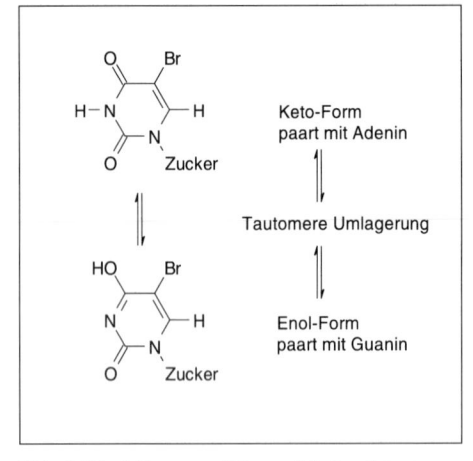

Abb. 2.27. 5-Bromuracil kann sich durch tautomere Umlagerung von der Keto-Form in die Enol-Form umwandeln, was zu einem veränderten Paarungsverhalten führt.

muster vom Mutationsort bis zum Ende der Gensequenz verschoben (Verschiebung des Leserasters); da neue Tripletts entstehen, führt dies zu einer Verschiebung des Ablesevorganges bei der Proteinsynthese. Dadurch ändert sich die Aminosäureabfolge im Polypeptid drastisch. **Rasterschubmutationen** (= **frameshift-Mutationen**) kann man experimentell mit Acridinderivaten, aber auch mit anderen Mutagenen wie UV-Licht, salpetriger Säure und alkylierenden Agentien erzeugen.

Strukturanaloge von Basen der Nukleinsäuren
Diese Form der Punktmutation kann man experimentell an Mikroorganismen studieren. Bietet man Mikroorganismen über deren Nährmedium Basenanaloge an, so werden diese anstelle der natürlichen Basen in die Nukleinsäure eingebaut, was anschließend zu einer Mutation führt (vgl. Abb. 2.27).

5-Bromuracil tritt an die Stelle von Thymin und paart sich dann außerordentlich gut mit Adenin. Allein durch den Ersatz von Thymin durch 5-Bromuracil liegt noch keine Mutation vor; die eigentliche Mutation erfolgt in einem späteren Schritt. 5-Bromuracil, das normalerweise in der Keto-Form vorliegt, lagert sich manchmal in die Enol-Form um. Diese tautomere Umlagerung bewirkt ein verändertes Paarungsverhalten. Die Enolform paart sich nun nicht mehr mit Adenin, sondern mit Guanin. Ist dieses Guanin einmal in den neuen Nukleinsäurestrang eingebaut, so paart es später immer nur mit Cytosin. Der Übergang von dem ursprünglichen Basenpaar A-T in das Basenpaar G-C stellt den eigentlichen Mutationsschritt dar (Reduplikationsfehler).

Die Folge dieses Fehlers besteht in einer Änderung des ursprünglichen Codeworts und damit in veränderten Aminosäuren.

Salpetrige Säure

Salpetrige Säure ist eine der vielen mutationsauslösenden Agenzien aus der großen Gruppe chemischer Substanzen. Sie bewirkt eine Mutation durch Desaminierung (vgl. Abb. 2.28) von Adenin zu Hypoxanthin (paart dann wie Guanin) und von Cytosin zu Uracil (paart dann wie Thymin).

UV-Strahlen

UV-Strahlen können im Genom Punktmutationen auslösen. Sie entfalten ihre stärkste Wirkung bei 260 nm, dem Absorptionsmaximum der Nukleinsäure. Die Mutationsrate steigt linear mit der Strahlendosis an. Eine Toleranzgrenze für vertretbare mutagene Strahlungen existiert nicht. Schon kleinste Dosen energiereicher Strahlung können Nukleinsäurebasen chemisch verändern (z.B. Ionisierung, chemische Umlagerung, Abspaltung von Atomgruppen). Die Fol-

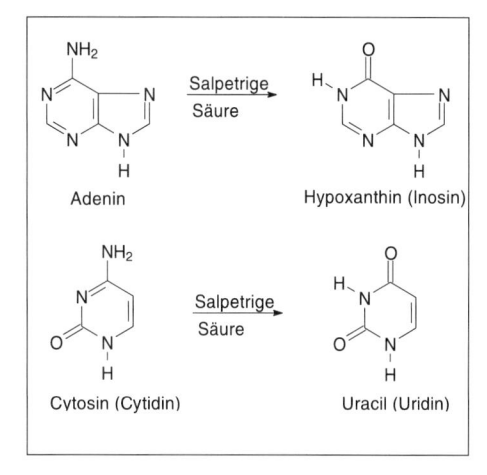

Abb. 2.28. Mutation an Nukleinsäurebasen durch salpetrige Säure.

ge ist in jedem Falle eine Mutation. Die eigentliche Gefahr liegt in der Anhäufung solcher kleinen Mutationen in den Geschlechtszellen, so daß unerwünschte Erbveränderungen erst in späteren Generationen manifest werden.

Acridinderivate

Acridin bzw. Acridinderivate sind flache Moleküle, die etwa den Raumanspruch eines Nukleotids haben. Wird das Acridin zwischen zwei Nukleotide in einem Templatestrang eingebaut, so führt dies zur Verlängerung des neugebildeten DNA-Stranges um ein Nukleotid. Andererseits kann das Acridin auch an Stelle eines Nukleotids in den Tochterstrang eingebaut werden (vgl. Abb. 2.29).

Wird nun der jeweilige Acridinführende DNA-Strang seinerseits als Template (= Schablone) zur Synthese eines neuen DNA-Tochterstranges benutzt, dann kann im ersten Fall eine zusätzliche Base eingebaut werden (Basenaddition), wobei es im zweiten Fall zu einem Verlust einer Base (Basendeletion) kommen kann; in jedem der beiden Fälle führt dies zu einer Rastermutation,

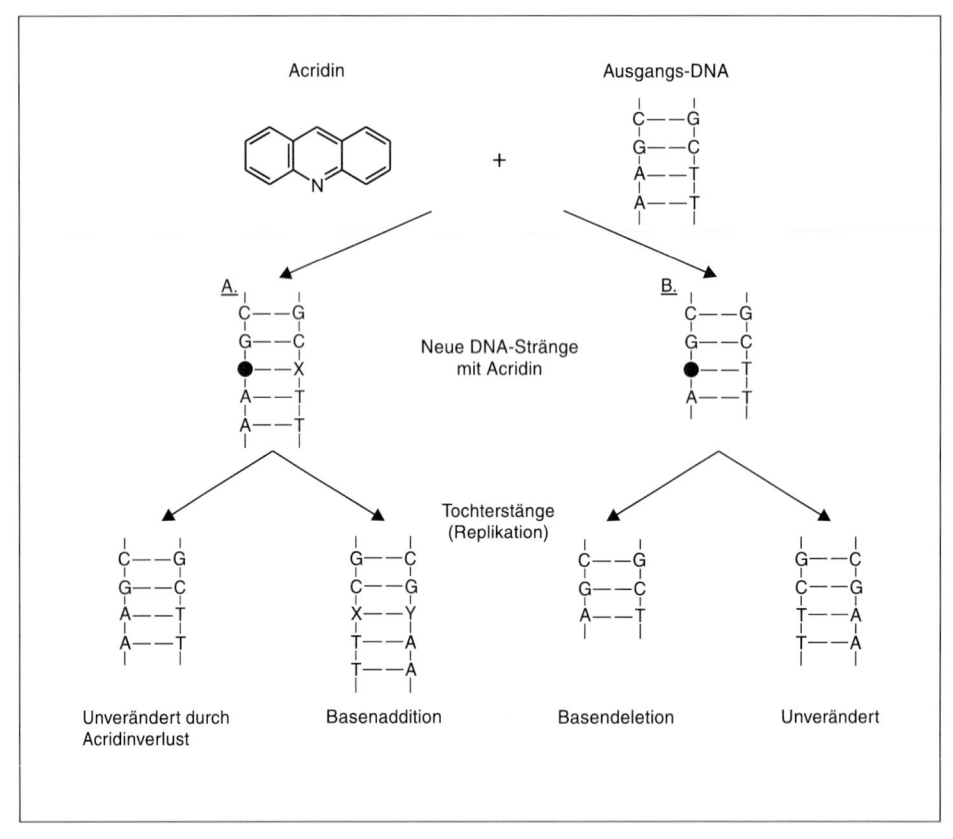

Abb. 2.29. Entstehung von Rastermutationen durch Baseneinschub bzw. Basenverlust; als verursachendes Agens dient im vorliegenden Fall Acridin.

da der ursprüngliche Nukleotid-Raster verschoben wird.

Alkylierende Agentien
Zu den alkylierenden Agentien zählen Substanzen wie z. B. Ethylenimin, Ethyl- und Methylmethansulfonat, Dimethyl- und Diethylsulfat, Propylenoxid, Ethylenoxid; sie lösen Mutationsereignisse in der DNA aus. So ethyliert z. B. Ethylmethansulfonat vorwiegend das N-7 Atom des Guanins. Das 7-Alkylguanin wird vom Strang abgespalten, wodurch dort eine Lücke entsteht. Bei der nächsten Replikation wird an dieser Stelle häufig eine falsche Base eingebaut.

2.3.8 Reparatur und Restriktion von DNA

Reparatur von DNA
Die DNA ist im Vergleich zur RNA sehr stoffwechselstabil und bleibt über mehrere Generationen hinweg erhalten. Die DNA-Doppelhelix reagiert allerdings, wie wir im vorhergehenden Kapitel gesehen haben, empfindlich auf so unterschiedliche Faktoren wie ionisierende, kosmische und UV-Strahlung, chemische Agenzien und Temperaturreize.

Besonders bei Bakterien konnte beobachtet werden, daß Defekte in der bio-

logischen Information der Nukleinsäure durch „repair-Systeme" aufgespürt und repariert werden. So können z. B. Einzelstrangbrüche, nicht jedoch Doppelstrangbrüche, repariert werden; auch chemische Veränderungen von Einzelbasen werden behoben. So kennt man bei *E. coli* drei **„repair-Mechanismen"**, die UV-Schäden beheben können:
1. Photoreaktivierung
2. Reparatur durch Ausschneiden (Excision)
3. Rekombination

Wird nach UV-Bestrahlung anschließend die Bakterienkolonie von *E. coli* mit blauviolettem Licht bestrahlt, so wird die Überlebenschance für die Bakterien enorm erhöht.

UV-Licht führt zur Bildung von Thymin-Dimeren im DNA-Strang, wodurch an der Stelle die Basenpaarung erschwert wird. Photoreaktivierende Enzyme (Photolyase) spalten die Thymin-Dimere, und es kommt wieder zur normalen Basenpaarung der beiden DNA-Doppelstränge.

Ein zweiter Mechanismus, um Thymin-Dimere nach UV-Bestrahlung zu beseitigen, besteht im Ausschneiden dieses Dimerenpaares. Anschließend wird das fehlende DNA-Strangstück neu synthetisiert. Eine Endonuklease erkennt UV-Schäden und schneidet den entsprechenden DNA-Einzelstrang auf. Am entstandenen freien Ende setzt eine Exonuklease an, die die Nukleotide abspaltet. Eine DNA-Polymerase synthetisiert das DNA-Strangstück neu und eine DNA-Ligase verknüpft abschließend die beiden ausgebesserten Strangstücke wieder miteinander.

Bei Bakterien ohne Photolyase und ohne Excisionsreparatur erfolgt die Reparatur von UV-Schäden durch vermehrte Rekombination.

Ähnliche Reparaturmechanismen gibt es auch bei Eukaryoten und damit auch bei menschlichen Zellen. Defekte der entsprechenden Reparaturenzyme führen zu einer erhöhten Mutationsrate und damit zu Krankheiten bis hin zu Krebs. Am besten untersucht ist das Krankheitsbild der **Xeroderma pigmentosum** (Lichtschrumpfhaut), der eine erhöhte UV-Empfindlichkeit der Patienten zugrunde liegt. Schon bei geringer Sonneneinstrahlung treten Symptome auf, die bei Gesunden erst nach längerer Zeit bei intensiver Sonnenbestrahlung auftreten. Als Ursache wurde ein genetisch bedingter Verlust der Excisionsreparatur erkannt.

Restriktion von DNA
In verschiedenen *E. coli*-Stämmen konnte man Enzyme nachweisen **(Restriktionsnukleasen)**, die die Zelle gegen den Einbau zellfremder DNA schützen. Eine einmal als fremd erkannte DNA wird von ihnen an beiden Strängen durchschnitten; an den entstandenen freien Enden greifen die allgegenwärtigen Exonukleasen an und bauen die fremde DNA ab.

Die Restriktionsnukleasen spüren auf der DNA Gruppen von Nukleotidpaaren auf, die eine spiegelbildlich angeordnete Sequenz, ein sogenanntes **Palindrom** ergeben (in der Linguistik bezeichnet man Wörter, die von beiden Seiten gleich gelesen werden können, als Palindrom; z. B. Reliefpfeiler). An diesen Nukleotidsequenzen wird die DNA in Fragmente zerschnitten. Die Restriktionsnukleasen aus verschiedenen Bakterien erkennen unterschiedliche Palindrome (vgl. S. 188).

In diesem Zusammenhang wird der Selbstschutz der Zelle durch nachträgliche Modifikation bestimmter Basen verständlich. Die Modifikationsenzyme erkennen auf der zelleigenen DNA exakt die gleichen Palindrome wie die Restriktionsnukleasen und versehen diese Stellen mit einer –CH$_3$-Gruppe. Methyliert werden die Basen Cytosin (dann: 5-Methyl-Cytosin) und Adenin (dann: Methylaminopurin). Die methylierten Basen verfügen über dieselben Paarungseigenschaften wie nicht methylierte Basen. Methylierungsenzyme sind artspezifisch. Da es sehr unwahrscheinlich sein dürfte, daß DNA aus einer fremden Zelle an der gleichen Stelle Methylgruppen trägt, können die Restriktionsnukleasen zellfremde DNA angreifen und die eigene Nukleinsäure verschonen.

2.4 Kern- und Zellteilungen

2.4.1 Mitose, vegetative Vermehrung

Eukaryotische Einzeller (z. B. Algen, Protozoen) vermehren sich durch einfache Teilung der Mutterzelle in zwei Tochterzellen. Hierbei laufen zwei Vorgänge nacheinander ab, die bei manchen Organismen zeitlich erheblich verschoben sein können.

a) Zellkernteilung (Mitose).
Bei diesem Vorgang wird jedes einzelne Chromosom nach vorhergegangener identischer Reduplikation geteilt (ohne folgende Zellteilung: vielkernige, d. h. polyenergide Zellen; z. B. bei vielen Thallophyten, bei verschiedenen Milchröhren, im Embryosack vieler Angiospermen).

b) Zellteilung (Cytokinese), die begleitet ist von der Teilung vieler Zellorganellen.

Diese ungeschlechtliche Fortpflanzung spielt auch bei der Entwicklung der Vielzeller eine bedeutende Rolle. Aus einer Zygote entsteht durch Mitose und Zellteilung ein vielzelliger Organismus.

Der Mitose fällt die Aufgabe zu, die genetische Information in Form der Chromosomen identisch auf die Tochterzellen zu verteilen. Aus dieser Tatsache kann abgeleitet werden, daß bei einem vielzelligen Organismus jede einzelne Zelle potentiell über die gleiche genetische Information verfügen müßte. Eine experimentelle Bestätigung ist mit pflanzlichen Zellkulturen möglich. Unter geeigneten Bedingungen gelingt es, aus vegetativen Einzelzellen ganze Pflanzen zu regenerieren (z. B. bei der Tabakpflanze).

2.4.2 Phasen der Kernteilung

Obwohl die Mitose in verschiedenen Organismen recht unterschiedlich abläuft, lassen sich jedoch grundsätzlich **4 Phasen** in ihrem zeitlichen Ablauf voneinander unterscheiden. Die Unterscheidungsmerkmale sind struktureller (unterschiedliche Chromosomen-Strukturen und Anordnung) und funktioneller (Kernmembranauflösung, Chromosomenbewegung) Natur.
Die Phasen der Mitose (Abb. 2.30):

I. Prophase
Mit dem Beginn der Prophase bilden sich aus dem vorher diffusen Chromatingerüst durch Verdichtung (Kondensati-

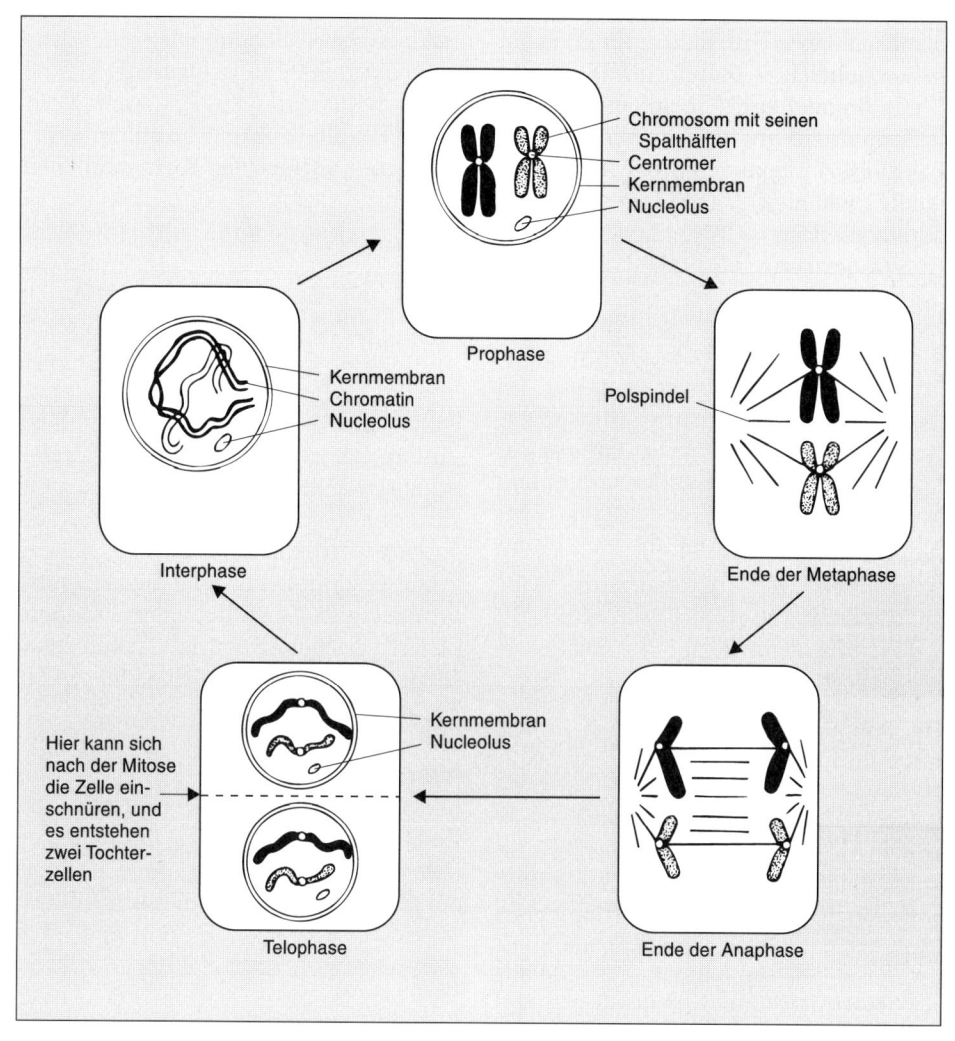

Abb. 2.30. Phasen der Mitose einer pflanzlichen Zelle (einschließlich Interphase).

on) Chromosomen heraus. Die Chromosomen wurden zuvor während der Interphase des Zellzyklus verdoppelt. Es zeigt sich, daß jedes Chromosom aus zwei gleichen Spalthälften besteht (Spalthälfte = Chromatide). Die Schwesterchromatiden eines Chromosoms haften an einer bestimmten Stelle aneinander, dem sogenannten **Centromer**. Das Centromer sorgt für die Auftrennung der Chromatiden im Verlauf der Mitose. An den Centromeren haften je zwei Proteinkomplexe, die **Kinetochoren**. Zum Ende der Prophase hin löst sich die Kernmembran auf, und die Nucleoli verschwinden.

In der Prometaphase wird die Spindel ausgebildet. Die Spindelfasern setzen an den Kinetochoren der einzelnen Chromosomen an. Sie führen zu den Polen, an denen sich bei den meisten Pflanzen hyaline Polkappen ausbilden. Bei tierischen Zellen, bei einigen Gymnospermen und manchen Algen enden die Spindelfasern in den **Centriolen** (Zentralkörperchen).

Die Spindelfasern bestehen größtenteils aus Mikrotubuli. Sie sind in der Lage, sich zu verkürzen (kontraktile Elemente), wodurch es zu einem Auseinanderwandern der Chromatiden kommt (Zugfasertheorie).

II. Metaphase
Während der Metaphase geht die Spiralisierung der Chromosomen weiter, bis sie ihre endgültige Form (Transportform) erreicht haben. Die Chromosomen ordnen sich nach einem bestimmten Schema in der Äquatorialplatte an. Entscheidend dabei ist, daß die Centromeren in der Äquatorialebene zu liegen kommen; die Chromosomenarme ragen häufig darüber hinaus. Die Kernhülle löst sich auf.

III. Anaphase
Mit dem Ende der Metaphase und dem Beginn der Anaphase trennen sich die Schwesterchromatiden der Länge nach voneinander. Anschließend wandern sie entlang der Spindelfasern zu den entgegengesetzten Polen, mit dem Kinetochor voraus. An den gegenüberliegenden Polen der Spindel finden sich am Ende der Anaphase die Chromatiden ein, die jetzt Tochterchromosomen genannt werden. Durch diesen Vorgang erhält jeder neue Tochterzellkern die gleiche genetische Information des Mutterzellkerns, aus dem er durch die Mitosevorgänge entstanden ist.

IV. Telophase
Während der Telophase bildet sich die Kernmembran (aus Teilen des ER) wieder aus, und die Chromosomen entspiralisieren sich. Der Nucleolus erscheint, und die Zellkerne gehen langsam in den Interphasezustand über.

An die Mitose kann sich eine Zellteilung (Cytokinese) anschließen.

Damit steht das Ergebnis der Kern- und Zellteilung fest: Die Bildung von zwei genetisch gleichen Tochterzellen.

2.4.3 Interphasezustand und Zellzyklus

Wenn die eben gemachte Aussage stimmt, daß jede Tochterzelle die gleiche genetische Information besitzt, so muß diese vor dem Beginn der Prophase verdoppelt worden sein.

Die Verdoppelung der genetischen Information, in Form der DNA-Reduplikation, geschieht während der Interphase des sogenannten Zellzyklus (Abb. 2.31).

Interphase
Die Interphase stellt den Zustand des Zellkerns zwischen zwei Zellteilungen (Interphasekern) dar. In dieser Form ist der Zellkern aktiv, die DNA wird ver-

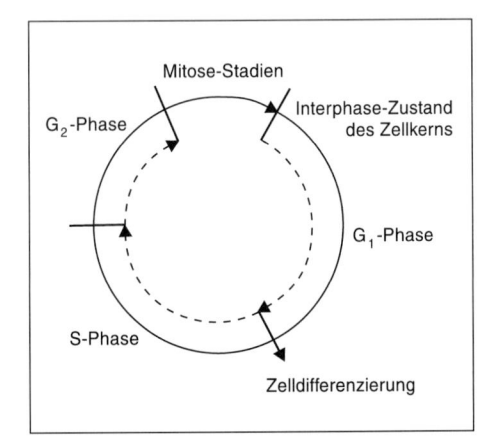

Abb. 2.31. Zell-Zyklus. Zelldifferenzierungen können bei Pflanzen auch von der G_2-Phase ausgehen.

doppelt. Darüber hinaus erfüllt er seine normalen Stoffwechselaufgaben. Strukturell bietet sich folgendes Bild: Der Zellkern wird durch eine Doppel-Biomembran (Kernmembran) vom Cytoplasma abgegrenzt; Chromosomen sind nicht sichtbar. Dagegen sind ein oder mehrere Kernkörperchen (Nucleoli) zu erkennen, außerdem ein durch Farbstoffe sichtbar werdendes fädiges Kerngerüst, das Chromatin. Die tierischen Zellen können im Zellkern noch die Centriolen enthalten.

Zellzyklus

G_1-Phase (gap = Lücke). Am Ende der Telophase tritt der Zellkern in die Interphase ein; während dieser postmitotischen Phase (G_1) findet keine DNA-Synthese statt [Restitutionsphase].

S-Phase: (Synthesephase). Nach der postmitotischen Phase oder Restitutionsphase tritt der Zellkern in einen Abschnitt der DNA-Synthese ein, währenddessen die DNA verdoppelt wird. Dies kann durch quantitative Messungen bestätigt werden. Der DNA-Gehalt zu diesem Zeitpunkt ist doppelt so groß wie in der G_1-Phase.

G_2-Phase. Nach der S-Phase tritt der Zellkern in eine prämitotische Phase (G_2) ein, bei der keine DNA-Synthese erfolgt. Am Ende dieser Phase kann die Zelle eine neuerliche Mitose durchlaufen. Die Mitose ist zwischen die G_2- und die G_1-Phase eingebettet.

2.4.4 Zellteilung bei Pflanzen

Normalerweise folgt auf die Kernteilung eine Zellteilung (Cytokinese).

Sie beginnt bei den Zellen Höherer Pflanzen mit der Ausbildung einer zylinderförmigen Struktur, dem **Phragmoplasten**, zwischen den beiden Tochterkernen. Dieser besteht aus Mikrotubuli. Golgi-Vesikel, die saure Polysaccharide enthalten, fließen zusammen und bilden eine Zellplatte, die von innen nach außen (zentrifugal) wächst und schließlich Anschluß an die Primärwand der Mutterzelle findet. Die **Zellplatte** ist optisch isotrop und stark hydratisiert. Die Membranen der Golgivesikel fließen zur jeweiligen neuen Plasmamembran zusammen. Bei den Kanälen des Endoplasmatischen Retikulums unterbleibt die Trennung, was zur Bildung der **Plasmodesmen** führt.

Noch bevor die Zellplatte Anschluß an die Mutterzelle gefunden hat, wird ihr von den nun getrennten Protoplasten neues Zellwandmaterial **(Primärwand)** aufgelagert. Dadurch enthält die Zellplatte den Charakter einer Kittsubstanz zwischen zwei Zellwänden **(Mittellamelle)**. Die neuen Zellwände sind meist senkrecht zur Mutterzellwand orientiert.

Dieser zentrifugalen Zellwandbildung bei Höheren Pflanzen steht die zentripetale Zellwandbildung bei einigen fadenförmigen Algen (z. B. *Spirogyra, Cladophora*) gegenüber.

2.4.5 Zellteilung bei Bakterien und Tieren

Bei Bakterien binden die Tochterchromosomen an die Plasmamembran. Durch eine zwischen ihnen wachsende Membran werden zwei Tochterzellen gebildet.

Bei tierischen Zellen beginnt die Zellteilung während der Anaphase mit einer leichten Furchung in der Ebene der Metaphasenplatte, senkrecht zur Längsachse der Mitosespindel. Es bildet sich ein kontraktiler Ring um die Zellen, der durch das Actin-Myosin-System zusammengeschnürt wird. Im Gegensatz zu pflanzlichen Zellen erfolgt demnach bei tierischen Zellen die Zellteilung zentripetal.

2.4.6 Meiose, geschlechtliche Vermehrung

Bei Organismen mit geschlechtlicher Fortpflanzung werden zu bestimmten Zeiten im Entwicklungszyklus Geschlechtszellen (**Gameten**) gebildet. Bei diploiden Organismen verschmelzen väterliche und mütterliche Gameten zu einer Zygote, von der alle anderen Zellen eines vielzelligen Organismus abstammen. Hätten die Gameten den gleichen Chromosomensatz wie die Körperzellen, so brächte jede neue Zygotenbildung eine Verdoppelung der Chromosomensätze mit sich. Deshalb muß während der Gametenbildung der ursprüngliche Chromosomensatz halbiert werden. Der Vorgang wird als **Meiose** bezeichnet.

Durch einen speziellen Erkennungsmechanismus paaren sich während der Meiose homologe Chromosomen (im Gegensatz zur Mitose); durch die anschließende Reduktion des Chromosomensatzes kommt es zur unterschiedlichen Verteilung der Chromosomen auf die Gameten. Die Paarung homologer Chromosomen kann den Austausch von Chromosomenstücken und damit von Genen zur Folge haben.

2.4.7 Stadien der Meiose

Wie bei der Mitose kann man bei der Meiose (Reifungsteilung) mikroskopisch verschiedene Phasen erkennen.

1. Reduktionsteilung
Prophase I: Diese erste Phase der Meiose ist gegenüber der Mitose zeitlich stark gedehnt (sie kann in einzelnen Fällen wochenlang dauern). Man unterteilt sie in 5 Stadien: Leptotän, Zygotän, Pachytän, Diplotän und Diakinese.
Leptotän: Die Chromosomen, die schon in Schwesterchromatiden aufgespalten sind, erscheinen als dünne, lange Fäden.
Zygotän: In diesem Stadium beginnt die Paarung zwischen den homologen väterlichen und mütterlichen Chromosomen (**Synapsis**). Die Synapsis, als der ordnende Vorgang der Meiose, ist der entscheidende Schritt, zu dem es keine Parallele bei der Mitose gibt. Die Paarung homologer Chromosomen erfolgt meist von den Enden her Punkt für Punkt entlang des gesamten Chromosoms. Gepaarte Chromosomen zeichnen sich durch gleiche strukturelle Merkmale (z. B. Form, Länge, Lage des Centromers) aus, wodurch sie als homologe Chromosomen erkannt werden können.

Pachytän: Während des Pachytäns findet die Paarung homologer Chromosomen ihr Ende. Jedes Chromosomenpaar besteht nun aus vier Chromatiden, den sogenannten Chromatidentetraden.

Die gepaarten Chromosomen nennt man nun „Bivalente". Gleichzeitig verkürzen sich die Chromosomen durch starke Spiralisierung und lassen deutlich einen Längsspalt erkennen, der das Einzelchromosom in zwei Schwesterchromosomen teilt.

Diplotän: Im Diplotän erscheinen jeweils die vier parallelen Schwesterstränge eng umeinandergewunden. Die Centromere sind jedoch zu diesem Zeitpunkt noch nicht gespalten. Außerdem kann man deutlich erkennen, daß manche Chromatiden noch an einzelnen Stellen aneinander haften. Es haben sich **Chiasmata** gebildet. Diese sind das Ergebnis von zuvor erfolgtem Chromosomenstückaustausch („crossing over") homologer Teile von Nicht-Schwesterchromatiden.

Diakinese: Die Chromosomen haben sich maximal verkürzt und die Nicht-Schwesterchromatiden rücken auseinander, wobei Schwesterchromatiden noch an ihrem Centomer zusammenhaften. Die Chiasmate werden nun deutlich sichtbar.

Metaphase I: Diese Phase wird eingeleitet durch die Auflösung der Kernmembran, dem Verschwinden der Nucleolen und der Bildung einer Spindel. Die Chromosomen ordnen sich in der Äquatorialplatte, wobei jeweils zwei homologe Chromatidenpaare oberhalb und unterhalb der Äquatorialebene mit ihren Centromeren zu liegen kommen. Die Anordnung der einzelnen Paare geschieht dabei unabhängig voneinander, so daß es bei Vorhandensein vieler Chromosomenpaare immer mehrere zufallsmäßige Ausrichtungen gibt. Die noch nicht getrennten Centromere sind zu den Polen hin orientiert.

Anaphase I: Die gepaarten Chromosomen trennen sich nun endgültig voneinander, und die Chiasmata werden aufgelöst. Die Chromosomen wandern zum gegenüberliegenden Pol der Zelle mit dem Kinetochor voraus. Die Schwesterchromatiden trennen sich in diesem Stadium der Meiose also noch nicht und bleiben über ihr Centromer miteinander verbunden.

Im Anschluß an die Anaphase I gibt es bei verschiedenen Organismen unterschiedliche Übergangszustände bis die zweite Reduktionsteilung beginnt. In den neu entstandenen Zellen kann kurzfristig eine Kernmembran ausgebildet werden (bei manchen Heuschrecken) oder eine solche Ausbildung unterbleiben. Es gibt jedoch keinen Zustand, der der Telophase in der Mitose oder der Interphase entsprechen würde. Man nennt daher diesen Übergangszustand besser **„Interkinese"**.

2. Reduktionsteilung

Auf die 1. Reduktionsteilung folgt die zweite. Sie entspricht der Mitose, wobei in der Anaphase II die Centromeren der Schwesterchromatiden sich erst jetzt teilen. Es werden nun wieder vollständige Kerne zurückgebildet. Das Ergebnis der Meiose besteht darin, daß vier Zellen (Zell-Tetrade) entstehen, wobei jede über einen haploiden Chromosomensatz verfügt.

Diese vier haploiden Zellen nennt man Meiosporen oder Meiogameten. Man unterscheidet zwischen einer simultanen und sukzedanen Meiosporenbildung. Bei der simultanen Meiosporenbildung werden die Zellwände erst ausgebildet, wenn beide Reifungsteilungen

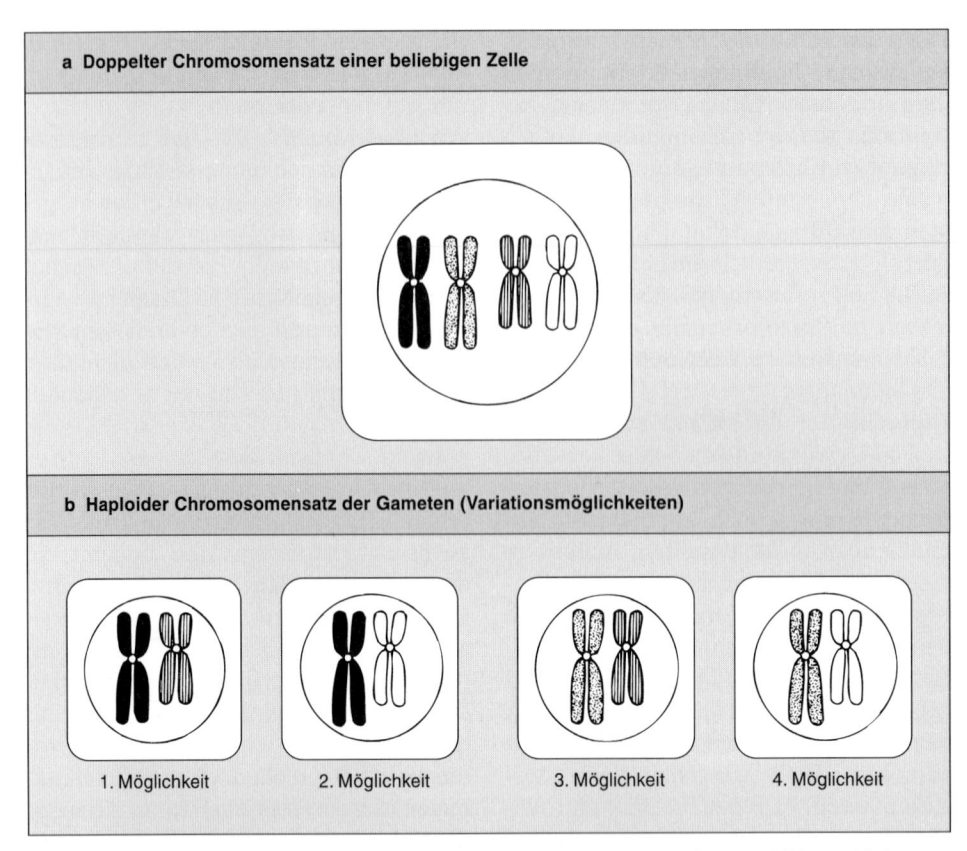

Abb. 2.32. Möglichkeiten der Zufallsverteilung der Chromosomen bei der Gametenbildung (Meiose).

vollzogen sind; bei der sukzedanen Meiosporenbildung erfolgt nach jeder Teilung eine Zellwandausbildung.

Die Meiose ist also die unerläßliche Voraussetzung für die Bildung von Gameten. Das bedeutet jedoch nicht, daß sie immer nur während der Gametenbildung stattfindet. Grundsätzlich können die Reifungsteilungen zu verschiedenen Zeiten im Generationszyklus auftreten, z. B. sofort nach der Befruchtung, etwas später oder kurz vor der Gametenbildung. Bei Höheren Tieren erfolgt die Reduktion des Chromosomensatzes unmittelbar vor der Gametenbildung, bei Höheren Pflanzen vor der Pollenbildung und der Eianlage.

2.4.8 Ableitung der Vererbungsregeln

Das Ergebnis der Meiose läßt sich wie folgt zusammenfassen:
1. Jede Keimzelle besitzt einen einfachen und vollständigen Chromosomensatz; sie besitzt somit jeweils nur eine Anlage eines Allelpaares. Dies wird möglich, da während der Meiose homologe Chromosomen voneinander getrennt werden (im Gegensatz zur Mitose).
2. Homologe Chromosomen werden unabhängig voneinander während der Metaphase der 1. Reifungsteilung unterschiedlich räumlich angeordnet und da-

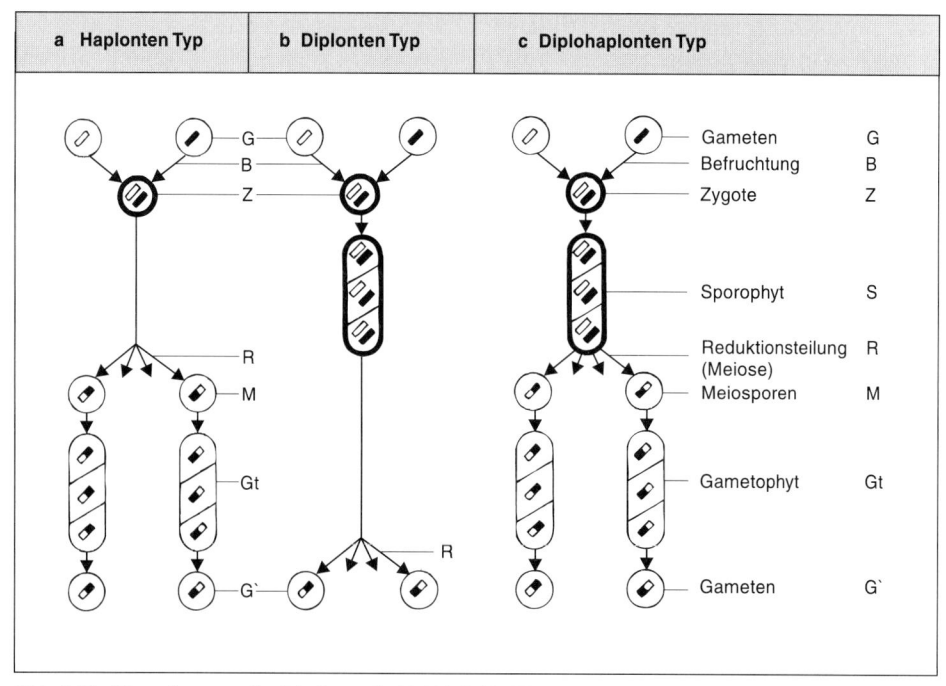

a Haplonten Typ	b Diplonten Typ	c Diplohaplonten Typ		
			Gameten	G
			Befruchtung	B
			Zygote	Z
			Sporophyt	S
			Reduktionsteilung (Meiose)	R
			Meiosporen	M
			Gametophyt	Gt
			Gameten	G`

Abb. 2.33. Kernphasenwechsel (schematisch). Diploide Phase durch dicke Linien angedeutet.

mit unterschiedlich auf die Gameten verteilt.

Besitzt z. B. eine Zelle 4 Chromosomen (zwei väterliche und zwei mütterliche), so gibt es 4 Möglichkeiten, wie diese zufallsmäßig neu kombiniert werden können (vgl. Abb. 2.32).

3. Durch „crossing over" und Chiasmabildung können väterliche und mütterliche Koppelungsgruppen unter sich neu kombiniert werden.

Die oben dargelegten Ergebnisse der Meiose beinhalten die Erklärungsmöglichkeiten für die Mendelschen Vererbungsregeln.

Nach Mendel müssen während der Keimzellenbildung jeweils zwei homologe Merkmalsanlagen oder -faktoren von mütterlicher und väterlicher Seite unabhängig voneinander verteilt und neu kombiniert werden.

Wenn man davon ausgeht, daß die Merkmale jeweils auf anderen Chromosomen lagen, erfüllt die unabhängige Verteilung und zufallsmäßige Neukombination der homologen Chromosomen während der Metaphase bzw. Anaphase der 1. Reifungsteilung alle Voraussetzungen für eine befriedigende Erklärung der Mendelschen Hypothese.

2.4.9 Meiotische Systeme, Generationswechsel

Geschlechtszellen: Die Fortpflanzung und Vermehrung der Organismen durch geschlechtliche bzw. sexuelle Vorgänge ist neben der Selektion und Mutation eine gewichtige Grundlage der Evolution. Der Vorteil der sexuellen Fortpflanzung gegenüber der vegetativen (z. B. Zweiteilung bei Einzellern, Stockausschlag und Knospung bei Pflanzen) liegt darin, daß die elterlichen Erbanlagen ständig neu miteinander kombiniert werden können. Außerdem kann es durch „crossing over" zu einem Umbau der Chromosomen kommen.

Bei Pflanzen liegt zwischen Meiose und Gametenbildung (Gametogenese) eine meist vielzellige, haploide Generation (Ausnahmen: z. B. Diatomeen, *Acetabularia*). Man nennt den Wechsel zwischen haploider und diploider Phase im Verlauf eines Entwicklungszyklus bei der Pflanze „**Kernphasenwechsel**". Je nach Ausdehnung der diploiden und haploiden Entwicklungsphase unterscheidet man zwischen drei Typen von Kernphasenwechseln (vgl. Abb. 2.33).

Zygotischer Kernphasenwechsel (Haplonten Typ):
Dieser Kernphasenwechsel ist bei vielen Einzellern und primitiven Algen verwirklicht. Die Halbierung des Chromosomensatzes durch Meiose erfolgt schon bei der ersten Teilung der Zygote. Folglich bleibt die diploide Phase der Entwicklung nur auf die Zygote selbst beschränkt, alle anderen Entwicklungsstadien zeigen den haploiden Chromosomensatz.

Gametischer Kernphasenwechsel (Diplonten Typ):
Man findet diesen Typ von Kernphasenwechsel bei Diatomeen, *Acetabularia* und *Fucus*; die Meiose erfolgt erst kurz vor der Gametenbildung. Somit sind nur die Gameten selbst haploid, alle anderen Zellen der Pflanze dagegen diploid.

Intermediärer Kernphasenwechsel (Diplohaplonten Typ):
Diese Art von Kernphasenwechsel ist charakteristisch für alle Höheren Algen, Pilze, Moose, Farne und, in etwas abgewandelter Weise, für Samenpflanzen. Die durch Verschmelzung zweier Gameten entstandene Zygote wächst bei der Samenpflanze zunächst zu einer diploiden Pflanze, dem Sporophyten, heran. Auf dem Sporophyten werden viele Sporenmutterzellen gebildet, aus denen durch Meiose sogenannte Gonosporen oder Gonen (haploid) entstehen. Aus den Gonosporen entwickelt sich der Gametophyt (haploid), auf dem sich spezialisierte weibliche und männliche Gameten entwickeln. Der Gametophyt erleidet im Verlaufe der Evolution eine immer stärkere Reduktion, wogegen der **Sporophyt** immer mehr in den Vordergrund rückt (z. B. bei Samenpflanzen).

Die Gameten bei Pflanzen erfahren im Laufe der Evolution eine Höherentwicklung, d. h. weibliche und männliche Gameten können als solche aufgrund ihrer unterschiedlichen gestaltlichen Ausbildung deutlich erkannt werden.
Isogamie: Primitive Form der Gametenbildung; man kann nicht zwischen männlichen und weiblichen Gameten unterscheiden, da beide von gleicher Gestalt und Größe sind (z. B. *Chlamydomonas steinii*). Da jedoch keine wahllose Verschmelzung der Gameten untereinander stattfindet, kann man entsprechend ihres Paarungsverhaltens zwischen Plus- (+) und Minus- (−) Gameten unterscheiden (physiologische Anisogamie).
Anisogamie: Höherentwickelte Form der Gametenbildung; es lassen sich größere, weibliche **Makrogameten** (reservestoffreiche Form) von kleineren, männlichen **Mikrogameten** unterscheiden, obwohl beide von ähnlicher Gestalt sind (*Chlamydomonas braunii* oder *Chl. suboogamum*).
Oogamie: Höchstentwickelte Form der Gametenbildung; die weibliche Game-

tenzelle (Makrogamet) nennt man **Eizelle** (unbeweglich und reservestoffreich) und die männliche Gametenzelle (Mikrogamet) **Spermatozoid** (beweglich, ohne Reservestoffe). Die Eizelle verbleibt meist unbeweglich im Gametangium (Gametenbehälter), wogegen das bewegliche Spermatozoid sein Gametangium verlassen kann und mit Hilfe chemotaktischer Reize zur Eizelle wandert. Die weiblichen und männlichen Gametangien haben unterschiedliche Formen, weshalb man sie auch mit verschiedenen Namen belegt: 1. weibliches Gametangium: **Oogonium** (bei Byrophyta, Pteridophyta, Cycadophytina und Coniferophytina spricht man von **Archegonium**), 2. männliches Gametangium: **Antheridium**. Bei den Spermatophyta erfolgt eine Reduktion der Archegonien- und Antheridien-Bildung.

Bildung einer Zygote
Wir unterscheiden verschiedene Formen der geschlechtlichen Befruchtung:
Gametogamie: Zell- und Kernverschmelzung von weiblichen und männlichen Gameten zur Zygote.
Hologamie: Verschmelzung zweier Gameten, die von normalen Zellen nicht verschieden sind (Einzeller).
Merogamie: In diesem Falle werden von den Eltern viele spezielle Gameten gebildet, die sich von den anderen Zellen deutlich absetzen; es verschmelzen also keine ganzen Organismen.
Gametangiogamie: Spezialfall der geschlechtlichen Fortpflanzung, besonders bei *Ascomyceten*. Es gibt keine Gameten mehr, vielmehr verschmelzen die vielkernigen Gametangien miteinander.

Somatogamie: Bei diesem extremen Sonderfall der geschlechtlichen Fortpflanzung (z. B. bei *Basidiomyceten*) verschmelzen normale, haploide Körperzellen miteinander (Plasmogamie, keine Ausbildung von Gameten und Gametangien). Die notwendige Kernverschmelzung (Karyogamie) erfolgt hierbei nicht unmittelbar auf die Plasmogamie.
Konjugation von Ciliaten (einzellige Wimpertierchen): Zwei Ciliaten legen sich an der Mundregion aneinander und bilden eine Plasmabrücke aus. Nach Resorption des Makrozellkerns macht der Mikrozellkern eine Meiose durch. Drei der vier Meiosezellkerne gehen zugrunde. Der vierte Zellkern teilt sich in einen männlichen Wanderkern und in einen weiblichen stationären Kern. Nur der männliche Wanderkern wechselt über die Plasmabrücke in das benachbarte Individuum. Nach der Verschmelzung des männlichen Wanderkerns mit dem weiblichen stationären Kern trennen sich die Tiere wieder.
Generationswechsel: Unter Generationswechsel versteht man die periodische Aufeinanderfolge von zwei oder mehreren Generationen, wobei sich jede Generation auf eine andere Art und Weise fortpflanzt (sexuell oder vegetativ); eine der Generationen bedarf dabei immer der Befruchtung (Gametenverschmelzung; vgl. hierzu z. B. den Generationswechsel bei Moosen und Farnen im Systematikteil). **Zu beachten:** Generationswechsel und Kernphasenwechsel sind zwei grundsätzlich voneinander unabhängige Vorgänge, die nicht notwendig miteinander verknüpft sein müssen.

2.5 Parasexuelle (parameiotische) Systeme

2.5.1 Transduktion, Transformation, Konjugation, Episomen

Die Neukombination der Gene beruht bei Höheren Organismen auf sexuellen Vorgängen.

Den meiotischen Systemen der Höheren Lebewesen stehen parameiotische (parasexuelle) Systeme der Prokaryoten gegenüber, bei denen partiell Gene ausgetauscht werden. Im folgenden sollen einige parameiotische Systeme bei Bakterien näher beschrieben werden:

Transduktion
Bei der Transduktion wird durch die Vermittlung eines Bakteriophagen (Virus, das Bakterien befällt) genetische Information von einem Bakterium A auf ein Bakterium B übertragen.

Die Übertragung erfolgt durch sog. transduzierende Phagen. Der Phage injiziert einem Bakterium seine DNA oder RNA. Während der Phagenvermehrung in diesem Bakterium wird gelegentlich ein kleines Stück Wirtszell-DNA in das Viruscapsid miteingepackt. Normalerweise wird dabei nur ein Gen übertragen; liegen zwei Gene sehr eng beieinander, so können in wenigen Fällen auch einmal zwei Gene gleichzeitig übertragen werden. Phagen, die solche Genombruchstücke übernehmen, haben meist ihr eigenes Genom zum Teil verloren. Trifft nach Zerstörung (Lyse) des Bakteriums der mit dem Bakterien-Gen beladene Phage auf ein Receptor-Bakterium, so kann es sein, daß dieses Bakterien-Gen durch Rekombination in das Genom des neuen Wirtsbakteriums übernommen wird. Hierbei wird das DNA-Bruchstück nicht einfach dem neuen Wirtsbakteriengenom angeschlossen, sondern durch einen dem „crossing over" ähnlichen Prozeß in das neue Bakterien-Genom integriert. Die transduzierten Gene sind stabil.

Es kann manchmal vorkommen, daß ein DNA-Fragment zwar durch einen Phagen auf ein Bakterium übertragen wird, dort aber in das bakterieneigene Genom nicht integriert wird. Da es bei Zellteilungen nicht mitvermehrt wird, geht dieses Genomstück der Bakterienpopulation rasch wieder verloren (abortive Transduktion).

Transformation
Eine weitere Form des Austausches von genetischer Information ist die Transformation. Dieser Transformationsbegriff bei Prokaryonten hat nichts zu tun mit der Transformation einer Eucyte in eine Tumorzelle. Bei der bakteriellen Transformation nehmen lebende Bakterien freie DNA aus ihrer Umgebung auf und integrieren sie in ihr eigenes Genom. Sie zeigen dann Merkmale der aufgenommenen Fremd-DNA.

Diese Experimente wurden zuerst unter Laborbedingungen mit virulenten und avirulenten Pneumokokken-Arten (Erreger der Lungenentzündung = *Diplococcus pneumoniae*) durchgeführt (Abb. 2.34).

Bei Pneumokokken lassen sich zwei verschiedene Stämme nachweisen, der virulente S-Stamm (smooth = glatt) und der avirulente R-Stamm (rough = rauh). Beim S-Stamm scheiden immer zwei Bakterienzellen eine Schleimkapsel um me in pathogene Stämme transformiert worden sein. 1944 gelang Avery der Nachweis, daß das transformierende Element die DNA des S-Stammes ist. Bringt man nämlich in vitro nur die DNA aus kapselbildenden S-Stämmen mit lebenden Kokken von R-Stämmen zusammen, so werden einige Bakterien der kapselfreien R-Stämme in bekapselte, virulente S-Stämme transformiert (umgewandelt). Aufgrund der experimentellen Umstände ist keine andere Deutung möglich, als daß die lebenden, kapselfreien Pneumokokken aus der Umgebung DNA-Stückchen aufgenommen und in die eigene DNA integriert haben. Diese DNA-Stückchen enthalten die genetischen Informationen für die Ausbildung der Schleimkapsel und für das krankheitserregende Merkmal.

Die Transformationsvorgänge waren für die Erkenntnis, daß die DNA der Träger der Erbinformation ist, von entscheidender Bedeutung.

Einer verbreiteten Aufnahme und Exprimieren fremder DNA steht jedoch die Restriktion entgegen (Kap. 2.3.8).

Konjugation

Bei der Transformation und Transduktion war die Neukombination des Bakteriengenoms immer mit dem Tod einer der beiden beteiligten Organismen verbunden. Bei dem dritten parameiotischen System, der Konjugation, bleiben die beiden Bakterien, zwischen denen die genetische Information ausgetauscht wird, am Leben. Das folgende Experiment (Hfr-Experiment) mit zwei Stämmen von *E. coli* soll uns den Grundgedanken der Konjugation näherbringen.

Nehmen wir an, daß der eine Stamm die Fähigkeit zur Synthese der Aminosäure Threonin (Thr$^-$) und der andere zur Synthese der Aminosäure Methionin

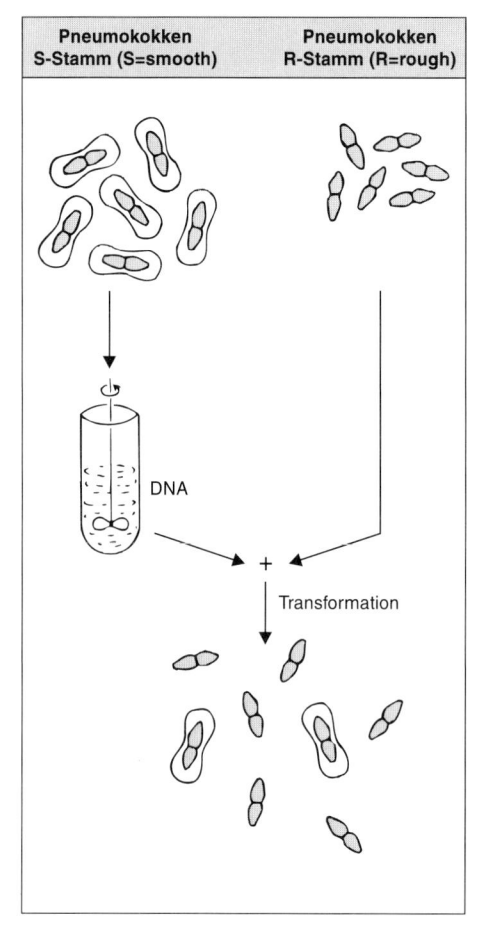

Abb. 2.34. Transformation am Beispiel von Pneumokokken-Arten (verändert nach Avery, McCarty und McLoid).

sich aus, während der R-Stamm die Information zur Kapselbildung eingebüßt hat. Nur der bekapselte Pneumokokkenstamm ist in Mäusen pathogen. Griffith (1928) inaktivierte den S-Stamm durch Erhitzen und mischte diesen mit lebenden, kapselfreien Pneumokokken des R-Stammes. Diese Mischung injizierte er Mäusen. Einige Mäuse erkrankten an Lungenentzündung und starben. Es mußten also harmlose Pneumokokkenstämme durch zuvor abgetötete S-Stäm-

(Met⁻) verloren hat. Solche Stämme bezeichnet man im Gegensatz zum Wildtyp (Thr⁺ und Met⁺), der beide Aminosäuren noch selbständig synthetisieren kann, als **auxothroph**. Bringt man beide Stämme getrennt auf ein Minimalnährmedium, das weder Threonin noch Methionin enthält, so können beide Mangelmutanten nicht überleben. Mischt man beide Stämme und läßt sie eine Zeitlang auf einem entsprechenden Nährmedium, das Threonin und Methionin enthält, wachsen und überträgt sie anschließend auf ein Minimalnährmedium, so sterben viele Bakterien erwartungsgemäß ab, bis auf einige, die offensichtlich nun beide Aminosäuren synthetisieren können.

Das Ergebnis läßt nur den Schluß zu, daß zwischen beiden Mangelstämmen ein Austausch von genetischem Material stattgefunden haben muß. Diese neu entstandenen *E. coli* Stämme, die dem Wildtyp gleichen, nennt man **Rekombinanten**. Im Verlaufe der Konjugation kommt es zur Paarung von zwei Bakterienzellen. Dabei unterscheidet man zwischen einer Donor-Zelle (vom Typ F⁺) und einer Rezeptor-Zelle (vom Typ F⁻). Nur unterschiedliche Paarungstypen (eine Art geschlechtliche Differenzierung) tauschen genetische Informationen aus. Die DNA wird bei dem Austausch stets nur von der F⁺-Zelle auf den F⁻-Partner übertragen und nie umgekehrt. Der Unterschied zwischen den beiden Zelltypen besteht in der Anwesenheit des sog. F-Faktors (F = Fertilität) in der F⁺-Zelle und seinem Fehlen in der F⁻-Zelle.

Beim F-Faktor handelt es sich um doppelsträngige DNA, die bei den F⁺-Zellen zusätzlich zum eigentlichen Bakteriengenom vorliegt. Der F-Faktor enthält Gene für die Ausbildung von Sexualpili sowie Transfer-Gene. Durch die fadenförmigen Fortsätze (Sexualpili) an der Oberfläche der Bakterienzelle wird ein Kontakt zur Rezeptor-Bakterienzelle hergestellt. Über die Sexualpili erfolgt dann die Überführung von DNA aus der Donor- in die Rezeptorzelle (s. Abb. 2.35).

Der F-Faktor kann in der Bakterienzelle in zwei verschiedenen Zuständen vorliegen:

Unabhängig vom Bakteriengenom als eigenständige Struktur (kleine Ringchromosomen bzw. F-Plasmide) im Cytoplasma (z. B. bei normalen F⁺-Stämmen). In der Regel übertragen F⁺-Stämme auf F⁻-Stämme nur den F-Faktor, so daß diese ebenfalls zu F⁺-Stämmen werden. Der Übertragungsvorgang ist mit einer gleichzeitig ablaufenden Replikation des F-Faktors in der Donorzelle gekoppelt. Dadurch haben schließlich beide Bakterien den F-Faktor.

Alternativ kann der F-Faktor in das Bakteriengenom integriert vorliegen, wie das bei **Hfr-Stämmen** (high frequency of recombination = erhöhte Häufigkeit von Rekombinationen) der Fall ist. Dieser Vorgang ist selten, lediglich jede tausendste oder zehntausendste F⁺-Zelle verhält sich in der angegebenen Weise. Hfr-Stämme übertragen mehr oder weniger große Stücke des Bakteriengenoms in die Rezeptorzelle. Der Übertragungsvorgang beginnt mit dem Aufbrechen des Bakteriengenoms an einer vorbestimmten Stelle am integrierten F-Faktor; beginnend an dieser Stelle wird DNA aus dem Chromosom der Donorzelle kontinuierlich in die Empfängerzelle überführt. Gleichzeitig mit dem Übertragungsvorgang findet in der Donor-Zelle und Rezeptorzelle eine DNA-Synthese statt, die den DNA-Strang in der F⁺-Zelle wie den übertragenden Einzelstrang in der F⁻-Zelle zu einem Dop-

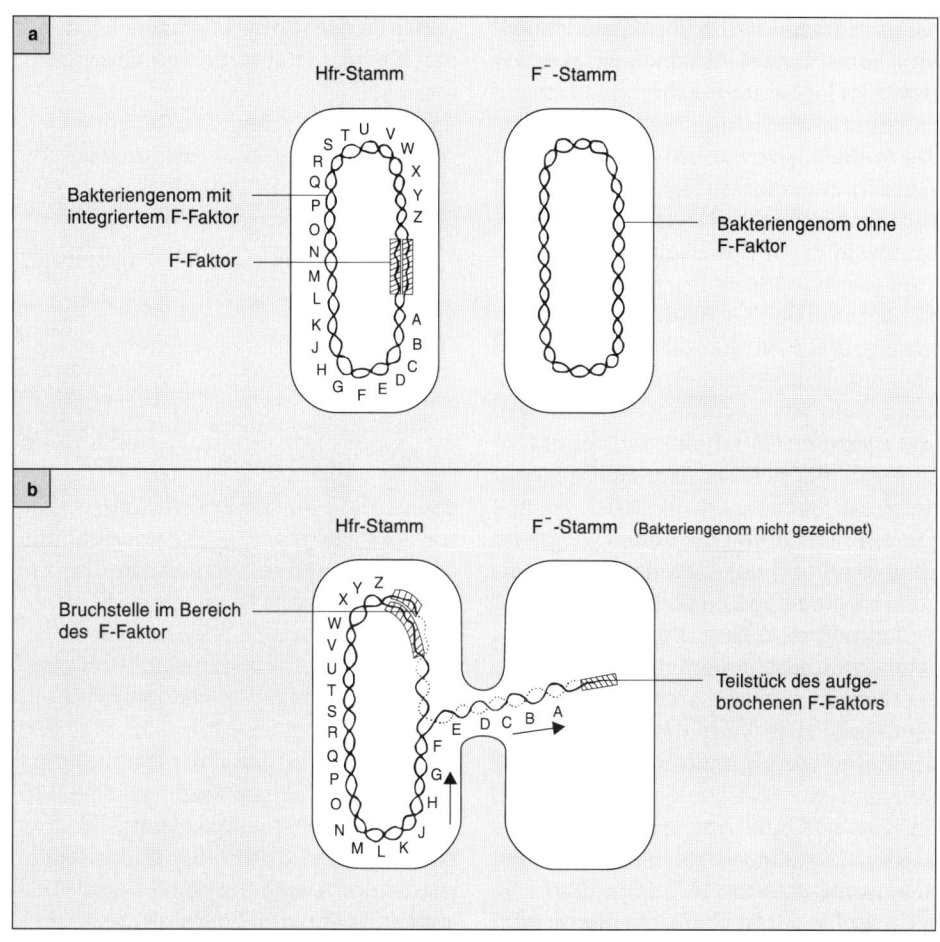

Abb. 2.35. Konjugation bei Hfr-Bakterienstämmen.

pelstrang ergänzt. Die Rezeptorzelle bleibt eine F⁻-Zelle, da kein kompletter F-Faktor mitübertragen wird.

Die Etablierung von Eigenschaften des Donors in der Rezeptorzelle erfordert anschließende Integration der neuen DNA in das Genom der Empfängerzelle durch Rekombination. Den Transfer der Bakterien-DNA kann man vorzeitig zu verschiedenen Zeitpunkten unterbrechen; durch ein solches Experiment der sog. „unterbrochenen Paarung" läßt sich, z. B. beim *E. coli*-Genom, die Lage und der relative Abstand von Genen bestimmen.

Sexduktion

Die Integration des F-Faktors ins Bakteriengenom ist reversibel. Beim Ausschneiden des F-Faktors aus dem Genom werden manchmal Teile der umliegenden Bakterien-DNA mit herausgenommen. Solche F-Faktoren, man nennt sie **substituierte F-Faktoren** (F′), enthalten außer den F-Genen auch Gene des Bakteriengenoms. Diese F′-Faktoren werden mit hoher Frequenz von Donorzellen auf Receptorzellen übertragen. Man nennt diesen Vorgang der Übertragung von Genmaterial „Sexduktion".

Plasmide
Wie schon erwähnt, können Bakterien, aber auch Hefen und einige andere Pilze, zusätzlich zu ihrem Genom noch extrachromosomale, sich autonom replizierende Doppelstrang-DNA-Moleküle tragen. Diese werden als **Plasmide** bezeichnet. Die Anzahl der Plasmide pro Zelle kann von 1 bis etwa 100 variieren. Die Länge eines Plasmids und damit sein DNA-Gehalt beträgt etwa ein Hundertstel des Zellgenoms.

Plasmide können unterschiedliche Gene tragen. Einigen dieser Gene kommen medizinische oder wirtschaftliche Bedeutung zu. Dazu gehören solche,
– die für Toxine codieren, z. B. Diphtherietoxin,
– die bei Pflanzen Tumoren bilden (Ti-Plasmid von *Agrobacterium tumefaciens*),
– die den Trägerorganismen Resistenzen vermitteln, z. B. gegen Antibiotika, Schwermetalle und UV-Strahlen,
– die für Enzyme codieren, die für den Abbau verschiedener Kohlenstoffquellen (z. B. Campher, Octan) geeignet sind.

Die geringe Größe der Plasmide, die Möglichkeit, Fremd-DNA einzufügen und die Übertragbarkeit auf verschiedene Organismen macht man sich in der Gentechnologie zunutze (s. Kap. 2.6).

1977 wurden erstmals **lineare, doppelsträngige Plasmide** beim Mais entdeckt. Inzwischen wurden lineare Plasmide auch bei Ascomyceten (z. B. *Claviceps purpurea*) und Basidiomyceten (z. B. *Tilletia carries*) nachgewiesen. In Eucyten findet man die linearen Plasmide in Mitochondrien. Eine Ausnahme von dieser Regel bilden die Hefen, bei denen die linearen Plasmide im Cytoplasma vorliegen.

Unter den Prokaryoten zeichnen sich besonders Actinomyceten durch den Besitz von linearen Plasmiden aus. Außerhalb der Actinomyceten wurden lineare Plasmide bislang nur für die Gattung *Bacillus* beschrieben.

Lineare Plasmide sind eine spezielle Gruppe von autonom replizierenden genetischen Elementen viralen Ursprungs, die ihre viralen Funktionen verloren haben. Sie besitzen terminal lokalisierte, invers angeordnete Sequenzwiederholungen (TIR = terminal inverted repeats) sowie kovalent an das 5′-Ende gebundene Proteine (tP = terminal protein). Die Präsenz linearer Plasmide z. B. bei *Streptomyces*-Arten ist häufig mit der Fähigkeit der Antibiotikaproduktion und/oder der Resistenz gegen ein Antibiotikum gekoppelt.

Rhodococcus fascians, ein phytopathogener Ascomycet, verursacht bei dikotylen und monokotylen Pflanzen Blattgallen. Die Ausbildung der Gallen (Fasciation) wird durch mehrere Gene auf einem linearen Plasmid verursacht.

2.5.2 Parameiose und Resistenzentwicklung bei Bakterien

Die Medizin verfügt heute gegen bakterielle Infektionskrankheiten über ein reichhaltiges Arsenal von Chemotherapeutika (z. B. Sulfonamide) und Antibiotika (z. B. Penicilline, Streptomycin, Chloramphenicol, Tetracycline). Man unterscheidet Stoffe, die das Wachstum von Bakterien hemmen (bakteriostati-

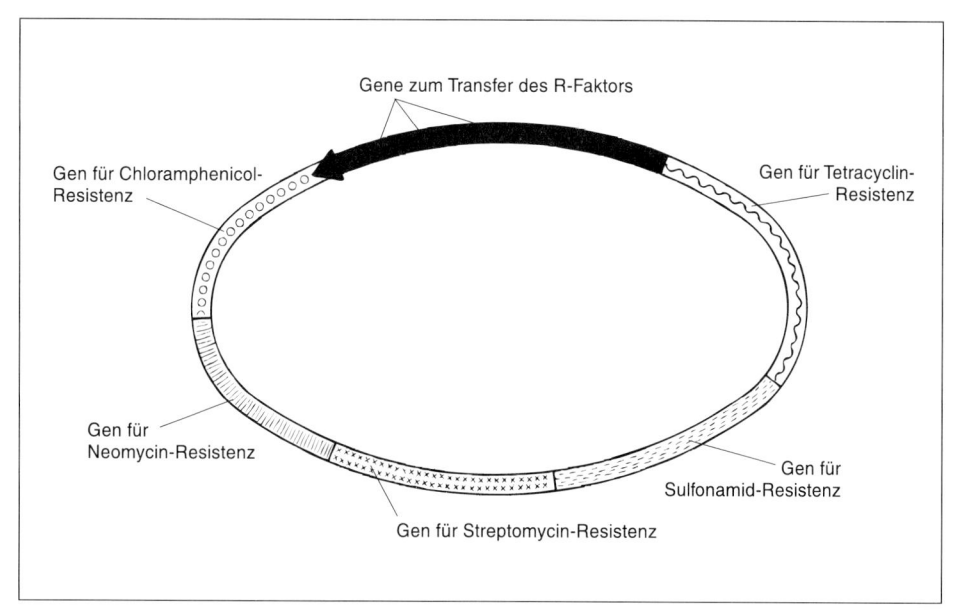

Abb. 2.36. R-Plasmid (R-Faktor).

sche Wirkung) oder Bakterien abtöten (bakterizide Wirkung) können.

Allerdings werden immer mehr Bakterienstämme gegenüber diesen Stoffen resistent. Die Resistenz ist genetisch determiniert. Man unterscheidet grundsätzlich zwischen chromosomalen (auf dem Bakteriengenom gelagert) und extrachromosomalen Resistenzgenen (auf Plasmiden gelegen). Man kennt zwei verschiedene Resistenzerscheinungen:

I. Primäre Resistenz oder natürliche Resistenz
Bei einigen Bakterienstämmen besteht schon von vornherein eine Unempfindlichkeit gegenüber bestimmten Chemotherapeutika (primäre Resistenz).

II. Sekundäre Resistenz oder erworbene Resistenz
Bakterien, die primär Antibiotikumempfindlich waren, können auf unterschiedliche Weise resistent werden:

a) durch spontane Mutationen einzelner Gene im Bakteriengenom,
b) durch Übertragung von Resistenzgenen mittels parasexueller Systeme, wie Transduktion und Hfr-Konjugation.
c) durch plasmidische Resistenzübertragung: in diesem Falle werden antibiotikasensible Bakterien mit sog. R-Faktoren (Resistenzfaktoren) infiziert (Abb. 2.36). Die Resistenz-Gene liegen zusammen mit Resistenz-Transfer-Einheiten (RTF) auf extrachromosomal gelagerten R-Faktoren (= R-Plasmide). Daneben finden sich noch Genabschnitte auf dem R-Faktor, die für die identische Reduplikation des R-Faktors während des Übertragungsvorganges sorgen. Solche R-Faktoren können, ohne weitere Hilfe in Anspruch nehmen zu müssen, von antibiotikaresistenten Bakterien auf antibiotikasensible Arten übertragen werden.

Es werden dabei häufig Mehrfachresistenzen weitergegeben, d. h., die Bakterien sind gegenüber mehreren Antibiotika

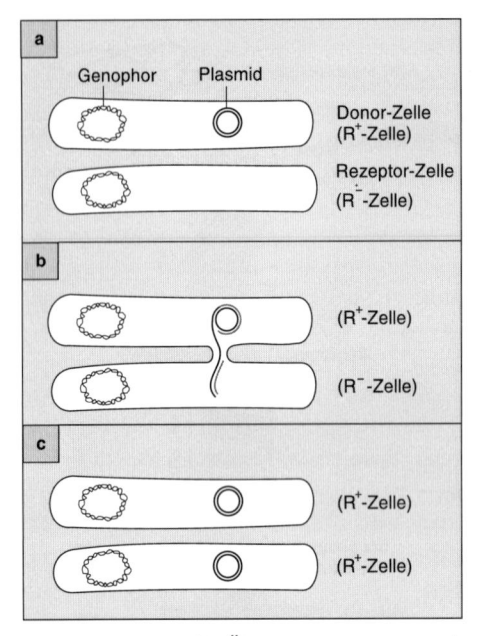

Abb. 2.37. R-Plasmid: Übertragungsvorgang zwischen konjugierenden Bakterien.
a) **Eine Donor- und Rezeptor-Zelle legen sich nebeneinander**
b) **Über einen R-Pilus kommt es zur Übertragung des R-Faktors**
c) **Der Transfer des R-Faktors ist beendet; beide Bakterien besitzen nun den R-Faktor.**

gleichzeitig resistent. In einer Zelle können sich viele R-Faktoren finden, die sich synchron oder asynchron mit dem Bakteriengenom replizieren und an Tochterzellen weitervererbt werden können. Im klinischen Bereich machen sich Mehrfachresistenzen als sog. „**Hospitalismus**" bemerkbar.

Frisch übertragene R-Faktoren regen in den Rezeptorzellen die Bildung spezieller R-Pili (= Sexpili) an und geben meist über diese mit hoher Frequenz das R-Plasmid an andere Bakterienzellen weiter (Abb. 2.37). R-Faktoren integrieren fast nie in das Bakteriengenom. Wie beim F-Faktor schon beschrieben, handelt es sich auch beim Übertragungsvorgang des R-Faktors um einen streng gerichteten Vorgang. Eine Donor-Zelle (R^+) überträgt z. B. während eines Konjugationsvorganges eine Kopie ihres R-Plasmids auf eine Rezeptorzelle (R^-).

Es wird angenommen, daß der R-Faktor einsträngig und linear in die Rezeptorzelle übertragen wird. Hierbei wird der zurückbleibende Strang in der R^+-Zelle wie der übertragene Einzelstrang in der R^--Zelle sofort zum Doppelstrang ergänzt. Der Transfervorgang wird mit der anschließenden Zyklisierung des übertragenen R-Faktors in der ehemaligen R^--Zelle beendet. Als Ergebnis präsentieren sich nun zwei R^+-Zellen.

Mechanismus der durch Plasmide verursachten Antibiotikaresistenz

Die Resistenzgene des R-Plasmids veranlassen die Bakterienzelle z. B. zur Bildung von spezifischen Enzymen, die bestimmte Antibiotika chemisch verändern und damit inaktivieren können. Die Abbildung 2.38 zeigt einige Beispiele.

Nicht alle Plasmid-codierten Antibiotikaresistenzen beruhen auf enzymatischer Inaktivierung. So kommt eine ebenfalls durch R-Faktoren determinierte Tetracyclinresistenz durch eine Permeabilitätsänderung der Zellmembran zustande. Bei diesen tetracyclinresistenten Zellen ist die Tetracyclinaufnahme drastisch reduziert.

Die Übertragung von Resistenzgenen durch R-Faktoren bei Konjugationspartnern spielt vor allem bei den gramnegativen Enterobakterien, die hauptsächlich im menschlichen und auch im tierischen Darmtrakt vorkommen, eine bedeutende Rolle. Zu den Enterobakterien gehören z. B. *Escherichia coli*, der Ruhr-Erreger *Shigella* und der Typhus-Erreger *Salmonella*. Dabei können R-Faktoren nicht nur innerhalb einer Art übertragen werden, sondern auch auf unterschied-

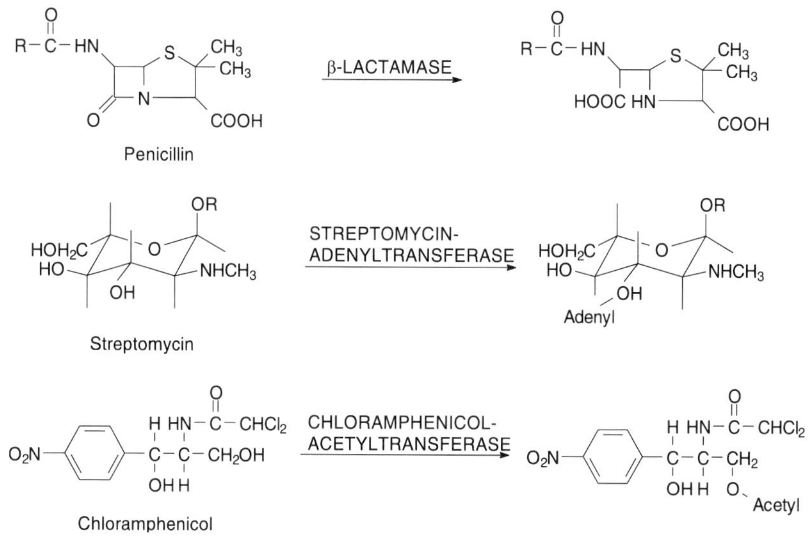

Abb. 2.38. Inaktivierung von Antibiotika durch Enzyme.

liche Arten, z. B. von *E. coli* auf *Salmonella* und umgekehrt.

2.5.3 Transponierbare genetische Elemente

Einige Resistenzgene verdanken ihre Mobilität nicht nur dem Umstand ihrer Lokalisierung auf R-Faktoren, sondern auch ihrer Fähigkeit, an nicht festgelegten Stellen ins Genom integriert zu werden.

Einige transponierbare Elemente werden vor der Transposition erst repliziert, so daß immer eine Kopie des transponierbaren Elements am ursprünglichen Genom-Ort zurückbleibt. Andere transponierbare Elemente hinterlassen Lücken am ursprünglichen Genort. Je nach Größe unterscheidet man zwischen einer **Insertionssequenz** (IS, 200–1600 Basenpaaren) und einem **Transposon** (Tn, 2500–40000 Basenpaaren). IS enthalten nur Gene, die unmittelbar mit der Insertionsfunktion in Zusammenhang stehen. Die davon codierten Proteine werden als Transposase bezeichnet.

Die Transposonen (Tn) verhalten sich wie die IS, besitzen aber zusätzlich Gene (z. B. Resistenzgene), die unabhängig von der Insertionsfunktion sind. Viele Transposonen enthalten an ihren Enden Insertionssequenzen, die ihre Transposition steuern. Andere Tn verfügen über eigene Transpositionsgene, die dann anstelle der IS die Transposition bewerkstelligen. Die transponierbaren Elemente sind an ihren Enden von gegenläufig komplementären Basensequenzen (z. B. AAAGCGCT ------------ AGCGCTTT) flankiert, die möglicherweise als Erkennungsstellen für Enzyme dienen, die an der Transposition beteiligt sind.

IS und Tn sind nicht zur selbständigen Replikation in der Lage. In diesem Punkt unterscheiden sie sich von Plasmiden; letztere sind ebenfalls zur Transposition befähigt. Transponierbare DNA-Elemente können mutagen wirken, wenn sie in ein Gen oder in dessen Nachbarschaft inseriert werden, und dadurch u. U. eine oder mehrere Genfunktionen an- bzw. abschalten.

Transposonen aus Bakterien können auch auf die DNA von Bakteriophagen übertragen werden. Die Transposition von Resistenzgenen ist von größter medizinischer Bedeutung. Man kennt Transposonen z. B. bei Resistenzerscheinungen gegen Ampicillin, Kanamycin, Tetracyclin, Chloramphenicol.

Transponierbare DNA-Elemente hat man nicht nur bei Bakterien gefunden, sondern auch bei Eukaryoten. Sie können dort ebenfalls zu Mutationen führen. Interessanterweise hat man bei Eukaryoten darüber hinaus transponierbare Elemente entdeckt, die gewisse Gemeinsamkeiten mit Retroviren zeigen und die deshalb als **Retroposons** bezeichnet werden. Sie bestehen aus 5 000–7 000 Basenpaaren. Für ihre Transposition wird zunächst eine RNA-Kopie hergestellt, die als Matrize zur Synthese einer DNA dient, die an anderer Stelle in das Genom eingebaut wird.

2.5.4 Viren und Bakteriophagen

Viren (Einzahl das Virus) sind infektiöse Partikel, die sich in lebenden Zellen von Prokaryoten und Eukaryoten vermehren. Sie lassen sich am besten über einige spezifische Eigenschaften charakterisieren.

Charakteristische Eigenschaften der Viren
– Viren besitzen keine Zellstruktur und keinen eigenen Stoffwechsel; sie können sich daher nur in prokaryotischen oder eukaryotischen Zellen vermehren, indem sie die Stoffwechselleistungen der Zelle für ihre eigenen Bedürfnisse nutzen.
– Viren sind obligate intrazelluläre Parasiten, da sie außerhalb der Zelle nicht lebensfähig sind; man rechnet sie daher auch nicht zu den Lebewesen.
– Viren besitzen im Gegensatz zu Zellen immer nur eine Art von Nukleinsäure, entweder DNA oder RNA. Diese Nukleinsäuren können als Einzelstrang oder Doppelstrang linear oder ringförmig vorliegen.
– Viren besitzen neben der Nukleinsäure in der Regel auch Enzyme, die sie nach der Infektion der Zelle für frühe Prozesse ihrer eigenen Vermehrung benötigen.
– Viren verfügen jedoch nicht über Enzyme zur Energiegewinnung und über keinen Proteinbiosynthese-Apparat.
– Viren sind submikroskopisch klein. Ihre Größe schwankt von etwa 5 nm bis 300 nm (s. Abb. 2.39); im Vgl. Bakterien etwa 500–5 000 nm.

Allgemeines Bauprinzip des Virions
Ein komplettes Viruspartikel, das sich außerhalb der Zelle in der Ruhephase befindet, wird auch als **Virion** bezeichnet.

Virusgenom
Das Virusgenom umfaßt die Gesamtheit der auf der viralen Nukleinsäure lokalisierten Gene. Aufgrund ihrer relativ leichten Handhabung im Labor, der Universalität des genetischen Codes und ih-

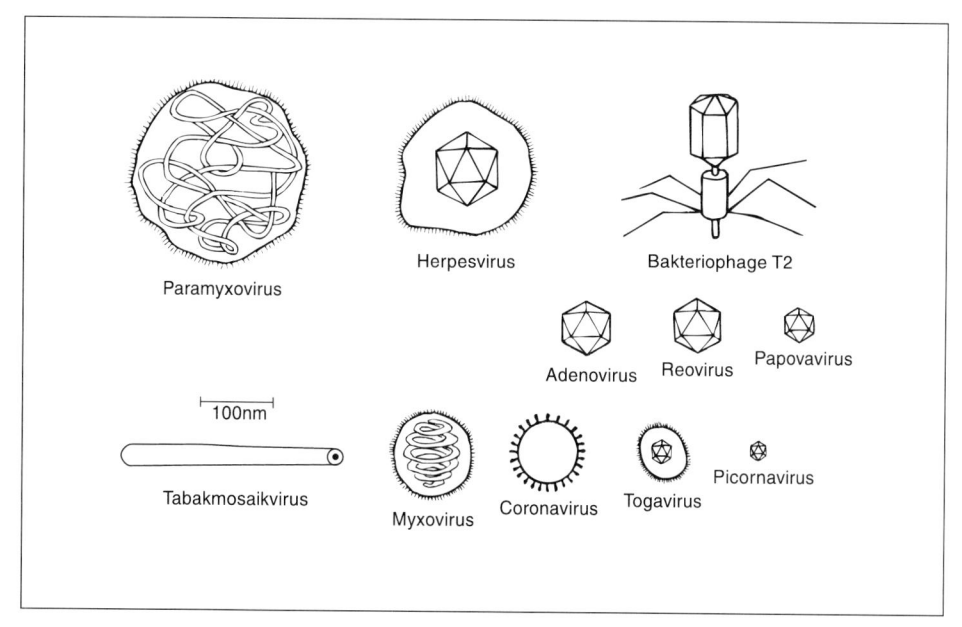

Abb. 2.39. Verschiedene Viren und ihre relativen Größen (vgl. Maßstab).

res einfach gebauten Genoms werden Viren, neben Bakterien, bevorzugt für molekularbiologische Arbeiten benutzt.

Capsid
Das Capsid ist eine spezifisch zusammengesetzte Proteinhülle, die als eine Art „Schutzmantel" das Virusgenom umgibt. Es schützt die Nukleinsäure vor Enzymen (z.B. Nukleasen) und sonstigen Umwelteinflüssen. Das Capsid ermöglicht in der Regel die Adsorption und Penetration der Viruspartikel in die Zelle. Das Capsid hat antigene Eigenschaften.

Capsomer
Das Capsomer ist die kleinste, elektronenmikroskopisch nachweisbare, morphologische Untereinheit des Capsids.

Nucleocapsid
Man versteht darunter den Nukleinsäure-Protein-Komplex des Virions.

Hülle
Die Hülle oder Envelope findet man nicht bei allen Virusarten. Sie umhüllt zusätzlich das Capsid von außen. Die Hülle besteht in der Regel aus Proteinen, Glykoproteinen und Lipiden. Aus der Hülle ragen häufig dornen- oder stachelförmige Gebilde heraus, die man **Spikes** nennt. Ihre Zahl und Anordnung ist genetisch fixiert. Beim Influenza-Virus zählt man ca. 3000 Spikes, wobei etwa ein Drittel die Neuraminidaseaktivität trägt und die anderen zwei Drittel die hämagglutinierende Eigenschaft.

Einteilung der Viren
Man kann die Einteilung der Viren nach verschiedenen Gesichtspunkten vornehmen:

a) Form und Größe
Eine Auswahl der verschiedensten Virionen ist in Abb. 2.39 dargestellt.

b) Art des genetischen Materials
Man kann DNA-Viren von RNA-Viren

unterscheiden, wobei die jeweilige Nukleinsäure als Einzel- oder Doppelstrang linear oder ringförmig vorliegen kann [vgl. Tabelle 2.5].

c) Wirkbereich
Alle Organismen können von Viren befallen werden. Es gibt tierpathogene (z. B. Adenoviren, Myxoviren) und pflanzenpathogene Viren (z. B. Tabakmosaikvirus, Maismosaikvirus, Rübenvergilbungsvirus) sowie Viren, die Bakterien (Abb. 2.40) befallen (**Bakteriophagen**).

Beispiel für Krankheiten, die durch tierpathogene Viren hervorgerufen werden: Grippe, Schnupfen, Poliomyelitis, Pocken, Masern, Tollwut, Maul- und Klausenseuche.

Nachweis von Viren
Trotz ihrer Kleinheit kann man die Anzahl der in einem Präparat vorhandenen Viren durch besondere Versuchsanordnungen bestimmen. Dies soll am Beispiel der Bakteriophagen näher erläutert werden. Beimpft man eine Agarplatte mit einer Suspension von *Escherichia coli,* so bildet sich ein geschlossener Bakterienrasen. Befindet sich irgendwo in diesem Rasen ein Phage, so infiziert dieser eine Zelle. Die Infektion führt nach dem unten beschriebenen Zyklus zur Lyse der Zelle. Die dabei freigesetzten Nachkommenpartikel infizieren die Bakterien in ihrer Nachbarschaft und lysieren diese. Nach einigen Zyklen sind schließlich so viele Bakterien zerstört, daß ein sichtbares Loch (**Plaque**) im Bakterienrasen entsteht. Jeder Plaque ist auf eine einzelne Viruspartikel zurückzuführen; damit kann aus der Zahl der Plaques pro Agarplatte auf den infektiösen Titer der Virussuspension zurückgeschlossen werden.

Bei tierpathogenen Viren erfolgt die Plaquezählung auf Zellrasen von tierischem Gewebe, bei Pflanzen meist durch Plaquezählung auf Blättern.

Vermehrungszyklus von Viren
Der gesamte Vorgang der Virusvermehrung umfaßt verschiedene Schritte, die zeitlich ineinander greifen. Der Vermehrungszyklus verläuft in allen Zellen in der Regel mehr oder weniger gleich.

1. Adsorption
Anheftung der Viren an die Zelloberfläche (Zellmembran). Sowohl das Virus als auch die Zelloberfläche verfügen über sogenannte Rezeptoren (chem. Strukturen), die miteinander reagieren können. Auf dieser Tatsache beruht ein Therapieansatz. Man versucht, lösliche Rezeptoren – etwa intranasal – zu applizieren, um Virionen abzufangen.

2. Penetration
Eindringen der Viren in die Zelle. Zum

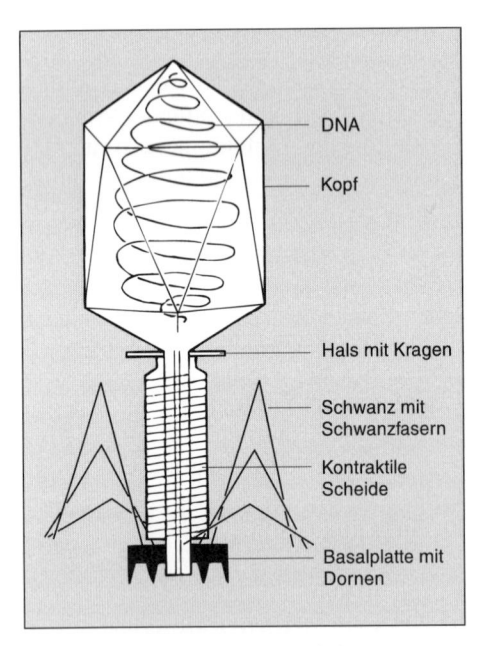

Abb. 2.40. Coliphage T$_2$, schematisch.

Teil wird nur die Virusnukleinsäure injiziert (z. B. bei vielen Phagen). Manche Viren werden von der Zelle durch Endocytose (z. B. Pockenvirus) aufgenommen. Bei Viren mit einer Lipidhülle erfolgt in der Regel eine Fusion dieser Hülle mit der Cytoplasmamembran, wobei das Nucleocapsid in die Zelle gelangt.

3. Uncoating
Entfernung des Proteingerüstes und damit Freisetzung der Virusnukleinsäure.

4. Synthese
Die eingedrungene Nukleinsäure veranlaßt die befallene Wirtszelle zur Synthese von Virusnukleinsäure und Virusproteinen. Je nach Nukleinsäure-Art und -Typ gibt es unterschiedliche Methoden der Replikation. Bei RNA-Viren mit Einzelstrang-RNA gibt es z. B. **minus-Strang-RNA-Viren** (z. B. Influenza-Virus) und **plus-Strang-RNA-Viren** (z. B. Polio-Virus). Im ersten Fall muß erst ein plus-Strang repliziert werden, der für entsprechende Proteine codiert, im zweiten Fall kann die Virus-RNA direkt als mRNA dienen. Beim HI-Virus muß die einsträngige RNA zunächst in einen RNA-DNA- und dann in einen DNA-DNA-Doppelstrang umgeschrieben werden, welcher dann in das Wirts-Genom eingebaut wird.

Im allgemeinen wird dagegen die Synthese der wirtszelleigenen Produkte kurz nach dem Eindringen der Virusnukleinsäure abgebrochen oder zumindest stark abgeschwächt (z. B. beim Hühnerpest-Virus). Im Falle des T4-Phagen von *E. coli* bauen T4-codierte Nucleasen die *E. coli*-DNA ab.

5. Reifung (Maturation)
Während dieser Phase werden die synthetisierten Virusbausteine zu Virionen zusammengebaut. Die Synthese des Virions erfolgt an bestimmten Zellorten, z. B. am oder im Zellkern (z. B. Herpes-Viren), im Cytoplasma (z. B. Polio-Viren) oder an bestimmten Membranstrukturen.

Das Ziel ist die Bildung von kompletten, infektiösen Virionen, die in stabilisierter Form die Wirtszelle verlassen können.

6. Freisetzung
Ausschleusung der Viruspartikel oder Freisetzung durch Zerstörung der Wirtszelle (Lyse). Zu den zellzerstörenden Viren zählen viele Bakteriophagen und Pflanzenviren. Die Zelle kann sich selbst auflösen, durch den Druck der neugebildeten Viruspartikel aufplatzen oder durch ein viruseigenes Lysozym zerstört werden.

Bei Viren, die eine Lipidhülle besitzen, stammt diese Hülle aus der Kern- oder Cytoplasmamembran der Wirtszelle. Die Proteine der Wirtszellmembran werden dabei durch viruseigene Proteine ersetzt.

Als Beispiel für die Virusvermehrung sei der Lebenszyklus des Semliki-Forest-Virus dargestellt (s. Abb. 2.41).

Lysogenie
Neben virulenten Bakteriophagen (= Phagen), die ihren Wirt obligat lysieren, kennt man eine weitere Gruppe, die **temperenten Phagen**, deren zellzerstörende Eigenschaft fakultativ verlorengegangen ist. Ein besonders gut untersuchter Vertreter dieser Gruppe ist der *E. coli* Phage λ. Befällt ein solcher Phage eine Bakterienzelle, so gibt es (je nach physiologischem Zustand der Wirtszelle und Umweltbedingungen) zwei Möglichkeiten:

1) Die Zelle wird lytisch infiziert, d. h.

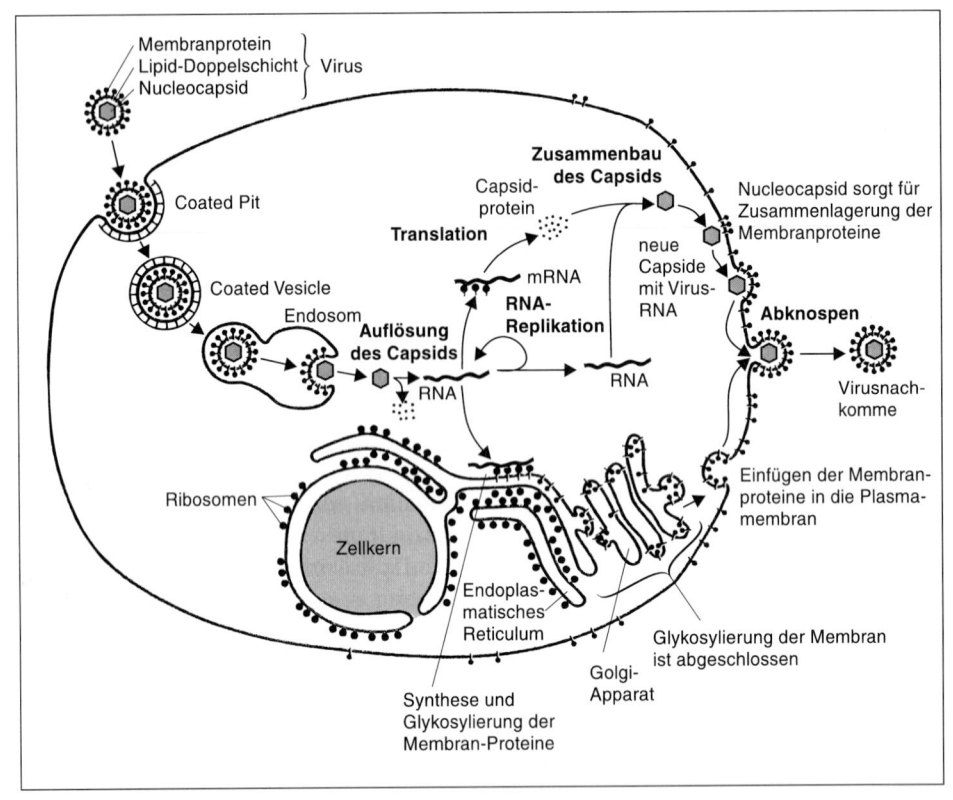

Abb. 2.41. Der Lebenszyklus des Semloki-Forest-Virus. Das Virus bedient sich der Wirtszelle für die meisten seiner Syntheseprozesse (nach B. Alberts et al., Molekularbiologie der Zelle, Verlag Chemie Weinheim, 1994).

nach Infektion und bestimmter Latenzzeit wird das Bakterium durch die neugebildeten Viren zerstört (lysiert).
2) Nach Infektion durch das Virus und Freisetzung der Virusnukleinsäure kommt es nicht zur Virusvermehrung und Lyse der Wirtszelle. Vielmehr integriert das Wirtsbakterium das Virusgenom in sein eigenes Bakteriengenom. In dieser Form liegt das Virusgenom als sogenannter **Prophage** in der Bakterienzelle vor.

Eine so veränderte Bakterienzelle wird **lysogen** genannt. Der Prophage verursacht die Bildung eines Repressors, wodurch die Virionproduktion ebenso wie eine Superinfektion durch einen zweiten Phagen des gleichen Typs bzw. nahen Verwandten verhindert wird.

Die Lysogenie ist ein zeitlich begrenzter Zustand, dessen Dauer von verschiedenen Innen- und Außenbedingungen (z.B. durch UV-Bestrahlung, Peroxide, Temperaturerhöhung) abhängt. Der Phage kann sich wieder vermehren und die Bakterienzelle lysieren (Induktion = Aktivierung eines lysogenen Phagen). Die in einer lysogenen Bakterienzelle existierenden Prophagen können durch eigene Gene den Stoffwechsel des Bakteriums beeinflussen. Das Bakterium kann dazu veranlaßt werden, sogenannte Toxine zu produzieren (z.B. bei Diphtheriebakterien). Verlieren solche lysogenen Bakterien ihre Prophagen, geht ihnen ihre krankheitserregende Funktion verloren.

Tumorviren (onkogene Viren)
Durch onkogene Viren lassen sich im Tierexperiment nach Infektion Tumoren erzeugen. Man unterscheidet DNA- und RNA-Tumorviren:
a) **DNA-Tumorviren:** z. B. Tumorerzeugende Adeno-, Herpes- und Pocken-Viren; Papova-Viren: SV-40-Virus, Polyomavirus, Kaninchenpapillomvirus, Warzenvirus des Menschen.
b) **RNA-Tumorviren:** Retroviren: z. B. Geflügelleukämie-Viren, Hühnersarkom-Virus, Mäusesarkom-Virus. Retroviren sind die einzigen Tumorviren mit einem RNA-Genom (einsträngige RNA).

Ein gut untersuchtes Tumor-Virus ist das SV-40-Virus (Simian-Virus). Sein Nukleocapsid hat die Form eines Ikosaeders und enthält eine doppelsträngige, ringförmige DNA mit einem Molekulargewicht von ca. 3×10^6 Dalton; dies entspricht einem Informationsgehalt von ca. 8 Polypeptiden zu je 200 Aminosäuren. Das SV-40-Virus erzeugt bei Nagetieren Sarkome, Herztumoren und Nierentumoren, beim Menschen entstehen keine Tumoren. Bevorzugtes Versuchsobjekt sind neugeborene Hamster und Hamsternierenzellkulturen. Injiziert man neugeborenen Hamstern das SV-40-Virus, kommt es zur Tumorbildung. In den Tumorzellen lassen sich keine Viren nachweisen.

Für das Studium der onkogenen Zelltransformation (Umwandlung von normalen Zellen in Tumorzellen) benutzt man bevorzugt Zellkulturen, wie z. B. Hamsternierenzellen. Beobachtet man solche Zellen in Kultur, so stellt man fest, daß die Einzelzellen nur so lange wachsen, bis sie sich gegenseitig berühren **(Kontaktinhibition)**; der auf diese Weise im Kulturgefäß entstehende Zellrasen ist immer einschichtig. Infiziert man dagegen Hamsternierenzellen mit SV-40-Viren, geht die Kontakthemmung verloren; es kommt zu einem schrankenlosen Wachstum, wobei sich nun die Zellen übereinanderschieben. In den Tumorzellen kann man neue, in der gesunden Zelle nicht nachweisbare virusspezifische Antigene auffinden, wie z. B. das intrazelluläre T-(Tumor-)Antigen und Oberflächenantigene (Transplantationsantigene), die an die Zellmembran gebunden sind. Daß nach einer bestimmten Zeit keine SV-40-Viren mehr in der Tumorzelle zu finden sind, kann mit dem Umstand erklärt werden, daß die SV-40-DNA in die Zell-DNA integriert wird.

Das Verhalten der Tumorvirus-DNA in der Tumorzelle hat gewisse Ähnlichkeiten mit der Lysogenie und dem Zustand des temperenten Phagen in der lysogenen Bakterienzelle.

Proto-Onkogene, Onkogene und Tumor-Suppressor-Gene
Tumorzellen unterscheiden sich von normalen Zellen eines Organismus im wesentlichen durch unkontrollierte Vermehrung und unzureichende Differenzierung. Die Proliferation normaler Zellen wird fein reguliert durch Signale, die die Zellteilung und Zelldifferenzierung stimulieren oder inhibieren.

Gene, die für Proteine kodieren, welche Zellen zur Teilung und Differenzierung anregen, bezeichnet man als **Proto-Onkogene**. Sie gehören zum normalen Genbestand aller Eukaryotenzellen und haben in einer normalen Zelle kein onkogenes Potential. Die von Proto-Onkogenen codierten Proteine finden sich als

Trans-Membranproteine assoziiert mit der Innenseite der Cytoplasmamembran, im Cytoplasma (Cytosol) und im Zellkern. Sie sind Glieder einer Signalübertragungskette, die extrazelluläre Wachstumsstimuli in den Zellkern weiterleitet und dort Transkription und Replikation aktiviert. Proto-Onkogene lassen sich nach der Funktion ihrer Produkte (Proteine) klassifizieren (vgl. Tab. 2.4).

Die Aktivierung eines Proto-Onkogens zu einem **Onkogen** führt zur malignen Transformation, d. h. zu einer Umwandlung einer normalen in eine maligne entartete Zelle. Die Aktivierung kann durch Punktmutationen (z. B. beim Dickdarm- und Lungenkrebs), Genamplifikationen (z. B. beim Mammakarzinom, Neuroblastom), Chromosomentranslokationen (z. B. beim Burkitt-Lymphom, chronisch-myeloischen Leukämie) oder Virusinfektion (Hepatitis-B-Virus verursacht Leberkarzinome; humane Papillomviren verursachen z. B. Hautkarzinome oder Karzinome des Penis) erfolgen, wobei eine Überexpression von mindestens zwei Onkogenen bzw. bestimmter Zweierkombinationen (myc und ras als Paar) vorliegen muß.

Die maligne Transformation einer Normalzelle kann nicht nur durch Überexpression wachstumsregulierender Proto-Onkogene ausgelöst werden, sondern auch oder zusätzlich durch Verlust von **Tumor-Suppressor-Genen** (= Anti-Onkogene) verursacht sein. Die meisten bisher bekannten Tumor-Suppressor-Gene codieren für Repressorproteine, die ihrerseits die Expression von Zellteilungsproteinen kontrolliert hemmen und damit die Zellteilung verhindern. Erst wenn beide Kopien dieser Gene ausfallen, geht die Wachstumskontrolle verloren. Die Tumor-Suppressor-Gene wurden bei Tumorerkrankungen (Retinoblastom, Wilms-Tumor) entdeckt, die bereits im Kindesalter auftreten können.

Beispiele: Die Ras-Proteine (Ras von Ratten-Sarkom) sind kleine G-Proteine. Sie binden die Guaninnukleotide GDP und GTP und haben GTPase-Aktivität. Durch Mutation wird das zelluläre ras-Gen in ein onkogenes ras-Gen über-

Tab. 2.4. Auswahl an Proto-Onkogenen, Funktion der von ihnen codierten Proteine sowie die subzelluläre Lokalisation dieser Proteine (verändert nach P. Vaupel, 1993).

Proto-Onkogen	Funktion des Proteins	Lokalisation
erb R	Epidermaler Wachstumsfaktor-Rezeptor	Plasmamembran
ros	Insulin-Rezeptor	Plasmamembran
src	Tyrosinspezifische Proteinkinase	Plasmamembran-assoziiert
fes	Tyrosinspezifische Proteinkinase	Cytosol
mos	Serin-Threonin-Kinase	Cytosol
ras	GTP-bindendes Protein/ GTPase-Aktivität	Plasmamembran-assoziiert
myc	DNA-Bindungsprotein	Zellkern
fos	DNA-Bindungsprotein	Zellkern
myb	DNA-Bindungsprotein	Zellkern

führt, was in Säugern ein bösartiges Zellwachstum hervorruft. Somit ist das ras-Gen ein typisches Proto-Onkogen. Die Mutation, die zu einem Austausch in einer bestimmten Aminosäure im Ras-Protein führt, reduziert oder eliminiert die Induzierbarkeit der GTPase-Aktivität durch GAP (GTPase-aktivierendes Protein). Dies führt zu einer gestörten GTP-Hydrolyse, wodurch ein dauer-angeschaltetes, aktiviertes (GTP-bindendes) Ras-Protein resultiert. Das aktivierte Ras-Protein sendet dann konstitutiv ein mitogenes Signal (führt zu ständiger Zellteilung) aus. Die Unfähigkeit, den aktivierten Zustand zu verlassen, ist demnach die molekulare Ursache Ras-vermittelter Tumore. Die klinische Bedeutung dieses Vorganges kann kaum überschätzt werden. Nach neueren Daten liegt einem erheblichen Anteil von Human-Karzinomen (50 % aller menschlichen Lungen- und Darmtumoren sowie 90 % der Adenokarzinome) ein mutiertes ras-Gen zugrunde.

Das Retinoblastomgen (rb-Gen), ein Tumor-Supressorgen, codiert für ein großes, nukleäres Protein mit einem Molekulargewicht von 105 000 Dalton, das entscheidend an der Regulation des Zellzyklus beteiligt ist. Eine Deletion im rb-Gen führt zu einer Prädisposition für das Retinoblastom, einen frühkindlichen Tumor der Netzhaut. Etwa 40 % der Fälle sind erblich und bilateral, während die übrigen 60 % sporadisch und typischerweise nur in einem Auge auftreten. Die erbliche Form ergibt sich aufgrund einer vererbten Mutation in einem Allel, der eine somatische Mutation im zweiten Allel folgt, während sporadische Fälle auf somatische Mutationen in beiden Allelen einer Zelle zurückzuführen sind.

Das **Protein p53**, mit einem Molekulargewicht von 53 Kilodalton, wird von einem Gen codiert, bei dem es sich sowohl um ein Tumorsuppressor-Gen als auch um ein Proto-Onkogen handelt. Normalerweise fungiert das p53-Gen als effektives Tumorsuppressor-Gen, das durch Punktmutationen nach Exposition mit verschiedenen Noxen, wie z. B. Zigarettenrauch oder UV-Strahlung, zu einem gefährlichen Onkogen werden kann. Bei etwa der Hälfte aller menschlichen Tumoren, z. B. in fast allen kleinzelligen Lungenkarzinomen, in 70 % der Colonkarzinome, beobachtet man eine Mutation im p53-Gen.

In seiner Normalfunktion wirkt das p53-Protein als Transkriptionsfaktor. Es bindet an spezifische DNA-Sequenzen und kontrolliert so die Expression bestimmter Genprodukte. Es greift u. a. in die Regulation des Zellzyklus ein. So führt z. B. Sonnenbrand der Haut zu einem starken Anstieg der p53-Proteinkonzentration in Epithelzellen. p53 verhindert in der Zelle einige Zeit die DNA-Replikation, bis die durch UV-Licht ausgelösten DNA-Schäden repariert wurden. Sind die DNA-Schäden zu stark, um noch ausgebessert werden zu können, so löst das p53 **Apoptose** aus, d. h. den programmierten Zelltod. Auf diese Weise verhindert es die Proliferation potentieller Tumorzellen.

Humanpathogene Viren
Aufgrund ihrer medizinischen Bedeutung soll im folgenden auf das Influenza-Virus, die Herpes-Viren, die Hepatitis-Viren und die HI-Viren eingegangen werden. Weitere wichtige humanpathogene Viren sind in Tab. 2.5 erfaßt.

a) Influenzavirus (Orthomyxovirus)
Die Influenza-Typen (Typ A, B, C) sind sphärische Partikel mit einem Durchmesser von 900–1 000 Å (1 Å = 10^{-7} mm). Umgeben wird das Nukleocapsid

Tab. 2.5 Übersicht der wichtigsten humanpathogenen Viren.

Familie	Gattung oder Art	Form	Nuklein-säure	Hülle	Krankheiten
Papovaviridae		Ikosaeder	ds DNA	–	Warzen
Herpetoviridae (Herpes viridae)	*Herpes simplex* (Herpesvirus 1)	Ikosaeder	ds dNA	+	Herpes labialis
	Herpes simplex (Herpesvirus 2)	Ikosaeder	ds DNA	+	Herpes genitales
	Herpes zoster (Herpesvirus 3)	Ikosaeder	ds DNA	+	Windpocken, Gürtelrose
	Epstein-Barr (Herpesvirus 4)	Ikosaeder	ds DNA	+	Pfeiffersches Drüsenfieber, Lymphknoten-tumore
	Zytomegalie (Herpesvirus 5)	Ikosaeder	ds DNA	+	Zytomegalie
	HHV-6	Ikosaeder	ds DNA	+	Dreitagefieber
	HHV-7	Ikosaeder	ds DNA	+	
	HHV-8	Ikosaeder	ds DNA	+	assoziiert mit Kaposi-Sarkom
Poxiviridae	Variolavirus	komplex	ds DNA	+	Pocken (seit 1980 ausgerottet)
Picornaviridae	Poliomyelitis mit 3 Subtypen	Ikosaeder	ss RNA	–	Kinderlähmung
	Enterviren	Ikosaeder	ss RNA	–	Meningitis, Enzephalitis
	Rhinovirus 100 Subtypen	Ikosaeder	ss RNA	–	Schnupfen
Flaviviridae	FSME-Virus	Ikosaeder	ss RNA	+	Zeckenenzephalitis
Togaviridae	Rubivirus	Ikosaeder	ss RNA	+	Röteln
Orthomyxoviridae	Influenza	kugelig	ss RNA in 8 Segmenten	+	Grippe
Paramyxoviridae	Masernvirus	helical	ss RNA	+	Masern
	Mumpsvirus	helical	ss RNA	+	Mumps
Rhabdoviridae	Tollwutvirus	stabförmig	ss RNA	+	Tollwut
Retroviridae	Human-T-cell-Leukemia Virus HTLV I	Ikosaeder	ss RNA segmentiert	+	Leukämie
	HTLV II	Ikosaeder	ss RNA segmentiert	+	Leukämie
	HIV 1 HIV 2	Ikosaeder	ss RNA segmentiert	+	AIDS
Hepatitis-Viren Picornaviridae	Hepatitisvir. A	Ikosaeder	ss RNA	–	Hepatitis A
Hepadnaviridae	Hepatitisvir. B	Ikosaeder	ds DNA	+	Hepatitis B
Flaviviridae ?	Hepatitisvir. C		ss RNA	+	Hepatitis C
	Hepatitisvir. D		ss RNA	+	Hepatitis D
Calciviridae	Hepatitisvir. E	Ikosaeder	ss RNA	–	Hepatitis E

von einer Außenhülle, die aus einer Proteinhülle (virusspezifisch) und einer zusätzlichen Membran-ähnlichen Lipidschicht besteht. Auf der Oberfläche des Virus findet man bis zu 3000 Spikes, bestehend aus den beiden Glykoproteinen **Neuraminidase** und **Hämagglutinin**.

Das Hämagglutinin ist für die Adsorption und das Eindringen des Viruspartikels in die Wirtszelle verantwortlich. Darüber hinaus tragen die beiden Glykoproteide Antigendeterminanten, die vom Immunsystem erkannt werden.

Das genetische Material der Influenza-Viren ist RNA. Eine Besonderheit dieser Viren liegt darin, daß sich ihr Nukleocapsid aus acht Segmenten zusam-

Schweine-Influenza-Virus A (Jowa) ($H_{SW}1/N1$)

Menschen-Influenza-Virus A (Hong Kong) (H3/N2)

Beide Viren werden in die Schweinenase inokuliert

Infektion einer Schweinelungenzelle

Lungenzelle

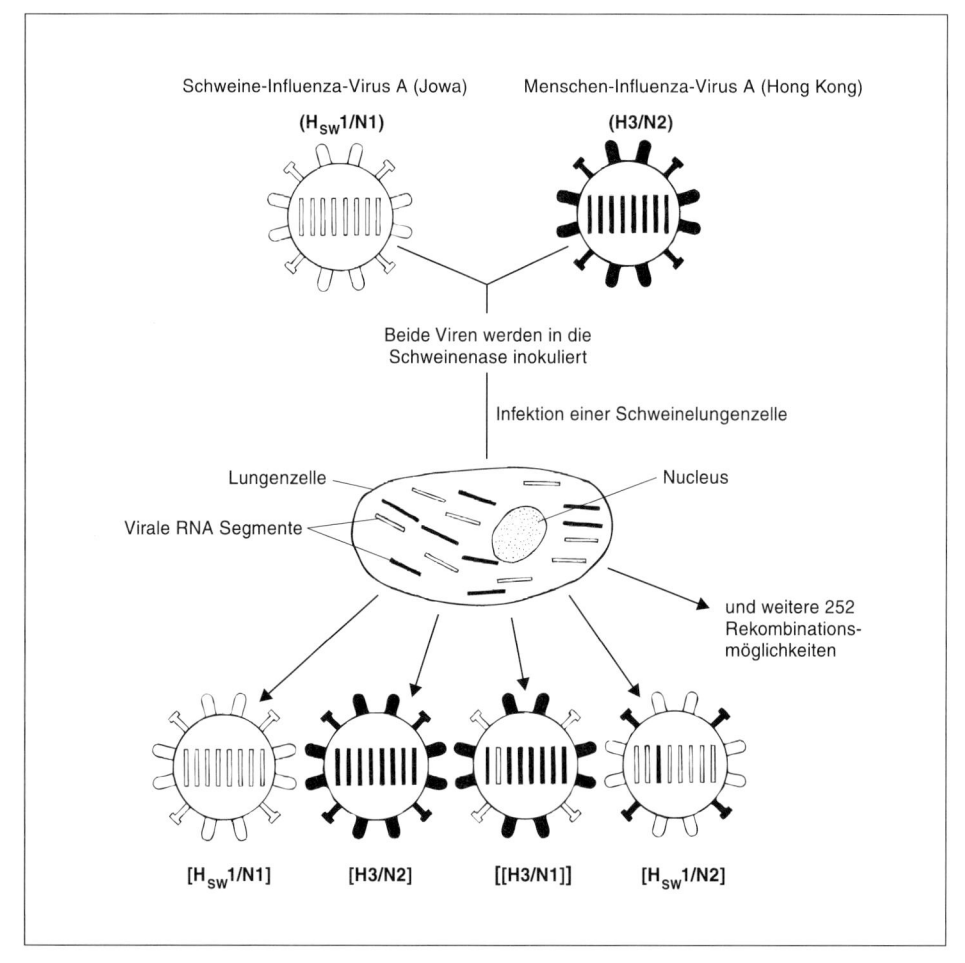

Virale RNA Segmente

Nucleus

und weitere 252 Rekombinationsmöglichkeiten

[$H_{SW}1/N1$]   [H3/N2]   [[H3/N1]]   [$H_{SW}1/N2$]

Abb. 2.42. Das Influenza-Virus H3/N2 wurde erstmals 1968 bei Bewohnern von Hongkong entdeckt. Das Influenza-Virus $H_{sw}1/N1$ isolierte man 1930 zuerst von Schweinen aus Iowa. Beide Influenza-Viren inokuliert man in die Nase eines Schweines. Die beiden Virustypen befallen Lungenzellen. Wird eine Lungenzelle gleichzeitig von beiden Viren infiziert, kann diese anschließend jeweils 8 separate RNA-Segmente von jedem Virus enthalten (also insgesamt 16 Segmente). In der Zelle kommt es dann zur Vervielfältigung der Viren; dabei können während des „Verpackungsvorganges" der RNA-Segmente neue Viruspartikel entstehen, die die RNA-Segmente von H3/N2 und $H_{sw}1/N1$ neu rekombiniert enthalten.
Das Viruspartikel H3/N1 ist eine Rekombinante, die im menschlichen Organismus durch Antikörper nicht mehr neutralisiert werden kann; die Virusoberfläche enthält eine neue Antigenkombination (Neuraminidase und Hämagglutinin), die vom Immunsystem nicht erkannt wird.

mensetzt, die sich mit biochemischen Methoden auftrennen lassen (Abb. 2.42). Das Genom der Influenza-Viren besteht also nicht aus einem durchgehenden RNA-Molekül, sondern aus acht Einzelmolekülen, die auf die acht Segmente des Nukleocapsids verteilt sind.

Normalerweise hält eine einmal erworbene Immunität nach überstandener Infektion oder durch aktive Impfung oft viele Jahre, meist ein Leben lang an.

Masern oder Mumps bekommt man in der Regel nur einmal im Leben, häufig in der Kindheit. Beim Influenza-Virus treten in größeren Zeitabständen Viren auf, deren Antigenstruktur mit früheren Populationen nicht identisch ist. Das hat zur Folge, daß eine erworbene Immunität gegen die neuen Antigenvarianten keine Wirkung zeigt, ein Umstand von u. U. verheerenden Konsequenzen:

1918 starben ca. 20 Mio. Menschen in der ganzen Welt an Grippe. 1957 starben ca. 70 000 US-Bürger an der „Asiatischen Grippe", 1968 kostete die „Hongkong-Grippe" ca. 30 000 Menschen der USA das Leben.

Es gibt bei Influenza zwei Mechanismen der Antigenvariation:

1. Punktmutationen: Punktmutationen in den Strukturgenen führen z. B. zu Aminosäureaustausch, wodurch neue antigene Eigenschaften auftreten können, die von existierenden Antikörpern nicht neutralisiert werden. Solche Punktmutationen und daraus resultierende, veränderte Antigen-Strukturen sind für große Epidemien (Pandemien) nicht verantwortlich. Von den zahlreichen Mutanten werden sich nur die Virus-Varianten durchsetzen und ausbreiten können, deren veränderte antigene Erkennungsstelle sich weit von der Antikörper entfernt haben (Antigen-Drift des Viruspartikels).

2. Rekombination: Kompletter Austausch von ganzen RNA-Molekülen nach der Replikation beim Verpacken der Tochterviren. Das hat insbesondere dann Konsequenzen, wenn ein Organismus zufällig von Viren verschiedener Herkunft (z. B. Schwein und Mensch, s. Abb. 2.42) mischinfiziert wird. Dabei können dann bei den Nachkommen Viren mit Antigenkombinationen sein, für die es in der Bevölkerung überhaupt keinen Immunschutz gibt: z. B. Hongkong A Virus mit einem Hämagglutinin aus dem Schweine-Influenza A.

Diese Rekombinationen (Antigen-Shift) sind der vermutete Grund für die großen Pandemien.

Es sei jedoch erwähnt, daß die Struktur der Glykoproteine nicht allein die Pathogenität der Influenza-Viren determiniert. Für die Pathogenität dieser Viren scheint kein bestimmtes Gen zu codieren, sondern vielmehr eine bestimmte Genkonstellation notwendig zu sein.

b) Herpes-Viren

Zu den Herpesviren gehören etwa 80 verschiedene Viren, die den Menschen und verschiedene Wirbeltiere befallen können. Zu den humanen Herpesviren zählen:
– Herpes-simplex-Virus Typ 1 und Typ 2 (HSV-1 und HSV-2)
– Varizella-Zoster-Virus (VZV)
– Zytomegalievirus (CMV)
– Epstein-Barr-Virus (EBV)
– Humanes Herpesvirus 6 (HHV-6)
– Humanes Herpesvirus 7 (HHV-7)
– Humanes Herpesvirus 8 (HHV-8)

Die Viren besitzen einen zentralen DNA-Innenkörper (core), der aus doppelsträngiger DNA besteht. Dieser ist von einem ikosaederförmigen Capsid umgeben, das aus 162 Capsomeren gebildet wird. Die Hülle um das Capsid stammt aus der inneren Kernmembran befallener Zellen. In diese Hülle sind verschiedene virale Glykoproteine eingebaut, die unterschiedlich lange Spikes bilden. Die Glykoproteine sind für die Infektiosität wichtig, da sie an passende Rezeptoren der Cytoplasmamembran binden.

Bei **HSV-1** erfolgt die Primärinfektion meist über die Mundschleimhaut; anschließend dringt das Virus in die Endigungen der sensiblen und autonomen Nerven ein und erreicht auf diesem Weg die dazugehörigen Ganglien. Dort vermehrt sich das Virus und kann zu den Schleimhäuten zurückwandern, um sogenannte Sekundärläsionen hervorzurufen.

Das Immunsystem stoppt die Virusvermehrung nach etwa 5–7 Tagen; allerdings wird das Virus nicht vollkommen eliminiert, sondern es persistiert in den Nervenzellen in Form von ringförmiger extrachromosomaler DNA. Virionen sind in diesem Stadium nicht nachzuweisen. Lediglich ein Gen bleibt aktiv und exprimiert das sog. LAT (**l**atency-**a**ssociated **t**ranscript). Durch exogene Noxen, wie z. B. UV-Licht, Nervenreizung oder Fieber (Fieberbläschen!) kann es zur Reaktivierung des Virus kommen. In seltenen Fällen tritt eine HSV-Enzephalitis auf. Die Durchseuchung der Bevölkerung mit HSV-1 ist fast 100 %ig; zu sichtbaren Infektionen kommt es jedoch nur bei etwa 10 %.

Die Therapie von Herpes-Infektionen erfolgt mit Nucleosid-Analoga, z. B. mit Acycloguanosin (= Aciclovir). Aciclovir wird zunächst von einer **viralen** Thymidinkinase in das entsprechende Monophosphat übergeführt. Dieses wird in zwei weiteren Phosphorylierungsreaktionen von **zellulären** Kinasen zum Triphosphat umgesetzt, das in die Replikation des viralen Genoms durch Hemmung der **viralen** DNA-Polymerase eingreift. Die Selektivität gegenüber gesunden Zellen ergibt sich einmal dadurch, daß diesen die entsprechende Thymidinkinase fehlt und dadurch, daß die zelluläre DNA-Polymerase in relevanten Konzentrationen von Aciclovir-Triphosphat nicht gehemmt wird.

Bei **HSV-2** erfolgt die Primärinfektion über die Genitalorgane. Es werden dann die Lumbo-Sakralganglien befallen, in denen die Viren persistieren.

Die Erstinfektion mit **Varizella-Zoster-Virus** erfolgt meist im Kindesalter. Da die Übertragung über mehrere Meter („mit dem Wind") erfolgen kann und als Krankheitsbild Bläschen und Pusteln auftreten, spricht man von **Windpocken**. Komplikationen treten insbesondere auf, wenn Erwachsene, Schwangere oder Immunsuppressive befallen werden.

Das gleiche Virus ruft bei Erwachsenen nach einer Reaktivierung aus den Ganglienzellen ein Krankheitsbild hervor, das als **Gürtelrose** bezeichnet wird. Dabei kommt es zu bläschenartigen Hautveränderungen und Rötungen meist am Körperstamm, aber auch im Kopfbereich. Diese Symptome werden meist von starken Schmerzen begleitet.

Die Infektion mit dem **Zytomegalivirus** kann bei Neugeborenen zu Mißbildungen und Hörschädigungen führen. Bei älteren Kindern und Erwachsenen verläuft die Krankheit – falls keine Immundefizienz (z. B. bei AIDS) vorliegt – meist leicht: allgemeines Krankheitsgefühl, Fieber, leichte Hepatitis.

Das **Epstein-Barr-Virus** ist der Erreger des **Pfeiffer'schen Drüsenfiebers** (infektiöse Mononukleose), bei dem es u. a. zu Fieberschüben, Angina mit „rauhem Hals" und Lymphknotenschwellungen kommt.

Wie auf S. 166 dargestellt, kann das Virus auch Tumore (Burkitt-Lymphom) induzieren.

c) Hepatitis-Viren

Als Hepatitis-Viren bezeichnet man Viren, die primär fast ausschließlich die Leber befallen. Inzwischen sind 6 solcher Hepatotropen Viren bekannt (s. Tab. 2.5), von denen im folgenden kurz das Hepatitis-A- und -B-Virus besprochen wird.

Die durch **Hepatitis-A-Viren** hervorgerufene Leberentzündung zählt zu den typischen Reisekrankheiten. Die Übertragung erfolgt fäkal-oral über den Magen-Darmtrakt; Hauptvermehrungsort ist die Leber. Die Leberschädigungen sind jedoch indirekter Natur, da die infizierten Zellen durch zytotoxische T-Lymphozyten zerstört werden. Es kommt in vielen Fällen zu einer Gelbsucht. Die Erkrankung heilt in der Regel aus. Inzwischen gibt es Impfstoffe gegen Hepatitis A.

Hepatitis-B-Viren werden in die Familie der Hepadnaviren (**Hep**atitis-**a**ssoziierte **DNA**-Viren) gestellt. Das Virus wird parenteral vor allem mit Blut übertragen und die von ihm verursachte Hepatitis auch als „Transfusionshepatitis", „Serumhepatitis", „Fixerhepatitis" oder „Hippi-Hepatitis" bezeichnet. Ebenso wie bei der Hepatitis A ist an der Pathogenese der B-Form auch das Immunsystem beteiligt. Zusätzlich kann es zu chronischen Verlaufsformen mit fortschreitender Leberzellzerstörung und **Leberzirrhose** kommen. Daraus kann sich wiederum ein Leberzellkarzinom entwickeln, bei dem man die Virus-DNA in das Genom der Tumorzellen integriert finden kann. Auch gegen Hepatits B gibt es inzwischen Impfstoffe.

d) HI-Viren (Human-Immundefizienz-Viren = HIV 1 und HIV 2)

HIV 1 und HIV 2 sind Erreger des erworbenen Immundefektsyndroms (**A**cquired **I**mmune **D**eficiency **S**yndrome = AIDS). Die Krankheit wurde erstmals 1981 in San Francisco beschrieben, läßt sich aber retrospektiv zurückverfolgen bis 1959 in Zaire und Manchester. Beide Viren unterscheiden sich in den Glykoproteinen der Virushülle, zeigen jedoch eine Verwandtschaft bei der Polymerase und den Capsiden. HIV 1 und HIV 2 gehören zu den **Retroviren**. Das Virus absorbiert an zelluläre Oberflächen, penetriert in die Zelle; nach dem „uncoating" synthetisiert die reverse Transkriptase eine Doppelstrang-DNA, die im Zellkern sowohl integriert in Chromosomen als auch außerhalb (episomal) vorliegt. Die integrierte virale DNA wird bei Mitosen an Tochterzellen weitergegeben, ohne daß die Virusgene exprimiert werden müssen. Nach Aktivierung beginnt der produktiv lytische Zyklus. Dabei werden von der Virus-DNA codierte m-RNA-Moleküle transkribiert und Virusproteine translatiert. Anschließend erfolgt der Zusammenbau und die Ausschleusung durch Knospung der Cytoplasmamembran. Befallen werden vorwiegend – aber nicht ausschließlich – CD4$^+$ T-Helfer/Induktor-Lymphozyten. Aufgrund der Verminderung und Funktionsänderung dieser Immunzellen kommt es zum Zusammenbruch des zellulären Immunsystems. Die Patienten sterben an opportunistischen Infektionen oder an Tumoren (z. B. **Kaposi-Sarkom**, verschiedene Lymphome). Die zeitweise Integration in das Wirtsgenom ist dafür verantwortlich, daß zwischen Infektion mit HIV und dem Ausbrechen der Krankheit 6 Monate bis mehr als 10 Jahre vergehen. Die Viren werden im

wesentlichen durch homo- oder heterosexuellen Geschlechtsverkehr und durch Blut oder Blutprodukte übertragen. Die Entwicklung eines vorbeugenden Impfstoffs erscheint möglich, ist aber bisher noch nicht gelungen. Die Therapie könnte prinzipiell an folgenden Punkten einsetzen:
– Hemmung des Anheftens und Einschließens des Virions
– Hemmung der reversen Transkription von RNA in DNA
– Hemmung der Integration der viralen DNA in das Genom der Wirtszelle
– Hemmung der Synthese viraler Proteine, z. B. durch die Hemmung viraler Regulator-Proteine
– Hemmung des Processings viraler Proteine wie z. B. die Glykosilierung oder die Spaltung größerer Vorläuferproteine
– Hemmung des Zusammenbaus und der Freisetzung der Proteine.

Bisher erfolgt die Behandlung vorwiegend mit Nukleosid-Analoga, die die virale Transkriptase hemmen; allerdings treten nach einiger Zeit meist resistente Viren auf. Daneben werden die oben beschriebenen Begleiterscheinungen (opportunistische Infektionen) therapiert.

2.5.4.1 Biologische Folgen einer Virusinfektion

1. Antikörperbildung

Alle tierpathogenen Viren sind ebenso wie Bakterien und viele körperfremde Substanzen Träger antigener Eigenschaften. Als Antigene bezeichnet man Substanzen, die von einem Organismus als nicht zu ihm gehörig und damit als fremd (antigen) erkannt werden können. Jedes Antigen verfügt über zwei Eigenschaften:

a) Immunisierungsvermögen (löst Antikörperbildung aus)
b) Bindungsvermögen mit den entsprechend gebildeten Antikörpern

Bei Viren wirken vor allem das Capsid und die Hülle als Antigene. Bei den im Verlauf einer Immunantwort von gereiften B-Lymphozyten (Plasmazellen) gebildeten Antikörpern handelt es sich um Proteine (**Immunglobuline, Ig**), die entweder frei im Serum und in der Körperflüssigkeit von Tieren und Menschen auftreten oder an spezialisierte Lymphozyten (z. B. B-Lymphozyten) gebunden sind. Man kennt beim Menschen 5 verschiedene Antikörperklassen: IgM, IgG, IgE, IgA, IgD. IgG-Antikörper (vgl. Abb. 2.43) bestehen aus zwei identischen schweren Proteinketten (H-Ketten) und zwei identischen leichten Ketten (L-Ketten), die an verschiedenen Stellen über Disulfid-Brücken miteinander verbunden sind. Die beiden L-Ketten bestehen aus je einer variablen Domäne (V_L) am Aminoende und aus je einer konstanten Domäne (C_L). Auch die beiden H-Ketten weisen an ihren Aminoenden je eine variable Domäne (V_H) auf; darauf folgen dann bei jeder H-Kette 3 konstante Domänen ($C_{H1} - C_{H3}$) sowie eine Gelenkregion, die zwischen C_{H1} und C_{H2} liegt. Die Spezifität eines Antikörpers liegt vor allem in den hypervariablen Regionen der variablen Domänen; diese Regionen bilden je eine spezifische Bindungsstelle (Antigenbindungsstelle = **Paratop**) für eine bestimmte antigene Determinate (**Epitop**) auf der Oberfläche eines Antigens. Die Bindung des Antikörpers an das Antigen (Antigen-Antikörper-Komplex) löst eine Reihe von Reaktionen aus, an deren Ende in der Regel die Eliminierung des Antigens steht.

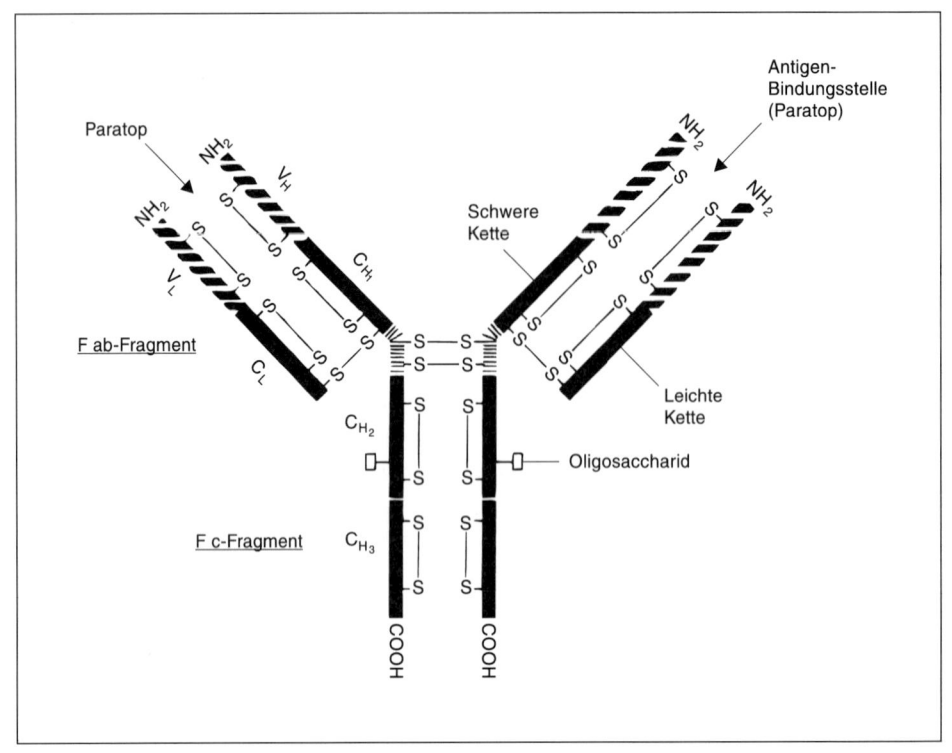

Abb. 2.43. Schematische Darstellung eines Antikörpers (Immunglobulin G, IgG).

Die Anzahl der Antikörper bei Säugetieren übersteigt bei weitem die Anzahl der gesamten Gene. Wie vereinbart sich diese Tatsache mit der Hypothese ein Gen – ein Protein? An der Antikörpervielfalt wirken eine Reihe verschiedener genetischer Mechanismen mit. Es gibt zwei Typen von L-Ketten: kappa (κ) und lambda (λ) und fünf Typen von H-Ketten.

Ein Gen für eine L-Kette besteht aus drei Teilen:
1. Einem Signalpeptid, das für das Ausschleusen aus der Zelle verantwortlich ist und dabei abgespalten wird.
2. Einem variablen Teil
3. Einem konstanten Teil.

Variabler Teil und konstanter Teil werden durch J-Elemente (J – von **j**oin – verbinden) miteinander verknüpft. Die Kombination von 5 J-Elemente mit einer Anzahl von V-Elementen (von **v**ariabel) ergibt schon eine große Anzahl an L-Ketten, die noch dadurch erhöht wird, daß in der variablen Region weit überdurchschnittlich viele somatische Mutationen (Hypermutationen) stattfinden.

Bei den H-Ketten kommen zu dem genannten Aufbau der L-Ketten noch sog. D-Elemente (von **d**iversity – Vielfalt), die zu einer Reihenfolge V-D-J im variablen Teil der schweren Kette führen. Auch bei den H-Ketten kommt es zu Hypermutationen.

2. Impfstoffherstellung am Beispiel von Grippeimpfstoff

Zur Herstellung von Grippeimpfstoff spritzt man gesunden befruchteten Hühnereiern Influenza-Viren unter die Schale. Um 100 Liter Impfstoff herzustellen, braucht man etwa 350000 Eier. Dies reicht für rund 200000 Impfstoffdosen.

Man bebrütet bei 33–37 °C, wobei sich die Viren rasch vermehren. Anschließend gewinnt man die virushaltige Flüssigkeit, tötet die Viren ab und erhält den Impfstoff über einen mehrstufigen Reinigungsprozeß. Im wesentlichen finden sich im Impfstoff nur noch die Glykoproteine Hämagglutinin und Neuraminidase, die wichtigsten Antigene der Influenzaviren.

Wegen des oben angesprochenen Antigen-Shift bei Grippeviren müssen zur Herstellung eines Impfstoffs immer die gerade aktuellen Influenza-Viren verwendet und die Impfung jedes Jahr frisch vorgenommen werden. Die Zusammensetzung des Impfstoffs legt die WHO fest, die ihre Informationen von Referenzlabors aus verschiedenen Ländern bezieht. In Deutschland sind dies das Robert-Koch-Institut und das Niedersächsische Landesgesundheitsamt in Hannover. Z. B. wurde für den Impfstoff des Winters 96/97 von der WHO folgende Zusammensetzung angegeben: A/Wuhan/3/59 (H3N2)-like, A/Singapore/6/86 (H1N1)-like, B/Bejing/184/93-like.

3. Virusinterferenz und Interferonbildung

Unter Virusinterferenz versteht man das Phänomen, daß Wirtszellen einer Tierspezies durch eine vorausgehende Infektion mit einem Virus A gegen eine nachfolgende zweite Infektion mit einem Virus B geschützt sind. Immunologische Abwehrsysteme spielen bei der Entstehung dieser Schutzwirkung keine Rolle. Man erkennt und untersucht solche Interferenzerscheinungen am besten an solchen Testsystemen, denen ein immunologisches Abwehrsystem fehlt. So kann man z. B. Zellkulturen von Hühnerfibroblasten (Fibroblasten = Bindegewebszellen) mit einem Virus beimpfen und die Kultur eine Zeitlang bebrüten. Danach zentrifugiert man die Nährlösung der infizierten Zellkultur in einer Ultrazentrifuge und trennt so noch vorhandene Viren ab. Der nun virusfreie Kulturüberstand wird zu einer frischen, noch nicht infizierten Hühnerfibroblasten-Zellkultur gegeben. Beimpft man diese nun mit den gleichen oder einem anderen Virus, so tritt der erwartete cytopathische Effekt nicht ein: die Viren vermehren sich nicht. Es muß daher in dem zugesetzten Kulturüberstand etwas enthalten sein, das die Zellkultur vor einer Virusvermehrung geschützt hat. Diesen Stoff bzw. Stoffgruppe nennt man **Interferon** (Isaac und Lindenmann, 1957).

Charakteristische Eigenschaften der Interferone

a) Beim Interferon handelt es sich nicht um eine einzelne, chemisch definierte Substanz, sondern um eine Gruppe von induzierbaren Glykoproteinen (β- und γ-Interferone) bzw. reinen Proteinen (α-Interferone), die auf bestimmte äußere Reize hin von tierischen und menschlichen Zellen gebildet und in den extrazellulären Raum abgegeben werden können. Sie besitzen die Fähigkeit, in gesunden Nachbarzellen eine Virusvermehrung zu verhindern. Als Induktoren für die Interferonbildung dienen z.B. verschiedene RNA- und DNA-Viren, Bakterien bzw. Bakterien-Toxine, Mykoplasmen, Protozoen, mitogene und antigene Substanzen sowie eine Reihe synthetischer Substanzen wie z. B. eine doppelsträngige Ribonukleinsäure (ds RNA), bestehend aus Polyinosin und Polycytidin (Poly r(I) : Poly r(C)).

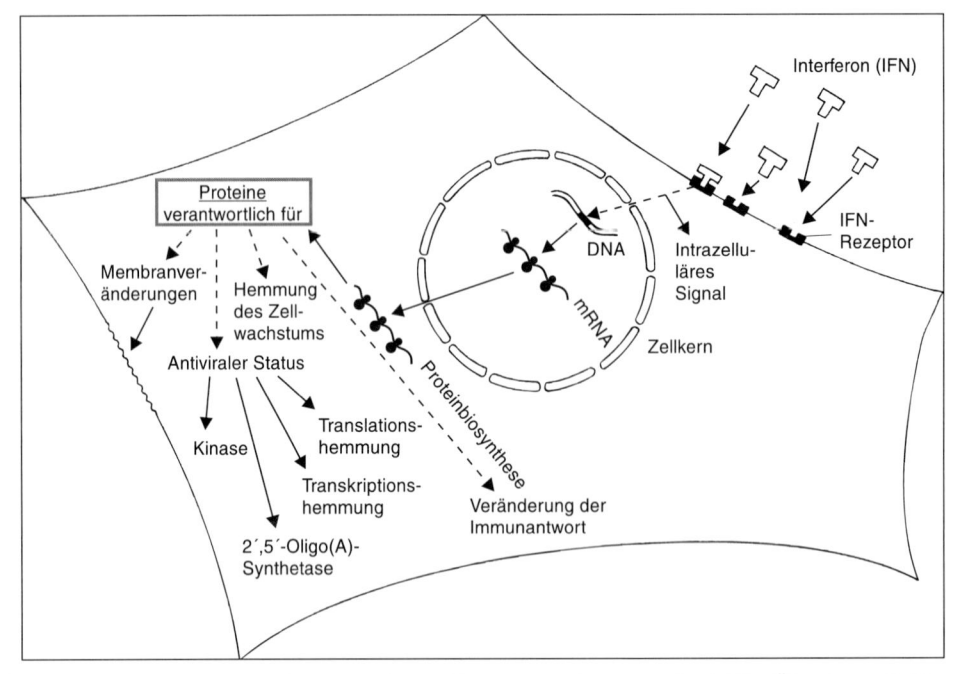

Abb. 2.44. Interferon heftet sich an bestimmte Rezeptoren einer gesunden Zelle. Über intrazelluläre Signale erzeugen sie in der Zelle einen antiviralen Status.

b) Interferone treten im Gegensatz zu neutralisierenden Antikörpern nicht mit den freien Viruspartikeln in Interaktion; sie heften sich vielmehr an die Oberflächenrezeptoren von gesunden, noch nicht von Viren befallenen Gewebezellen. Ohne in die Zelle direkt einzudringen, rufen sie dort eine Reihe von intrazellulären Veränderungen hervor, wodurch die Gewebezellen vor einer nachfolgenden Virusvermehrung geschützt werden (antiviraler Status = Virusresistenz; vgl. Abb. 2.44).

c) Der antivirale Status ist Virus-unspezifisch, da durch Interferone die Vermehrung verschiedener RNA- und DNA-Viren gehemmt wird.

d) Die Bildung von Interferonen benötigt eine intakte RNA- und Proteinbiosynthese in der Zelle, da es sich bei den Interferonen um induzierbare Substanzen und nicht um ein konstitutionelles System handelt. Interferone werden also in der Zelle nicht gespeichert.

e) Interferone sind weitgehend wirtsspezifisch, d. h. die verschiedenen Tierarten (und der Mensch) bilden ihre eigenen Interferone, die in anderen Tierarten unwirksam sind; da Ausnahmen bekannt sind, spricht man besser von einem beschränkten Wirtsbereich (z. B. Affenmodell für humanes Interferon).

f) Außer der Virusinterferenz vermögen Interferone an bestimmten Zielzellen biologische, nicht antivirale Wirkungen zu erzeugen, wobei der möglichen Hemmung von Tumorzellen und der regulatorischen Wirkung auf verschiedene Zielzellen des Immunsystems das größte Interesse entgegengebracht wird [s. u.].

Interferon-Klassen

Beim Menschen kennt man drei verschiedene Klassen von Interferonen

Tab. 2.6. Einteilung und Charakterisierung der menschlichen Interferone.

Nomenklatur	Charakteristika
Hu-IFN-α (α-Interferon)	*Stimuli:* Viren und ds RNA *Produzentenzellen:* Leukozyten bzw. Lymphoblasten *Subtypen:* 18–20 *Gen-Lokalisation:* die Gene liegen auf dem Chromosom Nr. 9; die Gene enthalten keine Introns, sind also keine Mosaikgene. *Stabilität:* stabil bei pH 2 *Arzneimittel:* gentechnologisch hergestelltes α-Interferon: a) gegen „Haarzellen-Leukämie": Referon®-A3 (IFN-α2a); Intron A® Injection (IFN-α2b); b) gegen das AIDS-assoziierte Kaposi-Sarkom: Referon®-A18 (IFN-α2a); c) gegen Herpes keratitis: Berofor®-α 2(IFN-α2c), als Augentropfen, nur in Österreich zugelassen.
Hu-IFN-β (β-Interferon)	*Stimuli:* Viren und ds RNA *Produzentenzellen:* Fibroblasten *Subtypen:* keine *Gen-Lokalisation:* das Gen liegt auf dem Chromosom Nr. 9; es enthält keine Introns, ist also somit kein Mosaikgen. *Stabilität:* stabil bei pH 2 *Arzneimittel:* von Fibroblasten in Zellkultur gebildet: a) gegen Herpes zoster (Gürtelrose); b) gegen Virusenzephalitits (durch Viren verursachte Gehirnerkrankung): Fiblaferon 5® (IFN-β); gentechnologisch hergestelltes INF-β-1a gegen schubförmige Multiple Sklerose: Rebif®
Hu-IFN-γ (γ-Interferon)	*Stimuli:* Spezifische Antigene, Fremdantigene, Mitogene *Produzentenzellen:* T-Lymphozyten *Subtypen:* keine *Gen-Lokalisation:* das Gen liegt auf dem Chromosom Nr. 12; es handelt sich dabei um ein Mosaikgen mit 4 Exons und 3 Introns. *Stabilität:* labil bei pH 2 *Arzneimittel:* gentechnologisch hergestellt gegen chronische Polyarthritis (Gammaferon® 50/20).

(Humaninterferone = Hu-IFN), die sich in ihrer Aminosäuresequenz, in ihren chemisch-physikalischen Eigenschaften, in ihrem biologisch-pharmakologischen Verhalten und in ihren antigenen Eigenschaften unterscheiden. Je nach Art des Induktors und der produzierenden Zelle unterscheidet man (vgl. Tab. 2.6):

Hu-IFN-α (α-Interferon): Bei den α-Interferonen, von denen man heute 18–20 verschiedene Subtypen kennt, handelt es sich um reine Proteine. Die näher untersuchten Subtypen vom IFN-α2 bestehen aus 165 Aminosäuren, die vom IFN-α1 aus 166 Aminosäuren; dem IFN-α2 fehlt die Aminosäure Asparagin, die beim IFN-α1 in Position 44 vorhanden ist. Die verschiedenen Subtypen sind zwar alle strukturell ähnlich, zeigen aber nur zu ca. 80 % eine Homologie in ihrer Primärstruktur (Aminosäuresequenz im Molekül). Jeder Subtyp hat ein eigenes Gen auf Chromosom Nr. 9.

α-Interferon wird auf viralen Reiz und nach Stimulierung mit synthetischer doppelsträngiger Ribonukleinsäure (ds RNA), bestehend aus Polyinosin und Polycytidin (Poly r (I): Poly r (C)) von Leukozyten und von lymphoblastoiden Zellen; in Form von Gemischen verschiedener α-Interferon-Subtypen gebildet.

Inzwischen kann α-Interferon auch gentechnologisch hergestellt werden (s. Tab. 2.6).

Hu-IFN-β (β-Interferon): Beim IFN-β handelt es sich um ein Glykoprotein mit einem Molekulargewicht von ca. 22 000 Dalton; es besteht aus 166 Aminosäuren. Höchstwahrscheinlich existiert nur eine Molekülspezies. Das Gen für diese IFN-Klasse befindet sich ebenfalls auf dem Chromosom Nr. 9.

Hu-IFN-β besitzt eine gewisse Strukturverwandtschaft zu den α-Interferonen; ca. 30% der Aminosäuresequenz von IFN-α und IFN-β sind identisch. So wundert es nicht, daß beide IFN-Klassen über den gleichen Zellrezeptor ihre biologische Wirkung entfalten.

IFN-β wird auf viralen Reiz und nach Stimulierung mit synth. ds RNA (Poly r(I):(C)) von Fibroblasten gebildet (s. S. 177).

IFN-β ist als „Fiblaferon 5" erhältlich; es wird von Fibroblasten in Zellkultur auf Induktion hin gebildet und vor allem bei schwer beherrschbaren Virusinfektionen eingesetzt: z. B. bei der Gürtelrose *(Herpes zoster)* oder bei der Virusenzephalitis.

Hu-IFN-γ (γ-Interferon): Beim γ-Interferon handelt es sich um ein Glykoprotein, das sich aus 146 Aminosäuren zusammensetzt. Während sich die Gene für das IFN-α und IFN-β auf dem Chromosom Nr. 9 befinden, ist das Gen für IFN-γ auf dem Chromosom Nr. 12 lokalisiert. Beim IFN-γ Gen handelt es sich im Gegensatz zu den anderen IFN-Genen um ein sog. Mosaikgen, das sich aus 4 Exons und 3 Introns zusammensetzt. Bemerkenswert ist außerdem, daß die Gensequenz des menschlichen IFN-γ keine Homologie zu den beiden anderen IFN-Klassen aufweist; es besetzt auf der Zelloberfläche auch andere Rezeptoren als die α- und β-Interferone.

IFN-γ wird von sensitivierten T-Lymphozyten auf nicht-viralen Reiz (z. B. spezifische Antigene oder Mitogene wie z. B. Phythämagglutinin, Concanavalin A) hin produziert. Im Körper scheint es auch innerhalb immunologischer Erkennungsreaktionen gebildet zu werden; es gibt Hinweise darauf, daß γ-Interferon eine zentrale Rolle bei der Regulation immunologischer Reaktionen spielt und dabei eine Schlüsselfunktion als Modulationsprinzip körpereigener Abwehrmechanismen innehat. Als Produkt von T-Lymphozyten rechnet man das γ-Interferon auch zur Gruppe der Lymphokine. Darunter versteht man Produkte von Lymphozyten und Monozyten, die als lösliche Mediatoren in geringsten Konzentrationen in biologischen Modellsystemen definierte Wirkungen entfalten können. Die Lymphokine sind in vivo bei den verschiedenen körpereigenen Abwehrleistungen als Modulatoren beteiligt.

IFN-γ wird unter anderem für die Behandlung der chronischen Polyarthritis, dem schmerzhaften Gelenkrheuma, eingesetzt. Es wird für den Fall empfohlen, daß die nicht steroidalen Antirheumatika erfolglos bleiben.

Antivirale Wirkung der Interferone

Werden menschliche Zellen von Viren befallen, dann führt dies dazu, daß innerhalb der infizierten Zellen die Gene für Interferon kurzfristig (für ca. 24 h) aktiviert und somit Interferon gebildet wird. Dieses wird in den extrazellulären Raum abgegeben, wo es sich an Rezeptoren von gesunden, noch nicht mit Viren befallenen Nachbarzellen heftet und diese in einen antiviralen Status versetzen kann. Die Interferon-bildende, infizierte Zelle wird durch Interferon selbst nicht geschützt; in ihr läuft die Virusvermehrung ungestört weiter. Damit gehört Interferon zur frühen unspezifischen Immunantwort des Körpers auf Virus-Infektionen. In Zellen, die mit IFN behandelt worden sind, wird die Adsorption, Penetration und das Uncoating von infektiösen Viren nicht beeinträchtigt. Dagegen wird aber die Synthese von Virus-spezifischer mRNA und viralen Proteinen gehemmt. Das an Zellrezeptoren gebundene IFN muß über intrazelluläre Signale DNA-Bereiche aktivieren können, was zur Bildung von antiviralen Proteinen in der Zelle führt (vgl. Abb. 2.44):

a) So wird z. B. eine 2′/5′-Oligo(A)-Synthetase aktiviert; diese bildet eine Reihe von niedermolekularen Oligoribonukleotiden mit 2′,5′-Phosphodiesterbindungen; die Oligoribonukleotide aktivieren eine Endonuklease, die in inaktiver Form in jeder Zelle vorliegt und nicht spezifisch für virale mRNA ist. Die Endonuklease degradiert die mRNA und verhindert damit die Proteinbiosynthese; eine Virusvermehrung ist somit nicht mehr möglich.

b) In einem anderen Fall wird eine zuvor inaktive Proteinkinase aktiviert; diese bewirkt in Gegenwart von ATP die Phosphorylierung und damit die Inaktivierung des eIF-2 (ein Initiationsfaktor der Proteinbiosynthese). Der erste Schritt der mRNA-Translation, nämlich die Bindung der Initiations-tRNA an die kleine ribosomale Untereinheit unterbleibt damit (vgl. Kap. 2.2.9).

Neben den oben erwähnten Mechanismen gibt es sicherlich noch weitere intrazelluläre Vorgänge, die letztlich den antiviralen Status der Zelle mitbestimmen.

Nicht-antivirale Wirkungen der Interferone
Wie schon erwähnt, zeigen Interferone auch nicht-antivirale Wirkungen. Dazu gehören z. B.:

a) Antiproliferative Wirkungen: Interferone hemmen das Wachstum und die Teilung sowohl von normalen als auch von neoplastischen Zellen; einige Daten sprechen dafür, daß Zellen mit hoher Teilungsrate (z. B. Tumorzellen) stärker gehemmt werden als normale Zellen.

b) Modifizierende Wirkungen auf Zellmembranen: Durch die Einwirkung von Interferonen wird die Expression von Oberflächenantigenen (Histokompatibilitätsantigene) auf Zellmembranen verstärkt. Durch die modifizierte Antigenexpression können solche Zellen von der körpereigenen Abwehr besser erkannt und eliminiert werden; zum anderen ist die Möglichkeit nicht auszuschließen, daß vor allem Tumorzellen dadurch die Fähigkeit zu invasivem Wachstum und zu Metastasenbildung verlieren.

c) Immunmodulatorische Wirkungen: Interferone wirken auf spezifische und unspezifische Komponenten der körpereigenen Abwehr; sie erhöhen u. a. die Aktivität von Makrophagen, natürlichen Killerzellen (NK-Zellen), Granulozyten und von zytotoxischen T-Lymphozyten.

d) Antitumorale Wirkungen: In einigen Fällen ist erwiesen, daß nach Interferonbehandlung menschliche Tumoren nachweisbare Regressionen aufwiesen. Möglicherweise beruht die antitumorale Wirkung von Interferon auf der Summe der antiproliferativen, Membranverändernden und immunmodulatorischen Effekte des Interferons. Die antitumorale Wirkung von Interferon spielt bei der IFN-Therapie allerdings nur eine untergeordnete Rolle; es hat sich gezeigt, daß IFN nicht das erhoffte Universalmittel gegen alle möglichen Tumoren ist.

2.5.4.2 Viroide

Vorkommen und Struktur

Bestimmte Infektionskrankheiten von Höheren Pflanzen werden nicht von Pilzen, Bakterien oder Viren verursacht, sondern von subviralen Erregern. Es handelt sich dabei um sehr kleine Ribonukleinsäure(RNA)-Moleküle mit ungewöhnlichen Eigenschaften. Bisher konnte man diese Erreger nur in Höheren Pflanzen nachweisen; in tierischen und menschlichen Zellen scheinen sie dagegen nicht vorzukommen.

Isoliert man den Erreger aus einer kranken Pflanze und bringt ihn wieder in eine gesunde der selben Art, so vermehrt er sich dort und verursacht die gleichen charakteristischen Krankheitssymptome wie in der Ausgangspflanze. Diese äußerst infektiösen RNA-Moleküle nennt man **Viroide** („virusähnlich").

Viroide sind wesentlich kleiner und viel einfacher strukturiert als die kleinsten bekannten Viren. Ein Viroid besteht nur aus einem sehr kurzen RNA-Einzelstrang (kürzer als ein Zehntel des Genoms des kleinsten bekannten Bakteriophagen), der zu einem Ring kovalent geschlossen und in sich verdrillt ist; eine schützende Proteinhülle wird nicht ausgebildet. Das nur einige hundert Nukleotide umfassende RNA-Molekül besitzt, durch intramolekulare Basenpaarung verursacht, eine typische stäbchenförmige Sekundärstruktur, mit internen Loops (ungepaarte Stellen).

Die Abbildung 2.45 zeigt das schematisierte Modell der Sekundärstruktur des **P**otato **S**pindle **T**uber Viroids **(PSTV)**. VM-Region, Virulenz-modulierende Region: sie dürfte für die pathogene Wirkung von PSTV verantwortlich sein. CC-Region, zentrale konservierte Region: sie findet sich unverändert bei den meisten Viroiden. Variable Region: Hier liegen vor allem durch Mutationen veränderte Bereiche vor.

Viroide waren die ersten ringförmigen RNA-Moleküle, die man in der Natur fand. Die Ringform und der hohe Anteil an Doppelstrangbereichen sind sicherlich entscheidende Voraussetzungen für die biologische Funktion der RNA-Moleküle sowie für deren Überleben in einer Zelle, in der normalerweise Ribonucleasen allgegenwärtig sind.

Viroid-Erkrankungen

Die Viroid-Infektion führt bei Kulturpflanzen zu charakteristischen Krankheitssymptomen, nach denen die Viroide

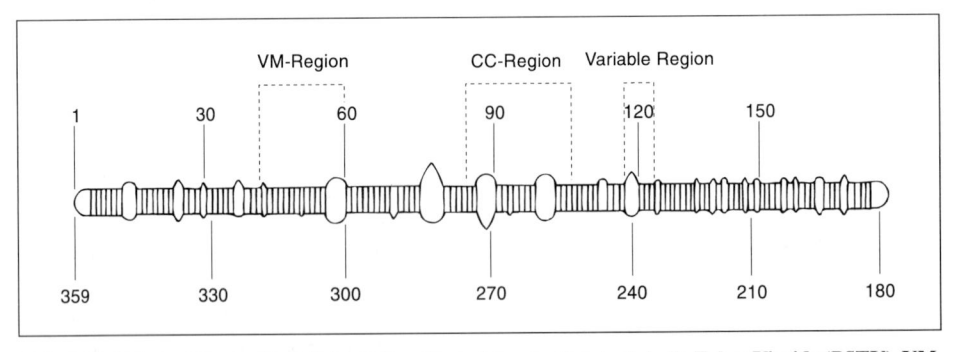

Abb. 2.45. Schematisiertes Modell der Sekundärstruktur des Potato Spindle Tuber Viroids (PSTV). VM-Region = Virulenz-modulierende Region; CC-Region = zentrale konservierte Region (verändert n. H.-P. Mühlbach, Biologie in unserer Zeit, 1987).

Tab. 2.7. Viroide und ihre wichtigsten Wirtspflanzen (nach H.-P. Mühlbach, Biol. in unserer Zeit, 17, 1987).

Viroide	Anzahl der Nucleotide	Wirtspflanze	Symptome
PSTV	359	*Solanum tuberosum*	Stauchung, Epinastie,
TPMV	360	*Lycopersicon esculentum*	Blattdeformation,
TASV	360	*Lycopersicon esculentum*	Nekrosen
CSV	354	*Chrysanthemum sp.*	
CEV	371	*Citrus medica*	
HSV	297	*Humulus lupulus*	
CPFV	303	*Cucumis sativus*	
ASBV	247	*Persea americana*	Variegation
CCCV	246, 287, 492, 574	*Cocos nucifera*	Vergilbung
CCMV	?	*Chrysanthemum sp.*	Vergilbung
BSV	?	*Arctium lappa*	Stauchung

bekannt worden sind (vgl. Tab. 2.7). Dabei handelt es sich zum einen um Beeinträchtigungen des Wachstums und der Differenzierung, zum anderen um Vergilbungen und chlorotische Blattflecken.

Die Weitergabe der Viroide an die Nachkommen der Wirtspflanzen erfolgt zum einen durch Samen und Pollen, zum anderen durch infiziertes Pflanzenmaterial bei der vegetativen Vermehrung. In Pflanzenbeständen werden die Viroide höchstwahrscheinlich durch mechanische Verletzung von infizierten Pflanzen und anschließendem Kontakt der Gerätschaften mit gesunden Pflanzen übertragen. Bisher existieren keine therapeutischen Möglichkeiten, infizierte Pflanzen von Viroiden zu befreien. Nur durch eine konsequente Selektion von gesunden Pflanzen können viroidfreie Kulturpflanzenbestände erhalten werden.

Viroid-Vermehrung
In der Regel werden RNA-Moleküle von RNA-Polymerasen synthetisiert und repliziert. Viren enthalten die Information zur Bildung dieser Enzyme in ihrer Nukleinsäure. Die Nukleinsäure der Viroide ist jedoch viel zu klein, um für eine RNA-Polymerase zu codieren. Viroide werden hauptsächlich im Zellkern der Wirtszelle gefunden. Dort nutzen sie dann die wirtseigene DNA-abhängige RNA-Polymerase II für ihre Vermehrung; dies ist ein äußerst erstaunlicher Vorgang, da die RNA-Polymerase II normalerweise nur DNA als Matrize erkennt und akzeptiert.

Prionen
Infektionen durch Nukleinsäure-freie Erreger galten bis vor kurzem als undenkbar. Bestimmte **Proteine** des ZNS, die sogenannten Prionen, gelten als Ursache für degenerative neurologische Erkrankungen bei Mensch und Tier. Beim Menschen führt man u. a. die **Kuru-Krankheit, Creutzfeldt-Jakob-Erkrankung** und die tödliche Schlaflosigkeit (**FFJ** = **F**atal **F**amilial **I**nsomnia) und

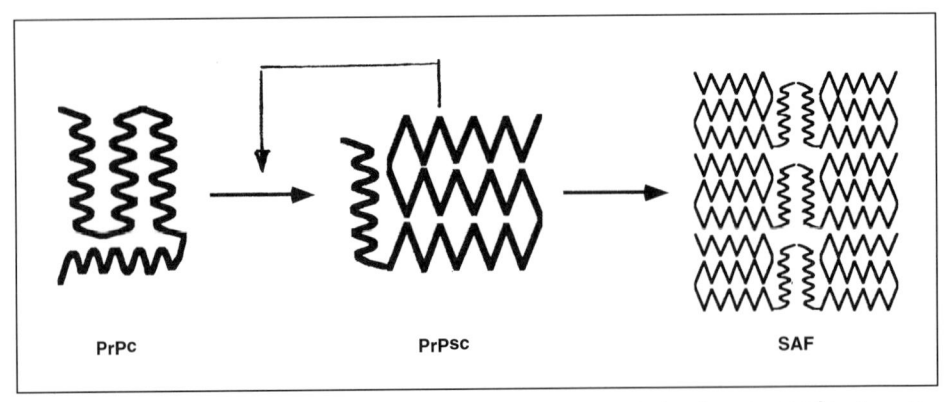

Abb. 2.46. Schematische Darstellung der Umwandlung des physiologischen Proteins PrP^C in das pathologische Protein PrP^{SC} und dessen Aggregation zu Scrapie-assoziierten Fibrillen (SAF) (verändert nach Th. Dingermann).

beim Tier den **Rinderwahnsinn** (**BSE** = **B**ovine **S**pongiforme **E**nzephalopathie), die Traberkrankheit der Schafe und die Gehirnerkrankung der Nerze auf den Einfluß von Prionen zurück.

Prionen (abgeleitet von proteinaceous infections particles) unterscheiden sich von allen anderen Pathogenen dadurch, daß sie offensichtlich nur aus Nukleinsäure-freien Proteinen zu bestehen scheinen. Bisher ist es weder gelungen, ihre Infektiosität durch Prozeduren, die Nukleinsäuren verändern oder Viren inaktivieren, abzuschwächen, noch Nukleinsäuren in den Partikeln nachzuweisen. Das einzige bekannte Element, das sie besitzen, ist ein Protein mit der Bezeichnung PrP^{sc} (= **Pr**ion **P**rotein **S**crapie). Es ist eine Variante eines normalen zellulären Proteins mit Namen PrP^c (= **Pr**ion **P**rotein **C**ellular), das von einem chromosomalen Gen codiert wird und das vor allem an der Oberfläche von Neuronen vorkommt. Im Gegensatz zum normalen PrP^c kann das pathologische PrP^{sc} nicht von Proteasen abgebaut werden und führt im ZNS zu Plaquebildungen.

Das PrP^{sc} stellt eine Konformationsvariante des PrP^c dar, wobei beide Konformationen als sehr stabil gelten. Es konnte gezeigt werden, daß in Anwesenheit von PrP^{sc} die zellulären PrP^c sich umfalten (autokatalytische Konformationsänderung) und dadurch selbst zum bösartigen PrP^{sc} werden. In einer Art Kettenreaktion wird immer mehr pathologisches PrP^{sc} gebildet, das zu den typischen **S**crapie-**a**ssoziierten **F**ibrillen (SAF) aggregiert (s. Abb. 2.46).

Der Ausbruch von Scrapie ist ursächlich mit dem Vorhandensein von Prionen (PrP^c) verbunden. Es wurde ein Mäusestamm gezüchtet, der nicht in der Lage war, PrP^c zu synthetisieren. Diese Mäuse waren völlig resistent gegen eine Scrapie-Infektion und bildeten keinerlei PrP^{sc}.

Tab. 2.8. Auswahl von zugelassenen, gentechnologisch hergestellten Arzneistoffen (nach B. Baron, FH Weihenstephan).

Handelsname	Wirkstoff	Firma	Indikation
Intron A	IFNα2b	Schering Plough	Haarzell-Leukämie
Protropin	Wachstumshormon	Genentech	hypophysärer Zwergwuchs
Berofor	IFNα2c	Basotherm	Herpeskeratitis
Roferon	IFNα2a	Hoffman La Roche	Haarzell-Leukämie
Recombivax HB	Hepatitis B Antigen	Merck/SK Beecham	Hepatitis B Prophylaxe
Actilyse®	Plasminogen-Aktivator	Boehringer Ingelheim	thrombot. Gefäßverschluß
Humatrope	Wachstumshormon	Eli Lilly	hypophysärer Zwergwuchs
Activase®	Plasminogen-Aktivator	Genentech	thrombot. Gefäßverschluß
Eprex	Erythropoietin	Amgen/Johnson & J.	Anämie
Proleukin	Interleukin 2	Chiron/Cetus	Hypernephrom
Polyferon	IFNγ	Biogen/Bioferon	rheumatoide Arthritis
Egopin	Erythropoietin-β	Chugay	Anämie
Alferin N	IFNαn3	Interferon Science	Genitalwarzen
Insulin	Insulin	Novo Nordisk	Diabetes mellitus
Actimmune	IFNγ1	Genentech	chronische Granulomatose
Faktor IX	Faktor IX	Alpha Threapeutics	Hämophilie B
Neupogen	G-CSF	Amgen	Neutropenie
Prokine	GM-CSF	Immunex/Behring	autologe Knochenmarktranspl.
Recormon	Erythropoietin	Boehringer Mannheim	Anämie
Recombinate	Faktor VIII	Baxter/Genetic Inst.	Hämophilie A
Kogenate	Faktor VIII	Cutter/Bayer	Hämophilie A
Imukin®	IFNγ1b	Boehringer Ingelheim	chronische Granulomatose
Imufor Gamma	IFNγ1b	Thomae	chronische Granulomatose

2.6 Grundlagen der Gentechnologie

2.6.1 Gentechnologisch manipulierte Bakterien

Der Austausch von genetischem Material zwischen den Organismen einer Art gehört zu den fundamentalen Prozessen lebender Systeme; so lassen sich bei Pflanzen und Tieren durch Züchtung bestimmte Eigenschaften optimieren.

Wie schon dargelegt, kommt es auch bei Bakterien zum Austausch von genetischem Material; mit Hilfe der Transduktion, Transformation und Konjugation wird von einem Bakterium auf ein anderes Nukleinsäure in Form der DNA übertragen.

Seit einigen Jahren gelingt es, das Erbgut in einer Zelle bzw. in einem Organismus durch Eingriffe willkürlich und gezielt zu verändern, auch über Art-, Gattungs- und Familiengrenzen hinaus. Man kann damit beliebige in vitro re(neu)kombinierte DNA-Fragmente von Eukaryoten (Mensch, Tier, Pflanze, Pilz) auf Prokaryoten (Bakterien) und teilweise umgekehrt übertragen. Anschließend wird versucht, die in die transformierte Zelle (= Zelle, die Fremd-Nukleinsäure aufgenommen hat) eingeschleusten Gene dort zu vermehren und zu exprimieren. Die biologischen Techniken, um die es sich hierbei handelt, werden als Gentechnik, **Gentechnologie,** Rekombinantentechnik oder genetic engineering bezeichnet. Die gentechnologischen Methoden werden auch die Pharmaforschung und die Herstellung vieler Pharmaka revolutionieren. Tab. 2.8 gibt einen Überblick über bereits auf dem Markt befindliche gentechnologisch hergestellte Arzneimittel.

Am Beispiel der Etablierung eines bakteriellen Produktionssystems für ein menschliches α-Interferon (vgl. Tab. 2.6) sollen die grundsätzlichen Prinzipien und Strategien der Gentechnologie aufgezeigt werden:

1. Gewinnung der gesuchten und zu klonierenden DNA-Sequenz (Fremd-DNA)

Es gibt prinzipiell drei Wege, eine bestimmte DNA-Sequenz für die Klonierung zu gewinnen:
a) Durch chemische Synthese (automatisiert mit Hilfe sog. Gen-Maschinen). Dieser Weg kann nur beschritten werden, wenn die Aminosäuresequenz des gewünschten Proteins bekannt ist. Dabei werden an Festkörpern Oligonukleotide synthetisiert; diese werden dann zu Doppelstrangnukleotiden ergänzt. Die kurzen Doppelstrang-DNA-Stücke werden enzymatisch mit Hilfe von Ligasen zu größeren DNA-Molekülen verknüpft.
b) Durch enzymatische Zerlegung eines Zell-Genoms mit Hilfe von Restriktionsendonukleasen in kurze DNA-Fragmente. Diese kann man dann in Plasmide einbauen, vermehren und durch entsprechende Testsysteme die gewünschte DNA-Sequenz herausfinden (biochemische Isolierung von Genen).
c) Durch biochemische Synthese: dieser vielbeschrittene Weg geht von der mRNA des gesuchten Gen-Produktes aus. Da viele menschliche Gene sog. Mosaikgene darstellen, die nicht-translationsfähige DNA-Sequenzen enthalten, ist die biochemische Synthese von Genen häufig der einzige Weg, um DNA-Fragmente zu erhalten, die in Prokaryoten kloniert und exprimiert werden können.

Im Falle von Hu-IFN-α geht man von menschlichen Leukozyten aus, die man mit Sendai-Viren induziert hat. Diese Zellen produzieren soviel Hu-IFN mRNA, daß diese in der Zelle im Vergleich zum jeweils einfach vorhandenen IFN-Gen vieltausendfach angereichert vorliegt.

Die mRNA kann aus der Gesamt-RNA (rRNA, tRNA, mRNA) der Zelle relativ einfach isoliert werden. Hierfür nutzt man eine Besonderheit der mRNA Moleküle aus Säugetierzellen; sie tragen am 3′-Ende fast alle eine Polyadenylatsequenz (100–200 Nukleotide). Aufgrund dieser Eigenschaft kann man die mRNA durch Affinitätschromatographie über eine Oligodesoxythymidin (dT)-Cellulosesäule von den übrigen RNA-Typen der Zelle abtrennen.

Nun kommt es darauf an, die gesuchte Hu-IFN-α mRNA von den verschiede-

```
5'  ～～～～～～～～～～  AAAA-3'  poly(A)-m RNA
                              3'-TTTT-5'  poly(T)-Primer

              ↓ REVERSE TRANSKRIPTASE

     ～～～～～～～～～～～  AAAA-3'  RNA/DNA
                              TTTT-5'   Hybrid

              ↓ RNAse H

       ⌒⌒-3'                TTTT-5'   cDNA
                                      einzelsträngig

              ↓ DNA-POLYMERASE

       ⌒⌒～～～～～～～～～  AAAA-3'  cDNA
                              TTTT-5'   doppel-
                                      strängig

              ↓ ENDONUKLEASE S1

    5' ～～～～～～～～～～～  AAAA-3'  ds cDNA
    3'                        TTTT-5'
```

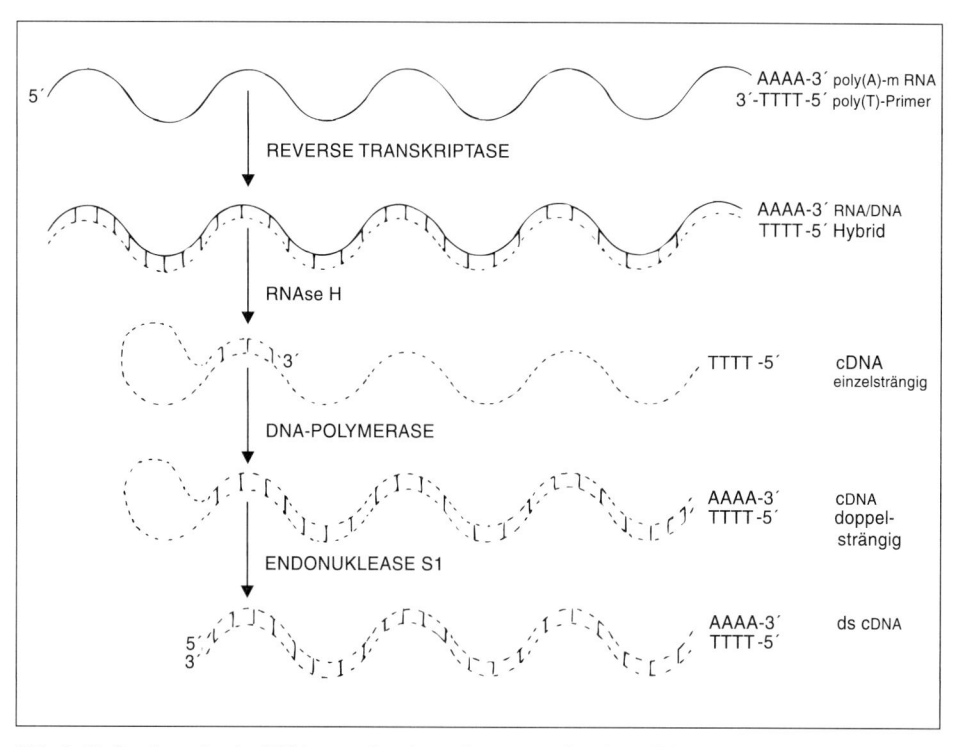

Abb. 2.47. Synthese der ds cDNA, ausgehend von der entsprechenden mRNA; cDNA = zur mRNA komplementäre DNA.

nen anderen mRNAs weitgehend abzutrennen und anzureichern. Der Nachweis der gesuchten mRNA Fraktion gelingt mit Hilfe eines biologischen Testsystems; dieses besteht z. B. einerseits aus den Oocyten des Krallenfrosches *(Xenopus laevis)* und andererseits aus einem Zellrasen (z. B. Fibroblasten) sowie den Vesicular-Stomatitis-Viren. Man kann in die relativ großen Oocyten direkt die mRNA (ca. 1 μg) injizieren, die dort in Proteine, u. a. in IFN, übersetzt wird; läßt man die so erhaltene Proteinfraktion auf einen Zellrasen, der in Näpfchen einer Mikrotiterplatte eingesät wurde, einwirken und beimpft anschließend mit Vesicular-Stomatitis-Viren, so kann man die IFN-Aktivität an der Schutzwirkung gegenüber dem cytopathogenen Effekt der Viren erkennen.

Die angereicherte mRNA ist aber nicht vermehrungsfähig; daher stellt man in einem mehrstufigen Prozeß aus den mRNA Molekülen vermehrungsfähige DNA-Moleküle her (vgl. Abb. 2.47). Hierbei dient die mRNA als Matrize für das Enzym **Reverse Transkriptase**, eine RNA-abhängige DNA-Polymerase aus RNA-Tumorviren (Retroviren). Retroviren bringen das Enzym in ihrer Proteinhülle mit in die befallene Zelle und benutzen es dort zur Umwandlung ihrer einzelsträngigen RNA in ein RNA/DNA-Hybridmolekül. Als Startmolekül (mit einem 3'-Ende) fungiert eine Oligothymidylat-Sequenz von 8–12 Nukleotiden, die an die Polyadenylatsequenz der mRNA anhybridisiert wird. Man erhält ein mRNA/cDNA Hybridmolekül (cDNA = zur mRNA-Matrize

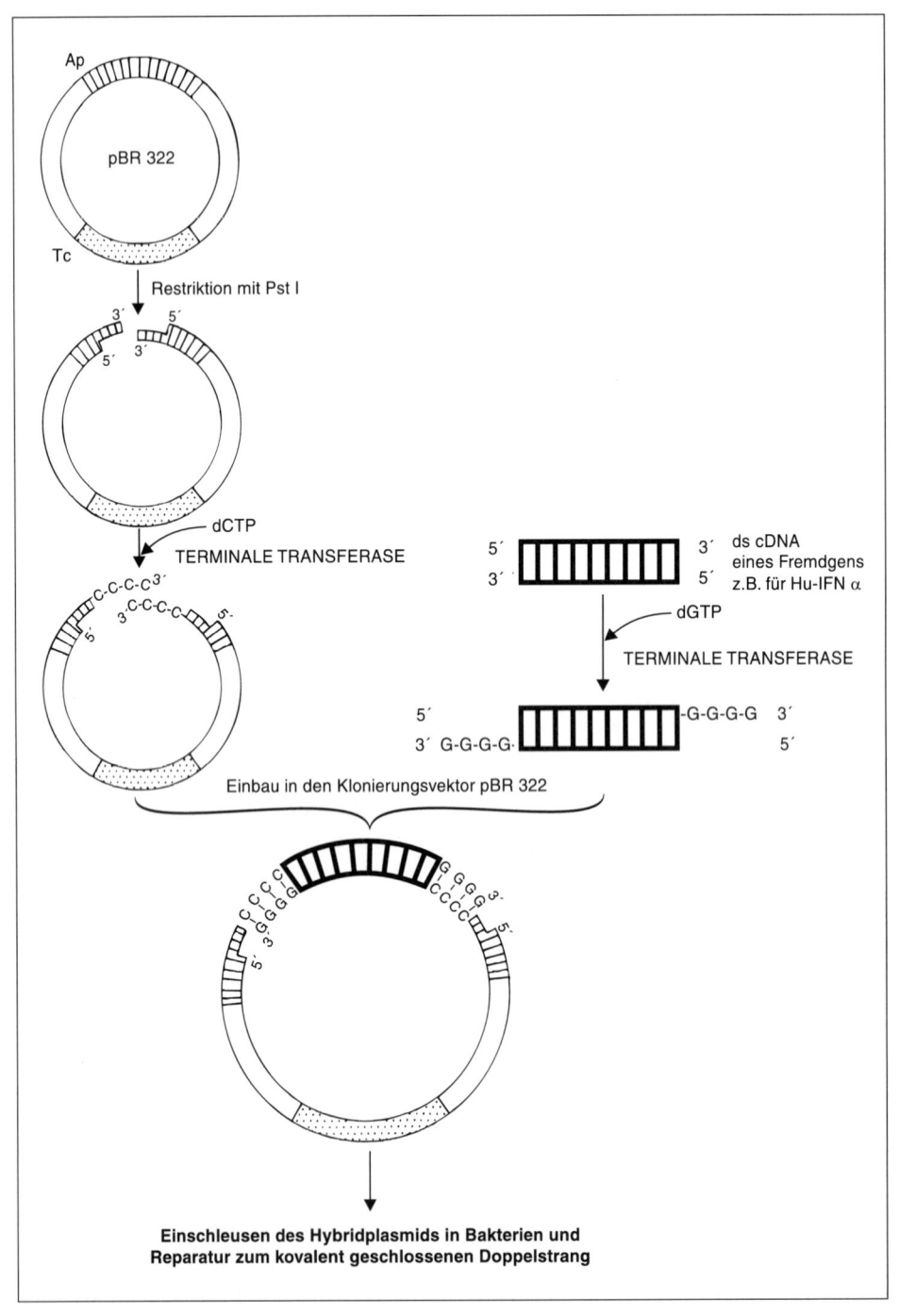

Abb. 2.48. Einbau der ds cDNA in einen Klonierungsvektor; Ap = Resistenzgen gegen Ampicillin; Tc = Resistenzgen gegen Tetracyclin.

complementäre DNA). Nach der Hydrolyse der mRNA mit dem Enzym RNAse H (= Hybridase) wird mit der DNA-abhängigen DNA-Polymerase aus *E. coli* die einsträngige cDNA zum Doppelstrang (ds cDNA) ergänzt; das noch vorhandene Einzelstrangende wird mit der einzelstrangspezifischen Endonuklease S1 verdaut. Die cDNA stellt somit ein Abbild des entsprechenden zellulären Gens dar.

2. Einbau der DNA-Sequenz (Fremd-DNA) in einen Klonierungsvektor

Da man im Falle von Hu-IFN-α lediglich von einer angereicherten mRNA Präparation ausgehen konnte, in der noch weitere, andersgeartete mRNA Moleküle enthalten waren, liegt zu diesem Zeitpunkt des Experiments ein „Gen-Pool" aus cDNA Molekülen mit unterschiedlichen Informationsinhalten vor; nur einige davon enthalten die Information zur Synthese von Hu-IFN-α.

Daher bestehen die nächsten Schritte darin, zunächst die cDNA Moleküle, die sich nicht selbst vermehren können, in ein vermehrungsfähiges System einzubringen und anschließend die cDNA herauszufinden, die für das gewünschte Protein, in unserem Falle für Hu-IFN-α, codiert.

Hierfür eignen sich bakterielle Plasmide als Klonierungsvektoren und Bakterien als Vermehrungssystem. Plasmide können aus Bakterien isoliert und nach entsprechender Manipulation wieder in Bakterien eingebracht werden. Baut man die doppelsträngige cDNA in ein Plasmid ein und überführt es in ein Bakterium, so ist das Plasmid (da es einen Replikationsursprung enthält) zur selbständigen Replikation fähig und vermehrt die integrierte cDNA mit jeder Runde der Replikation einmal mit. Bevor man die ds cDNA in ein Plasmid einbauen kann, müssen an der cDNA und am Plasmid bestimmte Veränderungen vorgenommen werden (vgl. Abb. 2.48).

Zunächst wird mit dem Enzym „**Terminale Transferase**" die ds cDNA an beiden 3'-Enden um einen 10–15 Nukleotide umfassenden Desoxyguanylat-Rest verlängert. Die beiden überstehenden linearen Nukleotidsequenzen bezeichnet man als „sticky ends" („klebrige Enden").

Das als bakterieller Klonierungsvektor ausgewählte Plasmid – pBR322 – enthält zwei Erkennungsmarker, ein Resistenzgen gegen Tetracyclin und ein Resistenzgen gegen Ampicillin (vgl. Abb. 2.48). Eines der Marker-Gene wird dazu benutzt, um den Transfer des Plasmids in ein Bakterium testen zu können und das zweite, um festzustellen, ob die zu vermehrende cDNA dort auch eingebaut wurde; durch Einbau der ds cDNA in dieses Marker-Gen fällt die entsprechende Funktion aus. Das Plasmid besitzt außerdem für das **Restriktionsenzym PstI** (s. Tab. 2.9) nur eine Schnittstelle im Ampicillin-Resistenzgen. In der Tabelle 2.9 sind einige der bekanntesten Endonukleasen mit ihren Palindromsequenzen zusammengestellt. Man kennt inzwischen zahlreiche solcher Enzyme mit unterschiedlicher „Schneidecharakteristik"; eine Klasse von Enzymen (Typ II) hydrolysiert den DNA-Doppelstrang in der Weise, daß am Ende eines jeden Stranges eine einzelsträngige DNA bekannter Sequenz entsteht („sticky ends"), bei Verwendung der anderen Klasse von Endonukleasen (Typ I) entstehen DNA-Moleküle mit Doppelstrangenden („blunt ends"). Die Endonuklease PstI „schneidet" das Plasmid so auf, daß am jeweiligen 3'-Ende kurze

Tab. 2.9. Restriktionsendonukleasen: Herkunft, Bezeichnung, DNA-Erkennungssequenzen, Spalttyp.

Herkunft aus Mikroorganismen	Bezeichnung der Enzyme	DNA-Erkennungssequenzen	Spalttyp
Escherichia coli KY 13	EcoRI	5 GAATTC 3	II
Haemophilus influenzae	HindIII	5 AAGCTT 3	II
Providencia stuartii	PstI	5 CTGCAG 3	II
Bacillus amyloliquefaciens	BamHI	5 GGATCC 3	II
Haemophilus aegypticus	HaeIII	5 GGCC 3	I
Haemophilus parainfluenzae	HpaI	5 GTTAAC 3	I
EcoRI: ----GAATCC---- ----CTTAAG----	----G ----CTTAA	AATTC---- G----	Einzelstrangende
HpaI: ----GTTAAC---- ----CAATTG----	----GTT ----CAA	AAC---- TTG---	Doppelstrangende

Einzelstrangstücke überstehen. Das linearisierte Plasmid wird an diesen „sticky ends" mit der Terminalen Transferase um einen 10–15 Nukleotide umfassenden Desoxycytidylat-Rest verlängert. Mischt man nun die modifizierten ds cDNA Moleküle mit der modifizierten Plasmid-DNA, so kann es immer nur dann zu einer Ringbildung kommen, wenn sich ein Stück ds cDNA mittels seiner Guanidin-Sequenzen zwischen die Cytidin-Sequenzen tragende lineare Plasmid-DNA als Brücke setzt (vgl. Abb. 2.48); man erhält so re(neu)kombinierte Klonierungsvektoren, sog. Hybridplasmide.

3. Einschleusen des rekombinierten Klonierungsvektors in eine Bakterienzelle durch Transformation

Behandelt man E. coli mit Calciumsalz-Puffer, dann können sie Plasmide aufnehmen. In aufgenommenen Hybridplasmiden schließen bakterieneigene Enzyme (DNA-Ligasen) die noch vorhandenen Lücken an den Insertionsstellen. Das nun ringförmig geschlossene Hybridplasmid wird in der Bakterienzelle vervielfältigt. Pro Bakterienzelle können mehr als 100 solcher Plasmide vorliegen, ohne daß die Zelle davon zugrunde geht. Die cDNA kann daher mit Hilfe von Bakterien in relativ kurzer Zeit stark vermehrt werden; dabei ergibt sich die Zahl der vermehrten cDNA aus der Kopienzahl pro Zelle × Zellzahl einer Zellkolonie.

Als Wirtsorganismus zur DNA-Vermehrung eignen sich neben E. coli noch eine Reihe weiterer Organismen (vgl. Tab. 2.10).

Tab. 2.10. Einige Beispiele von Wirtsorganismen, die man für die Gen-Klonierung verwendet.

I.	Gram-negative Bakterien *Escherichia coli K12* *Agrobacterium tumefaciens*
II.	Gram-positive Bakterien *Bacillus subtilis* *Streptococcus faecalis* *Staphylococcus aureus*
III.	Pilze *Saccharomyces cerevisiae* (Hefe) *Neurospora crassa*
IV.	Tierische und pflanzliche Zellen in Kultur *Drosophila melanogaster* Chinesische Hamster

4. Klonierung der rekombinanten DNA im Bakterium

Nun kommt es darauf an, aus Millionen von Bakterien diejenigen herauszufinden, die das gewünschte rekombinierte Plasmid (= Hybridplasmid) enthalten.

Die Frage, welche Bakterien Hybridplasmide aufgenommen haben, kann aufgrund des jetzt veränderten Verhaltens der Bakterien gegen Tetracyclin und Ampicillin beantwortet werden. Wie schon dargelegt, erfolgt der Einbau der Fremd-DNA im Bereich des Gens für Ampicillin-Resistenz. Liegt also ein Hybridplasmid vor, dann kann die Zelle in Gegenwart von Ampicillin (z.B. im Nährboden) nicht mehr wachsen, da die Resistenz gegen dieses Antibiotikum verloren gegangen ist. Setzt man den Nährmedien anschließend Tetracyclin zu, dann kann man Ampicillin-sensitive Tetracyclin-resistente Bakterien auslesen, von denen man dann annehmen darf, daß sie ein Hybridplasmid aufgenommen haben; die im Hybridplasmid enthaltene cDNA kann dabei für Hu-IFN-α codieren oder für ein anderes Protein. Um nun herauszufinden, welche Bakterien die gewünschte cDNA enthalten, muß diese vermehrt, isoliert und ihre Identität nachgewiesen werden. Die transformierten Bakterien werden nun so gezüchtet, daß sich Einzelkolonien bilden. Jede Zelle einer Einzelkolonie stammt von der gleichen Ursprungszelle ab; alle Zellen solcher Kolonien sind erbgleich, sie bilden einen Klon. In jedem Zellklon wird somit nur ein Hybridplasmid und damit nur eine bestimmte cDNA vermehrt **(kloniert)**. Nun gilt es noch, denjenigen Klon herauszufinden, der in seinem Hybridplasmid das gewünschte Gen zur IFN-Produktion enthält.

5. Nachweis der DNA durch Southern-Blot

Zum Nachweis der DNA, die für Hu-IFN-α codiert, werden die Plasmide zunächst isoliert und mit dem Restriktionsenzym Pst I (s. oben) erneut geöffnet. Durch Erhitzen wird die DNA in ihre Einzelstränge zerlegt und dann an Nitrocellulosefilter gebunden. Die gesuchte cDNA, die für Hu-IFN-α codiert, kann man anschließend durch Hybridisierung identifizieren (s. Abb. 2.49). Dazu wird der DNA-Probe aus jeweils einem Klon eine radioaktiv markierte Probe mit menschlicher α-IFN mRNA zugesetzt.

Enthält ein Klon in seinem Hybridplasmid das gesuchte Hu-IFN-Gen, dann wird die Hu-IFN-mRNA an diese komplementäre DNA-Sequenz hybridisieren. Andere Klone enthalten andere Gene und binden andere mRNAs. Nach Ablösen der hybridisierten mRNA wird diese in Oocyten des Krallenfrosches in Protein übersetzt und dessen Hu-IFN-α Aktivität wie oben beschrieben überprüft. Neben dieser Methode gibt es noch eine Reihe weiterer, um den „richtigen" Klon aufzuspüren. Hat man ihn gefunden, dann kann man diesen separat anzüchten; auf diese Weise gelingt eine starke Vermehrung der gewünschten Hu-IFN-cDNA; da man so viele identische Kopien einer bestimmten DNA-Sequenz erhält, spricht man von **DNA-Klonierung**.

Die oben geschilderte Hybridisierungstechnik DNA-mRNA wird nach ihrem Entdecker als **Southern-Blotting** bezeichnet. In Analogie – in Anspielung auf die Bedeutung des Namens – bezeichnet man Arbeitsverfahren, bei denen Proteine aufgetrennt werden und auf Papier immobilisiert und detektiert werden, als **Western-Blotting**. Der Nachweis von durch Elektrophorese getrennten RNA-Fragmenten mit markierten Nukleinsäuresonden ist als **Northern-Blotting** in die Literatur eingegangen.

6. Expression der Fremd-DNA in Bakterien

Die erfolgreiche Expression eines eukaryotischen Gens in Prokaryoten gelingt nur dann, wenn bestimmte strukturelle Gegebenheiten erfüllt sind. So ist z. B. wie für die Replikation der DNA auch für deren Transkription ein spezifisches Signal, der **Promotor**, erforderlich. Nun sind Promotoren zwar unter Bakterien relativ ähnlich, aber zwischen Prokaryoten und Eukaryoten ganz verschieden.

Man isoliert daher die klonierte cDNA wieder aus dem Klonierungsvektor, stellt ihre Identität und Vollständigkeit sicher und setzt sie anschließend an einer bestimmten Stelle in einen eigens dafür konstruierten **Expressionsvektor** (= Expressionsplasmid) ein. Der Expressionsvektor enthält u. a. einen prokaryotischen Promotor (z. B. den lac-Promoter, der die Laktose-Gene in *E.coli* startet), der von bakteriellen RNA-Polymerasen erkannt und für die mRNA Synthese benutzt werden kann.

Die Ribosomen von Eukaryoten und Prokaryoten unterscheiden sich in vielerlei Hinsicht (vgl. Kap. 1.6.6); sie erkennen u. a. verschiedene Ribosomenbindungsstellen auf der mRNA. Damit die mRNA eines eukaryotischen Gens an die 70S Ribosomen von Bakterien ange-

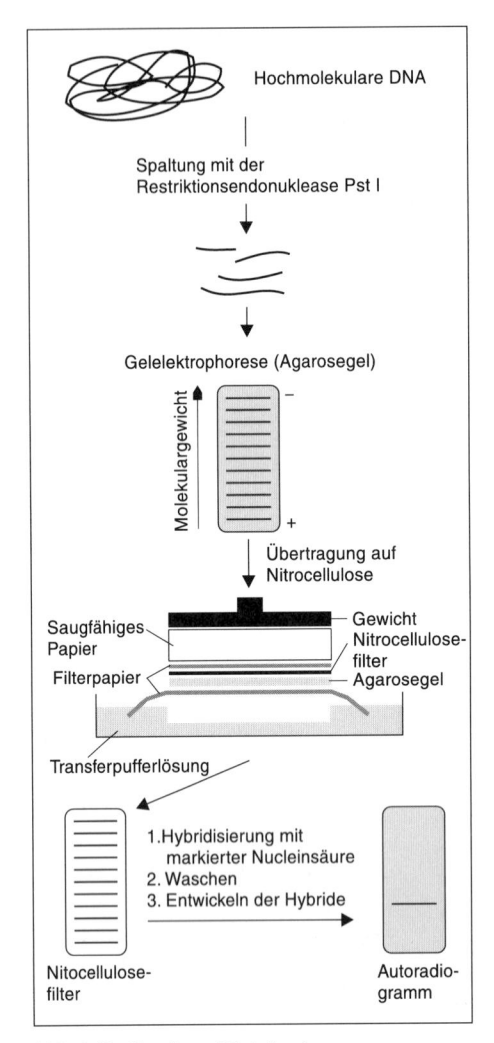

Abb. 2.49. Southern-Blot-Analyse.
Bei der sogenannten Southern-Blot-Technik wird die hochmolekulare DNA zunächst mit geeigneten Restriktionsendonukleasen geschnitten und die Fragmente auf einem Agarosegel der Größe nach aufgetrennt. Nach dem Denaturieren der DNA wird das Gel auf in Transferpufferlösung getränktes Filterpapier gelegt und auf das Gel zunächst ein Nitrocellulosefilter und weiteres, puffergetränktes Filterpapier aufgebracht. Abgeschlossen wird der Blotaufbau von mehreren Lagen saugfähigen Papiers und einem Gewicht. Durch Kapillarkräfte wird nun der Transferpuffer durch die verschiedenen Schichten gezogen, wobei die DNA aus dem Gel zum Nitrocellulosefilter wandert. Die fixierte DNA wird anschließend mit markierter DNA hybridisiert, wobei dann – nach einem Waschschritt, bei dem überschüssige Probe entfernt wird – diejenigen DNA-Banden detektiert werden können, die mit der markierten Probe hybridisiert haben (aus I. Zündorf, Th. Dingermann, Molekularbiologie, DAZ 132, 1373, 1992).

lagert und in Protein translatiert werden kann, wird der Promotorregion auf dem Expressionsplasmid gewöhnlich noch die zugehörige prokaryotische Ribosomenbindungsstelle (z. B. lac-Ribosomenbindungsstelle) angefügt. Dahinter befindet sich meist eine sog. **Polylinker-Region**, ein DNA-Abschnitt mit verschiedenen Schnittstellen für gebräuchliche Restriktionsenzyme. In diese Region wird später die klonierte und zur Expression zu bringende cDNA eingefügt. Gebraucht werden noch **Start-** und **Stop-Codons**, damit die Transkription des eukaryotischen Gens in Bakterien ordnungsgemäß ablaufen kann. Man baut nun die klonierte cDNA an der vorbestimmten Stelle in den Expressionsvektor ein und überführt diesen in den *E. coli*-Stamm K12; anschließend wird die Ablesung des IFN-Gens durch geeignete Substanzen oder sonstige Maßnahmen gestartet.

Da das in *E. coli* synthetisierte Fremdprotein gewöhnlich von dem Bakterium nicht verwertet werden kann, wird es häufig rasch abgebaut. Dies läßt sich verhindern, wenn es gelingt, das Genprodukt als ein extrazelluläres Protein aus der Bakterienzelle unverzüglich auszuschleusen. Dies setzt voraus, daß dem eigentlichen Protein eine von *E. coli* erkennbare Aminosäure-Signalsequenz vorausgeht, also ein Prä-Protein gebildet wird. Gegebenenfalls muß die dafür erforderliche DNA-Sequenz zusätzlich in den Expressionsvektor an geeigneter Stelle miteingebaut werden.

Mit dem hier dargestellten Vorgehen zur Etablierung eines bakteriellen Produktionssystems für IFN-α sollten exemplarisch die grundlegenden Prozesse und Methoden der modernen Gentechnologie aufgezeigt werden. Es existieren inzwischen zahlreiche modifizierte Vorge-

Tab. 2.11. Einige Anwendungsbeispiele der Gentechnologie.

I.	In der Grundlagenforschung
1.	Studium der Expression von Genen (z. B. Regulation, Transkription, Differenzierung, Translation)
2.	Studium von bestimmten DNA-Strukturen (z. B. von repetitiven Sequenzen, Tranposons, Z-DNA)
3.	Sequenzierung von DNA-Fragmenten und vollständigen Genen
4.	Studium der molekularen Pathogenese z. B. von Viren, Bakterien, Pilzen
II.	In der „Angewandten Forschung"
1.	Produktion von eukaryotischen Proteinen (z. B. Hormone, Enzyme, Impfstoffe) in Bakterien und Pilzen. Verfügbar sind z. B. schon Hu-IFN-α 2a, Hu-IFN-α 2b, Hu-IFN-β-1a, Interleukin-2, Humaninsulin, Präproinsulin, Somatostatin, menschliches Wachstumhormon, Urokinase
2.	Einbringen von Fremdgenen und antisense mRNA in Organismen
3.	Pflanzenzüchtung (z. B. Hochleistungssorten; resistente Sorten gegen Schädlinge, Viren, Herbizide).

hensweisen, die es erlauben, fast alle faßbaren eukaryotischen Gene in Bakterien und anderen Wirtsorganismen (vgl. Tab. 2.10, 2.11) zu klonieren und auch zur Expression zu bringen.

Die beliebtesten Organismen für die Gentechnologie sind immer noch bestimmte Mutanten des Bakteriums *Escherichia coli (E. coli)* K12). *E. coli* kann als Prokaryot aber keine Glykoproteine bilden; außerdem gibt es nur wenige Proteine, die von diesem Bakterium durch seine Cytoplasmamembran transportiert werden können. Daneben haben *E. coli*-Mutanten die Tendenz, wieder in den Wildtyp zu revertieren; sie bilden auch häufig Endotoxine. Alle diese Nachteile sind z. B. für Hefezellen nicht gegeben; sie haben den gesamten genetischen Apparat eukaryotischer Zellen, können zudem viele Proteine ausscheiden, sind relativ stabil gegen

Mutationen und produzieren keine Endotoxine. Da man bestimmte Plasmide auch für Hefen verwenden kann, dürften sich diese Organismen für bestimmte gentechnologische Aufgaben, insbesondere glykosylierte Proteine, gut eignen. In Zukunft werden auch noch andere geeignete biologische Klonierungssysteme für die gentechnologische Nutzung erschlossen werden (vgl. Tab. 2.10).

2.6.2 Gentechnologische Veränderungen bei Wirbeltieren und Menschen

Anstelle der Substitution fehlender Genprodukte durch gentechnologisch hergestellte Arzneimittel (z. B. Insulin, Faktor VIII) wird in zunehmendem Maße versucht, das fehlende oder ungenügend repräsentierte Gen in den kranken Organismus einzuschleusen. Bei vielen Krankheiten, wie z. B. Mukoviszidose, ist eine Substitution nicht möglich. Hier kann eine kausale Therapie nur durch **Gentherapie** erfolgen. Zur Transformation menschlicher Zellen bedient man sich weitgehend Viren, die selbst nicht – oder nicht mehr – pathogen sind und in deren Nukleinsäure man die gewünschte Information (mit den entsprechenden Regelsequenzen) einbringt. Bisher sind nur wenige klinische Versuche mit geringem Erfolg durchgeführt worden.

Versuche, neue oder veränderte Enzyme in Haustiere einzubringen, um z. B. die Produktion von Fleisch und Milch („Turbokühe") zu erhöhen, sind umstritten.

2.6.3 Hemmung der Genexpression

Manche Krankheiten entstehen dadurch, daß bestimmte Gene überexprimiert werden. In diesem Fall wird versucht, das Gen durch Integration einer Fremdsequenz zu inaktivieren.

Eine anderen Möglichkeit, die man bei Tieren, Menschen und Pflanzen gleichermaßen experimentell einsetzt, um die Expression unerwünschter Gene auszuschalten, ist die **Antisense**-Strategie. Dabei wird die kodierte Sequenz des Gens, dessen Aktivität unterdrückt werden soll, in umgekehrter Reihenfolge zu der im Genom vorliegenden Richtung hinter einen Promotor gebracht. Dadurch wird eine mRNA transkribiert, die zur mRNA des zu unterdrückenden Gens komplementär ist. Diese antisense-RNA kann auf zweierlei Weise blockierend wirken:
1. kann sie die Translation an den Ribosomen verhindern;
2. wird der gebildete mRNA-Doppelstrang aus sense- und antisense-RNA durch Ribonuclease gespalten.

2.6.4 Polymerase Kettenreaktion (PCR)

Die Polymerase Kettenreaktion (PCR) ist seit ihrer Einführung (1986) zu einer wichtigen Methode für die Gentechnologie geworden. In der Medizin wird sie insbesondere in der Diagnostik und in der Grundlagenforschung eingesetzt. Sie beruht darauf, daß ein DNA-Abschnitt zwischen zwei Oligonukleotid Primern (s. Abb. 2.50), die gegenläufig an komplementäre Stränge gebunden sind, mit Hilfe einer Polymerase vermehrt wird. Der Vorgang wird 20–50mal wiederholt, was zu einer millionen- bis milliardenfachen Vermehrung führt.

Im einzelnen geht man folgendermaßen vor (s. Abb. 2.50): Zunächst wird die als Doppelstrang vorhandene DNA auf etwa 90 °C erhitzt, wobei sie in Einzelstränge zerfällt. Anschließend werden bei etwa 70 °C die Primer zugegeben, die komplementär an das jeweilige 3′OH-Ende der beiden DNA-Stränge binden. Eine thermostabile DNA-Polymerase (aus dem thermophilen Bacterium *Thermus aquaticus*) – auch **Taq-Polymerase** genannt – synthetisiert aus zugesetzten Nukleosidtriphosphaten die jeweiligen komplementären Stränge. Diese können erneut durch Erhitzen getrennt, mit Primern versehen und zu den Doppelsträngen ergänzt werden. Der Vorgang kann automatisiert werden; ein Zyklus dauert etwa 10–15 Minuten.

So erhält man bei 30 Wiederholungen, ausgehend von 10 Molekülen, theoretisch $2{,}7 \times 10^9$ Moleküle. Diese Menge reicht aus, um weitere Nachweismethoden, z. B. Hybridisierungen (s. Southern-Blot) durchzuführen. Die Methode eignet sich z. B. zum Nachweis von Infektionen in einem sehr frühen Stadium, wenn noch keine Antikörper nachzuweisen sind. Sie wird eingesetzt zur Überprüfung einer HIV-1-Infektion bei Blutkonserven. Auch zum Nachweis von Erbkrankheiten leistet sie wertvolle Hilfe. In der Kriminologie dient die PCR der Überführung von Tätern, da es gelingt, aus DNA-Spuren (z. B. von Speichelresten) einen **„genetischen Fingerabdruck"** zu erhalten.

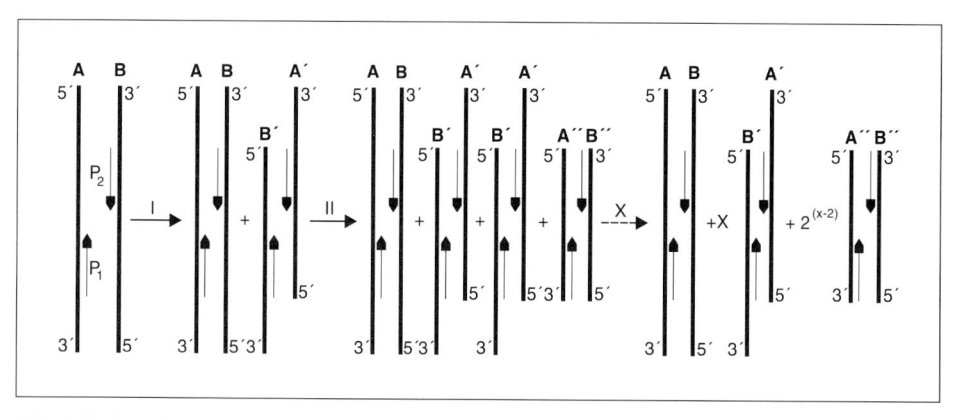

Abb. 2.50. Prinzip der Polymerase-Kettenreaktion.
Vom DNA-Strang A wird mit dem Oligonucleotid P1 Strang A′ und Strang B mit P2 B′ neu synthetisiert (I). Nach Denaturierung der erhaltenen Doppelstränge folgt eine weitere Syntheserunde, für die nun auch A′ als Matrize für P2 und B′ als Matrize für P1 zur Verfügung stehen, wobei nun zusätzlich A″ bzw. B″ synthetisiert werden (II). Ab der dritten DNA-Syntheserunde erfolgt eine drastische Amplifizierung der Stränge A″ und B″. Nach x Syntheserunden liegen neben Strang A und B x-mal Strang A′ und B′ vor; dagegen beträgt die Anzahl von A″ und B″ $2^{(x-2)}$ (aus I. Zündorf, Th. Dingermann, Molekularbiologie, DAZ 132, 1380, 1992).

2.6.5 Gentechnologisch manipulierte Pflanzen

Das Einschleusen von Fremd-DNA in Zellen gestaltet sich bei Pflanzen anders als bei Bakterien, Hefen oder Tieren. Es werden im wesentlichen drei verschiedene Methoden für den Gentransfer eingesetzt:
1) Mit Hilfe des gramnegativen Bodenbakteriums *Agrobacterium tumefaciens*
2) Aufnahme von Fremd-DNA in zellwandlose Einzelzellen (Protoplasten)
3) direkter Gentransfer unter Verwendung von sog. biolistischen Methoden

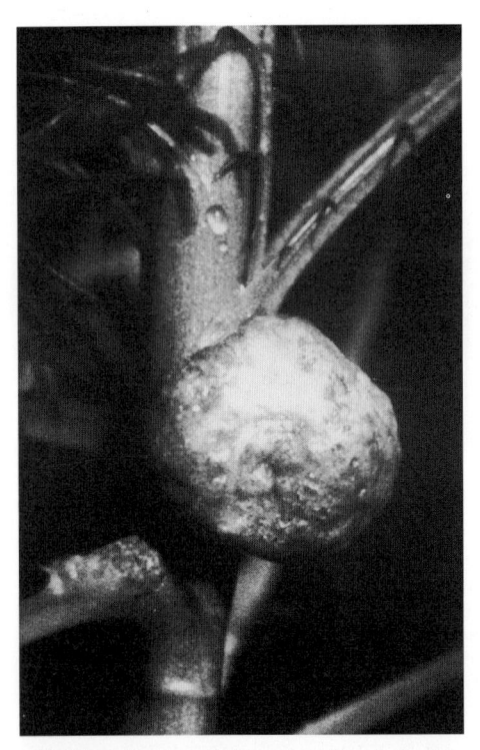

Abb. 2.51. **Crown-gall Tumor am Sproß der Kamille, verursacht durch *Agrobacterium tumefaciens*.**

Zu 1) Das phytopathogene Bakterium *Agrobacterium tumefaciens* induziert überwiegend an dikotylen Pflanzen (z. B. bei Tabak, Tomaten, Karotten, Kartoffeln) verschiedene pflanzliche Tumoren, wie z. B. die undifferenziert wachsenden Wurzelhalsgallen oder **„crown galls"** (vgl. Abb. 2.51). Die Infektion der Pflanzen erfolgt ausschließlich über verwundete Gewebe. Virulente Stämme von *Agrobacterium tumefaciens* enthalten ein ca. 200 Kilobasenpaare (kbp) großes Megaplasmid, das Tumor-induzierende Plasmid **(Ti-Plasmid, pTi)**. Von dem gesamten Ti-Plasmid (vgl. Abb. 2.52) wird nur ein ca. 20 kbp großer Teil, die **T-DNA** (= Transfer-DNA), während der Tumorinduktion stabil in das pflanzliche Zellkern-Genom eingebaut. Die Gene der T-DNA sind für das Tumorwachstum (z. B. Gene 5 und 6b), für die Bildung von Auxinen (z. B. Gene 1 und 2) und damit für die Ausprägung der Tumormorphologie sowie für die Synthese seltener Aminosäure- (den sog. Opinen) oder Zuckerderivate (z. B. nos-Gen), verantwortlich. Die Opine (z. B. Nopalin, Octopin) haben mit der Tumorinduktion direkt nichts zu tun. Sie werden von der infizierten Pflanze, dagegen nicht von den Bakterien selbst, synthetisiert; letztere benutzen die Opine als Stickstoff- und Kohlenstoffquelle (z. B. Noc-Region).

Die Gene des übrigen Ti-Plasmids sind für die Virulenz (Vir-Region) der Bakterien, die Replikation des Plasmids im Bakterium (Rep-Region), den Transfer des Plasmids in andere Bakterien (Tra-Region) und die Integration der T-DNA (Bordersequenzen, LB, RB) in das pflanzliche Genom verantwortlich.

Der Transfer von bakteriellen Genen in Pflanzenzellen stellt somit einen Prozeß dar, der von *Agrobacterium tumefaciens* praktiziert wird. Man kann das Ti-

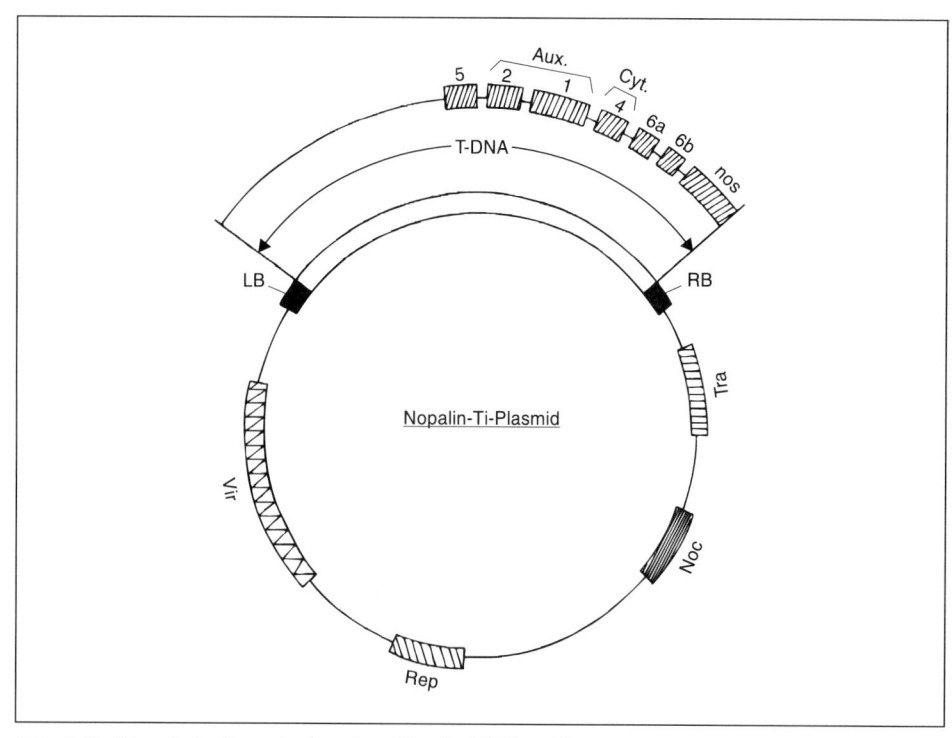

Abb. 2.52. Genetische Organisation eines Nopalin-Ti-Plasmids.
Das Nopalin-Ti-Plasmid besitzt verschiedene, funktionell charakterisierte DNA-Bereiche:
T-DNA: Der DNA-Bereich des Ti-Plasmids, der stabil in das Pflanzengenom integriert wird; Gene 1 und 2 codieren für die Auxinbildung, Gene 5 und 6b für Tumorwachstum, das Gen 4 codiert für die Cytokininbildung, Gen 6a für Opinsekretion, nos-Gen für die Nopalinsynthese.
LB/RB: Die T-DNA besitzt zwei flankierende Bordersequenzen, die den T-DNA Bereich links (LB) und rechts (RB) abgrenzen. Die Bordersequenzen sind für die Integration der T-DNA in das Wirtsgenom unbedingt erforderlich.
Tra: Transferbereich, er ist für den Transfer des Ti-Plasmids zwischen Bakterien notwendig.
Noc: Nopalin-Katabolismus
Rep: Replikon; Replikationsfunktionen für das Ti-Plasmid in *A. tumefaciens*.
Vir: Virulenzbereich; notwendige Sequenzen für die Virulenz der Bakterien.

Plasmid aus den Agrobacterien isolieren und genetisch manipulieren. Für die Infektion und Integration sind nur zwei Bereiche des Ti-Plasmids notwendig, der Virulenzbereich (Vir-Region) und die Randbereiche der T-DNA (Bordersequenzen, LB, RB). Die Bordersequenzen bestehen aus je einem 25 Basenpaare langen Nukleotidbereich, die bei allen T-DNA Typen sehr stark konserviert sind. Beliebige, bis 50 kbp lange DNA-Sequenzen, die zwischen diese beiden Borders inseriert werden, können in das Pflanzengenom eingebaut werden.

Bei der genetischen Manipulation von Pflanzenzellen geht man nun folgendermaßen vor:

1) Man ersetzt zuerst die Genbereiche für die Tumorbildung der T-DNA durch DNA-Sequenzen des *E. coli* Klonierungsvektors pBR 322.

2) Fremd-DNA, die in das Pflanzengenom integriert werden soll, wird dann in einen weiteren pBR 322 Klonierungs-

vektor eingebaut und dann in *E. coli* kloniert.

3) Anschließend kann durch homologe Rekombination über die identischen pBR 322-Sequenzen (T-DNA/Fremd-DNA enthaltender Klonierungsvektor) die Fremd-DNA in das Ti-Plasmid integriert werden. Das manipulierte Ti-Plasmid wird in *A. tumefaciens* überführt und damit Pflanzen bzw. pflanzliche Gewebekulturen infiziert. Über den veränderten T-DNA Bereich, aber mit intakten Bordersequenzen, gelangt dann die Fremd-DNA in das Genom der Pflanzenzellen. Die Bakterien selbst können durch vorsichtiges Erwärmen abgetötet werden. Aus den infizierten und genetisch veränderten Zellen bzw. Geweben werden dann transformierte (= transgene) Pflanzen regeneriert, die in allen vegetativen und generativen Zellen die Fremd-DNA enthalten. Die neu erworbenen Merkmale werden auf die Nachkommen vererbt.

Zu 2) **Protoplasten** können in Gegenwart von Polyethylenglykol oder einer bestimmten Konzentration von Ca^{++}-Ionen DNA aufnehmen. Teilweise wird diese Fremd-DNA in pflanzliche Chromosomen eingebaut und auch exprimiert. Die Auslese der transformierten Zellen erfolgt analog der Auslese bei Bakterien mit gentechnisch manipulierten Plasmiden dadurch, daß man mit dem gewünschten Gen ein Resistenzgen gegen Antibiotika oder ein Gen, das zu sichtbaren Veränderungen führt, mitüberträgt. Aus den transformierten Protoplasten werden anschließend ganze Pflanzen regeneriert, was aber nicht immer gelingt.

Zu 3) Das Prinzip der **biolistischen Methode** besteht darin, daß die DNA des zu transferierenden Gens auf die Oberfläche von Wolframkügelchen (~ 20 µm $\varnothing$) aufgezogen wird und diese Kügelchen in intaktes Gewebe „geschossen" werden. Beim Durchtritt durch das Gewebe verlieren die Kügelchen die DNA, die teilweise in die Chromosomen eingebaut wird.

Wie schon bei Bakterien ausgeführt, muß die Integration der Fremd-DNA ins Wirtsgenom nicht notwendigerweise dazu führen, daß diese auch in der Pflanze exprimiert wird. Damit in der Pflanze das gewünschte Merkmal auch auftritt, muß durch entsprechende Manipulationen dafür gesorgt werden, daß die Strukturgene mit bestimmten Regulationssequenzen (wie z. B. Promotor- und Terminationssequenzen) versehen werden.

Über entsprechende Promotoren kann man auch die Organspezifität bestimmen. So gibt es Promotoren, die nur in bestimmten Organen, wie Wurzeln, Blättern, Blüten oder Samen aktiv sind. Die Aktivität anderer Promotoren wird durch Umwelteinflüsse (Temperatur, Trockenheit, Licht, chemische Substanzen) gesteuert.

Durch Vorschalten entsprechender Gene für Signalpeptide gelingt es, die Genprodukte in entsprechende subzelluläre Kompartimente (endoplasmatisches Retikulum, Chloroplasten, Vakuole) zu dirigieren.

Ziele der Gentechnik bei Pflanzen

Im folgenden wird eine kleine Auswahl von möglichen Zielen angeführt, die mit der Gentechnik bei Pflanzen erreicht werden sollen:

1. Züchtung von Pflanzen gegen abiotischen Streß, z. B. Hitze, Kälte, Trockenheit, hohe Salzkonzentrationen;
2. Züchtung von Pflanzen gegen biotischen Streß, z. B. gegen Viren, Pilze, Bakterien, tierische Schädlinge;

3. Resistenz gegen Herbizide. Wird ein Feld mit Herbizid-resistenten Kulturpflanzen mit dem entsprechenden Herbizid behandelt so überleben die Kulturpflanzen, während die „Unkräuter" zugrunde gehen.
4. Beeinflussung der Synthese von primären und sekundären Inhaltsstoffen (z. B. veränderte Aminosäure- und Proteingehalte, Veränderung der Zusammensetzung pflanzlicher Öle und Kohlenhydrate);
5. Verbesserung der Lagerfähigkeit („Gentomate") und der Verarbeitungsqualität (Backfähigkeit bei Getreide);
6. Beeinflussung der Photosynthese und anderer physiologischer Vorgänge;
7. Erzeugung von Hybridsaatgut;
8. Vermehrung der Kenntnisse in der Grundlagenforschung (z. B. Genregulation).

2.7 Somatische Hybridisierung

Der Austausch und die Neukombination von genetischem Material spielt sich bei höheren Organismen im Rahmen der sexuellen Fortpflanzung ab; dabei vereinigen sich jeweils zwei haploide Zellen (Gameten) mütterlichen und väterlichen Ursprungs miteinander, wobei die beiden genetisch verschiedenen Zellkerne zu einem einzigen diploiden Zellkern verschmelzen. Aus der so entstandenen Hybridzelle (Zygote) entsteht ein neuer Organismus mit neuen Eigenschaften.

Aus diesen bekannten Vorgängen leitet sich die Frage ab, ob man eine genetische Rekombination auch mit Hilfe vegetativer Körperzellen (somatischer Zellen, Somazellen) erreichen kann.

Somatische Zellhybriden aus pflanzlichen Protoplasten

Bei Pflanzen steht einer somatischen Zellfusion die Zellwand entgegen; man stellt daher zunächst zellwandlose Protoplasten her, die man dann z. B. mit Hilfe von Polyethylenglykol zur Fusion bringen kann. Protoplasten-Hybride versucht man anschließend zur Regeneration einer ganzen Pflanze anzuregen. Man hat bisher von verschiedenen Pflanzenarten somatische Zellhybride auch über die Artgrenzen hinweg erzeugt (z. B. zwischen Tomate und Kartoffel).

Somatische Zellhybriden aus tierischen Zellen

Auch bei Tieren ist es gelungen, auf vegetativem Wege sehr unterschiedliche Zellen miteinander zu vereinen wie z. B. normale Zellen mit Tumorzellen, Mauszellen und Rattenzellen, Mauszellen mit Menschenzellen. Hybridzellen enthalten in ihrem Zellkern die Summe der Gene beider Ausgangsformen. Da aber oft die DNA-Replikation und die Mitose der Hybridzellen nicht völlig koordiniert verlaufen, gehen häufig einige Chromosomen verloren. Bei interspezifischen Hybridzellen, Fusionsprodukten von Zellen verschiedener Arten, gehen meistens die Chromosomen des langsamer wachsenden Elter verloren. Daher kann die somatische Hybridisierung überall dort erfolgreich angewendet werden, wo die zur Fusion anstehenden Zellen von Pflanzen- oder Tierarten stammen, die eng miteinander verwandt sind.

In den letzten Jahren wurden somatische Tier-Hybridzellen zur Gewinnung von **„Monoklonalen Antikörpern"** mit Erfolg eingesetzt. Wie schon erwähnt, beantwortet der menschliche Organismus bzw. der Organismus höherer Tiere das Eindringen bestimmter Fremdsub-

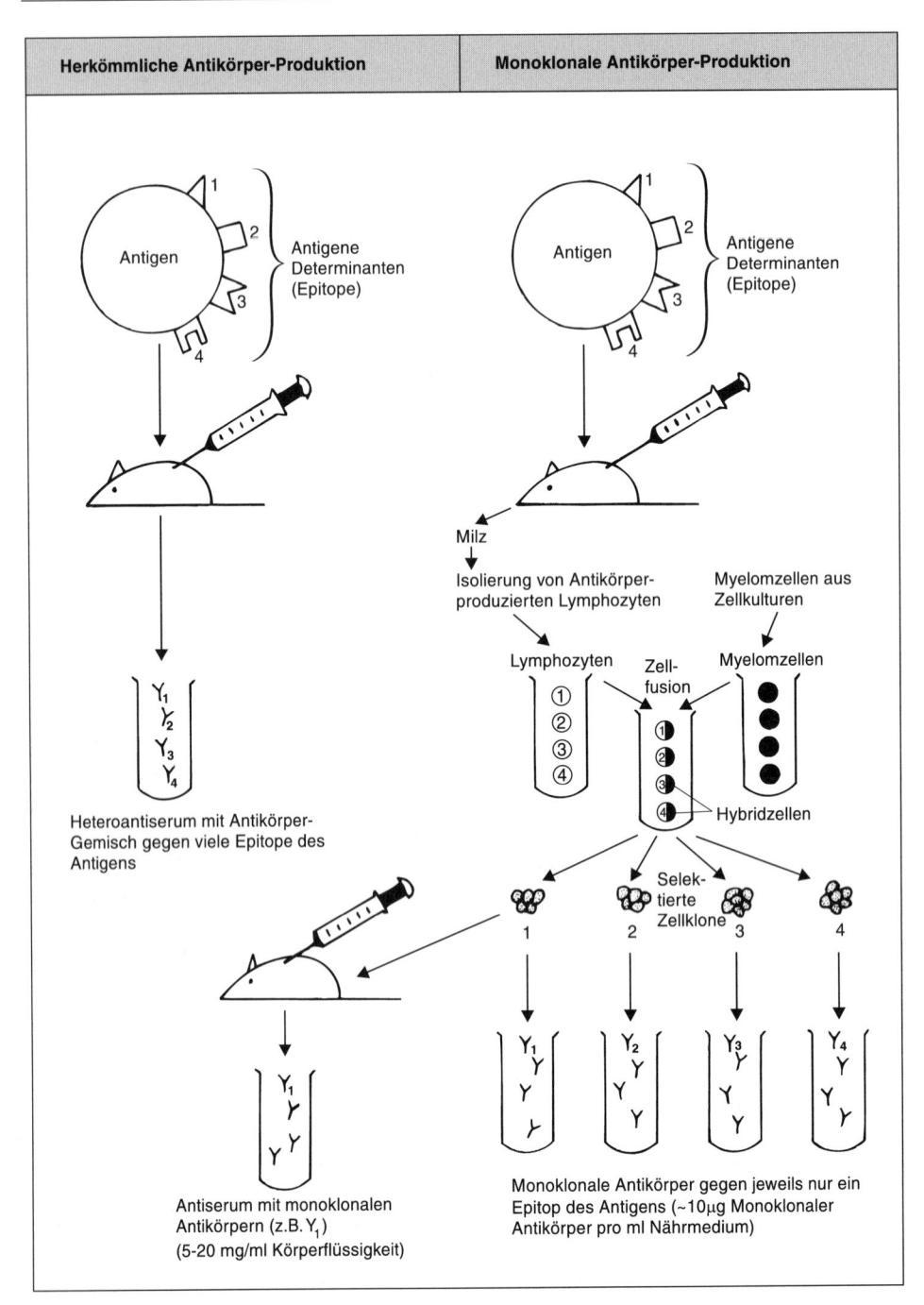

Abb. 2.53. Produktion von herkömmlichen und monoklonalen Antikörpern.

stanzen (Antigene) mit einer Abwehrreaktion. Die Spezifität dieser Abwehraktion liegt in der Bildung von Antikörpern, die gegen das jeweilige Antigen gerichtet sind. Da ein Antigen auf seiner Oberfläche immer mehrere antigene Determinaten (= **Epitope**) trägt, besteht die Immunantwort auf ein solches Fremdmolekül immer in der Produktion vieler verschiedener Antikörper-Spezies gegen die unterschiedlichen Epitope eines bestimmten Antigens; es werden also durch ein Antigen in der Regel immer mehrere B-Lymphozytenklone zur Proliferation und Antikörperbildung angeregt. Von so immunisierten Tieren kann man immer nur Antiseren mit Antikörpergemischen gewinnen (vgl. Abb. 2.53).

Gelänge es nun, aus einem zuvor immunisierten Organismus nur einen bestimmten B-Lymphozyten zu entnehmen und diesen in einem Nährmedium zu einem Zellklon (= genetisch gleiche Zellen) heranwachsen zu lassen, dann würden alle Zellen des Klons den gleichen Antikörper bilden. Solche Antikörper werden gemäß ihrer Herkunft aus einem Zellklon folgerichtig als **monoklonal** bezeichnet. Leider gelingt es nicht, Antikörper-bildende Lymphozyten in vitro in einem Nährmedium zu kultivieren; sie überleben dort nicht.

Aus diesem Dilemma haben 1975 Köhler und Milstein einen Ausweg gefunden. Sie entnahmen der Milz oder den Lymphknoten von Mäusen oder Ratten, die zuvor mit einem Antigen immunisiert worden waren, Antikörperproduzierende Lymphozyten (sog. Plasmazellen) und verschmolzen diese mit Myelomzellen (Tumorzellen, transformierte Plasmazellen) im Reagenzglas (vgl. Abb. 2.53). Auf diese Weise entstehen Hybridzellen (sog. Hybridome), die von beiden „Elternteilen" Erbmerkmale im Zellkern enthalten, von den Myelomzellen die Fähigkeit, in Gewebekultur dauerhaft zu wachsen und sich zu vermehren, und von den Lymphozyten die Fähigkeit, einen spezifischen gegen das Antigen gerichteten Antikörper zu produzieren. Es ist grundsätzlich möglich, solche Hybridome rein zu züchten, d. h. zu klonieren; sie sind praktisch „unsterblich" und können unbegrenzt einen ganz spezifischen monoklonalen Antikörper produzieren. In vitro bilden solche Zellkulturen ca. 10 µg eines spezifischen Antikörpers pro ml Nährlösung. Man kann die Zellen jedoch auch einer Maus injizieren; sie wachsen dann als Tumoren und produzieren so 5–20 mg Antikörper pro ml Körperflüssigkeit (vgl. Abb. 2.53).

Es ist immer noch sehr schwierig, menschliche monoklonale Antikörper herzustellen. Hybridzellen, entstanden aus Plasmazellen des Menschen und Mylomzellen der Maus oder der Ratte, verlieren bevorzugt die menschlichen Chromosomen, so daß man nur selten stabile, Antikörper-produzierende Hybridome erhält. Andererseits wachsen menschliche Myelomzellen schlecht in Kultur. Man muß daher nach wie vor den Weg über die Hybridomzellen der Maus gehen, will man Antikörper gegen menschliche Antigene (z. B. gegen Leukämiezellen) gewinnen.

Monoklonale Antikörper haben vielfältigen Einzug in die allgemeine Diagnostik und in die Grundlagenforschung gefunden; sie spielen eine wichtige Rolle z. B. im modernen Schwangerschaftstest zur eindeutigen Unterscheidung zwischen dem Schwangerschaftshormon HCG (= Human Chorion Gonadotropin) und dem hypophysären Luteinisierungshormon (LH) oder für die Diagnostik in der Onkologie zur Früherkennung und zum Nachweis von Metastasen.

3
Stoffwechselphysiologie

3.1 Enzyme

Fast alle biochemischen Reaktionen verlaufen in Gegenwart eines Katalysators. Dieser Katalysator hat die Aufgabe, die Aktivierungsenergie für eine Reaktion herabzusetzen (s. Abb. 3.3); er ändert jedoch nicht das Gleichgewicht der Reaktion. Die Verbindung, die umgesetzt wird, bezeichnet man als **Substrat**. Die biochemischen Katalysatoren sind **Enzyme**. Es handelt sich um Proteine (s. Abb. 3.1) oder Proteide (Moleküle, die aus einem Proteinanteil und einem Nichtproteinanteil bestehen). Ist der Nichtproteinanteil (prosthetische Gruppe) reversibel an das Protein gebunden, so bezeichnet man ersteren als **Coenzym** und letzteres als **Apoenzym**. Coenzym und Apoenzym bilden zusammen das **Holoenzym** (s. Abb. 3.2).

Einige wichtige Coenzyme sind in Tab. 3.1 aufgeführt. Viele dieser Coenzyme können vom tierischen und menschlichen Organismus nicht synthetisiert werden. Sie müssen mit der Nahrung zugeführt werden; fehlen sie, so bilden sich Mangelerscheinungen aus. Die erste

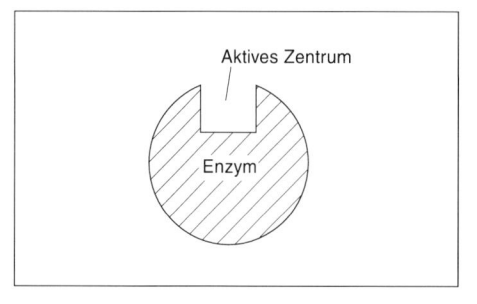

Abb. 3.1. Aktives Enzym, bei dem das aktive Zentrum ein ausgewiesener Bereich des Enzymproteinmoleküls selbst ist (verändert nach Buddecke, 1973).

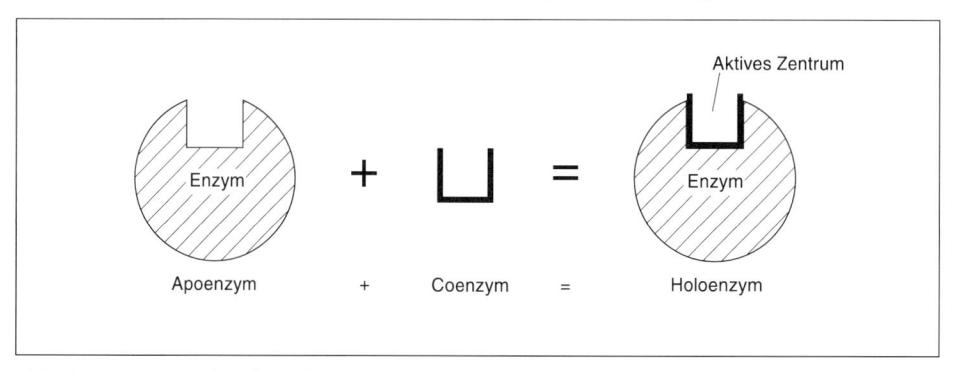

Abb. 3.2 Holoenzym; das aktive Zentrum wird durch ein Nicht-Proteinmolekül (Coenzym) gebildet. Das Apoenzym ist die inaktive Form; erst zusammen mit dem Coenzym erlangt es in Form des Holoenzyms seine Aktivität.

Mangelkrankheit, die auf ein Fehlen eines Coenzyms zurückgeführt werden konnte, war Beriberi, eine Krankheit, die sich durch neuritische Symptome und Störungen der Herzfunktion bemerkbar macht. Die Tatsache, daß es sich um ein Amin (Thiamin, Vit. B_1) handelte, führte zur Namensgebung **Vitamine**. Nicht alle Vitamine enthalten jedoch Stickstoff, und nicht alle Vitamine sind Bestandteile von Coenzymen. Hinsichtlich des Vitaminbedarfs gibt es Unterschiede zwischen den einzelnen Tierspezies. So sind z. B. Ratten nicht auf die Zufuhr von Vitamin C angewiesen. Auch bei den Mikroorganismen gibt es Vitamin-bedürftige Arten (s. Kap. 5.1.3).

Der Proteinanteil ist entscheidend für die **Substratspezifität**, d. h. die Art der Stoffe, die umgesetzt werden. Häufig wird auch die Art der Reaktion, die **Wirkungsspezifität**, durch den Proteinanteil mitbestimmt. Die Katalyse verläuft nach dem Prinzip der Zwischenstoffkatalyse (s. Abb. 3.4 und 3.5): Zunächst bildet sich ein äußerst aktiver, aber kurzlebiger **Enzym-Substrat-Komplex**, an dem die Reaktion abläuft; über die Zwischenstufe eines Enzym-Produkt-Komplexes entstehen das Produkt oder die Produkte und das regenerierte Enzym, das für weitere Umsetzungen zur Verfügung steht. Den Bereich, an den das Substrat bei der Umsetzung gebunden wird und an der die katalytische Umsetzung stattfindet, bezeichnet man als **aktives Zentrum**. Enzyme, die das gleiche Substrat zum gleichen Produkt umsetzen, jedoch einen unterschiedlichen molekularen Aufbau zeigen, bezeichnet man als **Isoenzyme**. Isoenzyme gestatten eine bessere Regulation bei verzweigten Biogenesewegen. Das Isoenzymmuster kann sich mit dem Entwicklungszustand einer Zelle und

Tab. 3.1. Coenzyme und deren Funktion.

Coenzyme	Abkürzung	Funktion	Bezug zu Vitamin
Pyridoxalphosphat (Abb. 3.31)	PLP	Transaminierung Decarboxylierung	B 6
Thiaminpyrophosphat (Abb. 3.15)	TPP	Decarboxylierung C_2-Übertragung	B 1
Coenzym A (Abb. 3.15)	CoA (HSCoA)	Acetyl(Acyl)-Übertragung	B 2-Komplex
Tetrahydrofolsäure (Abb. 5.2)	H_4-folat	C_1-Transfer	B 2-Komplex
Biotin	–	CO_2-Transfer	(H)
B_{12}-Coenzym	–	Carboxylgruppenverschiebung	B 12
Liponsäure (Abb. 3.15)	Lip	H_2- und Acyltransfer	–
Phyllochinon	–	Carboxyltransfer	K
Nicotinamidadenindinucleotid, und NAD-phosphat (Abb. 3.42)	NAD^+ $NADP^+$	Wasserstofftransfer	B 2-Komplex
Flavinadeninmono- und -dinucleotid (Abb. 3.42)	FMN FAD	Wasserstofftransfer	B 2
Ubichinon (Abb. 3.44)	Q	Wasserstofftransfer	–
Cytochrome	–	Elektronentransfer	–

eines Gewebes ändern. Isoenzyme haben unterschiedliche Michaelis-Menten-Konstanten (s. u.).

Die Enzymaktivität bzw. die Geschwindigkeit, mit der enzymatische Reaktionen der oben beschriebenen Art ablaufen, hängt von unterschiedlichen Faktoren ab.

1. Einflußnahme der Substratkonzentration auf die Enzymaktivität

Aus Abb. 3.5 geht hervor, daß für die Substratumsetzung eine gewisse – wenn auch nur geringe – Zeit notwendig ist. Liegen nur wenige Substratmoleküle vor, so wird die Umsetzungsgeschwindigkeit vom Substrat begrenzt, da die meisten Enzymmoleküle in der Lösung frei vorkommen. Bei Erhöhung des Substratangebotes wird auch der enzymatische Reaktionsablauf erhöht, bis ein Maximalwert erreicht ist. Im Zustand der Maximalgeschwindigkeit sind pro Zeiteinheit alle Enzymmoleküle mit Substrat beladen. Eine weitere Steigerung der Substratmenge hat daher keinen Einfluß mehr auf die Umsetzgeschwindigkeit; in diesem Falle ist die Anzahl der Enzymmoleküle der begrenzende Faktor.

Aus der graphischen Darstellung der genannten Zusammenhänge ergibt sich

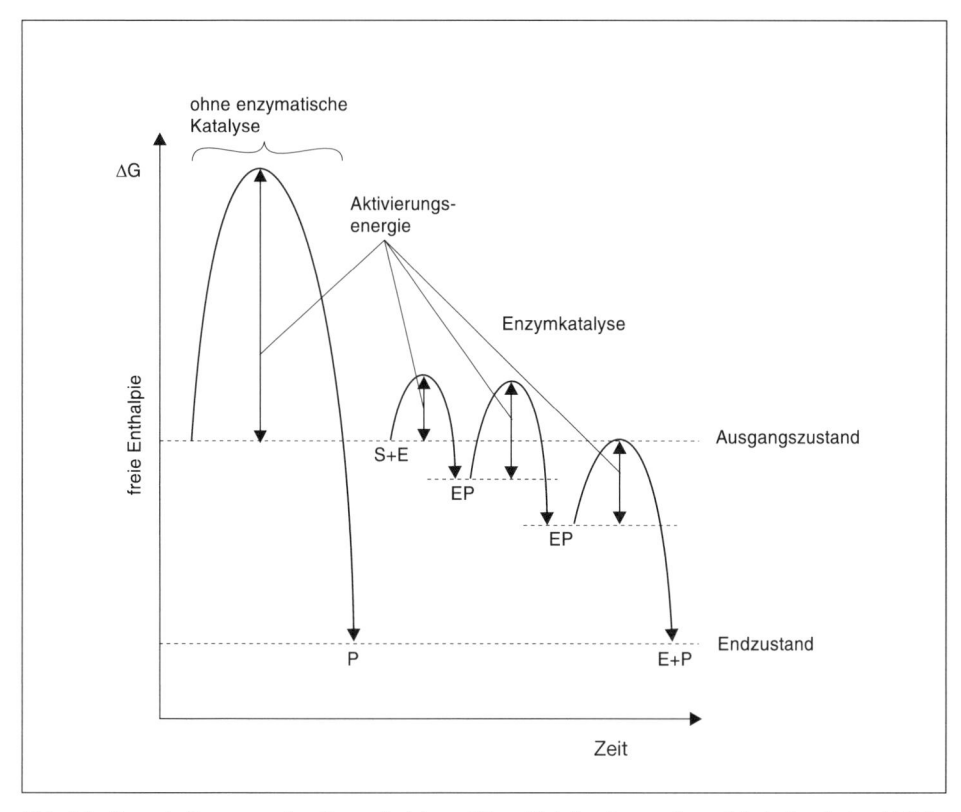

Abb. 3.3. Energiediagramm der Enzymkatalyse. Ohne Katalysator muß zunächst eine hohe Aktivierungsenergie aufgewandt werden, damit das metastabile Substrat zu dem(n) entsprechenden Produkt(en) reagiert. Durch Zusatz eines Katalysators wird diese Energiebarriere wesentlich herabgesetzt.
S + E = ES = EP = E + P (E = Enzym, P = Produkte, S = Substrat).

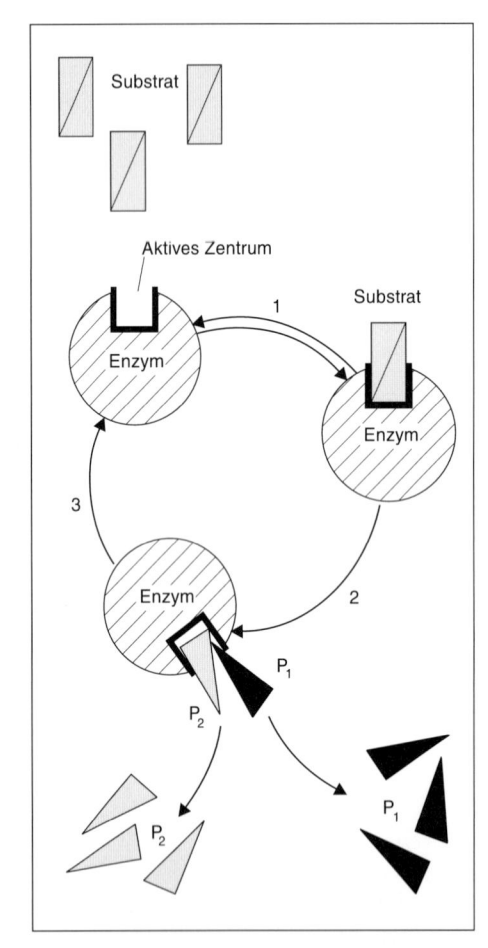

Abb. 3.4. Enzymatische Reaktionsabfolge (schematisch). Die Umsetzung von Substratmolekülen durch Enzyme verläuft in einem Kreisprozeß: 1. Das Enzym geht mit dem Substrat einen labilen Enzym-Substrat-Komplex ein. 2. Das aktivierte Substrat wird umgesetzt und vom aktiven Zentrum des Enzyms abgelöst. 3. Das Enzym ist bereit, ein neues Substratmolekül aufzunehmen (verändert nach Aebi, 1965).

eine **Sättigungskurve** (s. Abb. 3.5a). Die maximale Reaktionsgeschwindigkeit und die Sättigungskonzentration sind für das jeweilige Enzym und das jeweilige Substrat charakteristisch. Die Sättigungskonzentration läßt sich aus der Kurve nur schlecht ablesen. Besser zu bestimmen ist dagegen die halbmaximale Geschwindigkeit, bei der die Hälfte des Enzyms als Enzym-Substratkomplex (ES) vorliegt. Die entsprechende Substratkonzentration in mol l^{-1} wird nach dem Begründer der Theorie als **Michaelis-Konstante** (K_m) bezeichnet. Experimentell erhält man sie dadurch, daß man die Reaktionsgeschwindigkeit in Abhängigkeit von der Substratkonzentration ermittelt.

$$v = \frac{V_{max}[s]}{K_m + [s]}$$

v = Reaktionsgeschwindigkeit, V_{max} = maximale Reaktionsgeschwindigkeit, [s] = Substratkonzentration

Durch Umformung erhält man aus dieser Gleichung

$$\frac{1}{v} = \frac{K_m}{V_{max}} \frac{1}{[s]} + \frac{1}{V_{max}}$$

Da V_{max} und K_m Konstanten sind, entspricht die Gleichung einer Funktion y = ax + b und die graphische Darstellung (**Lineweaver-Burk-Diagramm**, s. Abb. 3.5b) einer Geraden. Aus ihr lassen sich V_{max} und K_m gut ermitteln.

Eine große Michaelis-Konstante bedeutet, daß zur Erreichung der halbmaximalen Geschwindigkeit eine hohe Substratkonzentration nötig ist und damit das Enzym zu diesem Substrat eine geringe Affinität besitzt. Eine niedrige Michaelis-Konstante bedeutet dagegen eine hohe Enzymaktivität. Die K_m-Werte liegen meist in einer Größenordnung von 10^{-2} bis 10^{-6} mol L^{-1}.

2. Einflußnahme der Versuchstemperatur auf die Enzymaktivität

Alle chemischen Reaktionen sind temperaturabhängig, so auch die enzymatische Umsetzung. In gewissen Temperatur-Bereichen stellt man bei einer Tem-

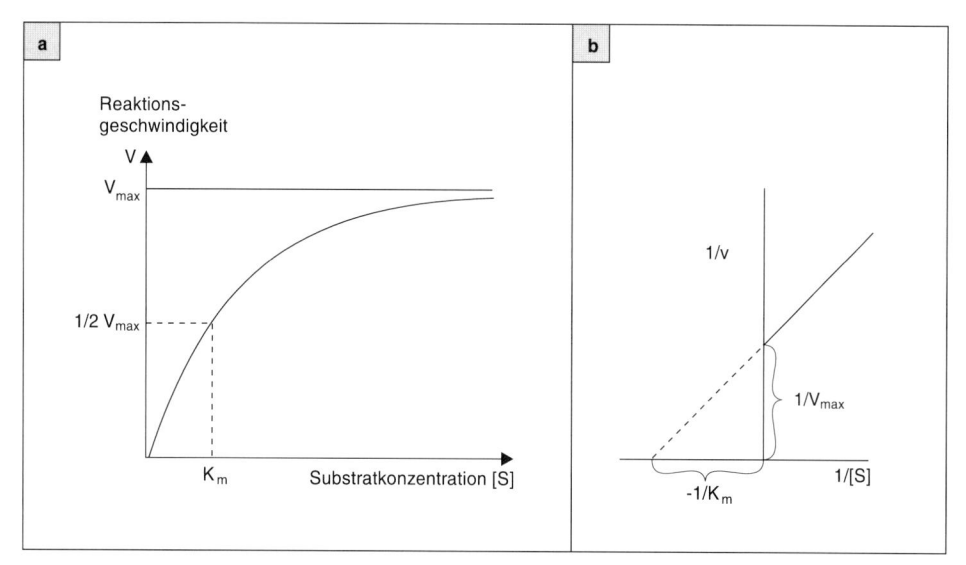

Abb. 3.5. a) Abhängigkeit der Reaktionsgeschwindigkeit enzymatischer Reaktionen von der Substratkonzentration.
b) Lineweaver-Burk-Diagramm zur Bestimmung der Michaelis-Konstanten (Km) und der maximalen Reaktionsgeschwindigkeit (V_{max}), [s] = Substratkonzentration.

peraturerhöhung eine Zunahme des enzymatischen Reaktionsablaufes fest. Nach Erreichen des Temperaturoptimums fällt die Reaktionsgeschwindigkeit rasch ab. Als Proteinmoleküle unterliegen die Enzyme beim Überschreiten einer bestimmten Temperatur einer stark fortschreitenden Denaturierung und damit einem Aktivitätsverlust.

3. Einflußnahme des pH-Wertes auf die Enzymaktivität

Es gibt einen pH-Wert, bei dem eine bestimmte Enzymreaktion mit maximaler Geschwindigkeit abläuft, das pH-Optimum. Der Bereich des pH-Optimums ist schmal und hängt hauptsächlich von dem jeweiligen Enzym und von der Art und der Konzentration der Substratmoleküle ab. Bei zu hoher Wasserstoffionenkonzentration erleidet das Enzym eine Säuredenaturierung.

Die pH-Optima der einzelnen Enzyme sind dem jeweiligen Reaktionsmilieu angepaßt. Während z. B. das Trypsin des Dünndarms ein pH-Optimum zwischen 7,5 und 8,5 aufweist, liegt das Optimum des Pepsins im sauren Magensaft zwischen pH 1,5 und 3.

4. Einflußnahme von Ionen auf die Enzymaktivität

Einige Enzyme benötigen für ihre Aktivität Metallionen als **Cofaktoren**. So enthalten z. B. die Alkoholdehydrogenase und die Carboanhydrase Zn^{++}, die Tyrosinase und Cytochromoxydase Cu^{++}, die Pyruvat-Carboxylase Zn^{++} und Mn^{++}, die Flavinenzyme Molybdän. Teilweise haben die Metallionen funktionelle Bedeutung für die katalysierte Reaktion.

Einteilung der Enzyme

Während früher die Enzyme teilweise mit Trivialnamen (z. B. Emulsin für eine β-Glucosidase der bitteren Mandeln) belegt wurden, folgt heute die Nomenklatur international festgelegten Regeln.

Die Bezeichnung beinhaltet bei hydrolytisch wirkenden Enzymen den Namen des Substrats mit der Endsilbe **-ase** (z. B. β-Glucosidase), bei Reaktionen anderer Art den Namen des Substrats, die Art der Umsetzung und die Endsilbe **-ase** (z. B. Alkoholdehydrogenase für ein alkoholdehydrierendes Enzym).

Die mehr als tausend inzwischen bekannten Enzyme werden in 6 Hauptklassen unterteilt:

1. **Oxidoreduktasen:** katalysieren Redoxprozesse, z. B. Alkoholdehydrogenasen (s. Kap. 3.2.6).
2. **Transferasen:** katalysieren die Übertragung verschiedener Gruppen von einem Donor auf einen Akzeptor, z. B. Transaminasen (s. Kap. 3.5.1.4).
3. **Hydrolasen:** katalysieren die hydrolytische Spaltung (mit H_2O) verschiedener Bindungen, z. B. β-Glucosidase (s. Kap. 3.2.2).
4. **Lyasen:** katalysieren die nicht-hydrolytische Spaltung chemischer Bindungen, z. B. Aldolasen (s. Kap. 3.2.3).
5. **Isomerasen:** katalysieren die Umlagerung innerhalb von Molekülen, ohne daß sich deren Summenformel ändert, z. B. Glucosephosphatisomerase (s. Kap. 3.2.3).
6. **Ligasen:** katalysieren die Verknüpfung zweier Moleküle unter Mithilfe von ATP, z. B. Acetyl-CoA-Carboxylase (s. Kap. 3.3.2).

Regulation der Enzymaktivität

Die Regulation des Stoffwechsels erfolgt überwiegend durch zwei verschiedene Mechanismen:

1. eine „Grob"-Regulation durch Steuerung der **Enzymbildung** (Regulation der Genaktivität, s. Kap. 5.2.2),
2. eine „Fein"-Regulation durch Änderung der **Enzymaktivität**.

a) Allosterische Hemmung

Wie wir gesehen haben, besitzen Enzyme ein aktives Zentrum, an das – wenn auch für sehr kurze Zeit – das Substrat gebunden wird. Durch Substanzen, die selbst nicht an das aktive Zentrum binden, kann die Aktivität des Enzyms gehemmt oder gefördert werden. Da die Bindungsstelle für das Substrat und die aktivitätsbeeinflussende Substanz verschieden sind, spricht man von **allosterischen** Effekten (s. Abb. 3.6). Am besten untersucht ist die allosterische Hemmung durch das Endprodukt einer Synthesekette **(Endprodukthemmung)**. Liegt das Endprodukt einer Synthesekette in zu hoher Konzentration vor, wird es zum Hemmfaktor für die weitere Synthese, indem es das erste Enzym der Synthesekette blockiert (z. B. Blockierung der Threonindesaminase durch L-Isoleucin; Abb. 3.7). Die weitere Synthe-

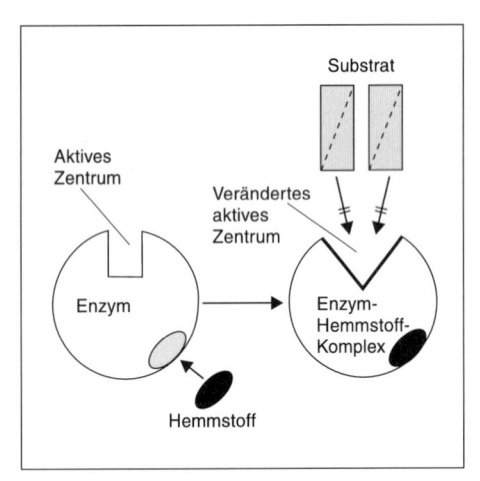

Abb. 3.6. Allosterische Hemmung. Der Hemmstoff verändert die sterische Konfiguration des Enzymmoleküls; dadurch erhält das aktive Zentrum eine andere Form und die Substratmoleküle passen dann nicht mehr hinein. Folge: Die Substratmoleküle werden nicht umgesetzt. In diesem Fall kann die Hemmung durch Substratüberschuß nicht beseitigt werden, da Substrat und Inhibitor nicht um die gleiche aktive Stelle am Enzym konkurrieren.

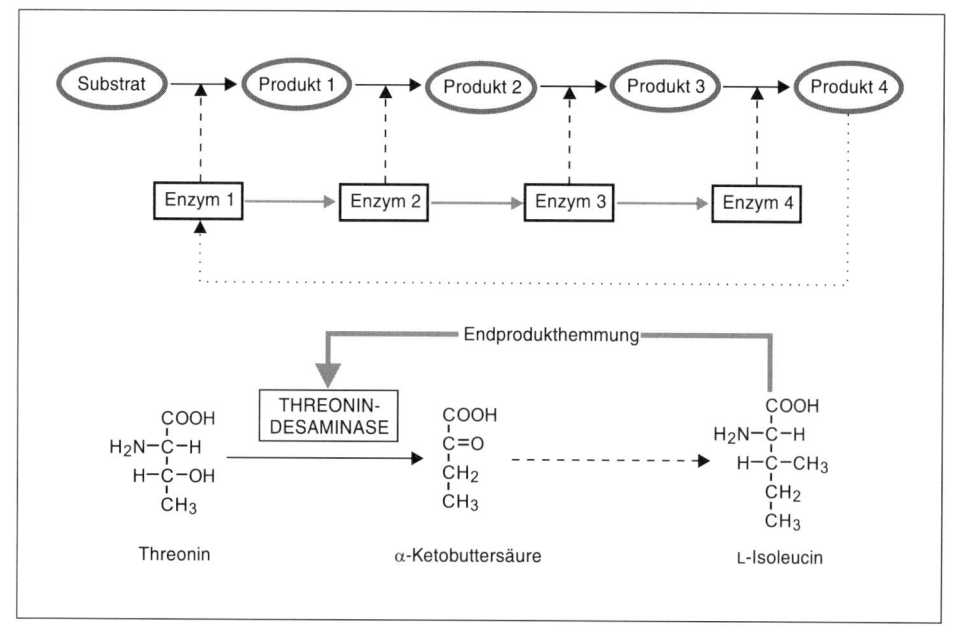

Abb. 3.7. Endproduktthemmung (verändert nach Hess, 1970).

se wird damit augenblicklich gehemmt; die Hemmung wird aufgehoben, wenn das Produkt eine gewisse Konzentration unterschritten hat. Das Ausmaß der Hemmung kann dadurch gesteigert werden, daß ein Enzym aus mehreren Aggregaten von identischen Untereinheiten besteht. Diese bewirken einen **kooperativen** allosterischen Übergang, der bereits bei sehr kleinen Veränderungen der Hemmkonzentration auftritt. Bei einer Regulation durch Endproduktthemmung würde die Reaktion noch eine Zeitlang weiterlaufen, bis das vorhandene Enzym durch den normalen Stoffwechsel abgebaut wäre, lediglich die Neusynthese des Enzyms wäre blockiert.

b) Kompetitive Hemmung (Isosterischer Effekt) (s. Abb. 3.8)
Verbindungen, die den Substratmolekülen im Aufbau und Verhalten sehr ähnlich sind, können anstelle des Substrats an das aktive Zentrum „isosterisch" gebunden werden. Diese Substan-

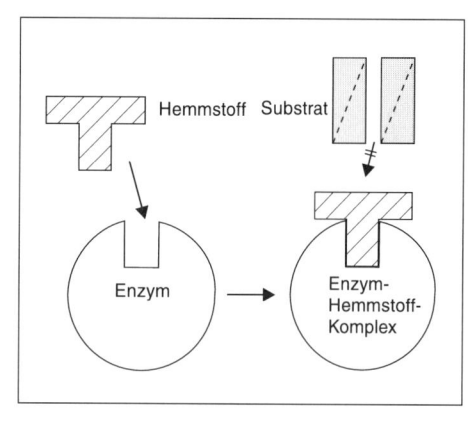

Abb. 3.8. Kompetitive Hemmung bzw. Isosterischer Effekt.
Gestörte Enzymaktivität; ein Hemmstoff besetzt das „Aktive Zentrum" des Enzyms. Die Substratmoleküle können nun nicht mehr umgesetzt werden. Die Hemmung kann durch Erhöhung der Substratmoleküle beseitigt werden. Der Prozentsatz der Hemmung ist hier vom Verhältnis der molaren Konzentration Inhibitor zu Substrat abhängig, also nicht von deren absoluten Konzentrationen.

zen werden nicht umgesetzt; sie blockieren jedoch das Enzym und hemmen dadurch die Reaktion. Diese Hemmung, **kompetitive Hemmung**, ist reversibel; durch Erhöhung der Substratkonzentration kann der Hemmstoff wieder verdrängt werden. Durch kompetitive Hemmung wirken eine Reihe von Arzneimitteln, z. B. Sulfonamide, Antimetabolite in der Krebschemotherapie.

Neben allosterischen Effekten zur Feinregulation von Enzymen sind auch Regulationsmechanismen über eine **chemische Veränderung** (z. B. Adenylierung, Phosphorylierung, Acetylierung) der Enzyme bekannt.

3.2 Kohlenhydratstoffwechsel

3.2.1 Allgemeines

Bei der Photo- und Chemosynthese entstehen Kohlenhydrate zunächst in Form von **Monosacchariden**. So erscheinen im Calvin-Zyklus Triosen, Pentosen und Hexosen. Die einzelnen Organismen sind in der Lage, verschiedene Zucker durch folgende Reaktion ineinander umzuwandeln:
a) **Epimerisierung** (Umwandlung der sterischen Anordnung an einem C-Atom)
b) **Isomerisierung** (Umwandlung einer Ketose in eine Aldose und umgekehrt)
c) **Kettenverkürzung um ein C-Atom** durch oxidative Decarboxylierung (s. Pentosephosphatzyklus)
d) **Übertragung von C2- oder C3-Bruchstücken** von einer Ketose auf eine Aldose (Aldolasereaktion)

Die Monosaccharide können mit der reaktionsfähigen OH-Gruppe am C-Atom 1 (bei Aldosen) bzw. C-Atom 2 (bei Ketosen) mit Alkoholen oder Phenolen **Acetale** bilden. Solche Verbindungen bezeichnet man allgemein als **Glykoside**. Das glykosidische Hydroxyl kommt in zwei anomeren Formen vor, die man als α- und β-Form voneinander unterscheidet. Glykosidbildung ist auch mit Säuren (sogenannte Esterglykoside), mit SH-Gruppen (Glucosinolate, s. Brassicaceae), mit CH-Gruppen (C-Glykoside) und NH-Gruppen (N-Glykoside bei den Nukleosiden) möglich.

Glykoside sind insbesondere im Pflanzenreich weit verbreitet. Sie werden als wasserlösliche Produkte vorwiegend in der Vakuole abgelagert. Zu ihnen gehören u. a. die therapeutisch wichtigen Herzglykoside, die Senfölglykoside, die cyanogenen Glykoside, die Flavonoidglykoside. Von den Streptomyceten sind die Aminoglykosid-Antibiotika (Streptomycin, Neomycin, Kanamycin) zu erwähnen (s. Abb. 3.9). Beim Säugetierorganismus erfolgt die Ausscheidung („Entgiftung") zahlreicher Stoffe mit alkoholischer, phenolischer oder Säurefunktion als Glucuronide, das sind Glykoside der Glucuronsäure.

Glykosidbindung zwischen zwei Zuckermolekülen führt zu **Disacchariden** (z. B. Saccharose, Maltose). Allgemein bezeichnet man Glykoside, die aus bis zu acht Zuckerresten bestehen, als **Oligosaccharide**; bei Glykosiden, die aus noch mehr Einzelzuckern bestehen, spricht man von **Polysacchariden**.

Oligosaccharide können auch als Partner einer Nicht-Zuckerkomponente (Aglykon) vorkommen (z. B. bei Herz-

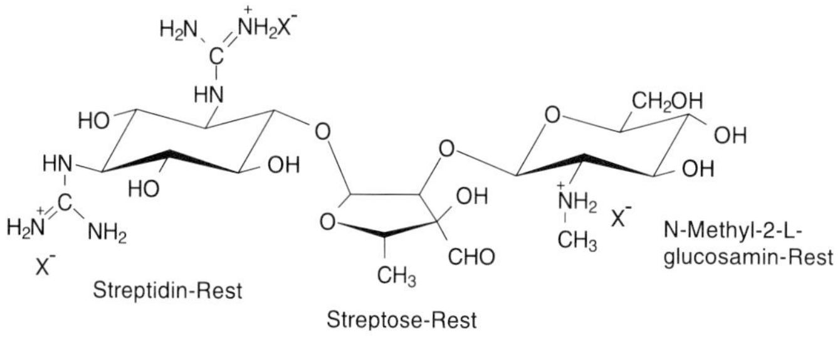

Abb. 3.9. Streptomycin.

glykosiden). An der glykosidischen Bindung sind Hydroxylgruppen verschiedener C-Atome (z. B. C-1 → C-4-Bindung oder C-1 → C-6-Bindung) oder Hydroxylgruppen unterschiedlicher sterischer Anordnungen, z. B. α, β, beteiligt.

Die einzelnen Zuckermoleküle im Oligosaccharid können sowohl gleicher als auch verschiedener Natur sein. Dementsprechend unterscheidet man folgende Verbindungstypen:
a) Verbindungen, die aus gleichen Zuckermolekülen bestehen (Maltose, Cellobiose; Abb. 3.10);
b) Verbindungen, die aus verschiedenen Zuckerkomponenten aufgebaut sind (z. B. Saccharose, besteht aus Glucose und Fructose).

Zur Glykosidsynthese und zu Veränderungen der Zucker muß der entsprechende Zucker erst in ein energiereiches Derivat überführt werden. Als Beispiel sei die Aktivierung der Glucose genannt. Zunächst wird durch eine Kinase Glucose mit Hilfe von ATP zu Glucose-6-phosphat phosphoryliert. Glucose-6-P wird in Glucose-1-P umgelagert und reagiert dann mit Uridintriphosphat (UTP) unter Abspaltung von Pyrophosphat zu **Uridin-diphosphat-glucose** (UDPG) (s. Abb. 3.11). Diese **aktive Glucose** kann mit einem weiteren Mol Monosaccharid zusammentreten und ein Disaccharid bilden. Als Startermoleküle, auf die weitere Zuckerreste übertragen werden, können jedoch auch Di-, Oligo- oder Polysaccharide dienen. Neben UDPG sind weitere Zuckernukleotide, z. B. ADP-Glucose für die Stärkesynthese und

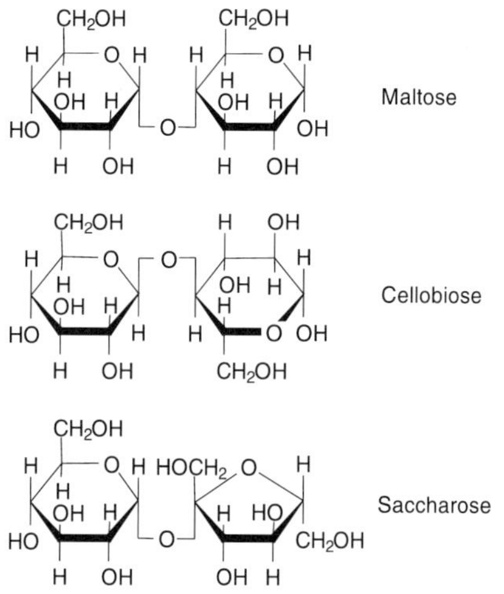

Abb. 3.10. Einige Disaccharide.
Maltose   : 1 → 4 α-glykosidische Verknüpfungen von zwei Glucosemolekülen
Cellobiose : 1 → 4 β-glykosidische Verknüpfungen von zwei Glucosemolekülen
Saccharose: 1 → 2 α-β-glykosidische Verknüpfungen von Glucose mit Fructose

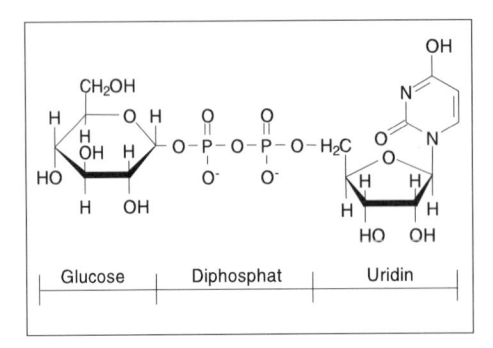

Abb. 3.11. Chemische Struktur von Uridindiphosphat-Glucose (UDPG); andere Zuckernukleotide, z. B. GDP-Mannose und ADP-Glucose sind analog aufgebaut.

Die Synthese der Stärke in Chloroplasten und Amyloplasten geht vom Nucleosidbiphosphatzucker ADP-Glucose aus. Diese Verbindung wird durch die ADP-Glucose-Pyrophosphorylase aus Glucose-1-phosphat und ATP gebildet. Die ADP-Glucose dient als Verlängerungsreagenz bei der Stärkesynthese. Die Stärkesynthase katalysiert die Übertragung des Glucosylrestes von ADP-Glucose auf das nichtreduzierende Ende eines α-1,4-Glucans (Startermolekül), wobei eine α-1,4-glykosidische Bindung geknüpft wird. Für die Bildung der α-1,6-Verzweigung im Amylopektin ist ein Verzweigungsenzym („Q-Enzym") verantwortlich. Es katalysiert die Abspaltung eines Oligomeren aus der wachsenden Kette von α-1,4-gebundenen Glucanen und überträgt dieses Stück auf die Position C-6 im Mittelteil des verbliebenen Glucans.

GDP-Mannose für die Bildung von L-Fucose, eines 6-Desoxyzuckers, bekannt.

Polysaccharide: Stärke, Cellulose, Pektine und Fructosane sind wichtige Polysaccharide der Pflanzen. Bei Tieren und einigen Mikroorganismen kommt Glykogen als Speichersubstanz vor. Polysaccharide haben als Reservestoffe den Vorteil, daß sie als Makromoleküle einen geringen Einfluß auf den osmotischen Druck haben.

Stärke: Bedeutendstes Reservekohlenhydrat der Pflanze. Am Aufbau der Stärke ist die α-Glucose beteiligt. Man unterscheidet Amylose und Amylopektin. Die Amylose setzt sich aus C-1 → C-4-glykosidisch verknüpften α-Glucoseeinheiten zusammen. Die Amylose ist schraubenförmig aufgerollt, weist aber keine Verzweigungsstellen auf.

Das Amylopektin besitzt ebenfalls C-1 → C-4-glykosidisch verbundene α-Glucoseeinheiten; zusätzlich treten aber auch Seitenketten auf (statistisch etwa alle 25 Glucosemoleküle), die über C-1 → C-6-Bindungen an die Hauptkette geknüpft vorliegen. Am Aufbau der Stärke sind drei Enzyme beteiligt: ADP-Glucose-Pyrophosphorylase, Stärkesynthase und Verzweigungsenzym („Q-Enzym").

Cellulose: Die Cellulose besteht aus β-Glucoseeinheiten, die über C-1 → C-4-Bindungen miteinander verknüpft sind.

Pektine: Bei den Pektinen handelt es sich um Homogalacturonane und Rhamnogalacturonane mit α-glykosidischen C-1 → C-4-Bindungen. Man unterscheidet im wesentlichen zwischen Pektinsäuren, Pektinen und Protopektinen. Bei den Pektinsäuren handelt es sich um Polygalakturonsäuren. Die Pektine setzen sich ebenfalls aus Polygalakturonsäure zusammen, wobei die Carboxylgruppen teilweise methyliert vorliegen. Die Protopektine sind unlösliche Pektinsubstanzen, bei denen die noch freien Carboxylgruppen der Pektine über zweiwertige Metallionen (Ca^{2+}, Mg^{2+}) untereinander verknüpft sind. Die Mittellamellen der Zellwände verfügen über reichlich Protopektine.

Fructosane: Sie bestehen überwiegend aus Fructoseeinheiten. **Inulintyp** (benannt nach *Inula* = Alant); bei diesem Fructosan erfolgt die Verknüpfung der Fructoseeinheiten (β-glykosidisch) vom C-1- zum C-2-Atom. Mögliche Seitenketten werden an die Hauptkette über eine C-6 → C-2-Brücke gebunden. Inulin, als wichtigster Vertreter dieser Substanzgruppe, dient bei den Compositen (Asteraceen und Cichoriaceen) als Reservestoff anstelle von Stärke. Beim Inulin steht am nichtreduzierenden Ende des Moleküls eine Saccharose.

Da Inulin im Körper zu D-Fructose abgebaut wird, wird es von Diabetikern besser vertragen als andere Kohlenhydrate, die aus Glucose aufgebaut sind. An Stelle von Kartoffeln kann man für die Diät von Diabetikern die Inulin-haltigen Knollen von Topinambur *(Helianthus tuberosus)* verwenden.

Phleintyp: Hier werden die Fructoseeinheiten über C-6 → C-2-Bindungen aneinandergeknüpft. Seitenketten sind an die Hauptkette über C-1 → C-2-Bindungen angeschlossen. Phlein (benannt nach der Gattung *Phleum* = Lieschgras) kommt bei einigen Gräsern und Mikroorganismen als Reservepolysaccharid vor.

Glykogen: Glykogen wird wegen seiner Bedeutung als Reservestoff bei Tieren auch als „tierische Stärke" bezeichnet. Aber auch bei Pilzen kommt dieses Polysaccharid vor. Es ist ähnlich aufgebaut wie das Amylopektin, jedoch noch stärker verzweigt (alle 8–12 Glucoseeinheiten) als letzteres.

Callose: Callose ist ein β-1,3-Glucan mit helikaler Sekundärstruktur. Sie tritt bei Pflanzen z. B. an Plasmodesmen, Siebplatten und Pollenschläuchen (vgl. Kap. 6.2.4) auf und bildet dort relativ dichte Wandstrukturen, die auch von kleinen Molekülen nicht passiert werden können.

Um die Energie, die in den Kohlenhydraten chemisch festgelegt ist, mobilisieren zu können, werden diese einem oxidativen Abbau unterzogen. Der Gesamtvorgang läßt sich in mehrere klar unterscheidbare Teilschritte gliedern:
a) Mobilisierung von Kohlenhydraten (s. Kap. 3.2.2)
b) Glykolyse (s. Kap. 3.2.3)
c) Oxidative Decarboxylierung von Pyruvat (s. Kap. 3.2.5)
d) Citratzyklus (s. Kap. 3.3.2)
e) Endoxidation (Atmungskette bzw. Elektronentransportkette (s. Kap. 3.6).

3.2.2 Mobilisierung von Reservekohlenhydraten

Am Abbau der Reservepolysaccharide sind zahlreiche Enzyme beteiligt; sie gehören einmal zur Klasse der Hydrolasen (spalten allgemein chemische Bindungen durch Wasseranlagerung, im vorliegenden Fall spricht man von Glykosidasen), zum anderen zu den Phosphorylasen (spalten die Glykosidbindung durch Anlagerung von anorganischer Phosphorsäure). Die wichtigsten Glykosidasen seien nachstehend genannt:

α-Amylasen kommen in Pflanzen, z. B. bei Gerste (Bierbereitung) und bei Tieren im Speichel sowie im Dünndarm vor.

Die α-Amylase repräsentiert eine Endoamylase, sie hat also ihren Angriffspunkt im Innern des Moleküls. Dieses Enzym kann nur C-1 → C-4-Bindungen spalten. C-1 → C-6-Bindungen werden nicht angegriffen, können aber von der α-Amylase einfach übergangen werden.

Zunächst entstehen Spaltstücke von 6–7 Glucoseeinheiten; bei längerem Einwirken des Enzyms erfolgt ein Abbau zum Disaccharid Maltose.

β-Amylasen kommen nur bei Pflanzen vor. Die β-Amylase gehört zur Gruppe der Exoglykosidasen, da sie am Ende des Moleküls angreift und Maltoseeinheiten abspaltet. Die β-Amylase ist wie die α-Amylase nur in der Lage, die C-1 → C-4-Bindungen aufzubrechen. Sie kann die C-1 → C-6-Bindungen weder auflösen noch überspringen.

γ-Amylase: In der Leber und im Darm kommt eine γ-Amylase vor, die aus Stärke Glucose-Einheiten abspaltet. Die γ-Amylase hydrolysiert C-1 → C-4- und C-1 → C-6-Bindungen und kann so Stärke und Glykogen vollständig abbauen.

R-Enzym (Isoamylase) ist ein pflanzliches und bakterielles Enzym, das 1,6 α-glukosidische Bindungen spaltet. Es kann daher die von den α- und β-Amylasen nicht angegriffenen Bruchstücke mit 1,6 α-Bindungen hydrolysieren.

Maltase: Die beim Stärkeabbau anfallenden Maltoseeinheiten (Disaccharide) werden von der Maltase in Glucosemoleküle gespalten.

Cellulasen: Cellulase ist fast nur bei Pflanzen und Mikroorganismen anzutreffen. Einige Tiere (z. B. Wiederkäuer) können Cellulose jedoch mit Hilfe symbiontischer Mikroorganismen verwerten. Auch Schnecken können Cellulose abbauen.

Phosphorylasen: Um die bei der Hydrolyse freiwerdenden Zucker weiter zu verwerten, müssen sie aktiviert, d. h. phosphoryliert werden. Dieser Schritt wird bei der Phosphorolyse gespart. Bei diesem Vorgang wird vom nichtreduzierenden Ende des Reservekohlenhydrats mittels Phosphorsäure ein Glucoserest abgespalten und gleichzeitig in 1-Stellung phosphoryliert. Durch Phosphoglucodismutase wird Glucose-1-phosphat in Glucose-6-phosphat umgelagert. Damit liegt der Zucker gleich in aktivierter Form vor; freie Glucose muß dagegen erst durch Phosphorylierung (Donator: ATP) in 6-Stellung aktiviert werden.

Phosphorylasen kommen sowohl im Pflanzen- als auch im Tierreich (Glykogenphosphorylase) vor. Sie können, ebenso wie die Amylasen, keine 1,6-Bindungen spalten.

3.2.3 Glykolyse

Unter Glykolyse im engeren Sinn versteht man den anaeroben Abbau der Kohlenhydrate in der Zelle, bei dem aus einem Mol Glucose 2 Mol Pyruvat unter Gewinn von 2 Mol ATP und 2(NADH + H$^+$) gebildet werden. Aber auch der aerobe Abbau der Glucose läuft bis zur Stufe der Brenztraubensäure über den gleichen Weg. Die Reaktionen laufen im Cytoplasma ab.

Freie Glucose wird durch das Enzym Glucokinase mit Hilfe von ATP zunächst zu Glucose-6-phosphat aktiviert. Das Enzym wird durch Insulin induziert. Glucose-6-phosphat wird durch Glucose-6-phosphat-Isomerase zum Fructose-6-phosphat isomerisiert. Unter erneutem ATP-Verbrauch wird Fructose-1,6-bisphosphat gebildet. Phosphofructokinase, das Enzym, das diese Reaktion katalysiert, ist von regulatorischer Bedeutung. Seine Aktivität wird durch ATP allosterisch gehemmt und durch ADP und AMP allosterisch aktiviert. Damit erfolgt kein glykolytischer Abbau bei hohem ATP-Spiegel in der Zelle.

Der aktivierte C_6-Zucker wird in einer

Glykolyse erster Teilabschnitt

Glucose
↓ ATP → ADP (GLUCOKINASE)
Glucose-6-phosphat
↓ (GLUCOSE-6-PHOSPHAT-ISOMERASE)
Fructose-6-phosphat
↓ ATP → ADP (PHOSPHOFRUCTOKINASE)
Fructose-1,6-bisphosphat
↓ (ALDOLASE)
Glycerinaldehyd-3-phosphat ⇌ Dihydroxyacetonphosphat (TRIOSEPHOSPHAT-ISOMERASE)

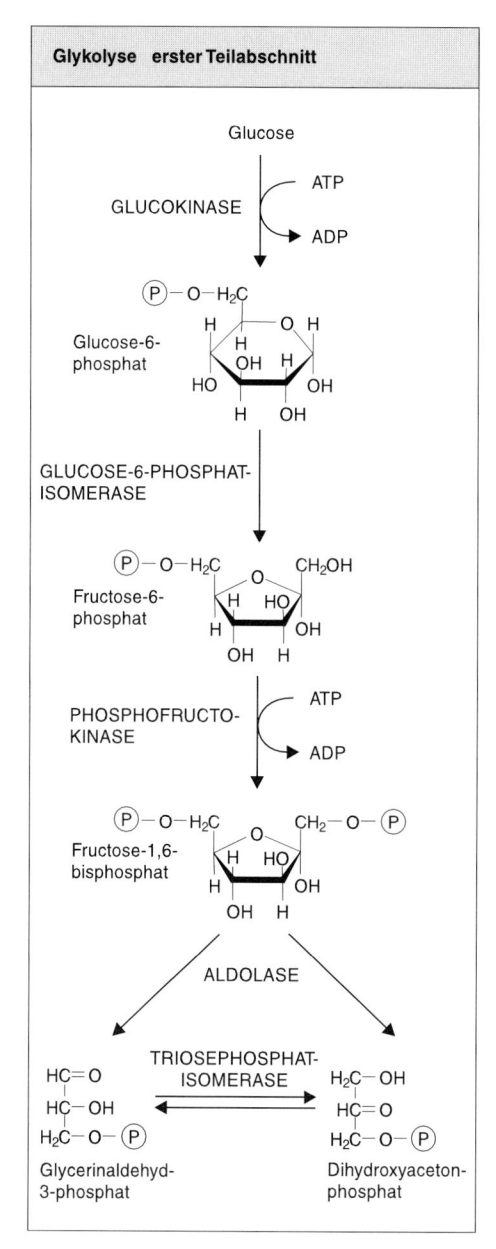

Abb. 3.12. Erster Teilabschnitt der Glykolyse.

Glykolyse zweiter Teilabschnitt

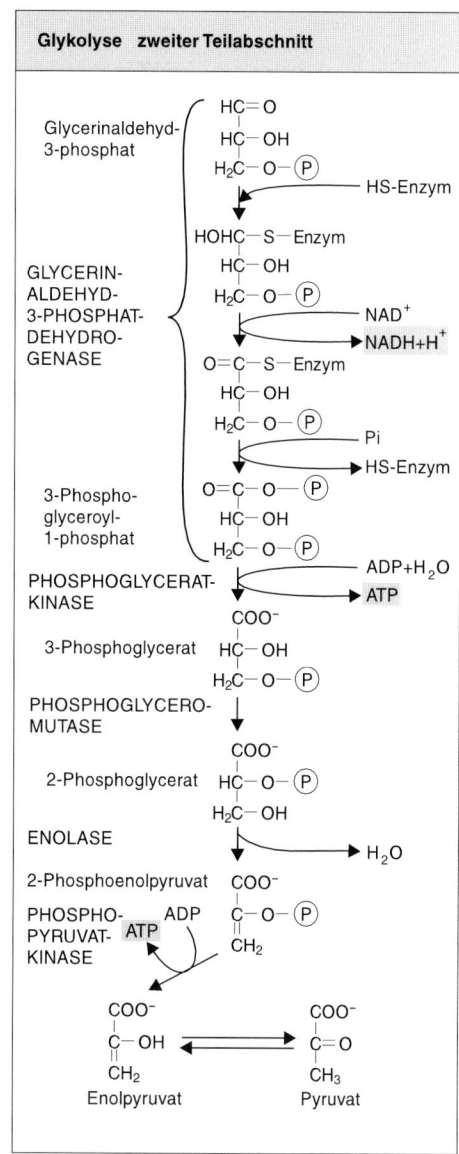

Glycerinaldehyd-3-phosphat
↓ HS-Enzym (GLYCERINALDEHYD-3-PHOSPHAT-DEHYDROGENASE)
↓ NAD$^+$ → NADH+H$^+$
↓ Pi → HS-Enzym
3-Phosphoglyceroyl-1-phosphat
↓ ADP+H$_2$O → ATP (PHOSPHOGLYCERATKINASE)
3-Phosphoglycerat
↓ (PHOSPHOGLYCEROMUTASE)
2-Phosphoglycerat
↓ → H$_2$O (ENOLASE)
2-Phosphoenolpyruvat
↓ ADP → ATP (PHOSPHOPYRUVATKINASE)
Enolpyruvat ⇌ Pyruvat

Abb. 3.13. Zweiter Teilabschnitt der Glykolyse. Wie aus der Abbildung hervorgeht, werden bis zur Bildung der Brenztraubensäure zwei ATP-Moleküle pro Triosephosphatmolekül gewonnen.

Art **umgekehrter Aldolkondensation** in 2 Moleküle Triosephosphat (Glycerinaldehyd-3-phosphat und Dihydroxyacetonphosphat) gespalten (vgl. Abb. 3.12).

Die beiden Triosephosphate stehen im Gleichgewicht miteinander, wobei der weitaus größte Anteil in Form der Ketose vorliegt. Als Substrat für den Fortgang der Glykolyse verwendet die Zelle nur Glycerinaldehyd-3-phosphat, das jeweils aus Dihydroxyacetonphosphat nachgebildet wird. Bisher verlief die Glykolyse unter geringer Änderung der freien Energie. Dies ändert sich nun durch die stark exergonische Dehydrierung des Glycerinaldehyd-3-phosphats zu 3-Phosphoglycerat (vgl. Abb. 3.13).

Die Reaktion an einem Multienzymkomplex wird dadurch eingeleitet, daß die Aldehydgruppe an eine SH-Gruppe der Glycerinaldehyd-3-phosphat-Dehydrogenase gebunden wird. Diese Art der Bindung entspricht einem Halbacetal, wie sie bei Zuckern vorkommt, mit dem Unterschied, daß anstelle von Sauerstoff Schwefel tritt. Es erfolgt dann die Oxidation der Aldehydgruppe mit Hilfe von NAD$^+$ als Coenzym. Dadurch entsteht eine energiereiche **Thioesterbindung**, die durch Phosphorsäure hydrolysiert wird (Phosphorolyse). Das energiereich gebundene Phosphat hat ein höheres Phosphatgruppenübertragungspotential als ATP und wird nun von dem Enzym Phosphoglycerat-Kinase auf ADP unter Bildung von ATP übertragen. Den Vorgang bezeichnet man als **Substratkettenphosphorylierung**.

Da pro Glucosemolekül zwei Triosephosphatmoleküle erhalten werden, die beide in die Glykolyse eingeschleust werden, ergibt sich bei der **1. Substratkettenphosphorylierung** ein Gewinn von 2 ATP-Molekülen pro Glucose. Insgesamt ist damit die Energiebilanz ausgeglichen, da zur Aktivierung der Glucose am Anfang zwei ATP investiert werden mußten.

3-Phosphoglycerat wird nun durch die Phosphoglycero-Mutase in das 2-Phosphoglycerat umgewandelt; durch Abspaltung von Wasser entsteht daraus Phosphoenolpyruvat. Das Phosphat liegt hier in einer energiereichen Bindung vor und kann auf ADP unter Bildung von ATP übertragen werden **(2. Substratkettenphosphorylierung)**.

Damit ist die Energiebilanz positiv. Das gebildete Enolpyruvat steht mit dem Pyruvat im Gleichgewicht.

Energiebilanz der Glykolyse
1. Verbrauch von 2 ATP bei der Phosphorylierung der Glucose am Anfang der Glykolyse   – 2 ATP
2. Gewinn von 2 ATP bei der 1. Substratkettenphosphorylierung pro Glucosemolekül   + 2 ATP
3. Gewinn von 2 ATP bei der 2. Substratkettenphosphorylierung pro Glucosemolekül   + 2 ATP

Gesamtenergiegewinn: **+ 2 ATP**

Außer zwei ATP werden bei der Glykolyse beim Übergang von 3-Phosphoglycerinaldehyd in 3-Phosphoglycerat **zwei NADH + H$^+$ pro Glucosemolekül** gewonnen (vgl. Abb. 3.13). Diese werden entweder in Synthesereaktionen verbraucht oder in die Atmungskette eingeschleust.

Im Wirbeltierorganismus wird Pyruvat nach dem gleichen Mechanismus wie bei der Milchsäuregärung durch Mikroorganismen (s. 3.2.6) unter anaeroben Bedingungen im Muskel zu Milchsäure (Lactat) reduziert und an das Blut weitergegeben. Lactat wird im Herzmuskel und in der Leber zunächst unter aeroben Bedingungen wieder zu Pyruvat oxidiert mit Hilfe der Lactat-Dehydrogenase, die NAD$^+$ als Coenzym enthält. Pyruvat wird dann entweder in den Citratcyclus eingeschleust oder zur Gluconeogenese (s. Kap. 3.3.2) in der Leber verwendet.

3.2.4 Oxidativer Pentose-phosphatzyklus

Der oxidative Pentosephosphatzyklus läuft bei Pflanzen sowohl im Cytoplasma als auch in den Chloroplasten ab. Der Stoffwechselweg dient einerseits dazu, NADPH + H$^+$ für reduktive Synthesen bereitzustellen, andererseits können aus dem Pentosephosphatzyklus Zuckerphosphate für bestimmte Synthesen (z. B. Nukleinsäuren) abgezogen werden. Der oxidative Pentosephosphatzyklus verfügt über drei spezielle Enzyme, die dem reduktiven Pentosephosphatzyklus (Calvin-Zyklus, s. 3.7.3) fehlen: **Glucose-6-phosphat-Dehydrogenase, 6-Phosphogluconat-Dehydrogenase** und eine **Transaldolase**. In den Chloroplasten wird die Glucose-6-phosphat-Dehydrogenase durch Licht inaktiviert und durch Dunkelheit aktiviert, wobei das NADPH + H$^+$/NADP$^+$-Verhältnis eine wichtige Rolle spielt. Liegt, wie z. B. in belichteten Chloroplasten, viel NADPH + H$^+$ vor, dann läuft bevorzugt der Calvin-Zyklus ab. Sinkt, wie z. B. in der Dunkelphase, die Menge an NADPH + H$^+$ im Chloroplasten ab, dann wird der oxidative Pentosephosphatweg aktiviert und dadurch für die Nachlieferung von NADPH + H$^+$ gesorgt.

Der oxidative Pentosephosphatzyklus beginnt damit, daß Glucose-6-phosphat durch die Glucose-6-phosphat-Dehydrogenase ① am C-1 dehydriert wird (Abb. 3.14). Dabei wird der Wasserstoff auf NADP$^+$ übertragen und 6-Phosphogluconolacton gebildet, das leicht zum 6-Phosphogluconat hydrolysiert. In einem zweiten Dehydrierungsschritt wird 6-Phosphogluconat mit Hilfe der 6-Phosphogluconat-Dehydrogenase ② in Ribulose-5-phosphat überführt. Hierbei wird zunächst das 6-Phosphogluconat am C-3 dehydriert; anschließend wird das vermutete Zwischenprodukt 3-Oxogluconsäure-6-phosphat zum Ribulose-5-phosphat decarboxyliert. Der Wasserstoff wird auch in diesem Syntheseschritt auf NADP$^+$ übertragen. Mit der Bildung

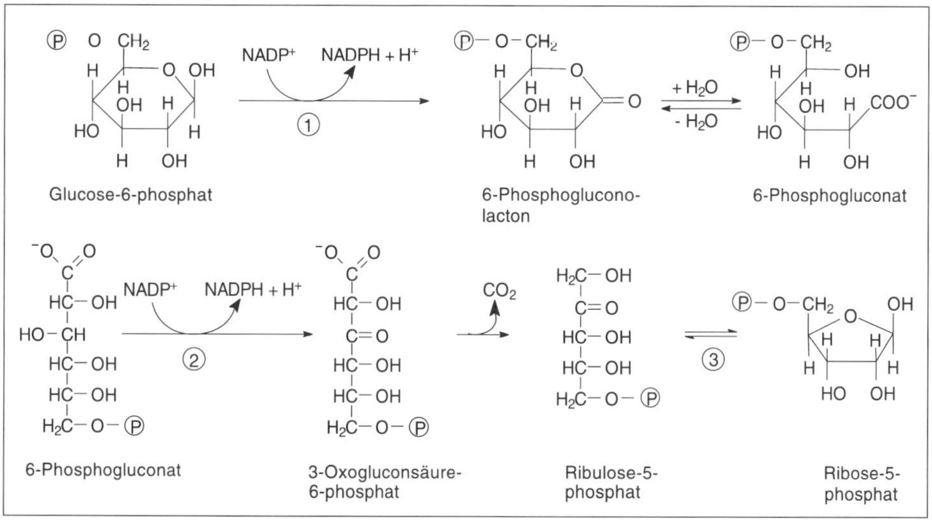

Abb. 3.14. Oxidativer Pentosephosphatzyklus.

von Ribulose-5-phosphat und zwei NADPH + H⁺ pro Molekül Glucose-6-phosphat ist die **oxidative Phase des Pentosephosphatzyklus** abgeschlossen.

In einer sich anschließenden **Restitutionsphase** werden aus 6 Pentosephosphaten wieder 5 Glucose-6-phosphate gebildet. Hierbei sind Enzyme beteiligt, die auch beim Calvin-Zyklus eine Rolle spielen. Ein Enzym, die Transaldolase, ist jedoch spezifisch für den oxidativen Weg. Es überträgt einen Dihydroxyacetonrest vom Sedoheptulose-7-phosphat auf Glycerinaldehydphosphat. Dabei entstehen als Produkte Fructose-6-phosphat und Erythrose-4-phosphat.

Theoretisch könnte ein Molekül Glucose-6-phosphat durch sechsmaligen Umlauf im oxidativen Pentosephosphat-Zyklus vollständig in CO_2 und NADPH + H⁺ zerlegt werden. Unter physiologischen Bedingungen spielt dieser Weg des Glucoseabbaus im Stoffwechsel jedoch keine Rolle. Die gebildeten Zwischenprodukte werden vielmehr in andere Stoffwechselwege umgeleitet.

Die Enzyme Glucose-6-phosphat-Dehydrogenase und 6-Phosphogluconat-Dehydrogenase konnten auch in tierischen Zellen nachgewiesen werden, wo sie bei der direkten Glucose-Oxidation eine entscheidende Rolle spielen. Die hierbei gebildeten Reduktionsäquivalente NADPH + H⁺ und Ribulose-5-phosphat, das wiederum mit der Aldose Ribose-5-phosphat im Gleichgewicht steht (Ribose-5-phosphat-Isomerase ③), werden auch im tierischen Organismus für vielfältige Synthesen genutzt.

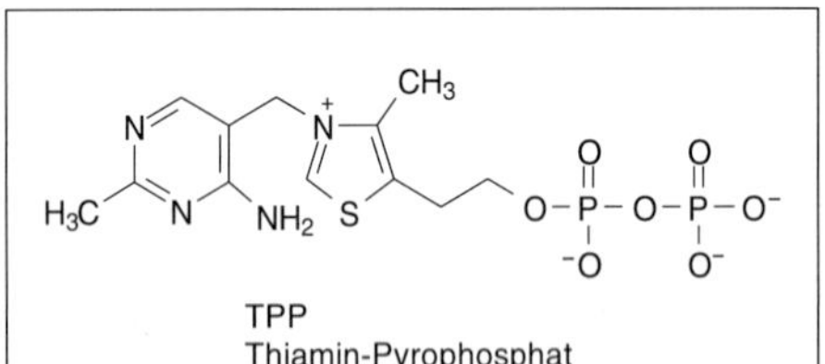

3.2.5 Oxidative Decarboxylierung von Pyruvat

Unter **aeroben Bedingungen** wird Pyruvat in Acetat umgewandelt (vgl. Abb. 3.16).

Dieser Vorgang findet an einem Multienzymkomplex statt, der **Pyruvat-Dehydrogenase** genannt wird. Als Coenzyme fungieren folgende Verbindungen (3.15):

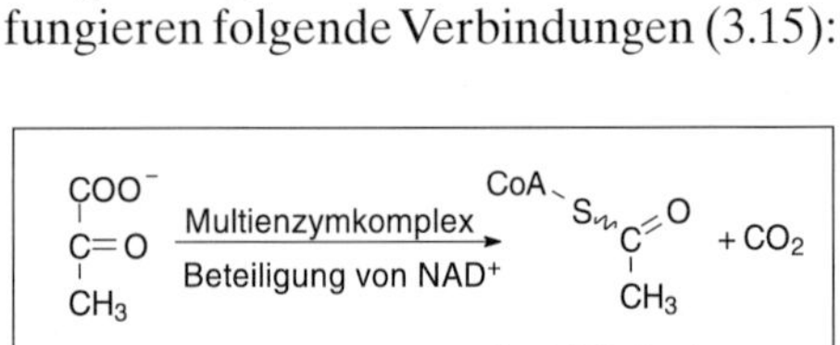

Abb. 3.15. Coenzyme, die an der Decarboxylierung von Pyruvat beteiligt sind.

Abb. 3.16. Bildung der aktivierten Essigsäure aus Pyruvat mit Hilfe eines Multienzymkomplexes.

TPP: Thiaminpyrophosphat: Decarboxylierung von Pyruvat zum Acetaldehyd
LIP-Lipoat: Dehydrierung von Acetaldehyd zur Acetylgruppe.
HS-CoA (Coenzym A): HS-CoA übernimmt den Acetylrest und bildet zusammen mit diesem die aktivierte Essigsäure.
NAD$^+$ (vgl. Abb. 3.42): NAD$^+$ übernimmt den bei der Reaktion freiwerdenden Wasserstoff, wobei pro eingesetztem Glucosemolekül 2 NADH + H$^+$ gebildet werden.

Der Multienzymkomplex, der in der Mitochondrienmatrix lokalisiert ist, besteht aus insgesamt drei Enzymteilen. Durch die **Decarboxylase-Dehydrogenase**, die Thiaminpyrophosphat als prosthetische Gruppe enthält, wird zunächst das Pyruvat gebunden und decarboxyliert. Im nächsten Schritt reagiert der aktive Acetaldehyd mit der Liponsäure, die über eine Säureamidbindung an einen Lysinrest des Kernenzyms, der **Dihydroliponamid-S-Acyltransferase** gebunden ist. Die Disulfid-Gruppe dient als Wasserstoff-Akzeptor bei der Dehydrierung des Acetaldehyds. Als Zwischenprodukt entsteht das 6-Acetyldihydroliponsäureamid. Der Acetylrest ist als Thioester energiereich gebunden und wird durch die **Dihydroliponamid-S-Acetyltransferase** auf das Coenzym A übertragen. Die Dihydroliponamid-Gruppe wird durch das dritte Enzym, die **Dihydroliponamid-Dehydrogenase** (ein Flavoprotein), wieder zum Liponamid-Derivat oxidiert. Der gebildete Wasserstoff wird von NAD$^+$ übernommen. Als Endprodukt entstehen: NADH + H$^+$, CO$_2$, Acetyl-CoA. Der größte Teil der freien Energie der Aldehyd-Oxidation steckt noch im Acetyl-CoA. Die aktivierte Essigsäure kann in den Citratzyklus eintreten.

3.2.6 Gärungen

Verschiedene Mikroorganismen, z.B. Hefen, sind in der Lage, beim Glucoseabbau auch unter Luftabschluß – das bedeutet ohne Sauerstoff – Energie zu gewinnen. Die entsprechenden Stoffwechselwege nennt man Gärungen. Der Glucoseabbau verläuft bei den Gärungen bis zur Bildung der Brenztraubensäure analog der Glykolyse. An dieser Stelle trennen sich der aerobe und der anaerobe Abbau. Da der Sauerstoff als Akzeptor-Verbindung für den in der Glykolyse gebildeten Wasserstoff bei den erwähnten Organismen nicht zur Verfügung steht, muß ein anderer Akzeptor an dessen Stelle treten. Die dabei entstehenden reduzierten, organischen Verbindungen werden ausgeschieden und reichern sich in der Nährlösung an. Nach diesen Ausscheidungsprodukten werden die entsprechenden Gärungen benannt. Wir wollen zwei Formen der Gärung, nicht zuletzt wegen ihrer wirtschaftlichen Bedeutung, kurz besprechen, die Alkoholgärung und die Milchsäuregärung

a) Alkoholgärung: Bei der alkoholischen Gärung übernimmt die Funktion des Sauerstoffs Acetaldehyd, das aus Pyruvat durch enzymatische Decarboxylierung entsteht. Acetaldehyd übernimmt den Wasserstoff von NADH + H$^+$ und wird dabei in Ethylalkohol überführt (s. Abb. 3.17).

Neben Alkohol fällt anfänglich auch etwas Glycerin als Endprodukt an. Dies rührt daher, daß am Beginn der alkoholischen Gärung nicht genügend Acetaldehyd als Wasserstoffakzeptor zur Verfügung steht. Daher übernimmt Dihydroxyacetonphosphat die Akzeptorrol-

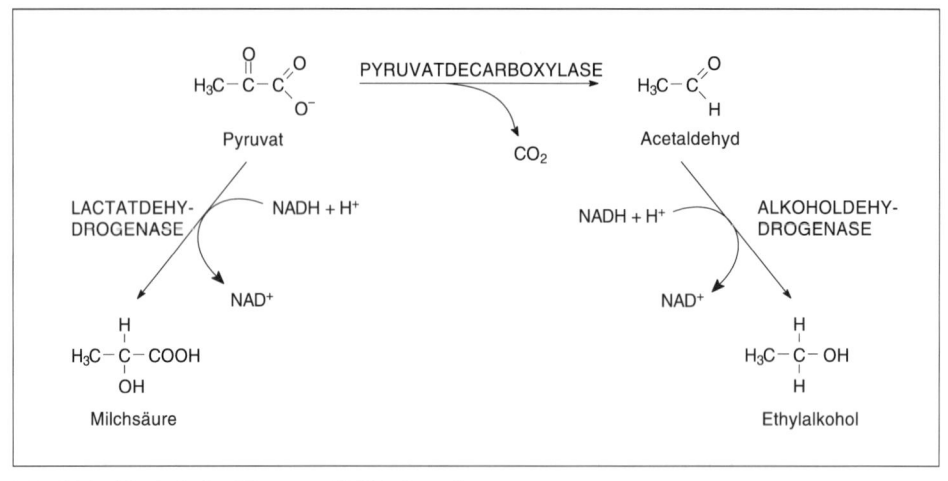

Abb. 3.17. Alkoholische Gärung und Milchsäuregärung.

le, wobei Glycerin entsteht. Die Ausbeute an energiereichen Verbindungen bei der alkoholischen Gärung ist äußerst gering. Da der Citratzyklus und die Atmungskette wegfallen, bleibt nur noch der Energiegewinn aus der Glykolyse, also genau 2 ATP pro Molekül Glucose.

Eine Alkoholgärung wird u. a. von verschiedenen Hefen und Bakterien durchgeführt. Bei der Bierbereitung und bei der Brotbereitung werden die Hefen dem jeweiligen Ansatz zugemischt. Bei der Weinbereitung haften die Hefen an der Beerenschale und können nach dem Zerkleinern der Trauben und damit dem Freisetzen des in den Zellen vorhandenen Zuckers ihre Aktivität entfalten.

Hefen sind fakultativ anaerob, d. h. in Gegenwart von Sauerstoff können sie Glucose vollständig zu CO_2 und H_2O abbauen. Unter aeroben Bedingungen bildet die Hefe etwa 20mal mehr Zellmasse als unter anaeroben Bedingungen. Die Erscheinung, daß Sauerstoff die Gärung unterdrückt, wurde bereits von **Pasteur (1822–1895)** beobachtet und nach ihm als **Pasteur-Effekt** bezeichnet.

b) Milchsäuregärung: Bei der Milchsäuregärung fungiert Pyruvat als Wasserstoffakzeptor (s. Abb. 3.17). Milchsäuregärung wird von verschiedenen Bakterien durchgeführt, z. B. *Lactobacillus*-Arten, *Streptococcus*-Arten. Natürliche Standorte dieser Bakterien sind u. a. Milch und deren Erzeugungs- und Verarbeitungsstätten, Pflanzen, Darm- und Schleimhäute von Mensch und Tier. Die Ansäuerung der jeweiligen Nährböden durch die gebildete Milchsäure unterdrückt das Wachstum anderer Bakterien. Auf diesem konservierenden Effekt beruht die Verwendung der Milchsäuregärung zur Herstellung verschiedener Lebensmittel und Futtermittel, wie z. B. Sauerkraut, Joghurt, Käse, Silage.

Auch bei der Milchsäuregärung beträgt der Energiegewinn lediglich 2 ATP während beim vollständigen Abbau von Glucose insgesamt 38 energiereiche Verbindungen (ATP bzw. GTP) anfallen.

Einige Mikroorganismen scheiden selbst bei optimaler Sauerstoffversorgung organische Verbindungen in größerer Menge ins Medium ab, d. h. sie oxidieren Glucose nicht vollständig zu CO_2 und H_2O, sondern nur unvollständig zu der entsprechenden Verbindung, z. B. Essigsäure, Citronensäure. Man bezeichnet diese Art der Substratverwertung als „unvollständige Oxidation" oder auch als „aerobe Fermentation". Die Menge der ausgeschiedenen Produkte hängt von den Kulturbedingungen, z. B. Nährlösungszusammensetzung und pH-Wert, ab.

3.3 Acetyl-Coenzym A und Citratzyklus

3.3.1 Acetyl-Coenzym A

Eine wichtige Rolle im Primär- und Sekundärstoffwechsel spielt das Coenzym A (Abk.: CoA oder CoASH, s. Abb. 3.15). Es enthält eine reaktive SH-Gruppe, die mit Säuren einen **Thioester** bildet. Unter den CoA-Estern wiederum nimmt das Acetyl-CoA eine zentrale Stellung im Stoffwechsel sein. Die Thioesterbindung hat ein hohes Gruppenübertragungspotential, was in der Formel durch eine Wellenlinie (∾) charakterisiert wird. Auch der Multienzymkomplex der Fettsäuresynthase enthält zwei reaktive SH-Gruppen (s. Kap. 3.4).

3.3.2 Citratzyklus

Im Citratzyklus – auch Tricarbonsäurezyklus oder nach seinem Entdecker Krebs-Zyklus genannt – werden die aus verschiedenen Stoffwechselwegen stammenden C_2-Bruchstücke (Acetyl-CoA) unter Gewinn energiereicher Verbindungen und Reduktionsäquivalenten zu CO_2 und H_2O abgebaut (vgl. Abb. 3.18).

Der einleitende Schritt besteht in einer Verknüpfung der aktivierten Essigsäure (C_2-Körper) mit Oxalacetat (C_4-Körper). Es entsteht **Citrat** (C_6-Körper), das mit **Isocitrat** im Gleichgewicht steht. Anstelle der tertiären alkoholischen Gruppe liegt nun ein sekundärer Alkohol vor, der durch die Isocitrat-Dehydrogenase zu einer Ketogruppe dehydriert wird. Das entstehende **Oxalsuccinat** wird vom gleichen Enzym zum α-**Ketoglutarat** decarboxyliert. Analog der oxidativen Decarboxylierung von Pyruvat (Kap. 3.2.5) wird das 2-Oxoglutarat an einem Multienzymkomplex in das um ein C-Atom ärmere **Succinyl-CoA** übergeführt. Bei dieser Reaktion entsteht zum einen Coenzym-gebundener Wasserstoff ($NADH + H^+$), zum anderen entsteht eine energiereiche Verbindung. Die bei deren Hydrolyse freiwerdende Energie reicht aus, um Guanosindiphosphat (GDP) in Guanosintriphosphat (GTP) zu überführen. Das gebildete GTP-Molekül kann durch die Nukleosiddiphosphat-Kinase in ATP überführt werden: GTP + ADP = GDP + ATP. Bei Pflanzen wird an Stelle von GTP überwiegend ATP gewonnen.

Mit dem Succinat haben wir bereits die C_4-Stufe erreicht. Damit der Prozeß zyklisch ablaufen kann, muß Succinat in Oxalacetat, den Akzeptor für Acetyl-

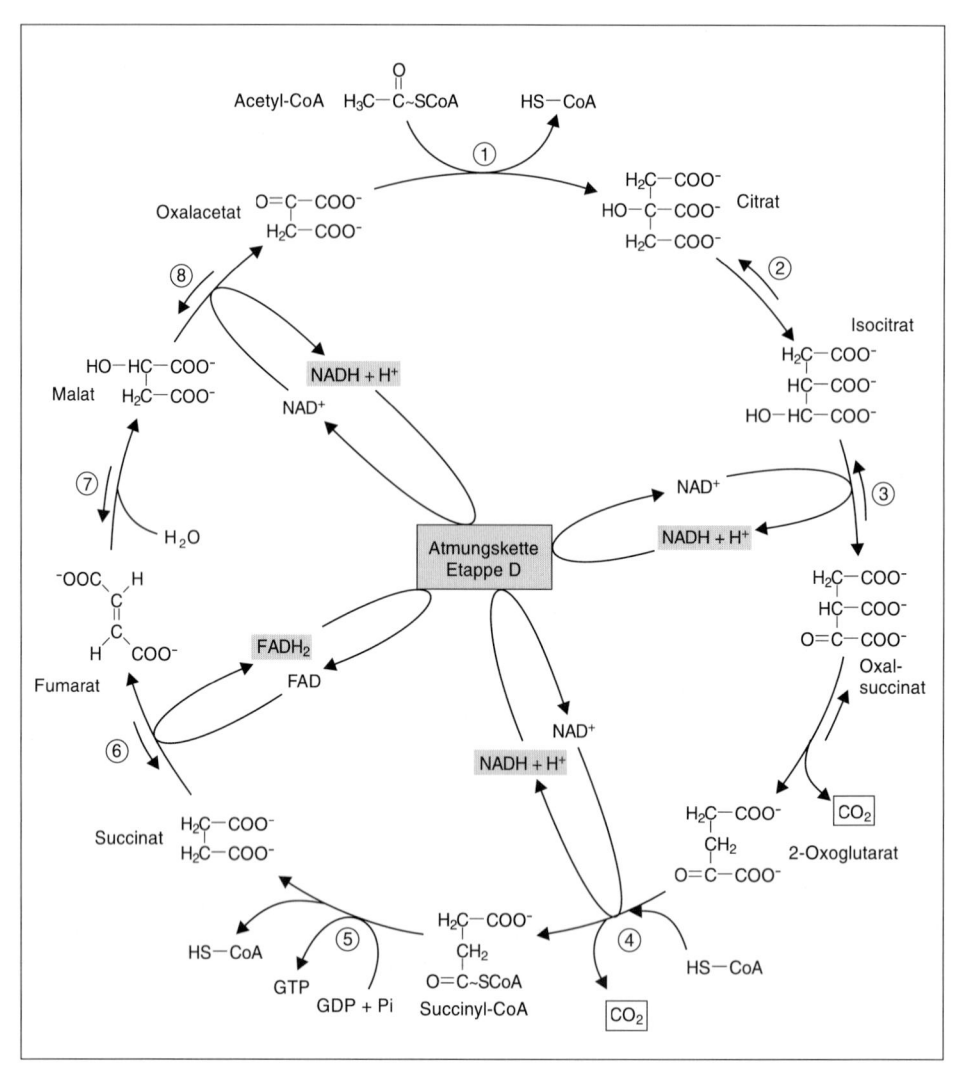

Abb. 3.18. Citratzyklus. Die Nummern bezeichnen die beteiligten Enzyme. Wir gebrauchen im Text Säuren und Anionen als Synonyma (z. B. Zitronensäure = Citrat; Bernsteinsäure = Succinat; Äpfelsäure = Malat etc.).
1: Citrat-Synthase, 2: Aconitat-Hydratase, 3: Isocitrat-Dehydrogenase, 4: 2-Oxoglutarat-Dehydrogenase, 5: Succinyl-CoA-Synthetase, 6: Succinat-Dehydrogenase, 7: Fumarat-Hydratase, 8: Malat-Dehydrogenase.

CoA, regeneriert werden. Dazu wird Succinat zunächst durch Succinat-Dehydrogenase, mit FAD als Coenzym, zum **Fumarat** reduziert. An die Doppelbindung wird unter Katalyse der Fumarathydratase Wasser angelagert. Die sekundäre alkoholische Gruppe des entstehenden Malats wird dann durch die Malatdehydrogenase, mit NAD^+ als Coenzym, zur Ausgangsverbindung, dem **Oxalacetat**, reduziert, womit der Kreis geschlossen ist. Neben der Zerlegung von aktivierter Essigsäure in Kohlendioxid werden an verschiedenen Stellen des Citratzyklus Reduktionsäquivalente gebildet, die anschließend in die Atmungskette eintreten. Eine Bildung energiereicher Verbindungen (GTP bzw. ATP) findet lediglich beim Übergang von Succinyl-CoA zum Succinat statt. Die bei der Spaltung des Thioesters freiwerdende Energie genügt zur GTP-Bildung (bzw. ATP-Bildung).

Bilanz des Citratzyklus:
1. Bildung von 3 NADH + H$^+$
2. Bildung von 1 FADH$_2$
3. Bildung von 1 GTP

Die Bedeutung des Citratzyklus im Rahmen des dissimilatorischen Abbaus liegt in der Bereitstellung von reaktionsfähigem Wasserstoff (NADH + H$^+$/FADH$_2$) und in der Entbindung von CO$_2$. Der direkte Energiegewinn in Form von GTP bzw. ATP tritt hingegen in den Hintergrund.

Die Enzyme des Citratstoffwechsels sind in der Matrix der **Mitochondrien** lokalisiert, wobei einige an die innere Membran der Mitochondrien adsorbiert sind. FADH$_2$ ist ein Bestandteil der Succinat-Dehydrogenase, die fest in die innere Mitochondrienmatrix eingefügt ist; es gibt seine Elektronen direkt an die Atmungskette weiter. NADH hingegen liegt in der Mitochondrienmatrix gelöst vor und gibt seine Elektronen bei Zusammenstößen mit einer membrangebundenen Dehydrogenase an diese ab.

Die im Citratzyklus ablaufenden Stoffwechselwege dienen nicht nur zur Energiegewinnung, sondern auch der **Bereitstellung von Zwischenverbindungen**, die für Synthesen diverser Stoffwechselprodukte verwendet werden. Andererseits werden auch Zwischenverbindungen, die beim Abbau von verschiedenen Stoffen entstehen, in den Citratzyklus eingeschleust. Als Beispiel für Synthesebausteine kann das 2-Oxoglutarat genannt werden, das durch reduktive Aminierung in Glutaminsäure übergeführt wird, analog entsteht aus Oxalacetat die Asparaginsäure. Succinyl-CoA ist neben Glycin eine der beiden Ausgangsverbindungen für die Biosynthese des Porphyrinringsystems.

Anaplerotische Reaktionen: Durch die Entfernung von Zwischenverbindungen aus dem Citratzyklus würde dieser zum Erliegen kommen, falls er nicht durch andere Verbindungen „aufgefüllt" würde. Solche Auffüllreaktionen werden nach Kornberg als **anaplerotische Reaktionen** bezeichnet. Eine der wichtigsten anaplerotischen Reaktionen ist die Bildung von Oxalacetat aus Pyruvat: Pyruvat wird mit Hilfe von Kohlendioxid und eines biotinhaltigen Enzyms, der Pyruvatcarboxylase, unter Energieverbrauch in Oxalacetat übergeführt (siehe Abb. 3.19).

Glyoxylatzyklus: Bei Pflanzen, die in ihren Samen Fette als Reservestoffe speichern, und bei manchen Mikroorganismen findet sich eine Variante des Citratzyklus, der sogenannte **Glyoxylatzyklus**. Abweichend vom Citratzyklus wird Isocitrat durch die Isocitrat-Lyase zu **Glyoxylat** und **Succinat** gespalten (vgl. Abb. 3.20). Glyoxylat kondensiert mit einem weiteren Molekül Acetyl-CoA unter Bildung von Malat, aus dem auf dem üblichen Weg Oxalacetat entsteht. Das auf diese Weise im Überschuß gebildete Oxalacetat kann von den betreffenden Organismen zur Synthese von Zuckern verwendet werden. Der Glyoxylatzyklus läuft in der Pflanze in spezifischen Zellorganellen, den **Glyoxysomen** ab (s. Kap. 1.6.2).

$$CO_2 + H_3C-\overset{O}{\underset{\|}{C}}-COO^- \xrightarrow[\text{PYRUVATCARBOXYLASE (mit Biotin als Coenzym)}]{ATP \quad ADP + Pi} {}^-OOC-\overset{O}{\underset{\|}{C}}-CH_2-COO^-$$

Abb. 3.19. Bildung von Oxalacetat aus Pyruvat als Teil einer anaplerotischen Reaktion oder der Gluconeogenese.

Die besondere Bedeutung des Glyoxylsäurezyklus (der in Höheren Pflanzen meist nur kurze Zeit tätig ist) in Fette speichernden Samen besteht in der Verknüpfung von Fettsäureabbau und Zuckeraufbau. Man findet die Enzyme des Glyoxylsäurezyklus und der β-Oxidation gemeinsam in den Glyoxysomen. Bei starker Anreicherung von Acetyl-CoA aus der β-Oxidation der Fettsäuren kann in den Glyoxysomen Succinat gebildet werden. Das Succinat wird dann in die Mitochondrien verfrachtet, in denen Oxalacetat aufgebaut wird; über Phosphoenolpyruvat kann schließlich außerhalb der Mitochondrien (im Cytoplasma) Zucker synthetisiert werden (**Gluconeogenese**).

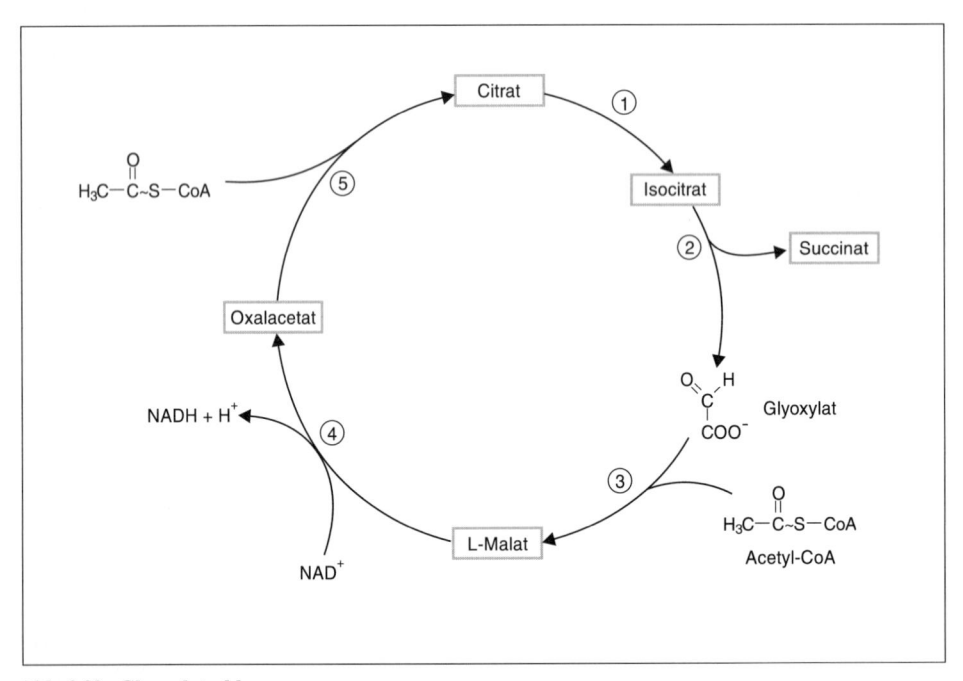

Abb. 3.20. Glyoxylatzyklus.
Beteiligte Enzyme: 1 = Aconitat-Hydratase; 2 = Isocitrat-Lyase; 3 = Malat-Synthase; 4 = Malat-Dehydrogenase; 5 = Citrat-Synthase.

Neben Höheren Pflanzen verfügen auch solche Mikroorganismen, die Fettsäure und Acetat als Kohlenstoffquelle benutzen, über den Glyoxylsäureweg. Bei tierischen Organismen fehlt dieser Stoffwechselweg.

Gluconeogenese: Die Gluconeogenese entspricht streckenweise einer Umkehrung der Glykolyse. Aus energetischen Gründen müssen allerdings anfangs einige Umwege beschrieben werden.

Mit Hilfe der Phosphoenolpyruvat-Carboxykinase und GTP als Phosphat-Donator entsteht aus Oxalacetat Phosphoenolpyruvat (s. Abb. 3.21), eine Verbindung, die auch bei der Glykolyse auftritt. Die Bildung des Phosphoenolpyruvats aus Oxalacetat ist die Schlüsselreaktion der Gluconeogenese. In Umkehrung der Glykolyse (s. Abb. 3.12 und Abb. 3.13) entsteht daraus Fructose-1,6-bisphosphat. Auch das nächste Zwischenprodukt, Fructose-6-phosphat, ist von der Glykolyse bekannt, jedoch erfolgt dessen Bildung bei der Gluconeogenese nicht in Umkehrung der Glykolyse unter ATP-Gewinn, sondern es wird anorganisches Phosphat (Pi) unter Katalyse einer Bisphosphofructose-Phosphatase frei.

Gluconeogenese in Pflanzen: Das intramitochondrial gebildete Oxalacetat kann bei pflanzlichen Mitochondrien mit Hilfe eines Oxalacetat-Translokators, den es in tierischen Mitochondrien nicht gibt, ins Cytosol transportiert werden. Fructose-6-phosphat steht im Gleichgewicht mit Glucose-6-phosphat. Beide Zuckerphosphate können im pflanzlichen Stoffwechsel zu unterschiedlichen Synthesen verwendet werden. Aus Fructose-6-phosphat und UDP-Glucose entsteht Saccharose. Aus Glucose-6-phosphat kann in Pflanzen Cellulose als auch Stärke aufgebaut werden.

Gluconeogenese in der Leber: Da tierischen Organismen der Glyoxalatzyklus fehlt, können sie keine Nettosynthese von Kohlenhydraten aus Acetyl-CoA betreiben. Demgegenüber kann in der Leber Lactat über Pyruvat zu Glucose zurückverwandelt werden. Zunächst wird im Cytosol Lactat durch die Lactat-Dehydrogenase in Pyruvat überführt, das anschließend in die Lebermitochondrien aufgenommen wird. Dort wird Pyruvat durch die Pyruvat-Carboxylase unter ATP-Verbrauch zu Oxalacetat carboxyliert. Da das intramitochondrial entstandene Oxalacetat die innere Membran der tierischen Mitochondrien nicht passieren kann, wird es entweder zu Malat reduziert oder durch Transaminierung (vgl. Abb. 3.32) in Aspartat überführt. Im Cytosol wird aus diesen beiden „Transport"-Verbindungen wieder Oxalacetat regeneriert, das nunmehr durch die Phosphoenolpyruvat-Carboxykinase mit GTP als Phosphat-Donator zu Phosphoenolpyruvat umgewandelt wird.

Im tierischen und menschlichen Organismus kann aus Fructose-6-phosphat, das über die Gluconeogenese gebildet wurde, entweder über Glucose-6-phosphat Glucose entstehen, die in die Blutbahn gelangt, oder über Glucose-1-phosphat Glykogen synthetisiert werden, das bevorzugt in der Leber oder in Skelettmuskeln akkumuliert wird.

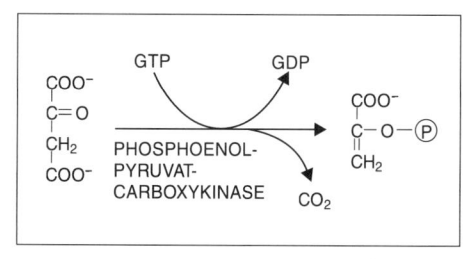

Abb. 3.21. Bildung von Phosphoenolpyruvat aus Oxalacetat bei der Gluconeogenese.

3.4 Grundzüge des Lipidstoffwechsels

3.4.1 Allgemeines

Organismen enthalten eine Reihe von Stoffen, die gut in organischen Lösungsmitteln, wie Ether, Petrolether oder Chloroform löslich, in Wasser dagegen weitgehend unlöslich sind. Man bezeichnet diese Stoffe, die chemisch verschiedenen Stoffklassen angehören, als Lipide. Unter ihnen machen die sogenannten Neutralfette in der Regel den größten Anteil aus. Es folgen dann die Lipide, die am Aufbau von Biomembranen beteiligt sind (S. 38). Schließlich seien noch einige weitere Lipide, wie Cutin, Suberin und Wachse erwähnt.

3.4.1.1 Neutralfette (Triacylglycerole)

Neutralfette sind Ester des dreiwertigen Alkohols **Glycerin** (= Glycerol) mit längerkettigen (bevorzugt C_{16}–C_{18}) aliphatischen Säuren, den sogenannten **Fettsäuren** (vgl. Abb. 3.22/3.23). Die Fettsäuren sind mit wenigen Ausnahmen geradzahlig und unverzweigt, was mit der Biosynthese zusammenhängt; neben den gesättigten Fettsäuren kommen auch einfach und mehrfach ungesättigte Fettsäuren vor, deren Doppelbindungen fast ausnahmslos in cis-Konfiguration vorliegen. Bei mehrfach ungesättigten Fettsäuren sind die Doppelbindungen meist isoliert, das bedeutet, daß zwischen zwei Doppelbindungen jeweils eine

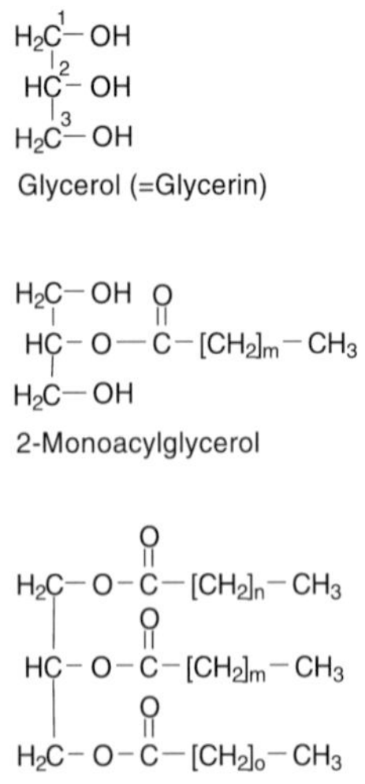

Abb. 3.22. Als dreiwertiger Alkohol kann das Glycerol Mono-, Di- und Triester bilden, die als Monoacyl-, Diacyl- und Triacylglycerole bezeichnet werden.

CH_2-Gruppe liegt. In den natürlich vorkommenden Triacylglycerolen sind meistens zwei oder drei verschiedene Fettsäuren enthalten. Die Fette selbst stellen zudem ein Gemisch verschiedener Triacylglycerole dar. Einige Fettsäuren sind in Abb. 3.23 in vereinfachter Formelschreibweise aufgeführt.

Die Fettsäurezusammensetzung der Triacylglycerole hat einen Einfluß auf den Schmelzpunkt. Neutralfette, die bei Zimmertemperatur fest sind, werden als **Fette** bezeichnet. Sie enthalten einen hohen Anteil an gesättigten oder langkettigen Fettsäuren. Neutralfette mit einem hohen Anteil an ungesättigten oder kurzkettigen Fettsäuren sind bei Zimmertemperatur flüssig und werden als **fette Öle** bezeichnet. Mehrfach ungesättigte C_{20}-Fettsäuren, Arachidonsäure 20 : 4 (5, 8, 11, 14), Dihomo-γ-linolensäure, 20 : 3 (8, 11, 14) und Eicosapentaen-

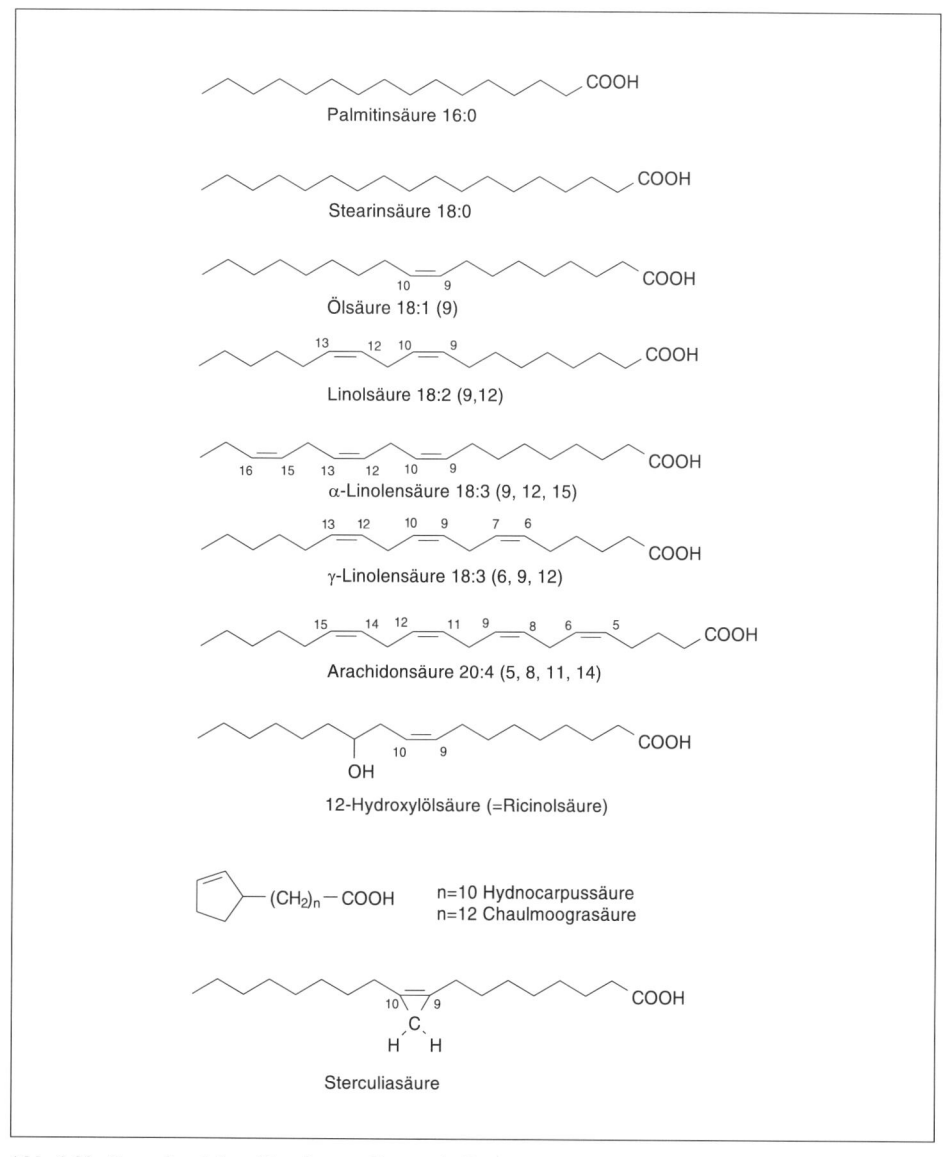

Abb. 3.23. Formeln einiger Fettsäuren, die am Aufbau von Fetten beteiligt sind. Die Bezeichnung 18:2 (9, 12) bedeutet eine C_{18}-Säure mit 2 Doppelbindungen in 9- und 12-Stellung.

säure, 20 : 5 (5, 8, 11, 14, 17) sind biogenetische Vorstufen der Gewebshormone: **Prostaglandine, Thromboxane** und **Leukotriene**. Linolsäure und Linolensäure können im Säugetierorganismus nicht synthetisiert werden. Da sie am Aufbau von Membranen beteiligt sind und der Säugetierorganismus sie als Vorstufen zur Bildung der obengenannten Gewebshormone braucht, gehören sie zu den essentiellen Nahrungsbestandteilen. Einige Pflanzen bzw. Pflanzenfamilien zeichnen sich durch das Vorkommen spezieller Fettsäuren aus, die zum Teil von pharmazeutischer Bedeutung sind. So enthält das fette Öl von Ricinussamen einen Anteil von etwa 85 % **Ricinolsäure** (s. Abb. 3.23), bezogen auf die Gesamtfettsäuren. Ricinolsäure, die aus Ricinusöl im Dünndarm freigesetzt wird, wirkt darmreizend und damit abführend. *Hydnocarpus*-Arten enthalten in ihrem Samenfett einen hohen Anteil an **Cyclopentenfettsäuren**. Letztere wirken bakterizid für *Mycobacterium tuberculosis* und *M. leprae*. Der γ-**Linolensäure**, die vorwiegend aus dem Samenöl von Nachtkerzen *(Oenothera biennis)* und Borretsch *(Borago officinalis)* gewonnen wird, werden therapeutische Effekte u. a. bei Neurodermitis zugesprochen. Sie stellt ein Zwischenprodukt bei der Prostaglandinsynthese aus Linolsäure dar. Fettsäuren mit einem Cyclopropenring (z. B. **Sterculiasäure**) stellen ein chemisches Merkmal der Ordnung der Malvales dar.

3.4.1.2 Glycerophosphatide

Glycerophosphatide gehören zu den Phospholipiden. **Phospholipide** sind Phosphodiester, bei denen die dreibasische Phosphorsäure einmal mit Sphingosin (einem Kondensationsprodukt aus Serin und Palmitinsäure) oder mit Glycerolderivaten (z. B. Diacylglycerol) verestert ist, zum anderen mit einer weiteren alkoholischen Gruppe, z. B. Ethanolamin. Die Zusammensetzung aus einem hydrophilen Teil und aus einem lipophilen Teil befähigt sie zur Micellen- bzw. Lamellenstruktur in wäßrigen Medien und erklärt ihre Anordnung in Biomembranen.

3.4.1.3 Sterole

Die Esterbindungen des dreiwertigen Alkohols Glycerol mit den Fettsäuren lassen sich sowohl enzymatisch (s. Kap. 3.4.2) als auch durch Kochen mit Laugen spalten. Bei dem letztgenannten Vorgang, den man als **Verseifung** bezeichnet, entstehen zwei wasserlösliche Produkte, Glycerol und die Alkalisalze der Fettsäuren. Geht man bei der Verseifung von natürlichen Fetten aus, so bleibt ein lipophiler Anteil zurück, der sogenannte **unverseifbare Anteil**. Einen wesentlichen Teil dieses unverseifbaren Anteils stellen **Sterole** dar. Diese leiten sich biogenetisch von C_{30}-Körpern ab, die ihrerseits dem Terpenstoffwechsel entstammen. Sterole (die Endung ol weist auf die sekundäre alkoholische Gruppe in 3-Stellung hin) sind wie die Phospholipide Bestandteile von Biomembranen. Die Sterole verschiedener Organismengruppen unterscheiden sich voneinander (s. Abb. 3.24). Hauptsterol der Pilze ist **Ergosterol**, das als Ausgangsstoff für die Semisynthese von Vitamin D_2 genutzt wird. Als Mechanismus der antimykotischen Wirkung der Polyenantibiotika wird eine Komplexbildung mit den Pilzsterolen angenommen, die zu Membrandefekten führt.

Bei Pflanzen überwiegt das β-**Sitosterol**. Da es in großer Menge bei der technologischen Verarbeitung von pflanzlichen Ölen anfällt, wird es heute bevorzugt zur mikrobiologischen Umwandlung in Steroidhormone verwendet. Es verdrängt damit die Steroidsaponine, die zwar chemisch den Steroidhormonen näherstehen, aber als Rohstoffe wesentlich teurer sind. Hauptsterol von Tieren ist das **Cholesterol** (s. Abb. 1.15), das neben seiner Rolle als Membranbestandteil als physiologische Zwischenstufe in

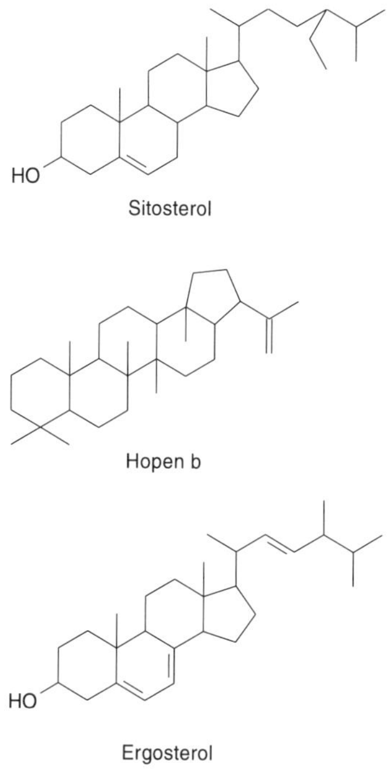

3.4.1.4 Lipoproteine

Lipide sind in Wasser unlöslich und können damit im Blut nicht transportiert werden. Sie lagern sich im Blut an spezielle Proteine, den **Apolipoproteinen**, an und werden in dieser Form als Lipoproteine transportiert. Durch Trennung in der Ultrazentrifuge lassen sich 4 Hauptklassen von Lipoproteinen unterscheiden:

1. **Chylomikronen:** Sie dienen dem Transport des Nahrungsfettes vom Darm über den Lymphweg.
2. **Very low density lipoproteins (VLDL):** Sie werden in der Leber gebildet und nehmen die in der Leber aufgebauten Lipide auf.
3. **Low density lipoproteins (LDL):** Sie gehen durch schrittweisen Abbau aus VLDL hervor. Sie sind besonders reich an Cholesterolestern.
4. **High density lipoproteins (HDL):** Sie werden wie die VLDL in der Leber gebildet und sind reich an Apolipoprotein, das sie teils auf die Chylomikronen oder auf VLDL übertragen können.

Abb. 3.24. Sterole und Hopen als Biomembranbausteine unterschiedlicher Organismengruppen. Es sind jeweils nur die Hauptsterole bzw. ein Hopanoid angegeben.

der Steroidhormonsynthese eine wichtige Rolle im Stoffwechsel spielt. Außerdem ist Cholesterol Vorstufe der Gallensäuren, die für die Fettverdauung wichtig sind. Cholesterol wird teilweise vom menschlichen Körper selbst synthetisiert, teils mit der Nahrung (z. B. Eiern, fettreiches Fleisch) aufgenommen. In Bakterien treten teilweise als Biomembranbestandteile anstelle der Sterole die **Hopanoide**, von denen man annimmt, daß sie die Vorläufer der Sterole in der Evolution sind.

Eine Erhöhung der Lipoproteine im Blut, Hyperlipoproteinämien, stellen Risikofaktoren für bestimmte Krankheiten dar. Durch krankhafte Erhöhung der LDL-Konzentration kommt es zu einer vermehrten Aufnahme von Cholesterolestern in die Zellen der Blutgefäßwände und damit zu **Arteriosklerose** und zu einem erhöhten Herzinfarktrisiko. Erhöhte Cholesterolwerte kann man diätetisch (z. B. weniger Eier, weniger tierische Fette) und medikamentös senken. Medikamentös kann man einmal die Synthese hemmen, die Resorption erniedrigen oder die Ausscheidung fördern.

3.4.2 Mobilisierung von Reservefetten und Fettsäureabbau

3.4.2.1 Lipasen

Fette dienen sowohl Pflanzen als auch Tieren als Reservesubstanzen. Bei erhöhter Stoffwechselleistung mobilisieren die Organismen die Fettreserven und schleusen ihre Spaltprodukte in die biologische Oxidation ein (ATP-Gewinnung); daneben können die Spaltprodukte auch zur Synthese von anderen Stoffwechselprodukten Verwendung finden.

Bei Höheren Pflanzen erfolgt die Fettspeicherung vorwiegend in den Samen. Bei der Samenkeimung werden die Neutralfette durch eine membrangebundene **Lipase** in Fettsäuren und Glycerol gespalten. Glycerol kann über Glycerolphosphat und Glycerinaldehydphosphat in die Glykolyse eingeschleust werden. Die Fettsäuren werden in den Glyoxysomen durch die β-Oxidation (s. u.) zunächst zu Acetyl-CoA abgebaut, das seinerseits entweder über den Glyoxylatzyklus (3.3.2) zur Gluconeogenese verwendet werden oder aber über den Citratzyklus (3.3.2) weiter abgebaut werden kann.

Im menschlichen Organismus werden von den mit der Nahrung aufgenommenen Fetten im Dünndarm durch die Pankreas-Lipase die Fettsäuren in 1- und 3-Stellung des Glycerols abgespalten. Der größere Teil des verbleibenden 2-Monoacylglycerols (etwa 60 %) wird resorbiert und in der Darmmukosa zu Neutralfett resynthetisiert, das auf dem Lymphweg weitertransportiert wird. Der Rest des 2-Monoacylglycerols wird durch eine 2-Monoacylglycerol-Lipase in Glycerol und Fettsäure gespalten.

Die Mobilisierung der Reservefette aus den Fettdepots beginnt ebenfalls mit einer schrittweisen Spaltung durch Lipasen. Zunächst entstehen dabei Diacylglycerol, schließlich Glycerol und Fettsäuren.

Die Spaltung der Glycerophosphatide (s. Kap. 3.4.1.2) wird durch Phospholipasen katalysiert. Es gibt art- und gewebespezifische **Phospholipasen**, die eine oder mehrere der vier Esterbindungen spalten können. Die Phospholipase A_2, die im Schlangengift vorkommt, spaltet vom Glycerophosphatid die Fettsäure in C-2-Position des Glycerolrestes ab. Aus Lecithin entsteht dadurch **Lysolecithin**, sogenannt, weil es in der Lage ist, Erythrocyten zu hämolysieren. Die bei der Fettspaltung anfallenden Fettsäuren werden durch β-Oxidation zur Energiegewinnung herangezogen.

3.4.2.2 β-Oxidation

Zunächst werden die Fettsäuren aktiviert, indem unter Energieverbrauch (ATP) CoA-SH angelagert wird. Diese **Aktivierung** verläuft über zwei Stufen, die Bildung von Acyl-Adenylat (Fettsäure + ATP → Fettsäure – AMP + PP) und den Austausch von AMP durch CoA-SH (s. Abb. 3.25). Anschließend erfolgt durch eine Acyl-CoA-Dehydrogenase unter Mithilfe von FAD als Coenzym zwischen dem α- und β-C-Atom eine Dehydrierung. An die entstandene Doppelbindung wird durch die Enoyl-CoA-Hydratase Wasser angelagert, gefolgt von einer erneuten Dehydrierung (Enzym: Hydroxyacyl-CoA-Dehydrogenase). Als Wasserstoffakzeptor dient diesmal NAD^+ als Coenzym.

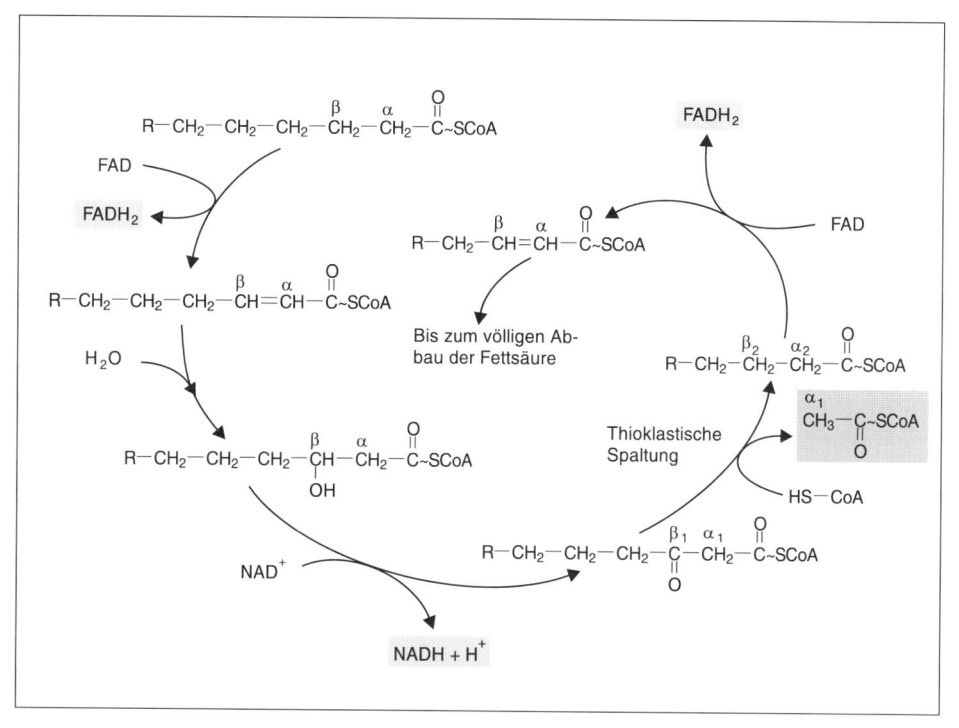

Abb. 3.25. Abbau der Fettsäuren durch β-Oxidation.

Am β-C-Atom steht nun eine Carbonylgruppe. In einem weiteren Schritt erfolgt zwischen den α- und β-C-Atomen eine sogenannte **thioklastische Spaltung**. Das spezifische Enzym β-Ketothiolase bewirkt eine Abspaltung eines ersten Acetyl-CoA-Moleküls, während auf den verbleibenden Fettsäurerest ein weiteres Molekül CoA-SH übertragen wird. Die thioklastische Spaltung ist der entscheidende Schritt im Fettsäureabbau, da hier die C-C-Bindung im Fettsäuremolekül gelöst wird. Neben einem C_2-Körper (Acetyl-CoA) entsteht ein um dieses Stück kürzerer Fettsäurerest.

Der geschilderte Vorgang kann sich nun so lange wiederholen, bis die gesamte Fettsäure in einzelne Acetyl-CoA-Verbindungen aufgeteilt ist.

Als **Energiebilanz der β-Oxidation** ergibt sich pro C_2-Einheit:

1 FADH$_2$ ergibt über die Atmungskette	+ 2 ATP
1 NADH + H$^+$ ergibt über die Atmungskette	+ 3 ATP
Summe:	+ 5 ATP

Zu diesen 5 ATP kommt noch der Energiegewinn der Acetyl-CoA-Verbindungen, die über den Citratzyklus und die Atmungskette vollständig zu Kohlendioxid und Wasser abgebaut werden können. Bei gegebener Fettsäurelänge läßt sich der Gesamtenergiegewinn somit leicht errechnen; allerdings ist zu berücksichtigen, daß zur Aktivierung der Fettsäuren einmalig ein ATP aufgewendet werden mußte.

Die β-Oxidation findet bei tierischen Organismen in den Mitochondrien und

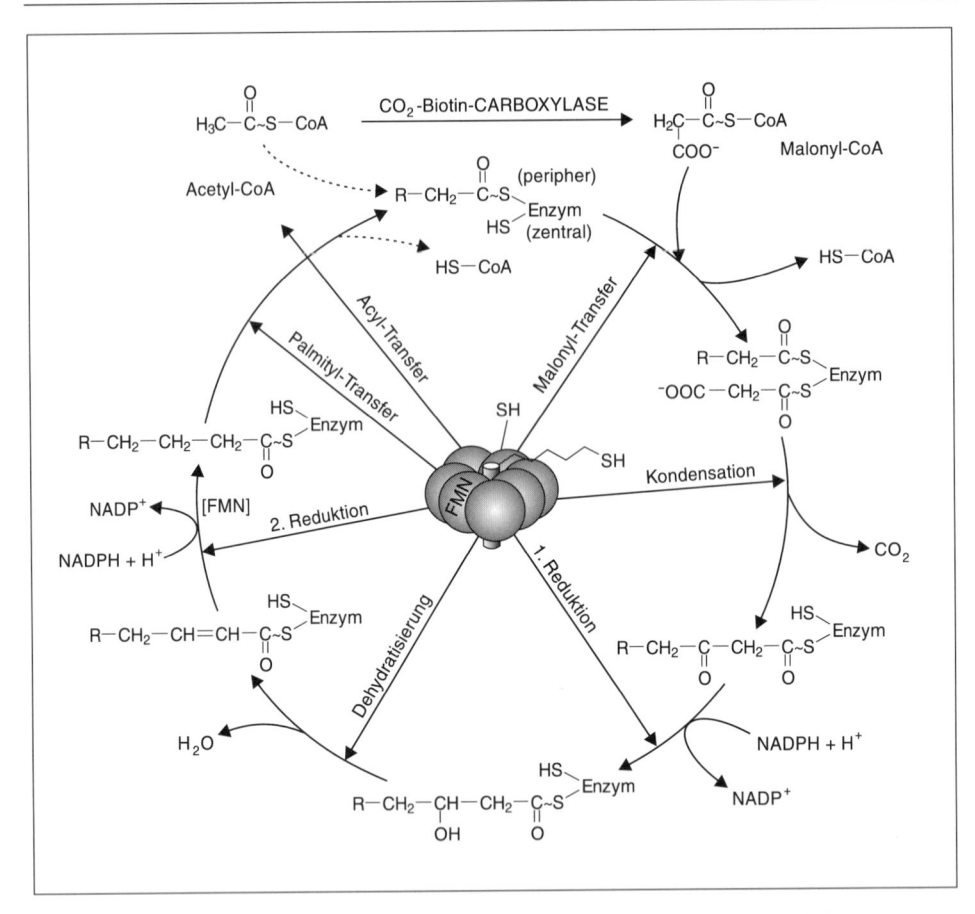

Abb. 3.26. Multienzymkomplex bei der Biosynthese von Fettsäuren (nach G. Richter, 1969).

Peroxisomen statt. Die Aktivierung erfolgt jedoch im Cytoplasma. Langkettige Fettsäuren werden dabei von Coenzym A auf **Carnitin** übertragen und als Acylcarnitin durch die Mitochondrienmembran transportiert. In den Mitochondrien erfolgt die Rückübertragung auf Coenzym A. Bei pflanzlichen Organismen verläuft die β-Oxidation überwiegend in den Glyoxysomen, wobei allerdings $FADH_2$ den Wasserstoff nicht in die Atmungskette einbringt, sondern auf elementaren Sauerstoff, unter Bildung von H_2O_2, überträgt. H_2O_2 wird durch Katalase in H_2O und O_2 gespalten.

3.4.3 Biosynthese der Fette

3.4.3.1 Fettsäurebiosynthese

Am Aufbau der langkettigen Fettsäuremoleküle bei Tieren und Pilzen ist ein Multienzymkomplex, die **Fettsäure-Synthase**, beteiligt, der aus zwei Multienzymproteinen besteht. Bei der Fettsäuresynthese werden die einzelnen

Zwischenprodukte nach erfolgter Teilreaktion nicht freigesetzt; die wachsende Fettsäurekette bleibt bis zur vollständigen Fertigstellung an das Enzym gebunden (Abb. 3.26). Der Multienzymkomplex verfügt über eine zentrale HS-Gruppe und eine periphere HS-Gruppe. Die zentrale HS-Gruppe ist der reaktionsfähige Teil eines Pantethein-Seitenarmes, der zu einem **Acyl-Carrier-Protein** (ACP) gehört, das selbst keinen Enzymcharakter besitzt. Das Pantethein ist über eine Phosphatgruppe an einen Seitenrest des Proteins gebunden. Der Pantethein-Seitenarm des Acyl-Carrier-Proteins ist beweglich. Während einer Syntheserunde bleibt der Acylrest über den Pantetheinarm am ACP gebunden. Dabei wird der Acylrest über den beweglichen Seitenarm zu den einzelnen aktiven Zentren des Multienzymkomplexes hin bewegt. Die periphere HS-Gruppe gehört zur 3-Oxoacyl-ACP-Synthase (β-Ketoacyl-Synthase), einem kondensierenden Enzym der zweiten Multienzymeinheit.

Am Beginn der Fettsäurebiosynthese steht die Bildung von **Malonyl-Coenzym A** (Malonyl-CoA) aus Acetyl-CoA und Kohlendioxid. Als Enzym fungiert die Acetyl-CoA-Carboxylase (mit Biotin als Coenzym). Diese Synthese verbraucht ATP. Malonyl-CoA ist wesentlich reaktionsfähiger als Acetyl-CoA (s. Abb. 3.27).

Bei der Startreaktion wird die Acetyl-Gruppe von Acetyl-CoA auf die periphere HS-Gruppe übertragen. Die zentrale HS-Gruppe reagiert mit Malonyl-CoA (Enzym: Malonyl-Acyltransferase). In diesem Zustand sind beide Verbindungen zur Kondensationsreaktion bereit. Bei der Kondensation durch die 3-Oxoacyl-ACP-Synthase entsteht CO_2 und Acetoacetyl-Enzym. Dieses Kondensationsprodukt ist an die zentrale HS-Gruppe des ACP gebunden; auch während der nachfolgenden Reaktionen verbleibt es dort. Auf die Kondensation folgt der **1. Reduktionsschritt** mit Hilfe von $NADPH + H^+$. Diese Reaktion führt zur Bildung von β-Hydroxybuttersäure. Bei der anschließenden Reaktion wird mit Hilfe der 3-Hydroxy-ACP-Dehydratase Wasser abgespalten und es bleibt das ungesättigte **Crotonyl-Enzym** übrig. In einem **2. Reduktionsschritt** unter Beteiligung von $NADPH + H^+$ und der Enoyl-ACP-Reduktase entsteht eine gesättigte Carbonsäure (Butyryl-Enzym).

Zur weiteren Kettenverlängerung transferiert der Multi-Enzymkomplex die gesättigte Carbonsäure vom Pantethein-Arm des Acyl-Carrier-Proteins auf die periphere HS-Gruppe des kondensierenden Enzyms (3-Oxoacyl-ACP-Synthase), wogegen sich die zentrale HS-Gruppe mit einem neuen Malonyl-CoA belädt. Auf diese Transferreaktion folgt wieder eine Kondensationsreaktion und der ganze Reaktionsablauf beginnt von neuem. Auf diese Weise verlängert sich die Fettsäurekette immer um C_2-Einheiten. Nach Erreichen der endgültigen Kettenlänge wird das Molekül in einer Art Abschlußreaktion vom Multi-Enzym-Komplex gelöst; dies geschieht bei der tierischen Fettsäuresynthase durch Hydrolyse. Die am CoA gebundene Fettsäure findet Verwendung bei der Fettsynthese.

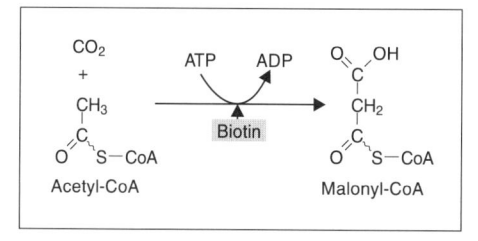

Abb. 3.27. Bildung von Malonyl-CoA.

Normalerweise werden lediglich Fettsäuren mit einer Kettenlänge von C_{16} (Palmitinsäure) und C_{18} (Stearinsäure) synthetisiert. Die Vielfalt der in der Natur vorkommenden Fettsäuren entsteht erst nachträglich durch Dehydrierung oder Kettenverlängerung um jeweils C_2-Einheiten. So entstehen z.B. höhere Fettsäuren durch Kondensationsreaktionen mit Acetyl-CoA in Mitochondrien oder im ER mittels Malonyl-CoA.

Die Fettsäurebiosynthese kann formal als Umkehr der β-Oxidation aufgefaßt werden. Dieser formellen Übereinstimmung stehen jedoch bedeutende Unterschiede entgegen.

1. Unterschiedliche **Kompartimentierung** von Synthese und Abbau.
   a) Die Synthese erfolgt bei der tierischen Zelle im Cytoplasma, die β-Oxidation in den Mitochondrien bzw. Peroxisomen.
   b) Bei pflanzlichen Zellen erfolgt die Synthese im Cytoplasma und in den Chloroplasten; die β-Oxidation findet in den Glyoxysomen und in den Blattperoxisomen statt (vgl. hierzu auch Kap. 1.6.8).
2. Für die Reduktion wird NADPH und nicht $FADH_2$ und NADH als Coenzym verwendet.
3. An der Kettenverlängerung ist Malonyl-CoA beteiligt, das bei Abbau nicht erscheint.

Während die Fettsäurebiosynthese in tierischen Zellen und bei Pilzen im Cytosol an großen multifunktionellen Proteinen (Multienzym-Komplex) abläuft, erfolgt die bakterielle und pflanzliche Fettsäurebiosynthese mittels unabhängiger Einzelenzyme. Sie setzen Acylgruppen um, die als Thioester an Acyl-Carrier-Proteine (ACP) gebunden sind. Ausgehend von Acyl-ACP oder Acetyl-ACP (beim Start) erfolgt bei der Pflanze die Esterkondensation durch Umsetzung mit Malonyl-ACP.

Abschließend soll noch auf die Frage eingegangen werden, wie tierische Zellen, Hefen und Chloroplasten zum Acetyl-CoA, dem Baustein der Fettsäureresynthese, kommen. In tierischen Zellen und bei Hefen kann Acetyl-CoA die innere Mitochondrienmembran nicht passieren. Intramitochondrial entsteht aus Acetyl-CoA und Oxalacetat Citrat, das mit Hilfe des Tricarboxylat-Transporters die innere Mitochondrienmembran passieren kann. Im Cytoplasma wird Citrat durch die ATP-Citrat-Lyase unter Aufnahme von HS-CoA zu Acetyl-CoA und Oxalacetat gespalten. Bei den Chloroplasten sind die Verhältnisse nicht so klar. So ist z.B. in Etioplasten die Bildung von Acetyl-CoA aus Pyruvat beschrieben. In anderen Plastiden wird höchstwahrscheinlich 3-Phosphoglycerat schrittweise in Acetyl-CoA überführt.

3.4.3.2 Biosynthese der Triacylglyceride (Neutralfette)

Die Bildung der Neutralfette erfolgt im Cytoplasma durch Veresterung von Glycerol mit unterschiedlichen Fettsäuren. Bei der Biosynthese der Neutralfette werden die Acylreste der Fettsäure-CoA-Verbindungen nicht direkt mit Glycerol verestert, sondern mit dessen aktivierter Form, dem Glycerolphosphat. Glycerolphosphat entsteht mit Hilfe von NADH + H$^+$ aus Dihydroxyacetonphosphat, das seinerseits u.a. bei der Glykolyse der Kohlenhydrate als Zwischenprodukt anfällt (vgl. Abb. 3.28).

Von den entstandenen Phosphatidsäuren spalten Phosphatasen den Phosphatrest ab; nun kann auch die dritte Hy-

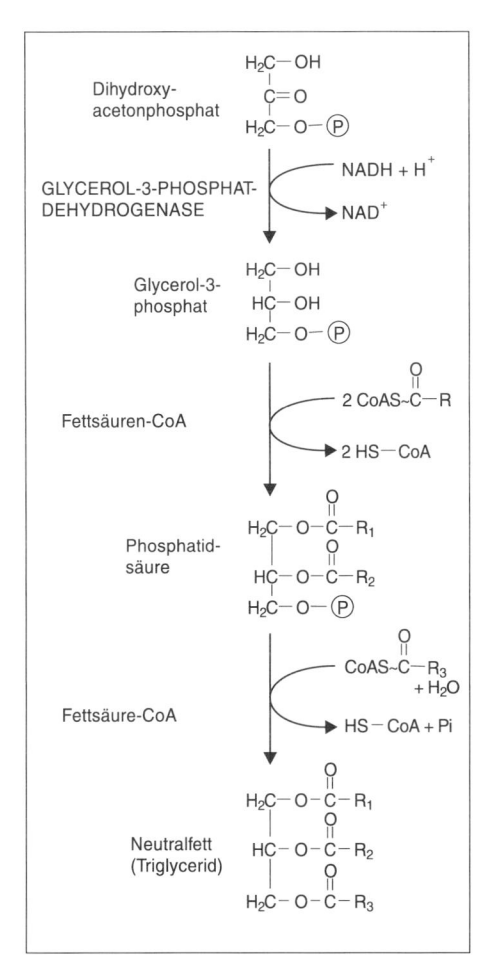

Abb. 3.28. Biosynthese der Triacylgyceride (Triacylgycerole).

droxylgruppe des Glycerols mit einer Fettsäure beladen werden.

Abweichend davon verläuft die Resynthese der Neutralfette in der Darmwand. Vom Darm aufgenommene Monoacylglycerole werden mit zwei Molekülen Acyl-CoA direkt umgesetzt. Die Neutralfette werden dann in kolloidaler Verteilung („Chylomikronen") zur Leber transportiert.

3.5 Stickstoff- und Schwefel-Stoffwechsel

3.5.1 Stickstoff-Stoffwechsel

Nur wenige Prokaryoten sind in der Lage, den in der Atmosphäre reichlich vorhandenen elementaren Stickstoff (N_2) zu verwerten. Andere Mikroorganismen und Höhere Pflanzen können anorganisch gebundenen Stickstoff verwerten. In Analogie zur Abhängigkeit von Kohlenstoffverbindungen (s. 3.8) bezeichnet man die Organismen, die mit elementarem Stickstoff oder anorganischem Stickstoff auskommen, als **N-autotroph**. Tier und Mensch, aber auch einige Mikroorganismen sind auf die Zufuhr einer oder mehrerer organischer Stickstoffverbindungen (z. B. essentielle Aminosäuren) angewiesen und damit **N-heterotroph**. Elementarer Stickstoff und Stickstoffverbindungen unterliegen wie andere Elemente in der Natur einem Kreislauf (s. Abb. 3.29). Einerseits wird durch Prokaryoten Luftstickstoff in anorganische Verbindungen überführt, der von diesen Organismen und von Pflanzen in organische Stickstoffverbindungen eingebaut wird, andererseits entstehen durch die Tätigkeit von Bakterien zunächst anorganische Stickstoffverbindungen durch Abbau organischer Materie und schließlich wieder elementarer Stickstoff (**Denitrifikation**).

3.5.1.1 Stickstoff-Fixierung

Zur N_2-Fixierung sind sowohl einige frei im Boden lebende Prokaryoten als auch

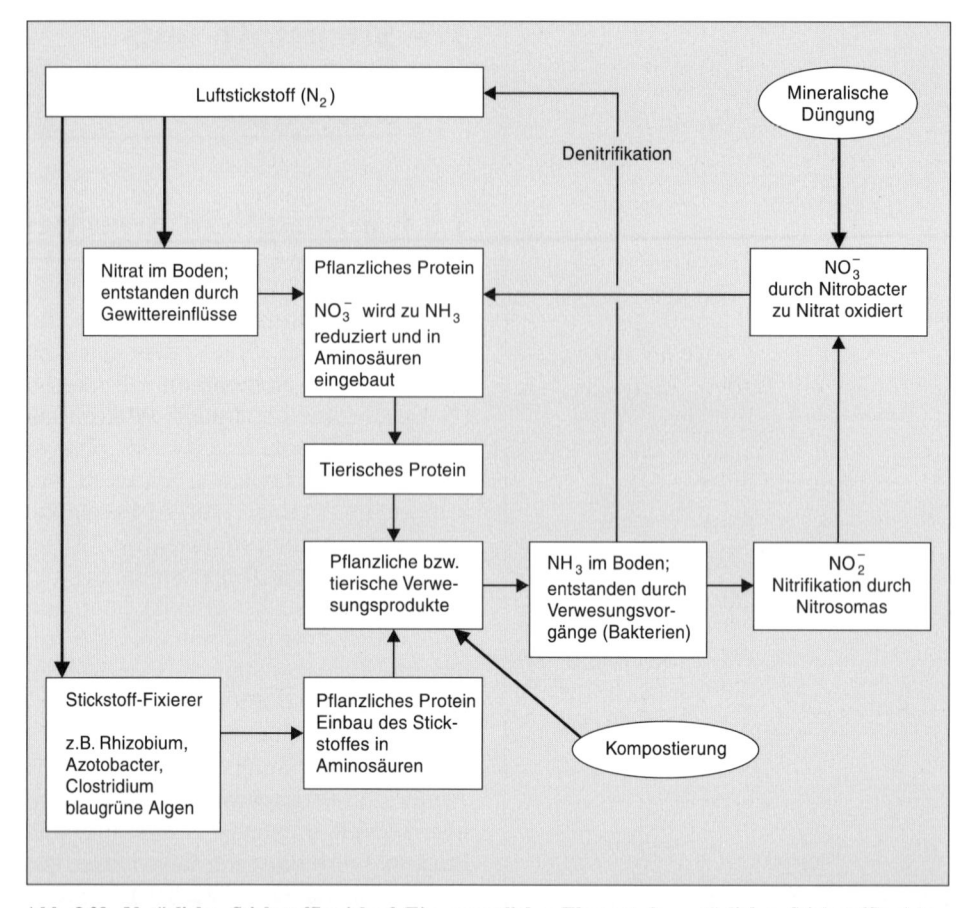

Abb. 3.29. Natürlicher Stickstoffkreislauf. Ein wesentliches Element des natürlichen Stickstoffkreislaufes stellen die Mikroorganismen dar. Eine Verbesserung des Stickstoffgehaltes im Boden kann grundsätzlich auf zwei verschiedenen Wegen geschehen: a) durch Mineraldüngergaben, diese erhöhen den Nitratpool im Boden; b) durch organische Düngung, stellvertretend sei hier die Kompostierung genannt. Durch die organischen Düngergaben werden die Mikroorganismen zur erhöhten Aktivität angeregt.

einige symbiontische Prokaryoten in der Lage. Freilebende Cyanobakterien haben z. B. eine erhebliche Bedeutung für die Stickstoffversorgung von Reisfeldern. Beispiele für symbiontische Stickstoff-Fixierung sind die Knöllchenbakterien der Fabaceen und die Actinomyceten z. B. bei der Erle *(Alnus)*. Im folgenden soll kurz auf die Lebensweise der **Knöllchenbakterien** der Fabaceen eingegangen werden. Diese zur Gattung *Rhizobium* gehörenden gramnegativen, begeißelten Stäbchenbakterien können als Saprophyten frei im Boden leben; sie sind dabei nicht in der Lage, N_2 zu fixieren. Sind geeignete Pflanzen der Familie der Fabaceen vorhanden, so dringen die Rhizobien über die Wurzelhaare in die Rinde ein. Befallene tetraploide Zellen der Rinde und benachbarte diploide Zellen werden zur Teilung angeregt, was schließlich makroskopisch als Gewebewucherung ("Knöllchen") sichtbar wird. Gleichzeitig vermehren sich die Bakterien in den Zellen. Bakteriengefülltes Gewebe erscheint durch ein dem Myoglobin verwandtes Pigment (**Leghämoglobin**) rotgefärbt. Wahrscheinlich erleichtert Leghämoglobin die Diffusion des Sauerstoffs, ohne daß zu hohe, die N_2-Fixierung beeinträchtigende O_2-Partialdrücke auftreten. Viele Fabaceen verkümmern, wenn man sie auf einem *Rhizobium*-freien Boden kultiviert. Die jährliche Stickstoffbindung unserer Fabaceen kann erhebliche Werte annehmen, z. B. bis zu 200 kg Stickstoff pro Hektar bei Lupinen.

Die eigentliche N_2-Fixierung erfolgt bei den Rhizobien und bei anderen dazu befähigten Prokaryoten enzymatisch mit Hilfe eines Multienzymkomplexes, der **Nitrogenase**. Diese besteht aus einem Molybdän-Eisen-Schwefel-Protein und einem Eisen-Schwefel-Protein. Die Nitrogenase wird in vielen Bakterien nur dann gebildet, wenn keine andere verwertbare Stickstoffquelle vorhanden ist. Zum Nachweis der Nitrogenase-Aktivität bedient man sich im Labor deren Fähigkeit, Acetylen zu Ethylen zu reduzieren, das gaschromatographisch leicht zu bestimmen ist. Die Reduktion von N_2 zu NH_3 bzw. NH_4^+ (technisch durch das Haber-Bosch-Verfahren gelöst) erfordert einen hohen Energieaufwand: pro N_2 werden 16 ATP, 8 e^- und 10 H^+ benötigt unter gleichzeitiger Bildung von H_2. Das gebildete NH_3 wird von der Pflanzenzelle mit Hilfe der Glutaminsynthetase und der NADH-abhängigen Glutamatsynthase als Aminogruppe der Glutaminsäure chemisch gebunden (s. Kap. 3.5.1.4).

Da die Fabaceen durch die Tätigkeit der Rhizobien reichlich mit einem sonst knappen Nährstoff versorgt werden, andererseits aber die Bakterien mit organischen Stoffen und Vitaminen von den Fabaceen versorgt werden, liegt eine Lebensgemeinschaft zu beiderseitigem Nutzen, eine **Symbiose**, vor.

Die genetische Information zur Stickstoff-Fixierung tragen die sog. **nif-Gene** (**ni**trogen **f**ixing genes), die wiederum auf Plasmiden lokalisiert sind. Sie können durch Konjugation von einer Bakterienart auf eine andere übertragen werden. Ziel gentechnologischer Versuche ist es, das Gen in Höhere Pflanzen zu übertragen und zu exprimieren. Da für die Exprimierung aber eine Reihe weiterer Bedingungen (z. B. Schutz der Nitrogenase vor O_2) erfüllt sein müssen, ist es fraglich, ob dieses Ziel je erreicht wird.

3.5.1.2 Nitrifikation

Beim Abbau stickstoffhaltiger organischer Materie entsteht zunächst ebenso wie bei der bakteriellen Stickstoff-Fixierung Ammoniak bzw. Ammoniumsalze. Dieser Ammoniak wird durch Bodenbakterien ("Salpeterbakterien") schrittweise in Nitrat überführt. Der Vorgang wird als Nitrifikation bezeichnet und erfolgt in zwei Schritten. Zunächst wird Ammmoniak nach der Gleichung

$$NH_4^+ + 1\tfrac{1}{2} O_2 \rightarrow NO_2^- + 2H^+ + H_2O$$
$$(\Delta G^{\circ\prime} = -420 \text{ kJ/mol})$$

von gramnegativen Bakterien der Familie der Nitrobacteriaceae in Nitrit überführt. Andere Arten der gleichen Familie oxidieren Nitrit zu Nitrat:

$$NO_2^- + \tfrac{1}{2} O_2 \rightarrow NO_3^-$$
$$(\Delta G^{\circ\prime} = -155 \text{ kJ/mol})$$

Die bei beiden Teilschritten frei werdende Energie kann von den Bakterien zur Chemosynthese (s. Kap. 3.7.6) genutzt werden.

3.5.1.3 Nitratreduktion

Höhere Pflanzen nehmen den für den Aufbau der zelleigenen Stickstoffverbindungen notwendigen Stickstoff hauptsächlich in Form von Nitrat (NO_3^-) auf. In einem Vorgang, der formal der Umkehrung der Nitrifikation entspricht (s. Kap. 3.5.1.2) und als Nitratreduktion bezeichnet wird, wird das Nitrat schrittweise enzymatisch zu NH_4^+ reduziert. Beim ersten Schritt werden zwei Elektronen durch die Nitrat-Reduktase, einem Molybdo-Flavoprotein, übertragen und das Nitrat in Nitrit überführt.

Als Reduktionsmittel dient NADH + H^+. In einem zweiten Schritt wird durch die Ferredoxin-Nitrit-Reduktase NO_2^- zu NH_4^+ reduziert. Hierfür sind 6 Elektronen erforderlich. Als Elektronendonator dient reduziertes Ferredoxin. Während die Nitrat-Reduktase im Cytoplasma lokalisiert ist, erfolgt bei grünen Pflanzen die Nitritreduktion in den Chloroplasten.

3.5.1.4 Aminosäuren

Einführung des Ammoniumstickstoffs

Die durch Nitratreduktion entstandenen Ammoniumionen werden noch in den Chloroplasten in organische Verbindungen überführt. In grünen Pflanzen, in Cyanobakterien sowie in Wurzelknöllchen bei symbiontischer Stickstoffbindung wird der Ammoniumstickstoff zuerst mit Hilfe der Glutamin-Synthetase an Glutamat angelagert, wodurch unter ATP-Verbrauch das Glutamin entsteht (vgl. Abb. 3.30). In grünen Pflanzenzellen existieren von der Glutamin-Synthetase zwei Isoenzyme, das eine im Chloroplasten, das andere im Cytosol. Vom Glutamin wird dann die Amido-Gruppe durch das Enzym Glutamin: 2-Oxoglutarat-Aminotransferase (Glutamat-Synthase) reduktiv auf α-Ketoglutarat übertragen (Gogat-Weg); dabei entstehen zwei Moleküle Glutamat.

Glutamin ist auch an der Bildung von Asparagin beteiligt, einem weiteren

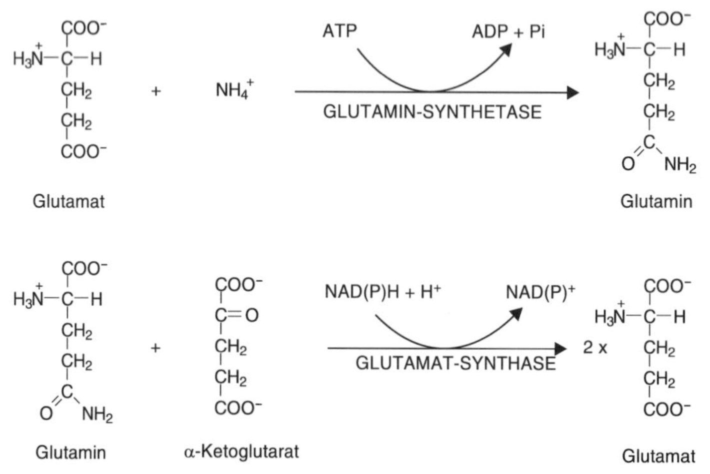

Abb. 3.30. Glutamin-Synthetase/Gogat-Weg. Einführung des Ammoniumstickstoffs in organische Verbindungen.

wichtigen Träger für den Ammoniumstickstoff. Mit Hilfe der Asparagin-Synthetase und unter ATP-Verbrauch wird die Amido-Gruppe vom Glutamin auf das Aspartat übertragen; es entsteht Asparagin und Glutamat.

Asparagin und Glutamin dienen als Stickstoffreserven. Außerdem stellt die Glutamin- und Asparaginbildung eine Entgiftungsreaktion dar. Freies Ammoniak, das in der Pflanze entsteht, ist relativ toxisch für die Zelle. Anders als der tierische Organismus verfügt die Pflanze nicht über die Möglichkeit der Ausscheidung von Harnstoff und Harnsäure, was auch „unökonomisch" wäre, da sich der Stickstoff meist im Minimum befindet.

Transaminierung

Glutaminsäure und Glutamin, Asparaginsäure und Asparagin sind in der Lage, ihre NH_2-Gruppen auf andere Ketosäuren zu übertragen. Das Kohlenstoffgrundgerüst dieser Ketosäuren wird auf verschiedenen Biosynthesewegen gebildet. Den reversiblen Übertragungsvorgang von Aminogruppen von einer Ketosäure auf eine andere nennt man Transaminierung. Das wirksame Enzym bezeichnet man als Transaminase, das als Coenzym **Pyridoxalphosphat** enthält. Dieses Coenzym überträgt als Pyridoxaminphosphat die Aminogruppe (s. Abb. 3.31 und 3.32).

Aminosäuren und Proteine

Sieht man von einigen speziellen Geweben (z.B. Speichergeweben) ab, so machen Proteine den höchsten Anteil der Trockensubstanz der Zelle aus. Es han-

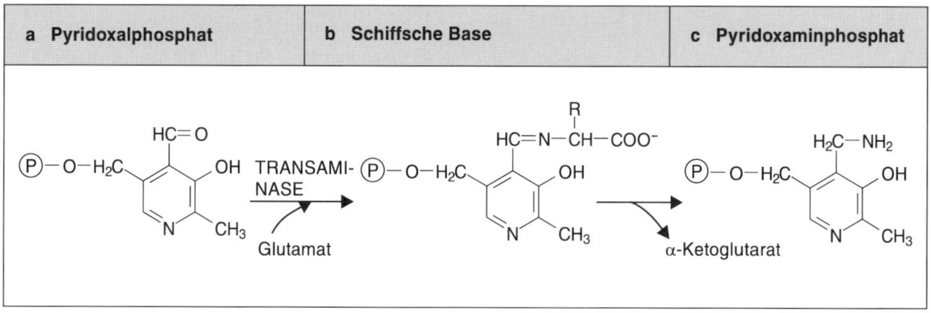

Abb. 3.31. Coenzyme der Transaminasen. Das Pyridoxalphosphat bildet zunächst mit der Glutaminsäure eine reaktionsfähige Zwischenverbindung aus, die sogenannte Schiffsche Base. Das Pyridoxaminphosphat überträgt dann die Stickstoffgruppe auf eine andere Ketosäure.

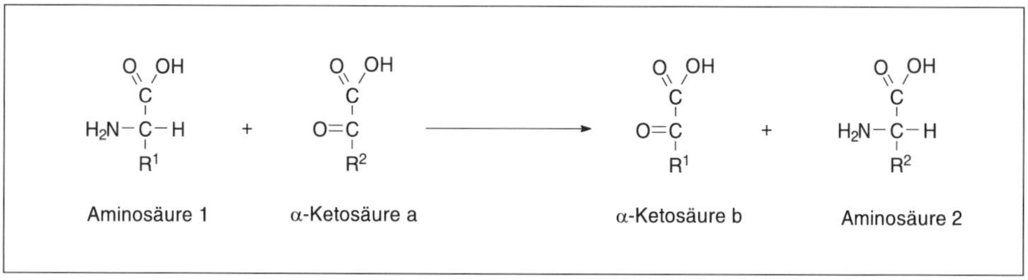

Abb. 3.32. Transaminasereaktion; die Aminogruppe wird von einer Aminosäure auf eine α-Ketosäure übertragen.

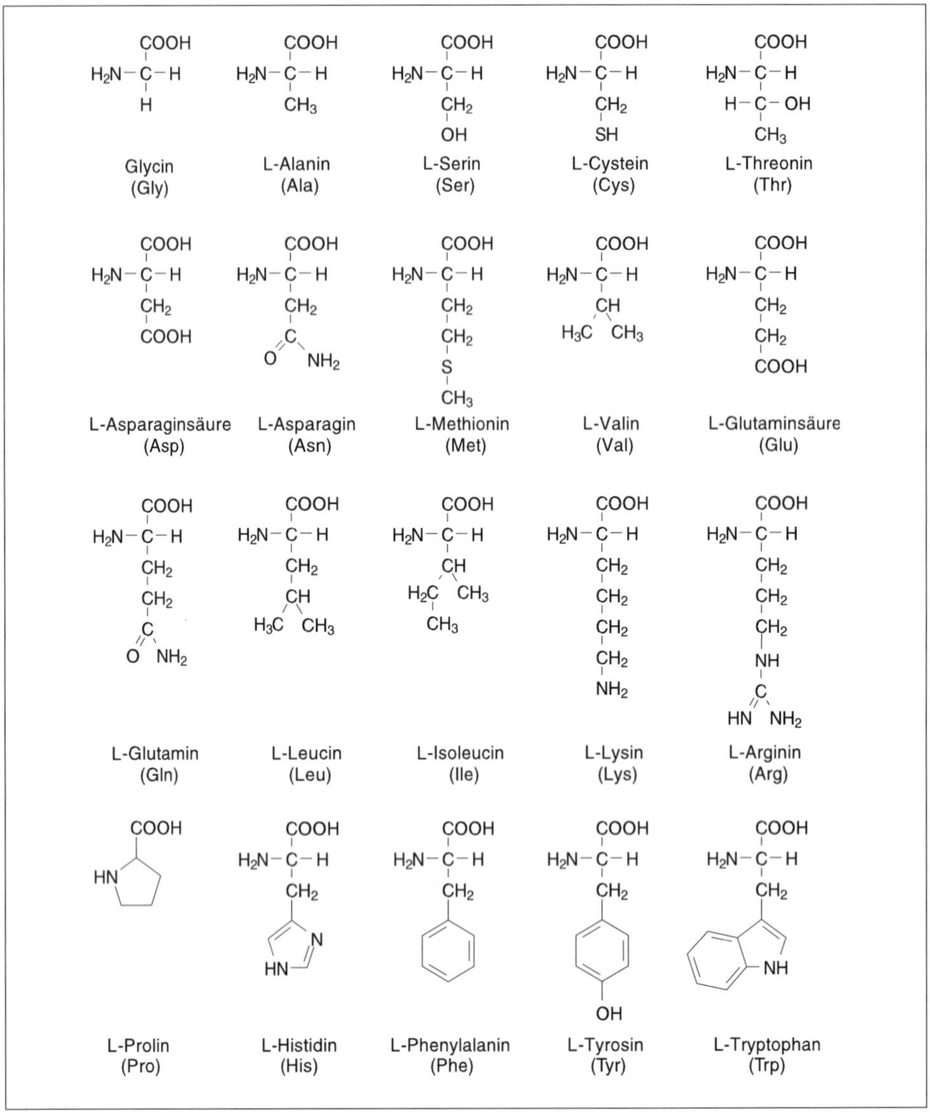

Abb. 3.33. Aminosäuren, die am Aufbau der Proteine beteiligt sind (proteinogene Aminosäuren). Die für den Menschen essentiellen Aminosäuren sind unterstrichen. In () die üblichen Abkürzungen.

delt sich um Makromoleküle, deren monomere Bausteine die Aminosäuren darstellen. Aminosäuren sind bifunktionelle Moleküle mit mindestens einer Aminogruppe und mindestens einer Säuregruppe. Am Aufbau der Proteine sind in der Regel zwanzig verschiedene Aminosäuren (**proteinogene Aminosäuren**) beteiligt (s. Abb. 3.33).

Die Aminogruppe steht stets in Nachbarstellung (α-Stellung) zur Carboxylgruppe. Mit Ausnahme des Glycins trägt das α-C-Atom vier verschiedene Substituenten und wird damit asymmetrisch.

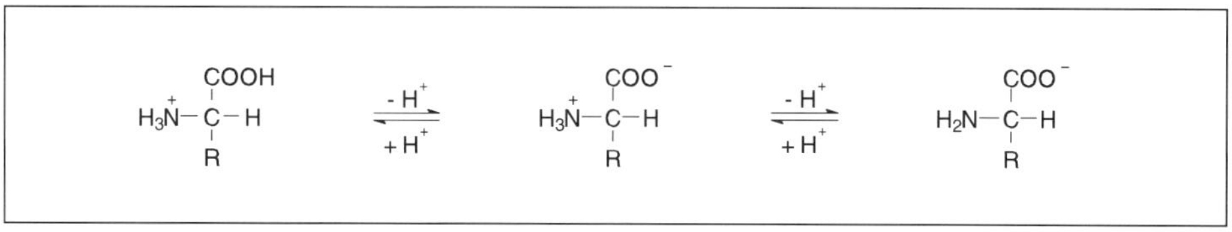

$$H_3\overset{+}{N}-\underset{R}{\underset{|}{C}}-H \;\; COOH \quad \underset{+H^+}{\overset{-H^+}{\rightleftharpoons}} \quad H_3\overset{+}{N}-\underset{R}{\underset{|}{C}}-H \;\; COO^- \quad \underset{+H^+}{\overset{-H^+}{\rightleftharpoons}} \quad H_2N-\underset{R}{\underset{|}{C}}-H \;\; COO^-$$

Abb. 3.34. Zustandsform der Aminosäuren in Abhängigkeit vom pH-Wert.

Die proteinogenen Aminosäuren tragen die Aminogruppe stets in L-Stellung. In der Projektionsformel wird diese Aminogruppe nach links geschrieben.

Die beiden funktionellen Gruppen der Aminosäuren liegen je nach dem pH-Wert in unterschiedlicher Form in wäßriger Lösung vor (s. Abb. 3.34). Sind beide funktionellen Gruppen dissoziert, dann liegt die **Zwitterionenform** vor. In stark alkalischem Milieu überwiegt die Form mit der dissoziierten Carboxylfunktion, in saurem Milieu liegt ein Ammoniumsalz vor.

Der pH-Wert, bei dem die zwitterionische Form überwiegt, wird als **isoelektrischer** Punkt bezeichnet.

Wegen der Bedeutung für die Struktur und Ampholytnatur der Proteine können die in Abb. 3.33 aufgeführten Aminosäuren nach ihrer Polarität und Acidität bzw. Basizität geordnet werden:
1. Aminosäuren mit hydrophoben Gruppen: Gly, Ala, Val, Leu, Ile, Pro, Phe
2. Aminosäuren mit polaren Gruppen: Tyr, Trp, Ser, Thr, Cys, Met
3. Aminosäuren mit einer zweiten Säurefunktion: Asp, Glu
4. Aminosäuren mit zusätzlichen basischen Gruppen: Arg, Lys, His

Aminosäuren, die der Mensch nicht selbst aufbauen kann und die deshalb mit der Nahrung zugeführt werden müssen, werden als **essentiell** bezeichnet. Abb. 3.33 gibt die Formeln der zwanzig proteinogenen Aminosäuren wieder, in Klammern sind die üblichen Kurzschreibweisen angegeben; für den Menschen essentielle Aminosäuren sind unterstrichen.

D-Aminosäuren sind am Aufbau der Bakterienzellwand (s. Kap. 1.3.1) beteiligt und kommen in einer Reihe von Naturstoffen vor (z. B. Actinomycin, Tyrocidin).

In den Proteinen sind die Aminosäuren durch **Peptidbindung** miteinander verknüpft. Diese entsteht, bei enzymatischer Katalyse, durch die Reaktion der Aminogruppe einer Aminosäure mit der Carboxylgruppe einer anderen Aminosäure unter Wasseraustritt (Abb. 3.35). Weitere Aminosäuren können sowohl über die freie Aminogruppe als auch über die freie Carboxylgruppe ankondensiert werden. Je nach der Anzahl

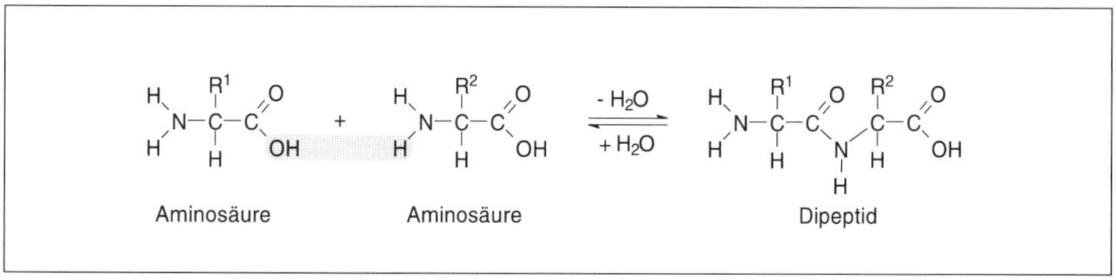

Abb. 3.35. Peptidbindung.

der beteiligten Aminosäuren spricht man von Dipeptiden, Tripeptiden, Oligopeptiden und Polypeptiden. Ab einem Molekulargewicht von etwa 10000 spricht man von **Proteinen.**

Die Reihenfolge **(Sequenz)** der Aminosäuren in den Proteinen wird als **Primärstruktur** bezeichnet. Unter Ausbildung von Wasserstoffbrückenbindungen zwischen CO- und NH-Gruppen und CO- und OH-Gruppen nehmen die Peptidketten die Form einer Schraube (α**-Helix)** oder eines **Faltblattes** an, was als **Sekundärstruktur** bezeichnet wird. Bei der Faltblattstruktur lagern sich zwei oder mehrere Proteinketten so zusammen, daß die > C = 0 und > NH-Gruppen zweier Ketten über Wasserstoffbrückenbindungen miteinander assoziiert sind (s. Abb. 3.36). Bei der α-Helix (Schraube) erfolgt eine Wasserstoffbrückenbindung dadurch, daß > C = 0-Gruppen der Peptidbindung mit > NH-Gruppen anderer Peptidbindung derselben Proteinkette Wasserstoffbrücken ausbilden. Das Rückgrat dieser Schraube bilden die repetitiven Sequenzen (s. Abb. 3.37) der Proteine, aus denen die Seitenketten der Aminosäuren herausragen. Lediglich die sekundäre Aminosäure Prolin läßt sich nicht in die α-Helix einordnen und führt zu Abweichungen.

Durch kovalente Bindungen (insbesondere Disulfidbrücken) sowie durch Ionenbindungen und Nebenvalenzen ergibt sich die räumliche Anordnung (die **Tertiärstruktur**) der Peptidkette im Proteinmolekül. Sind mehrere Peptidketten am Aufbau eines Proteins beteiligt, so ergibt deren gegenseitige Anordnung zu höheren Aggregaten die **Quartärstruktur.** Viele Proteine, die nach einer in vitro Reinigung eine andere räumliche Lage

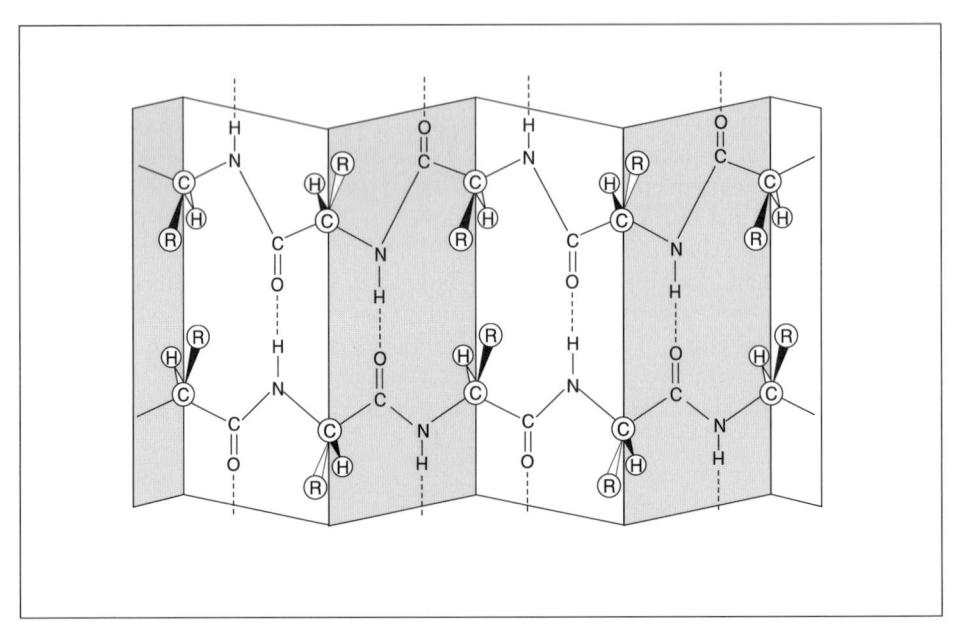

Abb. 3.36. Schematische Darstellung der β-Faltblattstruktur (nach E. Reinhard, Pharmazeutische Biologie I, Wissenschaftliche Verlagsgesellschaft mbH, Stuttgart 1995).

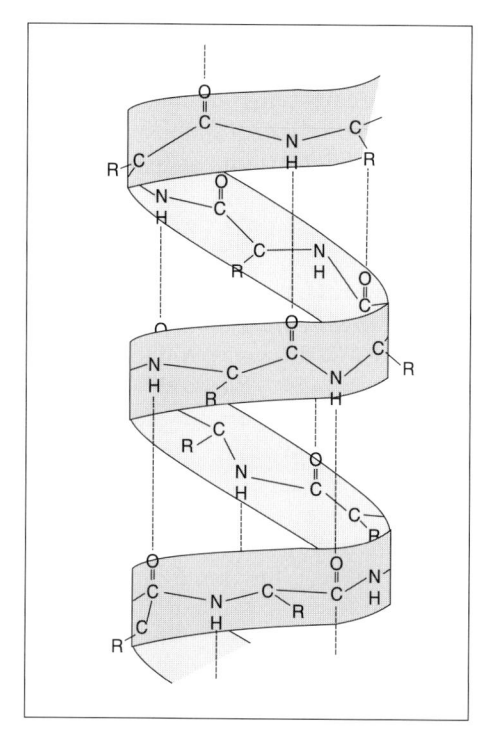

Abb. 3.37. Schematische Darstellung der α-Helix der Proteine; die jeweiligen Seitenketten (R) stehen nach außen.

doplasmatisches Reticulum, sind unterschiedlich.

Wegen der Vielzahl der Proteine, deren unterschiedlichen Molekulargewichte und nicht zuletzt wegen deren vielseitigen Funktionen ist es schwierig, eine Klassifizierung vorzunehmen. Man kann unterscheiden zwischen **Skleroproteinen** und **Sphäroproteinen**. Erstere sind unlöslich, besitzen Faserstruktur und dienen als Gerüst- und Stützsubstanzen. Letztere sind löslich in Wasser oder Salzlösungen und kugelig (sphärisch) gebaut. Die Sphäroproteine können weiter unterteilt werden in **Histone** (basische Proteine, die im Zellkern vorkommen), **Albumine** (in reinem Wasser lösliche Proteine), **Globuline** (löslich in verdünnter Neutralsalzlösung). Man kann die Proteine auch nach ihrem Vorkommen (z. B. Blutproteine) oder nach ihrer Funktion (z. B. Enzymproteine) unterteilen.

Die Proteinmoleküle unterliegen wie alle Zellsubstanzen einem ständigen Auf- und Abbau. Die Proteine werden durch **Proteasen** in kleinere Peptide und schließlich in Aminosäuren zerlegt. Die Proteasen gehören zu den C-N-Hydrolasen, da sie die Spaltung von Peptidbindungen katalysieren. Nach einer Empfehlung der Nomenklaturkommission bezeichnet man sie heute als **Peptidasen**. Peptidasen werden nach den reaktiven Gruppen des aktiven Zentrums in folgende Untergruppen eingeteilt:

1. Serin-Peptidasen, mit Serin und Histidin im aktiven Zentrum, z. B. Trypsin.
2. Cystein-Peptidasen, mit einem Cystein-Rest im aktiven Zentrum, z. B. Papain.
3. Aspartat-Peptidasen, bei denen die Carboxyl-Gruppe von Aspartat-Resten an der Umsetzung beteiligt sind, z. B. Pepsin.

einnehmen, falten sich spontan wieder zu ihrer nativen und damit biologisch aktiven Konformation. In der Zelle selbst sind eine Reihe von Hilfsproteinen **(Chaperons)** aktiv, die die richtige Faltung erleichtern und beschleunigen. Diese Chaperons gehören zur Familie der **Hitzeschockproteine**, deren Synthese wesentlich gesteigert wird, wenn die Zellen kurzzeitig erhöhten Temperaturen (etwa 42 °C) ausgesetzt werden. Die Chaperons werden aktiv, sobald die Proteine an den Ribosomen synthetisiert werden. Die Aktivität ist energieabhängig und erfolgt unter ATP-Hydrolyse. Die Chaperons verschiedener Zellorganellen, Cytosol, Mitochondrien und En-

4. Metall-Peptidasen, mit einem Metall-Ion (z. B. Zn^{2+}, Ca^{2+}, Mn^{2+}) im aktiven Zentrum.
5. Sonstige Peptidasen, bei denen der Reaktionsmechanismus weitgehend unbekannt ist.

Die Peptidasen teilt man nach ihrem Angriffspunkt an der Peptidkette in **Endopeptidasen** (diese greifen das Proteinmolekül in der Mitte an) und **Exopeptidasen** (diese bauen das Protein von den Enden her ab) ein.

Die Endopeptidasen spalten die Proteine an bestimmten Sequenzen im Molekül. Zu den Endopeptidasen gehören u. a. die Verdauungsenzyme Pepsin, Trypsin und Chymotrypsin, weitere Beispiele sind u. a. das Thrombin, das Labferment und das in Papaya-Früchten vorkommende Papain. Aus Schlachttieren gewonnene oder aus Pflanzen isolierte Peptidasen werden therapeutisch zur Enzymsubstitution verwendet. Bei den Exopeptidasen unterscheidet man **Carboxypeptidasen**, die die Proteine vom Carboxyende her abbauen, und **Aminopeptidasen**, die die Proteine vom Aminoende her abbauen.

Durch das Zusammenwirken verschiedener Peptidasen entstehen schließlich wieder Aminosäuren. Diese können unterschiedlich im Stoffwechsel weiter verwertet werden. Als Beispiele seien die Decarboxylierung sowie die oxidative und nicht oxidative Desaminierung angeführt. Außerdem wird auf die weitere Reaktion des Ammoniaks und des Kohlenstoffskeletts der Aminosäuren kurz eingegangen.

Decarboxylierung der Aminosäuren

Die Decarboxylierung der Aminosäuren wird von Aminosäure-Decarboxylasen katalysiert und führt zu den entsprechenden biogenen Aminen und CO_2.

Biogene Amine und deren Derivate sind pharmazeutisch in mehrfacher Hinsicht von Bedeutung:
1. Als Überträgersubstanzen im Körper. Beispiel: Adrenalin, Nor-Adrenalin, Dopamin.
2. Als Mediatorstoffe (Substanzen, die aus Zellen bzw. Zellverbänden freigesetzt werden und unmittelbar auf benachbarte Zellen einwirken): Histamin, 5-Hydroxytryptamin (= Serotonin).
3. Als Protoalkaloide mit starker physiologischer Wirkung. Beispiel: Ephedrin, Mescalin (s. Abb. 3.38).
4. Als biogenetische Zwischenstufe bei der Alkaloidbildung. Beispiel: Phenylethylamin bei den Opiumalkaloiden, Tryptamin bei den Mutterkornalkaloiden.

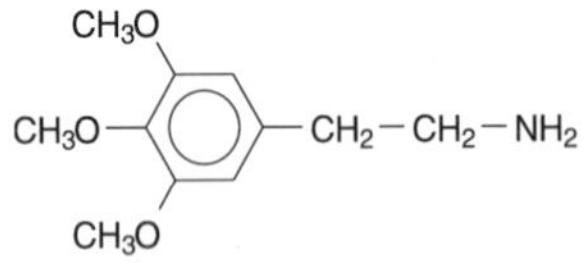

Abb. 3.38. Mescalin; substituiertes Phenylethylamin.

Oxidative Desaminierung

Hierbei entsteht aus der Aminosäure zunächst unter Dehydrierung eine Iminosäure, die zur α-Ketosäure und Ammoniak hydrolysiert wird (Abb. 3.39). NAD^+ bindet den freiwerdenden Wasserstoff. Die Reaktion wird durch Aminosäureoxidasen katalysiert.

Nichtoxidative Desaminierung

Aminosäure-Ammonium-Lyasen desaminieren die Aminosäuren unter Ausbildung einer Doppelbindung. Diese enzymatische Reaktion ist u. a. bei Pflan-

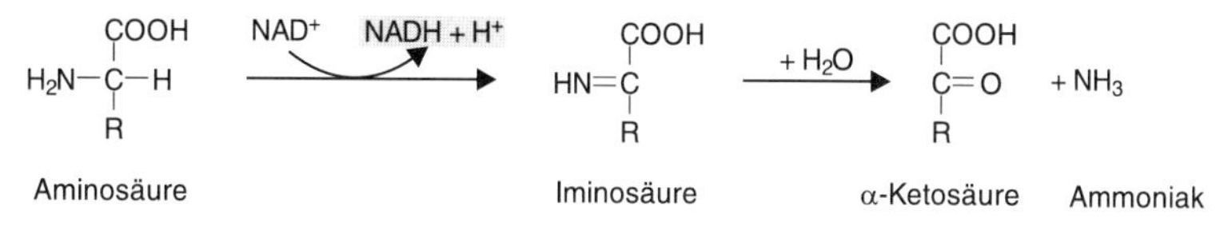

$$\underset{\text{Aminosäure}}{\text{H}_2\text{N}-\underset{\text{R}}{\overset{\text{COOH}}{\underset{|}{\overset{|}{\text{C}}}}}-\text{H}} \xrightarrow[\text{NADH + H}^+]{\text{NAD}^+} \underset{\text{Iminosäure}}{\text{HN}=\underset{\text{R}}{\overset{\text{COOH}}{\underset{|}{\text{C}}}}} \xrightarrow{+\text{H}_2\text{O}} \underset{\text{α-Ketosäure}}{\overset{\text{COOH}}{\underset{\text{R}}{\underset{|}{\text{C}=\text{O}}}}} + \underset{\text{Ammoniak}}{\text{NH}_3}$$

Abb. 3.39. Oxidative Desaminierung.

zen für die Bildung einer Reihe von Sekundärstoffen, den „Phenylpropanen", von entscheidender Bedeutung (Abb. 3.40). Die Aktivität und Synthese der **P**henylalanin-**A**mmonium-**L**yase **(PAL)** wird durch eine Vielzahl von Faktoren gesteuert. An Zellkulturen von Petersilie und anderen Versuchsobjekten konnte nachgewiesen werden, daß Licht die PAL-Synthese induziert.

3.5.2 Schwefel-Stoffwechsel

Wie bei Stickstoff können wir auch beim Schwefel von einem Kreislauf sprechen. Schwefel wird von Bakterien, Pilzen und Pflanzen fast ausschließlich als Sulfat aufgenommen.

Zur weiteren Reaktion wird zunächst „aktives Sulfat" gebildet, indem ein Phosphatrest von Adenosinmonophosphat über eine Anhydridbindung mit Sulfat verknüpft wird. Die Verbindung wird dann in 3' des Ribosylrestes phosphoryliert zu **P**hospho**a**denosin**p**hosphoryl**s**ulfat **(PAPS)** (s. Abb. 3.41). PAPS, das auch in Mikroorganismen und Tieren gebildet wird, kann den Sulfatrest auf andere Verbindungen übertragen. Auf diesem Wege werden u. a. die sulfathaltigen Polysaccharide der Algen (s. Kap. 9.2.2) gebildet. In tierischen und menschlichen Organismen ist die Bildung von Schwefelsäureestern in der Leber für die Ausscheidung von Phenolen und Steroiden von Bedeutung. Außerdem wird Sulfat für die Bildung der Glykosaminoglykane der extrazellulären Matrix gebraucht (z. B. Chrondoitinsulfat, Heparansulfat, Dermatansulfat).

Zur Reduktion des Schwefels sind nur Mikroorganismen und Pflanzen, jedoch keine Tiere befähigt. Sulfat wird dazu auf ein niedermolekulares Protein übertragen und schrittweise bis zur SH-Gruppe des Cysteins reduziert. Mit Hilfe von Cy-

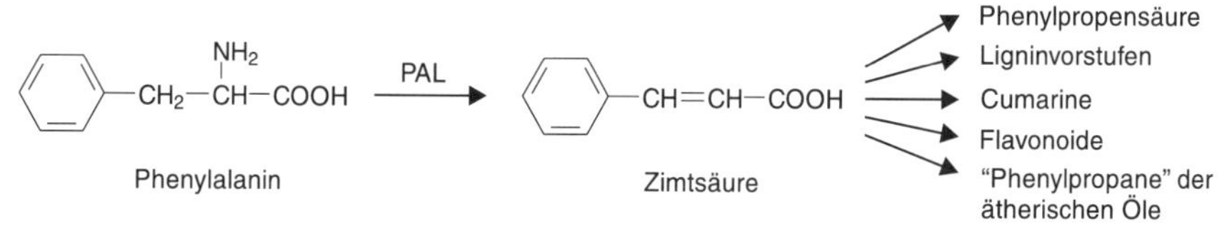

$$\underset{\text{Phenylalanin}}{\text{C}_6\text{H}_5-\text{CH}_2-\underset{\underset{\text{NH}_2}{|}}{\text{CH}}-\text{COOH}} \xrightarrow{\text{PAL}} \underset{\text{Zimtsäure}}{\text{C}_6\text{H}_5-\text{CH}=\text{CH}-\text{COOH}} \longrightarrow \begin{array}{l} \text{Phenylpropensäure} \\ \text{Ligninvorstufen} \\ \text{Cumarine} \\ \text{Flavonoide} \\ \text{"Phenylpropane" der} \\ \text{ätherischen Öle} \end{array}$$

Abb. 3.40. Phenylalanin-Ammonium-Lyase (PAL) als Schlüsselenzym für die Bildung einer Reihe von Sekundärstoffen.

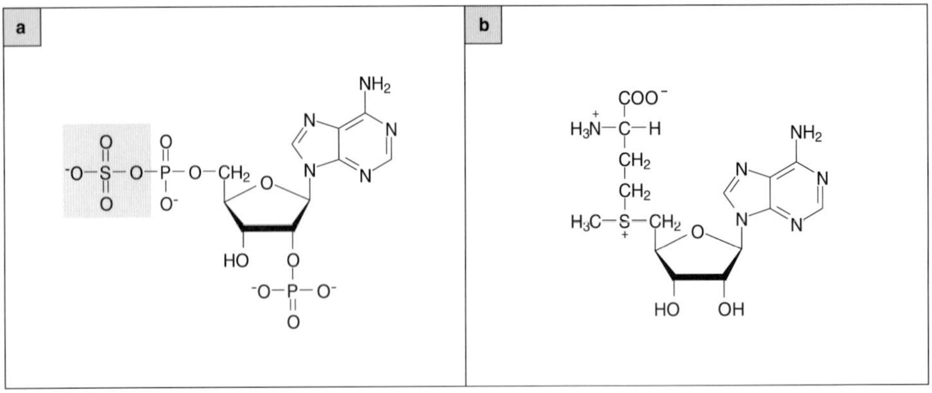

Abb. 3.41. a) Aktives Sulfat (Phosphoadenosinphosphorylsulfat – PAPS); b) S-Adenosylmethionin.

stein kann der reduzierte Schwefel in andere Verbindungen, wie z. B. Methionin, Thiaminpyrophosphat und Coenzym A, eingebaut werden.

Die schwefelhaltigen Aminosäuren Cystein und Methionin sind Bestandteile von Proteinen. Durch Dehydrierung bildet sich aus zwei Cystein-Resten das Disulfid Cystin. Mit dieser Reaktion können Polypeptide intra- und intermolekular zusätzliche Bindungen eingehen. So sind z. B. die beiden Polypeptidketten im Insulin über zwei Sulfidbrücken miteinander verknüpft; die leichtere Kette des Insulins hat außerdem eine intramolekulare Sulfidbrücke ausgebildet. Methionin kann in Form des **S-Adenosylmethionins** seine S-Methylgruppe auf andere Verbindungen übertragen (s. Abb. 3.41). Diese Reaktion hat nicht nur Bedeutung für den Primärstoffwechsel, sondern ist häufig auch an der Biogenese von Naturstoffen beteiligt.

Neben vielen Mikroorganismen, die in der Lage sind, Sulfat bis zur Stufe des Sulfids zu reduzieren, gibt es auch einige Bakterien, die Sulfid, Schwefel oder Sulfit zu Sulfat oxidieren können. Die dabei gewonnene Energie kann zur CO_2-Fixierung verwendet werden.

3.6 Endoxidation

3.6.1 Allgemeines

Man kann Oxidationsreaktionen als Entzug von Elektronen erklären, z. B.
$$Fe^{2+} - e \rightarrow Fe^{3+}$$
In der Biochemie spielt die Oxidation von Wasserstoff
$$(H_2 - 2e \rightarrow 2H^+)$$
eine große Rolle. Die entzogenen Elektronen müssen dabei auf ein geeignetes Oxidationsmittel übertragen werden. Die im Labor leicht durchzuführende Knallgasreaktion ließe sich im Sinne einer Elektronenübertragung wie folgt zerlegen:
$$2H_2 - 4e \rightarrow 4H^+$$
$$O_2 + 4e \rightarrow 2O^{2-}$$
$$\overline{2H_2 + O_2 \rightarrow 2H_2O}$$

Die Reaktion ist stark exergonisch und pro Mol H_2 werden 238 kJ frei. Bei der Übertragung der Elektronen auf andere Akzeptoren, z. B. organische Verbindungen, ist der Energiegewinn geringer. Ähnlich der Spannungsreihe in der anorganischen Chemie kann man organische Verbindungen (Coenzyme, Substrate) entsprechend ihren **Redoxpotentialen** in eine Reihe einordnen; die Potentialdifferenz ist dann der Energiedifferenz direkt proportional.

Exergonische Reaktionen laufen „bergab", sie bedürfen lediglich der Überwindung der Aktivierungsschwelle (s. Abb. 3.3), die durch die Enzymkatalyse herabgesetzt wird; endergonische Reaktionen werden stets mit exergonischen Reaktionen gekoppelt.

3.6.2 Atmungskette

Die bei den unterschiedlichen biochemischen Reaktionen (Glykolyse, oxidative Decarboxylierung, Citratzyklus) entstandenen Reduktionsäquivalente

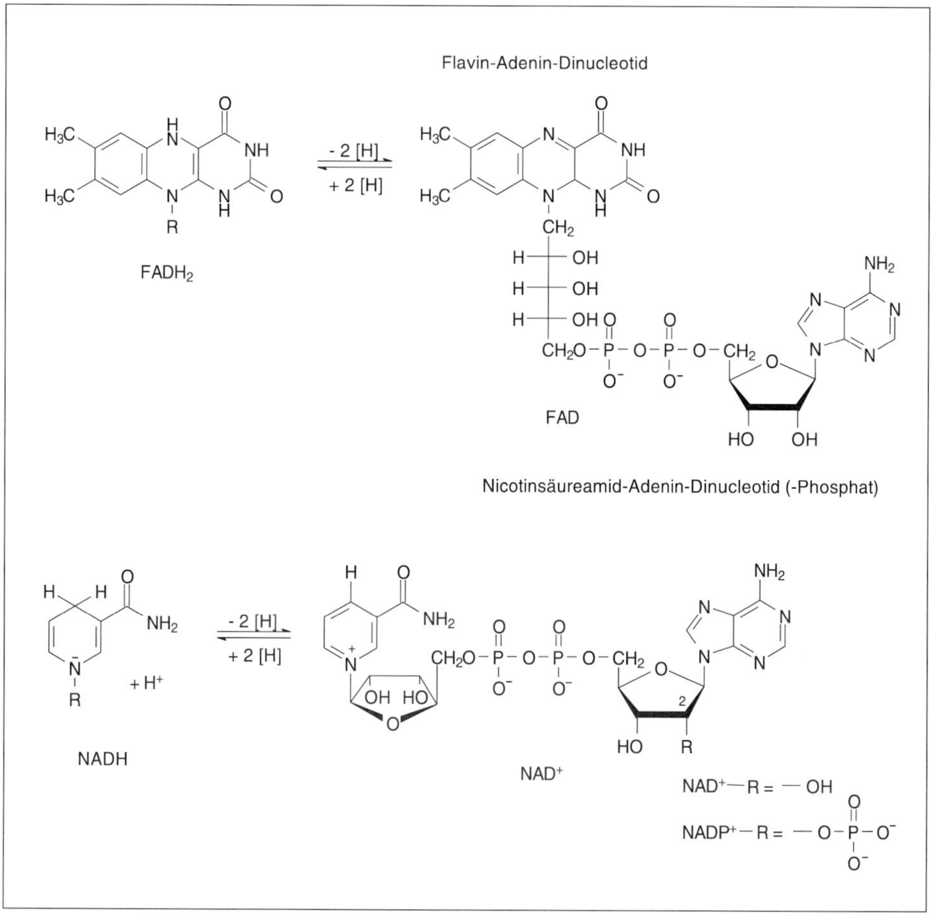

Abb. 3.42. Chemische Strukturen der Reduktionsäquivalente FAD/FADH$_2$ und NAD(P)$^+$/ NAD(P)H + H$^+$.

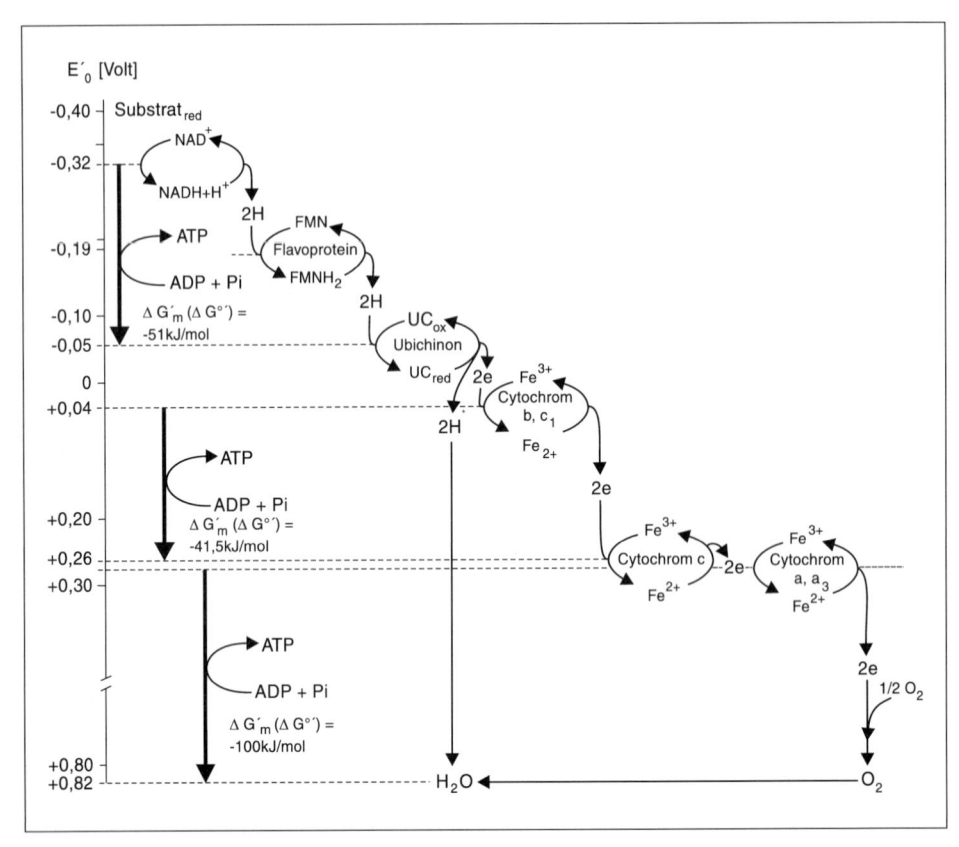

Abb. 3.43. Mögliche Aufeinanderfolge der Redoxsysteme in der Atmungskette. Beachte die ATP-Gewinnung beim Übergang der Elektronen von einem Redoxsystem zum anderen ($\Delta G^{\circ\prime}$ ist die Änderung der freien Enthalpie unter physiologischen Standardbedingungen bei pH 7; nach G. Richter, 1985).

$NADH + H^+$, $FADH_2$ (Abb. 3.42) übertragen ihren Wasserstoff in der Atmungskette auf Sauerstoff. Dieser, der Knallgasreaktion entsprechende Vorgang erfolgt schrittweise, vergleichbar einem Wasserfall, der in mehrere Stufen unterteilt ist. Für die gesamte Reaktion von $NADH + H^+$ zu H_2O ergibt sich unter physiologischen Bedingungen eine Potentialdifferenz von 1,135 Volt, was einer Abnahme der freien Enthalpie $\Delta G^{\circ\prime}$ von ca. –220 kJ/mol entspricht. Am stufenweisen Transport der Elektronen sind mehrere Redoxsysteme beteiligt, die in Abb. 3.43 eingezeichnet sind. Die mitochondriale Atmungskette besteht aus einer Reihe von Proteinkomplexen, die als Oxidoreduktasen wirken:

Komplex I: NADH-Dehydrogenase (NADH-Ubichinon-Oxidoreduktase);
Komplex II: Succinat-Dehydrogenase;
Komplex III: Cytochrom b,c1-Komplex (Ubichinon: Cytochrom c-Oxidoreduktase);
Komplex IV: Cytochrom-Oxidase (Cytochrom c: O_2-Oxidoreduktase)

Die Komplexe I, III und IV katalysieren einerseits den **Elektronentransport** zwischen den Redoxzentren innerhalb der Membran, andererseits den gerichteten **Transport** von **Protonen** durch die Membran, von der Matrixseite zum Intracristaeraum. Die Succinat-Dehydrogenase ist zwar auch in der Membran lokalisiert, wirkt aber nur als Dehydrogenase und nicht als Protonenpumpe. Dadurch, daß die Succinat-Dehydrogenase Bestandteil der inneren Mitochondrienmembran ist, kann der im Citratzyklus gebildete und an FAD gebundene Wasserstoff ($FADH_2$) direkt in die Atmungskette eingeschleust werden.

Die Atmungskette beginnt mit der enzymatischen Übertragung des Wasserstoffs von NADH + H^+ auf ein **Flavoprotein**, das als Coenzym FMN enthält (Abb. 3.43). Die Potentialdifferenz beträgt 0,32 Volt, was einer Änderung der freien Enthalpie $\Delta G^{o'}$ von –51 kJ/mol entspricht.

Ein Teil der freien Enthalpie wird in Form einer energiereichen Anhydridbindung (ADP + Pi → ATP) gespeichert **(1. ATP-Bildung)**. FAD kann, wie wir beim Citratzyklus gesehen haben, den Wasserstoff auch von anderen Reaktionen (z. B von der Reduktion von Succinat zu Fumarat) übernehmen. $FMNH_2$ bzw. $FADH_2$ übertragen den Wasserstoff auf **Ubichinon** (NADH-Dehydrogenase), wobei das Ubichinon in Ubihydrochinon übergeht (s. Abb. 3.44). Bis zum Ubichinon katalysieren die Redoxsysteme 2-Elektronenübergänge. Ab dem Ubichinon finden 1-Elektronenübergänge statt.

Durch die Ubichinon-Cytochrom c-Oxidoreduktase werden 2 Elektronen auf **Cytochrome** übertragen und zwei Protonen abgespalten. Das eigentliche Redox-System der Cytochrome ist ein $Fe^{2+} - e \rightarrow Fe^{3+}$-System (1-Elektronenübergang). Die Cytochrome selbst sind strukturell mit dem Häm und dem Chlorophyll nahe verwandt. Die Potentialdifferenz zwischen dem Cytochrom $b+c_1$ und dem Cytochrom c beträgt etwa 0,26 Volt, was einer Änderung der freien Enthalpie $\Delta G^{o'}$ von –41,5 kJ/mol entspricht. Ein Teil dieser Energie wird wieder zur ATP-Synthese (aus ADP) verwendet **(2. ATP-Bildung)**. Die Cytochromoxidase, auch als „Atmungsferment" bezeichnet, übernimmt die Elektronen vom Cytochrom c und überträgt sie über Cyt a und Cyt a_3 auf den elementaren Sauerstoff. Die Cytochromoxidase enthält neben Fe^{2+}/Fe^{3+} noch ein Cu (Cu^+/Cu^{2+}) je Porphyrin. Cytochrom a, a_3 sind die Redoxgruppen der Cytochromoxidase.

Die Sauerstoffanionen, die bei der

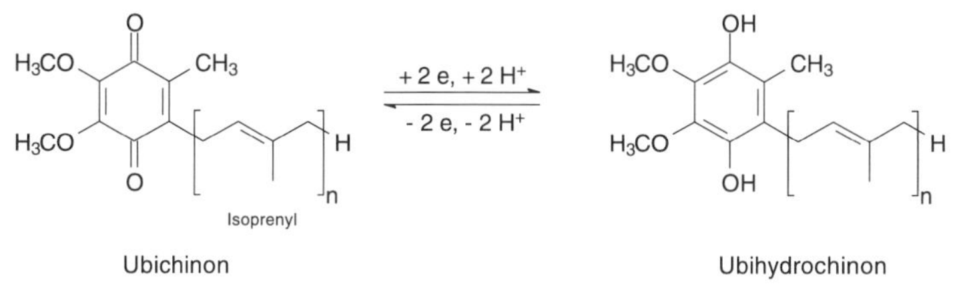

Abb. 3.44. Reduktion von Ubichinon zu Ubihydrochinon.

Aufnahme der Elektronen entstehen, reagieren mit den Protonen zu Wasser. Bei dem letzten Schritt der Atmungskette beträgt die Potentialdifferenz etwa 0,55 Volt, was einer Änderung der freien Enthalpie $\Delta G^{\circ\prime}$ von –100 kJ/mol entspricht. Ein Teil dieser Energie wird wiederum in einer Anhydridbindung des ATP (Abb. 3.45) gespeichert **(3. ATP-Bildung)**. Man bezeichnet die ATP-Bildung, die an die Vorgänge der Atmungskette gebunden ist, als oxidative Phosphorylierung oder **Atmungskettenphosphorylierung**. Pro NADH + H$^+$ werden dabei 3 ATP und pro FADH$_2$ 2 ATP gebildet. Bei der Atmungskettenphosphorylierung von NADH werden von der errechneten Energiedifferenz von 220 kJ/mol nur 105 kJ/mol in Form energiereicher Anhydridbindungen festgelegt. Dies entspricht einem Wirkungsgrad von 48 %.

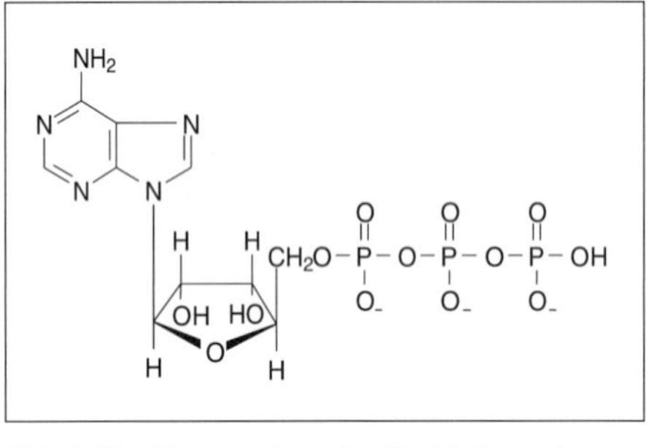

Abb. 3.45. Die energiereiche Verbindung Adenosintriphosphat (ATP).

Die Atmungskette stellt einen komplexen Reaktionsverlauf dar, an dem neben einer Reihe von Enzymen auch noch elektrochemische Gradienten eine Rolle spielen. Eine hohe Effektivität ist nur dadurch zu erreichen, daß die Enzyme räumlich beisammen liegen, elektrochemische Gradienten werden durch Membranen aufrechterhalten. Die Vorgänge der Atmungskettenphosphorylierung laufen in den Mitochondrien ab. Die Enzyme sind in die innere Membran der Mitochondrien (Kap. 1.6.5) integriert. Der ATP-Synthase-Komplex ragt von der inneren Mitochondrienmembran in die Mitochondrienmatrix hinein. Der Komplex besteht aus einem katalytisch wirksamen F_1-Teil und einer integralen Membrankomponenten, dem F_0-Teil. Der F_1-Teil besteht aus 5 unterschiedlichen Polypeptiden. Der F_0-Teil setzt sich aus 3 Polypeptiden zusammen. Seine Funktion besteht darin, die Protonen vom Intracristaeraum zum F_1-Teil der ATP-Synthase im Matrixraum zu leiten. An diesen H$^+$-Ionenstrom ist die ATP-Synthese gekoppelt.

3.7 Photosynthese bei Höheren Pflanzen

Vor der Bearbeitung dieses Abschnitts empfiehlt es sich, den Aufbau des Chloroplasten anzuschauen (Kap. 1.6.4).

Autotrophe Pflanzen können mit Hilfe der Photosynthese die Energie des auf die Erdoberfläche fallenden Sonnenlichts in chemische Energie umwandeln. Summarisch ist dieser Weg sowohl energetisch als auch chemisch mit folgender Summengleichung zu beschreiben:

$$6\,CO_2 + 12\,H_2O \xrightarrow{\text{Licht}\,(h\cdot\nu)}_{\text{Chlorophyll}}$$
$$C_6H_{12}O_6 + 6\,H_2O + 6\,O_2$$

$$\Delta G^{\circ\prime} = +2\,872\ \text{kJ/mol Hexose}$$

Die Reaktionsfolge ist jedoch bis heute noch nicht in allen Einzelheiten geklärt. Um das Verständnis zu erleichtern, wollen wir im folgenden einige Experimente beschreiben, die grundlegend für die Erforschung der Photosynthese waren.

1. Experiment: Engelmannscher Bakterienversuch (s. Abb. 3.46)
Auf einen Algenfaden mit bandförmigen Chloroplasten wird ein Lichtspektrum quantengleichen Lichts projiziert. Im Licht läuft die Photosynthese ab, wobei Sauerstoff entwickelt wird. Befindet sich der Algenfaden in einer Suspension von solchen Bakterien, die die höchsten Sauerstoffkonzentrationen aufsuchen, so ist die Verteilung der Bakterien gleichzeitig ein Maß für die Sauerstoffkonzentration und damit für die Intensität der Photosynthese in Abhängigkeit von der Wellenlänge des Lichts. Das Ergebnis des Versuchs zeigt, daß die Photosynthese am stärksten im Absorptionsbereich des Chlorophylls abläuft.

2. Experiment: Hill-Reaktion
Bestrahlt man isolierte Chloroplasten in Gegenwart einer Substanz, die Elektronen aufnehmen kann (z. B. Eisen-III-Salze), so wird diese Substanz reduziert. Gleichzeitig entsteht bei der Reaktion Sauerstoff. Dieser Sauerstoff stammt, wie durch Markierungsexperimente mit dem Sauerstoffisotop ^{18}O gezeigt werden kann, aus dem Wasser.

Die Reaktionsgleichung lautet:

$$H_2O + 2\,Fe^{3+} \xrightarrow[\text{Chloroplasten}]{h \cdot \nu} 2\,Fe^{2+} + 2H^+ + {}^1\!/_2\,O_2$$

Bei der Photosynthese wird Wasser gespalten. Es entstehen Elektronen, die in der Lage sind, energieverbrauchende Reduktionsreaktionen durchzuführen.

3. Experiment: Kopplung von Licht- und Dunkelreaktionen
Durch entsprechende Präparation und Isolierung gelingt es, aus den Chloroplasten eine Stroma- und eine Thylakoidfraktion zu gewinnen. Belichtet man eine im Wasser suspendierte Thylakoidfraktion in Gegenwart von $NADP^+$, ADP und Phosphat, so wird zwar Sauerstoff gebildet, es werden aber keine Kohlenhydrate synthetisiert. Gibt man zu den zuvor belichteten Thylakoiden im Dunkeln (!) eine Stromafraktion, so wird eine kleine Menge Kohlenhydrate synthetisiert.

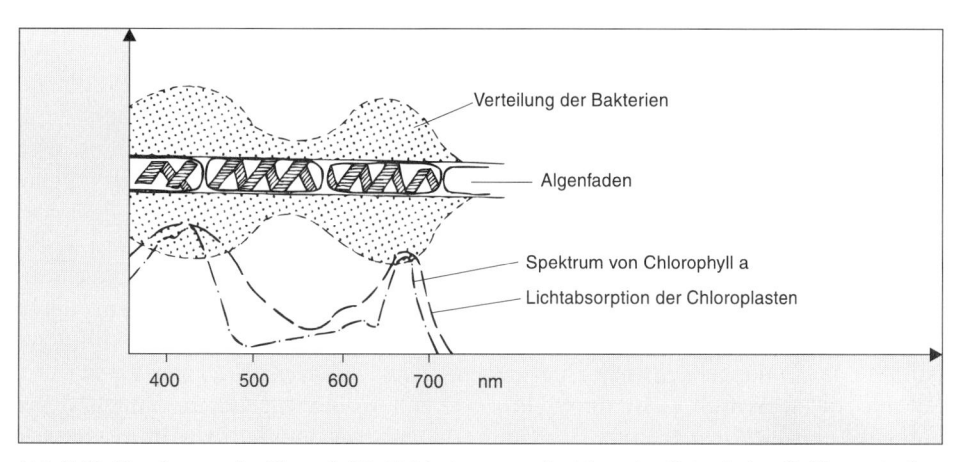

Abb. 3.46. Engelmannscher Versuch. Die Bakterien sammeln sich an den Orten hoher O_2-Konzentration.

4. Experiment: Radioaktive Markierung der Primärprodukte (nach Calvin):
Läßt man die Photosynthese bei Algen in Gegenwart von CO_2 ablaufen, bei dem der Kohlenstoff radioaktiv markiert ist (^{14}C), so geben sich alle Verbindungen, in denen dieses $^{14}CO_2$ eingebaut wird, durch ihre – schon in geringsten Mengen nachweisbare – Radioaktivität zu erkennen. Stoppt man die Photosynthese nach unterschiedlichen Zeiten ab und trennt die Verbindungen mit Hilfe zweidimensionaler Papierchromatographie auf, erkennt man die Reihenfolge, in der die Reaktionen ablaufen. So konnte man feststellen, daß 3-Phosphoglycerinsäure schon nach 5 Sekunden markiert war; es folgten die beiden Triosen 3-Phosphoglycerinaldehyd und Dihydroxyacetonphosphat (s. auch Glykolyse) und schließlich Hexose 1-phosphat.

Bei der Beschreibung der Photosynthese unterteilt man zweckmäßig in Lichtreaktionen und in Dunkelreaktionen (s. Experiment 3). Während die Lichtreaktion nur im Licht abläuft, findet die Dunkelreaktion sowohl im Licht als auch im Dunkeln statt.

3.7.1 Physikochemische Grundlagen der Photosynthese

Licht ist elektromagnetische Strahlung, die aus diskontinuierlichen Energiepaketen, Quanten oder Photonen besteht. Lichtquanten sind durch ihre Frequenz (ν), ihre Wellenlänge (λ), ihre Energie (E) und, im sichtbaren Licht, durch ihre Farbe gekennzeichnet (vgl. Tab. 3.2). Der Energiegehalt eines Lichtquants ist das Produkt aus dem Planck'schen Wirkungsquantum h ($6{,}626 \times 10^{34}$ J $\times$ s) und der Wellenfrequenz

$$E = h\nu$$

Der Zusammenhang zwischen der Wellenlänge und Energie von Lichtquanten kann durch folgende Gleichung beschrieben werden (vgl. Tab. 3.2):

$$E = \frac{c}{\lambda}$$

c = Lichtgeschwindigkeit ($2{,}998 \times 10^8$ m $\times$ s^{-1}); λ = Wellenlänge

Bei der Photosynthese werden Lichtquanten durch **akzessorische Pigmentmoleküle** („Antennenpigmente") absorbiert und ihre Energie zu einem photochemischen Reaktionszentrum (P-680 bzw. P-700) weitergeleitet. Bei den Höheren Pflanzen zählen zu den akzessorischen Pigmenten das Chlorophyll b und die Carotinoide. Akzessorische Pigmente gehören aber nicht zur photochemischen Reaktionskette. Sie erhöhen jedoch den Wirkungsgrad bei der Energieübertragung von Lichtquanten. Die einzelnen Antennenpigmente haben unterschiedliche, für sie charakteristische Absorptionsspektren. **Carotinoide** sind in der Regel gelb bis orangerot gefärbte C_{40}-Tetraterpene mit konjugierten Doppelbindungen. Das Chlorophyll a weist zwei Absorptionsmaxima auf, eines bei ca. 450 nm (blaues Licht) und das andere bei ca. 650 nm (rotes Licht). Im dazwischenliegenden Spektralbereich des Lichtes wird vom Chlorophyll a kaum elektromagnetische Strahlung absorbiert. In dem vom Chlorophyll a nicht abgedeckten Spektralbereich absorbieren die akzessorischen Pigmente Lichtquanten, deren Energie innerhalb der Pigmentkollektive auf das Chlorophyll a übertragen wird. Damit ist die eigentliche Aufgabe der Antennenpigmente klar umrissen: Sie füllen die Absorptionslücke des Chlorophyll a aus und machen so nahezu das ganze Spektrum des sichtbaren Lichtes für die Photosynthese nutzbar.

Tab. 3.2. Zusammenhang zwischen Wellenlänge, Lichtfarbe und Energiegehalt von elektromagnetischer Strahlung (nach Lüttge, Kluge, Bauer, Botanik, Verlag Chemie Weinheim, 1988).

Wellenlänge [nm]	Lichtfarbe	Energiegehalt [kJ × mol^{-1}]
700	rot	171
650	hellrot	184
600	gelb	199
500	blaugrün	239
438	blau	272
400	violett	298

Die Absorption von Lichtquanten in einem Molekül, die zu Anregungen führt, ist selektiv. Das bedeutet, daß nur solche Lichtquanten absorbiert werden, deren Energiegehalt der Energiedifferenz zwischen zwei Quantenzuständen des Moleküls entspricht. Dabei wird der Energiegehalt des Moleküls um den Energiebetrag erhöht, der dem Lichtquant innewohnt. Bildlich gesprochen bedeutet dies, daß durch Energiezufuhr das Molekül von einem energieärmeren Grundzustand in einen energiereicheren angeregten Zustand überführt wird, d.h. mit Hilfe der absorbierten Lichtquanten wird ein π-Elektron auf ein energiereicheres Orbital (Singulettzustand) gehoben und damit in einen energiereichen und arbeitsfähigen Zustand versetzt. Durch die diskrete Absorption von Lichtquanten verbleiben die Elektronen auch im angeregten Zustand des Moleküls im Molekülverband. Aus dem angeregten Zustand, der instabil ist, kehrt das Molekül in den stabilen, energieärmsten Zustand (Grundzustand) zurück.

Da das Chlorophyll a sowohl blaues als auch rotes Licht absorbiert, kann man zwei Anregungszustände beobachten, die in ihrem Energiegehalt den blauen bzw. roten Lichtquanten entsprechen. Der energiereichere Anregungszustand, der durch Absorption der blauen Lichtquanten (Energiedifferenz zum Grundzustand 272 kJ/mol) erreicht wird, wird als 2. Singulettzustand bezeichnet. Der energieärmere Anregungszustand, den man als 1. Singulettzustand bezeichnet, wird durch die Absorption von roten Lichtquanten angeregt (Energiedifferenz zum Grundzustand 171 kJ/mol). Seine Lebensdauer ist mit 10^{-8} s hinreichend lang, um die in ihm enthaltene Energie für photochemische Arbeit zu nutzen. Der 2. Singulettzustand ist zu instabil, um seine Energie in photochemische Arbeit umzusetzen. Er fällt unter Abgabe von Wärme in den energieärmeren 1. Singulettzustand zurück. Somit ist für die Photosynthese vor allem der 1. Singulettzustand wichtig, da nur von diesem aus photochemische Arbeit, wie z.B. Emission eines energiereichen Elektrons (= photochemische Redoxreaktion) oder strahlungsloser Energietransfer zu Nachbarmolekülen, geleistet werden kann.

Die obigen Überlegungen gelten auch für die Antennenpigmente Chlorophyll b und Carotinoide. Da beim Energietransfer von den Antennenpigmenten zum photochemisch aktiven Reaktionszentrum (P-680 bzw. P-700) innerhalb des Pigmentkollektivs ein kleiner Energiebetrag als Wärme verloren geht, erfolgt die Energieübertragung bevorzugt auf Pigmente mit etwas geringerer Anregungsenergie, d.h. mit langwelligeren Absorptionsbanden. Die Wanderung der Anregungsenergie **(Excitonentransfer)** ist daher zwangsläufig gerichtet, und zwar von den Antennenpigmenten zu demjenigen Chlorophyll a mit der langwelligsten Absorptionsbande im Molekülkollektiv (P-680 bzw. P-700), dem dadurch die Rolle einer Energiefalle **(trapping centre)** zugewiesen wird.

3.7.2 Lichtreaktion

Bei der Lichtreaktion wird Wasser gespalten **(Photolyse)** und sowohl Reduktionsäquivalente (NADPH + H^+) als auch ATP gewonnen. Die Absorption der Lichtquanten erfolgt an zwei nahe verwandten Pigmentsystemen (I, II), die sich durch ein unterschiedliches Redoxpotential unterscheiden (Abb. 3.47).

Durch physikalische Methoden (Detergentien, Ultraschall) gelingt eine schonende Auflösung der Thylakoidmembranen. Daraus lassen sich zwei Fraktionen gewinnen, die in ihren Eigenschaften weitgehend den beiden Systemen entsprechen.

3.7.2.1 Photosystem I

Photosystem I besteht überwiegend aus Chlorophyll a, das proteingebunden ist, sowie Chlorophyll b und Carotinoiden. Auf etwa vierhundert Chlorophyll a-Moleküle kommt ein chemisch modifiziertes Chlorophyll a, das eine zusätzliche Hydroxyl- und Chlorgruppe aufweist. Dieses modifizierte Chlorophyll a mit einem Absorptionsmaximum von 700 nm (P-700) stellt das eigentliche **Reaktionszentrum** (RCI) des Photosystems I dar. Diese absorbierte Energie wird dazu verwandt, um ein Elektron von einem Energieniveau von etwa + 0,46 Volt auf ein um etwa 1 Volt höheres Energieniveau (etwa –0,6 Volt) an einen Akzeptor Z, ein Eisen-Schwefel-Protein, zu heben.

Von dort wird das Elektron auf Ferredoxin übertragen, das seinerseits wieder $NADP^+$ zu NADPH + H^+ zu reduzieren vermag (Ferredoxin-$NADP^+$-Reduktase). Das im Photosystem I nach Abspaltung des Elektrons entstandene Radikalkation Chl^+ (P-700^+) wird durch Plastocyanin reduziert. Mit NADPH + H^+ ist ein „Reduktionsäquivalent" gewonnen, das die Reduktion von Phosphoglycerinsäure zu Triose (s. Dunkelreaktion) durchführen kann.

Das durch die Lichtenergie auf ein höheres Potential gehobene Elektron kann auch wieder zum P-700 zurückgeführt werden. Dieser Rücktransport erfolgt stufenweise über mehrere Redoxsysteme. Die dabei freiwerdende Energie reicht aus, um ADP in ATP überzuführen. Da das Elektron in einem Kreisprozeß zu seinem Ursprungsort zurückfließt, bezeichnet man die Reaktion als **cyclische Phosphorylierung**.

3.7.2.2 Photosystem II

Photosystem II besteht ebenfalls aus verschiedenen Antennenpigmenten, die bei Höheren Pflanzen vorwiegend aus Chlorophyll b und Carotinoiden bestehen. Das Reaktionszentrum (RCII), zu dem auch hier die Lichtquanten geleitet werden, hat ein Absorptionsmaximum von 680 nm (P-680). Das Photosystem II hat ein Redoxpotential von über + 0,8 Volt, das im angeregten Zustand bei ca. 0,0 Volt liegt; im angeregten Zustand überträgt P-680 das photochemisch aktivierte Elektron auf einen Plastochinon-Eisen-Proteinkomplex, der als Q_A bezeichnet wird. Der Primärprozeß erzeugt im Reaktionszentrum von Photosystem II durch Photooxidation von P-680 ein Radikal-Kation Chl^+ (P-680^+). Als besonders starkes Oxidationsmittel ent-

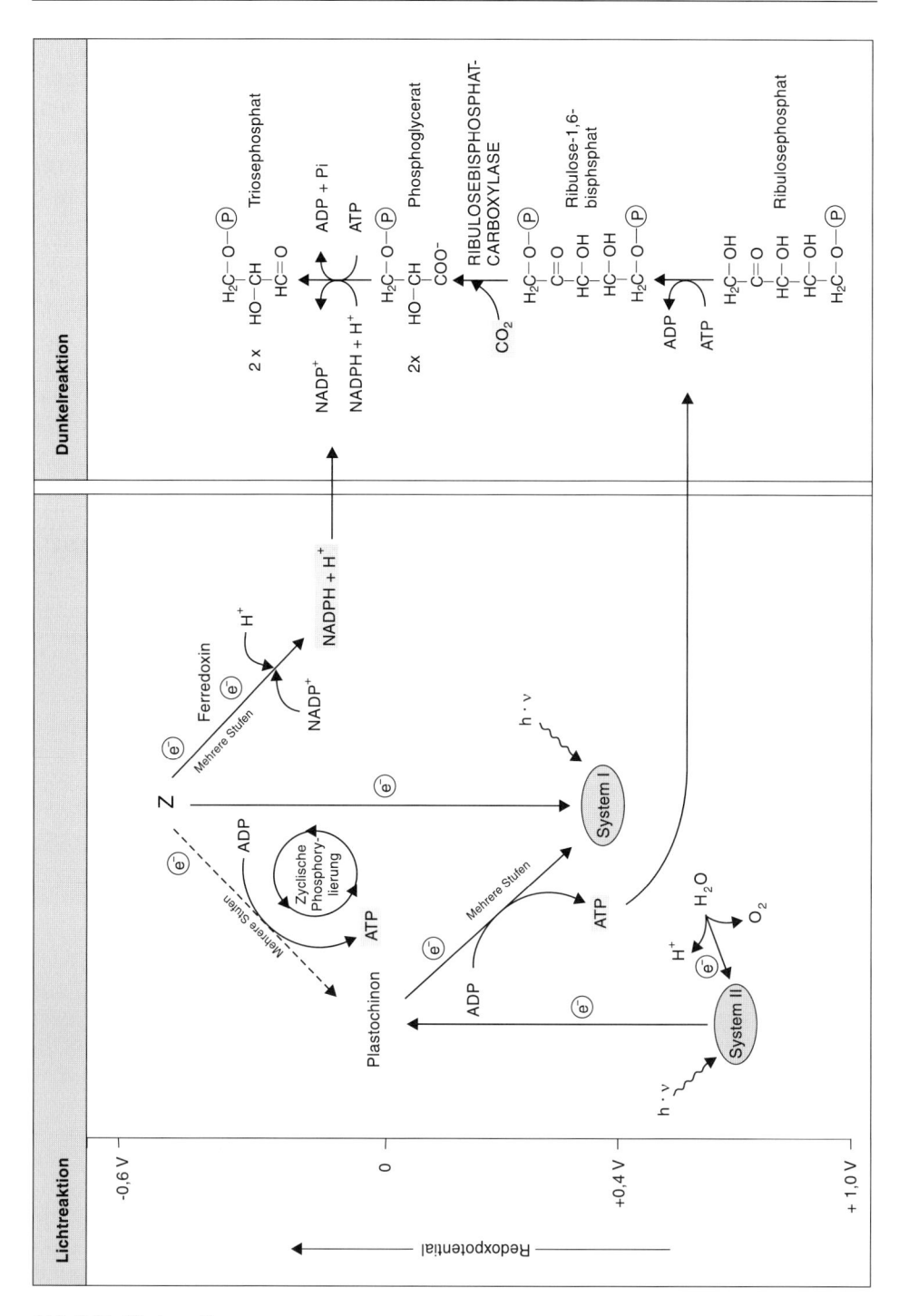

Abb. 3.47. Photosynthese.

zieht es dem Wasser Elektronen (**Photolyse des Wassers**). Ein Mn-haltiges Wasser-spaltendes Enzym entzieht den Hydroxid-Ionen des Wassers die Elektronen. Das Reaktionszentrum des Enzyms weist 4 Mn-Ionen auf, die vermutlich einen Übergang von Mn^{3+} und Mn^{4+} durchmachen. Da die Photolyse des Wassers molekularen Sauerstoff liefert, muß die Gesamtreaktion als ein 4-Elektronenübergang formuliert werden.

$$2H_2O \rightarrow O_2 + 4H^+ + 4e$$

Die Elektronen werden über eine Elektronentransportkette auf P-700 des Photosystems I übertragen. Beim **„Bergab"-Transport** der Elektronen wird chemische Energie in Form von ATP aus ADP gewonnen. Da die Elektronen nicht zum P-680 zurücktransportiert werden, sondern zur Auffüllung der Elektronenlücke beim P-700 verbleiben, spricht man von einer **nichtzyklischen Phosphorylierung**.

Die **chemiosmotische Theorie**, die von Mitchell zunächst für die Atmungskette formuliert und später auf die Photosynthese ausgedehnt wurde, versucht, biochemische Daten und strukturelle Gegebenheiten in Einklang zu bringen. Danach wird angenommen, daß Elektronendonatoren der beiden Photosysteme auf der Innenseite, die Elektronenakzeptoren auf der Außenseite der Thylakoidmembran liegen. Durch die Wasser-

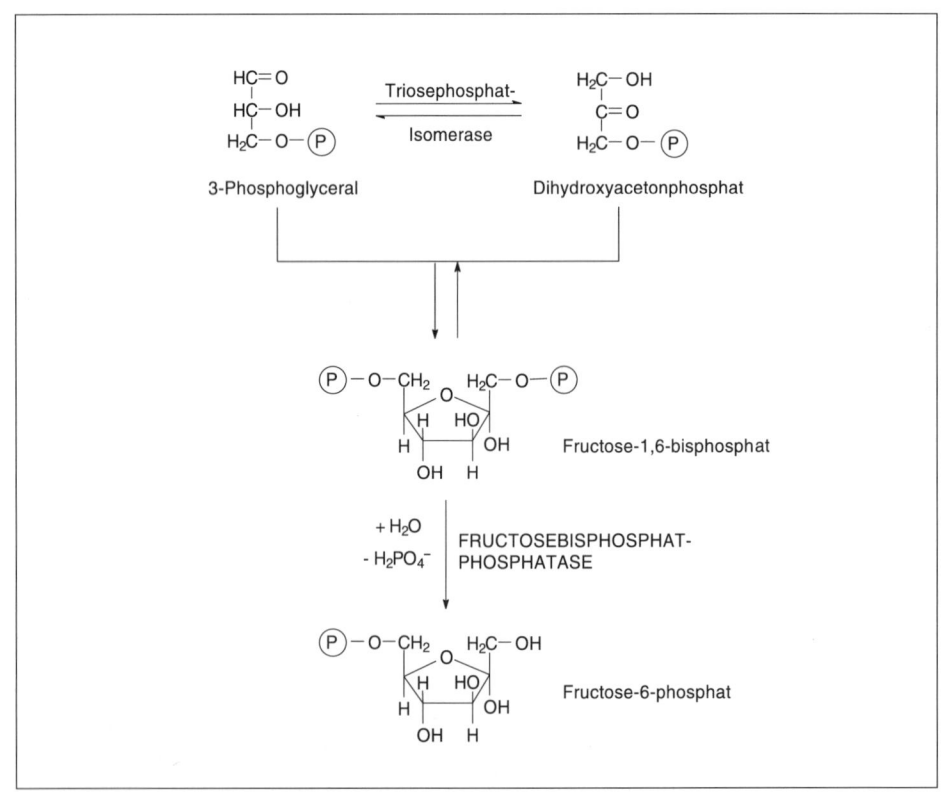

Abb. 3.48. Dunkelreaktion der Photosynthese.

spaltung werden an der Innenseite pro $^{1}/_{2}$ O_2 zwei Protonen freigesetzt, an der Außenseite werden zwei Protonen in Form von NADPH + H$^+$ gebunden. Durch Plastochinon sollten zwei Protonen von außen nach innen transportiert werden. Damit entstünde ein Überschuß von vier Protonen an der Innenseite und ein Mangel von vier Protonen an der Außenseite der Thylakoidmembran. Beim Abbau dieses Protonengradienten könnte Energie in Form von ATP aus ADP und P_i gewonnen werden.

3.7.3 Dunkelreaktion

Bei der Dunkelreaktion (Photoassimilierung von CO_2) dient Ribulose-1,5-bisphosphat als Akzeptor für die CO_2-Fixierung. Zuvor wird aus Ribulose-5-phosphat und ATP durch eine Kinase-Reaktion das Akzeptor-Molekül gebildet (Abb. 3.47). Die Anlagerung von CO_2 an Ribulose-1,5-bisphosphat wird von der **Ribulose-1,5-bisphosphat-Carboxylase (Rubisco)**, dem dominierenden Protein der Chloroplasten, katalysiert. **Rubisco** fungiert nicht nur als Carboxylase, sondern, bei ausreichendem Angebot an O_2, auch als Oxygenase. Je nach Partialdruck beider Gase überwiegt die Carboxylase- oder Oxygenase-Reaktion.

Als Folge der Carboxylase-Reaktion entsteht als labiles Zwischenprodukt eine hypothetische 3-Oxosäure, die unter Aufnahme von Wasser in zwei Moleküle 3-Phosphoglycerat zerfällt. Das 3-Phosphoglycerat wird anschließend zum 3-Phosphoglyceral (Triosephosphat) durch NADPH + H$^+$ unter Energieverbrauch reduziert. An der Reduktion, die in zwei Schritten erfolgt, sind die Phosphoglycerat-Kinase und die Glycerinaldehydphosphat-Dehydrogenase beteiligt.

Zunächst überträgt die Phosphoglycerat-Kinase einen Phosphorsäurerest vom ATP auf die Carboxy-Gruppe des 3-Phosphoglycerat. Das entstandene 3-Phosphoglyceroyl-1-phosphat ist energiereich und kann nun mit Hilfe der **Glycerinaldehydphosphat-Dehydrogenase** und NADPH + H$^+$, unter Freisetzung der Phosphatgruppe, zu 3-Phosphoglyceral umgewandelt werden. Mit der Bildung des Triosephosphats ist die Fixierung des CO_2 auf der Stufe der Zucker zunächst beendet. Aus dem Triosephosphat-Pool können jederzeit Hexose-Zucker hergestellt werden. Dabei unterliegt 3-Phosphoglyceral einer Enolisierung zur entsprechenden Ketose, dem Dihydroxyacetonphosphat (Abb. 3.48). Die Gleichgewichtseinstellung wird von der **Triosephosphat-Isomerase** katalysiert. Unter Beteiligung der **Fructosebisphosphat-Aldolase** reagieren je ein Molekül 3-Phosphoglyceral und Dihydroxyacetonphosphat in einer Aldolkondensation zu Fructose-1,6-bisphosphat. Fructose-1,6-bisphosphat kann anschließend durch die **Fructosebisphosphat-Phosphatase** unter Abspaltung von anorganischem Phosphat in Fructose-6-phosphat umgewandelt werden. Aus einem Teil des Fructose-6-phosphats kann im Chloroplasten über Glucose-6-phosphat und ADP-Glucose vorübergehend Assimilationsstärke gebildet werden. Diese wird später durch phosphorolytische Spaltung zu Glucose-1-phosphat wieder in den Stoffwechsel eingeschleust.

Andererseits dient Fructose-6-phosphat zusammen mit 3-Phosphoglyceral als Startverbindung für die Regeneration des spezifischen CO_2-Akzeptors Ribulose-1,5-bisphosphat.

```
                    6 C₁  Kohlendioxid

   Ribulosebisphosphat              3-Posphoglycerat
         6 C₅                            12 C₃
                                                  12 NADPH + 12 H⁺ + 12 ATP
 6 ADP + 6 Ⓟ
                                                  12 NADP⁺ + 12 ADP + 12 Ⓟ
    6 ATP
          10 C₃                          12 C₃
                                      Triose (Glycerin-
                                      aldehydphosphat)

                       1 C₆
                      Hexose

                   Polysaccharid
```

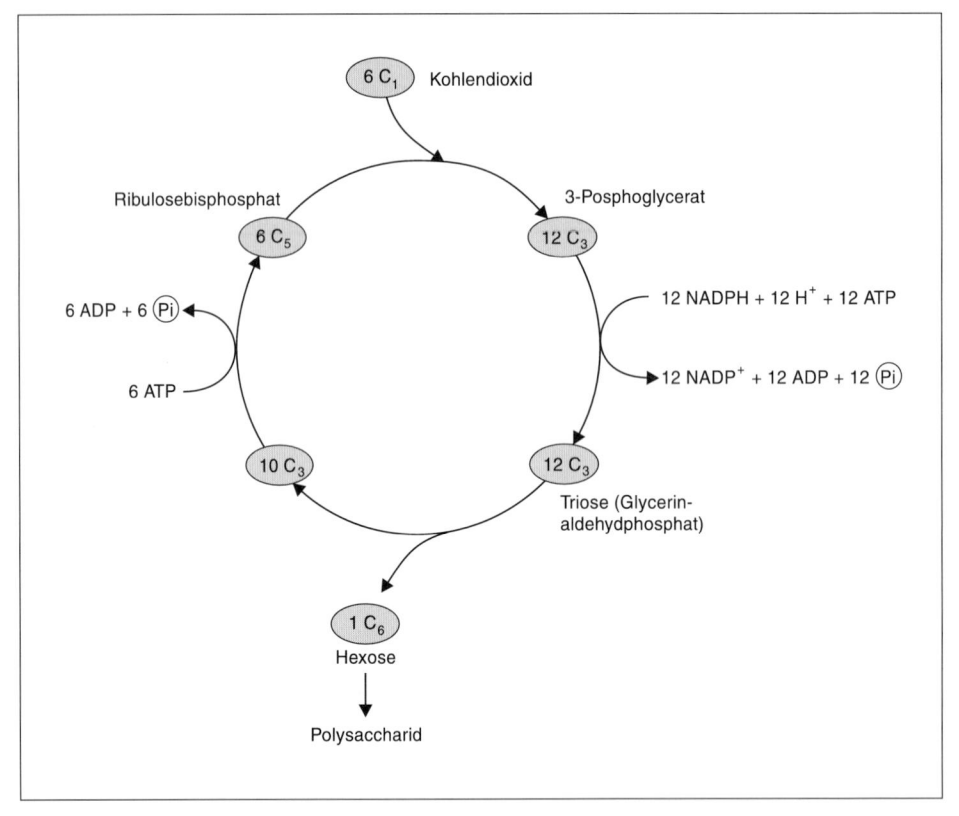

Abb. 3.49. Calvinzyklus.

Dagegen erfolgt die Translokation der im Calvin-Zyklus gebildeten Photosyntheseprodukte aus dem Chloroplasten ins Cytoplasma über Triosephosphate. Phosphat-Translokatoren transportieren Dihydroxyacetonphosphat und 3-Phosphoglyceral im Austausch mit Phosphat aus dem Chloroplasten. Die Triosen können im Cytoplasma in den Zuckerstoffwechsel eingeführt werden.

Die Photoassimilierung von CO_2 kann nur dann kontinuierlich ablaufen, wenn das ursprüngliche Akzeptormolekül, Ribulose-1,5-bisphosphat, regeneriert und für die erneute CO_2-Fixierung bereitgestellt werden kann. Die recht komplizierte, zyklisch ablaufende Folge von Reaktionen wurde in den 50er Jahren von Melvin Calvin und Mitarbeitern aufgeklärt. Man nennt daher den kontinuierlich ablaufenden Kreisprozeß auch **Calvin-Zyklus** (Abb. 3.49). Er beginnt mit der Fixierung von CO_2 durch das Akzeptormolekül Ribulose-1,5-bisphosphat und endet mit der Regeneration des spezifischen CO_2-Akzeptormoleküls.

Die Regeneration von Ribulose-1,5-bisphosphat beginnt damit, daß Fructose-6-phosphat und 3-Phosphoglyceral mit Hilfe des Enzym **Transketolase** zu Erythrose-4-phosphat und Xylose-5-phosphat reagieren. Xylose-5-phosphat wird durch die **Phosphopentose-Epimerase** direkt in Ribulose-5-phosphat umgewandelt, das die unmittelbare Vorstufe von Ribulose-1,5-bisphosphat darstellt. Erythrose-4-phosphat reagiert mit Dihydroxyacetonphosphat zu Sedoheptulose-1,7-bisphosphat. Die Reaktion wird durch eine Aldolase katalysiert. Sedoheptulose-1,7-bisphosphat wird dann in Sedoheptulose-7-phosphat unter Beteiligung der **Sedoheptulosebisphosphat-Phosphatase** überführt. Sedoheptulose-7-phosphat wird unter dem Einfluß einer Transketolase mit 3-Phosphoglycerat umgesetzt. Die entstehenden Reaktionsprodukte Xylose-5-phosphat und Ribulose-5-phosphat werden durch spezifische Enzyme **(Phosphopentose-Epimerase/Ribosephosphat-Isomerase)** in Ribulose-5-phosphat überführt. In einem abschließenden Phosphorylierungsschritt überträgt die **Ribulosephosphat-Kinase** einen Phosphorsäurerest vom ATP auf das Ribulose-5-phosphat. Das regenerierte Ribulose-1,5-bisphosphat steht erneut als CO_2-Akzeptor zur Verfügung.

3.7.4 C4-Dicarbonsäureweg und CAM-Pflanzen

Wie in Kap. 3.7.5 kurz dargestellt wird, findet bei den meisten Pflanzen eine **Photorespiration** statt, bei der bis zu 50 % des bei der Photosynthese fixierten CO_2 im Licht wieder abgebaut werden.

Einige Pflanzen, darunter die für die Ernährung wichtigen Mais, Zuckerrohr und Hirse, geben im Licht fast kein CO_2 ab. Sie verfügen über physiologische und anatomische Besonderheiten, die es gestatten, daß freigesetztes CO_2 nicht an die Atmosphäre abgegeben wird. Vielmehr wird das CO_2 an Phosphoenolpyruvat unter Bildung von Oxalacetat gebunden. Die CO_2-Fixierung wird durch die Phosphoenolpyruvat-Carboxylase katalysiert. Aus Oxalacetat entsteht unter Reduktion mit Hilfe von NADPH + H^+ und der Malat-Dehydrogenase Malat. Das Malat geht unter Decarboxylierung in Pyruvat über, wobei das CO_2 in den Calvin-Zyklus eingeschleust wird. Pyruvat wird durch ATP aus der Lichtreaktion der Photosynthese wieder zu Phosphoenolpyruvat phosphoryliert und steht erneut als CO_2-Akzeptor zur Verfügung.

Anatomisch zeichnen sich Pflanzen, die das CO_2 der Lichtatmung durch Bildung von C_4-Dicarbonsäuren (die Pflanzen werden deshalb auch kurz als **C_4-Pflanzen** bezeichnet) retardieren, dadurch aus, daß sie um die Blattleitbündel eine Lage konzentrisch angeordneter **Scheidenzellen** besitzen. In den Chloroplasten dieser Scheidenzellen laufen die Reaktionen der Lichtatmung und des Calvin-Zyklus ab. Die Malatbildung erfolgt dagegen in den Chloroplasten der Mesophyllzellen, die die Scheidenzellen außen umgeben.

Über einen ähnlichen Mechanismus der CO_2-Fixierung verfügen manche succulente und semisucculente Pflanzenarten (z. B. *Kalanchoe, Sedum, Opuntia, Crassula*), die sog. **CAM-Pflanzen**. Die Bezeichnung CAM steht als Abkürzung für **C**rassulaceen **A**cid **M**etabolism. CAM-Pflanzen fixieren während der Nacht CO_2 in Form von Malat. Das dazu benötigte Phosphoenolpyruvat wird durch Abbau von Stärke gewonnen. Durch den Malatgehalt sinkt der pH-Wert der Zelle bis auf 3,5. Tagsüber wird das aus Malat freigesetzte CO_2 bei geschlossenen Spaltöffnungen (geringer Wasserverlust!) dem Calvin-Zyklus zugeführt. Dadurch steigt der pH-Wert am Tage auf 6,0 an (Absäuerung).

3.7.5 Ökologische Faktoren, die die Photosynthese beeinflussen

Faktoren, die einen starken Einfluß auf die Photosynthese haben, sind die Lichtintensität, die CO_2- und O_2-Konzentration der Atmosphäre, die Temperatur und die Wasserversorgung der Pflanzen. Die Photosynthese kann entweder gemessen werden als CO_2-Aufnahme, als O_2-Abgabe, oder als Zunahme organischen Materials.

Ein Teil des bei der Photosynthese in Kohlenhydraten fixierten CO_2 wird relativ rasch durch Abbau (Dissimilation) freigesetzt. Dabei handelt es sich zum geringen Teil um die auch im Dunkeln übliche Dissimilation in den Mitochondrien, darüber hinaus jedoch um spezielle, nur im Licht ablaufende Abbaureaktionen **(Photorespiration = „Lichtatmung")**. Will man den Nettogewinn der Photosynthese bestimmen, so muß man von der Bruttosynthese die Atmung subtrahieren.

Werden Pflanzen unter sonst konstanten Bedingungen zunehmender Lichtintensität ausgesetzt, so ist die Photosyntheseleistung zunächst proportional der Lichtintensität. Bei geringer Lichtintensität überwiegt die Atmung, bei höherer Lichtintensität resultiert eine positive Nettophotosynthese. Dazwischen gibt es eine Lichtintensität **(Kompensationspunkt)**, bei der Atmung und Bruttophotosynthese gleich groß sind.

Die Steigerung der Nettophotosynthese mit der Lichtintensität läßt sich nur bis zu einem gewissen Punkt **(Sättigungspunkt)** erreichen. Sowohl die Lage des Kompensationspunktes als auch die des Sättigungspunktes sind abhängig von der jeweiligen Pflanze und teilweise von der Position der entsprechenden Blätter an der Pflanze. Man unterscheidet in dieser Hinsicht **Schattenpflanzen** (bzw. Schattenblätter) mit einem sehr niedrigen Kompensationspunkt (0,5–1 % des Tageslichts) und einem niedrigen Sättigungspunkt von **Sonnenpflanzen** (bzw. Blättern) mit einem hohen Kompensations- und Sättigungspunkt.

Auch für CO_2 gibt es wie für die Lichtintensität einen Kompensationspunkt der Nettophotosynthese (0,005–0,01 % CO_2), während der Sättigungspunkt erst bei Werten erreicht wird, der weit über dem Gehalt an CO_2 in der Luft (= 0,03 %) liegt. Deshalb kann man Gewächshauskulturen mit CO_2 „düngen".

Die Temperaturabhängigkeit der Photosynthese läßt sich als typische Optimumskurve darstellen. In Mitteleuropa liegt das Optimum für viele Pflanzen zwischen 20 und 30 °C, für andere Klimaregionen oder Standorte ergeben sich entsprechende Anpassungen.

Die Wasserversorgung der Pflanzen und die Luftfeuchtigkeit beeinflussen u. a. den Öffnungszustand der Spaltöffnungen und haben damit indirekt einen Einfluß auf den Gasaustausch und die Photosynthese.

3.7.6 Chemosynthese

Die Chemosynthese stellt neben der Photosynthese eine weitere Form des autotrophen Lebens dar, die bei niederen Organismen (Bakterien) verwirklicht ist. Anstelle der Strahlungsenergie gewinnen chemoautotrophe Bakterien durch Oxidation anorganischer Verbindungen die nötigen Energieäquivalente, um organische Stoffe aus Kohlendioxid und Wasser aufzubauen. Der wesentliche Unterschied **chemoautotropher Bakterien** gegenüber anderen Bakterien, die gleichfalls anorganische Verbindungen oxidieren können, liegt in deren Fähigkeit, die bei der exergonischen Oxidationsreaktion freiwerdende Energie in energiereichen chemischen Verbindungen festzulegen. Zusätzlich besitzen sie Redox-Transportkettensysteme, die den Atmungsketten der photoautotrophen Pflanzen recht ähnlich sind. Als energiereiche Verbindung fungiert auch hier das ATP. Als CO_2-Akzeptor kommt bei den chemoautotrophen Bakterien gleichfalls das Ribulosebisphosphat in Frage. Das erste faßbare Zwischenprodukt ist das 3-Phosphoglycerat. Die Bakterien benutzen zur Energiegewinnung verschiedene Substrate:

A Schwefelbakterien

(z. B. Thiobacillus, Thiothrix)
Der energiegewinnende Schritt liegt in der Oxidation vom Thiosulfat oder Schwefelwasserstoff zum Sulfat bzw. zum elementaren Schwefel.

$$2\,H_2S + O_2 \rightarrow 2\,H_2O + 2\,S$$
$$\Delta G^{\circ\prime} = 502\,\text{kJ/mol}$$
$$2\,S + 2\,H_2O + 3\,O_2 \rightarrow 2\,H_2SO_4$$
$$\Delta G^{\circ\prime} = 1\,072\,\text{kJ/mol}$$
$$H_2S_2O_3 + 2\,O_2 + H_2O \rightarrow 2\,H_2SO_4$$
$$\Delta G^{\circ\prime} = 936\,\text{kJ/mol}$$

Gegen die entstehende Schwefelsäure zeigen die Bakterien eine erstaunliche Toleranz.

B Nitrifizierende Bakterien

(Nitrosomonas, Nitrobacter)
Nitrosomonas und *Nitrobacter* sind bedeutende und weit verbreitete Bodenbewohner. Diese Bakterien übernehmen im natürlichen Stickstoffkreislauf (s. Abb. 3.29) die überaus wichtige Aufgabe, der Pflanze den Stickstoff in Form von Nitrat verfügbar zu machen. Der als Nitrifikation bekannte Vorgang gliedert sich in zwei Teilabschnitte:

1. *Nitrosomonas* überführt Ammoniak mit Hilfe von Luftsauerstoff in Nitrit.
$$2\,NH_3 + 3\,O_2 \rightarrow 2\,HNO_2 + 2\,H_2O$$
$$\Delta G^{\circ\prime} = -542\,\text{kJ/mol}$$

2. *Nitrobacter* wandelt dann das giftige Nitrit unter Sauerstoffzufuhr in das pflanzenverfügbare Nitrat um.
$$2\,HNO_2 + O_2 \rightarrow 2\,HNO_3$$
$$\Delta G^{\circ\prime} = -155\,\text{kJ/mol}$$

Nitrifizierende Bakterien können bei guter Humusversorgung gesunder Böden in einer Sommerperiode bis zu 200 kg Nitrat pro Hektar bilden.

C Eisenbakterien *(Ferrobacillus)*

Der energiegewinnende Schritt besteht in der Oxidation von Eisen(II)-Salzen zu Eisen(III)-Salzen.

$$Fe^{2+} \rightarrow Fe^{3+} + e$$
$$\Delta G^{\circ\prime} = -67\,\text{kJ/mol}$$

D Knallgasbakterien *(z. B. Pseudomonas facilis, Hydrogenomonas)*

Die bei der Oxidation von Wasserstoff zu Wasser (im Labor als Knallgasreaktion bezeichnet) freiwerdende Energie benutzen einige Bakterien zum Aufbau organischer Materie:

$$2\,H_2 + O_2 \rightarrow 2\,H_2O$$
$$\Delta G^{\circ\prime} = -475\,\text{kJ/mol}$$

Die Knallgasbakterien sind nur fakultativ autotroph; in Gegenwart ausreichender Mengen organischen Substrats sind sie heterotroph.

3.8 Heterotrophie

Photo- und chemoautotrophe Organismen bauen aus einfachen anorganischen

Stoffen (CO_2 und H_2X) mit Hilfe von Lichtenergie oder chemischer Energie höhermolekulare Substanzen (Kohlenhydrate) auf. Diese Organismen zeigen eine autotrophe Lebensweise, d. h. sie sind unabhängig von der Zufuhr organischer Stoffe.

Den autotrophen Organismen stehen die heterotrophen gegenüber; letztere können Kohlenhydrate nicht auf dem Wege der Photo- und Chemosynthese herstellen und sind daher auf eine Versorgung mit organischen Substanzen angewiesen. Alle Tiere, Pilze und viele Bakterien, auch einige nichtgrüne Magnoliaphytina, leben heterotroph.

Diese heterotrophen Lebewesen sind dadurch mittelbar oder unmittelbar von den autotrophen Organismen abhängig. Unter den heterotrophen Organismen unterscheidet man Saprophyten und Parasiten.

Saprophyten: Saprophytismus ist eine heterotrophe Lebensform, bei der die entsprechenden Organismen (Saprophyten) die Energie für ihre Stoffwechselleistungen aus toter organischer Materie ziehen. Zu den Saprophyten zählen einmal die nicht parasitischen Pilze und Bakterien, mit Ausnahme derjenigen Bakterien, die photo- oder chemosynthetisch aktiv sind. Häufig benötigen die heterotrophen Organismen nur eine organische Kohlenstoffverbindung, aus der sie alle anderen zum eigenen Stoffwechsel benötigten Verbindungen aufbauen können. Verliert ein Organismus durch Mutation die Fähigkeit zur Synthese einer bestimmten Verbindung (z. B. Vitamin B_1), so bezeichnet man diese Mutante in bezug auf die Verbindung als **auxotroph** (Vit. B_1^-) und stellt ihr den Wildtyp bezüglich des Vitamin B_1-Bedarfs als **prototroph** (Vit. B_1^+) gegenüber. Saprophyten spielen eine wichtige Rolle im Naturhaushalt. Sie bauen organische Abfälle ab (s. z. B. Abb. 3.29 Stickstoffkreislauf) und führen sie dabei in niedermolekulare Verbindungen über, die anschließend von den Pflanzen wieder aufgenommen werden können.

In der Natur kommen verschiedene Saprophyten häufig miteinander vergesellschaftet vor, wobei das Ausscheidungsprodukt des einen Organismus Hauptnährstoff eines anderen Organismus ist oder wobei ein komplexes Substrat, z. B. Lignin und Cellulose, abgestorbener Pflanzen von den jeweiligen „Spezialisten" verwertet wird.

Parasitismus: Parasitismus ist eine heterotrophe Lebensform, bei der ein Organismus Anschluß an den Stoffwechsel eines anderen Lebewesens (Wirt) sucht, und nach erfolgtem Kontakt den Wirtsorganismus einseitig ausnutzt (Schmarotzertum). Parasiten kommen u. a. vor bei Tieren (z. B. Läuse, Eingeweidewürmer), bei Bakterien, Pilzen und Pflanzen.

Zwischen den beiden heterotrophen Lebensformen – Saprophytismus und Parasitismus – finden sich gleitende Übergänge. So unterscheidet man fakultative und obligate Parasiten. Im Gegensatz zu den obligaten Parasiten können die fakultativen Parasiten (z. B. Wundstarrkrampf-, Milzbrand-, Typhuserreger) eine Zeitlang saprophytisch im Erdboden leben, um dann bei günstiger Gelegenheit parasitisch weiterzuexistieren. Auch lassen sich diese Parasiten unter geeigneten Bedingungen im Labor auf Nährböden züchten und sind dann aufgrund ihrer Ernährungsweise Saprophyten. Bei Höheren Pflanzen unterscheidet man Voll- und Halbparasiten:

Vollparasiten: Hierzu rechnet man Organismen, die dem Wirt neben Wasser und Nährsalzen vor allem organische Stoffe entziehen. Vollparasiten unter den Magnoliophytina kann man durch ihr Erscheinungsbild leicht erkennen; sie besitzen kein Chlorophyll mehr; ihre Blattorgane sind stark reduziert (Beispiele: Sommerwurz, *Orobanche*, als Wurzelparasit; Hopfenseide, *Cuscuta*, als Sproßparasit).

Halbparasiten: Hierzu zählt man grüne Pflanzen, die ihrem Wirt überwiegend Wasser und Nährsalze entziehen. (Beispiele: Wachtelweizen, *Melampyrum*, als Wurzelparasit; Mistel, *Viscum*, als Sproßparasit).

Symbiose: Unter Symbiose versteht man eine enge Lebensgemeinschaft zweier artverschiedener Organismen zu gegenseitigem Nutzen. Symbiosen entwickeln sich häufig aus dem Parasitismus. Durch die Ausbildung eines Gleichgewichtszustandes zwischen Angriff und Abwehr der beiden Organismen entsteht im Laufe der Zeit eine symbiontische Lebensform (Symbionten). Bei einer echten Symbiose müssen folgende Kriterien erfüllt sein:
- längerdauerndes Zusammenleben
- physischer Kontakt
- wechselseitiger Stoffaustausch
- morphologische Veränderung eines Partners
- Bildung neuer Stoffwechselprodukte.

Einige bekannte Symbiosen:

a) Flechte: Lebensgemeinschaft zwischen Pilz und Alge, die sich scheinbar zu einem neuen Vegetationskörper vereinigt haben. Die Alge liefert dem Pilz Photosyntheseprodukte, umgekehrt profitiert die Alge vom Wasser, CO_2, den Nährsalzen und Vitaminen, die der Pilz zur Lebensgemeinschaft beisteuert.

b) Mykorrhiza: Lebensgemeinschaft zwischen Pilz und Wurzelzellen, z. B. bei Bäumen (Birke, Kiefer, Eiche) und Orchideen. Bei den Orchideen dringen die Pilzhyphen in die Zelle ein **(endotrophe Mykorrhiza)**. In den Zellen der Orchidee werden die Pilzhyphen verdaut und deren Stoffe resorbiert. Bei Bäumen umgeben die symbiontischen Pilze die Wurzel mit einem dichten Geflecht und ersetzen so die Wurzelhaare (Sicherung der mineralischen Ernährung). Die Pilzhyphen dringen in die Wurzelrinde ein, aber nicht in das Zellinnere **(ektotrophe Mykorrhiza)**. Die Pilze erhalten von den Wurzelzellen die für sie lebensnotwendigen organischen Substanzen.

c) Wurzelknöllchen: (s. Kap. 3.5.1.1).

4
Wasserhaushalt und Stofftransport

Die Begriffe Osmose, Saugkraft der Zelle, die für das Verständnis der Wasseraufnahme und des Wassertransportes wichtig sind, wurden in Kap. 1.5.4 abgehandelt. Ein weiterer häufig verwendeter Begriff zur Beschreibung des Wasserhaushaltes ist das Wasserpotential bzw. die Wasserpotentialdifferenz.

Die **Wasserpotentialdifferenz** gibt die Differenz an zwischen dem chemischen Potential des Wassers eines bestimmten Kompartiments (z. B. Vakuole) zu dem reinen Wassers, das gleich 0 gesetzt wird. Da die Wasserpotentialdifferenz (kJ mol^{-1}) sich als Druckdifferenz bemerkbar macht, dividiert man das chemische Potential durch das Molvolumen des Wassers (180 ml mol^{-1}) und erhält dadurch die entsprechenden Werte als Einheit des Druckes ($J\ m^{-3} = N\ m^{-2}$). Wassertransport kann nur entlang einer Wasserpotentialdifferenz erfolgen.

4.1 Wasser- und Elektrolythaushalt

4.1.1 Wasseraufnahme

Bei Höheren Landpflanzen ist die Wasseraufnahme im wesentlichen auf das Wurzelsystem beschränkt. Bei Wasserpflanzen und einigen spezialisierten Landpflanzen kann die ganze Pflanzenoberfläche Wasser aufnehmen. Wasser liegt im Boden in grundsätzlich verschiedenen Formen vor:

a) Senkwasser, das sofort zum Grundwasser durchsickert;
b) Adsorptionswasser, das den Bodenkolloiden oberflächlich anhaftet;
c) Quellungswasser (z. B. bei Tonen und Humusstoffen);
d) Kapillarwasser, das sich in kleinen Hohlräumen (Kapillaren) des Bodens befindet.

Nur das Kapillarwasser ist für die Wurzeln verwertbar. Die Wasseraufnahme erfolgt über die Wurzelhaare, die sich zwischen die Bodenpartikel schieben und das Kapillarwasser dort aufnehmen (vgl. Abb. 4.1).

Die Wurzeln müssen bei der Aufnahme des Wassers zusätzlich noch die Bodensaugkraft überwinden, die gegeben ist durch den osmotischen Wert der im Bodenwasser gelösten Salze. Das Wasser kann passiv durch Diffusionsvorgänge oder aktiv unter Energieverbrauch aufgenommen werden. Der Motor der passiven Wasseraufnahme ist die Transpiration bzw. der Transpirationssog. Der Eintritt des Wassers in die Wurzelhaarzelle wird von Quellungsvorgängen in der Zellwand begleitet. Da Wasser immer den Weg des geringsten Widerstandes nimmt, würde die äußere Plasmamem-

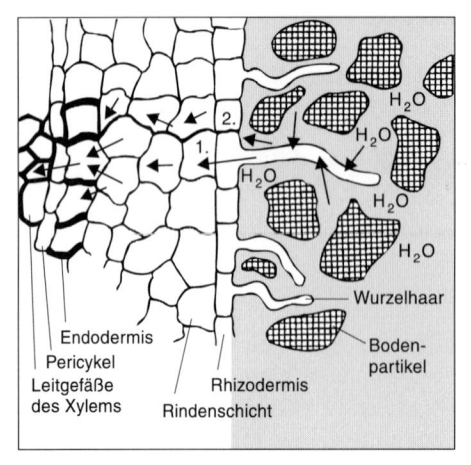

Abb. 4.1. Schematischer Wurzelquerschnitt: Wasseraufnahme und -transport über die Wurzelhaare, Rindenschicht bis zu den Leitungsbahnen des Zentralzylinders. Die Richtung des Wassertransportes wird durch die Pfeile symbolisiert.
Die Weiterleitung des Wassers kann von Zelle zu Zelle geschehen (1. Osmotischer Weg) oder entlang der gequollenen Zellwände aufgrund kapillarer Transportkräfte vor sich gehen (2. Weg).

fluß von Wasser im Wurzelbereich bedarfsgerecht steuern.

4.1.2 Wassertransport

Der Transport des Wassers vom Ort der Aufnahme bis hin zur Endodermiszelle erfolgt im wesentlichen auf zwei Wegen:
1. von Zelle zu Zelle aufgrund osmotischer Vorgänge (**symplastischer Transport**),
2. entlang der gequollenen Zellwände durch Kapillarwirkung (**apoplastischer Transport**).

Auf dem Weg bis zur Endodermiszelle benötigt der Wassertransport höchstwahrscheinlich keine Energie (passiver Transport). Der Übergang von den Endodermiszellen in das benachbarte Wasserleitungsgefäß geschieht aktiv unter Energieaufwand. Dieser aktive Wassertransport läßt sich über den meßbaren Wurzeldruck nachweisen. Der Wurzeldruck existiert auch dann noch, wenn man den grünen Pflanzenkörper von der Wurzel entfernt hat.

Der geschilderte Wassertransport im Wurzelgewebe von Zelle zu Zelle und zwischen den Zellen spielt auch in anderen Geweben eine Rolle und wird als **extrafaszikulärer Transport** bezeichnet. Daneben gibt es noch einen **faszikulären Transport**, der ausschließlich in den Leitelementen des Xylems (Tracheen und Tracheiden) erfolgt. Der extravaskuläre Wassertransport ist immer dann von Bedeutung, wenn Wasser über parenchymatische Gewebeschichten in die Wasserleitungsgefäße aufgenommen (z. B. bei der Wurzel) oder aus diesen in das umliegende Gewebe transportiert werden soll (z. B. bei Sproß und Blatt).

bran der Wurzelhaare zum ersten Hindernis auf dem Weg in die Zelle werden, gäbe es hier nicht ein spezielles porenbildendes Protein (PIP = plasma membrane intrinsic protein), das den Ein- und Austritt von Wasser wesentlich erleichtert. PIP ist ein kleines porenbildendes Protein, ein sog. **Aquaporin**, das nur Wasser und keine anderen kleinen Moleküle oder Ionen durchläßt. Aquaporine in der Tonoplastenmembran, TIP (**t**onoplast **i**ntrinsic **p**rotein) genannt, tragen ebenfalls zum transzellulären Wassertransport bei. Sie ermöglichen es den Wassermolekülen, die Zelle gewissermaßen auf breiter Front zu passieren, also auch durch den zentralen Saftraum (Vakuole) und nicht nur durch den recht schmalen Plasmasaum. Mit Hilfe von Aquaporinen können Pflanzen die Aufnahme und den transzellulären Durch-

Ein kontinuierlicher Wassertransport von der Wurzel zu den Blättern ist nur verständlich, wenn man davon ausgeht, daß sich durch die gesamte Pflanze ein einheitlicher, nicht unterbrochener Wasserfaden zieht. Da z. B. bei Bäumen das Wasser enorme Höhenunterschiede überwinden muß, wirken auf den Wasserfaden starke Kräfte ein (z. B. Saugkraft der Transpiration und Schwerkraft der Wassersäule). Daß der Wasserfaden trotzdem nicht abreißt, wird mit den Kohäsionskräften zwischen den Wassermolekülen erklärt (weit über 100 bar). Diese Erklärungsmöglichkeit gewinnt an Aussagekraft, wenn man berücksichtigt, daß auch die Gefäßwände der Tracheen und Tracheiden mit Wasser benetzt sind (Adhäsionskräfte). Das seitliche Eindringen der Luft in die Wasserleitungsgefäße wird durch Parenchym- und Sklerenchymzellen verhindert, die interzellularenfrei die Leitungsgefäße umgeben. Der Wasserfaden setzt sich außerhalb des Xylems vorwiegend in den Kapillarräumen der Zellwände fort. Auch hier sind Kohäsionskräfte wirksam.

4.1.3 Wasserabgabe

Die pflanzliche Transpiration (Abgabe von Wasserdampf an die Umgebung) hat ihre Ursache in einem Gefälle der Wassersättigung zwischen dem feuchten Boden, der wasserhaltigen Pflanzen und der Atmosphäre. Das Dampfdruckgefälle wird durch die Wärmeenergie der Sonne aufrechterhalten.

Man unterscheidet zwischen kutikulärer (a) und stomatärer (b) Transpiration.

a) Kutikuläre Transpiration
Die Epidermiswände geben durch die Kutikula hindurch Wasserdampf an die Atmosphäre ab. Ihr Wasserdefizit gleichen sie durch Nachsaugen von Wasser aus dem Zellinneren wieder aus. Die kutikuläre Transpiration unterliegt keiner aktiven Regulation durch die Pflanze, sondern hängt lediglich von der Dampfdruckdifferenz zwischen der mit Wasser getränkten Zellwand und der umgebenden Luft ab. Der Anteil der kutikulären Transpiration an der Gesamtwasserverdunstung liegt etwa zwischen 6–10 %.

b) Stomatäre Transpiration
Die Wasserdampfabgabe erfolgt in diesem Falle durch die Spaltöffnungen. Die stomatäre Transpiration ist demnach über die Spaltöffnungszellen durch die Pflanze regulierbar. Diese Transpirationsart umfaßt den Hauptteil der Gesamttranspiration. Die Spaltöffnungsweite hängt ab vom Licht, von der Temperatur und der Luftfeuchtigkeit.

Die Transpiration beginnt in unseren Breiten in den frühen Morgenstunden (zwischen 7.00–8.00 Uhr), steigt dann im Verlaufe des Vormittags und erreicht um die Mittagszeit (zwischen 12.00 und 14.00 Uhr) ihren Maximalwert. Während der Nachmittagsstunden (zwischen 15.00 und 16.00 Uhr) sinkt die Transpiration steil ab, um am Abend (gegen 20.00 Uhr) fast zum Stillstand zu kommen. Bei sehr heißen und trockenen Tagen schließen sich die Spaltöffnungszellen wesentlich früher. Immerhin werden z. B. von einer Birke mit ca. 200 000 Blättern an einem normalen Sommertag bis zu 80 Liter Wasser verdunstet. Bei extremen Temperatur- und Trockenverhältnissen kann die gleiche Pflanze bis zu 400 Liter Wasser pro Tag transpirieren.

Mit den Transpirationsströmen werden außerdem Nährsalze und gelegentlich auch organische Stoffe (besonders im Frühjahr) transportiert.

Neben der passiven Wasserausscheidung durch die Transpiration verfügen manche Pflanzen zusätzlich über eine aktive Wasserausscheidung, die in enger Beziehung zum Wurzeldruck steht. Man unterscheidet zwei Arten: die Guttation und die Blutung.

Guttation: Durch Wasserspalten (**Hydathoden**) oder Drüsen scheiden viele Pflanzen aktiv Wasser in Tropfenform aus. Nach feuchtwarmen Nächten kann man an den Blatträndern bzw. den Blattspitzen z. B. von Gräsern, des Frauenmantels (*Alchemilla*) oder der Kapuzinerkresse (*Tropaeolum majus*) Wassertropfen hängen sehen. Hierbei handelt es sich nicht um Tautropfen, sondern um Wasser aus der Guttation. Nicht nur grüne Pflanzen scheiden aktiv Wasser aus, sondern auch bei Pilzen kann man abgeschiedene Wassertropfen beobachten (z. B. beim Hausschwamm).

Blutung: Unter Blutung versteht man die aktive Ausscheidung wäßriger Flüssigkeiten aus Verletzungsstellen der Pflanze. Die Blutungsvorgänge lassen sich besonders gut bei Reben *(Vitis)* verfolgen. Im Frühjahr vor dem Laubaustrieb schneidet der Winzer die Rebzweige zurück, um ein besseres Wachstum zu erreichen. Kurze Zeit danach, obwohl Blattorgane noch fehlen, tropft aus den verletzten Zweigen eine klebrig wäßrige Flüssigkeit. Die Flüssigkeit wird mit Hilfe des Wurzeldrucks aus den Gefäßen gepreßt.

4.1.4 Ökologische Anpassungen

Für die Pflanzen gehören der Wassergehalt und die Temperatur ihrer Umgebung zu den wichtigsten ökologischen Faktoren. Durch unterschiedliche morphologische Ausgestaltung (**Metamorphosen**) des Kormus sind die Pflanzen dem jeweiligen Standort angepaßt. Man unterscheidet in bezug auf die Wasserversorgung des Standorts Wasserpflanzen (**Hydrophyten**) und Landpflanzen. Letztere werden nochmals unterteilt, zum Teil in bezug auf die Temperaturabhängigkeit, in **Hygrophyten, Xerophyten** und **Tropophyten**. Eine Sondergruppe stellen die **Halophyten** dar, die an Standorten mit hohem Salzgehalt vorkommen.

Hydrophyten (Wasserpflanzen): Sie nehmen das Wasser und die darin gelösten Nährsalze sowie O_2 und CO_2 durch ihre gesamte Oberfläche, zum Teil auch mit speziellen Zellen der Epidermis auf. Das Mesophyll ist meist nicht in Palisaden- und Schwammparenchym gegliedert. Spaltöffnungen fehlen bei untergetauchten Blättern. Bei Schwimmblättern (z. B. bei *Nymphea*-Arten, Seerose) sind die Spaltöffnungen an der – der Luft zugewandten – Blattoberseite. Da die Pflanzenorgane vom Wasser getragen werden, benötigen sie keinerlei Festigungsgewebe. Wasser- und auch Sumpfpflanzen entwickeln ein luftgefülltes Interzellularsystem (**Aerenchym**), das man u. a. bei Calami rhizoma *(Acorus calamus)* und Trifolii fibrini folia *(Menyanthes trifoliata)* beobachten kann.

Hygrophyten (Pflanzen feuchter, meist zugleich auch schattiger Standorte): Sie ähneln in ihrem Aufbau den Hydrophyten. Sie haben häufig große, zarte Blätter mit zahlreichen Spaltöffnungen.

Tropophyten (wandlungsfähige Pflanzen): Hierzu zählen Pflanzen, die ihr Erscheinungsbild und ihren physiologischen Rhythmus der jahreszeitlichen Klimaänderung ihres Lebensraumes angepaßt haben. Diese Anpassung geschieht z. B. bei unseren Laubbäumen und Sträuchern durch Abwerfen der Blätter zu Beginn der kalten Jahreszeit und Schutz der Ruheknospen durch Knospenschuppen. Bei ausdauernden Kräutern oder Stauden wird zumindest ein Teil der Laubsprosse im Winter abgeworfen. Die Erneuerung erfolgt durch Knospen, die entweder unterirdisch oder kurz über der Erde entspringen. Die für den Frühjahrsaustrieb notwendigen Nährstoffe können in unterschiedlichen Organen gespeichert sein:

a) Wurzelstöcke oder Rhizome (z. B. *Convallaria majalis*)
b) Sproßknollen (z. B. Kartoffel, *Solanum tuberosum*)
c) Zwiebeln, bei denen die Niederblätter (Blätter unterhalb der Laubblattregion) fleischig verdickt sind (Zwiebeln, z. B. Scillae bulbus, Meerzwiebel)
d) Wurzelknollen, Seitenwurzeln verdickt (z. B. bei einigen Erdorchideen, Salep tubera)
e) Rüben, Hauptwurzel verdickt (z. B. Gentianae radix).

Xerophyten (Trockenpflanzen): Sie zeigen in ihrem anatomischen Bau eine Reihe von Anpassungen, die es ihnen gestatten, den Wasserbedarf stark einzuschränken und somit Trockenperioden zu überleben. Als Verdunstungsschutz sind folgende Einrichtungen bei den Blättern, häufig mehrere bei einer Pflanze, zu werten:

a) Reduktion der Blattfläche, es werden zum Teil nur noch nadelförmige Blätter ausgebildet (z. B. Rosmarini folia) im Extremfall fehlen die Blätter ganz, und abgeflachte Sprosse, **Phyllocladien**, übernehmen die Assimilation (z. B. *Ruscus aculeatus*)
b) Ausbildung einer dicken Cuticula (z. B. Uvae ursi folia)
c) dichte Behaarung (z. B. Salviae folia)
d) Einrollen des Blattrandes (z. B. Rosmarini folia)
e) Unterhalb der Epidermis liegt noch eine weitere Abschlußschicht, die Hypdermis (z. B. Rosmarini folia)
f) Reduktion oder Fehlen des Schwammparenchyms (z. B. Eucalypti folia)
g) Aussteifung des Blattes durch Sklerenchymfasern (z. B. Theae folia)
h) Einsenkung der Spaltöffnungen in Vertiefungen **(Krypten)** der Blattunterseite (z. B. Nerii folia).

Hinzu kommt, daß Xerophyten meist sehr lange Wurzeln haben, die eine Wasseraufnahme aus tieferen Schichten gewährleisten.

Eine besondere Gruppe innerhalb der Xerophyten stellen die **Succulenten** dar. Bei succulenten Pflanzen findet nicht nur eine Einschränkung des Wasserverbrauchs, sondern darüber hinaus eine Wasserspeicherung statt. Letztere kann in unterschiedlichen Geweben und Organen erfolgen: Blattsucculenz (z. B. *Aloe*), Sproßsucculenz (z. B. *Euphorbia*-Arten und viele Cacteen), Wurzelsucculenz (bei einigen Steppenpflanzen verschiedener Familien). Succulenz, z. B. Sproßsucculenz, ist also ein Merkmal, das in gleichartiger Ausgestaltung in verschiedenen Verwandtschaftskreisen vorkommt; ein solches Merkmal nennt man **konvergent**.

4.1.5 Nährsalzbedarf, Aufnahme und Transport

Jede Pflanze braucht für ihre Existenz bestimmte Nährsalze, die sie mit dem Wasser aus dem Boden aufnimmt. Man

Tab. 4.1. Nährlösung nach Arnon und Hoagland, 1940 (aus Steward, Pflanzenleben, BI, 1965).

Nährsalze	Konzentration	
KNO_3	1,020 g/Liter	
$Ca(NO_3)_2$	0,492 g/Liter	
$NH_4H_2PO_4$	0,230 g/Liter	
$MgSO_4 \cdot 7\,H_2O$	0,490 g/Liter	
$FeSO_4$	0,5 % Lösung	0,6 ml/Liter:
Weinsäure	0,4 % Lösung	3 × wöchentlich
H_3BO_3	2,86 mg/Liter	
$MnCl_2 \cdot 4\,H_2O$	1,81 mg/Liter	
$CuSO_4 \cdot 5\,H_2O$	0,08 mg/Liter	
$ZnSO_4 \cdot 7\,H_2O$	0,22 mg/Liter	
$H_2MoO_4 \cdot H_2O$	0,09 mg/Liter	

kann jedoch auch, losgelöst vom Boden, Pflanzen in künstlichen Nährlösungen halten. Es wurden verschiedene Grundnährlösungen (z. B. n. Arnon und Hoagland, s. Tab. 4.1) entwickelt, von denen man annimmt, daß sie alle Anionen und Kationen in ausgewogener Menge enthalten, die eine Pflanze zum Wachstum braucht. Neben Nährlösungsbestandteilen, die in größerer Menge gebraucht werden (**Makroelemente**), sind für das Wachstum auch noch eine Reihe von **Spurenelementen** (z. B. B, Mn, Cu, Zn, Mo) notwendig, Spurenelemente sind Mikronährstoffe, ohne die ein geregelter Lebensablauf bei Pflanzen und Tieren nicht möglich ist (vgl. Kap. 1.4.2). Da manche von ihnen am Aufbau der Coenzyme beteiligt sind oder als Cofaktoren die Enzymaktivität beeinflussen, üben sie somit einen bedeutenden Einfluß auf das Stoffwechselgeschehen aus.

Nährlösungen mit Makro- und Mikroelementen, teilweise mit Vitaminen, Wuchsstoffen und anderen organischen Substanzen, dienen heute zur Herstellung von Nährmedien bzw. Nährböden für Zellkulturen von Pflanzen und zur Aufzucht von Bakterien und Pilzen in Kulturgefäßen.

Von Höheren Pflanzen werden die Nährsalze wie das Wasser über die Wurzel aufgenommen. Die Aufnahme geschieht nur in Form von Ionen, d. h. die Wurzel kann die Nährsalze lediglich in gelöstem Zustand aufnehmen. Bei der Ionenaufnahme durch die Wurzel spielen passive und aktive Transportvorgänge eine Rolle (vgl. Kap. 1.5.5). Den Weg bis zu den Endodermiszellen legen die Ionen durch ungehinderte Diffusion in den wassergefüllten Kapillarräumen (Intermicellarräumen) in der Zellwand (freier Diffusionsraum) zurück. Die eigentliche Aufnahme der Ionen in das Zellinnere geht dann über den Weg eines aktiven Transportgeschehens (Carrier-Transport). Wenn schließlich die Nährsalzionen in die Wasserleitungsbahnen eingetreten sind, erfolgt ihr Ferntransport wieder passiv mit Hilfe des Transpirationsstromes. Darüber hinaus können Nährsalze auch über die oberirdischen Organe in die Pflanze gelangen (Blattdüngung).

4.1.6 Assimilatetransport

Die Assimilateleitung erfolgt in den Sieb-röhren des Phloems. Bei den Höheren Pflanzen sammelt sich in den Chloroplasten im Verlaufe eines Tages (durch Photosynthesetätigkeit) die sogenannte Assimilationsstärke an. Diese wird während der Nacht in Saccharose umgewandelt. Die Saccharose stellt bei vielen Höheren Pflanzen die Transportform der Kohlenhydrate dar. Sie wandert über die Siebröhren, meist sproßabwärts, zu den Orten der Reservestoffspeicherung (z. B. Wurzelknollen, Sproßmark). Aus der Saccharose wird dann in den Speichergeweben die Reservestärke aufgebaut (z. B. Kartoffelstärke). Ein anderer Teil der Saccharose wandert über die Phloemelemente zum Ort ihres direkten Verbrauchs, also zu Geweben, die ihren Stoffwechsel laufend mit Kohlenhydraten versorgen müssen.

In den Siebröhren werden neben Saccharose eine Reihe weiterer organischer Stoffe, wie z. B. Aminosäuren, Nukleinsäuren, Vitamine, transportiert. Auch wasserlösliche Stoffe des Sekundärstoffwechsels, wie z. B. verschiedene Glykoside, finden sich im Siebröhrensaft.

4.2 Stoffablagerung bei Pflanzen

4.2.1 Reservestoffe

Als Reservestoffe bei Pflanzen kommen sowohl Kohlenhydrate als auch Fette oder Proteine in Frage. **Kohlenhydrate** liegen meist als Polysaccharide (s. Kap. 3.2.1) vor. Das am weitesten verbreitete Polysaccharid Stärke ist in Wasser unlöslich und stört damit nicht das osmotische Gleichgewicht der Zelle. Der Bau und die Größe der in den Amyloplasten gebildeten Stärkekörner ist für viele Arznei- und Nutzpflanzen ein Merkmal, das zu deren mikroskopischen Charakterisierung herangezogen wird. Früchte enthalten häufig im Zellsaft gelöst die Monosaccharide Glucose und Fructose. Saccharose, ein Disaccharid, tritt nicht nur als Transportform der Kohlenhydrate in den Siebröhren auf, sondern dient bei einigen Pflanzen (Zuckerrübe, Zuckerrohr) auch als Speicherkohlenhydrat. Andere Pflanzen enthalten Trisaccharide (z. B. Raffinose, Gentianose), Tetrasaccharide (Stachyose) oder Pentasaccharide (Verbascose) als Reservestoffe.

Reservefette der Pflanzen liegen wegen ihres hohen Anteils an ungesättigten Fettsäuren meist als fette Öle vor. Wegen ihres hohen Fettanteils haben die Samen einiger Pflanzen wirtschaftliche Bedeutung erlangt. Zur Gewinnung von Nahrungsfetten, teilweise unter Weiterverarbeitung zu Margarine, werden u. a. verwendet: Sonnenblume, Raps, Erdnuß, Soja, Kokosnuß, Palmkern. Andere ölreiche Samen werden pharmazeutisch verwendet, z. B. Lein, Ricinus. Das Öl kann sowohl in den Zellen des Endosperms als auch in den Kotyledonen gespeichert sein. Aus den Keimlingen von Weizen und Mais, die bei der Stärkeherstellung in großer Menge anfallen, wird Weizen- bzw. Maiskeimöl gewonnen. Das fette Öl der Olive ist in der Fruchtwand lokalisiert.

Reserveproteine werden ebenfalls wie die Fette bevorzugt in den Samen abgelagert. Sie werden wie andere Proteine am rauhen Endoplasmatischen Retikulum (ER) synthetisiert und gelangen durch die Membran in den Innenraum des ER. Durch Transport über Dictyosomen und Golgivesikel gelangen sie zu Proteinvakuolen, in denen sie sich anreichern und durch Wasserabgabe zu Proteinkörnern verdichten. Durch die umgebende Membran werden sie weitgehend vor den Proteinasen geschützt. Bei der Samenkeimung werden die Reserveproteine durch proteolytische Enzyme, die die Membran passieren, in Aminosäuren gespalten. Die für die menschliche Nahrung bedeutenden Reserveproteine der Getreidearten sind in der **Aleuronschicht**, einer peripheren Schicht des Getreidesamens, lokalisiert. In den Zellen dieser Schicht liegen sie als Aleuronkörner vor. Bei der Herstellung von Weißmehl wird allerdings die Aleuronschicht mit der Kleie entfernt. Weitere membranumschlossene Reserveproteine, die u. a. für die Backeigenschaften des Mehles verantwortlich sind, finden sich als sog. Kleber im Mehlendosperm.

4.2.2 Sekundäre Pflanzenstoffe

Stoffwechselprodukte werden oft in zwei Gruppen eingeteilt: Primär- und Sekundärstoffe. Bei **Primärstoffen** handelt es sich überwiegend um Substanzen, die am Bau- und Betriebsstoffwechsel aller Organismen in gleicher Weise beteiligt sind. **Sekundärstoffe** sind dagegen Substanzen, die zwar aus dem Primärstoffwechsel abgeleitet werden, die in der Regel aber nur auf eine kleine Gruppe von Lebewesen (z. B. Familie, Gattung, Art) beschränkt sind. Sekundärstoffe sind in der Regel für das Wachstum und die Entwicklung des entsprechenden Organismus nicht notwendig, sie können ihm aber Selektionsvorteile (z. B. Fraßschutz, Anlockung von Organismen, die der Verbreitung dienen) bieten. Damit sie diese Vorteile bieten, müssen sie in entsprechender Menge in der Pflanze oder in Pflanzenteilen akkumuliert werden. Während man früher annahm, daß Sekundärstoffe Stoffwechselendprodukte sind, weiß man heute von vielen Sekundärstoffen, daß sie wieder remetabolisiert werden können. Zahlreiche Sekundärstoffe zeichnen sich durch ausgeprägte physiologische Wirkungen am Menschen aus, woraus sich die therapeutische Verwendung vieler Arzneipflanzen oder daraus isolierter Verbindungen ergibt. Zu den pharmazeutisch interessanten Sekundärstoffen zählen u. a. Alkaloide, Herzglykoside, ätherische Öle, Anthrachinonderivate, Gerbstoffe.

Ort der Biogenese und Akkumulationsort können, müssen aber nicht identisch sein. Daß zwischen Synthese und Akkumulation ein Transport stattfindet, wurde u. a. an Solanaceen durch Propfversuche bewiesen. Pfropft man z. B. Tomaten *(Lycopersicon esculentum)* auf Unterlagen von *Datura*-Arten, so enthalten die Tomatenreiser *Datura*-typische Tropanalkaloide. Beim umgekehrten Pfropfversuch sind die *Datura*-Reiser frei von Tropanalkaloiden.

Sekundärstoffe finden sich in der Regel nicht im Cytoplasma, sondern liegen in bestimmten Kompartimenten in der Zelle (häufig Vakuole) oder in speziellen Akkumulationsräumen, z. B. Interzellularen, Subkutikularraum, vor. Im folgenden sollen einige Beispiele für die Lokalisation von ätherischen Ölen, Alkaloiden, Gerbstoffen und Glykosiden gegeben werden.

Ätherische Öle können in unterschiedlichen Strukturen akkumuliert werden:

a) Ölzellen: Innerhalb eines Gewebeverbandes akkumulieren einzelne Zellen, Idioblasten, ätherisches Öl. Die Zelle selbst stirbt ab. Ölzellen führen u. a. Lauraceen, Piperaceen, Araceen, Zingiberaceen.

b) Schizogene Ölbehälter: Ätherisches Öl produzierende Zellen sekretieren das Öl in den Interzellularraum; dieser erweitert sich und bildet schließlich einen größeren Exkretbehälter (vgl. Abb. 6.22). Schizogene Exkretbehälter findet man u. a. bei Apiaceen, Pinaceen, Myrtaceen.

c) Lysigene Ölbehälter: Mehrere benachbarte Zellen, die aus einer Zelle durch Teilung hervorgegangen sind, produzieren ätherisches Öl. Durch Auflösen (Lyse) der Zellwände dieser Zellen entsteht ein größerer Exkretraum (vgl. Abb. 6.23). Beispiel u. a. Rutaceen. Teilweise sind sowohl schizogene als auch lysigene Prozesse an der Bildung der Ölbehälter beteiligt.

d) Drüsenhaare: Haare enthalten endständig eine Zelle (Drüsenzelle), die ätherisches Öl unter die Cuticula sezerniert. Beispiel u. a. Lamiaceen.

e) Drüsenschuppen: Hier liegt ein ähnlicher Mechanismus vor wie bei den Drüsenhaaren. Bau und Funktion der Drüsenschuppen s. Abb. 6.8/6.9.

Alkaloide liegen in der Pflanze meist nicht frei, sondern in unterschiedlichen Bindungen vor: als Salze organischer Säuren, an Polysaccharide von Membranen, an Lignine, an Gerbstoffe, an Proteine. Alkaloidsalze können in der Vakuole gelöst sein, wobei der Transport in die Vakuole aktiv erfolgt. Einen besonderen Akkumulations- bzw. Transportraum stellen die gegliederten **Milchröhren** der Papaveraceen dar. In den den Papaveraceen nahestehenden Fumariaceen, auch als Unterfamilie Fumaroideae geführt, sind die Alkaloide in **Idioblasten** lokalisiert.

Gerbstoffe fällen Eiweiß und sind damit unverträglich für das Cytoplasma. Sie werden bevorzugt in Vakuolen (Gerbstoffvakuolen) oder Idioblasten gespeichert.

Glykoside: In verschiedenen Naturstoffgruppen kennt man auch glykosidisch gebundene Vertreter: Flavonoide, Cardenolide, Saponine, Iridoide, Gerbstoffe. Von einigen dieser Verbindungen sind auch die Aglyka als genuine Naturstoffe bekannt. Während die hydrophilen Glykoside überwiegend in der Vakuole lokalisiert sind, können die lipophileren Aglyka auch an anderer Stelle akkumuliert werden. So finden sich zum Beispiel Flavonoidaglyka in erheblicher Menge im Knospensekret einiger Laubbäume (Pappeln).

5 Entwicklungsphysiologie

5.1 Wachstum und Differenzierung

Ein lebender Organismus, ob Einzeller oder Vielzeller, ist kein statisches Gebilde, sondern ein sich in ständiger Entwicklung befindliches System. Bei sexueller Fortpflanzung entwickelt sich aus einer einzigen Zelle (Zygote) ein vielzelliges Lebewesen, das heranwächst und arbeitsteilige Zellverbände hervorbringt. Entwicklung bedeutet: **Wachstum** und **Differenzierung**.

Bei der Individualentwicklung **(Ontogenese)** unterscheidet man vier Entwicklungsphasen
1. Embryonalentwicklung
2. Juvenil- oder Larvenstadium
3. Adult- oder Reifestadium
4. Altersstadium oder Seneszenz.

5.1.1 Wachstumsvorgänge

Das Wachstum wird je nach Fragestellung unterschiedlich ausgedrückt: z. B. Zunahme der Länge, des Trockengewichts, des Frischgewichts, des Volumens, der Zellzahl, Erweiterung des Umfangs. Allgemein sind Wachstumserscheinungen mit irreversiblen Vorgängen gekoppelt. Auf zellulärem Niveau sind zwei Phasen hintereinandergeschaltet: Zellteilung und anschließende Zellstreckung.

Teilungswachstum: Sowohl tierische als auch pflanzliche Zellen wachsen nach der mitotischen Teilung in der Regel zur Größe der Mutterzelle heran (Ausnahme: **Furchung**), bevor sie sich erneut teilen oder weiter differenzieren. Bei Pflanzen erfolgt die Zellvermehrung in besonderen Bereichen, den **Meristemen** (z. B. Wurzelvegetationspunkt, Sproßvegetationspunkt, Kambiumzone beim sek. Dickenwachstum). Beim Heranwachsen einer Tochterzelle zur ursprünglichen Zellgröße der Mutterzelle erfolgt eine Verdoppelung der DNA (Abb. 2.31 S-Phase) sowie eine Plasmavermehrung, gekoppelt mit einer verstärkten Proteinsynthese.

Streckungswachstum: Während tierische Zellen nur bis zur Größe der Mutterzellen heranwachsen, schließt sich bei Pflanzenzellen, die sich nicht weiter teilen, häufig ein Streckungswachstum an. Die erhöhte Proteinsynthese und der große Energieumsatz sind Ausdruck einer regen Stoffwechselaktivität, durch die neue Plasmastrukturen gebildet werden. Die Zelle nimmt verstärkt Stoffe aus ihrer Umgebung auf und baut sie in zelleigene Substanzen um. Der Protoplast bleibt bei der Pflanzenzelle auf einen schmalen Schlauch, der der Zellwand eng anliegt, begrenzt. Diese Volumenzunahme geht parallel mit einer Flächenvergrößerung der Zellwand (durch Dehnung der Primärwand und Neusynthese von Wandmaterial, wie Cellulose und Hemicellulose). Das Resultat des Streckungswachstums stellt in den meisten Fällen eine irreversible Formveränderung der Gesamtzelle dar.

Die Spezialisierung der Pflanzenzelle, ausgehend von gleichartigen Zellen, bezeichnet man als Differenzierung. Bleibt diese Differenzierung auf einzelne Zellen beschränkt, so bezeichnet man letztere als Idioblasten. Der Zusammenschluß undifferenzierter oder differenzierter Zellen zu Einheiten gleicher Funktion führt zu Geweben (s. Kap. 6.2). Die Differenzierung auf zellulärer Ebene oder von Geweben ist häufig nicht nur anatomischer oder histologischer Art, sondern umfaßt auch deren Syntheseleistung. Beispiele für **Idioblasten** mit spezieller Syntheseleistung sind Zellen, die ätherisches Öl synthetisieren und akkumulieren. Alkaloididioblasten finden sich u. a. bei den mit den Papaveraceen nahe verwandten Fumariaceen. In vielen Pflanzen (z. B. bei den Rosaceen) kommen auch Gerbstoffidioblasten vor.

Wachstum bei Mikroorganismen (s. Kap. 8.1.2).

5.1.2 Polarität

Polarität ist Ausdruck einer physiologischen und morphologischen Verschiedenheit zweier entgegengesetzter Pole einer Zelle bzw. ganzer Organe. Polaritätserscheinungen finden sich schon bei der tierischen Eizelle durch die unterschiedliche Ansammlung von Dottermaterial an einem der beiden Pole.

Auch bei pflanzlichen, im Fruchtknoten sich entwickelnden Eizellen ist eine Polarität nachzuweisen, die auf die Orientierung der Eizelle im Embryosack zurückgeht. Diese Polarität bleibt meist erhalten und beeinflußt die spätere Entwicklung. Bei einigen Eizellen von Algen und Sporen von Moosen und Farnpflanzen läßt sich die Polarität nachträglich noch durch Außenfaktoren ändern. Ein gut untersuchtes Objekt stellen Equisetumsporen dar. Werden diese mit Licht bestrahlt, so wandern Plastiden und andere Zellorgane zu dem Pol, der dem Licht zugewandt ist, während der Zellkern sich dem Licht abkehrt. Bei der ersten Zellteilung entstehen zwei ungleiche (inäquale) Zellen. Die dem Licht zugewandte größere, plastidenreiche Zelle wird zur Prothalliumzelle, die kleinere, dem Licht abgewandte Zelle, wird zur Rhizoidzelle.

Inäquale Teilungen spielen auch bei anderen Differenzierungsvorgängen eine Rolle, wie z. B. bei der Entwicklung der Siebelemente (Siebröhrenglied und Geleitzellen), bei der Pollenkeimung, bei der Wurzelhaarbildung oder bei der Bildung der Spaltöffnungen.

Als Beispiel für die Polarität von Geweben sei ein Versuch aufgeführt (s. Abb. 5.1). Schneidet man aus einem Weidenzweig zwei Stücke heraus und hängt das eine in der ursprünglichen Orientierung auf und das andere um 180° gedreht, so treiben – unabhängig von der Orientierung der Weidenzweigstückchen – aus dem ehemaligen oberen Teil Seitensprosse aus und aus dem ehemaligen unteren Teil sproßbürtige Wurzeln.

Dieser Versuch zeigt, daß bei Höheren Pflanzen die einmal aufgeprägte Polarität stark fixiert und meist irreversibel ist.

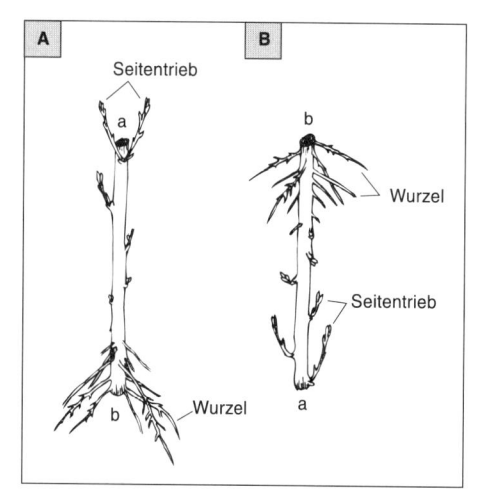

Abb. 5.1. Polaritätsverhältnisse bei Weidenzweigen.
A. normale Ausrichtung des Weidenzweiges; B. Weidenzweig um 180° gedreht (inverse Lage); a. apikaler Pol; b. basaler Pol; (verändert nach Sachs und Pfeffer).

Über die Induktion der Polarität auf Zellebene weiß man noch recht wenig. Der wichtigste Schritt dabei scheint eine lokale gesteigerte Aufnahme von Ca^{++}-Ionen zu sein. Am Ort der Ionenaufnahme erfolgt das verstärkte Wachstum. Am ruhenden nichtwachsenden Pol werden Ca^{++}-Ionen aktiv aus der Zelle gepumpt, die am wachsenden Pol passiv wieder einströmen. Möglicherweise beruht die Grundlage der Zellpolarität, die auch die Polarität von Geweben und Organen bestimmt, auf der Ungleichverteilung von Ca^{++}-Pumpen und Ca^{++}-Kanälen in der Biomembran.

5.1.3 Wachstumsfaktoren von Mikroorganismen (Bakterien und Pilze)

Die meisten Mikroorganismen lassen sich – auch wenn ihre normale Ernährungsweise parasitisch ist – auf geeigneten Nährböden und unter für sie günstigen Umweltbedingungen (z. B. entsprechende Temperatur, pH, O_2- und CO_2-Partialdruck) saprophytisch züchten. Die Ansprüche an das Nährmedium variieren stark zwischen den einzelnen Arten. Neben Mineralsalzen (Makro- und Spurenelementen) und einer Kohlenstoffquelle (häufig Glucose) werden noch eine mehr oder minder große Anzahl meist organischer Zusätze benötigt, die die Mikroorganismen nicht selbst synthetisieren können. Bei diesen essentiellen Stoffen kann es sich um Vitamine (B-Vitamine), bestimmte Aminosäuren, Purine, Teilstrukturen dieser Stoffe oder andere Substanzen handeln; man bezeichnet sie als **Wachstumsfaktoren** oder **Suppline**. Ist die Abhängigkeit von einem Supplin durch Mutation eines Wildstammes entstanden, so bezeichnet man letzteren als **auxotroph** und stellt ihm den Wildtyp bezüglich des Supplinbedarfs als **prototroph** gegenüber. Vitaminauxotrophe Bakterien (z. B. *Lactobacillus*-Arten) können im Biotest zur quantitativen Bestimmung von Vitaminen verwendet werden. Bei Vitamin-prototrophen Stämmen kann die Züchtung so gelenkt werden, daß es wirtschaftlich ist, bestimmte Vitamine (Riboflavin, Vitamin B 12) aus den Mikroorganismen zu gewinnen.

Da man bei den meisten Mikroorganismen die einzelnen Wachstumsfaktoren noch nicht genügend kennt, verabreicht man komplexe Nährstoffe (z. B. Hefeextrakt, Fleischextrakt, Würze = Brauereimalz-Extrakt) zur künstlichen Züchtung der Mikroorganismen im Labor oder bei der mikrobiologischen Produktion.

Der Einfluß eines Supplins und die unterschiedliche Abhängigkeit der Mikroorganismen soll an einem pharmazeutisch interessanten Beispiel erklärt werden (s. Abb. 5.2). Die Tetrahydrofolsäure ist Coenzym für die Übertragung von Hydroxymethylgruppen und Formylgruppen. In dieser Eigenschaft ist sie u. a. notwendig für die Purinbiogenese. Die Tetrahydrofolsäure enthält einen p-Aminobenzoesäurerest. Aufgrund ihrer strukturellen Ähnlichkeit können p-Aminosulfonsäurederivate (Sulfonamide) anstelle von p-Aminobenzoesäure an die Folsäuresynthetase gebunden werden, was zu einer Blockierung des Enzyms führt. Damit werden lebensnotwendige Biogeneseschritte (Purine, Nukleinsäuren) blockiert. Am stärksten werden solche Bakterien getroffen, die p-Aminobenzoesäure nicht selbst synthetisieren können und somit als Supplin brauchen. Weniger stark werden Bakterien geschädigt, die p-Aminobenzoesäure selbst synthetisieren können; durch die Aufnahme zugesetzter (oder als Arzneimittel) verabreichter Sulfonamide wird nur ein Teil der Tetrahydrofolsäure-synthetase gehemmt. Bakterien, die ebenso wie der Mensch auf die Zufuhr intakter Folsäure angewiesen sind, werden durch Sulfonamide nicht geschädigt.

5.1.4 Phytohormone

Die höher entwickelten Organismen, sowohl Tiere als auch Pflanzen, sind in einzelne Funktionseinheiten (Organe) gegliedert. Das sinnvolle Zusammenarbeiten dieser Organe kann auf zwei Wegen geregelt werden: a) durch Nerven (nur bei Tieren); b) durch chemische Stoffe (Hormone). Letztere sind Stoffe, die in der Regel in bestimmten Bereichen (bei Tieren in Drüsen) produziert und an den Ort ihrer Wirkung transportiert werden. Bei den **Phytohormonen** handelt es sich um pflanzliche Wirkstoffe, die ähnlich den tierischen das Wachstum und die Differenzierung spezifisch steuern. Ebenso wie bei Tieren sind auch bei

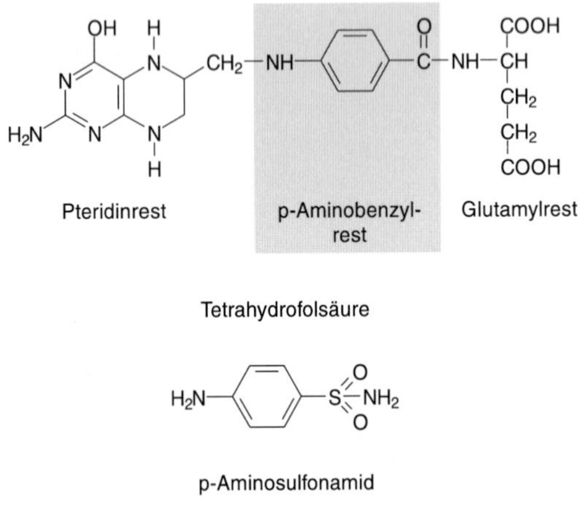

Abb. 5.2. Beispiel für einen Wachstumsfaktor von Mikroorganismen und einen als Arzneimittel verwendeten Antagonisten dieses Wachstumsfaktors.

Pflanzen Bildungsort und Wirkort oft verschieden. Die pflanzlichen Hormone zeigen ein breites Wirkungsspektrum, was bedeutet, daß ein und dasselbe Phytohormon unterschiedliche Wachstums- und Stoffwechselvorgänge beeinflussen kann. Entscheidend für die jeweilige Wirkung sind die Konzentrationen sowie das Konzentrationsverhältnis der einzelnen Wirkstoffe zueinander.

Durch natürliche Phytohormone oder synthetische Wuchsstoffe kann man isoliertes Pflanzengewebe zur fortgesetzten Teilung anregen. Die Zellen lassen sich ähnlich den Mikroorganismen in-vitro züchten. Nach ihrer Herkunft bezeichnet man sie als „Gewebe"-Kulturen. Da man unter „Gewebe" jedoch einen Verband spezialisierter Zellen versteht, spricht man besser von **Callus-** oder **Zellkulturen**. Zellkulturen von Arzneipflanzen werden u.a. auf ihre Fähigkeit zur Bildung von Sekundärstoffen und zur stereospezifischen Umwandlung von Arzneistoffen (z.B. Herzglykosiden) untersucht.

Man unterscheidet entsprechend ihrem Chemismus fünf wichtige Phytohormongruppen:
1. Auxine
2. Gibberelline
3. Cytokinine
4. Abscisine
5. Ethylen

1. Auxine

Die β-**Indolylessigsäure, IES,** auch als Heteroauxin bezeichnet (s. Abb. 5.3a), kommt in der Pflanze frei oder gebunden, z.B. an Glucose, Asparaginsäure und Glutaminsäure, vor. IES wird vorwiegend in der Knospe, im Samen und in jungen Blättern synthetisiert und durch den Sproß in die Wurzeln transportiert. Der Transport in der intakten Pflanze erfolgt im Phloem oder im Parenchym. Im Sproß überwiegt der polar basipedale Transport von IES (2 bis 15 mm/h), während der akropetale IES-Transport viel geringer ist. In der Wurzel liegen dagegen umgekehrte Verhältnisse vor. Hier überwiegt der akropetale IES-Transport (zur Wurzelspitze) den basipetalen weit. Mit 4 bis 10 mm/h liegt eine ähnliche Transportgeschwindigkeit vor wie im Sproß. Die Regulation der Auxinkonzentration im Gewebe erfolgt durch Neusynthese, durch Konjugatbildung und durch Abbau mit einem recht unspezifischen, konstitutiven Enzym, der IES-Oxidase. Das Wirkungsoptimum der IES liegt für die Förderung der Seitenwurzelbildung niedriger (~ 10^{-10} g/l) als für die Förderung des Sproßwachstums (~ 10^{-5} g/l).

Wirkungen von IES
a) Stimulation und Regulation des Streckungswachstums
b) Förderung der Zellteilungen und Wurzelbildung (besonders der Seitenwurzeln)
c) Ausbildung der „apikalen Dominanz": IES hemmt die Entwicklung der Seitenknospen; die Wirkung geht eindeutig von der Spitze des Hautsprosses aus, wird dieser gekappt, treiben die Seitenknospen aus.
d) Hemmung des Blattfalls: In diesem Fall tritt IES als Antagonist zur Abscisinsäure auf, die den Blattfall fördert.

Allgemein übt IES einen starken Einfluß auf die Enzymaktivität aus, wobei sowohl hemmende als auch fördernde Aktivitäten bekannt sind.

Ähnlich wie IES wirken synthetische Wuchsstoffe wie Indolbuttersäure (IBS), α-Naphtylessigsäure (NES), 2,3,6 Trichlorbenzoesäure und 2,4 Dichlorphen-

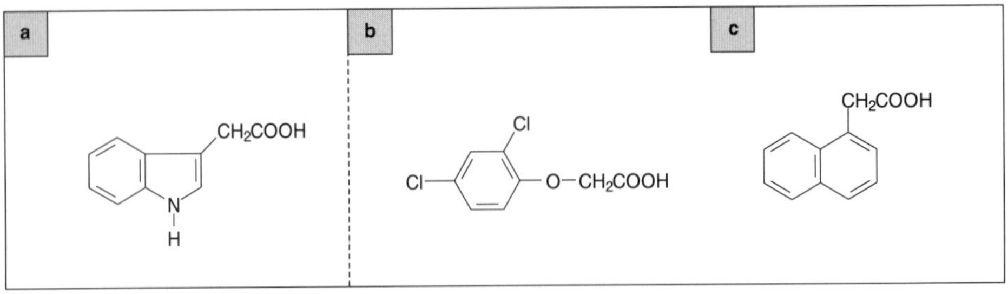

Abb. 5.3. Auxine. a) natürlich vorkommende Indol-3-Essigsäure (IES); **b) und c)** synthetische Auxine; **b)** 2.4-Dichlorphenoxyessigsäure (2,4 D); **c)** α-Naphtylessigsäure (NES).

oxyessigsäure (2,4 D) (s. Abb. 5.3b und c). Man setzt sie unter anderem zur Bewurzelung von Stecklingen (NES) und zur Unkrautbekämpfung (2,4 D) ein. Durch 2,4 D-Behandlung werden Pflanzen zu überschießendem, unkontrolliertem Wachstum veranlaßt und gehen zugrunde. Da die Magnoliatae empfindlicher reagieren als die Liliatae, eignet sich 2,4 D u.a. zur Unkrautbekämpfung in Getreidefeldern. Auch Arzneipflanzenkulturen werden zunehmend mit Herbiziden behandelt. Neben der Rückstandsproblematik ist bisher noch unzureichend untersucht, inwieweit die Herbizide das Inhaltsstoffspektrum der Pflanzen beeinflussen.

2. Gibberelline

Gibberelline wurden zunächst als Stoffwechselprodukte des Pilzes *Fusarium heterosporum* (syn. *Gibberella fujikuroi*) gefunden. Reispflanzen, die von diesem Pilz befallen waren, zeigten eine enorme Steigerung des Längenwachstums. Später fand man auch in normalen Pflanzengeweben Gibberelline. Der Gibberelintransport kann im Phloem, im Xylem und im parenchymatischen Gewebe erfolgen. Es handelt sich um eine Gruppe ähnlich gebauter **Diterpenderivate** mit dem gleichen Grundskelett (Gibbanskelett). Die Gibberelinsäure (Gibberellin A3 = GA3) (s. Abb. 5.4a) ist der bekannteste Vertreter aus dieser Gruppe.

Wirkung der Gibberelline

a) Förderung der Zellteilung und Zellstreckung bei Zwergmutanten bzw. physiologischen Zwergen; Gibberelline steigern das Längenwachstum bei Zwergmutanten (Mais, Erbsen). Dieser Effekt wird als Testmethode auf Gibberelline ausgenutzt. Bei normalen Pflanzen ist diese Wirkung viel geringer. Rosettenpflanzen verfügen über die genetische Information, die ihnen ein normales Längenwachstum ermöglicht. Ausgelöst wird das Längenwachstum aber erst durch bestimmte Umweltfaktoren (z.B. Licht oder Temperatur), die – wie man heute weiß – den Gibberellinspiegel in der Pflanze erhöhen. Setzt man Gibberelline von außen zu, so kann man die Ruhepause bei den physiologischen Zwergen aufheben.

b) Anregung der kambialen Zellteilung: IES und Gibberelline lösen im Kambium verstärkt Zellteilung aus.

c) Blütenbildung: Gibberelline fördern bei Langtagpflanzen die Blütenbildung, auch wenn die äußeren Bedingungen nicht gegeben sind.

d) Förderung der Samenkeimung: Gibberelline können die Samenruhe beeinflussen. Manche Samen keimen nur unter bestimmten Bedingungen (z. B. Lichtqualitäten). Durch Gibberellingaben werden sie auch unter ungünstigen äußeren Voraussetzungen zur Keimung veranlaßt (z. B. Gerstenkeimung während des ganzen Jahres bei der Bierbrauerei).

Am Beispiel der Keimung läßt sich nachweisen, daß Gibberelline die Genaktivität beeinflussen. Die Keimung ist stets mit der Mobilisierung von Reservestoffen aus den entsprechenden Speichergeweben (Endosperm, Perisperm, Speicherkotyledonen) verbunden. So muß bei der Gerstenkeimung Reservestärke durch ein Enzym, α-Amylase, in Zucker umgewandelt werden. α-Amylase liegt nicht von vornherein im Samen vor, sondern wird bei Bedarf de novo synthetisiert. Der Embryo bildet Gibberelline und entläßt sie in die äußere Endospermschicht (Aleuron). Hier stimulieren die Gibberelline die Genaktivität zur Bildung von α-Amylase, worauf es zur Ausschüttung des Enzyms in die tieferliegenden Endospermschichten kommt.

e) Brechung der Winterruhe von Knospen: Gibberelline wirken hier als Antagonisten der Abscisinsäure.

Ein synthetischer Wirkstoff, der die Gibberellinsynthese hemmt, ist das Chlorcholinchlorid (CCC) (s. Abb. 5.4b).

CCC und eine Reihe weiterer synthetischer Substanzen werden in der Landwirtschaft u. a. zur Halmverkürzung und damit zur Erhöhung der Standfestigkeit in Getreidekulturen eingesetzt.

3. Cytokinine

Wie oben bereits erwähnt, lassen sich Pflanzenzellen auf geeigneten Nährböden unter Zusatz von natürlichen oder synthetischen Wuchsstoffen in-vitro züchten. Während bei vielen Ausgangsgeweben IES, NES oder 2,4-D als Phytohormonzusatz genügt, gelang es nicht, Tabakmarkgewebe auf diese Weise zu züchten. Erst durch die zufällige Verwendung von autoklavierten DNA-Präparationen gelang es Skoog 1955, Tabakmarkgewebe zur Teilung anzuregen. Die genaue Analyse ergab, daß **Furfurylaminopurin** das aktive Prinzip der verwendeten DNA-Präparation war. Da dieser Stoff in der Lage war, die Zellteilung (Cytokinese) zu fördern, bezeichnete man ihn als **Kinetin**. Später wurden auch natürlich vorkommende Purinabkömmlinge gefunden, die Phytohormonwirkung zeigen und die man allgemein als Cytokinine bezeichnet (s. Abb. 5.5). Der Begriff darf nicht verwechselt werden mit dem Begriff Cytokine. Hierunter versteht man extrazelluläre Signalproteine bei Tieren und Menschen, die als

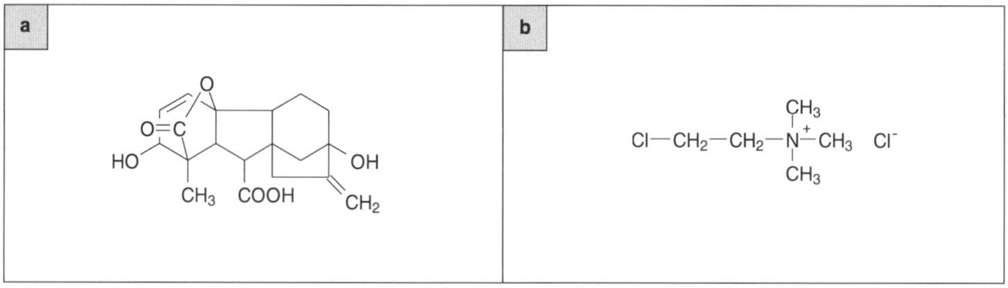

Abb. 5.4. a) Gibberellinsäure (GA3); b) Chlorcholinchlorid (CCC), ein synthetischer Hemmstoff der Gibberellinsynthese.

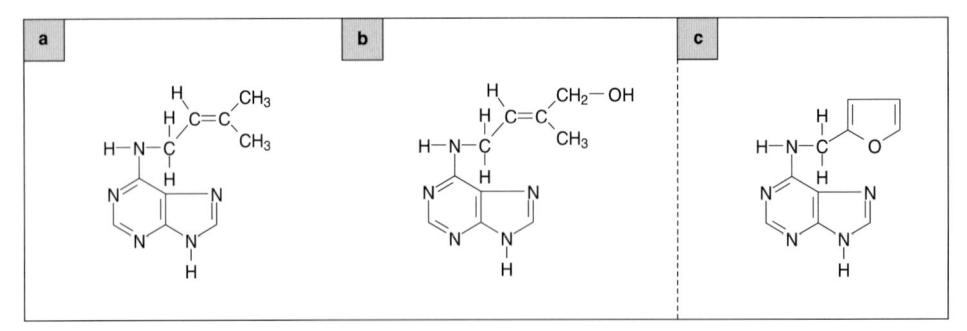

Abb. 5.5. Cytokinine (Purinabkömmlinge). a) und b) natürlich vorkommende Cytokinine; a) Isopentenylaminopurin (IPA); b) Zeatin; c) synthetisches Cytokinin, Kinetin (Furfurylaminopurin).

Vermittler der Zellkommunikation dienen (z. B. Interleukine).

Wirkung der Cytokinine
a) Förderung der Zellteilung: die Förderung und Unterhaltung von Zellteilungsvorgängen stellt eine der Hauptwirkungen der Cytokinine dar.
b) Beeinflussung der Samenruhe: Salatsamen wird durch Bestrahlung mit hellrotem Licht zur Keimung veranlaßt. Kinetin oder Zeatin bringen den Samen auch bei Dunkelheit zur Keimung, ersetzen also die Wirkung von hellrotem Licht.
c) Förderung der Seitentriebe: Cytokinine regen das Auswachsen der Seitenknospen an. Bei entsprechender Konzentration überspielen sie sogar die Wirkung der „apikalen Dominanz".
d) Verzögerung des Alterungsprozesses (Seneszenz): Die prämortale Phase bei Pflanzen kündigt sich durch eine Verfärbung der Blätter und Früchte an (Herbstlaub, Fruchtreife), also durch einen Abbau des Chlorophylls. Durch Kinetinbehandlung kann man z. B. abgeschnittene Tabakblätter für längere Zeit am Vergilben hindern. Man führt dieses Phänomen einmal auf eine verstärkte RNA- und Proteinsynthese und zum anderen auf die Überführung lebensnotwendiger Stoffe (z. B. bestimmter Aminosäuren) aus dem Sproßsystem in den alternden Blattbereich zurück. Kinetin bewirkt, daß diese Substanzen außerdem über einen längeren Zeitraum im Blattgewebe festgehalten werden (Retention).
e) Cytokinine und Nukleinsäuren: Cytokinine scheinen ebenso wie die Gibberelline, die Genaktivität beeinflussen zu können. Darüber hinaus kommt das Cytokinin, 6-Isopentenylaminopurin (IPA), mit bestimmten t-RNA-Typen vergesellschaftet vor (z. B. enthält die Serin t-RNA der Hefe das IPA). Da IPA neben dem Anticodon aufgefunden wurde, liegt die Vermutung nahe, daß IPA bei der Basenpaarung des Anticodons mit dem Codon von Bedeutung ist.

4. Abscisinsäure
Dieses Phytohormon wurde an zwei verschiedenen Objekten etwa gleichzeitig (1963) entdeckt und zunächst mit unterschiedlichen Namen belegt:
1. Als Substanz, die bei Baumwolle den Kapselfall stimuliert → **Abscisin II**.
2. Als Substanz, die bei Ahorn die Knospenruhe bewirkt → **Dormin**.

Heute, nach der Aufklärung der chemischen Struktur, ist der Name Absci-

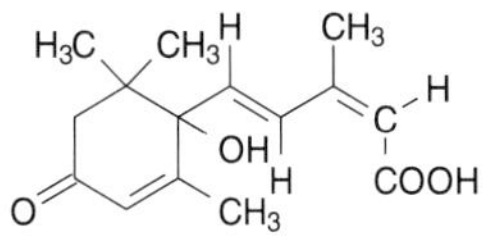

Abb. 5.6. Abscisinsäure (Sesquiterpenderivat).

sinsäure für das Sesquiterpenderivat gebräuchlich (s. Abb. 5.6).

Wirkung der Abscisinsäure
In vielen ihrer Wirkungen stellt sich die Abscisinsäure als Antagonist der Gibberellinsäurederivate dar.
a) Förderung von Blatt- und Fruchtfall
b) Förderung der Winterruhe bei Knospen
c) Beschleunigung des Alterungsprozesses
d) Hemmung der Keimung
e) Hemmung der Zellteilung und Zellstreckung
f) Hemmung der Genaktivität (besonders von Transkription und Translation).

5. Ethylen
Neben den angeführten Phytohormonen ruft auch das von den Pflanzen produzierte Ethylen hormonartige Wirkungen an verschiedenen Geweben hervor. Es beschleunigt u. a. die Fruchtreife, hemmt das Zellwachstum und fördert den Blattfall. Stimuliert wird die Ethylensynthese durch extreme Temperaturen, Infektionen, Trockenheit, Verwundung etc.

In der Praxis kann man durch Blockierung der Ethylenbildung (z. B. durch niedrige Temperaturen) oder durch Entfernen von gebildetem Ethylen die Fruchtreife verhindern bzw. verzögern (z. B. beim Schiffstransport von Bananen). Umgekehrt kann man dann am Zielort, zum gewünschten Zeitpunkt, durch Ethylenbegasung die Reifung der Früchte beschleunigen.

Ökologische Faktoren der Entwicklung: Licht
Das Licht (der sichtbare Bereich der elektromagnetischen Wellen, ca. 390–760 nm) ist ein bedeutender ökologischer Faktor.
1. Ohne Licht wäre z. B. die Photosynthese undenkbar und damit auch Leben in der uns bekannten Form.
2. Außer bei der Photosynthese spielt Licht auch bei bestimmten Entwicklungsprozessen eine bedeutende Rolle.

Allgemein bezeichnet man einen Entwicklungsprozeß, der durch Lichteinwirkung gesteuert werden kann, als **Photomorphogenese**. Augenscheinlich wird dies, wenn man Keimlinge oder Sprosse bei Dunkelheit aufwachsen läßt. Die so gehaltenen Pflanzen zeigen eine Reihe von Merkmalsabweichungen, die man in ihrer Gesamtheit als **Vergeilung (Etiolement)** bezeichnet. Man beobachtet nicht nur, daß sonst grüne Sprosse nun chlorophyllfrei sind, sondern auch, daß sie, z. B. bei Dikotylen, ein gesteigertes Längenwachstum zeigen und nur schuppenförmige Blättchen tragen. Chloroplasten fehlen, ihre Bildung bleibt auf der Stufe der Etioplasten stehen.

Aus der Erfahrung ist bekannt, daß bestimmte Pflanzen nur im Frühjahr oder Herbst, andere nur im Sommer blühen. Der Beginn der Blütenbildung dieser Pflanzen wird oft durch die Dauer der Tageslänge gesteuert (sogenannte kritische Tageslänge). Wir kennen **Kurztagspflanzen**, wie z. B. Kartoffeln, gewisse Tabaksorten, Reis, und **Langtagspflanzen**, wie z. B. Weizen, Spinat, Kopfsalat, Digitalis-Arten. Pflanzen, deren Blühbeginn nicht durch die Tageslänge gesteuert werden, bezeichnen wir als **tagneutral**.

Auch die Keimung kann lichtabhängig sein. Neben Samen, die gegen Licht neutral reagieren, gibt es solche, die Licht zur Keimung brauchen **(Lichtkeimer)** und solche, bei denen die Keimung durch Licht gehemmt wird **(Dunkelkeimer)**. Die Reaktion ist abhängig von der Qualität des eingestrahlten Lichtes, wie man durch entsprechende Versuche nachweisen kann:

Bestrahlt man Salatachänen (Früchte von *Lactuca sativa*-Sorten) mit Licht der Wellenlänge 660 nm (hellrot, im folgenden als **HR** bezeichnet), so keimen die Achänen größtenteils aus; nimmt man dagegen Licht der Wellenlänge 730 nm (dunkelrot = **DR**), so keimen nur wenige aus. Bestrahlt man die Achänen zuerst mit HR, dann mit DR, so wird die Keimstimulanz wieder aufgehoben. Bei einer Serie HR, DR, HR, erfolgt eine Förderung. Die Reihe kann beliebig fortgesetzt werden; maßgebend für die Reaktion ist jeweils die Qualität des zuletzt eingestrahlten Lichtes.

Phytochromsystem: Das Pigmentsystem, das für die meisten der durch Licht hervorgerufenen Photomorphogenesen verantwortlich ist, wird als Phytochromsystem (Abb. 5.7) bezeichnet.

Das Phytochromsystem liegt in zwei verschiedenen Zustandsformen vor:
1. P_{660} – Zustandsform des Phytochromsystems mit dem Absorptionsmaximum bei 660 nm.
2. P_{730} – Zustandsform des Phytochromsystems mit dem Absorptionsmaximum bei 730 nm.

Die Zustandsform P_{660} kann durch Einstrahlen von hellrotem Licht (HR) mit der Wellenlänge 660 nm in die Zustandsform P_{730} überführt werden. P_{730} stellt die aktive Form des Phytochromsystems dar und leitet die verschiedenen morphogenetischen Entwicklungsprozesse ein. Durch DR mit der Wellenlänge 730 nm wird P_{730} in die Zustandsform P_{660} wieder zurückverwandelt. P_{660} ist die inaktive Form des Phytochromsystems, Entwicklungsprozesse laufen hier nicht ab.

Das Phytochromsystem steuert und beeinflußt eine Reihe von Prozessen, wie z. B. Hypokotylwachstum, Xylemdifferenzierung, Synthese von Flavonoiden und Anthocyanen. Die Synthese der angeführten Stoffe zeigt, daß auch der Sekundärstoffwechsel durch Licht beeinflußt werden kann. So konnten Hahlbrock und Mitarbeiter in einer Reihe von Experimenten an Zellkulturen von Petersilie nachweisen, daß nach UV-

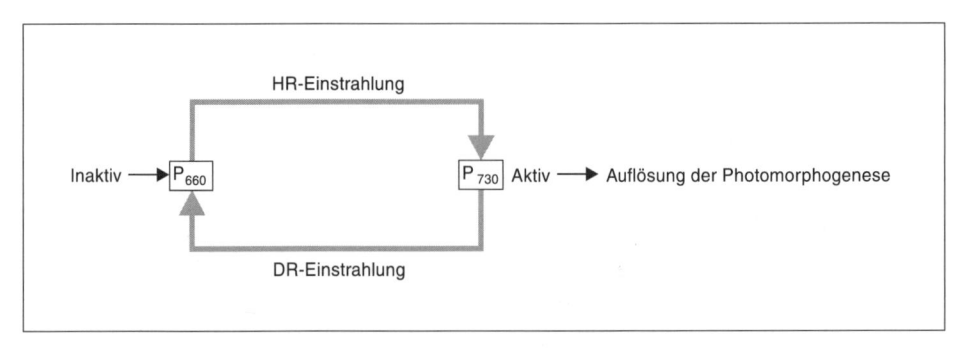

Abb. 5.7. Modellvorstellung der Funktionsweise des Phytochromsystems.

Licht-Behandlung die Synthese von Flavonoiden stark anstieg. Die Analyse der Enzyme, die an der Flavonoidsynthese beteiligt sind, ergab, daß die Bildung des ersten Enzyms der Biogenesekette, die Phenylalaninamoniumlyase (PAL) durch die UV-Behandlung induziert wird.

Das Phytochrom ist ein **Chromoproteid**, dessen Chromophor aus einer offenen Tetrapyrrolkette besteht und das damit gewisse Ähnlichkeit mit den akzessorischen Pigmenten (Phycocyanin und Phycoerythrin) der Blau- und Rotalgen hat.

Temperatur. Für jeden Organismus existiert ein spezielles Temperaturoptimum, in dessen Bereich sich das Lebewesen am günstigsten entwickelt.

Die Temperatur wirkt besonders über die Aktivierung bzw. Hemmung von Stoffwechselreaktionen. Der Temperaturkoeffizient Q_{10} ist dabei ein relatives Maß für die Erhöhung der Reaktionsgeschwindigkeit bei einer Steigerung der Temperatur um 10 °C. Parasiten von Menschen und Tieren haben ihr Optimum meist bei der Körpertemperatur ihres Wirtes. Schon durch geringe Überschreitung dieser Temperatur (Fieber) werden sie in ihrer Entwicklung gehemmt.

Pflanzen der Tropen haben in der Regel ein höheres Temperaturoptimum als Pflanzen gemäßigter Breiten. Eine Pflanze kann für verschiedene Entwicklungs- (z. B. Keimung, Blütenbildung) und Stoffwechselprozesse unterschiedliche Temperaturoptima aufweisen.

Zweijährige Pflanzen bilden im ersten Jahr eine Rosette und kommen erst im zweiten Jahr zur Blüte. Dazwischen muß in der Regel eine mehrwöchige Kälteperiode (unter 7 °C) liegen, die die Umstimmung von der vegetativen Phase zur reproduktiven Phase bewirkt. Den Einfluß der niedrigen Temperatur bezeichnet man als **Vernalisation**.

Unter natürlichen Bedingungen wirken auf Pflanzen und Tiere in der freien Natur mehrere Faktoren gleichzeitig ein. Als Beispiel seien die Temperatur- und Lichtfaktoren, die den Blühbeginn des Bilsenkrautes *(Hyoscyamus niger)* steuern, aufgeführt. Beim Bilsenkraut kennt man zweijährige Pflanzen. Im ersten Jahr wird lediglich eine Blattrosette angelegt. Nach dem Überwintern und einem Wachstumsreiz durch Kälteeinwirkung **(Vernalisation)** gelangt die Pflanze im zweiten Jahr zur Blütenbildung. Die Ausbildung der Blüte erfolgt jedoch nur unter Langtagbedingungen. Unterbleibt einer der beiden Faktoren (Kälte oder Langtag), so verbleibt die Pflanze im vegetativen Stadium.

5.2 Genregulation

5.2.1 Differentielle Genaktivität

Totipotenz der Zellen. Unter Totipotenz oder Omnipotenz versteht man, daß alle Zellen eines Organismus unabhängig von ihrem Differenzierungsgrad über die gesamte genetische Information verfügen. Der Beweis für die Richtigkeit der obigen Aussage wurde durch Regenerationsexperimente erbracht. So gelang es, aus Gewebe der Möhre und des Tabaks Calluskulturen anzulegen. Durch geeignete Variation der Wuchsstoffe und der Außenbedingungen konnte aus einer einzelnen, undifferenzierten Calluszelle über einen Embryonalzustand wieder eine ganze Pflanze regeneriert werden.

Auch bei Tieren kann man nachweisen, daß der Zellkern in differenzierten Zellen noch omnipotent ist. Ein entsprechendes Experiment wurde z. B. von Gurdon am Krallenfrosch *(Xenopus)* durchgeführt:

Differenzierten Darmepithelzellen der *Xenopus*-Larven wurde der Zellkern entnommen und in Eizellen implantiert, deren Kerne zuvor durch UV-Strahlen abgetötet worden waren. Die DNA der implantierten Zellkerne beendete die dem Differenzierungsmuster Darmzelle typische RNA-Synthese und begann mit der Reduplikation von DNA, wie sie dem Differenzierungsgrad Eizelle entspricht. Die Eier entwickelten sich in einigen Fällen zu geschlechtsreifen Fröschen. Auch die 1997 durchgeführte Klonierung des Schafes Dolly folgte diesem Prinzip.

Differentielle Genaktivität. Von differenzieller Genaktivität spricht man dann, wenn die einzelnen Gene während eines bestimmten Entwicklungszustandes in aktiver bzw. inaktiver Form im Genom vorliegen. Dem aktiven Teil der Gene entspräche dann ein bestimmter Differenzierungsgrad der entsprechenden Zellen und Gewebe.

Die Regulation der Genexpression und Proteinbiosynthese kann auf verschiedenen Ebenen erfolgen:
a) Transkription (z. B. Bildung von mRNA)
b) Posttranskriptionelle Kontrolle der mRNA-Synthese (z. B. Prozessierung der mRNA, Stabilität der mRNA)
c) Translation.

5.2.2 Regulation der Genaktivität bei Prokaryoten

I. Negative Kontrolle

Aufgrund umfangreicher genetischer Untersuchungen mit verschiedenen *Escherichia coli*-Mutanten schlugen **Jacob** und **Monod** 1961 ein Modell vor, das die Regulation der Genaktivität auf dem Niveau der Transkription erklären sollte. Das **Jacob-Monod-Modell** postulierte ein Zusammenspiel von 3 verschiedenen Genarten: **Strukturgene, Operatorgene** und **Regulatorgene**. Diese drei Genarten stehen in enger Beziehung zueinander, wobei eine strenge Hierarchie besteht. Den Strukturgenen sind sogenannte Operatorgene vorgeschaltet, die die Transkription meist mehrerer, hintereinander angeordneter Strukturgene steuern. Am Promotor beginnt die Transkription der nachfolgenden Gengruppe; an dieser spezifischen Stelle auf der DNA heftet sich die RNA-Polymerase an und bewegt sich dann an der DNA entlang auf die abzulesenden Strukturen zu. Das Fortbewegen der RNA-Polymerase auf der DNA kann durch den operatorgebundenen **Repressor** blockiert werden. Eine Einheit aus Promotorgen, Operatorgen und den funktionell zusammengehörenden Strukturgenen nennt man **Operon**. Von den Operator- und Strukturgenen sind die Regulatorgene räumlich getrennt; diese können daher ihre Kontrollfunktion nur über die Bildung einer Repressorsubstanz **(Repressor)** ausüben. Bei den Repressormolekülen handelt es sich um Proteine, die einmal in spezifischer Weise auf die Operatorgene einwirken können, zum anderen aber auch mit niedermolekularen Produkten des Intermediärstoffwechsels in Wech-

selwirkung treten, den sogenannten **Effektoren**. Entsprechend der Art, wie Effektoren auf den Repressor einwirken, kann die Aktivität des Repressors unterschiedlich beeinflußt werden. Man unterscheidet zwei Arten von Effektoren:
a) einmal solche Effektoren, die als **Induktoren** den Repressor inaktivieren (somit eine Proteinsynthese auslösen),
b) zum anderen solche Effektoren, die als **Corepressoren** durch Bindung an den Repressor diesen aktivieren und damit eine Transkription vereiteln.

A. Substratinduktion. Das Regulatorgen codiert einen Repressor, der zum Operatorgen wandert und an dieses bindet. Die Bindung des Proteins erfolgt über Wasserstoffbrücken an der Außenseite (große Furche) der DNA-Doppelhelix. Innerhalb der DNA-bindenden regulatorischen Proteine gibt es verschiedene „Motive", z.B. Helix-Turn-Helix, Zinkfinger, Leucin-Zipper. Die Blockierung des Operators hat eine Inaktivierung der Strukturgene zur Folge, da die RNA-Polymerase, die am Promotor ansetzt, nicht mehr über das Operatorgen zu den Strukturgenen gelangen kann. Führt man der Zelle von außen einen Effektor zu, so verbindet sich dieser mit dem Repressor. Dabei wird die sterische Konfiguration des Repressormoleküls verändert, und dieses kann dann den Operator nicht mehr blockieren. Die RNA-Polymerase kann aktiv werden. Folge: Bildung von mRNA an den Strukturgenen und anschließende Proteinsynthese (Abb. 5.8).

Wenn es sich bei dem Effektor um das Substrat eines der Enzyme handelt, die von den Strukturgenen synthetisiert werden, spricht man von **Substratinduktion**.

Beispiel: lac-Operon
Bietet man *Escherichia coli* Lactose als Nährstoff an, so führt dies zur Synthese von mindestens drei Enzymen; zwei dieser Enzyme sind für die Verwertung der Lactose unbedingt notwendig:
1. die β-Galactosid-Permease ermöglicht den aktiven Transport durch das Plasmalemma,
2. die β-Galactosidase, die Lactose in Galactose und Glucose spaltet,
3. das dritte Enzym ist eine Galactosid-Transacetylase.

Die Synthese dieser wichtigen Enzyme wird durch einen Induktor angeschaltet. In freiem Zustand reprimiert der lac-Repressor zunächst das katabole lac-Operon. Gibt man Lactose ins Nährmedium, so kommt es zu einer Wechselwirkung zwischen der Lactose und dem lac-Repressor; die Folge davon ist die Inaktivierung des lac-Repressors. Das lac-Operon ist frei und kann durch die RNA-Polymerase, die am Promotor ansetzt, transkribiert werden. Lactose wird verwertet.

Diese Art der Regulation der Genaktivität bezeichnet man als negative Kontrolle, da Gene so lange inaktiv bleiben, bis sie benötigt werden.

B. Endproduktrepression. Der vom Regulatorgen gebildete Repressor liegt zunächst in inaktiver Form vor, d.h. der Operator ist aktiviert, und die Strukturgene werden durch die RNA-Polymerase abgelesen (mRNA-Bildung). Das Effektormolekül (Corepressor) verbindet sich mit dem Repressor, verändert dadurch dessen sterische Konfiguration, wodurch der Repressor auf den Operator paßt (wie Schlüssel zum Schloß). Durch die Inaktivierung der Operatorgene unterbleibt die mRNA-Bildung an den Strukturgenen. Handelt es sich beim

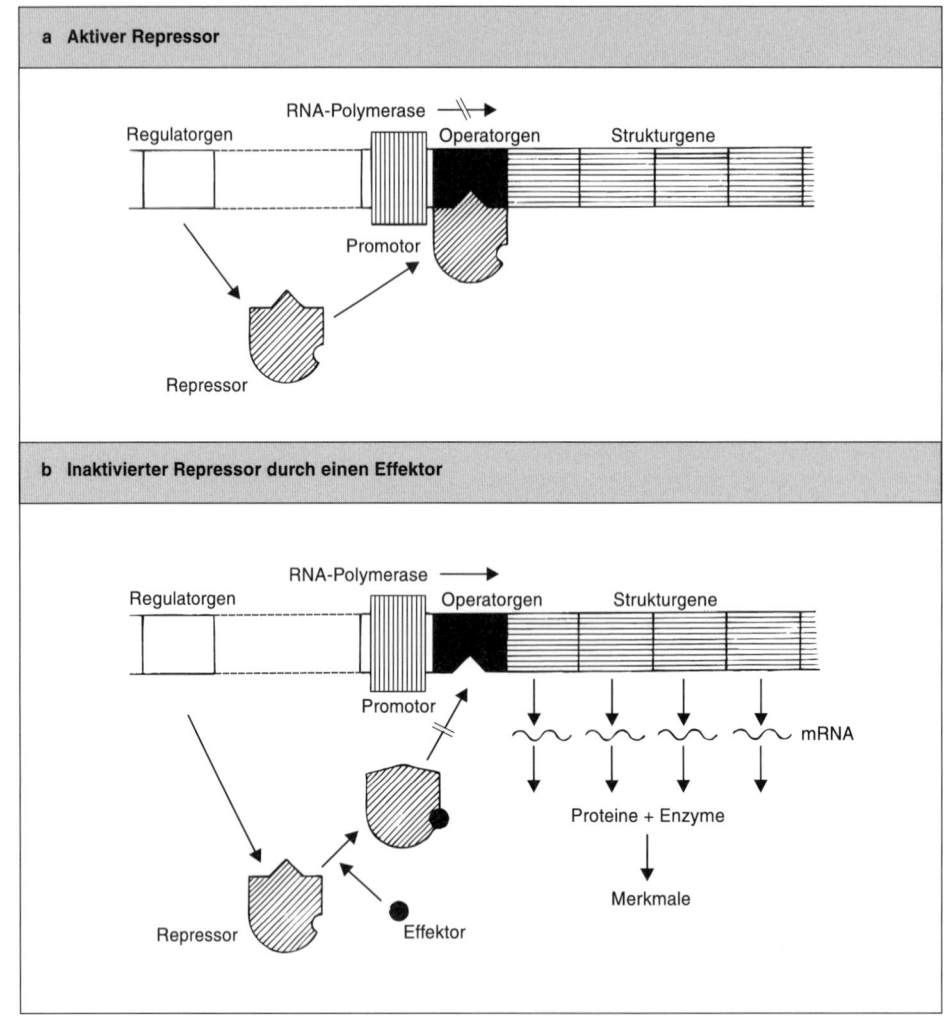

Abb. 5.8. Regulation der Genaktivität, Substratinduktion (Induktion katabolischer Operonen).
a) Aktiver Repressor; Operatorgen wird blockiert, die Strukturgene können keine mRNA bilden.
b) Inaktivierter Repressor durch einen Effektor; Operatorgen wird nicht blockiert, daher können die Strukturgene mRNA synthetisieren.

Effektor um ein Endprodukt einer Reaktionskette, spricht man von Endproduktrepression (s. Abb. 5.9).

Das Operon ist in Gegenwart des Endprodukts abgeschaltet, in seiner Abwesenheit jedoch angeschaltet (Endproduktrepression). Wie die Substratinduktion erlaubt auch die Endproduktrepression eine schnelle Anpassung an veränderte Stoffwechselverhältnisse in der Zelle.

II. Positive Kontrolle

Ebenso wie bei der negativen Transkriptionskontrolle kann bei der positiven Regulation ein niedermolekularer Stoff

a Inaktiver Repressor

b Durch Effektor aktivierter Repressor

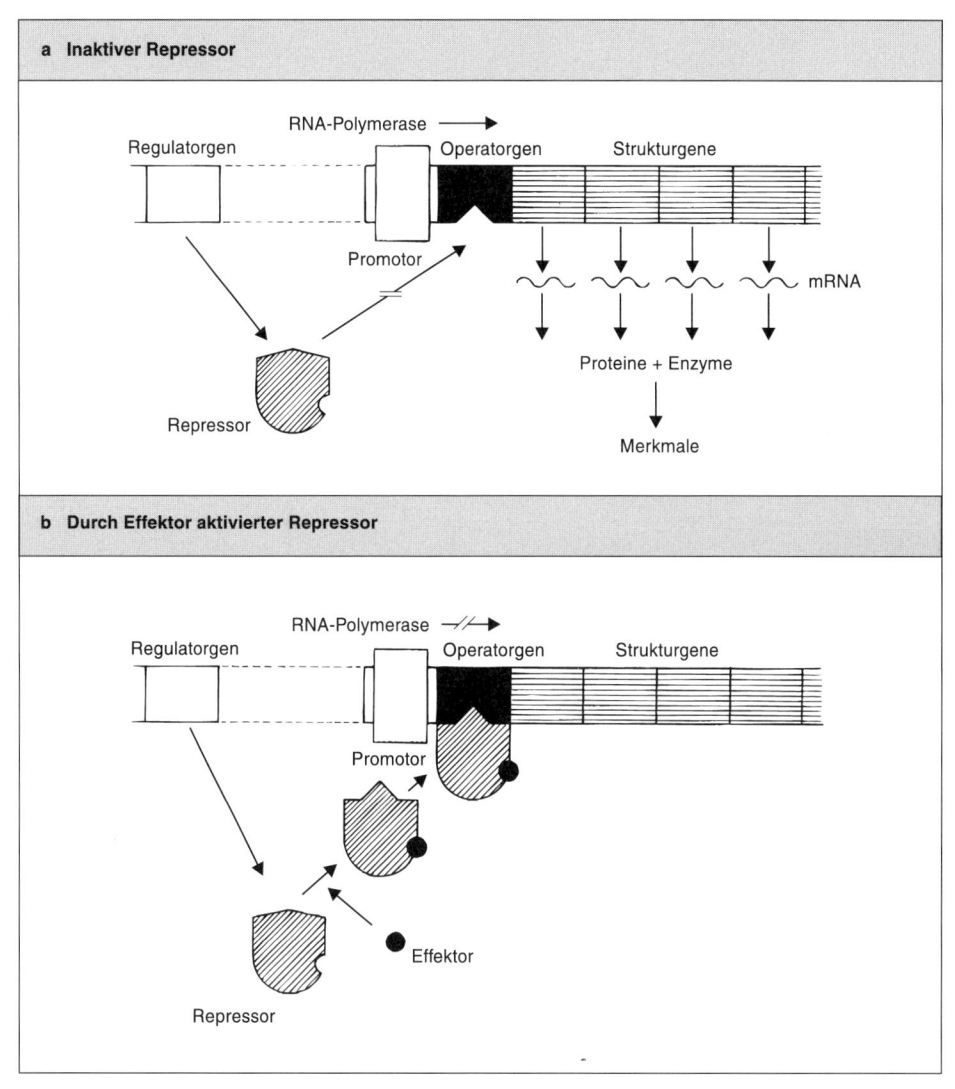

Abb. 5.9. Regulation der Genaktivität, Endproduktrepression (Repression anabolischer Operonen).
a) **Der Repressor ist inaktiv, daher kann das Operatorgen die Strukturgene zur mRNA-Synthese veranlassen.**
b) **Durch einen Effektor (Corepressor) wird der Repressor aktiviert; nun wird das Operatorgen blockiert, die mRNA-Synthese der Strukturgene unterbleibt.**

als genetischer Schalter funktionieren. So führt z. B. die Bindung von cyclischem AMP an das bakterielle Aktivatorprotein CAP (Catabolite-Activator-Protein) bei *E. coli* zu einer Aktivierung von Genen, die an der Verwertung von alternativen Kohlenstoffquellen an Stelle von Glucose führen.

Die **Negative Kontrolle** (Modell von Jacob und Monod) und **Positive Kontrolle** der Genaktivität haben in der hier beschriebenen Form für viele Bakterienstämme Gültigkeit. Bei Eukaryoten ist die Kontrolle der Transkription komplexer.

5.2.3 Genexpression und -regulation der Eukaryotenzelle

Im Gegensatz zur Prokaryotenzelle stellt die Eukaryotenzelle eine Einheit aus verschiedenen Genomen unterschiedlicher Organisationsform dar (Zellkerngenom, Mitochondriengenom, Plastidengenom). Die Eucyte verfügt über eine Reihe weiterer Strukturen und Mechanismen, die sowohl bei der Genexpression als auch bei deren Regulation an verschiedenen Stellen im physiologischen Geschehen der Zelle beteiligt sind. Gegenüber dem Genom der Prokaryoten ist das der Eukaryoten um ein Vielfaches größer; menschliche Zellen enthalten eine 700mal größere DNA-Menge als das Genom von *E. coli*.

Ein weiterer, schon beschriebener, grundsätzlicher Unterschied zwischen Prokaryoten und Eukaryoten besteht im strukturellen Aufbau der Chromosomen (vgl. Kap. 1.6.1).

In den folgenden Abschnitten sind einige typische Regulationsmechanismen der Genexpression, die für die Eucyte von Bedeutung sind, zusammengestellt.

a) Chromatin-Elimination
Hier liegt ein besonders drastisches Verfahren der Regulation von Genaktivitäten vor; bestimmte Gene, Chromosomenabschnitte und Chromatineinheiten können eliminiert werden. Während der Embryonalentwicklung mancher Spulwürmer (z. B. Ascaris, Parascaris), Crustaceen und Insekten kommt es in der somatischen (körperlichen) Differenzierung häufig zur Elimination großer Anteile des Kern-Genoms.

b) Chromosomen- bzw. Genomvervielfältigung (vgl. Kap. 2.3.6)

c) Inaktivierung von Chromatin bzw. von Genen durch Komplexierung und dichte Packung mit bestimmten Proteinen und Protaminen
In den Eucyten liegt ein erheblicher Teil des Genoms in inaktivem (nicht-transkribierbarem) Zustand vor. Bei den inaktiven Teilen des Genoms tritt das Chromatin in globulären Untereinheiten (den Nucleosomen) auf, wobei es mit basischen Histonen und Nicht-Histonen vergesellschaftet vorliegt. Man unterscheidet zwischen längerfristigen und kurzfristigen inaktiven Zuständen des Chromatins. Dem aktiven Zustand eines Chromatinabschnittes muß offensichtlich ein Übergang von der dichtgepackten zu einer mehr lockeren Chromatinstruktur vorausgehen (vgl. Kap .1.6.1).

d) Transkription
RNA-Polymerasen bei Eukaryoten benötigen für die Anlagerung an die DNA und den Start der Transkription eine Reihe von **allgemeinen Transkriptionsfaktoren**. Bei der RNA-Polymerase, die für die Mehrheit der eukaryotischen Gene transkribiert, erfolgt zunächst eine Bindung des Transkriptionsfaktors II D (TF II D) an eine DNA-Sequenz, die reich an Thymin (T) und Adenin (A) ist. Diese auch **TATA-Box** genannte Sequenz liegt in der Regel 25 Basenpaare vor dem Startpunkt der Transkription („stromaufwärts"). Darauf folgt die Bindung anderer Transkriptionsfaktoren und der Polymerase II. Einer dieser Faktoren (TF II H) führt zur Phosphorylie-

rung der Polymerase. Zum Beginn der Transkription werden die Transkriptionsfaktoren wieder abgespalten.

Während die Genregulatorproteine bei Prokaryoten an spezifische DNA-Sequenzen binden, die nahe am RNA-Startpunkt liegen, können bei den Eukaryoten auch entfernt liegende DNA-Sequenzen die Genaktivität beeinflussen. Dies geschieht dadurch, daß die dazwischenliegende DNA eine Schleife bildet und die regulierende Sequenz so in die Nähe des Promotors gebracht wird.

An der gewebespezifischen Genexpression (z.B. Leber-spezifische Gene) sind spezifische Gen-Regulatorproteine beteiligt, deren Zusammenspiel schließlich die gewebespezifische Genexpression bedingen.

Weiterhin scheint von Bedeutung, daß die naszierende RNA bereits mit Proteinen assoziiert vorliegt (Ribonukleoprotein); eine solche Komplexierung der RNA mit bestimmten Proteinen ermöglicht eine Feinkontrolle des Transkriptionsvorganges. Auch die weiteren Abbauschritte der RNA bis zur eigentlichen Funktionsgröße können dadurch einer Regulierung unterliegen.

e) Kern-Cytoplasma-Translokation

Ein Protein-RNA-Komplex ist nach der Transkription noch nicht sofort einsatzfähig. Neben Abbauprozessen, die die RNA auf ihre endgültige Funktionseinheit verkürzen, muß der Protein-RNA-Komplex durch die Kernporen ins Cytoplasma wandern. Bei diesem Vorgang handelt es sich nicht um einen einfachen Diffusionsprozeß, sondern es bedarf einer ganzen Reihe besonderer Aktivitäten. Somit ergibt sich eine weitere Regulationsebene der Genexpression, die vorwiegend im Cytoplasma abgeschlossen wird.

Die Regulation kann gesteuert werden durch:
1. eine energetische Abhängigkeit
2. Modifikation des Transportes durch physiologische Veränderungen
3. Inhibitorsubstanzen
4. den speziellen Transportweg durch den Kernporenkomplex (vgl. Kap. 1.6.1).

f) Extrapolyribosomale Speicherformen im Cytoplasma

Im Cytoplasma assoziiert nicht jede RNA mit Ribosomen gleich zu einem Polyribosomenkomplex der eigentlichen Funktionseinheit der Translation. mRNA, die für ein Protein codiert, das sezerniert oder an der Zelloberfläche angelagert wird, wird durch ein Signal am Aminoende des Proteins zum Endoplasmatischen Reticulum dirigiert.

Daneben gibt es mRNA, die durch Sequenzen jenseits des Stopcodons zu ganz bestimmten Bereichen der Zellen dirigiert werden. So findet sich z.B. die mRNA, die für Actin codiert, im Bereich des Zellcortex von Fibroblasten.

g) Amplifikation von Genen

Unter Genamplifikation versteht man die Vervielfältigung der genetischen Information einzelner Gene, die meist für rRNA codieren. Während der Reifung von Eizellen (**Oocyten**) z.B. bei dem Krallenfrosch *(Xenopus)* kommt es zu einer starken Vermehrung der Nucleolen. Diese Nucleolen enthalten amplifizierte DNA in Form von kleinen, extrachromosomalen, ringförmigen DNA-Strukturen; sie enthalten die Gene für die Synthese der rRNA-Moleküle. Auf diese Weise verfügen z.B. die Oocyten des Krallenfroschs über ca. 1000mal mehr Gene für die rRNA-Synthese als die diploiden Somazellen. Der Vorteil für den Organismus besteht darin, daß nach der Befruchtung der Eizelle die entstandene Zygote nun über genügend Ribosomen für eine notwendige, gesteigerte Proteinsynthese verfügt. Die Genamplifikation ist reversibel. Während der Embryonalentwicklung gehen die Überschußgene wieder verloren, sei es durch Abbau oder Einstellung ihrer Replikation.

Eine entsprechende Genamplifikation hat man in der Zwischenzeit, außer bei *Xenopus,* in zahlreichen weiteren Oocyten verschiedener Organismen gefunden.

Genamplifikationen spielen auch eine Rolle bei der **Mehrfachresistenz** gegen Krebschemotherapeutika. Dabei wird ein Genomteil amplifiziert, das ein Gen für eine Plasmamembran-gebundene Transport-ATPase enthält. Dieses Enzym verhindert, daß sich therapeutisch wirksame Konzentrationen von Chemotherapeutika in der Zelle anhäufen können. Weiterhin ist u. a. die Amplifikation des Gens für die Dihydrofolatreduktase (führt zu Resistenz gegen Metothrexat) und von myc-Proto-Oncogenen bekannt.

Die aufgeführten Beispiele für einige spezielle Kontrollen und Regulationen der Genexpression bei Eukaryoten soll den Komplexitätsunterschied zwischen den Zelltypen der Prokaryoten und Eukaryoten vor Augen führen. Wesentlich ist die räumliche und zeitliche Trennung von Transkription und Translation. Aus den Ausführungen wird deutlich, daß vor allem bei der Eucyte auf dem Gebiet der Gen-Regulation eine enorme Vielfältigkeit vorliegt, die hier jedoch nur angedeutet werden konnte. Für weitere Mechanismen sei auf spezielle Lehrbücher der Genetik und der Zellbiologie hingewiesen.

6
Morphologie, Histologie und Anatomie der Pflanzen

6.1 Morphologie

Während man aufgrund der Organisation der Zellen einen scharfen Grenzstrich zwischen Prokaryoten und Eukaryoten ziehen muß, unterscheidet man hinsichtlich der morphologischen Organisation bei den Pflanzen zwischen einzelligen Organismen **(Protophyten)**, Lagerpflanzen **(Thallophyten)**, Moosen **(Bryophyten)** und Sproßpflanzen **(Kormophyten)**.

6.1.1 Protophyten

Zu den Protophyten zählt man alle einzelligen Organismen sowie lockeren Zellverbände, die noch keine weitergehenden Differenzierungen, z. B. in arbeitsteilige Gewebeverbände, aufweisen. Mit dem Begriff – Protophyten – wird ausschließlich eine bestimmte morphologische Organisationsform beschrieben; keinesfalls ist damit eine bestimmte Gruppe im natürlichen Pflanzensystem gemeint. Zu den Protophyten zählt man Bakterien, Blaualgen (Cyanobakterien), einige niedere Pilze und einzellige Algen. Einige dieser Organismen sind unbeweglich, andere können sich mit Hilfe von Geißeln fortbewegen. Häufig bleiben die nach Teilung der Mutterzelle daraus hervorgehenden Tochterzellen beieinander und bilden lockere Zellverbände, die durch eine gemeinsame Zellwand oder zusätzlich durch eine Schleimkapsel bzw. Schleimscheide zusammengehalten werden. Jede einzelne Zelle des Zellverbandes bleibt für sich autonom, d.h. außerhalb des Zellverbandes ist die Einzelzelle als selbständiger Organismus lebensfähig.

Man kann sich nun gut vorstellen, daß sich aus solchen Zellverbänden im Laufe der Zeit höher entwickelte, vielzellige Organismen herausgebildet haben. Voraussetzung dafür ist der endgültige Zusammenschluß der Einzelzellen zu einem stabilen Zellverband, in dem durch Differenzierungsprozesse die Individualität der Einzelzelle verlorengeht. Es entsteht so ein arbeitsteiliger Gewebeverband mit unterschiedlicher Aufgabenstellung für die einzelnen Zellen. Innerhalb der Protophyten unterscheidet man Einzeller, Coenobien und Plasmodien.

Einzeller
Es handelt sich dabei um einzelne Zellen, die als Einzelindividuen ein eigenständiges Leben führen. Einige Einzeller zeigen schon eine weitgehende Polarisie-

rung wie z. B. *Euglena gracilis;* bei diesem Phytoflagellaten kommt es zur polaren Ausbildung von Geißeln und Lichtsinnesorganellen.

Coenobien
Als **Coenobien** bezeichnet man Zusammenlagerungen von Einzellern zu einem lockeren Zellverband, bei dem jedoch jede Zelle für sich autonom bleibt. Es kommt also zu einem rein mechanischen Zusammenschluß von Einzellern, ohne daß dadurch eine Arbeitsteilung bzw. eine physiologische Gemeinsamkeit entstünde. Eine solche weitergehende Entwicklung entsteht erst bei den Zellkolonien im engeren Sinne. Bei den Coenobien bleiben nach der Durchschnürung des Protoplasten die Tochterindividuen durch eine sie umgebende Gallerthülle oder durch die ihnen gemeinsame ursprüngliche Wand der Mutterzelle zusammen, die später ebenfalls zu einer Gallertschicht verquellen kann. Jede Tochterzelle besitzt eine eigene Zellwand (s. Abb. 6.1).

Plasmodien
Bei den Myxomyceten (Schleimpilze) vereinigen sich zahlreiche Amöbozygoten zu einer nackten, vielkernigen, beweglichen Protoplasmamasse, die man als **Plasmodium** bezeichnet. Die Plasmodien können amöboide Fließ- und Kriechbewegungen ausführen.

6.1.2 Thallophyten (Lagerpflanzen)

Die **Thallophyten** weisen einen Zellverband auf, bei dem im Gegensatz zu dem

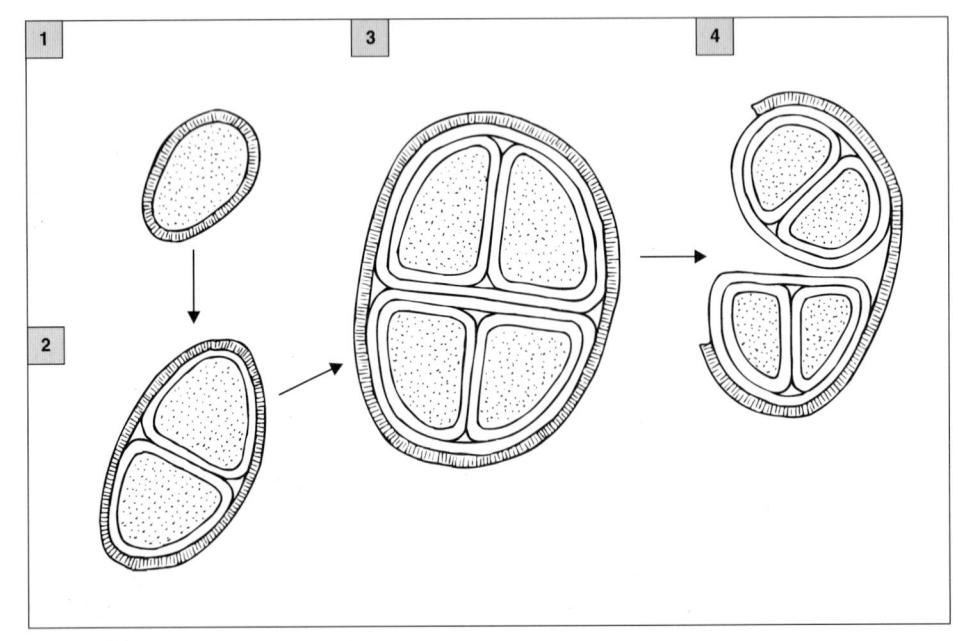

Abb. 6.1. *Gloeocapsa* sp. (Blaualge) als Beispiel für ein Coenobium.
1. Einzelzelle, 2. Vermehrungsstadium, 3. Coenobienbildung, 4. Aufbrechen des Coenobiums; die äußerste gequollene Zellwand platzt (verändert nach Straßburger und Wille).

oben angeführten Coenobium eine Arbeitsteilung einzelner Zellen oder ganzer Zellverbände stattfindet. Im Extremfall kann ein Thallus aus einer einzigen Zelle bestehen, die dann jedoch immer vielkernig (= polyenergid) ist. Die Organisationsstufen und Arbeitsteilungen der verschiedenen Thalli reichen von sehr einfachen bis hochdifferenzierten Formen. Niemals erreichen sie jedoch den Spezialisierungsgrad der Kormophyten.

Der echte Thallus kann grundsätzlich auf zwei Arten entstehen:
a) Zuvor freie Einzelzellen lagern sich zu Aggregationsverbänden zusammen,
b) Tochterzellen trennen sich nach der Zellteilung nur unvollkommen (echte Vielzeller).

Aggregationsverbände
Bei einigen Grünalgen (z. B. *Hydrodictyon*, *Pediastrum*) lagern sich mehrere bewegliche Einzelzellen zu einem einheitlichen, vielzelligen Aggregationsverband zusammen (postgenitale Verwachsung). Bei der Grünalge *Pediastrum boryanum* geschieht dies während der vegetativen (asexuellen) Fortpflanzung durch Zoosporen. Die einzelnen, zunächst frei beweglichen Zoosporen lagern sich zu einem Tochterverband zusammen.

Bei echten Vielzellern bleiben die Tochterzellen nach der Zellteilung miteinander verbunden. Nur in diesem Falle kann es zur Ausbildung von Plasmabrücken (Plasmodesmen) kommen, wodurch eine physiologische Einheit zwischen den Zellen entsteht.

Zellkolonien
Zwischen den einfachen Coenobien und den Zellaggregationen, deren Einzelzellen noch weitgehend selbständig sind, und den höchstentwickelten, arbeitsteiligen Thalli nehmen die Zellkolonien eine gewisse Mittelstellung ein. Sie entstehen im Gegensatz zu den Aggregationsverbänden congenital, d.h. sie sind durch Zellteilungen entstanden und nicht erst nachträglich verwachsen. Neben sehr einfachen Formen, wie z. B. bei der Alge *Pandorina morum*, gibt es auch hochentwickelte Zellkolonien aus der Gattung Volvox. Bei *Pandorina morum*, deren Zellen durch Teilung auseinander hervorgegangen sind, besitzen die Einzelzellen eine noch weitgehende Selbständigkeit. Allerdings zeigen einige Exemplare schon eine bestimmte Gestalt und stellen durch Ausbildung von Plasmodesmen eine physiologische Einheit dar.

Die Zellkolonien aus der Gattung *Volvox* weisen eine bereits weitgehende Arbeitsteilung ihrer unterschiedlichen Zellelemente auf. An der Oberfläche der Volvoxkolonie sitzen einzellige Grünalgen vom Chlamydomonas-Typ in eine Gallertmasse eingebettet, die über Plasmabrücken zu einer physiologischen Einheit verbunden sind. Die *Volvox*-Kugel besitzt einen generativen und einen vegetativen Pol (polarer Bau). Während der ungeschlechtlichen Fortpflanzung entstehen durch fortgesetzte Teilungen einzelner vegetativer Zellen wieder Tochterkolonien. Die sich auf diese Weise bildende Zellkolonie stülpt sich um und bildet einen Hohlnapf; das ganze Gebilde sinkt in den Hohlraum der Muttervolvox hinein und wächst dort heran.

Neben einer ungeschlechtlichen Fortpflanzung gibt es auch schon eine geschlechtliche (bei *Volvox* Oogamie). Bestimmte Einzelzellen erfahren dabei eine Umbildung in Spermatozoide oder Eizellen, die im Innern der Muttervolvox heranreifen. Nach der Befruchtung entsteht eine Zygote, aus der durch Zellteilungen eine neue Tochterkolonie entsteht. Letztlich platzt die Muttervolvox auf und entläßt die Tochterkolonien. Einige Zellen der Mutterkolonie, die schon eine weitgehende Spezialisierung aufweisen, nehmen weder am ungeschlechtlichen (vegetativen) noch am geschlechtlichen (sexuellen) Fortpflanzungsvorgang teil. Sie gehen als sogenannte „Somazellen" (Körperzellen) zugrunde (Leichenbildung).

Fadenthallus
a) Einfache Zellfäden: Beim echten vielzelligen Fadenthallus bleiben die durch Zellteilung neu entstandenen Zellen fest miteinander verwachsen. Dieser Zusammenhalt beruht auf der Ausbildung gemeinsamer Zellquerwände, wobei zwischen den Einzelzellen Tüpfelverbindungen bestehen. Auf diese Weise entstehen fädige Organismen, sogenannte **Fadenthalli**. Bei einigen dieser Organismen zeigt der Fadenthallus eine polare Differenzierung. So kann z. B. ein Pol zu einem Haftorgan oder Rhizoid ausgebildet werden; die Teilungsaktivität kann alle Zellen des Thallus erfassen, oder aber sie beschränkt sich lediglich auf die Spitzenregion. Teilt sich jeweils nur noch die Spitzenzelle, so sprechen wir von einem Scheitelzellenwachstum. Der Fadenthallus ist charakteristisch für viele grüne Algen.
b) Flechtgewebe **(Plectenchym)** und Scheingewebe **(Pseudoparenchym)**: Verzweigte Fadenthalli bilden durch Verflechtung und manchmal nachträgliches Verwachsen ihrer Zellfäden höher organisierte Zellverbände, die auf den ersten Blick Gewebe und Organe vortäuschen können (Plectenchyme und Pseudoparenchyme), wie man sie sonst nur bei Kormophyten vorfindet. Hochentwickelte Flechtgewebe trifft man bei Rotalgen und den Fruchtkörpern der Höheren Pilze an.

Gewebethallus
Bei den höchstentwickelten Phaeophyceen (Braunalgen; vgl. Kap. 9.2.3) kommen bereits dreidimensionale Zellverbände (echte Gewebe), sogenannte Gewebethalli, vor. Ihre Entstehung kann auf die Teilungsaktivität eines einzigen Vegetationsscheitels zurückgeführt werden. Der Vegetationsscheitel kann von nur einer Scheitelzelle gebildet werden, die im einfachsten Falle nur in eine Richtung Tochterzellen abgibt (einschneidige Scheitelzelle); der eigentliche dreidimensionale Gewebethallus entsteht dann hinter dieser Scheitelzelle durch wiederholte Teilungen und Wachstum der Tochterzellen.

So findet man z. B. beim Blasentang, *Fucus vesiculosus*, eine mehrschneidige Scheitelzelle (fünfschneidig), die nach verschiedenen Seiten neue Tochterzellen abgliedert. Innerhalb des so gebildeten Gewebeverbandes kommt es dann zu einer Differenzierung in zentrales Stranggewebe und peripheres Rindengewebe. Auch äußerlich erkennt man eine Differenzierung in blattähnliche, flächige Gebilde **(Phylloide)**, stengelartige Gebilde **(Cauloide)** und wurzelähnliche Haftorgane **(Rhizoide)**.

Die Braunalge *Dictyopteris polypodioides* wächst nicht mehr lediglich durch die Aktivität einer einzigen Scheitelzelle, sondern durch die Tätigkeit mehrerer Initialzellen, die zu einer Scheitelkante zusammengesetzt sind. Die Herausbildung einer teilungsaktiven Scheitelkante mit mehreren Initialzellen erinnert sehr stark an die Verhältnisse bei Kormophyten. Die Mehrzahl der Kormophyten verfügt gleichfalls über Gruppen von Initialzellen, die sich in den Scheitelmeristemen von Sproß und Wurzel befinden.

6.1.3 Moose (Bryophyten)

Zwischen den Thallophyten und den Kormophyten nimmt die Organisationsstufe der Bryophyten eine vermittelnde Stellung ein. Da ihre Anpassung an das Landleben noch recht unvollkommen ist, beschränkt sich das Vorkommen einer Großzahl von Moosen auf feuchte Standorte (z. B. regenfeuchte Gebirgswälder). Aber auch an extrem trockenen Standorten können Moose längere Trockenperioden im Zustand latenten Lebens überdauern; zudem sind sie in der Lage, Niederschläge, Tau und Nebelfeuchtigkeit schnell über die gesamte Oberfläche aufzunehmen. Bei den Moosen finden sich neben rein thallösen Formen (z. B. zahlreiche Lebermoose), schon Organisationsstufen, die eindeutig zu den Kormophyten überleiten (z. B. bei Laubmoosen und beblätterten Lebermoosen). So gliedert sich der Vegetationskörper bei Laubmoosen in Stengel- und Blatt-ähnliche Gebilde, deren anatomischer Aufbau allerdings viel einfacher ist als die Sproßachse und Blätter bei den Kormophyten. Man entdeckt auch keine Wurzeln, die denen der Kormophyten vergleichbar wären. Die Verankerung des Vegetationskörpers der Bryophyten im Boden geschieht durch sogenannte **Rhizoide** (einreihige Zellfäden), die auch der Wasseraufnahme dienen können.

Eine große Zahl von Lebermoosen wachsen mit Hilfe einer zweischneidigen, alle Laubmoose und wenige Lebermoose mit einer dreischneidigen Scheitelzelle. Die dreischneidige Scheitelzelle gliedert in regelmäßigem Wechsel in basaler Richtung Tochterzellen ab. Jede dieser Tochterzellen teilt sich basalwärts sowohl antiklin (senkrecht zur Oberfläche) als auch periklin (parallel zur Oberfläche) und trägt dadurch zur Bildung von Grund- und Rindengewebe sowie zur Ausgliederung von kleinen, meist einschichtigen Blättchen und Seitenstengeln bei.

6.1.4 Kormophyten (Sproßpflanzen)

Im Gegensatz zu den Thallophyten haben wir bei den Kormophyten stets eine Gliederung in Wurzel, Stengel und Blätter. Einen solchen Vegetationskörper bezeichnet man als **Kormus**; die Pflanzen selbst als **Kormophyten**. Zu ihnen gehören die **Pteridophyten** sowie die **Spermatophyten**. Den Typ einer Sproßpflanze veranschaulicht Abb. 6.2.

Der Übergang vom Wasserleben zum Landleben hatte für die Pflanzen eine tiefeingreifende Umgestaltung des Vegetationskörpers zur Folge. Ein Landleben war nur dann möglich, wenn eine **Stabilisierung des Wasserhaushaltes** erreicht werden konnte. Die Pflanzen schafften diese Voraussetzung u. a. durch die Auf- und Einlagerung von Cutin und Suberin in die Cellulose ihrer Zellwände; dadurch entstand ein transpirationshemmendes Abschlußgewebe, die Epidermis.

Um trotzdem den lebensnotwendigen Gasaustausch zu gewährleisten, befinden sich an bestimmten Stellen der Epi-

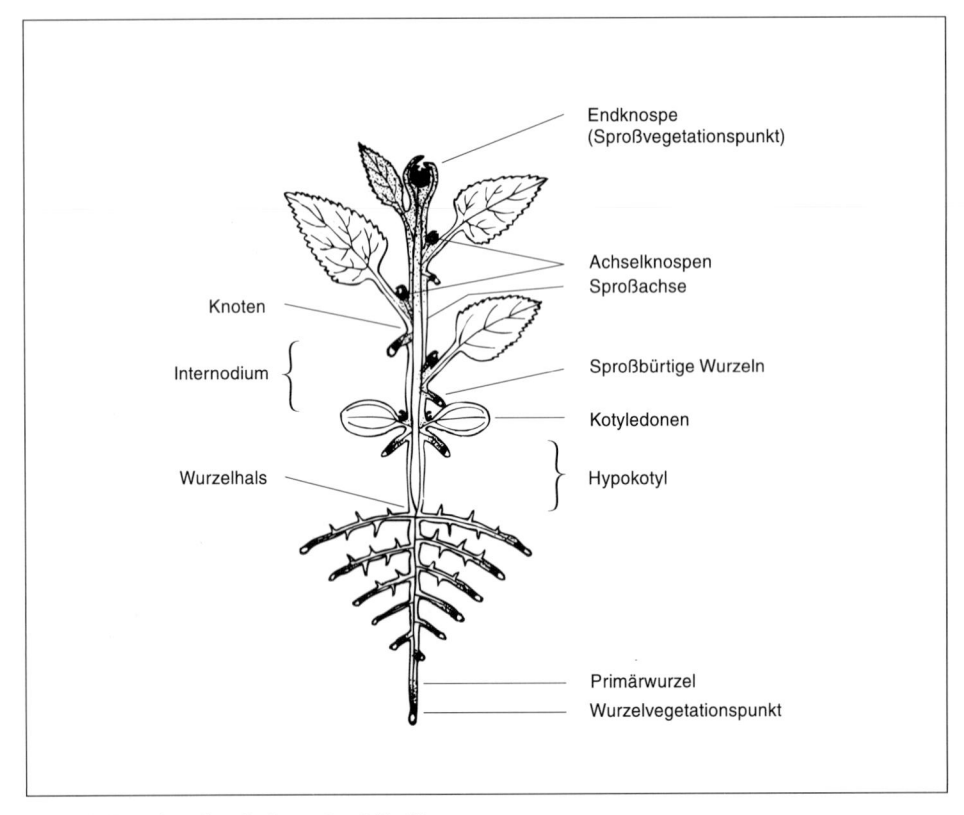

Abb. 6.2. Typ einer Sproßpflanze (nach Troll).

dermis Spaltöffnungen; das Öffnen und Schließen der Spaltöffnungen kann von der Pflanze zum Teil selbst nach Witterungslage und Standort gesteuert werden.

Die Eroberung des Landlebens, wie sie vor allem durch die Kormophyten geschah, wurde darüber hinaus durch die Entwicklung von Festigungselementen und speziellen Geweben für die Wasseraufnahme und Wasserleitung ermöglicht. Eine Einlagerung von Lignin (Holzstoff) in die elastischen Cellulose-Zellwände führte zu einer zusätzlichen Festigung und Versteifung des Kormus. Daher ist der Vegetationskörper der Kormophyten in ganz typischer Weise gestaltet:

a) in eine tragende Sproßachse (Stengel),
b) in die der Photosynthese und dem Gasaustausch dienenden Blattorgane,
c) in die der Wasser- bzw. Salzaufnahme und Verankerung des Sprosses (Sproßachse und Blattorgane) dienende Wurzel.

Der äußere und innere Bau ist an Lebensweise und Umwelt (Standort) angepaßt. Dennoch lassen sich die drei Grundorgane – Sproßachse, Blatt und Wurzel – erkennen. Man kann daher durch vergleichende Untersuchungen feststellen, wem der drei Grundorgane das vom Typ des Kormus abweichende

Organ **homolog** (d.h. ursprungsgleich) ist.

So findet man z.B. bei manchen Kakteen (Opuntien) sogenannte Flachsprosse oder **Platycladien**, die die Funktion von Blättern ausüben; ihre Blattorgane, die nach den Blattstellungsregeln angeordnet sind, sind zu Dornen umgestaltet. Ein solcher Flachsproß, der Bau und Funktion eines Blattes übernommen hat, ist dem Blatt im Bau der Kormophyten nur **analog** (d.h. funktionsgleich) aber nicht homolog.

Nach der Beschaffenheit ihrer Sproßachse sowie deren Lebensdauer unterscheidet man: **Kräuter – Stauden – Sträucher – Bäume**.

a) **Kräuter** umfassen in der Regel ein- oder zweijährige meist unverholzte Pflanzen.

b) **Stauden** sind ausdauernde Kräuter, deren oberirdische Teile nicht verholzt sind. Die Stauden überwintern entweder mit Hilfe unterirdischer Organe oder der Erdoberfläche dicht anliegender Sprosse mit Erneuerungsknospen.

c) **Sträucher** sind Holzgewächse, bei denen die basalen Knospen gefördert werden. Nach dem Austreiben übergipfeln die entstehenden Seitenzweige bald die ursprüngliche Hauptachse. Den Übergang von den Stauden zu den Sträuchern bilden die Halbsträucher; bei diesen ist der untere Sproßteil verholzt, der obere bleibt krautig (z.B. *Salvia, Ruta, Lavendula, Paeonia*).

d) Bei den **Bäumen** handelt es sich ebenfalls um Holzgewächse, bei denen zumindest während der jungen Lebensabschnitte die Spitze gegenüber den Seitenzweigen gefördert ist. Dadurch entsteht in der Regel ein kräftiger Stamm, der später durch eine reiche Verzweigung der Seitenäste eine Krone ausbildet.

Embryo und Keimpflanze
Der in den Samen angelegte pflanzliche Embryo läßt bereits eine deutliche Gliederung in die, für Kormophyten typischen, drei Grundorgane erkennen. Man beobachtet bei den Liliatae ein Keimblatt (**Kotyledo**), bei den Magnoliatae zwei Keimblätter, bei den Gymnospermen findet man häufig mehrere Keimblätter; weiter erkennt man die Endknospe (**Plumula**), die Keimachse (**Hypokotyl**) und die Keimwurzel (**Radicula**).

Bei der Keimung setzt das Wachstum an zwei Stellen ein, am Sproßscheitel (**Sproßvegetationskegel**) und am Wurzelscheitel (**Wurzelvegetationskegel**), wo sich die jeweiligen Apikal- oder Scheitelmeristeme befinden. Das Apikalmeristem des Sprosses bildet einmal neues Achsengewebe, zum anderen aber auch seitlich Blätter, die sich emporkrümmen und das Scheitelmeristem umgeben. Den von jungen Blattanlagen eingehüllten Sproßscheitel bezeichnet man als **Knospe**. Im Verlauf des weiteren Wachstums werden in den Blattachseln Seitenknospen angelegt.

Der Wurzelscheitel wächst zur Primärwurzel aus, die sich im weiteren Wachstum endogen verzweigt und Seitenwurzeln bildet.

Gliederung des Sprosses
Der Sproß umfaßt die Sproßachse und die Blätter. Die Stroßachse erscheint an der Ansatzstelle der Blätter oft knotig verdickt, weshalb man sie in Knoten (**Nodien**) und in dazwischenliegende Abschnitte, die **Internodien**, untergliedern kann. Die Knoten treten z.B. bei den Poaceen und bei den Polygonaceen

(**Knöterichgewächse**) besonders deutlich hervor. Der Sproßabschnitt unterhalb der Kotyledonen bis zum Wurzelhals wird als **Hypokotyl** (Keimachse) bezeichnet.

Den nachfolgenden Sproßabschnitt von den Keimblättern bis zum ersten Laubblatt (Primärblatt) nennt man **Epikotyl**.

Mit Ausnahme der gabeligen (**dichotomen**) Verzweigung bei Bärlappgewächsen herrscht bei den Kormophyten die seitliche Verzweigung vor. Die Seitensprosse entspringen exogen in den Blattachsen. Hinsichtlich der Anordnung des Hauptsprosses und der Seitensprosse unterscheidet man **monopodiales** und **sympodiales** Wachstum (Abb. 6.3).

Bei monopodialem Wachstum behält die Hauptachse ihre Wuchsrichtung bei und übergipfelt die Seitenäste (typisches Beispiel: Fichte).

Bei sympodialem Wachstum stellt die Hauptachse ihr Wachstum ein und Seitentriebe setzen das Wachstum und die Verzweigung in gleicher Weise fort. Setzt nur ein Seitentrieb das Wachstum fort, so entsteht ein **Monochasium**; nicht selten übernimmt dieser die Wuchsrichtung des Muttersprosses und täuscht damit eine monopodiale Achse vor (z. B. bei der Linde, Weinrebe). Setzen zwei Seitentriebe das Wachstum fort, dann spricht man von einem **Dichasium** (z. B. Mistel, Flieder). Sind an der Weiterentwicklung mehrere Seitentriebe beteiligt, dann liegt ein **Pleiochasium** vor (vgl. Abb. 6.3).

6.2 Histologie des Kormus

6.2.1 Bildungsgewebe

Aus der befruchteten Eizelle (**Zygote**) entwickelt sich bei den Höheren Pflan-

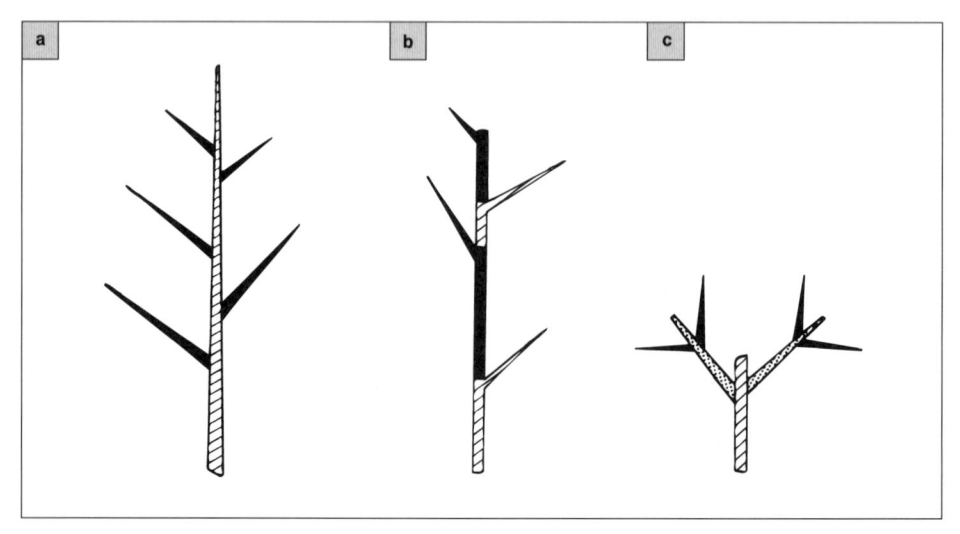

Abb. 6.3. Verzweigungssysteme des Sprosses, schematisch: a) monopodial; b) und c) sympodial; b) Monochasium; c) Dichasium.

zen ein Embryo, der zunächst nur aus teilungsfähigen (embryonalen) Zellen besteht. Sehr bald entsteht eine Polaritätsachse, die am apikalen Polende den Sproßvegetationsscheitel und am basalen Pol den Wurzelvegetationsscheitel ausbildet. Diese Gewebebereiche behalten auch später ihren embryonalen Charakter (Bildungsgewebe), wogegen die anderen Zellen eine Differenzierung durchmachen und zu Dauergewebe werden.

Die Bildungsgewebe oder **Meristeme** ermöglichen der Pflanze ein potentiell unbegrenztes Wachstum (offenes System) im Gegensatz zum tierischen Organismus (geschlossenes System), der nach einer gewissen Zeit das Wachstum einstellt.

Primäres Bildungsgewebe: Dieser Meristemtyp liegt dann vor, wenn sich das teilungsfähige Bildungsgewebe der ausdifferenzierten Pflanze entwicklungsgeschichtlich unmittelbar aus dem Gewebe des Embryos herleiten läßt **(Urmeristem)**.

Die Zellen des Urmeristems sind relativ klein, von meist isodiametrischer Gestalt und schließen ohne Zwischenräume (Interzellularräume) dicht aneinander. Da große Zellsaftvakuolen fehlen, ist ihr Zellumen von einem dichten Protoplasma mit einem großen Zellkern vollständig ausgefüllt. Zu den typischen Urmeristemen zählen die **Apikalmeristeme** von Sproß- und Wurzelscheitel. Entfernt von den Apikalmeristemen findet man auch im schon differenzierten Pflanzenkörper noch Reste des Urmeristems, die keine Gewebedifferenzierung durchgemacht haben. Man bezeichnet solche primären meristematischen Zellgruppen oder Zellstränge als **Restmeristeme**. Sie sind als teilungsfähiges Gewebe meist Ausgangspunkt für sekundäre Veränderungen des Pflanzenkörpers. So sind z. B. die faszikulären Kambien in den Leitbündeln **(Faszikel)** zweikeimblättriger Pflanzen verantwortlich für das spätere, kambiale „**sekundäre Dickenwachstum**" der Sproßachse.

Sekundäres Bildungsgewebe: In bestimmten Entwicklungsphasen der Pflanze können differenzierte Dauergewebezellen wieder embroynalen Charakter annehmen und ihre Teilungsfähigkeit zurückerlangen. In diesem Falle spricht man von **sekundärem Bildungsgewebe** oder **Folgemeristem**. Beispiel: Beim sekundären Dickenwachstum dikotyler Pflanzen erhalten Gewebebereiche zwischen den Leitbündeln ihre Teilungsfähigkeit zurück (interfaszikuläre Kambien). Es kommt dadurch zur Ausbildung eines geschlossenen Kambiumringes; dieser ist Voraussetzung für das sekundäre Dickenwachstum.

Da sich die Zellen der Folgemeristeme von Dauergewebezellen ableiten, haben sie in der Regel eine andere Gestalt als die Urmeristemzellen; sie sind prosenchymatisch (vgl. Grundgewebe) und enthalten eine große Zellsaftvakuole.

Meristemoide: Es handelt sich hierbei um Einzelzellen oder kleine Zellgruppen, die ihre Teilungsfähigkeit primär behalten oder sekundär wiedererlangt haben und Differenzierungen wie Spaltöffnungen, Trichome (Pflanzenhaare) oder aber Blattanlagen hervorbringen können.

Abgrenzung zu Dauergeweben: Aus den ursprünglich meristematischen Zellen entwickeln sich mit der Zeit Zellen verschiedener Struktur und Funktion; diesen Vorgang bezeichnet man als Differenzierung. Während des Differenzierungsvorganges werden nur noch bestimmte genetische Informationen realisiert, was sich letzten Endes im veränderten morphologischen und physiologischen Charakter einer ausdifferenzierten Pflanzenzelle ausdrückt (Dauerzelle). Gegenüber den Urmeristemzellen erweitern die Dauerzellen meist ihren Umfang; es bildet sich eine große Zellsaftvakuole. Die Zellwand zeigt eine besondere Ausgestaltung, die ihrer späteren Funktion angepaßt ist. Darüber hinaus kommt es bei bestimmten Pflanzenzellen zu einer veränderten Synthese von Zellinhaltsstoffen.

Die Herausbildung von differenzierten und auf bestimmte Funktionen spezialisierten Dauerzellen ist die Voraussetzung zur Bildung von Dauergeweben und damit auch zur Arbeitsteilung in einem vielzelligen Organismus. Entsprechend ihrer Funktionen kann man verschiedene Dauergewebe unterscheiden: **Grundgewebe, Abschlußgewebe, Eliminationsgewebe, Festigungsgewebe und Leitgewebe.**

6.2.2 Grundgewebe (Parenchym)

Grundgewebe (Parenchym). Der krautige Anteil des Pflanzenkörpers besteht größtenteils aus Grundgewebe oder Parenchym. In der Regel sind die Zellwände der Parenchymzelle nur schwach verdickt und selten verholzt. Sie besitzt eine relativ große Zellsaftvakuole. Der Zellsaft erzeugt aufgrund osmotischer Vorgänge eine Zellspannung **(Turgor)**, auf der die Festigung des krautigen Teils der Pflanze beruht. Das Welken der Pflanze geht auf Wasserverlust im Parenchym zurück.

Die Parenchymzelle hat meist eine isodiametrische Form. Sind die Zellen faserartig langgestreckt, also bipolar gewachsen und laufen an beiden Enden spitz zu, dann sprechen wir von **prosenchymatischen Zellen.**

Nach seiner funktionellen Differenzierung teilt man die Grundgewebe in Assimilationsparenchym, Speicherparenchym und Aerenchym (Durchlüftungsgewebe) ein.

Assimilationsparenchym: Assimilationsgewebe findet sich in allen grünen Teilen der Pflanze, besonders im Blatt (s. 6.3.3) und im grünen Rindengewebe zahlreicher Sprosse.

Speicherparenchym: Als Speicherparenchym bezeichnet man parenchymatisches Gewebe, in das Reservestoffe in größeren Mengen abgelagert werden kann. Speicherparenchym trifft man besonders im Mark und in der Rinde von Sprossen und Wurzeln an; außerdem in entsprechenden Speicherorganen wie Rüben und Knollen oder im Speichergewebe der Samen **(Endosperm, Perisperm)**. Viele Holzpflanzen verfügen

Kutikularstreifen

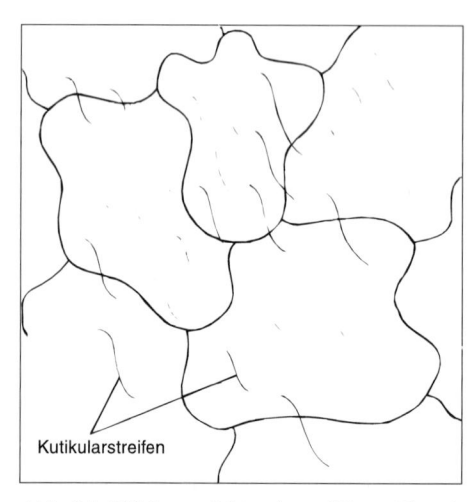

Abb. 6.4. Flächenansicht einer Blattepidermis, Oberseite mit Kutikularstreifung. Die Kutikularstreifen hören nicht an der Zellwandgrenze auf, sondern übergreifen diese stellenweise.

über Holzparenchym, das ebenfalls als Speichergewebe dienen kann. Als Reservestoffe werden Fette, Proteine und Kohlenhydrate festgelegt.

Aerenchym (Durchlüftungsgewebe): Die meisten Wasser- und Sumpfpflanzen besitzen in ihren Organen ein Gewebe mit vielen Interzellularen, das den Gasaustausch erleichtert. Die Interzellularräume stehen mit den Spaltöffnungen der über der Wasseroberfläche befindlichen Pflanzenorgane in Verbindung (z. B. *Acorus calamus* – Kalmus; *Menyanthes trifoliata* – Fieberklee).

6.2.3 Abschlußgewebe

Epidermis
Bei der Epidermis handelt es sich um ein primäres Abschlußgewebe, das den jungen Sproß (Blatt und Sproßachse) gegen die Umwelt abgrenzt. Sie entsteht entwicklungsgeschichtlich aus den äußeren Zellschichten des Urmeristems, dem **Protoderm** (oder **Dermatogen**). Die Epidermis besteht in der Regel aus einer einzigen Zellschicht, deren Zellen meist keine Chloroplasten (Leukoplasten können vorhanden sein) enthalten. Ausnahme: viele Farnpflanzen, phanerogame Schattenpflanzen und submerse Wasserpflanzen führen in den Epidermen Chloroplasten. Die lückenlos aneinanderschließenden Epidermiszellen sehen im Querschnitt elliptisch oder rechteckig aus und haben eine große Zellsaftvakuole.

In der Flächenansicht treten die Epidermiszellen als polygonale, stark ineinander verzahnte Strukturen auf; dadurch wird eine große seitliche Stabilität erreicht (Abb. 6.4).

Bei vielen Pflanzen sind die Außenwände der Epidermiszellen durch Auflagerung von sekundären Celluloseschichten stark verdickt. In die äußersten Celluloseschichten kann zusätzlich noch Cutin eingelagert sein.

Die Epidermis wird außen von einer **Kutikula** überzogen, die aufgrund ihres Cutingehaltes für Wasser und Gase viel schlechter durchlässig ist als die Cellulosewände (Verdunstungsschutz). Auf die Kutikula können weitere Substanzen abgelagert sein, wie z. B. eine Wachsschicht.

Der Gasaustausch mit der umgebenden Luft wird durch Spaltöffnungen **(Stomata)** in der Epidermis bewerkstelligt; die Spaltöffnungszellen sind aus Epidermiszellen entstanden; sie enthalten Chloroplasten (Abb. 6.5).

In manchen grünen Sprossen ist am primären Abschlußgewebe funktionell eine weitere Zellschicht beteiligt, meist das subepidermale Rindenparenchym **(Hypodermis)**. Hypodermis und Epidermis bilden dann gemeinsam ein mehrschichtiges Abschlußgewebe. Hypodermiszellen sind häufig verkorkt und daher im mikroskopischen Bild sehr leicht als eigenständiges verkorktes Abschlußgewebe (Cutisgewebe) zu erkennen.

In den Epidermiszellen können manchmal verschiedene Substanzen abgelagert sein, wie z. B. Anthocyanfarbstoffe (verursachen rötliche Färbung von Blüten, Stengeln, Blättern und Früchten), Alkaloide (z. B. bei einigen Solanaceenblättern), Kieselsäure, Schleime (z. B. bei Sennesblättern; in der Samenepidermis bei Lini semen).

Trichome und Emergenzen
Haare oder **Trichome** entwickeln sich aus einer einzigen Epidermiszelle durch unipolares Wachstum, d. h. Spitzenwachstum nach einer Seite.

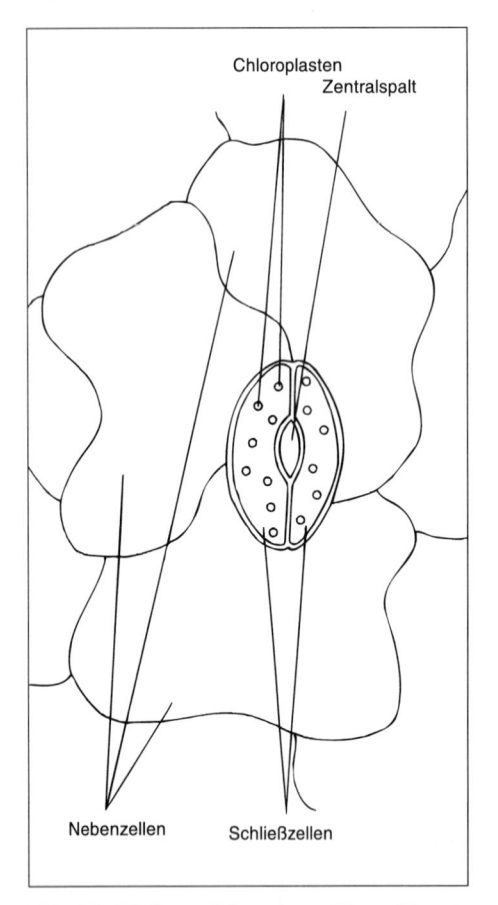

Abb. 6.5. Flächenansicht einer Blattepidermis, Unterseite mit Spaltöffnung. Nebenzellen der Schließöffnungszellen unterscheiden sich von den übrigen Epidermiszellen nicht, daher anomocytischer Spaltöffnungstyp (z. B. bei Ranunculaceen).

Labels: Chloroplasten, Zentralspalt, Nebenzellen, Schließzellen

meist einzelne Initialzellen, die jedoch durch fortgesetzte Zellteilungen und Streckungswachstum zu einem mehrzelligen Gebilde heranwachsen können. Die Haare sind mit ihrem unteren Teil, dem Fuß (z. B. Fußzelle) in der Epidermis verankert, während sich der Schaft bzw. Haarkörper über diese erhebt. Haare können einzellig oder mehrzellig, verzweigt oder unverzweigt sein; man findet lebende oder abgestorbene Haare, die in ihrer Form papillös, gliederförmig oder köpfchenförmig sein können. Viele Pflanzen verfügen über mehrere Haartypen gleichzeitig; systematische Bedeutung erlangen Haartypen dann, wenn ihr Auftreten auf bestimmte Pflanzen bzw. auf bestimmte Pflanzengruppen beschränkt bleibt (Revolverhaare bei Sennesblättern). Haare unterstützen häufig die Funktionen der Epidermis. Sterben Haare ab, so füllen sich die Haarzellen mit Luft und überziehen den Sproß dann als weißen Haarfilz. In dieser Form bilden die Haare einen Transpirationsschutz.

Drüsenhaare und Drüsenschuppen
a) **Drüsenhaare:** Die Drüsenhaare sind im Endstadium immer mehrzellig (Abb. 6.6).

Sie verfügen über mindestens eine Stielzelle und ein Köpfchen, das häufig mehrzellig ist. Die Drüsenzellen sind lebende Zellen, die Sekundärstoffe produzieren (Exkrete), wie ätherische Öle oder Harze. Diese Exkrete werden durch die Zellwand nach außen abgegeben und häufen sich zwischen Zellwand und Kutikula an, wodurch letztere blasig anschwillt.

b) **Drüsenschuppen:** Die Drüsenschuppen bestehen immer aus mehreren Drüsenzellen. Je nach Entstehung und Anordnung der Drüsenzellen unterscheidet

Emergenzen sind dagegen haarähnliche Gebilde, an deren Entstehung, im Gegensatz zu den echten Haaren, noch zusätzlich subepidermale Gewebeschichten beteiligt sind (z. B. Brennhaare bei der Brennessel; Stacheln der Rose; Saftschläuche der Citrus-Früchte, die in die Fächer des Fruchtknotens hineinwachsen und somit das Fruchtfleisch bilden).

An der Bildung der echten Haare sind Epidermis-Meristemoide beteiligt,

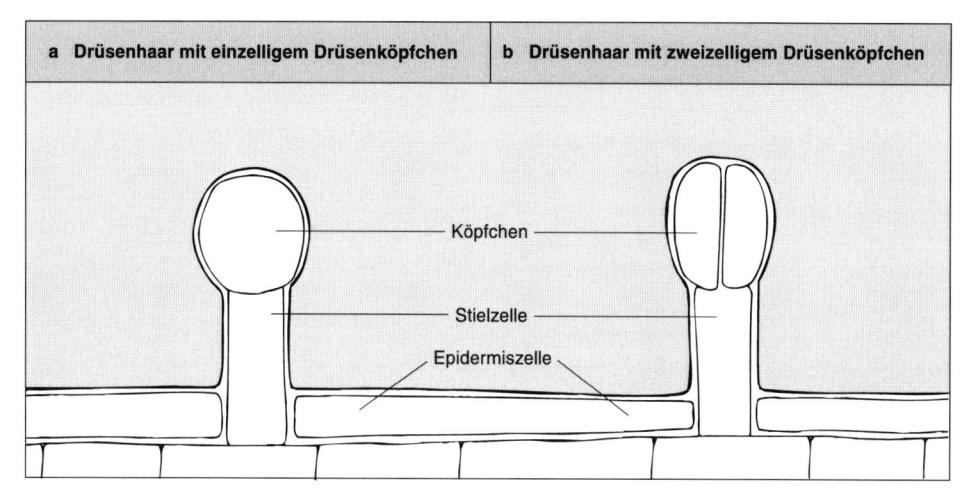

Abb. 6.6. Drüsenhaare.

man z. B. zwischen „Compositendrüsenschuppen" und „Labiatendrüsenschuppen". Gemeinsam ist beiden, daß die Drüsenzellen ihre Exkrete durch die Zellwand hindurch in einen einheitlichen subkutikulären Raum (zwischen Zellwand und Kutikula) absondern.

Drüsenschuppe der Asterales (Compositendrüsenschuppe): Man findet sie als typische Exkretionsorgane bei den Asterales. Die „Compositendrüsenschuppe" entwickelt sich aus einer einzigen Epidermiszelle durch die Aufeinanderfolge von antiklinen (senkrecht zur Oberfläche) und periklinen (parallel zur Oberfläche) Zellteilungen (Abb. 6.7/6.8).

Die fertige Drüsenschuppe hat in der Regel fünf Zellpaare, die übereinander

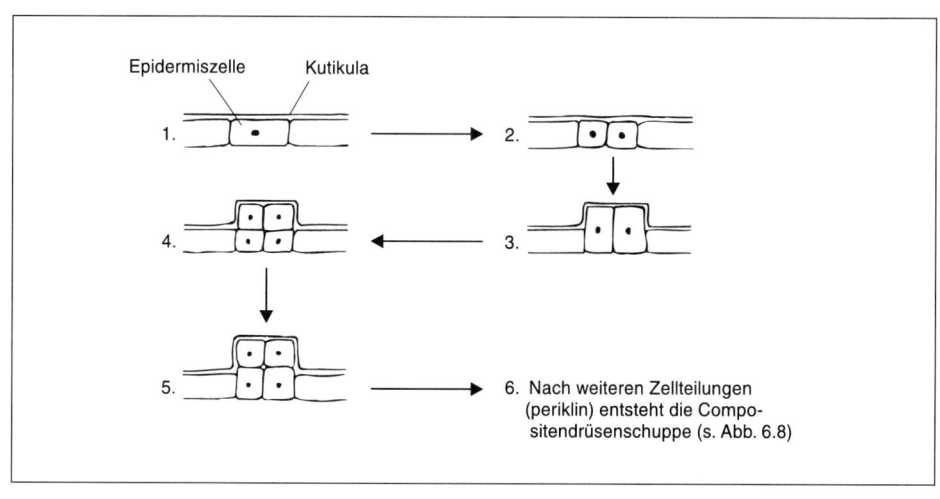

Abb. 6.7. Entwicklungsschema einer Compositendrüsenschuppe.
Der einleitende Schritt besteht in einer antiklinen Zellteilung der Epidermiszellen. Die entstandenen Zellen strecken sich und teilen sich nun periklin; dadurch bilden sich fünf Zellpaare heraus, die in Etagen angeordnet sind (verändert nach Stahl).

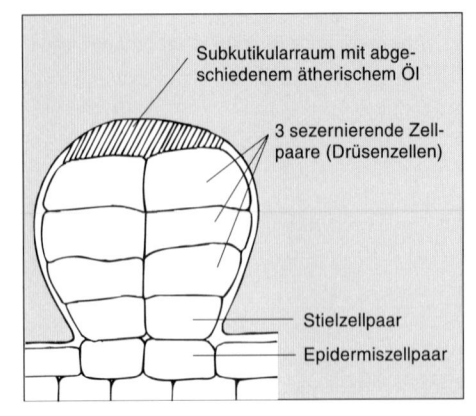

Abb. 6.8. Compositendrüsenschuppe. Längsschnitt.

angeordnet sind. Von diesen fünf Zellpaaren haben drei sezernierende Aufgaben; zusätzlich liegt ein Stielzellenpaar und ein Epidermiszellpaar vor.

Drüsenschuppe der Laminaceae (Labiatendrüsenschuppe): Auch die Labiatendrüsenschuppe setzt sich meist aus fünf Zellpaaren zusammen (Abb. 6.9). Im Gegensatz zur Compositendrüsenschuppe übernehmen vier Zellpaare, die in einer Ebene angeordnet sind, sezernierende Aufgaben. Eine Fußzelle und eine Epidermiszelle bilden den Stiel, der das ganze Gebilde trägt. Die Anordnung der Drüsenzellen in einer Ebene entsteht durch ungleichmäßige Zellteilungen. Abweichend von der Regel besitzen unter den Lamiaceen-Drogen Orthosiphonis folia *(Orthosiphon spicata)* nur vier und Thymianblätter zwölf Exkretionszellen.

Rhizodermis

Die Rhizodermis ist wie die Epidermis des Sprosses ein primäres, einschichtiges Abschlußgewebe; sie grenzt den primären Wurzelkörper gegenüber der Außenwelt ab. Sie entsteht ebenfalls aus einem primären Bildungsgewebe, und zwar aus einem Apikalmeristem des Wurzelscheitels; das Apikalmeristem der Wurzel ist auch ein Urmeristem, da es sich direkt von Embryonalzellen ableiten läßt.

Von der Epidermis des Sprosses unterscheidet sich die Rhizodermis einmal durch die geringe Dicke ihrer Außenwände sowie zum anderen durch das Fehlen einer Kutikula und von Spaltöffnungen. Im Bereich der Wurzelhaare entstehen aus einzelnen Rhizodermiszellen oder aus besonderen Haarbildungszellen **(Trichoblasten)** durch unipolares Spitzenwachstum einzellige Wurzelhaare. Wurzelhaare sind dem-

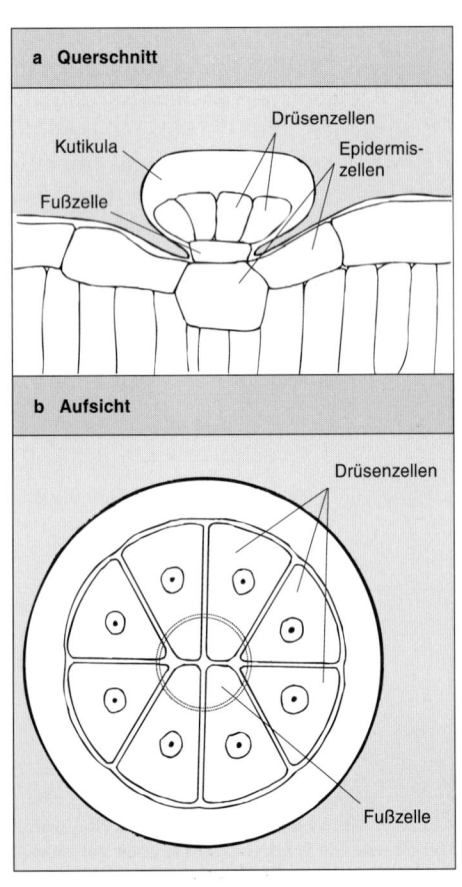

Abb. 6.9. Labiatendrüsenschuppe.

nach echte Pflanzenhaare (Trichome) und keine Emergenzen. Die Wurzelhaare sind in der Regel schlauchförmig, dünnwandig, nicht cutinisiert und nur wenige Millimeter bis Zentimeter lang. Sie sind infolge ihrer dünnen Zellwände für die Aufnahme von Wasser und Nährsalzen gut geeignet. Sie schmiegen sich den Bodenteilchen eng an und verkleben mit diesen durch die Verschleimung ihrer äußeren Wandschichten. Vom Wurzelpol her werden mit fortschreitender Differenzierung der Rhizodermis ständig neue Wurzelhaare gebildet, während sie im rückwärtigen Teil der Wurzelhaarzone absterben. Daher befindet sich die Wurzelhaarzone stets einige Millimeter hinter dem Wurzelpool.

Exodermis
Mit dem Absterben der Wurzelhaare geht auch die Rhizodermis zugrunde. An ihrer Stelle tritt eine subrhizodermale Zellschicht, die sog. Exodermis. Sie entsteht also aus dem Grundgewebe, ohne die Mithilfe eines Meristems. Es handelt sich hierbei um ein Abschlußgewebe mit verkorkten Zellwänden (Cutisgewebe), das primären Ursprungs ist. Da ihre Cutisschicht relativ dünn ist, leben diese Zellen noch; einige von ihnen bleiben sogar unverkorkt und dienen als sog. Durchlaßzellen weiterhin der Wasser- und Salzaufnahme.

Endodermis
Die Endodermis ist ein primäres inneres Abschlußgewebe, das noch zur primären Rinde zählt und den Zentralzylinder (Leitungsbahnen) vom Rindenparenchym abgrenzt. Die Endodermis findet sich regelmäßig in Wurzelorganen (vgl. Kap. 6.3.1), seltener dagegen in oberirdischen Sproßsystemen. Die Zellwände der einschichtigen Endodermisscheide, deren Zellen lückenlos aneinander stoßen, sind bei den Liliatae (Monokotyledonen) und Magnoliatae (Dikotyledonen) unterschiedlich verstärkt.

Die **Liliatae** zeigen U-förmige Verdickung der Zellwände durch einseitige Auflagerung von sekundärem Wandmaterial und Einlagerung von suberinähnlichen Stoffen. Zwischen den zum Zentralzylinder hin verdickten Zellen treten unverdickte auf, die sogenannten **Durchlaßzellen**.

Die Endodermiszellen der **Magnoliatae** sind lediglich in den Radialwänden versteift; in diesen Radialwänden sind suberinartige Stoffe (manchmal auch Lignin) eingelagert. Man kann im Lichtmikroskop diese lokalen Wandversteifungen beobachten und nennt sie nach ihrem Entdecker **Casparysche Streifen**.

Durch die Einlagerung von suberinähnlichen Stoffen werden die kapillaren Räume in der Endodermiszellwand verstopft. Dadurch wird an dieser Stelle der Stofftransport in den interfibrillären Räumen der Zellwand unterbunden. Das von den Wurzelhaaren der Rhizodermis aufgenommene und über die Rindenzellen zum zentralgelegenen Leitbündel transportierte Wasser mit den darin gelösten Salzen muß daher den Protoplasten der Endodermiszellen (bzw. der Durchlaßzellen) passieren. Dadurch wird die Endodermis der Wurzel zu einer physiologischen Scheide, die Kontroll- und Selektionsaufgaben erfüllt (vgl. Kap. 6.3.1).

Sekundäres Abschlußgewebe (Periderm, Borke)
Nach Abschluß des primären Baus der Sproßachse kommt es bei vielen Magnoliaten (vorwiegend Bäume und Sträucher) durch die Tätigkeit eines geschlossenen Meristemzylinders (Kambium) zu

einer ständigen Zunahme des Sproß- und Wurzeldurchmessers **(sekundäres Dickenwachstum)**. Durch das sekundäre Dickenwachstum wird die Epidermis der Sproßachse (bei der Wurzel die Exodermis) gesprengt und durch ein sekundäres Abschlußgewebe, den Kork, ersetzt. Bei der Sproßachse erlangt in der Regel die subepidermale Rindenschicht sekundär ihre Teilungsfähigkeit zurück und wird zum Korkkambium (sekundäres Meristem); bei der Wurzel geht das erste Korkkambium aus dem Perizykel (Perikambium) hervor. Das Korkkambium nennt man **Phellogen**, das durch seine Tätigkeit nach außen in mehreren Schichten Kork **(Phellem)** und nach innen Parenchym **(Phelloderm)** bildet (Abb. 6.10).

Phellem, Phellogen und Phelloderm bilden zusammen das sekundäre Abschlußgewebe, das sogenannte **Periderm**. Die Korkzellen schließen dicht aneinander. Anfangs liegen noch Teile der Epidermis dem Periderm auf (vgl. Abb. 6.11). Nach fortgesetzter Tätigkeit des Phellogens werden die äußersten Korkschichten abgestoßen, so daß in diesem Falle eine mehr oder weniger gleichmäßige Dicke der Korkschicht erhalten bleibt. Manchmal produziert das Phellogen an unterschiedlichen Stellen verschieden intensiv Korkzellen; daraus resultieren sogenannte Korkleisten oder Korkkrusten, die visuell an der Oberfläche des Sprosses gut erkannt werden können. Den jungen Korkzellen werden in der Regel Sekundärwände aufgelagert, die Suberin- und Wachsschichten akkrustiert (Verkorkung) enthalten. Von Steinkork spricht man dann, wenn den Korkzellen neben Suberinschichten weitere sekundäre Cellulosewandschichten angelagert werden, die zusätzlich durch Lignineinlagerungen verholzen können.

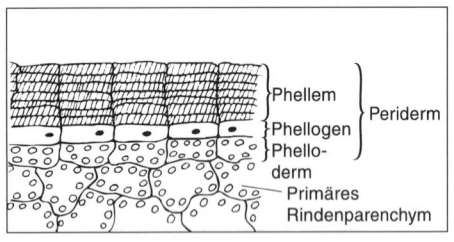

Abb. 6.10. Sekundäres Abschlußgewebe (Periderm).

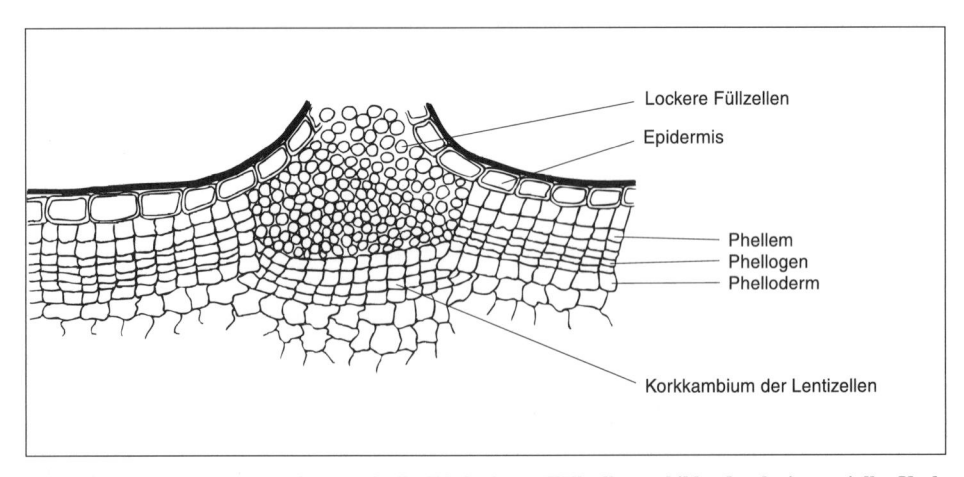

Abb. 6.11. Querschnitt durch eine Lentizelle. Die lockeren Füllzellen, gebildet durch ein spezielles Korkkambium, ermöglichen einen Gasaustausch tiefer liegender Rindenschichten mit der Außenwelt.

Zusätzlich können die abgestorbenen Korkzellen auch mit Gerbstoffen imprägniert sein. Ein Gas- und Wasserdampfaustausch ist nur noch an bestimmten Stellen möglich, den **Lentizellen** (s. Abb. 6.11).

Am Ort der Lentizellen ist das dichte Korkgewebe aufgelockert und durch ein interzellularenreiches Gewebe ersetzt.

Lentizellen entstehen bei der Sproßachse normalerweise unter Spaltöffnungen; bei Wurzeln und einigen Gymnospermensprossen bilden sich Lentizellen unabhängig von diesen. Zunächst sind an der Bildung der lockeren Füllzellen (die Zellwände können verkorkt oder unverkorkt sein) ungeordnete Zellteilungen beteiligt; schließlich übernimmt ein Meristem, das dem Phellogen entspricht, die Bildung der lockeren Füllzellen. Das Füllgewebe durchbricht schließlich die Epidermis und bildet an der Oberfläche linsenförmige Korkwarzen.

Das Korkkambium ist bei den meisten Pflanzen nur kurze Zeit tätig. Ausnahmen: Korkeiche *(Quercus suber)*; Korkulme *(Ulmus campestris)*; Korkahorn *(Acer campestris var. suberosum)*. Das äußere sekundäre Abschlußgewebe wird schließlich ersetzt durch die Borke. Die Borke entsteht dadurch, daß aus tiefer gelegenen Schichten zunächst der primären Rinde, später auch der sekundären Rinde **(Bast)** neue Korkkambien **(Phellogen)** und damit neue Korklagen entstehen. Im Laufe der Zeit entwickeln sich zahlreiche neue weitere Korkkambien aus immer weiter im Innern gelegenen Rindenzonen. Schließlich werden die Korkkambien aus den Phloemzellen **(Weichbast)** der Leitgefäße (am Übergang zum Holzteil) gebildet. So kommt es, daß der Bereich lebender Zellen bei einem älteren Baumstamm auf einen äußerst schmalen Streifen beschränkt bleibt. Durch die im Innern der Rinde entstandenen Korklagen **(Periderm)** werden alle weiter außen gelegenen Rindenschichten von jeglicher Nährstoffzufuhr abgeschnitten; sie sterben ab. Es können in diese Schichten dann Phlobaphene und Gerbstoffe eingelagert werden. Als **Borke** bezeichnet man dann die Gesamtheit der außerhalb des zuletzt gebildeten Phellogens liegenden Gewebeschichten. Die Borke besteht also aus toten Zellschichten und umfaßt immer unterschiedliche Gewebe (z. B. Kork, Bast, primäres und/oder sekundäres Rindenparenchym).

6.2.4 Leit- und Festigungsgewebe

Leitgewebe
Die Leitbündel stellen die Verbindung zwischen den einzelnen Pflanzenorganen her. In ihnen erfolgt der Stofftransport (Wasser, Nährsalze und Photosyntheseprodukte). Sie verlaufen in der Wurzel und im Sproß vorwiegend in Richtung der Längsachse. Sie stehen jedoch durch Quersysteme untereinander in Verbindung und versorgen über entsprechende Abzweigungen auch die peripheren Bereiche der Pflanze. Man unterscheidet Elemente der Wasserleitung **(Xylem)** und Elemente der organischen Stoffleitung **(Phloem)**. Interessanterweise verlaufen die beiden unterschiedlichen Leitelemente nicht getrennt voneinander, sondern bilden eine Einheit, das **Leitbündel**.

Phloem: Das Phloem besteht in der Regel aus Siebzellen oder Siebröhren, die

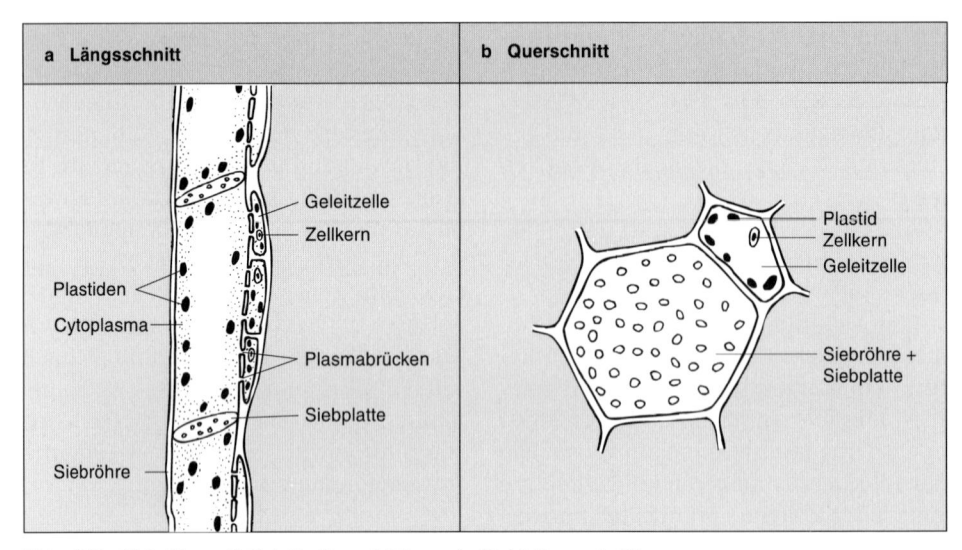

Abb. 6.12. Siebröhre mit Geleitzellen. a) Längsschnitt, b) Querschnitt

häufig in ein parenchymatisches Gewebe **(Phloemparenchym)** eingebettet sind. Bei Farnen (Pteridophyta) und Gymnospermen dienen dem organischen Stofftransport langgestreckte und beidseitig zugespitzte **Siebzellen** (Stränge von Siebzellen ohne Geleitzellen). Bei den Angiospermen findet man dagegen **Siebröhrensysteme** aus langgestreckten Zellen mit siebartig durchbrochenen Querwänden; somit stellen die Siebröhren eine kontinuierliche Fortentwicklung der Siebzellen dar. Durch die **Siebporen** laufen Plasmodesmen von einer Zelle zur anderen, wodurch eine physiologische Funktionseinheit hergestellt wird. Treten bei solchen trennenden Querwänden besonders große Poren auf, so spricht man von **Siebplatten** (vgl. Abb. 6.12).

Siebplatten finden sich z. B. bei Cucurbitaceen (∅ bis zu 5 μm) und anderen Kletterpflanzen.

Die Siebröhren der Angiospermen sind in Ein- oder Mehrzahl von **Geleitzellen** begleitet. Die Siebröhrenzelle und die Geleitzelle gehen durch eine inäquale Längsteilung aus derselben Siebröhrenmutterzelle hervor. Die Geleitzelle kann sich anschließend noch mehrmals querteilen, so daß große, langgestreckte Siebröhrenglieder von mehreren kleineren Geleitzellen begleitet sein können. Siebröhrenglieder und Geleitzellen stehen über Tüpfel und Plasmodesmen in einem engen physiologischen Kontakt. Bei den Geleitzellen handelt es sich um intakte Zellen mit sehr viel Plasma und einem großen Zellkern. Dagegen sind die Siebröhrenzellen stark vakuolisiert, der Tonoplast wurde früh aufgelöst und der Zellkern ging zugrunde. Die Siebröhren überstehen in der Regel nur eine einzige Vegetationsperiode. Gegen Ende der Vegetationsperiode werden die Siebporen durch **Callose**, einem Polysaccharid (β-1, 3-Glucan), verstopft.

Anschließend kollabieren sie und müssen durch neue Siebröhren ersetzt werden.

Xylem: Das Xylem besteht zum größten Teil aus toten Zellen, deren Zellwände stark verholzt und reich getüpfelt sind, den **Tracheiden** und **Tracheen**. Diese

Zellelemente dienen einmal der Festigung des Pflanzenkörpers und zum anderen der Wasser- und Nährsalzleitung von der Wurzel sproßaufwärts.

Die **Tracheiden** sind an den Enden zugespitzte Zellen, die zu langen Zellreihen hintereinandergeschaltet vorliegen. Die verbindenden Zellwände können stark getüpfelt sein, sind aber niemals aufgelöst (Abb. 6.13).

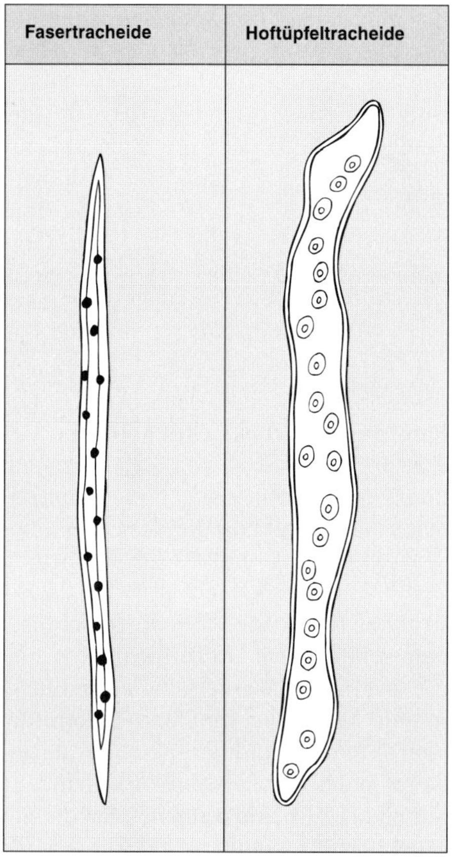

Bei den **Tracheen** (Gefäße) handelt es sich um weitlumige, wenig gestreckte Zellen, die zu Gefäßgliedern zusammengeschlossen sind. Ihre trennenden Zellwände zeigen starke Auflösungserscheinungen bis hin zum totalen Fehlen der Querwände (Zellfusion). Im letzten Falle liegen dann Röhrensysteme vor (s. Abb. 6.14).

Die Wände der Wasserleitungselemente sind in charakteristischer Weise durch Verholzung versteift (Ring-, Schrauben- und Netzelemente). Sie verhindern das Zusammenbrechen der Gefäße durch Unterdruck bei Transpirationsvorgängen.

Angiospermen verfügen meist über Tracheen und Tracheiden. Die Tracheiden sind phylogenetisch ältere Leitungselemente als die Tracheen.

Die großen Tracheen sind immer eng (ohne Interzellularenbildung) von Tracheiden oder Xylemparenchym umgeben. Die Wasserleitungsgefäße stehen untereinander durch **Tüpfel** (Aussparungen in der sekundären Zellwand) in Verbindung; auf diese Weise ist ein Wassertransport in seitlicher Richtung möglich. Ein besonders charakteristischer Vertreter ist der **Hoftüpfel**, der im Holz von Laub- und Nadelbäumen häufig angetroffen wird. Eine besonders charakteristische Gestalt hat der Coniferen-Hoftüpfel (s. Abb. 6.15).

Leitbündeltypen: Je nachdem, wie Xylem und Phloem einander zugeordnet sind, unterscheidet man verschiedene Leitbündeltypen (vgl. Abb. 6.16).

Jedes Leitbündel wird von einer Leitbündelscheide umgeben, die aus Parenchym oder Festigungsgewebe (Sklerenchymscheide) gebildet wird. Die Zellen der Leitbündelscheide bilden keine Interzellularen und schließen daher dicht aneinander.

Abb. 6.13. Fasertracheide und Hoftüpfeltracheide.

Als leitende und festigende Holzelemente verfügen die **Gymnospermen** (Ausnahme: Gnetales) nur über Tracheiden, dagegen nicht über Tracheen.

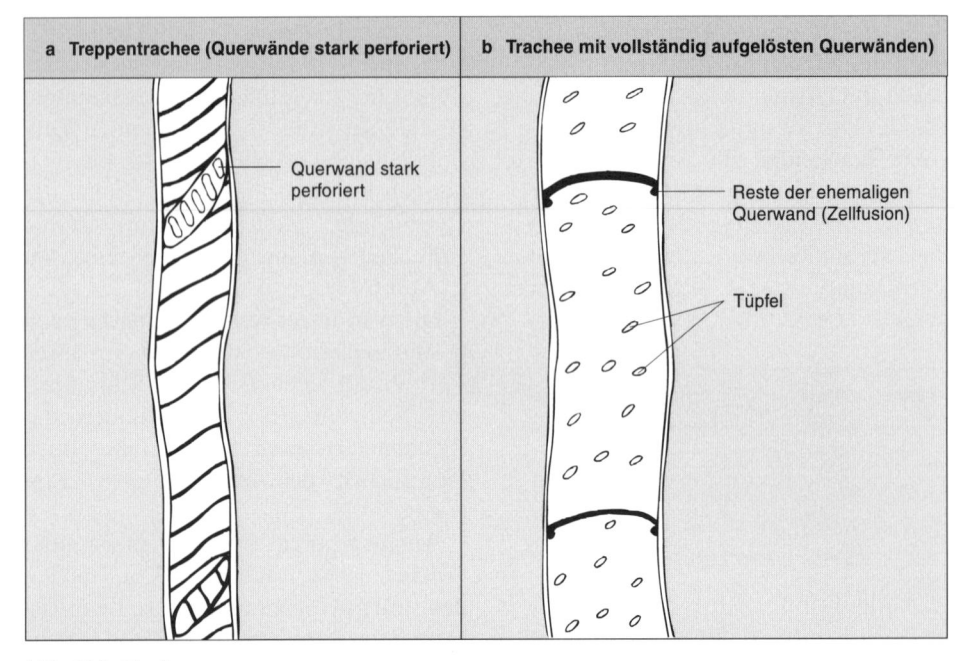

Abb. 6.14. Tracheen.
a) Treppentrachee mit stark perforierten Querwänden.
b) Trachee mit vollständig aufgelösten Querwänden.

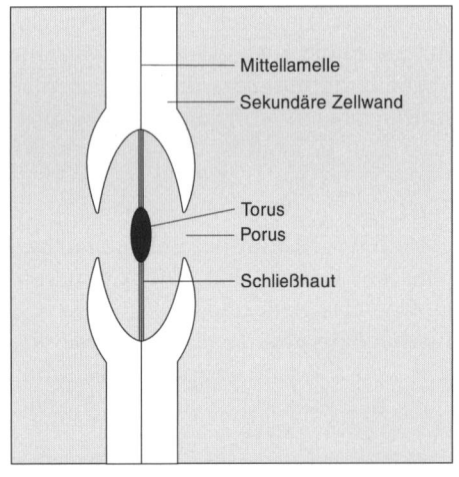

Abb. 6.15. Hoftüpfel der Coniferen. Im Bereich des Porus ist die Auflagerung von sekundärem Zellwandmaterial unterblieben. Lediglich in der Mitte der Schließhaut findet sich eine Zellwandverdickung, der Torus. Vom Torus ziehen Cellulosestränge zu den Zellwänden. Das Wasser kann durch die lockere Schließhaut, die siebartig durchbrochen ist, von Zelle zu Zelle fließen.

Parenchymatisches Leitgewebe
Primäre Markstrahlen: Die zwischen den Leitbündeln gelegenen parenchymatischen Gewebe, die primäres Rindenparenchym und Markparenchym verbinden, werden als primäre Markstrahlen bezeichnet. Bei fortgeschrittenem sekundärem Dickenwachstum sind die primären Markstrahlen im Querschnitt als dünne Linien zu sehen, die vom äußeren Rand der sekundären Rinde bis in das verbliebene Mark ziehen.
Sekundäre Markstrahlen: Sekundäre Markstrahlen kommen dadurch zustande, daß Kambiumabschnitte im Leitbündel **(faszikuläres Kambium)** parenchymatische Zellen bilden. Daher treten sekundäre Markstrahlen immer nur innerhalb des Leitbündels auf und enden auch dort blind im Holz und im Bast (vgl. Abb. 6.16). Die sekundären Markstrahlen im

Histologie des Kormus **311**

a Konzentrisches Leitbündel mit Innenxylem	d Kollateral, offenes Leitbündel
Phloem / Xylem	Phloem / Kambium / Xylem

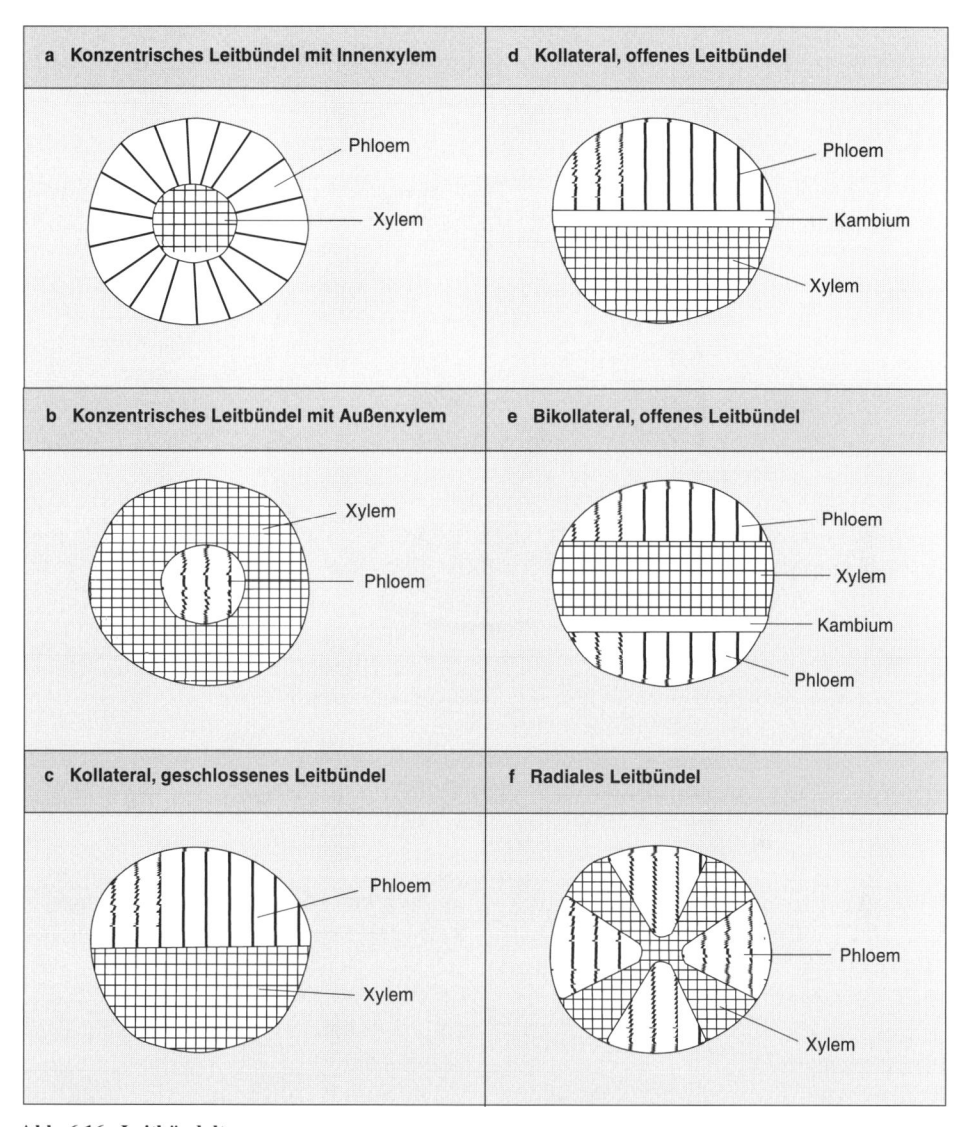

b Konzentrisches Leitbündel mit Außenxylem	e Bikollateral, offenes Leitbündel
Xylem / Phloem	Phloem / Xylem / Kambium / Phloem

c Kollateral, geschlossenes Leitbündel	f Radiales Leitbündel
Phloem / Xylem	Phloem / Xylem

Abb. 6.16. Leitbündeltypen.
a) Diesen Leitbündeltyp findet man bei Farnen; Filicis rhizoma; das Phloem umgibt ringförmig einen Xylemkern.
b) Bei diesem Leitbündeltyp liegt ein Xylemring um einen Phloemkern. Es ist ein häufiger Vertreter bei den Liliatae, sowohl in Sprossen als auch Rhizomen; z. B. Calami rhizoma (*Acorus calamus*, Araceae) und Iridis rhizoma (*Iris germanica*, Iridaceae).
c) Phloem und Xylem liegen sich direkt gegenüber, ohne daß zwischen ihnen eine Trennschicht (Kambium) eingezogen ist. Das Xylem ist zum Sproßmittelpunkt und das Phloem zur Sproßperipherie hin orientiert. Man findet solche Leitbündeltypen sehr häufig bei den Liliatae; Beispiel: Im Sproß von *Zea mays* (Poaceae).
d) Phloem und Xylem, die sich direkt gegenüberliegen, sind durch ein Kambium getrennt (Voraussetzung für ein sekundäres Dickenwachstum). Kollateral, offene Leitbündel sind bei Gymnospermen und Angiospermen weit verbreitet.
e) Dieser Leitbündeltyp stellt einen Sonderfall unter den kollateralen Leitbündeln dar. Ein Xylemstrang kommt zwischen zwei Phloemsträngen zu liegen; ein Kambiumstreifen trennt einen Phloemstrang vom Xylem ab. Leitbündel u. a. bei den Familien der Solanaceen, Apocynaceen, Loganiaceen, Gentianaceen und Cucurbitaceen.
f) Radiale Leitbündel kommen in Wurzeln vor. Das Xylem verläuft strahlig vom Zentrum des Bündels zur Peripherie (Xylemstränge); dazwischen liegen die Phloemelemente in entsprechender Anzahl. Je nach Anzahl der Xylemstränge spricht man von diarch- bis polyarchen Leitbündeln (hier: tetrarches Leitbündel). Liliatae: polyarche Leitbündel. Magnoliatae und Coniferophytina: oligarche Leitbündel.

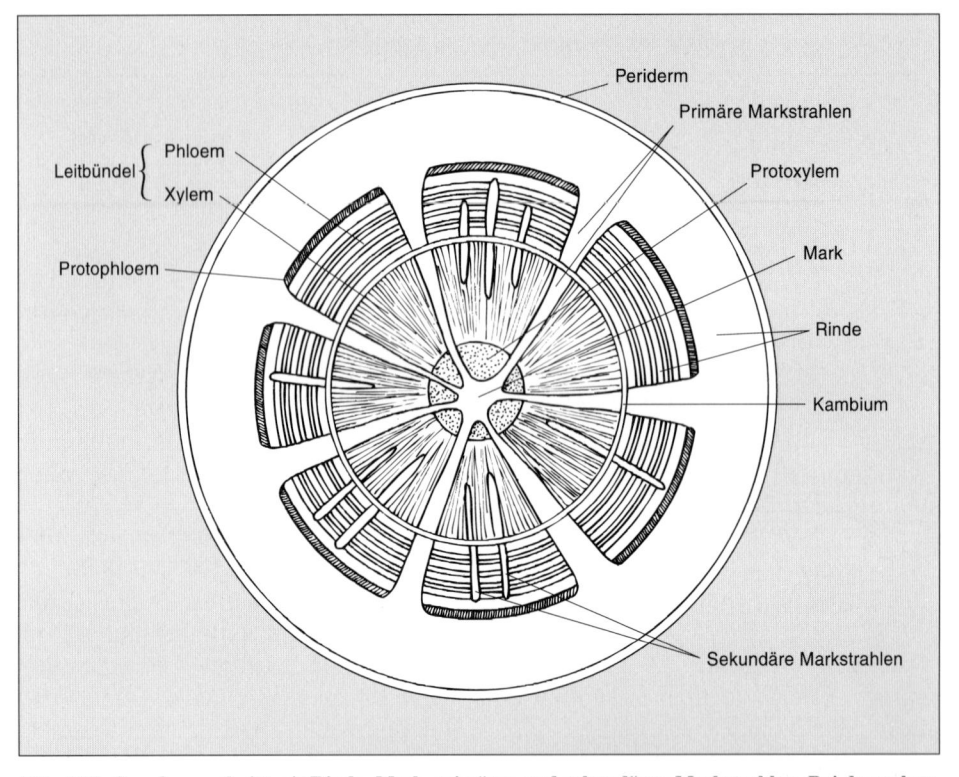

Abb. 6.17. Sproßquerschnitt mit Rinde, Mark, primären und sekundären Markstrahlen. Bei den sekundären Markstrahlen ist zu beachten, daß sie blind im Bast und Holz enden.

Holzkörper nennt man auch Holzstrahlen, die entsprechenden sekundären Marktstrahlen im Bast bezeichnet man als Baststrahlen.

Festigungsgewebe
Kollenchym: Kollenchymzellen bilden lebendes Festigungsgewebe, das besonders in noch stark wachsenden Pflanzenteilen vorkommt (z. B. im Stengel der Laminaceen). Die Kollenchymzelle enthält einen lebenden Protoplasten; ihre Zellwände sind ungleich verdickt, aber nicht verholzt. Je nach Form der ungleichmäßigen Wandverdickung (Cellulose und Protopektin) unterscheidet man zwei Kollenchym-Typen (vgl. Abb. 6.18 und 6.19).

a) Kanten- oder Eckenkollenchym: Die Zellwände sind nur an den Kanten verstärkt (z. B. *Cucurbita* sp.).
b) Plattenkollenchym: Die Zellen sind an den Tangentialwänden verdickt (z. B. *Sambucus* sp.).

Die Wandverdickung verleiht der Kollenchymzelle eine enorme Reißfestigkeit; durch die nicht verdickten Zellwandbereiche kann der Stoffaustausch ungehindert erfolgen.
Sklerenchym: Das Sklerenchym übernimmt bei adulten Pflanzen mit toten und verholzten Zellelementen die Aufgabe der Stützung des Pflanzenkörpers. Man unterscheidet:
a) Sklerenchymfasern
b) Steinzellen oder Sklereiden.

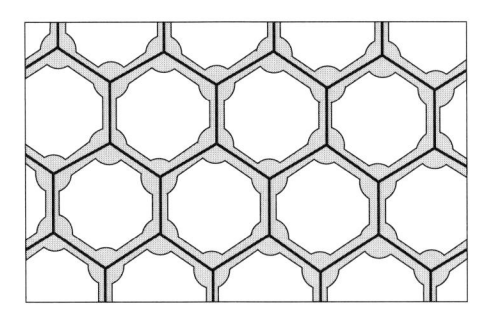

Abb. 6.18. Kantenkollenchym. Lebende Zellen mit Sekundärwandauflagerungen in den Ecken.

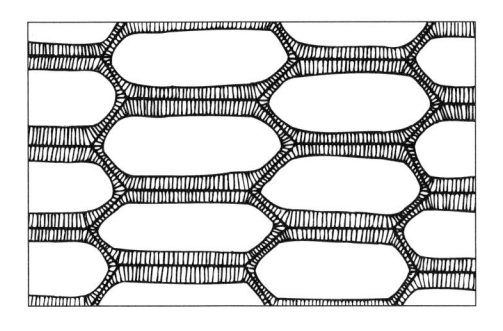

Abb. 6.19. Plattenkollenchym. Lebende Zellen mit ungleichmäßigen Sekundärwandauflagerungen.

Enges Zellumen, hervorgerufen durch Zellwandverdickung

Aufsteigende Tüpfelkanäle

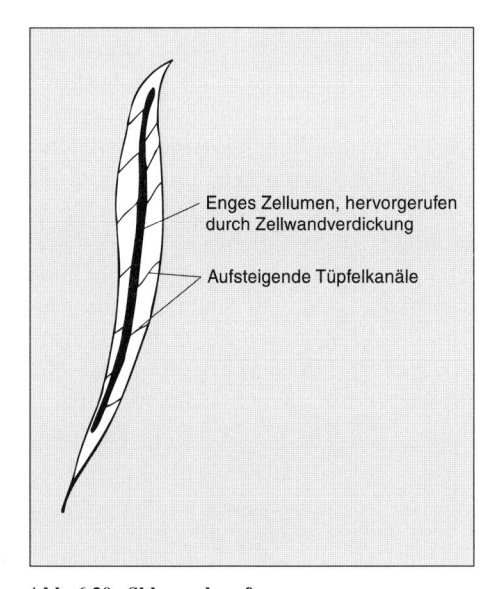

Abb. 6.20. Sklerenchymfaser.

Die **Sklerenchymfasern** (Abb. 6.20) sind langgestreckte, prosenchymatische Zellen, die durch Spitzenwachstum eine spindelförmige Form aufweisen. Ihr Zellumen ist meist durch Celluloseauflagerungen (regelmäßige Schichtung) mehr oder weniger eng; in den Zellwänden finden sich schräg aufsteigende Tüpfel (diese können jedoch auch fehlen). Entsprechend des Verholzungsgrades (Lignineinlagerung) können die Sklerenchymfasern elastisch oder starr sein. Beim Lein *(Linum usitatissimum)* sind die Sklerenchymfasern nahezu unverholzt. Die Sklerenchymfasern treten gewöhnlich in Gruppen bzw. zu Bündeln vereinigt auf. Infolge ihrer beträchtlichen Länge (beim Lein bis 6,5 cm; bei der Brennessel bis 7,5 cm) und ihrer mit Biegungsfähigkeit gepaarten Festigkeit eignen sich viele Sklerenchymfasern in besonderer Weise zur Herstellung von Textilfasern (z. B. Lein; echter Hanf, *Cannabis sativa;* Sisalhanf, *Agave*-Arten; Manilahanf, *Musa textilis)*.

Die stark verholzten und reich getüpfelten **Steinzellen** (Abb. 6.21) (runde, röhrenförmige Tüpfel) sind besonders starr und widerstandsfähig; sie treten im Parenchym meist als typische Nester auf. Steinzellen findet man z. B. in den harten Schalen der Nuß- und Steinfrüchte; in Form einzelner Nester kommen sie auch im Fruchtfleisch der Birne *(Pyrus communis)* vor.

Holz: Als Holz bezeichnet man den gesamten Leit- und Festigkeitsgewebebereich, der innerhalb des tätigen, ringförmig angeordneten Kambiums liegt.

Demnach gehören zum Holz alle Tracheiden und Tracheen sowie die toten und verholzten Fasern; darüber hinaus zählt man das Holzparenchym, die primären sowie die sekundären Mark-

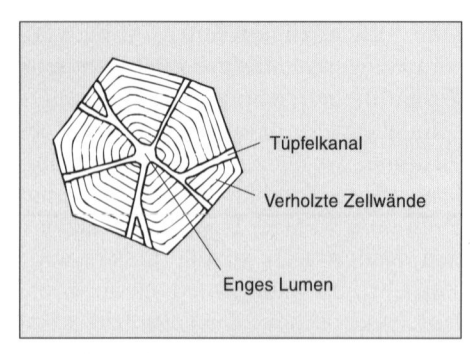

Abb. 6.21. Steinzelle oder Sklereide. Die Zellen weisen eine isodiametrische Form (Entfernung vom Mittelpunkt zur Peripherie der Zelle ist etwa überall gleich) auf und haben stark verholzte Wandverdickungen mit Tüpfelkanälen.

strahlen (Holzstrahlen) ebenfalls zum Holzkörper.

1) Kernholz: Innerer Teil des Holzkörpers, der durch Einlagerung fäulnishemmender Gerbstoffe **(Phlobaphene)** eine braune Einfärbung erhält. Diese älteren Holzgefäße dienen nicht mehr der Wasserleitung, da ihre Gefäße durch Pfropfen **(Thyllen)** verstopft sind (Verkernung).

Unter Thyllen (von griech. thylakos = Beutel, Sack) versteht man blasenartige Aussackungen von Xylemparenchymzellen, die in das Lumen benachbarter, großer Wasserleitungsgefäße (Tracheen) hineinragen und dadurch verstopfen. An der blasenartigen Aussackung sind vor allem die Schließhäute der Tüpfel von Xylemparenchymzellen beteiligt.

2) Splintholz: Äußerer Bereich des Holzkörpers, der hell erscheint, da keine Phlobaphene eingelagert sind. Diese jüngeren Holzgefäße dienen der Wasserleitung.

Aufgaben des Holzes:
a) Wasser- und Nährsalzleitung in Tracheen und Tracheiden
b) Stützfunktion (durch Holzfasern und Tracheiden)
c) Speicherung von Nährstoffen (Markstrahl- und Holzparenchym).

Rinde: Man unterscheidet zwischen primärer und sekundärer Rinde. Die primäre Rinde leitet sich entwicklungsgeschichtlich vom Urmeristem ab. Sie besteht hauptsächlich aus Assimilations- und Speicherparenchym, die nach außen durch ein einschichtiges (Epidermis) oder mehrschichtiges Abschlußgewebe (Epidermis und Hypodermis) abgegrenzt sind. Die primäre Rinde kann gegen den Zentralzylinder (in der Wurzel) durch eine Endodermis zusätzlich abgesetzt sein. Die Zellen sind meist rundlich bis oval und zeigen keine radiale Anordnung.

Die sekundäre Rinde (Bast) geht auf die Tätigkeit eines Kambiums zurück (vgl. Abb. 6.17), das während des sekundären Dickenwachstums bei Gymnospermen und dikotylen Pflanzen tätig ist. Der Bast umfaßt alle Zellen, die vom Kambium nach außen neu gebildet werden. Man unterscheidet den **Weichbast**, der die Siebzellen bzw. Siebröhren, primäre und sekundäre Markstrahlen enthält und den **Hartbast** mit den Sklerenchymfasern und Steinzellen.

Rindendrogen (z. B. Quercus cortex) bestehen demzufolge meist aus einer Anzahl verschiedener Zellen, die alle außerhalb des Kambiumringes (bei Sproß und Wurzel) liegen; hierzu zählt man in der Regel die Zellelemente des Bastes, der primären Rinde (sofern noch vorhanden), des Periderms bzw. der Borke.

6.2.5 Exkretionsgewebe

Idioblasten: Einzelzellen, die in einem sonst einheitlichen Gewebekomplex unterschiedliche Aufgaben (z. B. Akkumulation von ätherischem Öl, Alkaloiden und anderen Inhaltsstoffen; Haare) erfüllen. Sie weichen nicht nur funktionell, sondern oft auch in Form und Größe von den Nachbarzellen ab. Im Falle der Ölzellen verbleibt das ätherische Öl im Innern der durch eine Korklamelle ausgekleideten Zellen (z. B. bei *Acorus calamus*, Kalmus).

Milchröhren
1. Ungegliederte Milchröhren: Entstehung aus einer einzigen embryonalen Zelle, die mit dem Wachstum der Pflanze zu einem langen Schlauch auswächst. Die Milchröhren besitzen zahlreiche Zellkerne, oft auch Stärkekörner.
a) ungegliederte, nichtverzweigte Milchröhren (z. B. bei *Vinca, Cannabis, Urtica*);
b) ungegliederte, verzweigte Milchröhren (z. B. bei *Euphorbia, Ficus, Nerium*).

2. Gegliederte Milchröhren: Mehrere aneinander grenzende röhrenartige Zellen (immer mehrkernig) bilden Zellreihen. Die Zellwände können perforiert oder ganz aufgelöst (Zellfusion) sein. Dadurch entstehen lange Milchsaftschläuche. Die gegliederten Milchröhren sind meist reich verzweigt.
a) gegliederte, nicht anastomosierende Milchröhren (anastomisierend = miteinander vereinigt) (z. B. bei *Convolvulus, Ipomoea, Chelidonium*);
b) gegliederte, anastomosierende Milchröhren (z. B. bei *Papaver, Taraxacum, Lactuca, Hevea*).

Der Milchsaft enthält die unterschiedlichsten sekundären Stoffwechselprodukte: Gerbstoffe, Glykoside, Alkaloide (z. B. Morphin, im getrockneten Milchsaft des Schlafmohns, *Papaver somniferum*), ätherische Öle, Wachse, Kautschuk u. a. m. Der Milchsaft verbleibt in den Saftschläuchen und tritt nur bei Verletzung der Pflanze aus.

Exkretbehälter
a) Schizogene Ölbehälter (s. Abb. 6.22): Sie entstehen durch Auflösen der Mittellamellen und Auseinanderweichen der Exkretzellen. Es bildet sich ein großer Interzellularraum, der mit einem Drüsenepithel ausgekleidet ist. In diesen Raum sezernieren die Exkretzellen ätherisches Öl oder Balsame (z. B. Exkretgänge der Kiefer, Ölbehälter bei den Apiaceen).
b) Lysigene Ölbehälter (s. Abb. 6.23): Sie bilden sich durch Auflösung der gesamten Exkretzellen (Zellwand und Protoplast gehen zugrunde); in den freiwerdenden Hohlraum fließt das ätherische Öl zusammen (z. B. *Citrus*-Arten). Lysigene Ölbehälter sind unter dem Mikroskop dadurch zu erkennen, daß in den Hohlraum Zellwandreste hineinragen.

6.3. Anatomie des Kormus

6.3.1 Wurzel

Die Erdwurzeln dienen der Verankerung des oberirdischen Sprosses im Bo-

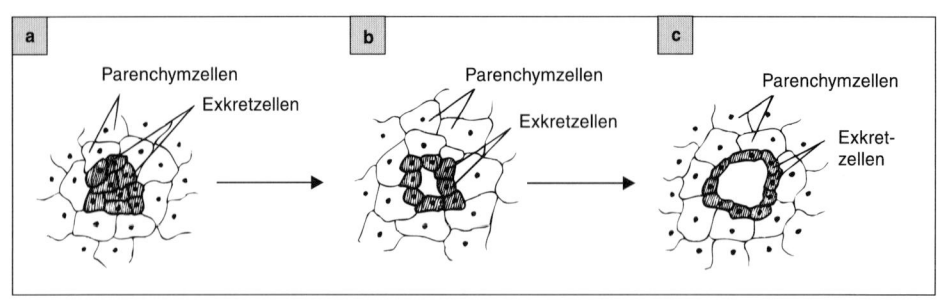

Abb. 6.22. Entstehung eines schizogenen Ölbehälters. a–b) entstehender schizogener Ölbehälter, durch Auseinanderweichen der Exkretzellen (Mittellamelle wird aufgelöst); **c)** fertiger schizogener Ölbehälter bzw. Ölgang; die Exkretzellen kleiden den Ölbehälter als ein meist einschichtiges Drüsenepithel aus.

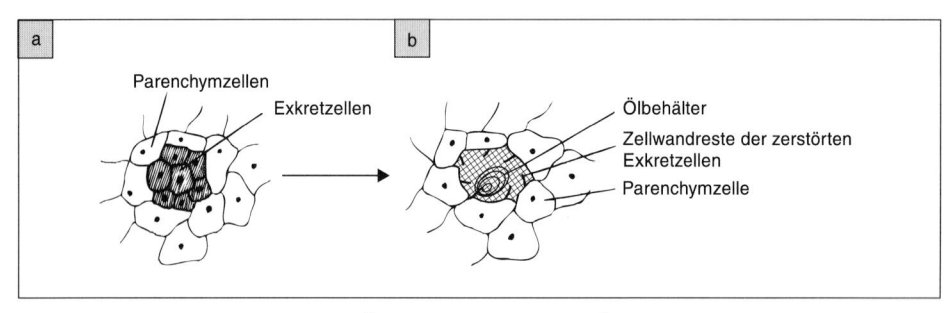

Abb. 6.23. Entstehung eines lysigenen Ölbehälters. Ein lysigener Ölbehälter (b) entsteht durch Auflösen der gesamten Exkretzellen (a).

den; außerdem nehmen sie aus dem Boden Wasser und Nährsalze auf und leiten sie zum Sproß. In einigen Fällen können Wurzeln auch der Speicherung von Reservestoffen dienen (Speicherwurzeln).

Primärer Bau der Wurzel
Betrachtet man eine Wurzel von der Wurzelspitze aufwärts, so kann man im Längsschnitt verschiedene Zonen unterscheiden: **Wurzelhaube (Calyptra)**, meristematische Zone **(Scheitel- oder Apikalmeristem), Streckungszone, Differenzierungs-** oder **Wurzelhaarzone, Wurzelverzweigungszone**. Die Wurzelhaube umgibt das Scheitelmeristem. Indem die äußeren Zellen der Wurzelhaube verschleimen, schützen sie das meristematische Gewebe der Wurzel, wenn diese in den Boden eindringt. Die wenige Millimeter lange Streckungszone geht ohne scharfe Grenze in die Differenzierungszone über, die äußerlich an den Wurzelhaaren zu erkennen ist (Wurzelhaarzone). Die Wurzelhaare entstehen aus dem primären Abschlußgewebe, der Rhizodermis (vgl. auch Kap. 6.2.3). In Abhängigkeit von der Feuchtigkeit des Substrates, in dem die Wurzel wächst, können Wurzelhaare auch manchmal fehlen (z. B. bei Wasser- und Sumpfpflanzen). So bleiben auch die Wurzeln verschiedener Landpflanzen (z. B. Erbse, Bohne, Kürbis) haarlos, wenn sie in Wasser wachsen. Viele unserer Waldbäume haben ebenfalls keine Wurzelhaare. Ihre Aufgabe übernehmen symbiontische **Mykorrhiza**-Pilze (s. Kap. 9.1.1).

Im Querschnitt differenzierter Wurzeln (S. Abb. 6.24) erkennt man sowohl

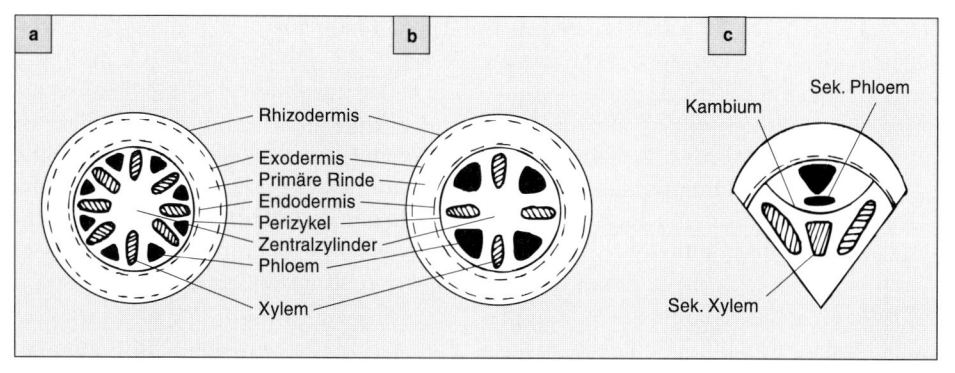

Abb. 6.24. Schematischer Querschnitt durch die Wurzel. a) monokotyl (vielstrahlig); b) dikotyl (weniger strahlig); c) dikotyl mit beginnendem sekundären Dickenwachstum.

bei den Wurzeln der Magnoliatae als auch bei denen der Liliatae eine leitbündelfreie primäre Rindenschicht und einen Zentralzylinder, der ein primäres radiales Leitbündel enthält, bei dem Phloem und Xylem miteinander abwechseln.

Zur primären Rindenschicht zählt man die **Rhizodermis** (bzw. Exodermis), das Rindenparenchym (häufig mit abgelagerter Stärke) und die Endodermis. Die Endodermis schließt als innerste Rindenschicht die primäre Rinde gegen den Zentralzylinder ab. Für ihre Aufgabe als physiologische Scheide sind die Endodermiszellen besonders verändert (vgl. Kap. 6.2.3).

Die äußerste Schicht des Zentralzylinders, die eine oder mehrere Zellagen stark sein kann, stellt ein Restmeristem dar; als **Perikambium** oder **Perizykel** dient es der nachträglichen Bildung neuer Zellen. Aus dem Perizykel entsteht das sekundäre Abschlußgewebe, Periderm, beim sekundären Dickenwachstum. An der Entstehung der Seitenwurzeln ist bei den Gymnospermen und Angiospermen ebenfalls das Perikambium beteiligt. Bei den Pteridophyten bilden sich die Seitenwurzeln dagegen aus der innersten Rindenschicht. Die Seitenwurzeln entstehen also endogen, meist vor den radialen Xylemstreifen, seltener vor den Parenchymplatten, die die Xylem- und Phloemstränge voneinander trennen. Da die Wurzeln vor allem auf Zug beansprucht werden, sind die Festigungs- und Leitelemente ins Zentrum verlagert. Die beiden Leitelemente sind durch Streifen parenchymatischen Gewebes voneinander getrennt. Die Xylemstrahlen stoßen entweder in der Mitte des Bündels zusammen, oder hier liegt ein zentraler Strang aus Parenchym oder Sklerenchym oder aus beiden. Nach der Zahl der im Bündel vorhandenen Xylemstränge wird die Wurzel der Magnoliatae als wenigstrahlig (oligarch, 2–7 Strahlen) und die Liliatae als vielstrahlig (polyarch, 7 Strahlen und mehr) bezeichnet.

Allorrhize Bewurzelung: Bei den Gymnospermen und Dikotyledonen liegt in der Regel eine allorrhize Bewurzelung vor. In diesem Falle wächst der Wurzelpol zu einer Hauptwurzel aus, die sich dann verzweigt. Die Hauptwurzel entwickelt sich immer stärker als die Seitenwurzeln, so daß beide von unterschiedlicher morphologischer Wertigkeit sind.

Homorrhize Bewurzelung: Dieser Bewurzelungstyp liegt vor allem bei Monokotyledonen (z. B. *Zea mays*) vor. Es wird zunächst eine dem Sproßpol entgegengesetzte Primärwurzel angelegt; diese stirbt jedoch nach einer gewissen Zeit ab und wird durch sproßbürtige Nebenwurzeln ersetzt **(sekundäre Homorrhizie)**.

Bei den Pteridophyten liegt dagegen eine **primäre Homorrhizie** vor, da alle Wurzeln sproßbürtig sind. Schon die erste Wurzelanlage entspringt seitlich am Embryo, wodurch dieser einen unipolaren Aufbau zeigt.

Sekundärer Bau der Wurzel

Die Wurzeln der Gymnospermen und mancher Magnoliatae zeigen wie deren Sproßachsen ein sekundäres Dickenwachstum; es beginnt bei der Wurzel- und Sproßachse etwa zum gleichen Zeitpunkt. Das hierfür notwendige Wurzelkambium entsteht sekundär in den parenchymatischen Gewebestreifen, die primäres Xylem und primäres Phloem voneinander trennen. Das so gebildete Kambium stößt über den primären Xylemsträngen auf den Perizykel (Perikambium), dessen Zellen sich daraufhin gleichfalls zu teilen beginnen. Auf diese Weise entsteht ein geschlossener Kambiumzylinder, der auf dem Querschnitt zunächst eine sternförmige Gestalt besitzt (s. Abb. 6.24 c). Das Wurzelkambium bildet wie das Sproßkambium nach außen Bast (sekundäre Rinde) und nach innen Holz (sekundäres Xylem). Durch eine besonders starke Holzbildung zwischen den primären Xylemstrahlen wird der sternförmige Verlauf des Kambiumzylinders bald ausgeglichen und nimmt dann einen kreisförmigen Querschnitt an. Vor den primären Xylemstrahlen bildet das Wurzelkambium kein sekundäres Phloem, sondern primäre Markstrahlen (primäre Holzstrahlen); auch sekundäre Markstrahlen (sekundäre Holzstrahlen) werden später an anderer Stelle angelegt.

Die Holzstrahlen gehen im Bast in die sog. Baststrahlen über, die an gleicher Stelle vom Wurzelkambium nach außen gebildet werden. Es handelt sich auch hier um primäre bzw. sekundäre Markstrahlen. Das ehemals primäre Phloem sitzt dem Bast außen als „Kappe" auf und wird von diesem immer weiter zur Peripherie hin verdrängt. Mit dem sekundären Dickenwachstum erfährt auch die Wurzelrinde ähnlich wie die Sproßachsenrinde eine Veränderung. An die Stelle der Exodermis tritt ein Periderm, das bei der Wurzel im Gegensatz zum Sproß in der Regel nicht aus peripheren Zellschichten, sondern aus dem Perikambium entsteht. Da das Periderm (vgl. Kap. 6.2.3) weder Wasser noch Nährstoffe durchläßt, sterben alle Zellschichten, die außerhalb dieses Periderms liegen, ab. Es entsteht damit schon früher als bei der entsprechenden Sproßachse eine Borke als Abschlußgewebe.

Aufgrund der geschilderten sekundären Veränderungen ist eine ältere Wurzel mit sekundärem Dickenwachstum nur schwer von einer entsprechend veränderten Sproßachse zu unterscheiden.

Unterschied Wurzel und Rhizom

Bei den Rhizomen handelt es sich um unterirdische Sprosse mit unbegrenztem Wachstum. Die Verzweigung der Erdsprosse ist häufig sympodial, seltener monopodial oder dichasial (vgl. hierzu Abb. 6.3). Ihre Sproßachse, die sproßbürtige Wurzeln aufweist, ist mehr oder weniger stark verdickt und zeigt eine Gliederung in Nodien (Knoten) und meist kurze, dicke Internodien. Rhizome dienen häufig der Reservestoffspeicherung. Rhizome besitzen über die Sproßachse verteilt farblose, häutige Niederblätter

(Schuppen) oder nach deren Absterben zumindest noch deren Blattnarben. Am verjüngten Ende des Rhizoms findet man **Erneuerungsknospen**, mit deren Hilfe der Erdsproß jährlich ein Stück weiterwachsen kann; die älteren Teile sterben im Laufe der Jahre ab. In jedem Jahr bilden die Rhizome einen Luftsproß, der an der Erdoberfläche ergrünt, Blüten und Früchte hervorbringt und später wieder abstirbt (z. B. bei *Convallaria majalis*; Iris-Arten; *Asparagus officinalis*).

Die Anordnung der Leitbündel im Rhizom entspricht bei den Liliatae und Magnoliatae der der entsprechenden oberirdischen Sprosse. Somit tritt bei den Rhizomen der Magnoliatae ebenfalls ein sekundäres Dickenwachstum auf. Bei den Liliatae liegen die zerstreut angeordneten Leitbündel gehäuft im „Zentralzylinder" (Kabelprinzip). Die Rinde enthält in einem solchen Falle viel weniger Leitbündel als der Zentralzylinder. In einigen Fällen wie z. B. beim Rhizom von *Convallaria majalis* befindet sich zwischen dem Zentralzylinder und der Rinde eine Endodermis.

6.3.2 Sproßachse

Die Sproßachse („Stengel") und die Blätter bilden zusammen den Sproß. Die Sproßachse dient einmal dem Stofftransport zwischen der Wurzel und den Blättern, zum anderen kann sie im Mark- und Rindengewebe Reservestoffe speichern.

Primärer Bau der Sproßachse
Beim Sproß findet das Teilungswachstum an der Spitze der Sproßachse (Sproßscheitel) statt. Die dort vorhandenen teilungsfähigen Zellen sind Urmeristemzellen. Während bei den meisten Farnen das Teilungswachstum am Sproßscheitel noch von einer Scheitelzelle ausgeht, findet man bei den meisten übrigen Kormophyten ein sog. Initialfeld mit einer Gruppe gleichwertiger Initialzellen. Diese besonderen Urmeristemzellen können sich sowohl antiklin (senkrecht zur Oberfläche) als auch periklin (parallel zur Oberfläche) teilen. Bereits dicht hinter dem Feld der Initialzellen beginnen sich die Urmeristemzellen gewöhnlich in verschieden gestaltete, aber zunächst noch teilungsfähige Zellschichten und Zellstränge zu differenzieren. Man kann von der Sproßspitze basalwärts verschiedene Zonen unterscheiden, die gleitend ineinander übergehen. Auf die Initialzone oder **embryonale Bildungszone** (0,0 bis 0,02 mm) folgt die Determinationszone oder **Zone der Organogenese** (Determinationszone) (0,02 bis 0,04 mm). Die Sproßachse erfährt eine erste Differenzierung in zukünftiges Markgewebe (**Urmark**) und in künftiges Abschluß- und Rindengewebe (**Protoderm, Urrinde**). Bei den „Zweikeimblättrigen Pflanzen" (Dikotyledonae, Magnoliatae) liegen zwischen dem Urmark und der Urrinde kreisförmig angeordnet Zellen, die sich direkt vom Urmeristem ableiten lassen (Restmeristem), und deren Teilungsaktivität erhalten bleibt. Dieses Kambium ist Ausgangspunkt für das sekundäre Dickenwachstum.

Die **Determinationszone** geht ohne ersichtliche Grenze unmittelbar in die Differenzierungszone oder **Zone der Histogenese** (0,04 bis 25 mm) über. In dieser Zone schreitet die Differenzierung der einzelnen Gewebe fort und man kann die verschiedenen Gewebetypen auch anatomisch unterscheiden. Aus den beiden Grundmeristemen – Urrinde und

Urmark – entwickelt sich die große Zellmasse des Grundgewebes (Parenchym), das sich im Bereich der Rindenzone meist zu Assimilationsparenchym ausgestaltet, während es im Achseninneren zu Markparenchym wird. Das primäre Abschlußgewebe, die Epidermis, entsteht aus dem Protoderm. Sowohl im Rinden- wie im Markparenchym laufen noch weitere Zellteilungen ab, die zur Erstarkung der Sproßachse führen **(primäres Dickenwachstum)**. Gleichzeitig zu den exogen entstehenden Blattanlagen (Blattprimordien) bilden sich im Sproßinneren, bei den Dikotyledonen im Bereich des Meristemzylinders, die Leitgewebe heraus. Durch Teilung und Streckung der Zellen in Längsrichtung (prosenchymatische Zellen) entstehen Prokambiumstränge, aus denen dann später die eigentlichen Leitbündel hervorgehen (vgl. Kap. 6.2.4). Die in Längsrichtung der Sproßachse verlaufenden Prokambiumstränge bilden Abzweigungen in die Blattanlagen. Aus dem Prokambium entwickeln sich noch im Bereich der Histogenese zwei unterschiedliche Leitgewebe, die zu einer funktionalen Einheit, dem Leitbündel, zusammentreten. Zur Peripherie hin entsteht das primäre Phloem (Siebteil) und zum Achseninneren das primäre Xylem (Holzteil). Wird bei der Differenzierung der Leitbündel aus dem Prokambium das ganze meristematische Gewebe in Phloem und Xylem umgewandelt, dann entstehen die für Liliatae charakteristischen, geschlossenen Leitbündel; bleibt bei diesem Differenzierungsprozeß zwischen Phloem und Xylem ein Restmeristem **(faszikuläres Kambium)** übrig, so entstehen die für Magnoliatae typischen offenen Leitbündel. Ihren Funktionen entsprechend bilden die Leitbündel ununterbrochene Stränge, die sich von der Wurzelspitze bis in die Stengel und Blätter verfolgen lassen.

Der primäre Bau der Sproßachse bei den Angiospermen erhält seinen typischen Charakter von der Verteilung der Leitbündel und des Festigungsgewebes. Bei der Leitbündelanordnung treten deutliche Unterschiede zwischen den Liliatae und den Magnoliatae auf.

Liliatae: Die geschlossen kollateralen Leitbündel (vgl. Abb. 6.16c) sind über den gesamten Stoßquerschnitt zerstreut angeordnet. Die primäre Rinde liegt außerhalb der Leitbündelzone als meist schmaler Gewebestreifen (vgl. Abb. 6.25). Die Leitbündel sind in der Regel von einer Leitbündelscheide umgeben.

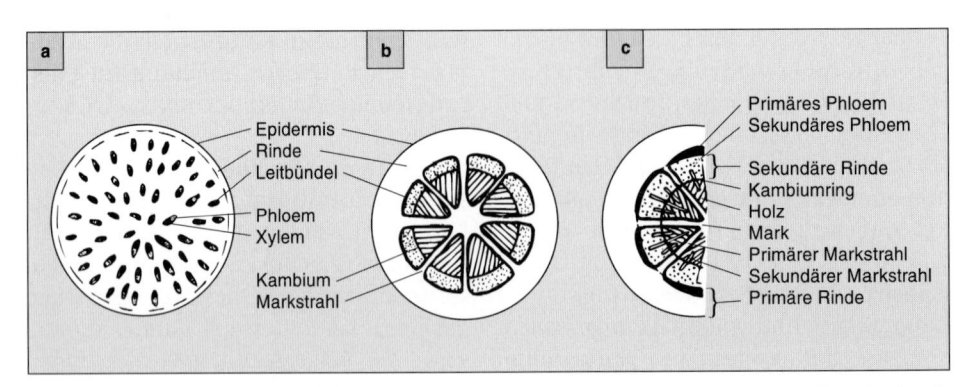

Abb. 6.25. Schematischer Querschnitt durch den Sproß. a) monokotyl; b) dikotyl; c) dikotyl mit sek. Dickenwachstum (verändert nach Troll).

Magnoliatae: Bei den Magnoliatae und bei den Nadelhölzern sind im typischen Falle die primären Dauergewebe konzentrisch angeordnet. Im Zentrum der Sproßachse findet sich ein Markgewebe, das als Speichergewebe dienen kann; häufig entsteht durch Auseinanderweichen der Zellen (schizogen) oder durch Zerreißen (rhexigen) eine Markhöhle (z. B. bei *Ranunculus repens*). Das Mark wird ringförmig umgeben von Leitbündeln, deren Holzteil (primäres Xylem) in der Regel nach innen gerichtet ist, während der Siebteil (primäres Phloem) nach außen liegt.

Von diesem „normalen" Aufbau gibt es einige Abweichungen, von denen hier nur die **bikollateralen Leitbündel** (u. a. Loganiaceae, Gentianaceae, Apocynaceae und Solanaceae) erwähnt werden sollen (s. Abb. 6.16e).

Bei vielen krautigen Pflanzen sind die ringförmig angeordneten Leitbündel durch breite Parenchymstreifen, den primären Markstrahlen, voneinander getrennt (z. B. bei *Aristolochia*). Zwischen dem primären Xylem und dem primären Phloem der einzelnen Leitbündel bleibt ein teilungsfähiges Gewebe, das sog. faszikuläre Kambium (Restmeristem) erhalten. Nachträglich kann dann noch ein geschlossener Kambiumring (bzw. Kambiumzylinder) gebildet werden, wobei die zwischen den Leitbündeln (Faszikel) gelegenen Markstrahlen ihre Teilungsfähigkeit wiedererlangen (z. B. bei *Ricinus*); der Kambiumring besteht dann aus **faszikulärem Kambium** und **interfaszikulärem Kambium**. Ein geschlossener Kambiumzylinder entsteht immer dann, wenn bei Magnoliatae ein sekundäres Dickenwachstum einsetzt.

Der Festigung des primären Achsenkörpers dienen spezielle Festigungsgewebe, die entweder auf die Leitbündel beschränkt sind (Bündelscheide), oder aber in selbständigen Verbänden auftreten. Im letzteren Falle sind die Festigungsgewebe stets in die Rinde verlagert, wo sie in Form von einzelnen Strängen oder in ringförmiger Anordnung vorliegen.

Sekundärer Bau der Sproßachse

Das primäre Erstarkungswachstum bei Coniferophytina und bei vielen Magnoliatae (z. B. bei Sträuchern, Bäumen) wird durch ein sekundäres Dickenwachstum abgelöst. Ausgangspunkt für das sekundäre Dickenwachstum ist ein geschlossener Kambiumzylinder, der zentrifugal und zentripetal Zellen abgliedert, die man als **Bast** (sekundäre Rinde) und als **Holz** (sekundäres Xylem) bezeichnet. Zwischen den Leitbündeln bleiben mehr oder minder breite Reihen parenchymatischen Gewebes erhalten, die primären Markstrahlen. Im Verlaufe des sekundären Dickenwachstums bilden die Kambiumzellen im Xylem und Phloem anstelle der dort üblichen Leitgewebe anders gestaltete parenchymatische Zellreihen; diese enden daher im Xylem und Phloem und werden als sekundäre Markstrahlen (bzw. Bast- und Holzstrahlen) bezeichnet.

Im Holz der Magnoliatae findet man folgende Gewebe:

Tracheen und Tracheiden, Holzfasern und Markstrahlparenchym. Axiales Xylemparenchym (Holzparenchym) umgibt einmal die Tracheen und Tracheiden, zum anderen kann es auch sonst im Holzkörper vorkommen und dient dann meist als Speichergewebe. Die wasserleitenden Elemente (Tracheen und Tracheiden) passen sich in ihrem Lumen dem Wasserbedarf der Pflanzen an, im Frühjahr sind sie weitlumig, im Herbst werden sie enger. Dadurch entsteht ein

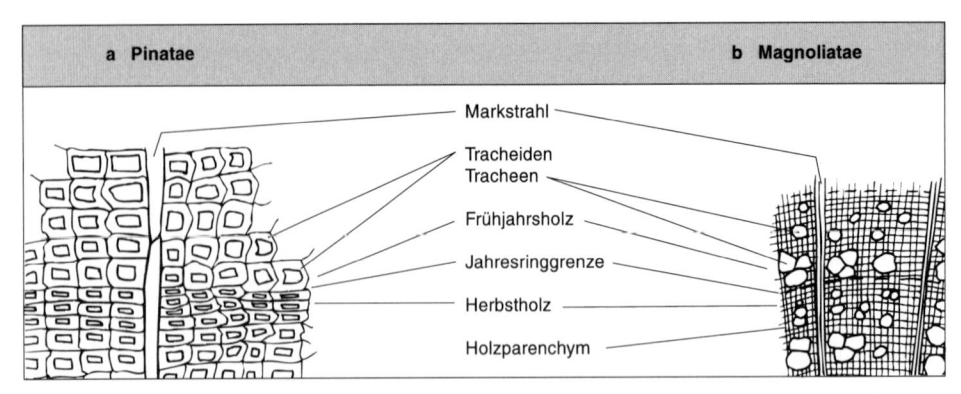

Abb. 6.26. Schematischer Querschnitt durch einen Sproß mit sekundärem Dickenwachstum. a) Pinatae (z. B. Juniperi lignum); b) Magnoliatae (z. B. Sassafras lignum).

deutlicher Sprung vom engen Herbstholz zum weiten Frühjahrsholz, der schon mit bloßem Auge wahrnehmbar ist **(Jahresringgrenze)** und der es gestattet, das Alter gefällter Bäume festzustellen (s. Abb. 6.26). Die Coniferophytina besitzen in der Regel als Leitelemente nur Tracheiden; die Magnoliatae haben sowohl Tracheen als auch Tracheiden, wobei eine Arbeitsteilung dergestalt stattfinden kann, daß die Tracheen die Wasserleitung und die Tracheiden die Wasserspeicherung übernehmen. Bei den Coniferophytina ist das axial verlaufende Holzparenchym stark reduziert und kann wie z. B. bei der Eibe *(Taxus baccata)* auch ganz fehlen. Bei *Pinus* und *Picea* ist das Holzparenchym auf die Umgebung der Harzkanäle beschränkt.

Die Tracheen können über den ganzen Jahresring zerstreut sein, dann spricht man von **zerstreutporigen** Hölzern (z. B. *Aesculus, Fagus, Tilia*) oder nur im Frühjahrsholz angelegt sein, dann spricht man von **ringporigen** Hölzern (z. B. *Quercus, Robinia*). Die sekundäre Rinde (Bast) enthält definitionsgemäß alle vom Kambium nach außen neugebildeten Zellen. Bei ihnen kann man häufig noch eine radiale Anordnung erkennen (Abb. 6.27).

Die Grenze zur primären Rinde (sofern noch vorhanden) wird dadurch gekennzeichnet, daß hier
1. die primären Markstrahlen enden,
2. die Zellen nicht mehr in radialen Reihen, sondern gegeneinander versetzt vorkommen.

6.3.3 Blatt

Blatt-Morphologie
Das Laubblatt wird gegliedert in **Blattgrund, Blattstiel und Blattspreite**. Den Blattgrund mit Nebenblättern bezeichnet man auch als **Unterblatt**, Blattstiel und Blattspreite als **Oberblatt**. Diese Teile können unterschiedlich ausgebildet sein (Abb. 6.28):
a) **Blattgrund:** Hier sollen nur einige wenige Beispiele für die Variabilität angegeben werden, weitere finden sich in den Botanik-Lehrbüchern und in den Bestimmungsbüchern.
Die Nebenblätter des Blattgrundes **(Stipeln)**, die häufig relativ klein sind, können bei den Rubiaceen (s. dort) Laubblattgröße erreichen, bei den

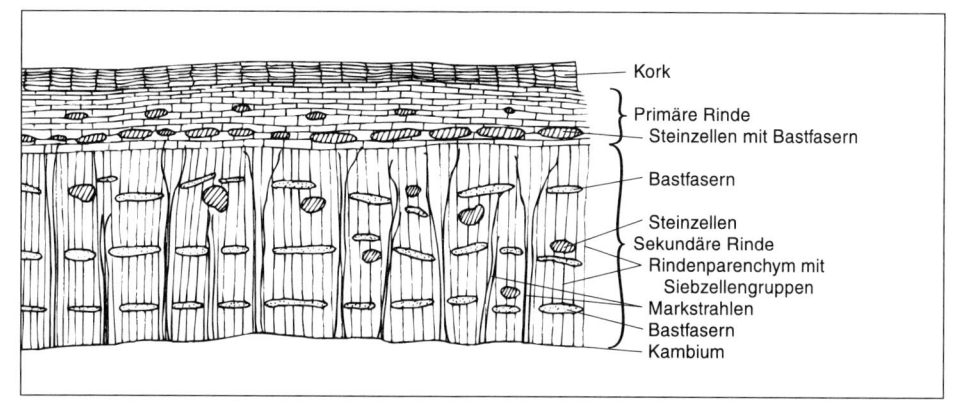

Abb. 6.27. **Schematischer Querschnitt durch die Rinde einer Magnoliatae (Quercus cortex).**

Polygonaceen (s. dort) ist der Blattgrund häutig ausgebildet und umgibt den Stengel röhrenförmig **(Ochrea)**.
b) **Blattstiel:** Der Blattstiel sorgt dafür, daß die Blattspreite vom Sproß weg zum Licht orientiert wird. Bei manchen Blättern (z. B. Poaceae oder Nadelblätter der Coniferophytina) fehlt der Blattstiel.
c) **Blattspreite:** Bei der Bestimmung von Blättern ist u. a. auf folgende äußere Merkmale der Blattspreite zu achten:
– Verteilung der Leitbündel („Blattnerven") über die Fläche:
  1. **parallelnervig** (bei den Liliatae, bei wenigen Magnoliatae, z. B. *Plantago*- und *Gentiana*-Arten),
  2. **netznervig** (bei den Magnoliatae)
– Gliederung der Spreite:
  1. **Einfache Blätter.** Beschreibung nach der Form (z. B. oval bei Myrtilli folia, lanzettlich bei Asperulae herba), nach der Ausbildung des Blattrandes: ganzrandig (z. B. Uvae ursi folia), gekerbt-gezähnt (Malvae folia).
  2. **Zusammengesetzte Blätter** (die Spreite ist durch tiefe Einschnitte in mehrere voneinander getrennte Blättchen oder Fiedern gegliedert).

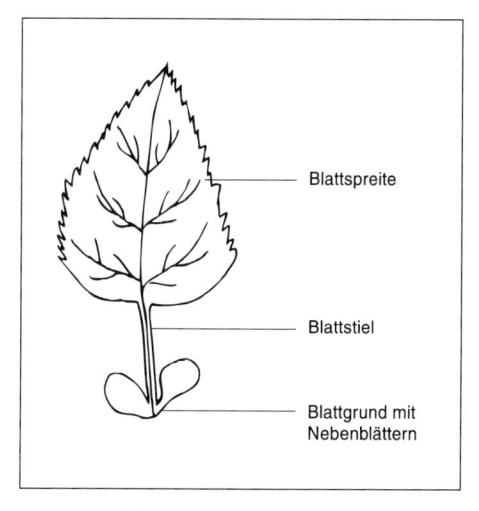

Abb. 6.28. **Gliederung des Laubblattes.**

a) gefiedert: z. B. Sennesblätter
b) gefingert: z. B. Roßkastanienblätter.
– **Dicke und Härte des Blattes:** Pflanzen an trockenen Standorten oder auf nährstoffarmen Böden haben eine dickere Kutikula und fühlen sich damit härter an als solche, die an Standorten mit guter Wasserversorgung und reichlichem Nährstoffangebot stehen. Beispiele für Blätter mit dicker Kuti-

kula sind Uvae ursi folium und Rosmarini folium, solche mit dünner Kutikula sind die Solanaceen- und Chelidonium-Blätter. Auch dünne Blätter können sich steif anfühlen und gut ihre Form bewahren, wenn die Blattnerven entsprechend stark ausgebildet sind, z. B. wenn sie durch Sklerenchymfasern mit Kristallzellreihen verstärkt sind, wie bei Sennae folium.
– **Behaarung des Blattes:** Dichte Behaarung der Blätter läßt sich schon makroskopisch dadurch feststellen, daß die entsprechende Spreite weißlich erscheint (z. B. Absinthii herba, Blattunterseite von Farfarae folium).

Blatt-Querschnitt
Auf Querschnitten durch ein Laubblatt (s. Abb. 6.29) erkennt man in der Regel vier Schichten. Auf ein einschichtiges Abschlußgewebe ohne Chlorophyll (**Epidermis** der Oberseite) folgt eine Zellschicht aus dicht aneinanderschließenden, langgestreckten chlorophyllhaltigen Zellen (**Palisadenparenchym**) und chlorophyllhaltigen Zellen mit zahlreichen Interzellularen (**Schwammparenchym**). Palisaden- und Schwammparenchym faßt man auch als **Mesophyll** zusammen.

Den unteren Abschluß bilden wieder Epidermiszellen. Sowohl Ober- als auch Unterseite sind von einer Kutikula überzogen. An der Oberseite selten, häufiger jedoch an der Unterseite, ist die Epidermis durch **Spaltöffnungen** unterbrochen. Diese Spaltöffnungen werden begrenzt von chlorophyllhaltigen **Schließzellen**. In einer Aufsicht auf die Epidermis erkennt man die Anordnung der Spaltöffnungen in der Fläche.

Der eingangs geschilderte allgemeine Blattaufbau ist dadurch gekennzeichnet, daß wir eine dem Licht zugewandte Oberseite und eine Blattunterseite unterscheiden können (**bifaciale Blätter**). Bei Blättern, die sich parallel zur Sonneneinstrahlung einstellen, folgt auf das Schwammparenchym nochmals eine Lage Palisadenparenchym (**äquifaciale Blätter**, z. B. Sennesblätter, Eucalyptusblätter).

Die Ausdehnung der einzelnen Schichten kann sehr unterschiedlich sein. Bei Blättern von Pflanzen, die an trockenen Standorten stehen (z. B. Rosmarin), haben wir eine dicke Kutikula, eine mehrschichtige Epidermis, ein ausgeprägtes Palisadenparenchym, wenig Schwammparenchym. Bei Blättern von Pflanzen, die an feuchten Standorten stehen (z. B. *Menyanthes trifoliata* = Fieberklee), haben wir keine Differenzierung des Mesophylls in Palisaden- und Schwammparenchym, sondern ein stark durchlüftetes Gewebe (**Aerenchym**).

Die Lage der die Spaltöffnungen begleitenden Zellen ist für bestimmte Verwandtschaftskreise charakteristisch und kann als diagnostisches Merkmal gewertet werden:

Anisocytisch: Die Schließzellen werden von drei ungleich großen Nebenzellen umgeben, z. B. Belladonnae folium (s. Abb. 6.30a).

Paracytisch: Zwei Nebenzellen liegen längs neben den Schließzellen, z. B. Sennae folium (s. Abb. 6.30b).

Diacytisch: Die Zellwand zweier Nebenzellen steht quer zur Spaltöffnung, z. B. Lamiaceen-Blätter (s. Abb. 6.30c).

Anomocytisch: Die die Spaltöffnung umgebenden Nebenzellen weichen in ihrer Größe und Form nicht von den übrigen Zellen der Epidermis ab, z. B. *Helleborus niger* (s. Abb. 6.30d).

Neben den beschriebenen Spaltöffnungstypen dient auch die Anzahl der Spaltöffnungen pro Flächeneinheit, der

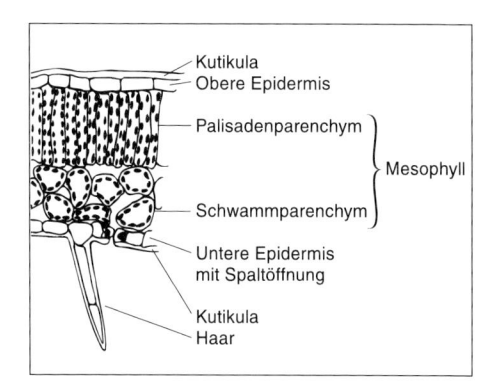

Abb. 6.29. Schematischer Querschnitt durch ein Laubblatt.

Spaltöffnungsindex, zur Charakterisierung von Blatt-Drogen. Er berechnet sich nach folgender Formel:

$$\text{Spaltöffnungsindex} = \frac{100 \cdot S}{E + S}$$

E = Zahl der Empidermiszellen einer bestimmten Blattoberfläche
S = Zahl der Spaltöffnungen derselben Fläche.

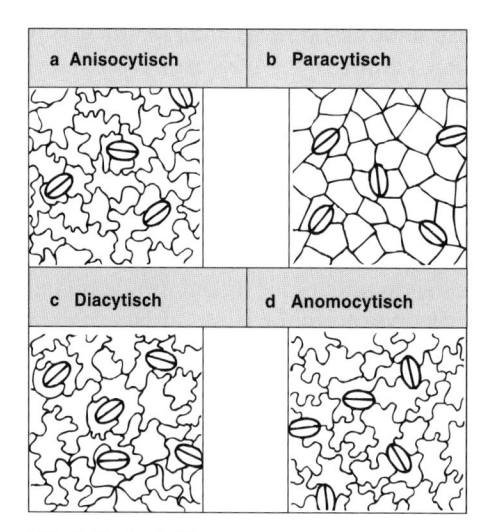

Abb. 6.30. Spaltöffnungstypen.

6.3.4 Blüte

Die Beschreibung der Blüten der einzelnen Pflanzenfamilien folgt im systematischen Teil (s. Kap. 11). Hier können wir uns auf den allgemeinen Aufbau beschränken.

Die Blütenorgane werden als Kelchblätter **(Sepalen)**, Blüten- oder Kronblätter **(Petalen)**, Staubblätter **(Stamina)** und Fruchtblätter **(Karpelle)** bezeichnet.

Nach der Funktion unterscheidet man auch:

a) Blütenhülle **(Perianth)**, häufig gegliedert in Kelch **(Calyx)** und Krone **(Corolle)**; sind Kelch und Kronblätter gleichgestaltet, so spricht man von **Perigon** (z. B. Liliaceae); die Glieder des Perigons nennt man dann **Tepalen**.

b) **Androeceum** (Gesamtheit der Staubblätter, **Stamina,** in einer Blüte). Die Stamina (s. Abb. 6.31) bilden meistens einen fadenförmigen Abschnitt, das **Filament** (Staubfaden) und ein breites Endstück, die **Anthere** (Staubbeutel). Die Anthere ist nochmals geteilt in zwei **Theken**, die durch ein Mittelstück, das **Konnektiv**,

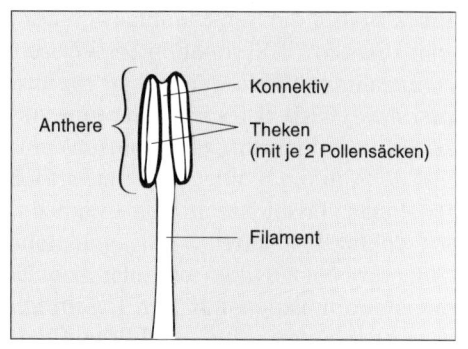

Abb. 6.31. Staubblatt, schematisch.

verbunden sind. Jede Theke besteht wiederum aus zwei **Pollensäcken**. Die Wände der Pollensäcke haben einen sehr charakteristischen Aufbau, der bei der Beurteilung von Blütendrogen von diagnostischem Wert ist. Auf eine Epidermisschicht folgt eine ausgeprägte Faserschicht **(Endothecium)**, die auf der Innenwand charakteristische Verdickungsleisten trägt. Ihre unterschiedliche Ausprägung dient der Unterscheidung einzelner Blütendrogen.

In den Pollensäcken entstehen aus den Pollenmutterzellen durch Meiose je 4 haploide zweikernige Pollenkörner, die unterschiedliche Gestalt und Größe annehmen können. Die äußere Wand der Pollenkörner **(Exine)** ist strukturiert und trägt zum Teil Stacheln oder Leisten. Auf der Oberfläche erkennt man zusätzlich vorgebildete Stellen, Spalten oder Poren (sog. **Aperturen**), an denen der Pollenschlauch austreten kann; dieser wird von einer inneren Schicht, der **Intine**, gebildet.

Die Struktur der Exine kann als diagnostisch verwertbares Merkmal bei der Beurteilung von Blütendrogen herangezogen werden.

Gynoeceum (Gesamtheit der Fruchtblätter, **Karpelle**, einer Blüte)

Bei den Angiospermen (= Bedecktsamer, Magnoliophytina) umschließen die Fruchtblätter die Samenanlage gehäuseartig. Stehen die Fruchtblätter bei den Angiospermen frei, so liegt ein **apokarpes** (syn. **chorikarpes**) **Gynoeceum** vor. Man kann dann am einzelnen Fruchtblatt (s. Abb. 6.32) einen unteren fertilen Abschnitt, **Ovar**, einen sich daran anschließenden **Griffel** und an dessen Ende eine **Narbe** unterscheiden. Die Samenanlagen liegen auf der Innenseite des Fruchtblattes an einer wulstigen Verdickung, der **Placenta**. Die Placenten liegen meist am Rande der Karpelle **(marginale Placentation)**, in seltenen Fällen auf der Fläche **(laminale Placentation)**.

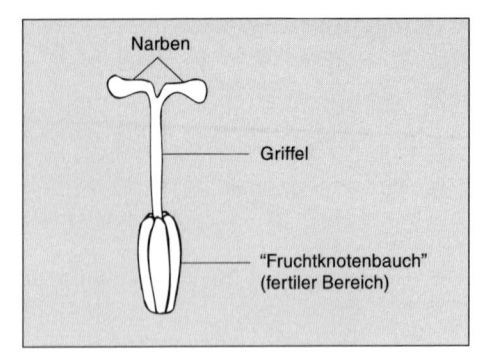

Abb. 6.32. Bau des Fruchtknotens, schematisch.

Sind die Fruchtblätter einer Blüte mindestens im unteren Bereich miteinander verwachsen, so liegt ein **coenokarpes Gynoeceum** vor. Die Karpelle bilden nun zusammen den **Stempel (Pistill)**, der aus dem **Fruchtknoten (Ovar)**, dem **Griffel** und der **Narbe** besteht. Ist der Fruchtknoten durch echte Scheidewände gefächert, so bezeichnet man das Gynoeceum als **synkarp**; bildet der Fruchtknoten dagegen eine einzige Höhle, so bezeichnet man das Gynoeceum als **parakarp**. Im synkarpen Gynoeceum stehen die Samenanlagen immer **zentralwinkelständig** (z. B. Tulpe). Im parakarpen Gynoeceum ist eine **wandständige, parietale** (z. B. *Papaver, Viola*) oder eine **zentrale Placentation** (z. B. Cariophyllaceae) möglich (s. Abb. 6.33).

Hinsichtlich der relativen Lage des Fruchtknotens zur Blütenachse bzw. zu den übrigen Blütenorganen spricht man von (s. Abb. 6.34):

a) **hypogyner Blüte** = oberständiger Fruchtknoten, wenn die Blütenachse aufgewölbt ist und die Staub- und Perigonblätter unterhalb des Fruchtknotens inseriert sind.

| a Zentralwinkelständig | b Wandständig | c Zentrale Plazentation |

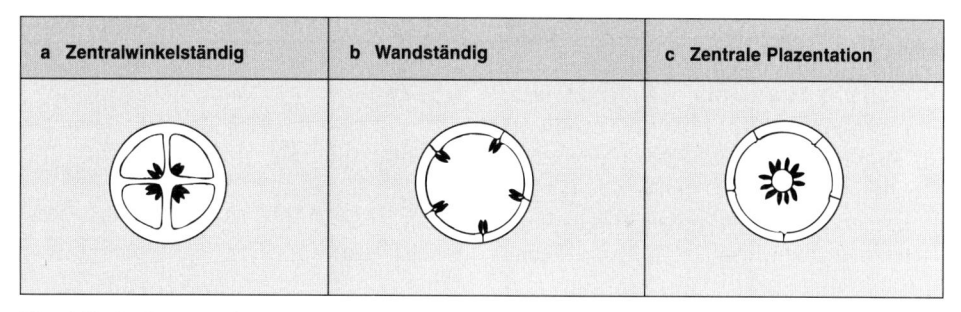

Abb. 6.33. Stellung der Samenanlagen.

| a Oberständig | b Mittelständig | c Unterständig |

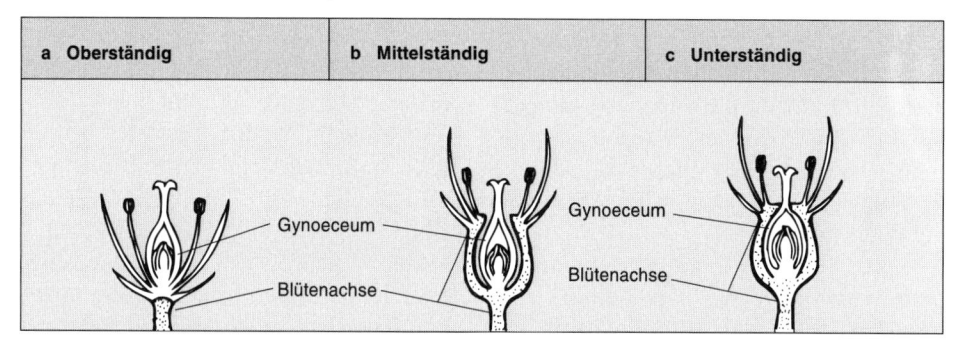

Abb. 6.34. Stellung der Blütenachse (nach Troll): a) oberständiger Fruchtknoten (hypogyner Blütenbau); b) mittelständiger Fruchtknoten (perigyner Blütenbau); c) unterständiger Fruchtknoten (epigyner Blütenbau).

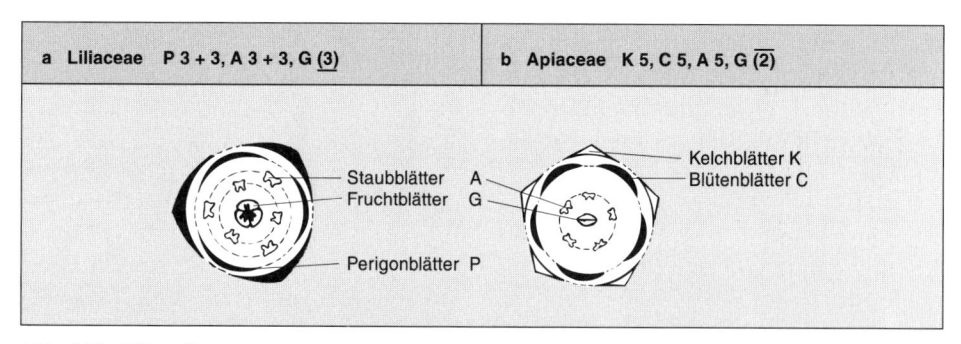

| a Liliaceae P 3 + 3, A 3 + 3, G (3) | b Apiaceae K 5, C 5, A 5, G $\overline{(2)}$ |

Abb. 6.35. Blütendiagramm und dazugehörende Blütenformel.

b) **epigyner Blüte** = unterständiger Fruchtknoten, wenn die Blütenachse becher- oder krugförmig ausgebildet ist und der Fruchtknoten mit dieser verwachsen ist. Die Staub- und Periantblätter stehen oberhalb des Fruchtknotens.

c) **perigyner Blüte** = mittelständiger Fruchtknoten, wenn der Fruchtknoten nicht mit der becherförmigen Achse verwachsen ist.

Für die Blütenorgane gelten auch die Regeln der Blattstellung. Stehen an einem Knoten mehrere Blätter (wirtelige Blattstellung), so besagen diese Regeln:

1. die Blätter eines Wirtels treten in gleichen Abständen auf **(Äquidistanz)**; bei 2 Blättern 180°; bei 3 Blättern 120° usw.

2. bei 2 aufeinanderfolgenden Wirteln stehen die Blätter zueinander auf Lücke **(Alternanz)**. Diese Stellung garantiert bei Laubblättern einen optimalen Lichtgenuß. Bei einem zweizähligen Wirtel gelangen wir so zu einer kreuzgegenständigen **(dekussierten)** Blattstellung (z. B. Laminaceae, Gentianaceae).

Tragen wir die einzelnen Blütenorgane von außen (Sepalen) nach innen (Karpelle) in konzentrische Kreise ein, so erhalten wir ein **Blütendiagramm** (vgl. Abb. 6.35). Auf dem Blütendiagramm einer Liliacee und einer Apiacee erkennt man, daß die beiden oben aufgezeigten Regeln der Äquidistanz und Alternanz verwirklicht sind.

Ist ein Staubblattkreis ausgefallen, so kann man aufgrund der Stellung der Staubblätter zu den Blütenblättern sagen, ob der äußere oder innere Kreis ausgefallen ist.

Die Darstellung der Blüten im Diagramm wird auch oft zur systematischen Kennzeichnung der Blüten gewählt. Eine andere vielgebrauchte Darstellungsweise ist die Blütenformel. Für die Blüte der Tulpe lautet sie:

✻ P 3+ 3; A 3 + 3; G ($\underline{3}$).

Darin bedeuten: P = Perigon. Wenn die Blütenhülle in Kelch und Krone gegliedert ist, steht K für Kelch; C für Krone; A = Androeceum; G = Gynoeceum. Durch Klammern () wird angegeben, daß die Teile verwachsen sind; ein Strich unter der Zahl hinter G bedeutet oberständiger, ein Strich darüber unterständiger Fruchtknoten. Für einen mittelständigen Fruchtknoten wird jeweils ein Strich über und unter die Zahl hinter G gesetzt; ∞ bedeutet, daß die betreffenden Teile in Vielzahl vorhanden sind.

Über die Blütensymmetrie geben folgende Zeichen, die vor der Blütenformel stehen, Auskunft: ✻ = radiäre Blüte; ↑ zygomorphe Blüte; ╪ bilateral symmetrische Blüte.

Die Blütenformel für die Apiaceen lautet demnach:

✻ K 5, C 5, A 5, G ($\overline{2}$).

Die Einzelblüten sind teilweise zu **Blütenständen** vereinigt. Unter diesen seien folgende genannt (vgl. Abb. 6.36):

Traube: In den Achseln von Tragblättern (zum Teil fehlend; Brassicaceae) entspringen gestielte Einzelblüten.

Ähre: Wie bei der Traube, Blüten aber ungestielt, sitzend.

Köpfchen: Die Achse ist fleischig, verdickt, köpfchenförmig; die Basis wird von Hochblättern (Hüllkelch) umgeben (z. B. Asteraceae, Cichoriaceae).

Dolde: Stauchung der Blütenstandsachse, Doldenstrahlen scheinen alle an einem Punkt zu entspringen; Tragblätter bilden einen Hüllkelch (z. B. Apiaceae).

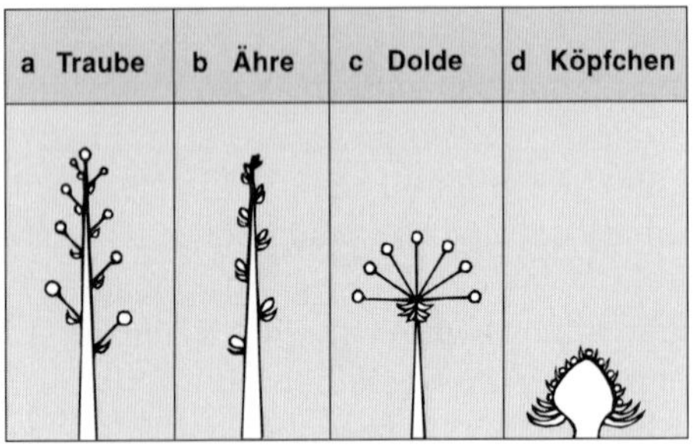

Abb. 6.36. Blütenstände (nach Schmeil-Fitschen).

Ein Teil der Blütenstände kann nochmals zu Doppeltrauben, Doppelähren und Doppeldolden vereinigt sein.

Blütenstände (wie z. B. die Kamillenblüte), die einer Einzelblüte sehr ähnlich sehen und sich bestäubungsbiologisch meist auch als solche verhalten, nennt man **Pseudanthien**.

Alle aufgezeigten Charakteristika dienen auch der Beschreibung und Erkennung von Blüten- und, soweit zur Blütenzeit geerntet, Krautdrogen. Hinzu kommen hier leicht feststellbare Merkmale wie Farbe und Größe der Blütenblätter.

6.3.5 Früchte

Nach der Befruchtung der Blüte entwickeln sich die Samenanlagen zum reifen Samen. Dieser Reifungsvorgang hat tiefgreifende Veränderungen im übrigen Blütenbereich zur Folge. Davon betroffen ist vor allem die Wandung des Ovars (Fruchtknotenwand), die die Samen einschließt. Sie entwickelt sich zum **Perikarp** (Fruchtwand), das bei den einzelnen Früchten sehr unterschiedlich ausgestaltet sein kann.

An der Bildung der Frucht sind häufig nicht nur die Fruchtblätter alleine beteiligt (z. B. wie bei den ursprünglichen Früchten), sondern, wie z. B. bei den abgeleiteten Früchten, auch der Kelch und der Blütenboden.

Die verschiedenen Früchte umschließen also die reifenden bzw. reifen Samen und dienen ihrer Ausbreitung. Sie können sich dabei öffnen und die Samen ausstreuen oder zusammen mit ihnen von der Pflanze abfallen. In einigen Fällen kann als Verbreitungseinheit ein Fruchtstand (z. B. Ananas) dienen, der aus einem Blütenstand (Infloreszens) hervorgegangen ist.

Da die Früchte der Angiospermen eine große Plastizität in Bezug auf die Art ihrer Bildung, die daran beteiligten Gewebe sowie möglichen postgenitalen Verwachsungen bzw. Umgestaltungen aufweisen, gelingt eine „natürliche" Einteilung nicht.

Man kann eine Einteilung nach morphologisch-anatomischen Gesichtspunkten versuchen, wobei z. B. die Ausgestaltung des Perikarps, die beteiligten Gynoeceen (apokarpes, coenokarpes) und die Art der Fruchtöffnung eine Rolle spielen.

I. Einzelfrüchte
Je nachdem, ob sich die Frucht bei der Reife öffnet und die Samen ausgestreut werden oder diese geschlossen bleibt und zusammen mit den Samen verbreitet wird, ist zwischen Öffnungs-, Spring- oder Streufrüchten und Schließfrüchten (vgl. Abb. 6.37) zu unterscheiden.

1. Öffnungsfrüchte. Die Frucht öffnet sich bei der Reife und entläßt die Samen. Man unterscheidet „trockene Springfrüchte" (Öffnen der Frucht durch Austrocknen der Fruchtwand) und „saftige Früchte" (Öffnen der Früchte durch Turgorkräfte wie z. B. bei *Impatiens*-Arten). Die Öffnung der Früchte findet an verschiedenen Stellen statt:
a) An der Ventralnaht, d. h. an der Verwachsungsnaht eines Fruchtblattes entlang der beiden Fruchtblattränder; Öffnungstyp: **ventrizid**.
b) An der Dorsal- bzw. Rückennaht; sie liegt der Ventralnaht gegenüber und in ihr verläuft das Hauptleitbündel des Fruchtblattes; Öffnungstyp: **dorsizid**.
c) An der Verwachsungsnaht zweier benachbarter Fruchtblätter; Öffnungstyp: **septizid**.

Balg und **Hülse** entstehen aus einem Fruchtblatt; das Perikarp wird bei der Reife in der Regel trockenhäutig und öffnet sich beim Balg ventrizid und bei der Hülse ventrizid und dorsizid.

An der Entstehung der Kapseln sind stets mehrere Fruchtblätter beteiligt. Nach ihrer Öffnungsweise unterscheidet man verschiedene Kapselformen:

330 Morphologie, Histologie und Anatomie der Pflanzen

Spring- und Streufrüchte

- Balg (Delphinium)
- Hülse (Laburnum)

  Einblattfrüchte

- Kapsel
  - Spaltkapsel
    - Trocken
      - Septicid (Veratrum)
      - Loculicid + Septifrag (Iris)
    - Fleischig
      - Schote (Impatiens) (Chelidonium)
  - Porenkapsel (Papaver)
  - Deckelkapsel (Anagallis)

Schließfrüchte

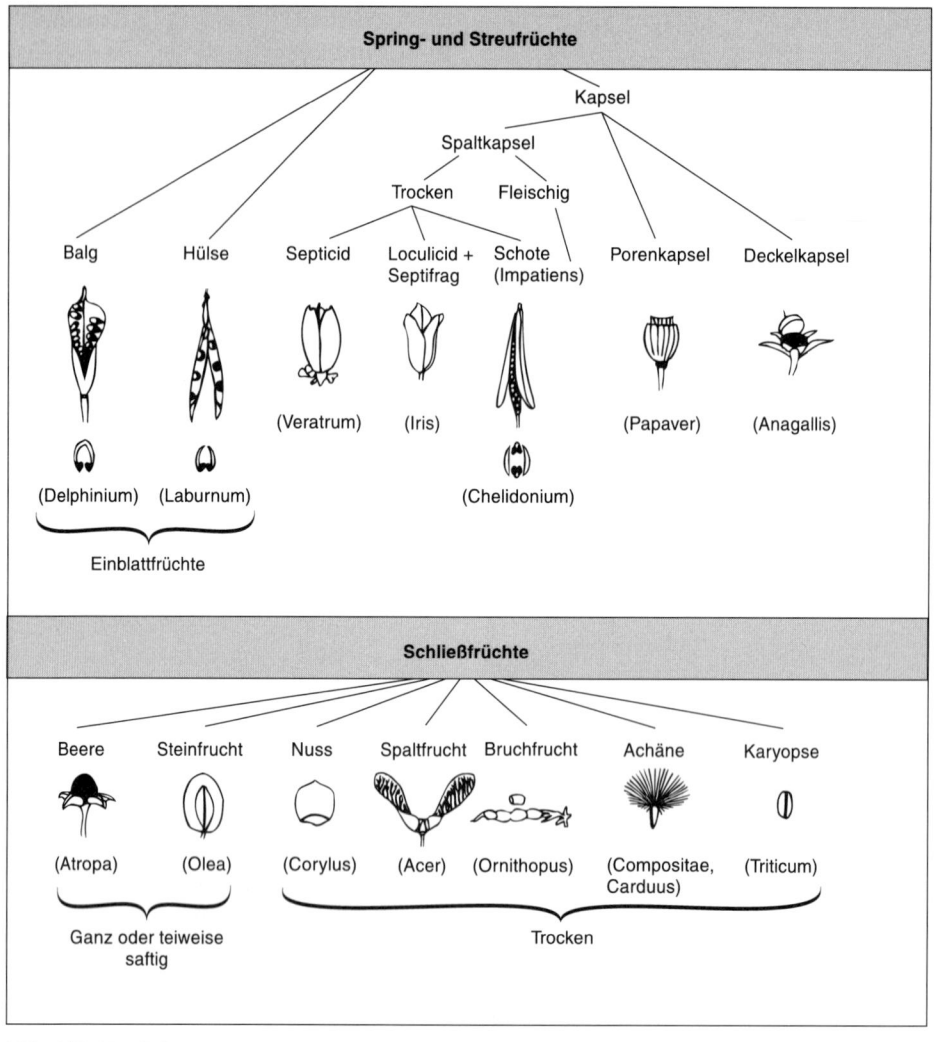

- Beere (Atropa)
- Steinfrucht (Olea)

  Ganz oder teiweise saftig

- Nuss (Corylus)
- Spaltfrucht (Acer)
- Bruchfrucht (Ornithopus)
- Achäne (Compositae, Carduus)
- Karyopse (Triticum)

  Trocken

Abb. 6.37. **Fruchtformen (Zusammenstellung nach Weberling/Schwantes).**

Die **Schote** (Fruchtform der Brassicaceen) ist eine Sonderform der **Kapsel**. Sie entsteht aus zwei Fruchtblättern, zwischen denen eine falsche Scheidewand ausgebildet wird; nach der Reifung lösen sich die beiden Fruchtblätter von der Scheidewand ab, während die Samen noch einige Zeit an dieser Scheidewand zurückbleiben können. Bei der **Porenkapsel** (Fruchtform von *Papaver somniferum*) entstehen in der Kapselwand kleine runde Öffnungen, durch die die Samen nach außen entlassen werden. Bei der **Deckelkapsel** öffnet sich die Frucht mit Hilfe eines Deckels (Fruchtform von *Hyoscyamus niger*).

2. Schließfrüchte. Die Schließfrüchte werden nach der Ausbildung ihres Perikarps charakterisiert (vgl. 6.37):

Bei der **Beere** ist das Perikarp in allen seinen Teilen fleischig und saftig. Die **Nüsse** besitzen ein Perikarp, das bei der Reife zu einem harten, dickwandigen Gehäuse aus sklerenchymatischen Zellen wird und meist nur einen Samen umschließt.

Zu den Nußfrüchten gehören eine Reihe von Sonderformen wie z. B. die für Compositen (Asteraceen) und Valerianaceen typische **Achäne** und die für Gräser typische **Karyopse**. Beide haben eine sehr dünne Samenschale (**Testa**), die mit dem ebenfalls dünnen Perikarp zu einer Einheit verwächst. Auf diese Art und Weise täuscht die Frucht einen Samen vor. Während die Achäne aus einem unterständigen Fruchtknoten entsteht, entwickelt sich die Karyopse aus einem oberständigen Fruchtknoten. Weitere Sonderformen stellen auch die Bruch- und Spaltfrüchte dar. Beide sind zunächst mehrsamig, zerfallen dann aber wie z. B. die Gliederhülse und die Gliederschote in einsamige, von Fruchtblattfragmenten umschlossene Bruchstücke. Bei den Spaltfrüchten gehen die Teilfrüchte aus einem coenokarpen Gynoeceum hervor; bei der Reifung weichen die Fruchtblätter durch septizide Spaltung auseinander und es entstehen einsamige Nüßchen; anfangs hängen diese häufig noch an einer stehengebliebenen Mittelsäule (**Karpophor**). Sie können aus einem unterständigen (z. B. Apiaceen, Rubiaceen) oder aus einem oberständigen (z. B. *Acer*, Malvaceen) Fruchtknoten hervorgehen.

Bei den **Steinfrüchten** tritt ein dreischichtiges Perikarp auf, das nur einen Samen umschließt. Das Exokarp ist häutig, das Mesokarp fleischig, lederig und faserig, und das Endokarp ist stets sklerenchymatisch. Ein fleischiges Mesokarp liegt z. B. bei verschiedenen Prunus-Arten (z. B. Kirsche, Aprikose, Pflaume) und beim Pfeffer *(Piper nigrum)* vor, ein lederiges Mesokarp findet man z. B. bei der Walnuß *(Juglans regia)* und bei der Mandel *(Prunus amygdalus)*, ein faseriges Mesokarp hat z. B. die Kokosnuß *(Cocos nucifera)*.

II. Sammelfrüchte

Die Sammelfrüchte gehen aus Blüten mit apokarpem bzw. chorikarpem Gynoeceum hervor. Jeder einzelne Fruchtknoten bildet dabei ein Früchtchen (**Karpidium**). Die Früchtchen sind über das Achsengewebe zu einer Verbreitungseinheit verbunden. Die Sammelfrüchte kommen in großer Formenvielfalt vor allem in den Familien der Ranunculaceen und Rosaceen vor. Die Abb. 6.38 zeigt die Sammelfrüchte bei den Rosaceen, die innerhalb der Familie auch zur Unterscheidung der Unterfamilien dienen.

Bei der Erdbeere *(Fragaria vesca)* entwickelt sich der Blütenboden zu einem fleischigen, kegelförmigen Gebilde, dem die kleinen Nüßchen aufsitzen (Sammelnußfrüchte).

Bei der Rose sind die Nüßchen von der fleischigen, krugförmigen Blütenachse (Hagebutte) umschlossen. Die Früchtchen sitzen in diesem Falle frei der krugförmigen Blütenachse innen an.

Neben den Sammelnußfrüchten gibt es u. a. noch Sammelsteinfrüchte (z. B. Brombeere, *Rubus fruticosus*) und Sammelbalgfrüchte (z. B. Apfel, *Malus* sp.). Beim Apfel (unterständiger Fruchtknoten) bildet die becherförmig vertiefte Blütenachse das „Fruchtfleisch"; das Kerngehäuse entspricht den Karpellen.

III. Fruchtstände

Fruchtstände gehen aus einem ganzen Blütenstand hervor; sie nehmen bei der Reife das Aussehen einer Einzelfrucht

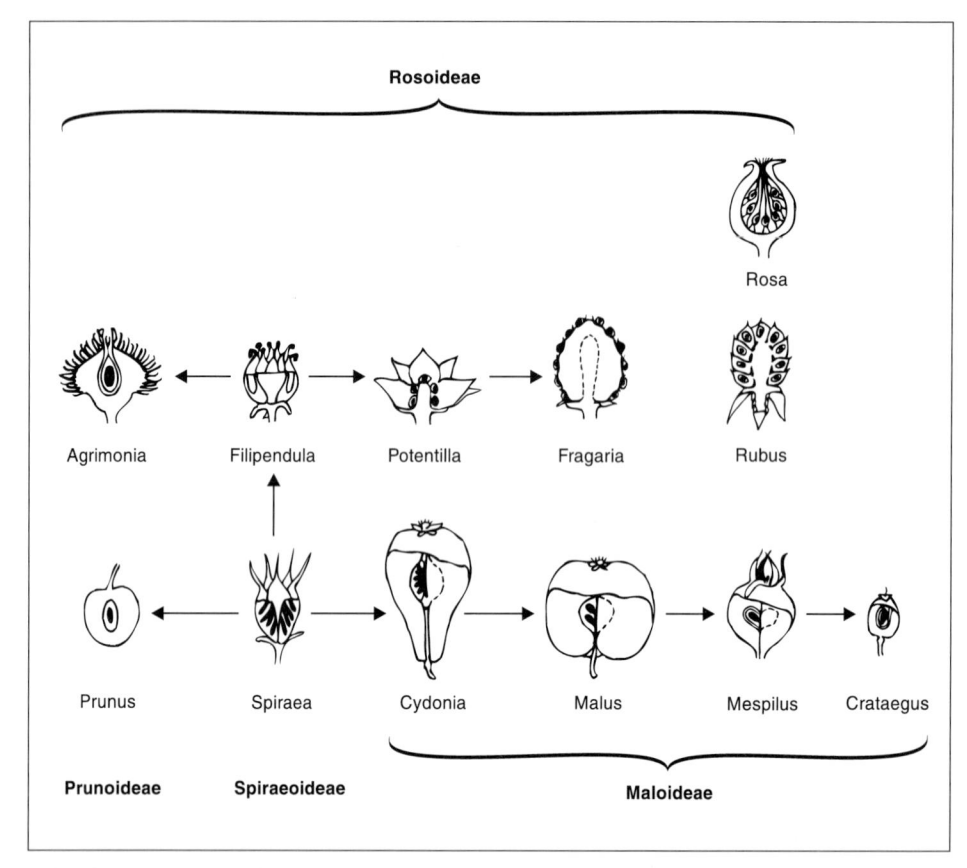

Abb. 6.38. Fruchtformen bei den Rosaceen (Zusammenstellung nach Frohne/Jensen). Die Pfeile geben die wahrscheinliche Entwicklung dieser Fruchtformen wieder (Progressionsreihen).

an und lösen sich gleich den Sammelfrüchten in ihrer Gesamtheit ab (z. B. Ananas, *Ananas sativus*; Feige, *Ficus carica*; Maulbeere, *Morus nigra*).

6.3.6 Samen

Den allgemeinen Aufbau eines Samens zeigt Abb. 6.39. Man erkennt den **Embryo**, der in das Nährgewebe eingebettet ist und die **Samenschale**. Die Nährstoffe können auch in unterschiedlichen Teilen

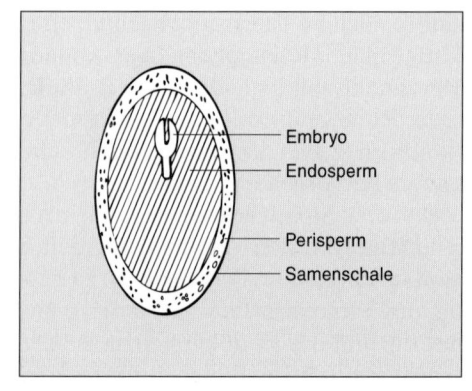

Abb. 6.39. Schematischer Aufbau eines Samens.

des Embryos z. B. in den Kotyledonen (Bohnen) lokalisiert sein. Beim Nährgewebe unterscheidet man je nach Herkunft zwischen **Endosperm** (aus dem „befruchteten" sekundären Embryosackkern) und dem **Perisperm** (aus Nucellargewebe, ausgeprägt z. B. bei den Piperaceen). Die Samenschale **(Testa)** ist meistens mehrschichtig.

Zur Drogendiagnose herangezogen werden können einmal geformte Bestandteile der Speicherstoffe (Aleuron, Stärkekörner), ferner Oxalatkristalle, weiterhin der unterschiedliche Aufbau der Samenschale, insbesondere der Epidermis. Dagegen sind die Zellen des Embryos und des Nährgewebes, abgesehen von einigen Ausnahmen, von geringerem diagnostischem Wert.

Die morphologische Einteilung und Unterscheidung der Samen erfolgt zunächst nach Größe, Form und Farbe, außerdem nach der Beschaffenheit der Oberfläche. Weiterhin erkennt man am reifen Samen noch Merkmale der Samenanlage, insbesondere die Stellung der Samenanlage an der Plazenta. Abb. 6.40 zeigt den Aufbau und die verschiedenen Stellungen der Samenanlagen. Bei Samen, die aus **atropen** (aufrechten) Samenanlagen hervorgegangen sind, liegt die Abbruchstelle **(Hilum)** des Funiculus der **Mikropyle** gegenüber; bei Samen aus einer **anatropen** (gewendeten) Samenanlage liegen Mikropyle und Hilum benachbart, der Funiculus liegt der Samenanlage seitlich an und ist beim reifen Samen als Samennaht **(Raphe)** erkennbar; bei **kampylotropen** (querliegend-gekrümmten) Samenanlagen ist die Nucellusachse, beim reifen Samen der Embryo gekrümmt.

Beispiele:
a) Atrope Samenanlage: Piperaceae, Polygonaceae;

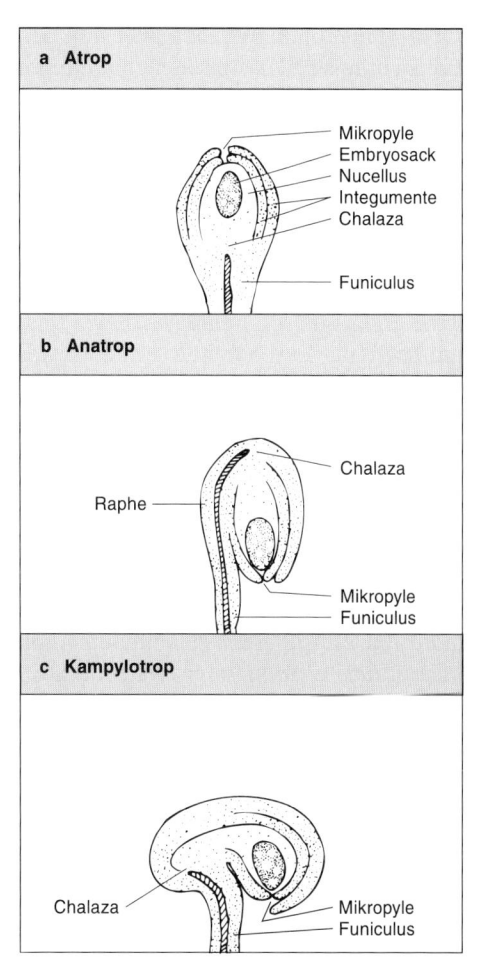

Abb. 6.40. Stellung der Samenanlage an der Plazenta.

b) Anatrope Samenanlage: Linaceae, Apocynaceae;
c) Kampylotrope Samenanlage: Brassicaceae, Solanaceae, Loganiaceae.

6.3.7 Drogenterminologie

Die Drogen kommen mit Ausnahme von einigen Samen und Früchten meist zerkleinert in den Handel. Doch es läßt sich auch an diesen Drogenteilen, mit einiger Übung, noch die Größe und das Aussehen der ursprünglichen Pflanzenorgane rekonstruieren. Neben der Morphologie sollte bei der Beurteilung von Ganz- oder Schnittdrogen auch der Geruch und Geschmack herangezogen werden. Die endgültige Identifizierung erfolgt dann mikroskopisch und chromatographisch.

Drogenbenennung. Nach dem Deutschen Arzneibuch wird der Drogenname (meist der Gattungsname der Stammpflanze) in den Genetiv gesetzt und zuerst genannt; der lateinische Name des entsprechenden Pflanzenteils wird dann dahintergesetzt:
Convallariae herba: Krautdroge von *Convallaria majalis,*
Rhamni purshiani cortex: Rindendroge von *Rhamnus purshianus,*
Matricariae flos: Blütendroge von *Matricaria recutita,*
Digitalis purpureae folium: Blattdroge von *Digtalis purpurea,*
Foeniculi fructus: Fruchtdroge von *Foeniculum vulgare,*
Ginseng radix: Wurzeldroge von *Panax ginseng,*
Curcumae xanthorrhizae rhizoma: Rhizomdroge von *Curcuma xanthorrhiza,*
Lini semen: Samendroge von *Linum usitatissimum.*

1. Cortex (Cortices)
Die Rindendrogen oder Cortices stammen ausschließlich von ausdauernden Holzpflanzen mit sekundärem Dickenwachstum. Das Arzneibuch legt für jeden Einzelfall fest, ob unter der betreffenden Cortex der gesamte außerhalb des Kambiumringes gelegene Teil von Sproß oder Wurzel zu verstehen ist, oder ob Borkenteile oder Teile der Außenrinde zu entfernen sind.

2. Flos (Flores)
Die Blütendroge umfaßt in der Regel die gesamte, getrocknete Einzelblüte (also Kelchblätter, Blütenblätter, Staubblätter und Fruchtblätter) oder den ganzen Blütenstand. Gelegentlich können aber auch nur Teile einer Blüte (z. B. die Narbenschenkel von *Crocus sativus*) oder die Blütenknospen (z. B. bei *Syzygium aromaticum*) als Blütendroge verwendet werden.

3. Folium (Folia)
Es handelt ich dabei um die getrockneten Laubblätter; die Blätter von Blüten gehören nicht zu den Blattdrogen.

4. Herba (Herbae)
Unter „Herba" versteht man die getrockneten, während oder kurz nach der Blüte gesammelten, oberirdischen Teile einer meist krautigen Pflanze oder lediglich die krautigen Sproßspitzen strauchartiger Pflanzen. In den Kräuterdrogen kann man daher verschiedene Organe der Pflanze, wie z. B. Stengel, Blätter, Blüten, Früchte und Samen wiederfinden.

5. Fructus
Im allgemeinen zählt man zu den Fruchtdrogen Einzelfrüchte, Sammelfrüchte, Fruchtstände und samenlose Früchte; aber auch Teile einer Frucht können die Droge bilden.

Bei den Fruchtdrogen deckt sich die pharmazeutische Namensgebung nicht immer mit den morphologischen Begriffen. So werden z. B. die Sammelfrüchte der Rosen (Hagebutten) mit Fructus bezeichnet, die im Innern befindlichen

Kerne als Semina (Cynosbati semen). Diese Unterscheidung entspricht nicht den morphologischen Gegebenheiten. So handelt es sich bei dem fleischigen Gebilde der Hagebutte um die umgewandelte Blütenachse, die sich becherförmig eingebogen hat; die innen befindlichen Kerne sind keine Samen, sondern die aus einem apokarpen Gynoeceum hervorgegangenen Früchtchen (Karpidien).

6. Semen (Semina)
Samendrogen stammen von Öffnungsfrüchten, wie Hülsen, Schoten und Kapseln oder werden Beeren und Steinfrüchten entnommen. Auch Teile eines Samens können unter der Bezeichnung Samen laufen; so gelangen z. B. die Colae semen ohne Samenschale in den Handel.

7. Lignum (Ligna)
Die Bezeichnung „Lignum" meint ausschließlich den Holzkörper perennierender Holzgewächse (Bäume und Sträucher); die medizinisch-pharmazeutische Bedeutung der Ligna-Drogen ist gering.

8. Rhizoma (Rhizomae)
Rhizome sind unterirdische Sprosse und tragen Blattorgane, Knospen und Stengel oder deren Narben und weisen zum Teil eine Gliederung in Internodien auf. Man unterscheidet Rhizome von Pteridophyten, Monokotylen und Dikotylen. In den Drogen finden sich Rhizome alleine oder mit anhängenden Wurzeln.

9. Radix (Radices)
Die Bezeichnung „Radix" deckt sich nicht immer mit dem morphologischen Begriff Wurzel. Es gibt eine ganze Zahl von Radixdrogen, die Gemische darstellen von Rhizomteilen und von Wurzeln (z. B. Valerianae radix).

Die eigentlichen Radixdrogen bestehen aus den Haupt- und Pfahlwurzeln, wie sie krautige Pflanzen aus der Klasse der Dikotyledonen ausbilden; bei den Monokotyledonen geht die Hauptwurzel meist zugrunde und es bilden sich sproßbürtige Wurzeln, die ebenfalls als Radices bezeichnet werden. Ferner können verdickte, zu einem Speicherorgan ausgebildete Wurzeln mit Sproßteilen, nach der morphologischen Terminologie eine Rübe, als Radices bezeichnet werden (z. B. Gentianae radix).

Einige Wurzeldrogen kommen geschält, d. h. vom Periderm befreit, in den Handel (s. u.). Nach einem bei Weber, Hummel (Geschnittene Drogen, G. Fischer Verlag, Stuttgart) angegebenen Bestimmungsschlüssel wird unterschieden in:

I. Dünnere, meist gerade Wurzeln oder Ausläufer (in der Schnittdroge daher oft der ganze Wurzel- oder Rindenquerschnitt). Beispiel: Primulae radix, Valerianae radix.

II. Bruchstücke dickerer, meist stärker verzweigter Wurzeln und Rhizome.
  1. Umbelliferenwurzeln mit charakteristischen Exkretgängen in der Rinde, daher mit aromatischem Geruch und Geschmack, z. B. Angelicae radix, Levistici radix.
  2. Wurzeln von Cichoriaceen, ebenfalls mit Exkretgewebe (Exkretbehälter oder Milchröhren), aber ohne Stärke, z. B. Taraxaci radix.
  3. Dickere Wurzeln und Rhizome aus anderen Familien. Hier wird nochmals unterschieden in
     a) ungeschält (z. B. Gentianae radix)
     b) geschält (z. B. Althaeae radix, Liquiritiae radix, Rhei radix).

6.3.8 Kristalle

Kristallbildungen fallen wegen ihrer geometrischen Form, ihrer Schwerlöslichkeit in Wasser und Chloralhydrat leicht im mikroskopischen Präparat auf. Da sie in unterschiedlicher Form und Größe in den jeweiligen pflanzlichen Geweben vorkommen, stellen sie ein wertvolles Merkmal für die Erkennung von Drogen dar. Die größte Verbreitung und Formenvielfalt zeigen **Calciumoxalatkristalle**.

Man unterscheidet folgende Kristallformen und Anordnungen (s. Abb. 6.41):
a) **Einzelkristalle** (wie in Rauwolfiawurzeln; Bilsenkrautblättern);
b) **Kristallzellreihen** (Kristalle in parenchymatischen Zellen entlang der Leitbündel oder Sklerenchymfaserbündel, z. B. Süßholzwurzel, Faulbaumrinde, Eichenrinde, Sennesblätter, Honigklee);
d) **Drusen** (z. B. Eibischwurzel, Rhabarberwurzel, Stechapfelblätter);
d) **Kristallsand** (z. B. Chinarinde, Belladonnablätter);
e) **Raphiden**, meist als Raphidenbündel (z. B. Ipecacuanhawurzel, Meerzwiebel, Waldmeister).

Aufgrund der unterschiedlichen Kristallformen lassen sich z. B. die Blätter der Solanaceen *Atropa belladonna* (Kristallsand), *Datura stramonium* (Oxalatdrusen) und *Hyoscyamus niger* (Einzelkristalle) rasch voneinander unterscheiden.

6.3.9 Stärke

Die Größe und Form von Stärkekörnern stellt nicht nur ein wichtiges Kriterium zur Erkennung der einzelnen Stärkearten dar, sondern ist auch ein wesentliches Merkmal zur Erkennung von Drogen (s. Abb. 6.42).

Die Größe schwankt in weiten Grenzen, z. B. bei Reis 5 µm, bei Kartoffel bis zu 100 µm. Dabei kann die Größe der Einzelkörner unter sich einheitlich sein (z. B. Reis), innerhalb gewisser Grenzen schwanken (z. B. Kartoffel) oder man

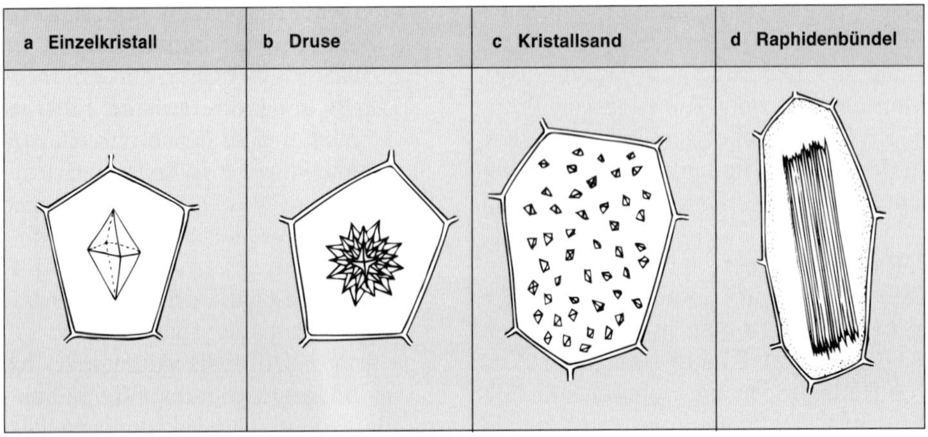

a Einzelkristall	b Druse	c Kristallsand	d Raphidenbündel

Abb. 6.41. Calciumoxalatkristalle.

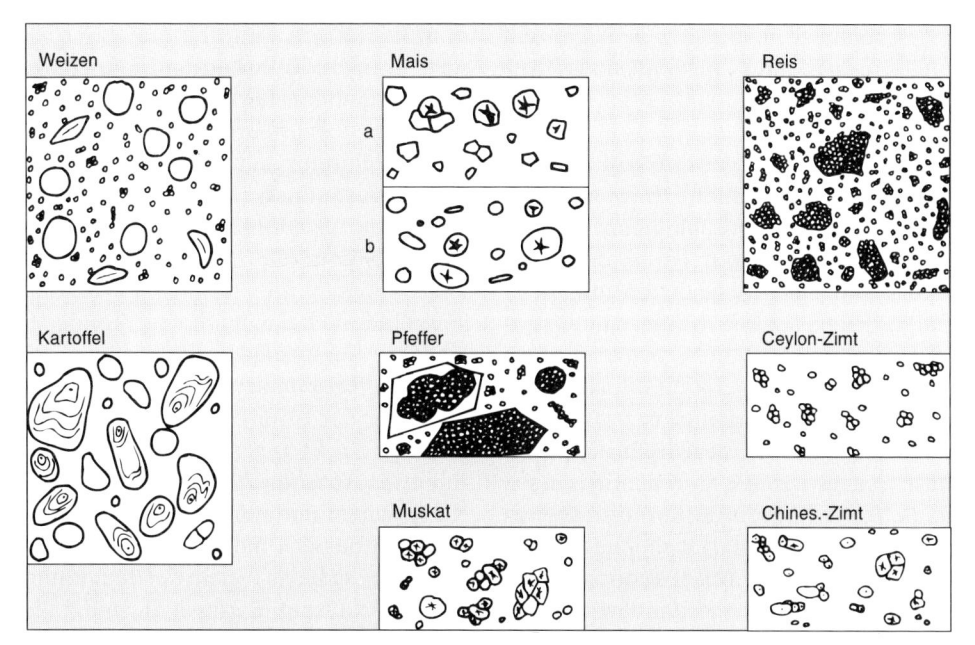

Abb. 6.42. Verschiedene Stärkeformen beim Mais.
a) aus dem Hornendosperm; b) aus dem Mehlendosperm. Etwa 100fach vergrößert (nach Gassner)

findet wie z. B. beim Weizen sogenannte Groß- und Kleinkörner ohne Zwischengrößen.

Bei der Beurteilung der Form unterscheidet man zunächst zwischen Einzelkörnern und zusammengesetzten Körnern. Letztere entstehen, wenn sich in einem Amyloplasten zwei oder mehrere Bildungszentren befinden (z. B. Muskat).

Bei der inneren Struktur ist auf die Lage und Form des Bildungszentrums und auf die Art der Schichtung (konzentrisch, exzentrisch) zu achten. Da Stärkekörper aus optisch anisotropen Sphärokristallen bestehen, wird neben der normalen lichtmikroskopischen Beurteilung auch noch das Verhalten im Polarisationsmikroskop untersucht.

6.3.10 Histochemische Reaktionen

Eine Reihe von Pflanzeninhaltsstoffen, seien sie von therapeutischem Wert oder von diagnostischem Wert, können direkt im Gewebe nachgewiesen werden.

Nachweis von Anthrachinonen
1,8-Dihydroxyanthrachinonderivate geben bei Zusatz von Lauge eine deutliche Rotfärbung **(Bornträger-Reaktion)**. Anthrone und Anthranole müssen erst mit H_2O_2 zum Anthrachinon oxidiert werden. Diese Oxidation findet auch bei der Lagerung von Faulbaumrinde (Frangulae cortex) statt; man kann deshalb ungelagerte Droge von der im Arzneibuch geforderten gelagerten Droge unterscheiden. Dianthronglykoside, wie sie in den

Sennesblättern vorliegen, müssen erst oxidativ (z. B. mit Natriumperjodat) gespalten werden.

Nachweis von Schleimstoffen
1. Metachromatischer Nachweis mit Thionin- oder Toluidinblaulösung.
Die basischen blauen Farbstoffe Thionin- und Toluidinblau geben mit sauer reagierenden Schleimstoffen eine rötlich violette Färbung.
2. Nachweis mit einer Tuschesuspension.
Quellende Schleimmassen verhindern das Eindringen schwarzer Partikel von Tuschesuspensionen (2 Teile Tusche + 8 Teile Wasser). Schleimführende Gewebeteile erscheinen daher bei Zugabe von Tusche unter dem Mikroskop als helle Bezirke gegen einen dunklen Hintergrund.

Nachweis von Gerbstoffen
1. Mit Eisen(III)chloridlösung.
Sowohl hydrolysierbare Gerbstoffe (Gallotannine) als auch kondensierte Gerbstoffe (Catechingerbstoffe) enthalten phenolische OH-Gruppen. Diese geben mit Eisen(III)chloridlösung grünlich bis blauschwarze Färbungen. Die Reaktion ist nicht sehr spezifisch, da auch andere Pflanzeninhaltsstoffe mit phenolischen OH-Gruppen reagieren.
2. Mit Vanillin-Salzsäure.
Catechingerbstoffe bilden mit Aldehyden (Vanillin) bei Zusatz von Mineralsäuren (HCl) rotgefärbte Kondensationsprodukte. Es erzeugen nur die Catechingerbstoffe (Phloroglucinstruktur) Rotfärbung, nicht jedoch die Gallotannine.

Nachweis von Lignin
1. Mit Phloroglucin-Salzsäure.
Bei Zugabe einer alkoholischen Phloroglucin-Lösung und konzentrierter Salzsäure zu einem Gewebeschnitt färben sich verholzte Zellwände rot. Die Reaktion verläuft analog der des Catechingerbstoffnachweises. Phloroglucin + Aldehyd (Coniferylaldehyd des Lignin) kondensieren in Gegenwart von Säure zu einem roten Farbstoffkation.
2. Mit Anilinsulfat.
In Gewebeschnitten färben sich verholzte Zellwände bei Zugabe von Anilinsulfat gelb.
3. Mäule-Reaktion.
Das Holz der Coniferophytina und Magnoliophytina kann man mit der Mäule-Reaktion unterscheiden.
Nach Behandlung mit Kaliumpermanganat, verdünnter Salzsäure und Ammoniak färbt sich das Lignin der Magnoliophytina rot (auf Syringyl-Bestandteile zurückzuführen), während das Lignin der Coniferophytina nicht gefärbt wird.

Nachweis von Oxalat
Zur Unterscheidung von anderen mineralischen Ablagerungen (Ca-Carbonat, Silikat) versetzt man die Gewebeschnitte mit 20%iger Schwefelsäure. Ca-Carbonat löst sich dabei unter CO_2-Entwicklung auf, aus Ca-Oxalat entstehen $CaSO_4$-Kristalle (Gipsnadeln).

Nachweis von Stärke
Zahlreiche Drogen enthalten Stärkekörner (vgl. Kap. 6.3.9) unterschiedlicher Gestalt. Der histochemische Nachweis erfolgt durch Anfärben mit einer J/KJ-Lösung. Durch Einlagerung von Jod in die schraubig gedrehten Amyloseketten der Stärke entstehen blau gefärbte Einschlußverbindungen.

Sonstige histochemische Nachweise
1. Kork (Suberin) und Cutin.
Diese Substanzen, die hauptsächlich aus polymerisierten Hydroxyfettsäuren be-

stehen, sind in konz. H_2SO_4 und in 50%iger Chromsäure unlöslich (im Gegensatz zur Cellulose). Durch Fettfarbstoffe kann man Suberin und Cutin anfärben, z.B. mit Sudan-III-glycerin-Lösung (Sudan III, 6%ig in Alkohol-Glycerin).

2. Fette, fette Öle und ätherische Öle.
Fette und fette Öle findet man hauptsächlich in Samen, aber auch in geringen Mengen in den meisten pflanzlichen Zellen. Sie treten dort häufig als stark lichtbrechende Tröpfchen (gut sichtbar im Lichtmikroskop) auf. Von ätherischen Öltröpfchen unterscheiden sie sich durch ihre Nichtflüchtigkeit beim Erwärmen, Verseifbarkeit und Nichtlöslichkeit in 30–50%igem Eisessig, wäßriger Chloralhydratlösung und 90%igem Alkohol (die meisten Fette sind in Alkohol nur zu ca. 0,5 % löslich mit Ausnahme von Rizinusöl und Crotonöl; diese sind dafür in Petrolether und Benzin unlöslich). Fette lassen sich wie Cutin, Suberin und ätherisches Öl durch Fettfarbstoffe (z.B. Sudan-III-Glycerin) anfärben. Zu diesem Zweck werden das Drogenmaterial oder die entsprechenden Gewebeschnitte in eine Alkohol/Glycerinlösung von Sudan-III gelegt und mehrmals leicht erwärmt. Nach ca. 30 Minuten sind die gesamten lipophilen Bestandteile rot gefärbt.

3. Reaktion auf Proazulene bei Matricariae flos.
Bei mikroskopischer Untersuchung der gepulverten Droge in einer Mischung von 9 Teilen konz. Phosphorsäure und 1 Teil konz. Schwefelsäure sind Drüsen erkennbar, die violettrot bis dunkelviolett gefärbt sind.

4. Prüfung von Sennae folia auf Verfälschung mit Cassia auriculata über den Nachweis von Leukoanthocyanen.
Versetzt man die gepulverte Droge auf dem Objektträger mit 80%iger Schwefelsäure, so dürfen bei Beobachtungen mit dem Mikroskop nur grüne und bräunliche, jedoch keine rot gefärbten Teilchen zu erkennen sein (Abb. 6.43).

5. Aleuronkörner mit Jodglycerin.
Zum Drogenmaterial in Ethanol 96 % oder Glycerin wird Jod-Glycerin hinzugefügt. Aleuronkörner mit Ausnahme der Globoide färben sich dunkelgelb.

6. Inulin mit 1-Naphtol-Schwefelsäure.
Das Drogenmaterial wird mit einer 20%igen Lösung von 1-Naphtol in Ethanol befeuchtet. Auf Zusatz von 1 Tropfen Schwefelsäure löst sich Inulin unter tiefvioletter Farbe.

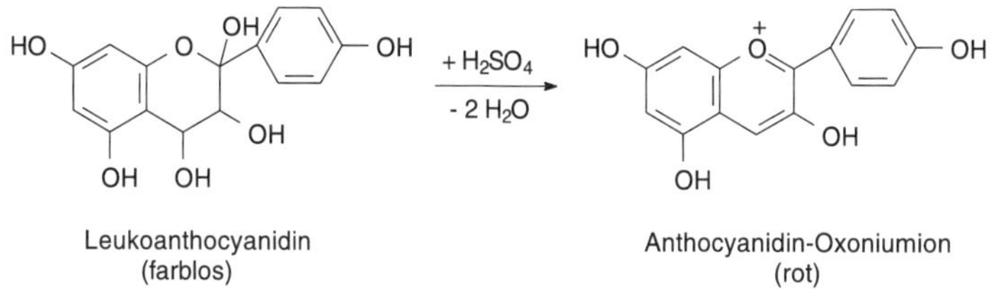

Abb. 6.43. Nachweis von Leukoanthocyanidin mittels Schwefelsäure: Das entstehende Anthocyanidin-Oxoniumion ist rot gefärbt.

7
Grundlagen der Taxonomie und Systematik

Pflanzliche Organismen stellen ein großes Reservoir zur Gewinnung therapeutisch wichtiger Inhaltsstoffe dar. Das Auffinden neuer Antibiotika und Kanzerostatika in den letzten Jahren und die Vielzahl neuer Stoffe, die bei Screening-Programmen (to screen = sieben; Testprogramm zum Auffinden neuer Wirkstoffe) gefunden wurden, lassen hoffen, daß noch manche Substanzen aus diesem Reservoir in die Therapie eingehen.

Aber nicht nur zur Gewinnung therapeutisch wichtiger Inhaltsstoffe haben Mikroorganismen und Höhere Pflanzen eine Bedeutung, sondern auch als Parasiten und Giftpflanzen. Bakterien und Pilze sind die Ursache von Infektionskrankheiten des Menschen. Giftpflanzen stellen eine ständige Bedrohung dar, und in jüngster Zeit gewinnen Rauschdrogen eine zunehmende traurige Bedeutung.

Daraus ergibt sich, daß ein Pharmazeut über Grundlagenkenntnisse der Gliederung des Pflanzenreichs und dem Vorkommen von Sekundärstoffen in den verschiedenen Organismen verfügen sollte. Dieses Wissen sollte sich nicht nur auf die Kenntnis bekannter Arzneipflanzen beschränken, sondern es ermöglichen, auch neu in den Arzneischatz aufgenommene Pflanzen sinnvoll einzuordnen.

Mit der Einordnung der Lebewesen beschäftigen sich zwei Wissenschaftszweige:
1. Die **Taxonomie**
2. Die **Systematik**

7.1 Taxonomie

Organismen, die in einer Reihe von Merkmalen übereinstimmen, werden zu Sippen zusammengefaßt. Durch Einordnung in bestimmte Kategorien (z. B. Art, Gattung, Familie, s. u.) werden daraus **Taxa** (Sg. **Taxon**). Aufgabe der Taxonomie ist es, diese Taxa zu beschreiben und zu klassifizieren.

Die Gliederung des Pflanzenreichs – auch des Tierreichs – ist vergleichbar einem Schachtelsystem, bei dem eine oder mehrere Einheiten (Schachtel) zu einer größeren Einheit zusammengefaßt werden, diese werden wiederum vereinigt, usw. (s. Abb. 7.1).

Als **Art** (Spezies) bezeichnet man Gruppen von Individuen, die in ihren wesentlichen Merkmalen übereinstimmen und untereinander eine Fortpflanzungsgemeinschaft bilden.

Arten, die viele Merkmale gemeinsam haben, bilden die nächst höhere Einheit, die **Gattung**. Verwandte Gattungen wer-

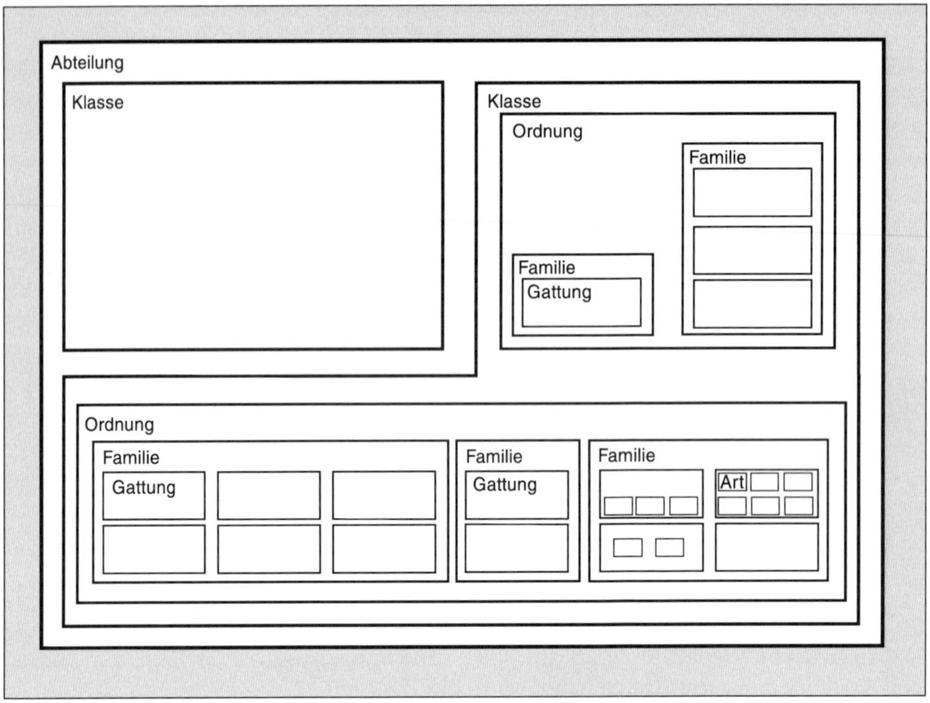

Abb. 7.1. „Schachtelsystem" taxonomischer Kategorien (nach Heywood).

den zu **Familien**, verwandte Familien zu **Ordnungen** zusammengefaßt. In der Hierarchie des Systems folgen **Klassen** und schließlich **Abteilungen**. Manchmal ist es sinnvoll, innerhalb der Einheit nochmals zu gliedern, was zu Untereinheiten, Unterklassen usw. führt.

Die Bezeichnung der taxonomischen Kategorien richtet sich nach dem „Internationalen Code der Botanischen Nomenklatur". Danach tragen die einzelnen Kategorien folgende Endungen:

Abteilung: -phyta;
Unterabteilung: -phytina;
Klasse: bei Algen -phyceae, bei Pilzen -mycetes, bei Flechten -lichenes, bei Gefäßpflanzen -atae;
Unterklasse: -idae;
Ordnung: -ales;
Familie: -aceae;
Unterfamilie: -oideae;
Tribus: -eae.

Binäre Nomenklatur und Autorennamen

Zwar sind für viele Pflanzen (auch Arzneipflanzen) deutsche Namen bekannt, doch variieren diese z.T. von Region zu Region; außerdem gibt es für viele außereuropäische Pflanzen keine deutschen Namen. Zur eindeutigen Benennung bedient man sich deshalb lateinischer Namen. Nach **C. von Linné** (1753) wird jede Art mit einem Doppelnamen (binäre Nomenklatur) beschrieben, der aus dem Gattungsnamen und der Artbezeichnung (spez. **Epitheton**) besteht. Dabei bezeichnet der erste Name die Gattung, beide Namen zusammen die Art; dazu wird – meist als Abkürzung – der Name

des Autors, der die Art zuerst (Prioritätsregel) beschrieben hat, hinten angefügt.
Beispiel: *Ranunculus arvensis* L.
Ranunculus = Gattungsname
arvensis = Artbezeichnung
L. = Linné (Name des Autors)
Wird eine bereits beschriebene Art durch spätere Bearbeiter einer anderen Gattung zugeordnet, so wird der Name des ersten Autors in Klammern gesetzt. Beispiel: Die Rote Spornblume wurde von Linné der Gattung Valeriana zugeordnet und als *Valeriana rubra* bezeichnet. **De Candolle** (Abk. = DC.) ordnete die Pflanze in die Gattung *Centranthus* ein, demnach heißt die neue Bezeichnung: *Centranthus ruber* (L.) DC.
Abkürzungen:
Soweit Drogen und deren Stammpflanzen genannt werden, die in das Arzneibuch aufgenommen sind, erfolgt ein Hinweis. Es wird empfohlen, sich die entsprechenden Monographien durchzulesen.

Dabei werden folgende Abkürzungen verwendet:
DAB = Deutsches Arzneibuch, Ausgabe 1998.
Ph. Eur. = Europäisches Arzneibuch 1997 mit Nachtrag 1998
St. = Stammpflanze der Droge
Verf. = Verfälschungen, die in der jeweiligen Monographie ausdrücklich ausgeschlossen sind.

7.2 Systematik

Aufgabe der botanischen Systematik ist es, etwa 400 000 bis 500 000 Arten sinnvoll zu ordnen. Genau wie man ein Kartenspiel nach Farben und nach Werten ordnen kann, so könnte jemand unvoreingenommen die Höheren Pflanzen in Kräuter, Sträucher und Bäume einteilen oder in Windblütler und Insektenblütler oder in solche mit parallelnervigen Blättern und solche mit netznervigen Blättern usw. Diese Einordnung würde zu einem Nebeneinander verschiedener Pflanzengruppen führen. Das wissenschaftliche System der Pflanzen ist jedoch ein hierarchisches System, das versucht, der stammesgeschichtlichen Entwicklung **(Phylogenie)** des Pflanzenreichs gerecht zu werden.

Aus der Paläontologie weiß man, daß die Flora im Kambrium (vor etwa 570 Mio. Jahren) überwiegend aus Algen bestand; die ersten bekannten Gefäßpflanzen treten zwischen Silur und Devon (vor etwa 400 Mio. Jahren) auf; die ersten Progymnospermae sind vom Mittel- bis Oberdevon (vor etwa 360 Mio. Jahren) bekannt, und Reste von Angiospermenblüten wurden erstmals in Schichten der Unteren Kreide (vor etwa 140 Mio. Jahren) gefunden.

An den Anfang des Systems stellt man Organismen ohne echten Zellkern **(Prokaryoten)** und trennt von diesen alle übrigen Organismen mit Zellkern **(Eukaryoten)** ab. Da sich die Prokaryoten nur vegetativ durch Zweiteilung vermehren, bezeichnet man sie auch als **Schizophyta** (= Spaltpflanzen).

In jüngster Zeit unterscheidet man bei den Prokaryota zwei Gruppen, die sich mit großer Wahrscheinlichkeit unabhängig voneinander entwickelt haben: die **Archaebacteriae** und die **Eubacteriae**. Die Archaebacteriae besiedeln sog. Grenzstandorte, wie z. B. Salinen und heiße Quellen. Im Gegensatz zu den Eubacterien besteht ihre Zellwand nicht aus Murein. Zu den Eukaryoten zählen sowohl Pflanzen als auch Pilze und Tiere. Die Zuordnung der meisten eukaryotischen Organismen zu einem dieser „Reiche" bereitet keine Schwierigkeiten. Lediglich die Pilze nehmen eine gewisse Sonderstellung ein. Aufgrund ihrer heterotrophen Ernährungsweise, des Fehlens von Plastiden, der Speicherung von Glykogen und anderer Merkmale, die sie von den übrigen Pflanzen unterscheiden, werden sie zum Teil heute einem eigenen „Reich" **Mycota** zugeordnet. Wir werden dieser Aufgliederung jedoch nicht folgen.

Zunächst folgen auf die **Schizophyta** die heterotrophen **Mycophyta** (= Pilze) und die **Eukaryotischen Algen**, die früher als eine einzige Abteilung (**Phycophyta**) angesehen wurden, heute jedoch durchwegs in mehrere Abteilungen gegliedert werden. Es handelt sich um vorwiegend autotrophe Wasserpflanzen. Die **Lichenophyta** (= Flechten) bestehen zwar aus Algen und Pilzen, werden aber wegen der konstanten Form und der gegenseitigen physiologischen Abhängigkeit der beiden Partner zum Teil als eigene Abteilung geführt. Es folgen die **Bryophyta** (= Moospflanzen), die meist schon in blatt-, stengel- und wurzelähnliche Gebilde gegliedert sind. Eine echte Gliederung in Wurzel, Sproß und Blätter haben wir bei den **Pteridophyta** (= Farnpflanzen) und **Spermatophyta** (= Samenpflanzen), weshalb man diese beiden Abteilungen auch als **Kormophyten** (= Sproßpflanzen) den **Thallophyten** (= Lagerpflanzen), zu denen man Pilze, Algen und Flechten zählt, gegenüberstellt.

Während sich die Phylogenie mit der stammesgeschichtlichen Entwicklung von Organismengruppen befaßt, beschäftigt sich die Ontogenie mit der Entwicklung eines Einzelindividuums von der Eizelle bis zur endgültigen Ausbildung.

Die Rekonstruktion der stammesgeschichtlichen Entwicklungsreihen (**Progression**) des Pflanzenreichs kann sich nicht nur auf die Paläontologie beschränken, da hiernach nur eine grobe Gliederung möglich ist. Bei bestehenden Arten zeigt sich der Verwandtschaftsgrad durch Ähnlichkeit verschiedener Merkmale.

Phylogenetisch relevant sind nur homologe (s. u.) Merkmale.

Zur Einordnung dienen u. a. folgende Kriterien:
1. **Morphologie:** insbesondere Ausbildung der Fortpflanzungsorgane.
2. **Histologie** und **Anatomie:** z. B. Bau und Entwicklung der Leitbündel, Stomata, ultrastrukturelle Merkmale.
3. **Embryologie.**
4. **Palynologie** (Pollenkunde)
5. **Cytogenetik:** Zahl und Art der Chromosomen.
6. **Biochemie:** Die Verwandtschaft von Lebewesen zeigt sich nicht nur in der Ausprägung makroskopischer und mikroskopischer Merkmale, sondern auch in der stofflichen Zusammensetzung, sei es bei Makromolekülen oder bei den aus pharmazeutischer Sicht wichtigen Sekundärstoffen.

Durch die Fortschritte der Analytik ist es inzwischen möglich, verwandtschaftliche Beziehungen auf molekularer Basis festzustellen. War man vor einigen Jahren noch auf serologische Methoden angewiesen, um die Ähnlichkeit von Proteinen zu testen, so kann man heute die Sequenz homologer Proteine oder der entsprechenden DNA bzw. RNA (z. B. vom Cytochrom C) bestimmen.

Die Einordnung der systematischen Einheiten innerhalb der Spermatophyta (= Samenpflanzen) erfolgt nach verschiedenen Merkmalsgruppen, deren Ausprägung man als **ursprünglich** (alt) im Sinne der Phylogenie der Pflanzen oder als **abgeleitet** (später entwickelt) bezeichnet. Da es ja Ziel der Systematik ist, ein natürliches System der Pflanzen aufzustellen, wird man Pflanzen mit ursprünglichen Merkmalen an den Anfang, solche mit abgeleiteten Merkmalen an das Ende des Systems stellen. Es kommt allerdings häufig vor, daß eine Pflanze sowohl ursprüngliche als auch abgeleitete Merkmale in sich vereinigt, so daß erst die Summe und Wertung aller Merkmale eine Zuordnung erlaubt. Außerdem ist die Zuordnung „ursprünglich" oder „abgeleitet" bei einigen Merkmalen umstritten. Durch die unterschiedliche Wertung gewisser Merkmale durch verschiedene Bearbeiter erhält die Systematik ein subjektives Element, das dazu führt, daß es verschiedene Systeme gibt. Einige der für die systematische Zuordnung der Magnoliophytina (Angiospermae) wichtigen Merkmale sind in Tab. 7.1 gegenübergestellt.

Da die chemische Verwandtschaft aus pharmazeutischer Sicht besonders interessant ist, sollen kurz einige Beispiele erwähnt werden.

So treten Tetrahydroisochinolinalkaloide vorwiegend in der Unterklasse der Magnoliidae (z. B. Ranunculaceae, Papaveraceae) auf; Indolalkaloide wiederum haben einen Verbreitungsschwerpunkt innerhalb der Ordnung der Gentianales. Iridoide (eine Gruppe spezieller Monoterpenverbindungen) und Sekundärstoffe mit einem Iridoidbaustein sind bis jetzt fast nur in der Unterklasse der Asteridae nachgewiesen worden. Saponine, glykosidische Verbindungen, die sich vom Triterpenstoffwechsel ableiten, können in zwei Hauptgruppen aufgeteilt werden, die wiederum in entsprechenden Verwandtschaftskreisen vorkommen:

A. Triterpensaponine sind tetra- oder pentacyclisch und besitzen 30 C-Atome. Allgemein in der Unterklasse der Magnoliatae vertreten, mit Schwerpunkt bei gewissen Familien, wie z. B. Caryophyllaceae, Primulaceae, Hippocastanaceae.

B. Steroidsaponine haben ein Kohlenstoffskelett von 27 C-Atomen. Allgemein in der Unterklasse der Liliatae vertreten.

Tab. 7.1. **Gegenüberstellung ursprünglicher und abgeleiteter morphologisch-anatomischer Merkmale.**

Merkmal	ursprünglich	abgeleitet
Keimblätter	2	1
Wuchsform	Bäume	Kräuter
Blätter	fiedrig, fiederförmige Nervatur, schraubig angeordnet	ungeteilt, parallelnervig, wirtelig angeordnet
Leitbündel	in einzelne Leitbündelstränge aufgelöste Bündelrohre mit sekund. Dickenwachstum, nur Tracheiden, Siebröhren ohne Geleitzellen	Kollaterale Einzelbündel; kein sekund. Dickenwachstum, Tracheen (und selten Tracheiden), Siebröhren mit Geleitzellen
Blüten	groß, zwittrig, verlängerte Blütenachse mit zahlreichen schraubig angeordneten Perigon-, Staub- und Fruchtblättern, deren Einzelglieder nicht miteinander verwachsen sind	klein, unscheinbare Blütenorgane wirtelig; Anzahl der Blütenorgane reduziert, miteinander verwachsen

Ebenso wie bei anderen Merkmalen tritt auch hier Konvergenz (s. u.) auf, d. h. bestimmte Stoffe, wie z. B. Coffein, kommen in unterschiedlichen, nicht näher miteinander verwandten Gruppen vor. Außerdem können Stoffe derselben Stoffklasse, z. B. Anthrachinone, auf unterschiedlichen Biogenesewegen gebildet werden, d. h. es handelt sich hier um analoge (s. u.) Synthesen.

Die chemische Verwandtschaft hilft in dem oben angeführten Zusammenhang bei der Klassifizierung der Pflanzen **(Chemotaxonomie).** Umgekehrt erleichtert die Kenntnis der Systematik das Auffinden wichtiger Naturstoffe.

Wie bereits erwähnt, erfolgt die systematische Einordnung nach vergleichenden Gesichtspunkten. Bei der Einschätzung der Merkmale ist jedoch eine genaue Analyse erforderlich.

So haben z. B. Blätter und Ranken verschiedenes Aussehen und erfüllen verschiedene Funktionen; dennoch können sie bauplanmäßig verwandt sein. Aus einer Blattanlage kann sich sowohl ein Laubblatt als auch eine Blattranke entwickeln.

Die Übereinstimmung im Bauplan (Blätter – Ranken) bezeichnet man als **Homologie.** Homologie bedeutet, daß sich verschieden aussehende Organe auf dasselbe Grundorgan im Pflanzenkörper zurückführen lassen. Blätter und Blattranken, Sprosse und Sproßknollen, Wurzeln und Wurzelknollen sind jeweils homologe Organe.

Andererseits können unterschiedliche Organe ähnliche Gestalt annehmen und gleiche Funktionen erfüllen. In diesem Fall spricht man von **Analogie.** So sind Sproßknollen und Wurzelknollen, oder Blattdornen und Sproßdornen analoge Organe.

Treten in verschiedenen Verwandtschaftskreisen zufällige gestaltliche oder stoffliche Übereinstimmungen auf, so spricht man von **Konvergenz.** Konvergenz tritt häufig dann auf, wenn sich die Pflanzen an extreme Umweltbedingungen anpassen müssen. Bekanntestes Beispiel hierfür ist die Sproßsukkulenz, die bei verschiedenen Arten z. B. aus den Familien der Cactaceen, Euphorbiaceen, Asclepiadaceen und Asteraceen als Anpassung (Reduktion der Oberfläche) an trockene Standorte dient.

Wie bereits erwähnt, ist die Systematik kein starres Gerüst, sondern ein Ordnungsschema, das je nach Bearbeiter variieren kann und das aufgrund neuerer Erkenntnisse immer wieder in Teilen umgestellt wird. Die im folgenden gegebene Gliederung lehnt sich an Frohne/Jensen (Systematik des Pflanzenreichs, 5. Auflage, Deutscher Apotheker Verlag, 1998), ein Buch, das besonders pharmazeutische Gesichtspunkte berücksichtigt und deshalb den Pharmaziestudenten zum vertieften Studium empfohlen wird. Es werden vorwiegend solche Taxa berücksichtigt, die pharmazeutischen Bezug haben. Im Gegenstandskatalog aufgeführte Taxa sind *kursiv* gedruckt.

Schizophyta
Archaebacteria
Eubacteria
(Eine Untergliederung in Klassen, Ordnungen, Familien ist im Fluß und nur zum Teil nach natürlichen Einteilungsprinzipien vollzogen.)

Grampositive Eubacteria
    Bacillaceae
    Lactobacteriaceae
    Mycobacteriaceae
    Corynebacteriaceae
    Streptococcaceae

Actinomycetaceae
Streptomycetaceae
Nocardiaceae

Den Grampositiven Eubacterien nahestehend, aber ohne Zellwand: Mycoplasmen

Gramnegative Eubacteria
    Enterobacteriaceae
    Vibrionaceae (Spirillaceae)
    Pseudomonadaceae
    Neisseriacceae
    Azotobacteriaceae
    Rhizobiaceae
    Spirochaetaceae
    Rickettsiaceae
    Chlamydiaceae

Cyanobakterien

Mycophyta (Pilze)
Myxomycetes (Schleimpilze)
Chytridiomycetes (Niedere Pilze)
Zygomycetes (Jochpilze)
    Mucoraceae
    Cunninghamellaceae
Ascomycetes (Schlauchpilze)
    Endomycetidae
        Saccharomycetaceae
    Ascomycetidae
    Eurotiales
        Eurotiaceae
        Pseudoeurotiaceae
    Onygenales
        Gymnoascaceae
    Clavicipitales
        Clavicipitaceae
Basidiomycetes (Ständerpilze)
    Agaricales
        Amanitaceae
Deuteromycetes (Fungi imperfecti)

Eukaryotische Algen (früher Phycophyta)

Glaucophyta
Cryptophyta
Rhodophyta (Rotalgen)
    Gelidiacea
    Graciliriacea
    Gigartinaceae

Dinophyta

Haptophyta

Heterokontophyta
    Diatomeae (Kieselalgen)
Euglenophyta
    Phaephyceae (Braunalgen)
Chlorophyta (Grünalgen)

Lichenophyta (Flechten)

Bryophyta (Moose)
    Anthoceratae (Hornmoose)
    Hepaticae (Lebermoose)
    Bryatae (Laubmoose)

Pteridophyta (Farnpflanzen)
    Lycopodiatae (Bärlappgewächse)
    Equisetatae (Schachtelhalmgewächse)
    Filicatae (Farngewächse)

Spermatophyta (Samenpflanzen)
Coniferophytina
    Ginkgoatae
    Pinatae
        Pinaceae
        Cupressaceae
        Taxaceae
Cycadophytina
    Cycadatae

Gnetophytina
   Gnetatae
      Ephedraceae
Magnoliophytina
   Magnoliatae (Diclotyledoneae)
      Magnoliidae
         Piperales
            Piperaceae
         Aristolochiales
            Aristolochiaceae
         Magnoliales
            Magnoliaceae
            Illiaceae
            Myristicaceae
         Laurales
            Lauraceae
      Ranunculidae
         Ranunculales
            Ranunculaceae
            Berberidaceae
            Menispermaceae
         Papaverales
            Papaveraceae
            Fumariaceae
      Caryophyllidae
         Caryophyllales
            Phytolaccaceae
            Cactaceae
            Caryophyllaceae
            Chenopodiaceae
         Polygonales
            Polygonaceae
         Droserales
            Droseraceae

      Rosidae
         Platanales
            Platanaceae
         Buxales
            Buxacaceae
         Hamamelidales
            Hamamelidaceae
         Fagales
            Fagaceae
         Betulales
            Betulaceae
         Juglandales
            Juglandaceae
         Urticales
            Ulmaceae
            Moraceae
            Cannabaceae
            Urticaceae
         Saxifragales
            Crassulaceae
            Saxifragaceae
            Grossulariaceae
         Rosales
            Rosaceae
         Rhamnales
            Rhamnaceae
         Fabales
            Mimosaceae
            Caesalpiniaceae
            Fabaceae
         Polygalales
            Polygalaceae
            Krameriaceae
         Sapindales
            Sapindaceae
            Hippocastanaceae
         Anacardiales
            Anacardiaceae
            Burseraceae
         Rutales
            Rutaceae
            Meliaceae
            Simarubaceae
         Zygophyllales
            Zygophyllaceae
         Malvales
            Tiliaceae
            Bombacaceae
            Sterculiaceae
            Malvaceae
         Myrtales
            Myrtaceae
            Punicaceae

Onagraceae
Capparales
  Brassicaceae
  Capparaceae
  Resedaceae
Tropaeolales
  Tropaeolaceae
Caricales
  Caricaceae
Curcurbitales
  Curcurbitaceae
Violales
  Flacourtiaceae
  Violaceae
  Passifloraceae
Salicales
  Salicaceae
Guttiferales
  Hypericaceae
Linales
  Linaceae
  Erythroxylaceae
  Oxalidaceae
  Geraniaceae
Euphorbiales
  Euphorbiaceae
Celastrales
  Celastraceae
Santalales
  Santalaceae
  Viscaceae
  Loranthaceae

Asteridae
  Primulales
    Primulaceae
  Ebenales
    Sapotaceae
    Styracaceae
    Ebenaceae
  Theales
    Theaceae
  Ericales
    Ericaceae
  Cornales

    Hydrangeaceae
    Cornaceae
    Aquifoliaceae
  Solanales
    Solanaceae
    Convolvulaceae
  Boraginales
    Boraginaceae
  Gentianales
    Loganiaceae
    Rubiaceae
    Apocynaceae
    Asclepiadaceae
    Gentianaceae
  Scrophulariales
    Scrophulariaceae
    Plantaginaceae
  Oleales
    Oleaceae
  Laminales
    Verbenaceae
    Lamiaceae
  Dipsacales
    Caprifoliaceae
    Valerianaceae
  Araliales
    Araliaceae
    Apiaceae
  Campanulales
    Campanulaceae
    Lobeliaceae
  Asterales
    Menyanthaceae
    Asteraceae (= Compositae)

Liliatae (= Monocotyledonae)
  Alismatidae
  Aridae
    Arales
      Acoraceae
      Araceae
  Liliidae
    Dioscoreales
      Dioscoreaceae
    Liliales

   Melanthiaceae
   Liliaceae
   Colchicaceae
   Iridaceae
  Asparagales
   Convallariaceae
   Asparagaceae
   Agavaceae
   Asphodelaceae
   Hyacynthaceae
   Alliaceae
   Amaryllidaceae
  Orchidales
   Orchidaceae
 Arecidae
  Arecales
   Arecaceae
 Commelinidae
  Zingiberales
   Musaceae
   Zingiberaceae
  Bromeliales
   Bromeliaceae
  Typhales
  Juncales
  Cyperales
  Poales
   Poaceae

8
Bakterien (Schizophyta)

8.1 Allgemeines

8.1.1 Systematische Einordnung

Wie bereits in 1.2 beschrieben, sind die Bakterien **Prokaryoten**, die sich durch eine Reihe von Merkmalen von allen übrigen Organismen, den Eukaryoten, unterscheiden (s. Tab. 1.2). Es handelt sich um einzellige Organismen, die aufgrund ihrer Größe (0,5–5 µm) noch lichtmikroskopisch (s. Tab. 1.1) erkennbar sind. Die Vermehrung erfolgt durch Teilung, woraus sich der Name Spaltpflanzen (= **Schizophyta**) ableitet. Die Archaebacteriae (s. S. 343) werden bei der folgenden Betrachtung nicht berücksichtigt.

Abgrenzung zu den Viren: Die Schizophyta unterscheiden sich von den Viren grundlegend in folgenden Eigenschaften (s. auch Kap. 2.5.4):
– Viren haben keinen eigenen Stoffwechsel und können sich nicht aus sich selbst vermehren. Sie bedürfen dazu immer eines geeigneten Wirtsorganismus (obligate Zellparasiten).
– Viren enthalten nur eine einzige Art von Nukleinsäure, entweder DNA oder RNA, niemals beide zusammen.
– Viren sind in der Regel um den Faktor 10 kleiner als Bakterien und damit lichtmikroskopisch nicht mehr sichtbar.
– Viren besitzen keine Ribosomen.
– Viren besitzen keine Enzyme zur Energiegewinnung.

8.1.2 Wachstum und Entwicklung

Vermehrungsintensität: Das Wachstum der Bakterien ist in Abb. 8.1 dargestellt. Bei der Übertragung einer Bakterienkolonie auf frisches Nährmedium muß sich diese Kolonie zunächst an das neue Medium adaptieren; die Zellteilungsrate ist gering. Nach einer Anlaufphase **(lag-Phase)** teilen sich die Zellen in regelmäßigen Abständen. Da sich auch die neugebildeten Zellen wieder teilen, nimmt die Zellzahl exponentiell zu, logarithmische Wachstumsphase **(log-Phase)**. Sind die Nährstoffe erschöpft, oder wird das Wachstum durch toxische Stoffwechselprodukte gehemmt, so erfolgt keine weitere Teilung **(stationäre Phase)**. Nach einiger Zeit gehen mehr Zellen zugrunde als neue entstehen **(Absterbephase)**. Die für eine Teilung und damit Verdoppelung benötigte Zeit (Generationszeit) ist stark von den äußeren Bedingungen, wie Zusammensetzung des Nährmediums und Temperatur, abhängig. Unter optimalen Bedingungen beträgt die Generationszeit je nach Bakterienart zwischen 15 Minuten und 10 Stunden. Bestimmte Bakterien können somit innerhalb von 24 Stunden 10^{14} Nachkommen haben.

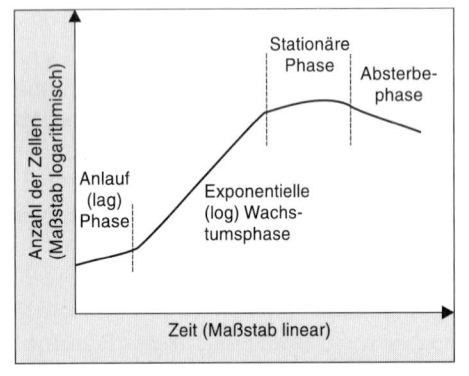

Abb. 8.1. Wachstumskurve einer Bakterienkultur.

Lebensweisen: Der überwiegende Teil der Bakterien lebt **heterotroph**, d. h. er ist auf organische Materie als Energiequelle angewiesen. Je nachdem, ob die Bakterien die organischen Stoffe von abgestorbenen Lebewesen verwerten oder Tieren und Pflanzen entziehen, unterscheidet man:
a) **Saprophyten** leben von toter organischer Materie,
b) **Parasiten** befallen Tiere und Pflanzen und schädigen den befallenen Organismus,
c) **Symbionten** sind Bakterien, die zwar organische Materie von lebenden Organismen beziehen, ihren Wirten aber gleichzeitig wichtige Nährstoffe liefern (z. B. **Knöllchenbakterien** bei den Fabaceen durch Abgabe von Stickstoffverbindungen; *Escherichia coli* im Darm von Menschen und Tieren durch Abgabe von Vitaminen).

Einige Bakterien, unter ihnen die Cyanobakterien, sind photoautotroph; sie vermögen die Energie des Sonnenlichts in chemische Energie umzuwandeln. Die Photosynthese der Bakterien – mit Ausnahme der Cyanobakterien – verläuft unter anaeroben Bedingungen. Statt Wasser dienen Schwefelverbindungen (z. B. H_2S) oder organische Verbindungen als Wasserstoffdonatoren. Dagegen gleicht die Photosynthese der Cyanobakterien (s. dort) der der grünen Pflanzen.

Andere Bakterien vermögen die Energie zum Aufbau organischer Materie durch Oxidation anorganischer Verbindungen zu gewinnen, sie sind chemoautotroph (z. B. oxidiert *Nitrosomonas* NH_3 zu HNO_2) (s. Kap. 3.7.6).

Abbau organischer Materie: Es gibt keine durch lebende Organismen gebildete Verbindung, die nicht durch Mikroorganismen wieder abbaubar ist. Lediglich einige im Labor hergestellte Verbindungen (z. B. Kunststoffe, polychlorierte Insektizide) scheinen dem Zugriff der Mikroorganismen bisher zu widerstehen. Vielleicht hat in der geologisch sehr kurzen Zeit des Bestehens dieser Verbindungen noch keine geeignete Selektion von Bakterien, die die entsprechenden Stoffe abbauen können, stattgefunden. Von den natürlichen Substraten werden selbst Kohlenwasserstoffe, Phenole und Aromaten abgebaut.

Die genannten biochemischen Leistungen der Mikroorganismen werden in der Abwassertechnologie genützt. Neuerdings werden mit Hilfe gentechnologischer Methoden Bakterien „konstruiert", die möglichst viele Abbauwege in sich vereinigen.

Die meisten der aufgenommenen Kohlenstoffverbindungen werden zu zelleigenem Material assimiliert oder bis zur Stufe von CO_2 und H_2O oxidiert. Einige Mikroorganismen scheiden daneben für sie typische Stoffwechselprodukte ab, d. h sie oxidieren diese Produkte nicht vollständig (unvollständige Oxidation oder **Gärung**). Ein Teil der dabei ablaufenden Prozesse wurde schon seit alters her vom Menschen genutzt, insbesondere die Milchsäuregärung (Käse, Sauerkraut, Silage) und die alkoholische Gärung (z. B. Met, Wein, Bier).

Nitrifikation: Beim Abbau organischer Verbindungen entstehen im Boden NH_4^+-Ionen. Diese werden von Nitrosomonas-Arten zu Nitriten (NO_2^--Ionen) oxidiert. Die gebildeten Nitrite werden von Nitrobacter-Arten zu Nitrat (NO_3^--Ionen) weiteroxidiert. Den gesamten Vorgang bezeichnet man als Nitrifikation.

Stickstoffbindung: Der Stickstoff der Luft kann von eukaryotischen Pflanzen nicht verwertet werden. Dagegen sind einige Schizophyten in der Lage, teils freilebend im Boden, teils als Symbionten, atmosphärischen Stickstoff in organische Stickstoffverbindungen überzuführen. Zu den freilebenden Organismen, die Stickstoff fixieren können, gehören u. a. Arten der Gattung *Acetobacter, Clostridium, Aerobacter* sowie zahlreiche Cyanobakterien. Als Symbionten wurden bereits die Knöllchenbakterien erwähnt. Es handelt sich um *Rhizobium*-Arten (s. Kap. 3.8), die über junge Wurzelhaare in die Wurzeln von Fabaceen eindringen können. Nach der Infektion veranlassen sie die Pflanzen zu Gewebewucherungen, den Knöllchen. Weder die Bakterien alleine noch die Pflanze, sondern nur die bakteriengefüllten Knöllchen sind in der Lage, Stickstoff zu fixieren. Beispiele für weitere symbiontische Stickstoffixierung sind Actinomyceten in den Wurzeln von Erle und Sanddorn, sie bilden dort ebenfalls Wurzelknöllchen.

Anaerobier: Welch breiten Lebensraum die Bakterien zu besiedeln vermögen, geht auch daraus hervor, daß neben Organismen, die zu ihrer Stoffwechseltätigkeit atmosphärischen Sauerstoff benötigen **(aerobe)** auch solche vorkommen, die ohne diesen leben können **(fakultativ anaerob)**, ja sogar solche, für die Sauerstoff Gift ist **(obligat anaerob)**.

Anstelle von Sauerstoff dienen bei anaeroben Organismen andere Substanzen, z. B. Brenztraubensäure, Acetaldehyd, als Elektronenakzeptoren. Während man die biochemischen Vorgänge zur Energiegewinnung beim aeroben Abbau organischer Materie als Atmung bezeichnet, faßt man die anaeroben Abbauwege unter dem Begriff der **Gärung** zusammen, z. B. Milchsäuregärung, alkoholische Gärung. Da die Energieausbeute bei der Gärung im Vergleich zur Atmung gering ist, muß ein entsprechend großer Stoffumsatz zur Aufrechterhaltung der Lebensvorgänge gewährleistet sein.

Zu den obligaten Anaerobiern zählen die *Clostridien*-Arten, die u. a. die gefährlichen Infektionen Gasbrand, Tetanus und Botulismus hervorrufen.

Zellformen und Koloniebildung: Die Bakterienzelle kann entweder kugelförmig **(Kokken)** oder zylindrisch **(Bacillen)** sein oder einem gekrümmten Zylinder ähneln. Einfach gekrümmte Zylinder bezeichnet man als **Vibrionen**; sind die Zylinder schraubig gewunden, spricht man von **Spirillen** (s. Abb. 8.2).

Nach der Vermehrung der Schizophyten durch Zweiteilung erfolgt nicht immer eine Trennung. Manche Bakterien bilden charakteristische Kolonieformen aus:
- Kugelförmige Bakterienpaare (Diplococcen)
- Platten und Pakete (Sarcina)

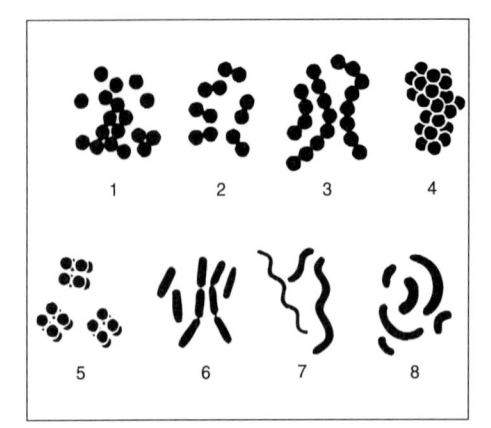

Abb. 8.2. Formen von Bakterien und Bakterienkolonien.
1 = Mikrokokken, 2 = Diplokokken, 3 = Streptokokken, 4 = Staphylokokken, 5 = Sarcinen, 6 = Stäbchenbakterien, 7 = Spirillen, 8 Vibrionen (nach Schlegel, Allgemeine Mikrobiologie, Georg Thieme Verlag, Stuttgart, 1991).

- Ketten (Streptococcen)
- Traubenförmige Kolonien (Staphylococcen)
- Myzelartige Gebilde (Actinomycetales).

Viele Bakterien lagern auf die Zellwand eine quellbare Schicht aus Polysacchariden oder Polypeptiden auf. Diese mehr oder minder scharf umgrenzte Schicht (**Schleimhüllen** oder **Kapseln**) sind für die Bakterien nicht lebensnotwendig, verändern aber deren antigenes Verhalten und deren Resistenz gegen Phagocytose. Kapselbildende Formen wachsen als glatte, glänzende Kolonien und werden als smooth oder S-Formen von den durch Mutation daraus entstandenen rough oder R-Formen unterschieden.

Begeißelung: Manche Bakterien sind begeißelt. Diese Geißeln bestehen aus einer einzigen Fibrille oder aus mehreren Fibrillen. Im Gegensatz dazu bestehen die Geißeln bei Eukaryoten aus 2 zentralen einfachen Filamenten, die von 9 peripheren Doppelfilameten umgeben sind. Die Lage der Geißeln an der Bakterienzelle ist von taxonomischem Wert. Man unterscheidet zwischen polarer (an den Enden eines stäbchenförmigen Bakteriums) und lateraler (seitlicher) Anordnung der Geißeln.

Berücksichtigt man weiterhin die Anzahl der Geißeln, so ergeben sich folgende Möglichkeiten:

Eine monopolar angeordnete (dicke) Geißel: **monotrich**;

Mehrere monopolar angeordnete (dünne) Geißeln: monopolar polytrich (= **lophotrich**);

Mehrere bipolar angeordnete Geißeln: bipolar polytrich (= **amphitrich**);

Mehrere lateral angeordnete Geißeln: **peritrich**.

Durch die Rotation der Geißeln können sich die Bakterien bewegen und damit auf äußere Reize (z. B. Licht) reagieren. Bei Spirochaeten kommt die Bewegung durch die Kontraktion eines Achsenfadens zustande, der von dem Protoplasmazylinder schraubenförmig umwunden wird (s. Abb. 8.3).

Die Geißeln bestehen aus einem dem Myosin der Muskelzellen ähnlichen Protein (**Flagellin**), das Antigencharakter hat. Man bezeichnet es als **H-Antigen** und unterscheidet davon die **O-Antigene** der Zelloberfläche.

Sporenbildung: Ein kleiner Teil der Bakterien (z. B. Arten der Gattungen *Bacillus* und *Clostridium*) vermag ungünstige Bedingungen, wie das Fehlen von Nährstoffen oder die Anreicherung von toxischen Stoffwechselprodukten, durch die Bildung von **Endosporen** zu überdauern. Unter günstigeren Lebensbedingungen „keimen" die Sporen wieder aus. Die Sporenbildung wird durch eine inäquale Zellteilung eingeleitet, bei der jedoch keine Zellwand zwischen den

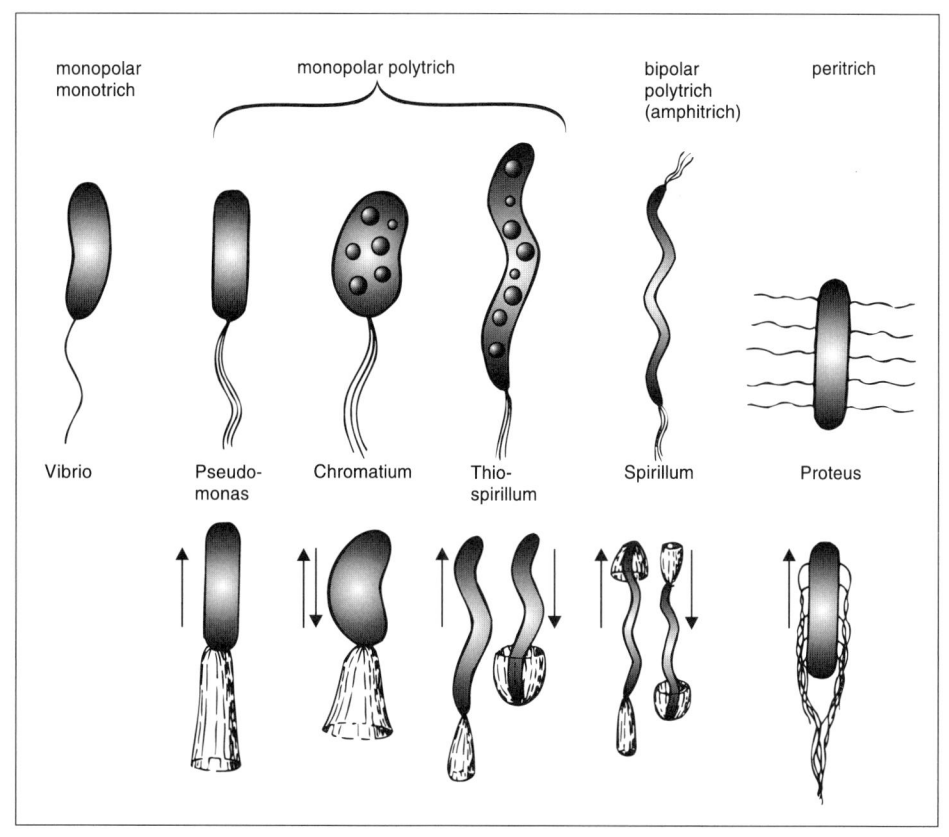

Abb. 8.3. Die wichtigsten Begeißlungs- und Bewegungstypen von Bakterien (nach Schlegel, Allgemeine Mikrobiologie, Georg Thieme Verlag, Stuttgart, 1991).

Tochterzellen gebildet wird. Die größere Zelle umwächst nun die kleinere, wodurch eine doppelte Zellhülle entsteht. Der innere Protoplast scheidet Zellwandmaterial ab, der äußere Protoplast bildet die Sporenhülle. Diese kann von einer weiteren Hüllmembran umgeben werden. Neben dieser Wandbildung erfolgt ein starker Wasserentzug. Beide Vorgänge sind für die Hitzeresistenz und das Überbrücken langer ungünstiger Zeiträume (es werden 200–300 Jahre genannt) verantwortlich. Während nichtsporenbildende Bakterien und die vegetativen Zellen der Sporenbildner in der Regel durch 10minütiges Erhitzen auf 80 °C abgetötet werden, ertragen Endosporen oft längeres Kochen.

Gramfärbung: Zur Klassifizierung der Bakterien bedient man sich einer Reihe von Färbemethoden, z. B. mit Karbolfuchsin (nach Ziehl-Neelsen), Methylenblau (nach Löffler), Karbolgentianaviolett, Jodlösung und Karbolfuchsin (nach Gram). Unter den genannten Methoden ist die Färbung nach Gram am bekanntesten, da sie zum einen einen hohen taxonomischen Wert besitzt, zum anderen aber auch wichtige Hinweise für die Antibiotikatherapie gibt. Zur Durchführung der Färbung werden Bakterienausstriche zunächst mit Gentianaviolett gefärbt, anschließend mit einer Jodlösung und schließlich mit 92 % Ethylalkohol behandelt. Durch die Alkoholbehandlung wird bei gramnegativen Bakterien der gebildete Farbstoff-Jod-Komplex entfernt, während er bei grampositiven Bakterien festhaftet. Gramnegative Bakterien können anschließend mit einer Fuchsinlösung rot gefärbt werden. Die Gramfärbung beruht auf einem unterschiedlichen Aufbau der Bakterienzellwand (s. Kap. 1.3.1). Da der Zellwandaufbau die Aufnahme der Antibiotika in die Zelle entscheidend beeinflußt, ist die Unterscheidung zwischen grampositiven und gramnegativen Bakterien nicht nur wichtig für die systematische Einteilung, sondern auch für die Therapie.

8.2 Pharmazeutisch wichtige Aspekte

8.2.1 Pathogenität

Die Pathogenität der Bakterien für den jeweiligen Wirtsorganismus kann einmal durch die sich auf Kosten des Wirtes vermehrenden Mikroorganismen bedingt sein, zum anderen kann sie durch deren toxischen Stoffwechselprodukte, Toxine, hervorgerufen werden.

Bakterielle Toxine kann man in **Endo-** und in **Exotoxine** unterteilen. Bei den Endotoxinen handelt es sich um thermostabile Zellwandprodukte vor allem gramnegativer Bakterien. Sie bestehen aus Lipopolysaccharidkomplexen, die erst bei Zellauflösung freiwerden. Endotoxine erzeugen bei Menschen und Tieren Fieber; außerdem können Leukopenie (Abnahme der weißen Blutkörperchen), entzündliche Gefäßveränderungen und eine Aktivierung der Blutgerinnung auftreten. Bei der Lysis einer größeren Menge gramnegativer Bakterien, etwa bedingt durch eine Antibiotikabehandlung, kann es zu einem starken Blutdruckabfall und zum Schock (septischer Schock) kommen. Exotoxine (auch Ektotoxine genannt) sind hitzelabile Proteine, die von lebenden Bakterien abgegeben werden. Sie gehören zu den stärksten in der Natur vorkommenden Giften.

8.2.2 Pharmazeutische Anwendung

Wenn im folgenden Abschnitt von Mikroorganismen die Rede ist, so wird nicht unterschieden zwischen Schizophyta und Mycophyta. Die Vertreter dieser beiden Abteilungen zeichnen sich durch vielseitige Stoffwechselleistungen aus.

Pharmazeutisch von Bedeutung sind folgende mikrobiologische Verfahren:

1. Stereospezifische Syntheseschritte
a) **Vitamin C:** Bei der Synthese von Vitamin C aus D-Glucose wird zunächst D-Glucose an einem Nickelkatalysator zu D-Sorbit reduziert. D-Sorbit wird von *Acetobacter suboxidans* und *A. xylinum* selektiv zu L-Sorbose umgesetzt. Die weiteren Syntheseschritte erfolgen wieder ohne Mikroorganismen.

Neuerdings ist es gelungen, auch den nächsten Schritt in der Vitamin-C-Synthese, die Oxidation der Sorbose zur 2′-Oxo-L-Gulonsäure mit mikrobiologischen Enzymen durchzuführen.
b) **Steroidsynthese:** Die chemische Syn-

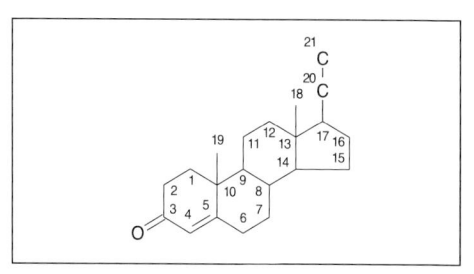

Abb. 8.4. Stereospezifische und regioselektive Hydroxylierungen am Steroidgrundgerüst durch Mikroorganismen.

Stellung 1 + 2:	*Penicillium*-Arten
Stellung 6:	*Rhizopus arrhizus*
Stellung 7:	*Rhizopus*- und *Peziza*-Arten
Stellung 11:	*Streptomyces fradiae*, *Cunninghamella blakesleeana*, *Rhizopus*-Arten
Stellung 15:	*Lenzites*- und *Colletotrichum*-Arten.

these von Steroidhormonen verläuft mit schlechter Ausbeute, da bei fast jedem Schritt Isomeren auftreten, die zunächst getrennt werden müssen.

Eine Isolierung aus hormonhaltigen tierischen Organen ist unwirtschaftlich, weil deren Gehalt zu gering ist. Bei der derzeitigen industriellen Gewinnung von Steroidhormonen geht man überwiegend von Steroidsaponinen (z. B. Diosgenin aus *Dioscorea*-Arten), von Steroidalkaloiden (z. B. Solasodin aus *Solanum*-Arten) oder von Sterolen (z. B. Sitosterol) aus. Diese Rohstoffe werden zunächst chemisch in Grundkörper mit 21 C-Atomen übergeführt. Die weitere Umwandlung erfolgt durch stereo- und regioselektive Reaktionen (z. B. Hydroxylierung, Dehydrierung), die von Mikroorganismen durchgeführt werden. Für die Durchführung dieser Reaktionen werden die entsprechenden Mikroorganismen teilweise in einem Polymer fixiert (immobilisiert), oder es werden die jeweiligen Enzyme isoliert und fixiert. Diese Verfahren erlauben einen größeren Durchsatz von Substrat (umzusetzende Verbindung) über einen längeren Zeitraum.

Eine Auswahl von Hydroxylierungen am Steroidgerüst ist in Abb. 8.4 dargestellt.

c) Ephedrin: Das Alkaloid Ephedrin wird nicht durch Isolierung aus *Ephedra*-Arten, sondern fast ausschließlich synthetisch gewonnen, wobei ein Syntheseschritt enzymatisch erfolgt. Benzaldehyd, der einer gärenden Hefekultur zugesetzt wird, wird enzymatisch mit Acetaldehyd (aus der Glykolyse) zu Phenylacetylcarbinol umgesetzt. Die weiteren Reaktionsschritte zum Ephedrin, Umsetzung mit Methylamin und Reduktion, erfolgen rein chemisch (s. Abb. 8.5).

2. Gewinnung von Stoffen

a) Enzyme: Mikrobiologisch gewonnene Enzyme werden für zahlreiche technische Prozesse eingesetzt: z. B. Proteasen und Lipasen als Waschmittelzusätze, Pectinase zur Klärung von Fruchtsäften, Invertase zur Herstellung von Invertzucker für Süßwaren, zur Lebensmittelanalytik.

Pharmazeutisch dienen mikrobielle Enzyme u. a. zur Substitutionstherapie (Verdauungsenzyme), zur Beseitigung von Thromben (Streptokinase), zur Behandlung von Leukämie (Asparaginase), sowie zur Herstellung von biochemischen Reagenzien.

b) B-Vitamine: Wegen ihres Gehaltes an B-Vitaminen werden Hefen und Hefeextrakte seit langem therapeutisch, als Futtermittelzusätze oder als Nährlösungsbestandteile zur Fermentation von Mikroorganismen verwendet. Riboflavin (Vitamin B_2) wird teilweise, Vitamin B_{12} ausschließlich mikrobiologisch ge-

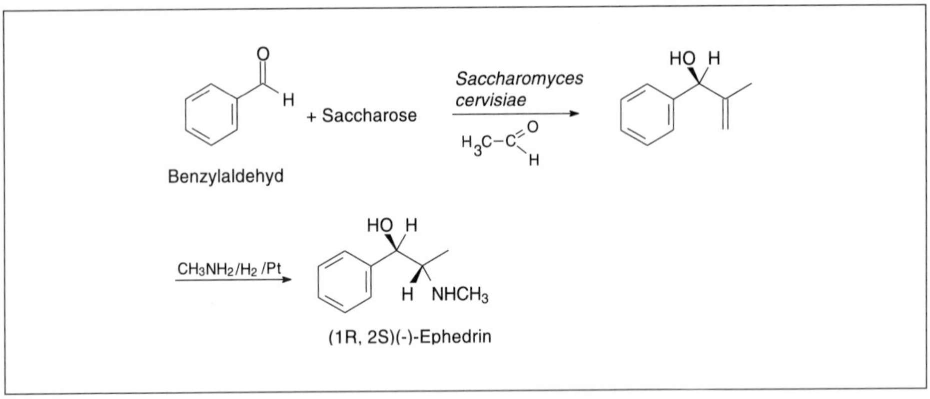

Abb. 8.5. Synthese von Ephedrin mit Hilfe von gärender Bäckerhefe.

wonnen. Zur Gewinnung von Riboflavin können Ascomyceten (z. B. *Ashbya gossypii),* aber auch Hefen *(Candida)* und Bakterien *(Clostridium)* herangezogen werden. Geeignete Organismen für die Herstellung von Vitamin B_{12} sind u. a. *Propionibacterium shermanii* und *Streptomyces griseus.* Den Nährlösungen für die Vitamin B_{12}-Produktion werden neben den üblichen Bestandteilen Kobaltsalze sowie 5,6-Dimethylbenzimidazol zugesetzt.

c) **Dextrane:** Eine Reihe von bakteriellen Exopolyssacchariden, z. B. Dextran, Xanthan, Pullulan, Curdlan, haben technologische Bedeutung erlangt. Aus pharmazeutischer Sicht verdienen die Dextrane, 1,6 Polyglucane besondere Beachtung. Dextrane mit einem mittleren Molekulargewicht von 60 000 (Dextran 60) und 40 000 (Dextran 40) werden als Blutersatzmittel verwendet. Chemisch veränderte Dextrane (Handelsname Sephadex®) werden zur präparativen und analytischen Trennung von Protein- und Enzymgemischen, in geringerem Maße auch zur Trennung von niedermolekularen Naturstoffen (Sephadex LH 20) verwendet.

Zur Gewinnung von Dextranen werden u. a. *Leuconostoc*-Arten (z. B. *L. mesenteroides* = Froschlaichbakterium) in Saccharose-haltigen Medien (10–20 %) kultiviert. Die Dextranbildung kann auch an isolierten, immobilisierten Enzymen erfolgen.

d) **Antibiotika** (bei Eubacterien, insbesondere Actinomycetales und bei Pilzen): Antibiotika werden heute in großen Tanks hergestellt. Als Substrate dienen oft zuckerhaltige Abfallprodukte (Melasse, Zellstoffablaugen, Maisquellwasser) mit verschiedenen organischen und anorganischen Zusätzen. Neben der Optimierung der Anzuchtbedingungen (Zusammensetzung des Nährbodens, Temperatur, pH, Durchlüftung) kommt es darauf an, möglichst leistungsfähige Stämme zu benutzen. Die entsprechenden Mikroorganismen werden dazu mit chemischen und physikalischen mutagenen Agenzien behandelt. Anschließend werden geeignete Hochleistungsstämme isoliert. Außerdem wird durch klassische genetische Methoden und neuerdings durch gentechnische Methoden versucht, die Produktausbeute bei optimalem Wachstum zu erhöhen. Bei

Penicillium chrysogenum ist es auf diese Weise gelungen, die ursprüngliche Ausbeute an Penicillinen, die im mg-Maßstab pro Liter lag, auf über 50 g/l zu steigern. Die Fermentation erfolgt bei Penicillinen in riesigen Fermentern (bis 200 000 l); die Fermentationszeit beträgt etwa 6 Tage.

e) **Milchsäure:** Als Milchsäurebakterien (Lactobacteriaceae) werden eine Reihe von grampositiven Bakterien zusammengefaßt, die in der Lage sind, Kohlenhydrate bis zur Stufe von Milchsäure abzubauen. Die gebildete Milchsäure führt zur Ansäuerung der entsprechenden Substrate, wodurch diese in gewissem Umfang vor einer weiteren mikrobiellen Zersetzung geschützt werden. Diese Tatsache macht man sich in der Herstellung von Futter- und Lebensmitteln zunutze: Silage, Sauerkraut, Milchprodukte (Sauerrahm, Buttermilch, Joghurt, Bioghurt, Kefir, Kumiss, Quark). In der anthroposophisch orientierten Medizin dienen Milchsäuregärungen entsprechender Pflanzenzubereitungen (Preßsäfte oder wäßrige Extrakte) der Haltbarmachung (Rh-Präparate).

f) **Essigsäure:** Essigsäurebakterien vermögen aus Zuckern oder Ethylalkohol durch unvollständige Oxidation Essigsäure zu bilden. Diese Fähigkeit hat man schon lange zur Herstellung von Speiseessig (Weinessig) genutzt. Zu den Essigsäurebakterien zählen die gramnegativen Bakterien *Acetobacter xylinum* und *Gluconobacter oxydans*.

8.3 Pharmazeutisch wichtige Taxa

Die Gliederung der Schizophyta wird ebenso wie die der Höheren Pflanzen von verschiedenen Bearbeitern unterschiedlich durchgeführt.

Dies zeigt sich u. a. dadurch, daß die Eubakterien teilweise als Abteilung, teilweise als Ordnung geführt werden. Auch auf der Ebene der Familien gibt es abweichende „Systeme".

Als wichtige Merkmalsgruppen werden das Färbeverhalten, die Form der Einzelzellen, die Koloniefrom und die Fähigkeit zur Verwertung bestimmter Substrate (z. B. Lactose) herangezogen. Wegen ihrer pharmazeutischen Bedeutung, sei es als Krankheitserreger oder als Produzenten wichtiger Stoffwechselprodukte (z. B. Antibiotika, Vitamine) sollen im folgenden einige Taxa näher behandelt werden.

8.3.1 Grampositive Eubacteria

Bacillaceae: Zu der Familie gehören sowohl aerob als auch anaerob lebende sporenbildende, grampositive Stäbchenbakterien. Pathologisch sind insbesondere folgende Arten von Bedeutung:
- *Bacillus anthracis,* aerob, unbegeißelt, als Erreger des Milzbrandes; die Infektion beim Menschen erfolgt häufig über die verletzte Haut durch kranke Tiere oder infektiöses Material. Das Toxin, das sich aus 3 Proteinen zusammensetzt, ist Plasmid-kodiert.
- *Clostridium tetani,* obligat anaerob, peritrich begeißelt, als Erreger des

Wundstarrkrampfes. *C. tetani* bildet trommelschlegelartige Sporen. Die Inkubationszeit beträgt 4–14 Tage.
- *Clostridium botulinum,* obligat anaerob, peritrich begeißelt, als Erreger des Botulismus.
- Weitere Clostridienarten, unter ihnen *Clostridium perfringens,* als Verursacher des sogenannten Gasbrandes, einer örtlichen ödematösen Gewebsnekrose.

Bei den krankmachenden Agentien der Clostridien handelt es sich um Exotoxine, worunter das Botulismustoxin bereits in einer Menge von 0,1 Mikrogramm bei peroraler Aufnahme tödlich für den Menschen wirkt. Die perorale Aufnahme von Tetanustoxin wird dagegen ohne Schaden vertragen.

Von einigen *Bacillus*-Arten werden therapeutisch eingesetzte Antibiotika gebildet.
- *Bacillus brevis:* Tyrothricin (Gemisch aus **Tyrocidin** u. **Gramicidin**)
- *Bacillus licheniformis:* **Bacitracin**
- *Bacillus polymyxa* und *B. aerosporus:* **Polymyxin.**

Trotz der Herkunft aus der gleichen Bakteriengattung und der Tatsache, daß es sich durchweg um Oligopeptide (10–15 Aminosäuren) handelt, haben die genannten Antibiotika zwei unterschiedliche Angriffspunkte. **Bacitracin** hemmt die Biosynthese der bakteriellen Zellwand dadurch, daß es die Regeneration von Undecaprenylphosphat verhindert und damit den Transport von Zellwandbausteinen durch die Cytoplasmamembran. Die übrigen **Oligopeptidantibiotika** lagern sich in die Cytoplasmamembran der Bakterien und führen dadurch zum Austritt lebensnotwendiger Stoffe aus der Bakterienzelle. Allerdings sind sie wenig spezifisch und schädigen auch Säugetierzellen.

Tyrothricin und Bacitracin werden wegen mangelnder oraler Resorption und großer parenteraler Toxizität nur lokal angewandt. Dagegen können wasserlösliche Polymyxin-Derivate auch parenteral angewandt werden.

Lactobacteriaceae: Es handelt sich um eine Gruppe morphologisch nicht einheitlicher Bakterien, die aufgrund ihrer Stoffwechselleistung, der Vergärung von Kohlenhydraten zu Milchsäure (s. S. 353), zusammengefaßt werden. Neben Kokken (z. B. *Streptococcus lactis*) finden sich auch kürzere und längere Stäbchen (z. B. *Lactobacillus*-Arten). Die Milchsäurebakterien sind durchweg grampositiv und unbegeißelt.

Corynebacteriaceae: Corynebakterien (coryne = Keule) sind grampositive, unbegeißelte, meist gebogene Stäbchenbakterien. Eine Reihe von ihnen ist menschen- oder tierpathogen. Unter den menschenpathogenen Vertretern ist *Corynebacterium diphtheriae,* der Erreger der Diphtherie, von besonderer Bedeutung. Diphtheriebakterien befallen vorwiegend die Schleimhäute des Rachens, der Nase und der Bindehaut, worauf sie sich jeweils vermehren und ein Exotoxin bilden. Das Diphtherietoxin wird von einem Bakteriophagen kodiert und nur von solchen Stämmen produziert, die durch temperente Phagen lysogen sind. Dieses Exotoxin ist nicht nur wegen seiner lokalen Wirkung gefürchtet (Gewebsveränderungen, die im Rachenraum zu Atembehinderungen und zum Erstickungstod führen können), sondern auch wegen der Verursachung von Organschäden. *Corynebacterium glutamicum* wird zur Herstellung von Glutaminsäure eingesetzt.

Mycobacteriaceae: Mycobakterien sind unbegeißelte Stäbchen, sie sind zwar grampositiv, lassen sich aber wegen einer lipidreichen Zellwand (Glykolipide und Wachse) nur sehr schwer anfärben. Sie sind obligat aerob, was ihre Bevorzugung für Lungengewebe erklärt, und haben im Gegensatz zu anderen Bakterien eine relativ lange Generationszeit (bei *M. tuberculosis* ~ 12 Stunden; bei *M. leprae* ~ 12 Tage). Die Zellwandlipide sind unter anderem für die hohe Resistenz der Bakterien gegen chemische und physikalische Agentien verantwortlich, außerdem bieten sie einen Schutz gegen den Abbau in Makrophagen. Die Bakterien können nicht nur in Makrophagen überleben, sondern sich sogar darin vermehren. Gefürchtete Krankheitserreger unter den Mycobakterien sind *Mycobacterium tuberculosis*, der Erreger der Tuberkulose, und *Mycobacterium leprae*, der Erreger der Lepra. Wegen der hohen Primärresistenz der Erreger und der raschen Entwicklung von resistenten Erregern wird heute häufig eine Kombinationstherapie von Chemotherapeutika (Isonikotinsäurehydrazid, Ethambutol) und Antibiotika (Rifampicin, Streptomycin) durchgeführt. Die Therapiedauer beträgt etwa 1 Jahr.

Streptomycetaceae: Die grampositiven Streptomycetaceae gehören zu den Actinomycetales, den Strahlenpilzen. Der Name „Strahlenpilze" ist irreführend, da die Organismen als Prokaryoten keine Verwandtschaft zu den eukaryotischen Pilzen zeigen. Lediglich die Wuchsform erinnert an Pilzhyphen. Der Durchmesser der Fäden ist jedoch mit 0,5–1 μm wesentlich geringer als bei den Pilzen (~ 5 μm). Auf Agarnährboden bilden die Actinomycetales ein Substrat- und ein Luftmycel. Von letzterem werden Sporen abgeschnürt. Die Art der Sporenbildung und die Kolonieform werden zur Unterscheidung herangezogen.

Der Bedeutung nach gehören die Actinomycetales zu den wichtigsten „Arzneipflanzen". Ihre Syntheseleistung ist beachtlich. So konnten u. a. in der Natur selten vorkommende Chlorverbindungen (Chlortetracyclin, Chloramphenicol), Nitroverbindungen (Chloramphenicol) und Diazoverbindungen (L-Azaserin, 6-Diazo-5-oxo-L-norleucin) gefunden werden (s. Abb. 8.6). Zu den von den Actinomycetales (überwiegend von der Gattung *Streptomyces*) produzierten Stoffen gehören eine große Anzahl therapeutisch verwendeter Antibiotika (s. Tab. 8.1). Einige dieser Stoffe wie z. B. Actinomycin D, Daunomycin, Bleomycine zeigen eine gute cytostatische Wirkung.

Streptococcaceae: Die grampositiven Streptokokken zeigen eine typische Kolonieform. Sie bilden keine Sporen und sind unbeweglich (s. Abb. 8.2). Eine ältere Klassifizierung machte sich die Fähigkeit vieler Streptokokken-Kulturen zunutze, in Kultur auf Blutagar die Erythrozyten zu hämolysieren. Danach unterscheidet man α-Hämolyse (Bildung von grünen Höfen), β-Hämolyse (Bildung klarer Höfe) und γ-Hämolyse (keine Hämolyse). Heute erfolgt eine zusätzliche Charakterisierung über die Oberflächenantigene (mit Großbuchstaben bezeichnet). *Streptococcus pyogenes*, mit dem Gruppenantigen A, verursacht eitrige Mandelentzündung, Scharlach und Erysipel. Aus einer nicht rechtzeitig behandelten Infektion kann sich die gefürchtete A-Streptokokken-Sepsis entwickeln mit z. T. tödlichem Ausgang. Als Spätfolgen einer überstandenen Infektion können mehrere Erkrankungen

Tab. 8.1. Auswahl an Antibiotika und antineoplastisch wirkenden Substanzen, die von Actinomycetales gebildet werden.

Substanz	Mikroorganismus
Amphotericin B	*Streptomyces nodosus*
Bleomycine	*Streptomyces verticillus*
Cephalosporin C	*Streptomyces spp.*
Chloramphenicol*	*Streptomyces venezuelae*
D-Cycloserin	*Streptomyces lavendulae* etc.
Dactinomycin	*Streptomyces antibioticus*
Daunorubicin	*Streptomyces peucetius, Streptomyces coeruleorubidus*
Erythromycin	*Streptomyces erythreus*
Gentamicine	*Micromonospora purpurea, M. echninospora, M. sagamiensis*
Kanamycine	*Streptomyces kanamyceticus*
Lincomycine	*Streptomyces lincolnensis*
Neomycine	*Streptomyces fradiae*
Nystatin	*Streptomyces noursei*
Oleandomycin	*Streptomyces antibioticus*
Puromycin	*Streptomyces albo-niger*
Rifamycine	*Nocardia mediterranea*
Sisomicin	*Micromonospora inyoensis*
Streptomycine	*Streptomyces griseus*
Tetracycline	*Streptomyces aureovaciens, S. rimosus*
Thienamycin	*Streptomyces cattleya*

* heute synthetisch hergestellt

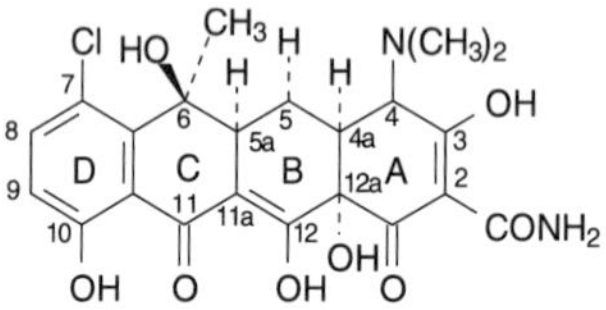

7-Chlortetracyclin

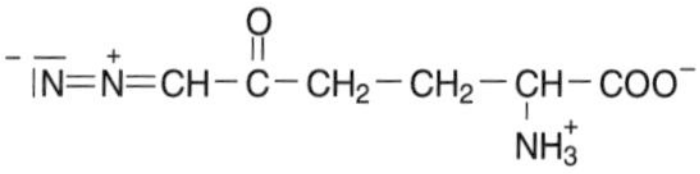

DON
6-Diazo-5-oxo-L-norleucin

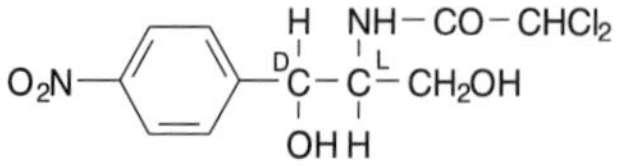

Chloramphenicol

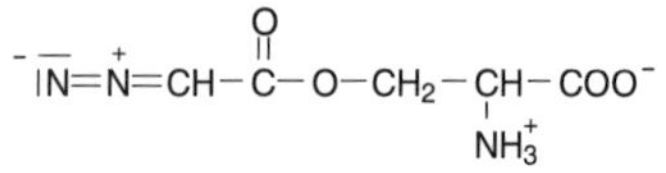

L-Azaserin

Abb. 8.6. Antibiotika der Actinomycetales mit für Naturstoffe seltenen Strukturelementen.

auftreten, u. a. akutes rheumatisches Fieber, akute Glomerulonephritis und Endokarditis. Streptokokken der mutans-Gruppe bilden Kapseln aus Dextranen. Dies ermöglicht ihnen, an Zahnoberflächen festzuhaften. Durch die Abgabe von sauren Stoffwechselprodukten, die die Zähne angreifen, sind sie Mitverursacher von Karies.

Mycoplasmen: Bakterienähnliche, zellwandlose Organismen, zu denen auch der Erreger der primär atypischen Pneumonie gehört, *Mycoplasma pneumoniae*. Aufgrund des Fehlens der Zellwand sind sie filtrierbar durch bakteriendichte Filter und resistent gegen Antibiotika, die an der Zellwand angreifen (z. B. Penicilline, Cephalosporine).

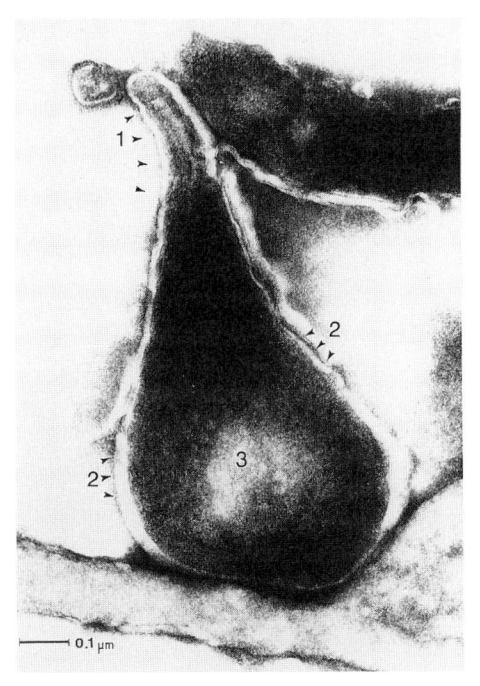

Abb. 8.7. Typische „Bocksbeutel"-Form des Bakteriums *Mycoplasma pneumoniae* (Transmissionselektronenmikroskopie). 1 Charakteristische Spitzenstruktur (Anheftungsorganell) mit inneren Proteinstrukturen (Zytoskelett); 2 Zellmembran; 3 Zelleib (Abb. freundlicher Weise zu Verfügung gestellt von Harkenthal, Reichling, Layh-Schmitt).

8.3.2 Gramnegative Eubacteria

Enterobacteriacea: Zu dieser Familie gehören eine Reihe gramnegativer, teils begeißelter, nicht sporenbildender Stäbchenbakterien, die vorwiegend den menschlichen und tierischen Darmtrakt (enteron) besiedeln. Sie kommen aber auch an anderen Standorten, wie z. B. im Boden, in Gewässern, auf Pflanzen und in Lebensmitteln vor. Sie verhalten sich fakultativ anaerob. Während manche Gattungen und Arten untoxisch sind und zur sogenannten Darmflora des Menschen zu rechnen sind, sind andere gefürchtete Krankheitserreger. Das bekannteste, jedoch nicht zahlenmäßig überwiegende Darmbakterium ist *Escherichia coli*. Das von diesem Bakterium synthetisierte Vitamin K_2 wird zur Vitaminversorgung des Menschen mit herangezogen, so daß es kaum zu K-Hypovitaminosen kommt. Außerhalb des Darmes, z. B. im Urogenitalsystem, kann *E. coli* zu Infektionen führen. Daneben können insbesondere bei Säuglingen durch bestimmte Coli-Typen auch schwere Darmerkrankungen auftreten.

E. coli läßt sich leicht nachweisen und dient als Indikator einer fäkalen Verunreinigung bei hygienischen Untersuchungen. *E. coli* ist der molekularbiologisch am besten untersuchte Mikroorganismus. Es überrascht daher nicht, daß *E. coli* häufig zur Produktion von Arzneistoffen mit gentechnologischen Methoden herangezogen wird.

Die peritrich begeißelten **Salmonellen** sind gefürchtete pathogene Bakterien, die beim Menschen typhöse Allgemeininfektion und gastroenterische Krankheitsbilder hervorrufen: *Salmonella typhi* Erreger des Typhus; *S. paratyphi* Erreger des Paratyphus; *S. typhimurium* allgemeine Nahrungsmittelvergiftungen (Bakterium wird beim **Ames-Test** eingesetzt). Die Infektionen erfolgen fast ausschließlich oral. Die Inkubationszeit beträgt für eine typhöse Salmonellose etwa 10 Tage, für eine Gastroenteritis etwa 2 bis 3 Tage. Zur Vorbeugung dienen hygienische Maßnahmen, wie die bakteriologische Untersuchung von Speisen und Getränken sowie die Überwachung des Personals in der Lebensmittelbranche. Durch die Behandlung mit Antibiotika (Chloramphenicol, Ampicillin) konnte die Mortalität bei typhösen Erkrankungen stark zurückgedrängt werden.

Neben Salmonellen treten eine Reihe weiterer pathogener Enterobacteriaceen auf, wie z. B.:
– **Shigellen**, als Erreger der bakteriellen Ruhr;
– **Klebsiellen**, als Erreger von Pneumonien, Nebenhöhlen- und Urogenitaleffekten;
– **Proteus** und **Enterobacter**, als Erreger von Harnwegsinfektionen.

Vibrionaceae (Spirillaceae): Zu dieser Familie zählt man gramnegative, durch Geißeln bewegliche aquatische Bakterien. Unter ihnen ist *Vibrio cholerae,* ein kommaförmig gekrümmtes Stäbchen mit endständiger Geißel, als Erreger der Cholera gefürchtet. Man unterscheidet zwei Biotypen „Cholerae" und „El Tor".

Die Infektion erfolgt peroral. Die Vibrionen vermehren sich im Dünndarm und scheiden ein Exotoxin aus. Dieses Toxin bewirkt eine starke Wasser- und Salzausscheidung, die zur Schwächung und – bei unbehandelten Fällen – häufig zum Tod des Patienten führt. Infektionen mit dem Biotyp „El Tor" verlaufen im allgemeinen leichter als die mit dem Biotyp „Cholerae".

Durch aktive Immunisierung mit abgetöteten Erregern kann ein zeitlich begrenzter Schutz erreicht werden. Die Therapie besteht in einer Wiederherstellung des Wasser- und Mineralhaushalts durch Infusion sowie in der Verabreichung von Antibiotika, vorwiegend Tetraclinen.

Pseudomonadaceae: Es handelt sich um polar begeißelte gramnegative, gerade oder schwach gekrümmte Stäbchen. Die Energiegewinnung erfolgt überwiegend durch aerobe Atmung, bei einigen Arten (z. B. *Acetobacter*) durch anaerobe Atmung (Denitrifikation, Nitrat-Atmung), jedoch nicht durch Gärung. *Pseudomonas aeruginosa,* die humanmedizinisch wichtigste Art, lebt vorwiegend im Wasser, kann aber gelegentlich den Menschen befallen und führt dann zu Eiterungen. Das Bakterium bildet Farbstoffe, die sowohl entsprechende Kulturen als auch Eiterungen blaugrün verfärben. Neben Wundinfektionen, z. B. nach Verbrennungen, werden häufig auch Harnwegsinfektionen durch den Erreger verursacht. Wichtigster Virulenzfaktor ist ein Exotoxin, das die Proteinsynthese der Wirtszelle hemmt. Wie bei anderen gramnegativen Bakterien kommen aber auch Endotoxine vor. *Pseudomonas aeruginosa* gehört wegen seiner primären und häufig erworbenen Resistenz zu den sogenannten Problemkeimen.

Rickettsiaceae: Es handelt sich um kleine (0,3–0,5 µm) gramnegative Parasiten, die sich nur intrazellulär vermehren. Sie befallen blutsaugende Insekten sowie warmblütige Tiere, auch Menschen. Am bekanntesten unter den menschenpathogenen Rickettsien ist der Erreger des Fleckfiebers, *Rickettsia prowazekii.*

Chlamydiaceae: Wie die vorgenannte Ordnung handelt es sich auch hierbei um obligate intrazelluläre Parasiten (etwa 0,2 bis 0,35 µm). Ihre Zellwand reagiert gramnegativ; zwar sind Lipopolysaccharide enthalten, es fehlt jedoch das typische Peptidoglycangerüst. Zu den von Chlamydien verursachten Krankheiten gehört die durch *Chlamydia psittaci* hervorgerufene und durch Vögel übertragene Papageienkrankheit.

Chlamydien werden neuerdings auch als Risikofaktor für Herzinfarkt diskutiert.

Spirochaetaceae: Es sind Prokaryoten von geringem Durchmesser (0,1–0,3 µm), aber beachtlicher Länge (bis 50 µm). Die Zellen sind wie die der Spirillen gewunden (Bewegung s. o. unter Begeißelung). Bekanntester Erreger ist *Treponema pallidum*, der Erreger der Syphilis.

Zu den Spirochäten gehören auch *Borrelia*-Arten, die von Zecken übertragen werden und das Krankheitsbild der Lyme-Borreliose verursachen. Nach anfänglichen Hautmanifestationen kann es nach Wochen bis Monaten zu neurologischen Erkrankungen (Hirnhautentzündungen) kommen.

8.3.3 Cyanobakterien („Blaualgen", „Cyanophyceae")

Die als Einzelzellen, Zellaggregate oder verzweigte und unverzweigte Zellfäden vorkommenden Cyanobakterien bevorzugen Wasser oder feuchte Oberflächen, kommen aber auch als Symbiosepartner (z. B. in Flechten, Wurzeln Höherer Pflanzen) vor. Ihre Zellwand ist häufig von einer polysaccharidhaltigen Kapsel umgeben. Die Cyanobakterien sind eindeutig Prokaryoten, d. h. sie haben keinen echten Zellkern, keine Plastiden, keine Mitochondrien, keine Dictyosomen und kein endoplasmatischen Reticulum. Die Ribosomen gehören dem 70S-Typus an. Die Zellwände ähneln zwar denen der gramnegativen Bakterien, da aber die Peptidoglykanschicht dicker ist, fällt die Gram-Färbung positiv aus.

Im Gegensatz zum Photosyntheseapparat anderer Bakterien besitzen sie Chlorophyll a und b und verwenden Wasser als Wasserstoffdonator. Die Photosynthesepigmente (Chlorophyll a und Carotinoide) sind an Thylakoide (Einstülpungen der Cytoplasmamembran) gebunden. Phycobiline (s. Algen) sind als Phycobilisomen den Thylakoiden aufgelagert. Bemerkenswert ist die Fähigkeit einiger Cyanobakterien, frei lebend oder als Symbionten Stickstoff zu fixieren.

Es wurden Versuche unternommen, Cyanobakterien, aber auch einzellige Eukaryotische Algen, als Eiweißlieferanten, z. B. als Tierfutter, zu züchten, jedoch führten diese Versuche zu keiner großtechnischen Anwendung. Eine Reihe von Cyanobakterien enthalten toxische Verbindungen, die gelegentlich zu Vergiftungen bei Tieren oder über Tiernahrung (Muscheln) auch zur Vergiftung beim Menschen führen können.

9
Mycophyta (Pilze) und Phycophyta (Algen)

9.1 Mycophyta (Pilze)

Wie bereits erwähnt (s. Kap. 7.2) werden die Pilze teilweise einem eigenen Organismenreich zugeordnet. Andererseits spricht ihre sessile Lebensweise und der Besitz einer Zellwand bei den meisten Pilzen für die Integration ins Pflanzenreich.

9.1.1 Allgemeine Charakterisierung

Bei den Pilzen kommen sowohl einzellige (z. B. Hefen) als auch vielzellige Organismen vor. Die vielzelligen Vegetationskörper bestehen meist aus verzweigten Fäden **(Hyphen)**. Unterbleibt die Querwandverbindung, wie bei den Phycomyceten, so liegen **unseptierte**, sonst zellulär gegliederte, **septierte Hyphen** vor. Bei septierten Hyphen bleibt eine zentrale Pore in der Querwand, durch die das Cytoplasma benachbarter Zellen in Verbindung steht. Die Hyphen sind miteinander verwoben und bilden ein Geflecht, das man als **Mycel** bezeichnet. Teilweise – insbesondere beim Übergang in die Reproduktionsphase – bilden sich gewebeartige Verbände, das **Plectenchym**. Diese Differenzierung erreicht jedoch nie die Organisationshöhe der in Wurzel, Sproß und Blatt gegliederten Sproßpflanzen (Kormophyten).

Die Zellwände der Höheren Pilze bestehen aus **Chitin**, einem Polymeren aus N-Acetylglucosamineinheiten (vgl. Kap. 1.3.2). Bei Niederen Pilzen finden wir auch Glykane (Mannane, Glukane) als Zellwandbestandteile. Bei den Schleimpilzen fehlen Zellwände.

Die Pilze sind durchweg C-heterotroph; Plastiden und Chlorophyll fehlen. Im Gegensatz zu Bakterien, die neutrales bis leicht alkalisches Milieu bewohnen, bevorzugen Pilze einen pH-Wert zwischen 3,5 und 6,5. Die Lebensweise kann **saprophytisch** (z. B. holzzerstörende Pilze), **parasitisch** (Mykosen bei Tieren und Pflanzen) als auch **symbiontisch** (Mykorrhizapilze, Wurzelsymbionten) sein; zwischen diesen drei Ernährungsweisen gibt es auch Übergänge. Auf geeigneten Nährböden lassen sich die meisten Mycelien züchten. Allerdings gelingt es (bisher) nur selten, auch die „Fruchtkörper"-Bildung zu induzieren. Auch der typische Sekundärstoffwechsel kann nicht immer in-vitro erreicht werden.

Die Pilze pflanzen sich sowohl ungeschlechtlich (asexuell) als auch geschlechtlich (sexuell) fort.

Ungeschlechtliche Vermehrung: Bei den Hefen (Saccharomycetaceae) erfolgt die ungeschlechtliche Vermehrung durch Sprossung oder Knospung. Die Mutterzelle wächst an einer Stelle aus, bildet eine Knospe, in die ein durch Mitose entstandener Kern einwandert. Die Knospe trennt sich nach Erreichen der Größe der Mutterzelle von dieser. Eine andere Form der asexuellen Vermehrung, die Bildung von **Konidiosporen,** ist weit verbreitet. Konidiosporen bilden sich an den Enden vegetativer Hyphenzellen durch Abschnüren einzelner Zellen. Teilweise entstehen auch Sporen im Innern spezialisierter Behältnisse, den Sporangien. Im Labor nimmt man zur Vermehrung der Pilze neben Sporen häufig Mycelstücke.

9.1.2 Systematische Einordnung

Ebenso wie die Systematik der Bakterien unterliegt die der Pilze je nach Bearbeiter starken Schwankungen. Aufgrund der zellulären Organisation und der geschlechtlichen Vermehrung kann man folgende Klasseneinteilung vornehmen:
1. Myxomycetes (Schleimpilze)
2. Chytridiomycetes (Niedere Pilze)
3. Zygomycetes (Jochpilze)
4. Ascomycetes (Schlauchpilze)
5. Basidiomycetes (Ständerpilze)
6. Deuteromycetes (= Fungi imperfecti)
Unter medizinischen Aspekten genügt auch eine einfache Einteilung in Dermatophyten, Hefen und Schimmelpilze.

1. Myxomycetes: Das vegetative Stadium besteht aus einem vielkernigen, zellulär nicht untergliederten Plasma **(Fusionsplasmodium).** Aus diesem Plasmodium entsteht ein „Fruchtkörper", in dem Reduktionsteilung stattfindet. Die haploiden Sporen keimen aus und entlassen begeißelte Schwärmer. Diese verlieren nach einiger Zeit ihre Geißeln und gehen in das Amöbenstadium über. Die amöboiden Zellen vereinigen sich über Plasmo- und Karyogamie (s. u.) und bilden nach entsprechenden mitotischen Teilungen wieder ein Vielkernstadium.

2. Chytridiomycetes: Zu den Niederen Pilzen werden eine Reihe von Pilzen gerechnet, deren Hyphen unseptiert und vielkernig sind.

3. Zygomycetes: Die Jochpilze werden teilweise noch bei den Niederen Pilzen eingeordnet. Sie zeigen eine besondere Form der geschlechtlichen Fortpflanzung, die am Beispiel von *Rhizopus nigricans* kurz dargestellt wird (s. Abb. 9.1).

Zunächst wachsen zwei unterschiedlich determinierte Hyphen aufeinander zu. An der Grenzlinie bilden sich besondere Seitenäste, die sich berühren, abplatten und anschwellen. Es bildet sich je ein vielkerniges Gametangium aus, das sich von der Traghyphe durch eine Querwand trennt. An der Kontaktstelle der Gametangien lösen sich dann die Zellwände auf, und es kommt zur Vermischung des Plasmas **(Plasmogamie)** der unterschiedlich determinierten Gametangien. Die neu entstandene Fusionszelle umgibt sich mit einer mehrschichtigen Wand und wird zum **Zygosporangium**. Während einer Ruheperiode lagert sich ein Teil der unterschiedlich determinierten Kerne paarweise aneinander. Bei einigen erfolgt Kernverschmelzung **(Karyogamie)**. Von diesen Zygotenkernen lösen sich im typischen Falle alle bis auf einen auf. Der verbliebene Kern teilt sich zunächst meiotisch und dann mehr-

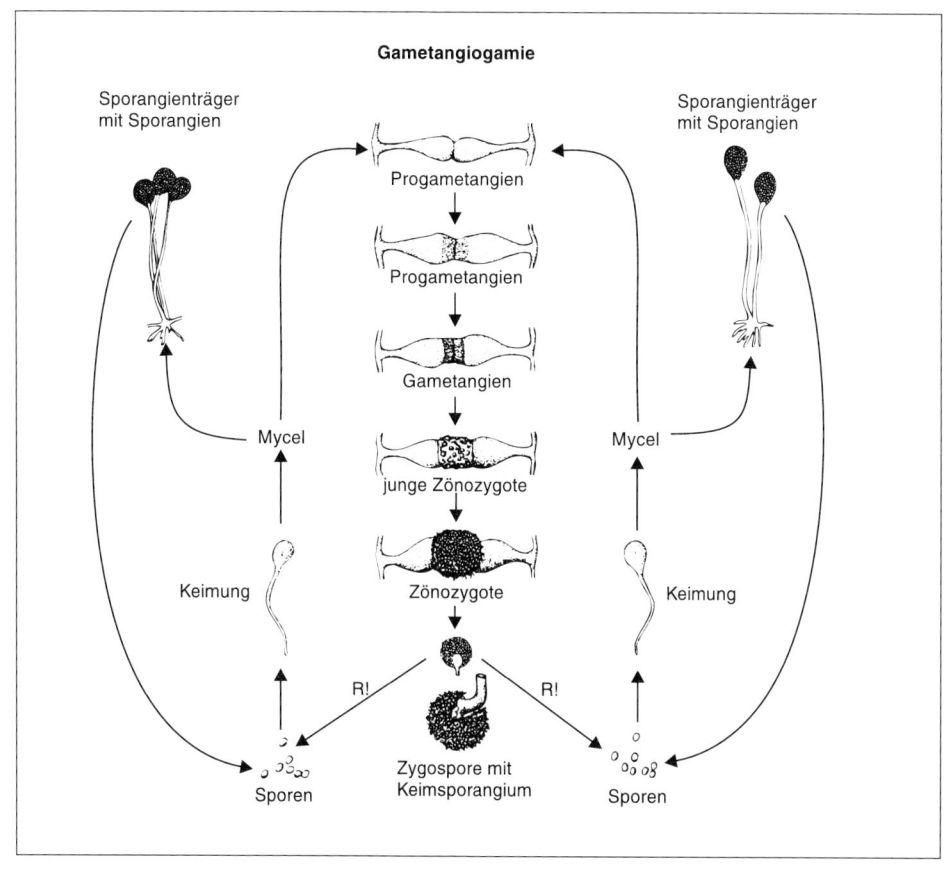

Abb. 9.1. Entwicklungszyklus von *Rhizopus nigricans* (nach Schlegel, Allgemeine Mikrobiologie, Georg Thieme Verlag, Stuttgart, 1991).

mals mitotisch. Da von den vier zunächst entstandenen Kernen drei zugrundegehen, stammen alle Kerne von einem ab und gehören demnach zum gleichen physiologischen Typ.

Neben der geschlechtlichen Vermehrung erfolgt auch eine ungeschlechtliche Vermehrung über die Bildung von Sporangien und Sporangiosporen. Dabei entstehen an senkrecht wachsenden Seitenästen endständig Köpfchen, die aus einer inhaltsarmen inneren und aus einer inhaltsreichen äußeren Zone bestehen. Letztere enthält zahlreiche Kerne, die sich mit wenig Plasma umgeben.

Da es sich um eine vegetative Vermehrung handelt, sind diese Sporen physiologisch gleich determiniert.

Zu den Zygomyceten gehören die **Mucorales**. Aufgrund der Form der Sporangien werden die Mucorales auch als Köpfchenschimmel bezeichnet. Vertreter dieser Ordnung, *Rhizopus*-Arten und *Cunninghamella blakesleeana*, werden zur stereospezifischen Hydroxylierung von Steroiden eingesetzt. Aus *Mucor rouxii* kann das Enzym Rennin gewonnen werden, das an Stelle von tierischem Labenzym bei der Käseherstellung verwendet wird.

4. Ascomycetes und **5. Basidiomycetes:**
Der sexuelle Vermehrungsvorgang gliedert sich bei den Ascomyceten und Basidiomyceten (s. u.) in drei Phasen:
1. die Vereinigung zweier Protoplasten **(Plasmogamie)**
2. die Verschmelzung der beiden haploiden Kerne **(Karyogamie)**
3. die Reduktionsteilung **(Meiose)**.

In Organisation und Dauer der einzelnen Phasen unterscheiden sich die Pilzklassen.

Wie bereits erwähnt, bilden sich beim Übergang in die reproduktive Phase teilweise gewebeartige Verbände **(Plectenchym)**, die sich insbesondere bei Basidiomyceten oft über das jeweilige Substrat erheben und sogenannte „Fruchtkörper" bilden, die wir als Speise- und Giftpilze kennen. Die Bildung von geschlechtlichen Sporen erfolgt bei diesen Pilzen in charakteristischen Gebilden, dem **Ascus** bzw. der **Basidie**. Beim **Ascus** handelt es sich um ein schlauchförmiges

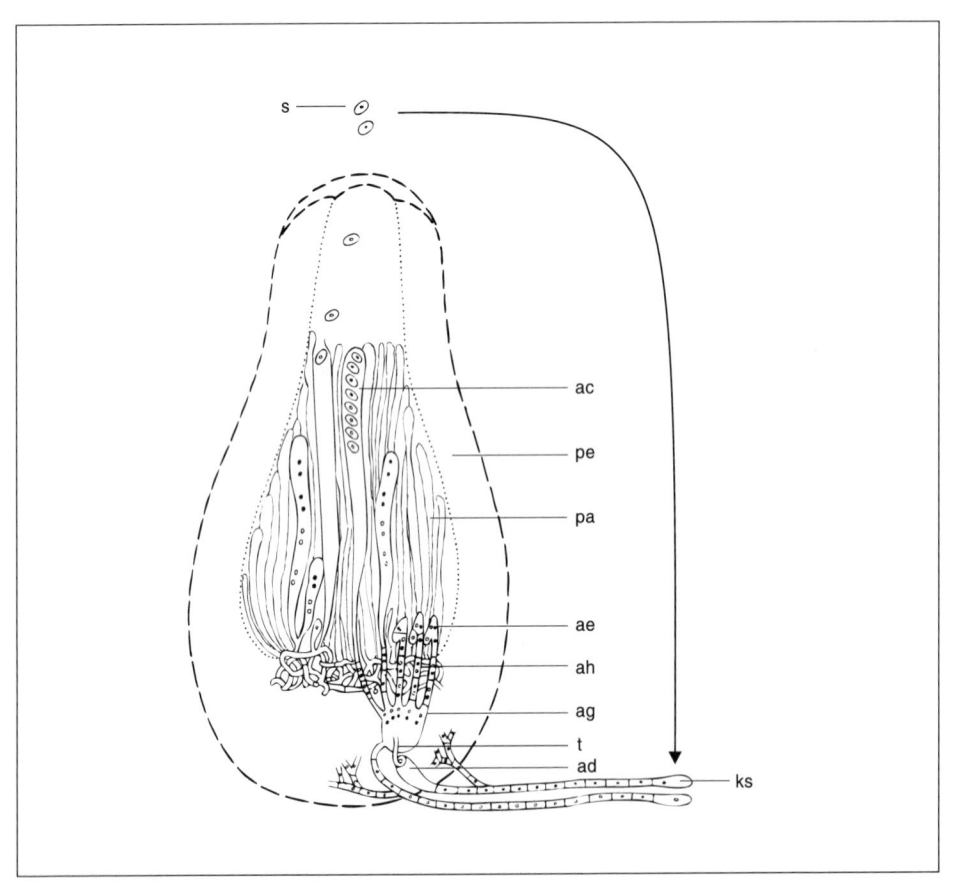

Abb. 9.2. Schematische Darstellung des Entwicklungszyklus eines Ascomyceten. Die Kerne der beiden Kreuzungspartner sind unterschiedlich markiert: o bzw. ●. ac = reifer Ascus, ad = Andrangium, ae = Ascusentwicklung, ag = Ascogon, ah = ascogene Hyphen, ks = gekeimte Spore, pa = Paraphysen, pe = Perithecium, s = Ascosporen, t = Trichogyne (nach Nultsch, Allgemeine Botanik, Georg Thieme Verlag, Stuttgart, 1996).

Sporangium, in dem endogen 8 haploide Sporen gebildet werden. Die **Basidie** ist eine endständige keulenförmige Pilzzelle, die 4 einkernige, haploide Sporen nach außen abschnürt.

Bei den **Ascomycetes** (= Schlauchpilze) keimen die haploiden Ascosporen zu Hyphen aus (s. Abb. 9.2). Der Übergang zur sexuellen Phase beginnt mit der Bildung eines vielkernigen (weiblichen) Gametangiums **(Ascogon)**. An einer genetisch anders determinierten Hyphe bildet sich ebenfalls ein (männliches) Gametangium **(Antheridium)**. Durch eine vom Ascogon gebildete Empfängnishyphe **(Trichogyne)** verschmilzt das Plasma der beiden Gametangien miteinander **(Plasmogamie)**.

Die Kerne wandern paarig (je ein ♂ und ein ♀) in die nun auswachsenden ascogenen Hyphen (sog. **Paarkernstadium** mit dikaryotischen Hyphen). Die beiden Kerne teilen sich jeweils synchron. Nach einer Hakenbildung, auf deren Mechanismus hier nicht näher eingegangen wird, verschmelzen die Zellkerne der terminalen Zellen **(Karyogamie)**. Der diploide Zygotenkern macht zwei Zellteilungen durch, von denen eine eine Reduktionsteilung ist. Die Kerne umgeben sich mit Plasma, einer Cytoplasmamembran und einer Zellwand und bilden somit von der Mutterzelle, dem Ascus, unabhängige, d. h. freie Tochterzellen. Diese Form der Zellteilung bezeichnet man als **freie Zellteilung**.

Die Asci werden in sog. Fruchtkörpern gebildet. Es werden nach der Form drei verschiedene Arten unterschieden:
- **Kleistothecien** (geschlossene Fruchtkörper)
- **Perithecien** (flaschenförmige Fruchtkörper)
- **Apothecien** (schalenförmige Fruchtkörper)

Als Beispiel für die vegetative und generative Vermehrung eines Ascomyceten sei der Entwicklungszyklus von *Claviceps purpurea*, dem **Mutterkornpilz**, aufgezeichnet: Zur Blütezeit des Roggens gelangen haploide Ascosporen auf die Narben der Roggenblüte oder anderer Grasblüten. Die Sporen wachsen aus, bilden Mycelien, die den Fruchtknoten durchwuchern. Das Mycel schnürt zahlreiche Konidiosporen ab und produziert gleichzeitig einen zuckerhaltigen Saft **(Honigtau)**, der Insekten anlockt. Diese übertragen die Konidien auf weitere Fruchtknoten und führen somit zu Sekundärinfektionen. Das Pilzgeflecht sklerotisiert durch das Verdicken der Zellwände und bildet schwarze kornähnliche Gebilde (**Sklerotien** – Mutterkörner). Diese Mutterkörner überwintern, bilden im Frühjahr gestielte Köpfchen aus, in denen über Plasmogamie, Karyogamie und Meiose Ascosporen in Perithecien entstehen.

Zu den Ascomyceten gehören neben den Clavicipitales mit *Claviceps purpurea* (Abb. 9.3) u. a. die Eurotiales mit den Gattungen *Aspergillus, Penicillium* und *Cephalosporium*. Da sich Vertreter der drei zuletzt genannten Gattungen überwiegend durch Konidiosporen vermehren, werden sie von manchen Bearbeitern auch unter den Deuteromyceten geführt. Das gleiche trifft zu für die Gattung *Candida*, die teils bei den Saccharomycetales, teils bei den Deuteromyceten geführt wird. Bei *Saccharomyces cerevisiae*, der Bäcker- oder Bierhefe, ist die bevorzugte Art der Vermehrung die Sprossung (s. 9.1.1), zu der sowohl haploide als auch diploide Zellen befähigt sind. Die diploide Zelle kann aber auch zum Ascus mit vier Ascosporen werden, aus denen dann haploide Sproßzellen entstehen. Zwei haploide Zellen können

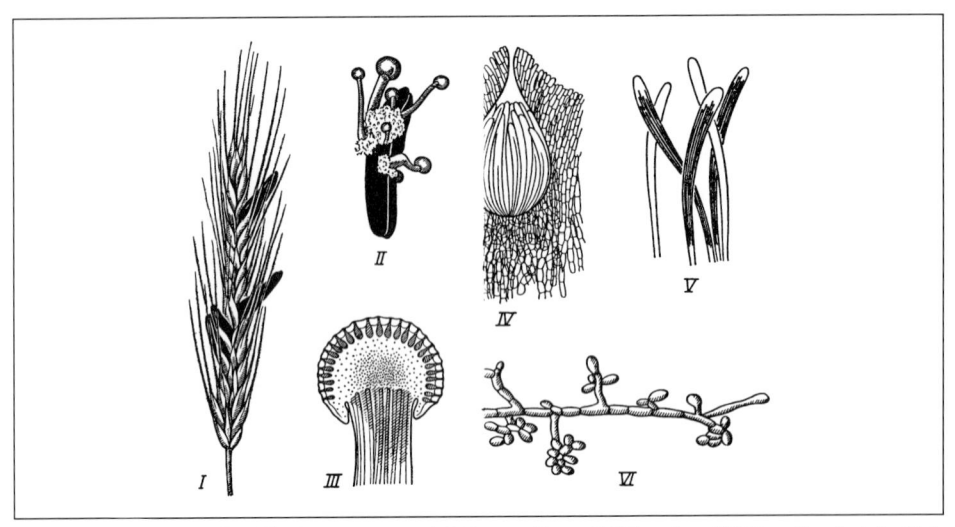

Abb. 9.3. Mutterkornpilz *(Claviceps purpurea)*. I Roggenähre mit Sklerotien. **II** Sklerotium bei der Keimung im Frühjahr. Es haben sich mehrere „Fruchtkörper" entwickelt. **III** Einzelner Fruchtkörper im Längsschnitt krugförmige Perithecien zeigend. **IV** Einzelnes Perithecium im Längsschnitt mit zahlreichen Asci im Inneren. **V** Mehrere Asci mit den fadenförmigen Ascosporen. **VI** Mycelabschnitt mit Konidien.

dann wieder zu einer diploiden Zelle (Zygote) verschmelzen.

Bei den **Basidiomycetes** (= Ständerpilze) wird das Paarkernstadium durch die Verschmelzung (Plasmogamie) zweier Zellen verschiedener Hyphen eingeleitet (s. Abb. 9.4). Die beiden Kerne teilen sich jeweils synchron. Vermittels einer Schnallenbildung erfolgt die Verteilung der Kerne auf die Tochterzellen. In einer endständigen Zelle **(Basidie)** erfolgt Karyogamie und anschließende Reduktionsteilung. Die Kerne wandern in vier Auswüchse der Basidie (Sterigmen) ein, aus denen durch Abschnüren von der Mutterzelle die Basidiosporen freigesetzt werden.

Zu den Basidiomyceten gehören u. a. die Agaricales mit den Gattungen *Psilocybe* und *Amanita*.

6. Deuteromycetes (= **Fungi imperfecti**): Pilze, deren sexuelle Fortpflanzungweise nicht bekannt ist, werden als imperfekte Pilze den perfekten Pilzen gegenübergestellt. Sie pflanzen sich bis auf wenige Ausnahmen durch Konidien fort. Der überwiegende Teil der Deuteromyceten gleicht im Bau der Hyphen, Septen, Septenporen und der chemischen Zusammensetzung den entsprechenden Merkmalen der Asco- und Basidiomyceten. Durch parasexuelle Vorgänge kann es trotz fehlender Hauptfruchtformen zu genetischer Rekombination kommen. Zu den Deuteromyceten gehören wichtige menschen- (s. Tab. 9.1) und pflanzenpathogene Pilze (z. B. *Fusarium*-Arten).

9.1.3 Pharmazeutisch wichtige Aspekte

9.1.3.1 Pathogenität

Von den mehr als 120 000 Pilzarten kommen etwa 100 als Krankheitserreger des Menschen vor. Viele dieser Pilze sind Opportunisten, d. h. sie werden erst dann

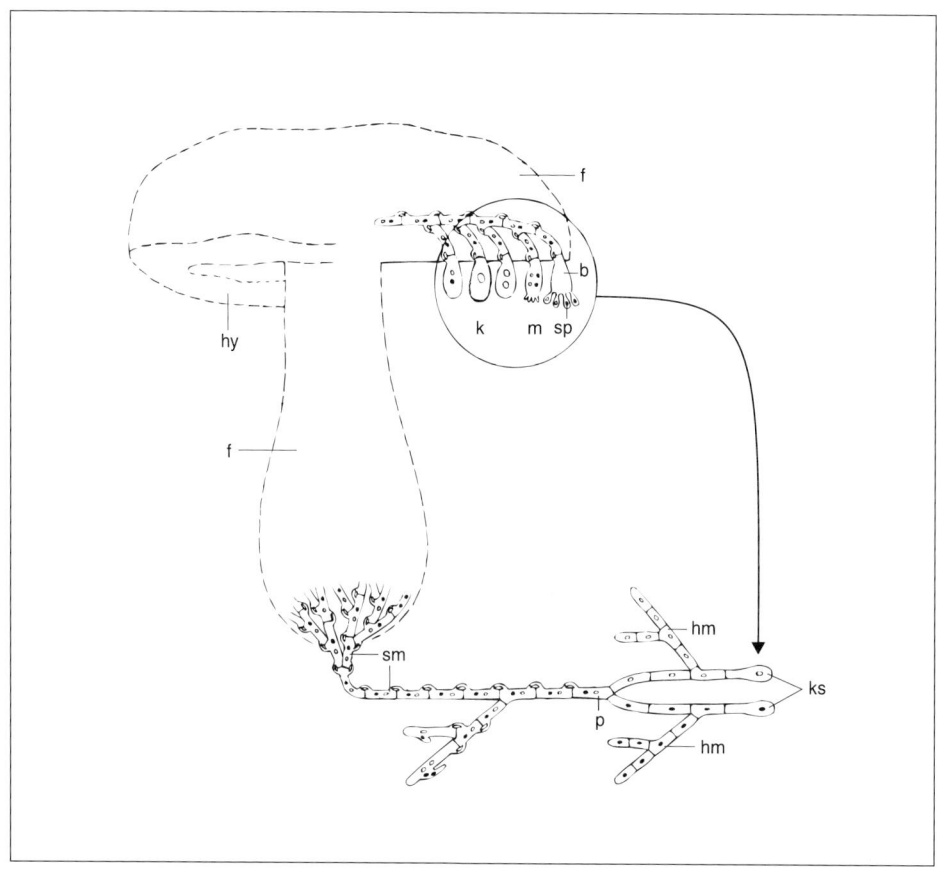

Abb. 9.4. Schematische Darstellung des Entwicklungszyklus eines Basidiomyceten. Die im Kreis befindlichen Fruktifikationsorgane sowie die Hyphen sind stärker vergrößert als der Fruchtkörper. Die Kerne der beiden Kreuzungspartner sind unterschiedlich markiert: o bzw. •. b = Basidienentwicklung, f = Fruchtkörper, hm = haploides Mycel, hy = Hymenium, k = Karyogamie, ks = keimende Basidiosporen, m = Meiosis, p = Plasmogamie, sm = dikaryotisches Schnallenmycel, sp = Basidiosporen (nach Nultsch, Allgemeine Botanik, Thieme Verlag, Stuttgart, 1996).

pathogen, wenn eine Abwehrschwäche des Wirtes vorliegt. Unter den wenigen obligaten Parasiten, die außerhalb des tierischen oder menschlichen Organismus nicht leben können, sind vor allem die Dermatophyten. Eine Übersicht über menschenpathogene Pilze und durch sie hervorgerufene Krankheiten ist in Tab. 9.1 wiedergegeben.

Eine Überempfindlichkeit gegen an sich ungiftige Pilzinhaltsstoffe kann darüber hinaus zu Allergien führen.

Die Fruchtkörper vieler Basidiomyceten und einiger Ascomyceten sind als Speisepilze beliebt. Durch mangelnde Kenntnis der Pilze kommt es jedes Jahr zu zahlreichen Vergiftungsfällen. Folgende Pilzinhaltsstoffe sind für diese Vergiftungen verantwortlich (s. Abb. 9.5):

Phalloidine und Amanitine, zyklische Oligopeptide von *Amanita phalloides*, dem Grünen Knollenblätterpilz.

Muscarin aus verschiedenen Pilzen, u.a. Pantherpilz, *Amanita pantherina*

Tab. 9.1. Übersicht über menschenpathogene Pilze und durch sie hervorgerufene Krankheiten (nach E. Wiesmann, Medizinische Mikrobiologie, 1986).

Allgemeine Bezeichnung	Ordnung bzw. Klasse	Gattung	Krankheit
Hefen	Saccharomycetales	*Candida*	Candidiasis (Candidamykose)
		Cryptococcus	Kryptokokkose
Schimmelpilze	Eurotiales	*Aspergillus*	Aspergillose
Köpfchenschimmel	Mucorales	*Mucor* *Absidia* *Rhizopus*	Mukormykose (Phykomykose)
Dermatophyten	Deuteromycetes	*Trichophyton* *Microsporon* *Epidermophyton*	Dermatomykosen
Dimorphe Pilze (bilden je nach Wachstumsbedingungen Hefeformen oder Myzelien)	Deuteromycetes	*Histoplasma* *Coccidioides* *Paracoccidioides* *Blastomyces*	Histoplasmose Kokzidioidomykose südamerikanische Blastomykose nordamerikanische Blastomykose

und Fliegenpilz *Amanita muscaria*. Muscarin ist ein Parasympathomimetikum, das lediglich zu pharmakologischen Zwecken, jedoch nicht arzneilich, verwendet wird.

Von höherer Toxizität als das **Muscarin** ist die ebenfalls im Fliegenpilz vorkommende **Ibotensäure** (eine Aminosäure mit Isoxazol-Ringsystem) und deren Decarboxylierungsprodukt, das Muscimol. Vergiftungserscheinungen sind Bewegungsstörungen, unkontrollierte Muskelzuckungen und Halluzinationen. Ebenfalls halluzinogen wirkt **Psi-**

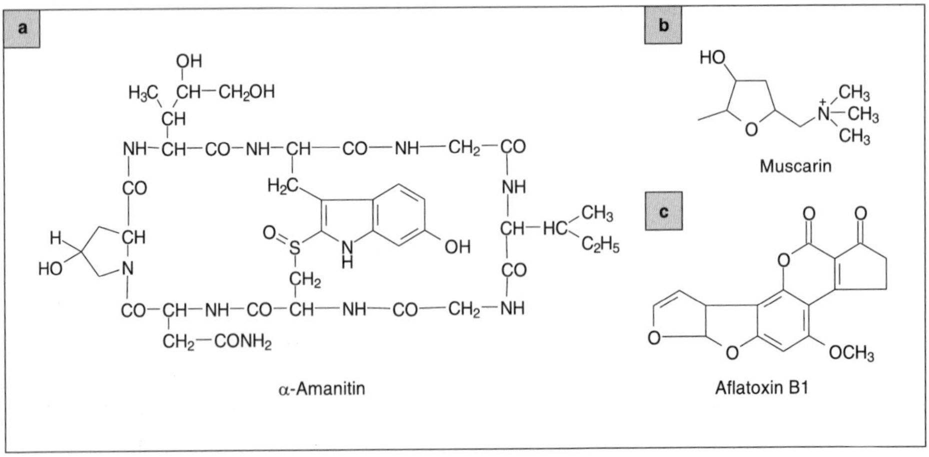

Abb. 9.5. Strukturformel einiger toxischer Inhaltsstoffe von Pilzen.
a) α-Amanitin; b) Muscarin; c) Aflatoxin.

locybin, ein Indolderivat, das in *Psilocybe mexicana*, und in *Inocybe*-Arten, Rißpilzen, vorkommt. Durch den Genuß pilzbefallener Lebensmittel mit *Aspergillus flavus* kommt es zu Vergiftungen (Leberschäden) bei Mensch und Tier. Die vom Pilz gebildeten **Aflatoxine** *(Aspergillus flavus-***Toxine***)* sind außerdem stark karzinogen.

Trichothecene sind Toxine, die von Fusarium- und einigen anderen Arten gebildet werden. Sie können mit infiziertem Getreide aufgenommen werden und rufen als Kontaktgifte zunächst Entzündungen der Mund-, Rachen- und Magenschleimhaut hervor, gefolgt von systemischen Krankheiten, die schließlich zum Tode führen.

Patulin wird von verschiedenen *Penicillium-, Aspergillus-* und *Paecilomyces-*Arten gebildet. Es kommt gelegentlich in verschimmelten Lebensmitteln oder daraus zubereiteten Produkten, z. B. Apfelsaft, vor. Patulin entfaltet seine Toxizität über eine Änderung der Zellatmung und -permeabilität.

9.1.3.2 Pharmazeutische Anwendungen

Einige der durch Pilze durchgeführten pharmazeutisch wichtigen Umwandlungen und Stoffproduktionen wurden schon erwähnt (s. 8.2.2). Im folgenden werden noch einige spezielle Produkte aufgeführt.

Antibiotika: *Penicillium notatum* und *P. chrysogenum* bilden **Penicilline**, Derivate der 6-Aminopenicillansäure (s. Abb. 9.6). *Cephalosporium*-Arten bilden **Cephalosporine**, Derivate der 7-Aminocephalosporansäure (s. Abb. 9.6).

Für die industrielle Penicillin-Gewinnung werden ausschließlich Hochleistungsstämme von *P. chrysogenum* verwendet. Die Fermentation wird zweiphasig durchgeführt. Zunächst erfolgt in einem Wachstumsmedium eine intensive Vermehrung des Pilzmycels, die Penicillinproduktion ist dabei gering. Im sogenannten Produktionsmedium liegen die Verhältnisse dagegen umgekehrt, das Wachstum stagniert, während eine sehr starke Penicillinproduktion stattfindet. Die natürlichen Penicilline sind an der Aminogruppe der 6-Aminopenicillansäure (s. Abb. 9.6) mit Phenylessigsäure (Penicillin G) oder Phenoxyessigsäure (Penicillin V) amidiert. Durch Änderung der Säurekomponente ändern sich die therapeutisch wichtigen Eigenschaften, wie z. B. Wirkungsbreite (grampositiv, gramnegativ), Säurestabilität (orale Wirksamkeit), Penicillinasestabilität und pharmakokinetische Eigenschaften. Zur Herstellung dieser Derivate wird aus den bei der Fermentation gewonne-

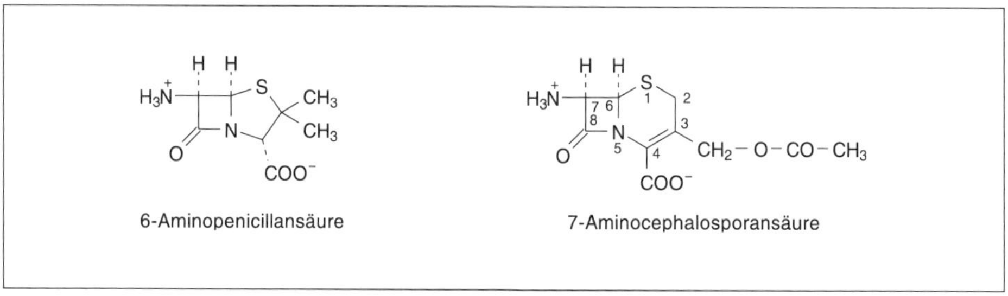

Abb. 9.6. 6-Aminopenicillansäure und 7-Aminocephalosporansäure.

nen Penicillinen mit bakterieller Penicillinamidase die 6-Aminopenicillansäure gewonnen, die dann mit entsprechenden Säureresten amidiert wird.

Die 7-Aminocephalosporansäure ist aus den natürlich vorkommenden Cephalosporinen (z. B. Cephalosporin C) durch chemische Spaltung der Amidbindung zugänglich. In Analogie zu den Penicillinen werden daraus partialsynthetisch entsprechende Derivate eingesetzt.

Griseofulvin aus *Penicillium griseofulvum* wird als oral wirksames Antimykotikum therapeutisch eingesetzt.

Alkaloide: Aus *Claviceps purpurea* werden die Mutterkornalkaloide gewonnen, Derivate der **Lysergsäure** (s. Abb. 9.7).

Ein halbsynthetisches Derivat der Lysergsäure, das Lysergsäurediäthylamid (LSD) wirkt stark halluzinogen (s. Abb. 9.7).

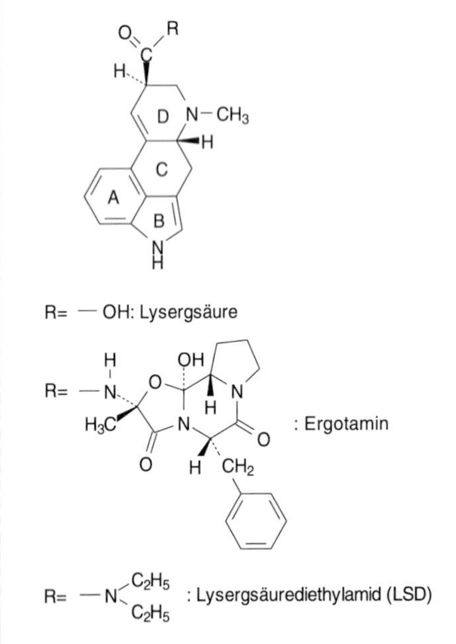

Die Kultur von *C. purpurea* erfolgt teils parasitisch nach künstlicher Infektion von Roggenähren mit Konidiosporen, teils saprophytisch in Fermentern. Durch halbsynthetische Abwandlungen im Lysergsäureteil (z. B. α-Bromierung, Hydrierung der Doppelbindung) oder/und im Amidteil (z. B. Aminobutanol anstelle von Aminopropanol im Ergometrin) kommt man nicht nur zu Wirkungssteigerungen, sondern zum Teil auch zu anderen Wirkungsqualitäten.

Alkoholische Gärung: Die alkoholische Gärung gehört mit der Milchsäuregärung zu den ältesten biotechnologischen Verfahren, denen sich der Mensch bedient. Die Hauptproduzenten von Alkohol sind Hefen, insbesondere Stämme von *Saccharomyces cerevisiae*, die unter anaeroben Bedingungen Zucker aus entsprechenden Substraten über den Fructosebisphosphat-Weg bilden (Kap. 3.2.6). Auch einige Bakterien sind in der Lage, Zucker zu Ethanol, teilweise über andere Abbauwege, zu bilden. Sie könnten bei der Gewinnung von technischem Alkohol in Zukunft eine Bedeutung erlangen.

Citronensäureerzeugung: Weltweit werden jährlich etwa 350 000 t Citronensäure durch Fermentation mittels *Aspergillus niger* gewonnen. Die verwendeten *A. niger*-Stämme sollen folgende Voraussetzungen erfüllen (n. Sprecher).
– Citronensäure zu akkumulieren und mindestens innerhalb der Produktionsphase nicht wieder abzubauen;
– relativ große Mengen von Citronensäure neben nur geringen Mengen anderer Produkte zu akkumulieren;
– kein teures Nährsubstrat benötigen;
– möglichst weder hinsichtlich ihres Wachstums noch ihrer Produktionsfähigkeit zu degenerieren;

Abb. 9.7. Strukturformel der Lysergsäure und zwei ihrer Derivate, Ergotamin und Lysergsäurediethylamid (LSD).

– im Interesse einer gleichmäßigen Beimpfung darüber hinaus noch gut zu sporulieren.

Für die Umweltverträglichkeit biotechnologischer Verfahren spricht, daß der Abfall der Citronensäureproduktion nach gewissen Reinigungsschritten als Viehfutter oder zur Gewinnung eines Pectinasepräparates verwendet werden kann oder die Entsorgung durch ein anaerobes Biogasverfahren erfolgt.

9.2 Eukaryotische Algen

9.2.1 Allgemeine Charakterisierung

Die Eukaryotischen Algen gehören ebenso wie die Pilze zu den Lagerpflanzen, **Thallophyten**. Es sind ein- bis mehrzellige Organismen, die zumeist autotroph sind und im Wasser leben. Die Organisation der mehrzelligen Formen reicht von einfachen Zellkolonien über verzweigte Zellfäden bis hin zu Algen, die eine Differenzierung in wurzel-, sproß- und blattähnliche Gebilde zeigen. Letztere werden in Anlehnung an echte Wurzeln, Sprosse und Blätter der Kormophyten als **Rhizoide**, **Phylloide** und **Cauloide** bezeichnet. Die höchst entwickelten Braunalgen (Phaeophyceae) weisen bereits eine Differenzierung zu Gewebethalli auf.

Die Photosynthese wird ermöglicht durch den Besitz von Chlorophyll a. Außer den Chlorophyta (Grünalgen) enthalten die Algen im Gegensatz zu den höheren Pflanzen kein Chlorophyll b, sondern Chlorophyll c oder d. Für die Färbung der Rhodophyta (Rotalgen) sind **Phycobiline** (offenkettige Tetrapyrrol-Systeme) und für die Färbung der Chrysophyceae (Kieselalgen) und Phaeophyceae (Braunalgen) das braune **Fucoxanthin** (ein Carotinoid) verantwortlich. Diese Farbstoffe sind neben Chlorophyll b, d und c als akzessorische Pigmente in der Lage, Licht zu absorbieren und die Energie auf Chlorophyll a zu übertragen. Damit können von den Algen auch Meerestiefen mit geringer Lichtintensität noch bewohnt werden.

Die Vermehrung kann sowohl ungeschlechtlich durch Teilung oder durch Sporen als auch geschlechtlich erfolgen. Bei der geschlechtlichen Vermehrung sind innerhalb der Abteilung der Phycophyta alle Formen des Kernphasenwechsels verwirklicht. Es gibt Algen, deren Vegetationskörper haploid ist; sie bilden begeißelte Gameten, die miteinander zu einer diploiden Zygote verschmelzen. Aus der Zygote entstehen durch Reduktionsteilung meist 4 haploide Sporen, die zu haploiden Algen heranwachsen. Bei anderen Algen haben wir einen ausgeprägten **Generationswechsel**, Bei dem sich eine diploide Phase (Sporophyt) und eine haploide Phase (Gametophyt) abwechseln. Die Zygote wächst hier zu einem diploiden Sporophyten aus; an letzterem werden haploide Sporen gebildet. Diese keimen zu haploiden Organismen aus, deren Gameten zur Zygote verschmelzen. Diploide und haploide Generation können gleich **(isomorpher Generationswechsel)** gestaltet sein. Schließlich existieren Algengruppen, bei denen die gametophytische Phase auf wenige Zellen reduziert ist.

Die Gameten werden in speziellen Zellen oder Zellgruppen, den **Gametangien**, gebildet.

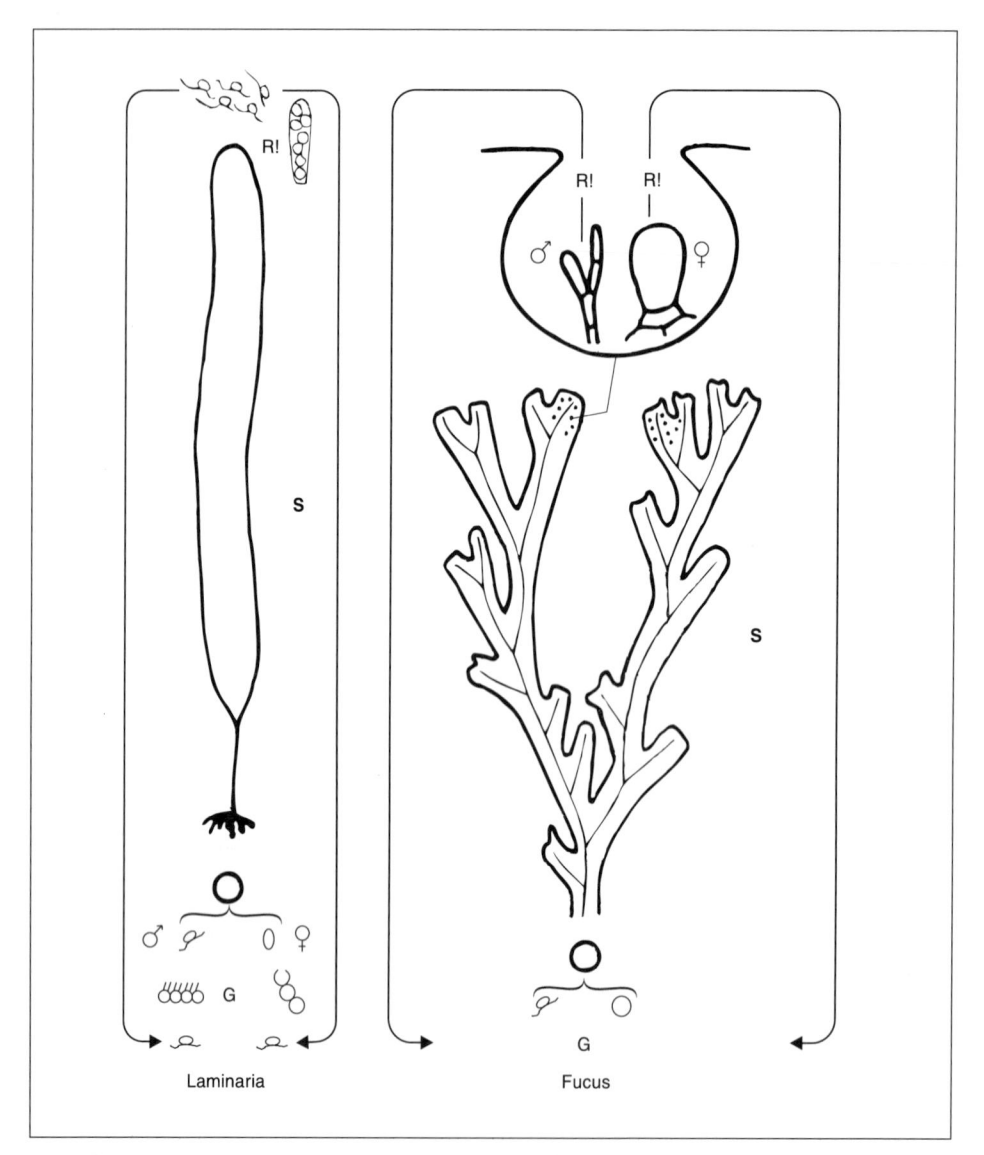

Abb. 9.8. Schematische Darstellung des Generations- und Kernphasenwechsels bei den Braunalgen *Laminaria* und *Fucus*. G = Gametophyt, S = Sporophyt; haploide Phase dünn umrandet; diploide Phase dick umrandet (nach Harder).

Nach der Gestalt der Gameten unterscheidet man:

a) **Isogamie** ♂ und ♀ Gameten gleichgestaltet
b) **Anisogamie** ♂ [Mikro-] Gameten begeißelt; ♀ [Makro-] Gameten unbegeißelt
c) **Oogamie** Der ♂ [Mikro-] Gamet [= Spermatozoide] bewegt sich aktiv zu dem unbeweglichen ♀ [Makro-] Gamet [= Eizelle].

Als Beispiel für die geschlechtliche Vermehrung werden zwei Algengattungen der Phaeophyceen (Braunalgen) herausgegriffen, die von pharmazeutischer Bedeutung sind (siehe Abb. 9.8).

Laminaria: Die diploiden Sporophyten der *Laminaria*-Arten erreichen bis mehrere Meter Länge und weisen, wie bereits erwähnt, eine Differenzierung in Gewebethalli auf. Am Phylloid entwickeln sich Sporangien, in denen sich unter Reduktionsteilung gleichgestaltete, haploide, zweigeißelige Zoosporen unterschiedlicher Geschlechtsbestimmung (50 % weiblich, 50 % männlich) bilden. Die männlichen Sporen wachsen zu einem zellenreichen, kleinzelligen, mikroskopisch kleinen Gametophyten, die weiblichen Sporen zu einem zellarmen, großzelligen, ebenfalls mikroskopisch kleinen Gametophyten heran. Der männliche Gametophyt bildet an den Zellfäden einzellige Sporenbehälter (Antheridien), aus denen jeweils ein zweigeißeliges Spermatozoid hervorgeht. Der weibliche Gametophyt trägt einzellige Oogonien, die jeweils eine unbewegliche Eizelle ausbilden. Nach der Befruchtung der Eizelle wächst die Zygote zu einem diploiden Sporophyten heran. Laminaria ist demnach dem **Diplohaplonten Typ** (s. Abb. 2.33) zuzurechnen, bei dem allerdings die diploide Phase (Sporophyt) wesentlich stärker ausgeprägt ist als die haploide (Gametophyt).

Fucus: Die Gattung *Fucus* gehört hinsichtlich ihres Kernphasenwechsels dem **Diplonten Typ** an (s. Abb. 9.8). Fertile Thallusenden des diploiden Sporophyten schwellen an und bilden Höhlungen (Konzeptakeln), auf deren Boden Geschlechtsorgane stehen, bei weiblichen Oogonien, bei männlichen Antheridien. In den Oogonien entstehen durch Meiose und anschließende Mitose 8 haploide Eizellen, in den Antheridien entstehen durch Meiose und 4 Mitosen 64 Spermatozoide. Spermatozoiden und Eizellen werden ins Meerwasser entlassen. Die Eizellen geben einen Gametenlockstoff, Fucoserraten (= Octa-1,3,5-trien) ab, durch den die Spermatozoiden angelockt werden. Die Zygote entwickelt sich wieder zum diploiden Sporophyten.

9.2.2 Pharmazeutisch wichtige Aspekte

Zellwand: Die Zellwände der Pflanzen bestehen aus Cellulose-Fasern, die durch Hemicellulosen und Pektine verkittet sind. Während bei Höheren Pflanzen der Celluloseanteil überwiegt, enthalten Algen meist einen hohen Anteil an kolloidalen Kittsubstanzen. Der Anteil dieser Kittsubstanzen beträgt bis zu 40 % des Trockengewichts der Algen. Sie bestehen chemisch aus Polysacchariden unterschiedlicher Zusammensetzung und werden wegen ihrer Quellfähigkeit vielfältig, vor allem in der Nahrungsmittel- und Pharmazeutischen Industrie, eingesetzt. Im Handel befinden sich folgende Produkte:

Carrageen: Die Hauptmenge wird aus der Rotalge *Chondrus crispus* (Irländisch Moos) gewonnen, in geringerem Maße aus verschiedenen *Gigartina*-Arten. Die Hauptkomponenten des Polysaccharidkomplexes bestehen aus 3,6-Anhydro-D-Galaktose und D-Galaktose-Sulfat. Gelegentlich wird Carrageen als Mucilaginosum (Kolloide, die die entzündete Schleimhaut mit einer Schutzschicht überziehen) eingesetzt.

Agar, Ph. Eur. (= Agar-Agar). Zur Gewinnung von Agar dienen eine Reihe von Rotalgen (*Gelidium*, Gelidiaceae, *Gracilaria*, Gracilariaceae, *Ahnfeltia*,

Phyllophoraceae und andere). Die Algen werden unter Druck mit Wasser extrahiert, anschließend geklärt, nach dem Erstarren eingefroren, zerkleinert und nach dem Wiederauftauen zentrifugiert. Der Aufbau ähnelt dem des Carrageen, allerdings mit einem geringeren Schwefelsäureanteil. Neben der technologischen Verwendung dient Agar zur Verfestigung von Nährböden für die Züchtung von Bakterien, Pilzen und pflanzlichen Zellen. Es wird zu 0,8–2 % den Nährlösungen zugesetzt und kann mit diesen autoklaviert werden. Bei etwa 45 °C werden die agarhaltigen Nährböden fest.

Alginsäure, Ph. Eur.: Zur Gewinnung werden u. a. Braunalgen der Gattung *Ascophyllum*, Fucaceae, *Macrocystis*, Lessoniaceae und *Laminaria*, Laminariaceae verwendet.

Alginsäure ist ein lineares Guluronomanuronan und besteht aus D-Mannuronsäure, die 1,4-β-glykosidisch verknüpft ist und α-L-Guluronsäure. Die Säuren liegen nicht frei, sondern meist als Ca^{2+}-Salze vor; sie werden durch alkalische Extraktion der Pflanzen gewonnen.

Kieselgur (Reagenz), DAB. Die zur Klasse der Chrysophyceae gehörenden Diatomeen haben in ihren Wänden Kieselsäure abgelagert. Die Kieselsäurehüllen bestehen aus zwei deckelartig übereinandergreifenden Schalen, die in sich fein strukturiert sind. Diese Strukturierung bedingt eine große Oberfläche, weshalb fossile Diatomeenablagerungen (Kieselgur) für technische Filtrationen und für chromatographische Zwecke geeignet sind.

9.2.3 Systematik und pharmazeutisch wichtige Taxa

Einige neuere Lehrbücher führen die Algen als einen Organisationstyp, innerhalb dessen die einzelnen Algengruppen als Abteilungen (z. B. 9 Abteilungen bei Frohne/Jensen, 1998) geführt werden. Wir werden der älteren Darstellung folgen, die die Gesamtheit der Algen als Abteilung und die einzelnen Gruppen als Klassen führen. Es werden im folgenden nur einige Klassen und Familien aufgeführt.

Chlorophyceae (Grünalgen): Bei den Grünalgen treten akzessorische Pigmente, Carotinoide, gegenüber Chlorophyll a und b zurück, so daß die grüne Farbe vorherrscht. Als Organisationsformen treten einzellige Algen (z. B. *Chlamydomonas*), Zellkolonien (z. B. *Volvox*) und Großalgen, die eine Differenzierung in Gewebethalli (z. B. *Ulva*) erkennen lassen, vor. Als Hauptreservepolysaccharid tritt Stärke auf.

Rhodophyceae (Rotalgen): Die rote Farbe wird verursacht durch den Besitz von **Phycobilinen**, die als akzessorische Pigmente in sogenannten Phycobilisomen liegen, die wiederum in den Thylakoiden der Chromatophoren (Algenchloroplasten) liegen. Die Rhodophyceen kommen überwiegend im Meerwasser vor; Einzeller sind selten. Als Hauptreservestoffe treten die als „Florideenstärke" bezeichneten 1,4-Polyglukane auf, sowie die als „Floridoside" bezeichneten Galactose-Glycerin-Verbindungen. Zu den Rhodophyceen gehören u.a. die Familien der Gelidiaceae und der Gigartinaceae. Rotalgen der Gattung *Gelidium* werden in Spanien, Nordafrika, Chile und Südafrika zur Erzeugung von **Agar-Agar** verwendet. Aus *Chondrus crispus* („Irländisches Moos") und verschiedenen *Gigartina*-Arten (beide zur Familie der Gigartinaceae gehörend) wird **Carrageen** gewonnen. *Chondrus crispus* kommt in großen Mengen vor der kanadischen Küste vor. Bei Ebbe kann die Alge mit Holzrechen vom Untergrund abgeharkt werden.

Phaeophyceae (Braunalgen): Die Chromatophoren sind braun, da Chlorophyll von dem braunen Pigment **Fucoxanthin** überdeckt wird. Als Reservepolysaccharide treten 1,3-Polyglucane mit 1,6-Verzweigungen (Laminarin) und Mannitol auf. Die feste Fraktion der Zellwand besteht aus Cellulosefibrillen und Alginat, die schleimige Fraktion aus Alginat und Fucoidan, einem Polymeren der Fucose. Die Form der Algen reicht von fadenförmigen kleinen Formen bis hin zu mehreren Meter langen Thalli. Die geschlechtliche Vermehrung der *Laminaria*-Arten (Laminariaceae) und der *Fucus*-Arten (Fucaceae) wurde oben beschrieben.

Laminaria-Arten kommen im Meerwasser gemäßigter Zonen vor und erreichen Längen von über 50 m. Einige dieser Großalgen dienen der Gewinnung von Alginsäure (s. oben).

Algen vermögen Schwermetalle und gewisse Ionen aus ihrer Umgebung anzureichern. In einigen Braunalgen finden wir **Jod** so stark angereichert, daß es früher daraus technisch gewonnen wurde. Heute dienen *Fucus vesiculosus* – Blasentang und *Ascophyllum nodosum* – Knotentang als Joddrogen mit einem Gesamtjodgehalt von 0,05 %.

10
Lichenophyta (Flechten), Bryophyta (Moose), Pteridophyta (Farne)

10.1 Lichenophyta (Flechten)

Obwohl die Flechten aus einer symbiontischen Lebensgemeinschaft von zwei Organismen, einer Alge und einem Pilz, bestehen, werden sie häufig als selbständige systematische Einheit (Abteilung) geführt. Dies hat daher eine Berechtigung, weil beide Partner zu einem Organismus mit festen morphologischen Merkmalen zusammenschließen. In der Regel umschließt das Pilzgeflecht die Algen und stellt die Verbindung zur Unterlage her. Die Verbreitung der Flechten erfolgt meist ungeschlechtlich durch von Pilzhyphen umschlossene Algenzellen (**Soredien**). Auch physiologisch sind Flechten mehr als die Summe ihrer Einzelteile. Flechten synthetisieren eine Reihe von speziellen Sekundärstoffen, die in anderen Organismen nicht vorkommen. Dabei herrschen solche Stoffe vor, die aus dem Polyketidstoffwechselweg gebildet werden; z. B. **Lecanorsäure, Usninsäure**. *Cetraria islandica*, das sogenannte Isländische Moos, wird arzneilich als Schleimdroge mit zusätzlich adstringierender Wirkung bei Atemwegserkrankungen verwendet.

10.2 Bryophyta (Moose)

Moose stellen den Übergang von **Thallophyten** zu den **Kormophyten** dar. Man teilt die Abteilung der Bryophyten heute in drei Klassen ein: **Anthoceratae** (= Hornmoose), **Hepaticae** (= Lebermoose), **Musci** (= Laubmoose). Die eigentliche Moospflanze ist im Gegensatz zu den Pteridophyten (Farnpflanzen) und den Spermatophyten (Samenpflanzen) haploid. Der Generationswechsel ist in Abb. 10.1 schematisch dargestellt.

Moose sind im Vergleich zu anderen Pflanzen bisher chemisch wenig untersucht. Untersuchungen der letzten zwanzig Jahre haben jedoch gezeigt, daß mit neuen, biologisch aktiven Substanzen auch bei den Moosen zu rechnen ist. So produzieren die Lebermoose eine Vielzahl von Mono-, Sesqui- und Diterpenen, die in der Pflanzenzelle in Art-typischen **Ölkörpern** lokalisiert sind. Weitere charakteristische Inhaltsstoffe für Lebermoose sind Bis- und Bisbibenzyle. Flavonoide kommen in zahlreichen Variationen vor; dagegen sind Alkaloide bei den Moosen selten.

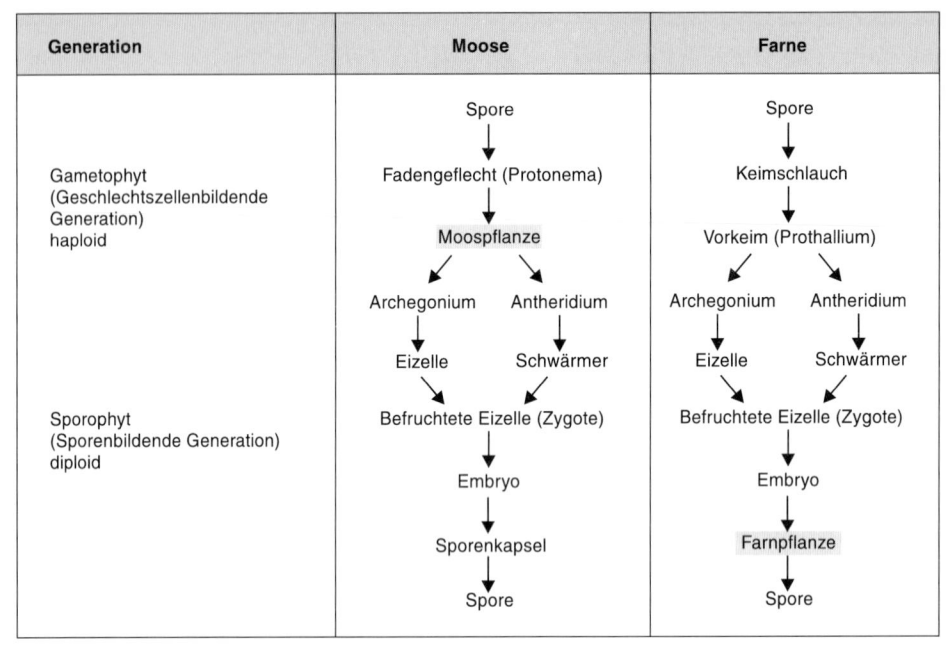

Generation	Moose	Farne
Gametophyt (Geschlechtszellenbildende Generation) haploid	Spore ↓ Fadengeflecht (Protonema) ↓ Moospflanze ↙ ↘ Archegonium Antheridium ↓ ↓ Eizelle Schwärmer ↘ ↙	Spore ↓ Keimschlauch ↓ Vorkeim (Prothallium) ↙ ↘ Archegonium Antheridium ↓ ↓ Eizelle Schwärmer ↘ ↙
Sporophyt (Sporenbildende Generation) diploid	Befruchtete Eizelle (Zygote) ↓ Embryo ↓ Sporenkapsel ↓ Spore	Befruchtete Eizelle (Zygote) ↓ Embryo ↓ Farnpflanze ↓ Spore

Abb. 10.1. Generationswechsel bei Moosen und Farnen.

10.3 Pteridophyta (Farnpflanzen)

10.3.1 Allgemeine Charakterisierung

Die **Pteridophyta** unterscheiden sich von den vorhergehenden Abteilungen dadurch, daß ihr Vegetationskörper in Wurzel, Sproßachse und Blatt gegliedert ist, weshalb man sie zusammen mit der Abteilung der Spermatophyta als Kormophyten (= Sproßpflanzen) den Thallophyten (= Lagerpflanzen) gegenüberstellt.

Generationswechsel: Bei der geschlechtlichen Vermehrung machen die Pteridophyta einen ausgeprägten Generationswechsel durch, der hier am Beispiel des Wurmfarns *(Dryopteris filix-mas)* kurz erklärt wird: An der Unterseite eines Farnwedels bilden sich in Sporangien (Sporenbehältern) haploide Sporen. Diese fallen aus, keimen und bilden herzförmige, flächige Gebilde von etwa 1 cm Durchmesser, die als **Prothallien** bezeichnet werden. Auf der Unterseite werden männliche **(Antheridien)** und weibliche **(Archegonien)** Gametenbehälter (Gameten = Geschlechtszellen) angelegt. Die Antheridien entlassen begeißelte Mikrosporen (Spermatozoide), die die Eizellen in den Archegonien befruchten. Aus der Zygote entwickelt sich die diploide Farnpflanze.

10.3.2 Systematik und pharmazeutische Bedeutung

Die rezenten (= noch lebenden) Farnpflanzen im weiteren Sinne können in 3 Klassen gegliedert werden:
1. **Lycopodiatae** (Bärlappgewächse)
2. **Equisetatae** (Schachtelhalmgewächse)
3. **Filicatae** (Farngewächse, im engeren Sinne).

1. Lycopodiatae: Es sind immergrüne Pflanzen mit nadel- oder schuppenförmigen, wenig differenzierten Laubblättern und gabelig (dichotom) verzweigten Sprossen und Wurzeln. Die Sporophylle werden meist an endständigen Sproßstücken gebildet. Bei den Lycopodiaceae kommen Alkaloide und Flavonoide vor, die jedoch ohne therapeutische Bedeutung sind.

2. Equisetatae: Sie werden deshalb als Schachtelhalme bezeichnet, weil die einzelnen Sproßglieder an den Knoten von Schuppenblättern umhüllt sind und so ineinander geschachtelt erscheinen. Die Zellwände der Epidermis sind stark verkieselt (SiO_2). Im Frühjahr bilden sich zunächst bei vielen Arten, u.a. dem einheimischen Ackerschachtelhalm (= *Equisetum arvense*) bleiche Sporophyllstände, die später absterben und auf die sterile Sprosse folgen. Auch bei den Equisetaceen kommen Alkaloide, daneben auch Saponine und Flavonoide vor.
Droge: Schachelhalmkraut – Equiseti herba.; DAB. St.: *Equisetum arvense* (Abb. 10.2). Die Droge wird zur Durchspülung bei bakteriellen und entzündlichen Erkrankungen der ableitenden Harnwege und bei Nierengrieß verwendet. Das Arzneibuch läßt auf Verfälschung mit *Equistum palustre* prüfen.

3. Filicatae: Die Blätter der Farne sind entweder ganzrandig (z.B. Hirschzunge), oder geteilt (z.B. Geweihfarn) oder gefiedert („Farnwedel", z.B. Wurmfarn); in Knospenlage sind sie eingerollt. Die einzelnen Farnarten tragen in der Mehrzahl Blätter, die sowohl assimilieren als auch Sporen tragen, z.B. *Dryopteris filix-mas* = Wurmfarn. In einigen Fällen treten getrennt fertile und sterile Blätter auf, z.B. *Blechnum spicant* = Rippenfarn.

Als Droge wurde früher *Dryopteris filix-mas*, Wurmfarn, verwendet. Ein Etherextrakt des Rhizoms dieser Pflanze (Ex-

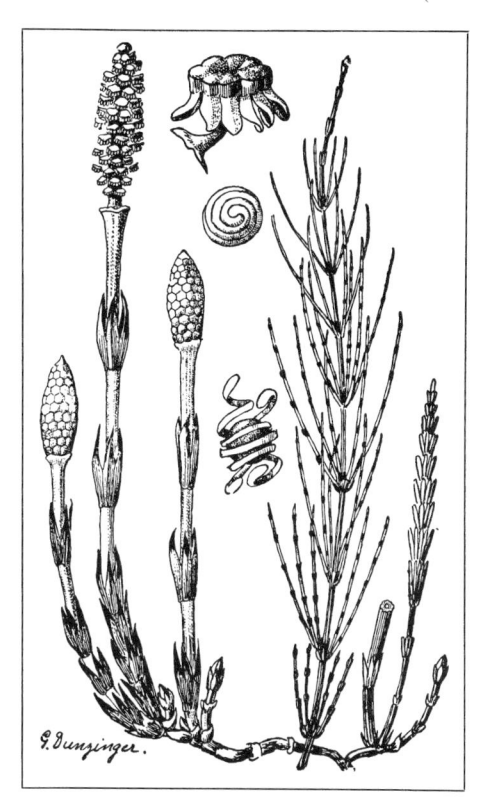

Abb. 10.2. Ackerschachtelhalm (*Equisetum arvense*). **Links: fertile Triebe mit „Blüten" (Sporophyllständen). Rechts: sterile Triebe. Oben Mitte: einzelnes Sporophyll; darunter: Sporen mit angelegten bzw. mit abgespreizten Spiralbändern.**

tractum Filicis) ist aufgrund des Gehaltes an Phloroglucinderivaten gegen Bandwürmer wirksam.

Obwohl ohne pharmazeutische Bedeutung, sei hier auf die zu der Klasse der Lycopodiatae, innerhalb der Pteridophyta, gehörenden **Selaginellales** („Moosfarne") hingewiesen, deren geschlechtliche Vermehrung uns das Verständnis der Vorgänge bei den Samenpflanzen erleichtert (s. Abb. 10.3). Man erkennt an den Sporangienträgern **(Sporophylle)** teils Sporangien mit 4 großen Sporen (**Megasporangien** mit **Megasporen**), teils Sporangien mit zahlreichen kleinen Sporen (**Mikrosporangien** mit **Mikrosporen**). Die Megasporen keimen aus zu einem **Megaprothallium**; die Mikrosporen bilden ein **Mikroprothallium**. Diese Prothallien sind gegenüber den Verhältnissen bei den Farnen stark reduziert; das Megaprothallium bleibt weitgehend von der Sporenhaut umschlossen; das Mikroprothallium entwickelt sich vollständig im Innern der Spore. Die Mikroprothallien entlassen begeißelte Spermatozoiden, die die Eizellen in den Makroprothallien befruchten. Aus der Zygote entsteht dann wieder ein **Sporophyt** mit Sporophyllen.

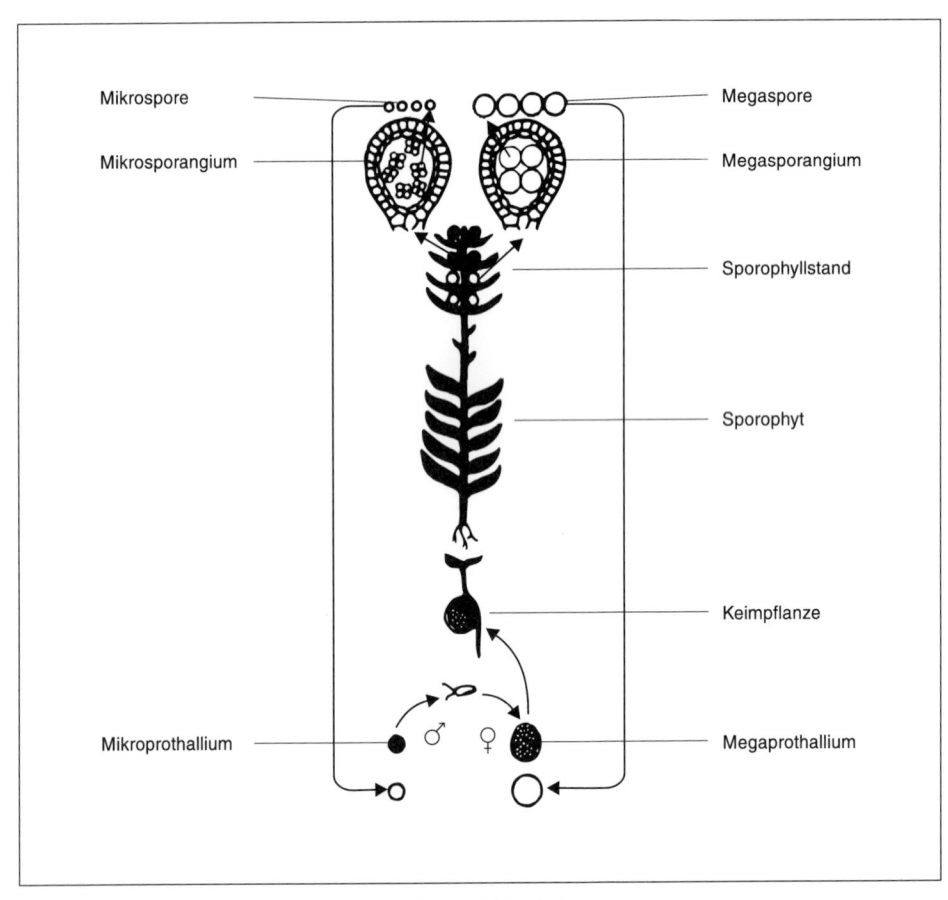

Abb. 10.3. Entwicklungsschema bei Selaginella (nach Harder).

11
Spermatophyta (Samenpflanzen)

Die Reduktion des Gametophyten bei der generativen Fortpflanzung, die bei den Pteridophyten im Vergleich zu den Bryophyten bereits erkennbar wird, ist bei den Spermatophyten weiter ausgeprägt. Die haploide Generation wird in den **Blüten** durchgemacht. Dabei kommt es zu den in Tab. 11.1 aufgeführten homologen Organen im Vergleich mit den Verhältnissen bei *Selaginella* (s. Abb. 10.3). Die typische Verbreitungseinheit der Spermatophyten ist der **Samen**. Er besteht aus der **Samenschale**, die aus einem oder zwei **Integumenten** hervorgeht, dem Nährgewebe (primäres Endosperm bei den Gymnospermen, sekundäres Endosperm bei den Angiospermen, in einigen Fällen, z. B. Piperaceae auch Perisperm) und dem ruhenden Embryo. Die Spermatophyten können in 4 Unterabteilungen gegliedert werden (in Klammern synonyme Bezeichnung).
1. **Cycadophytina**
2. **Coniferophytina**
3. **Gnetophytina**
   (1–3 = Gymnospermae, Nacktsamer)
4. **Magnoliophytina**
   (= Angiospermae, Bedecktsamer).

11.1 Cycadophytina, Coniferophytina und Gnetophytina

Diese Unterabteilungen waren früher zusammengefaßt als **Nacktsamer (Gymnospermae)**. Im Gegensatz zu den Bedecktsamern (**Angiospermae = Magnoliophytina**) sitzen die Samenanlagen frei am Rande der Fruchtblätter **(Megasporophylle)** und sind nicht von diesen umschlossen. Die Blüten der Gymnospermen sind eingeschlechtlich, die Pflanzen entweder ein- oder zweihäusig. Die Bestäubung erfolgt überwiegend durch den Wind.

Die Pflanzen, die zu den drei Unterabteilungen gehören, sind durchwegs Holzgewächse mit sekundärem Dickenwachstum. Im Gegensatz zu den meisten Magnoliophytina bestehen die Leitelemente des Xylems ausschließlich aus

Tab. 11.1. Analoge Bildungen bei Pteridophyten (*Selaginella*, Abb. 10.3) und bei Spermatophyten.

Pteridophyten	Spermatophyten
Megasporophyll	Fruchtblatt
Mikrosphorophyll	Staubblatt
Megasporangium	Nucellus
Mikrosporangium	Pollensack
Megaspore	einkerniger Embryosack
Mikrospore	einkerniges Pollenkorn
Megaprothallium	primäres Endosperm der Gymnospermen
Mikroprothallium	mehrkerniges Pollenkorn bzw. Pollenschlauch

Tracheiden (Ausnahme: Gnetophytina mit Ephedraceae). Das Lignin der Gymnospermen entsteht durch Polymerisation aus Coniferylalkoholeinheiten.

Ginkgoatae
Diese Klasse der Coniferophytina war im Erdmittelalter stark verbreitet. Heute lebt nur noch eine Art, *Ginkgo biloba*, die in Südostasien beheimatet ist, aber auch bei uns als Zierbaum angepflanzt wird. Ginkgo-Blätter werden zu Arzneispezialitäten verarbeitet, die u. a. bei Durchblutungsstörungen angewandt werden. Neben speziellen Flavonoiden wurden Diterpene **(Ginkgolide)** und das Sesquiterpen **(Bilobalid)** isoliert, die an der Wirkung beteiligt sein sollen.

Pinaceae
Die Blüten sind eingeschlechtlich; die männlichen oder weiblichen Blüten sitzen an einer Achse in spiraliger Anordnung (Coniferen = Zapfenträger). An den weiblichen Blüten stehen zweierlei schuppenförmige Gebilde, die Deckschuppen und in deren Achsel die Samenschuppe, die an ihrer Basis 2 Samenanlagen tragen. Die Samenschuppen bilden später die verholzten Schuppen der Zapfen.

Die Nadelblätter stehen spiralig entweder an Langtrieben (z. B. *Picea* = Fichte, *Abies* = Tanne) oder zu 2–5 an Kurztrieben *(Pinus* = Kiefer).

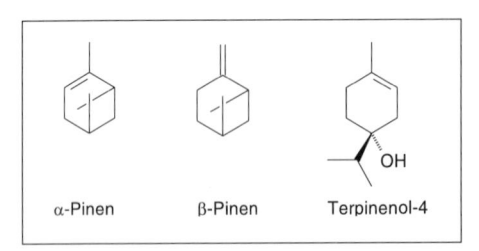

α-Pinen   β-Pinen   Terpinenol-4

Abb. 11.1. Monoterpene im ätherischen Öl der Pinaceae und Cupressaceae.

Die Pinaceae enthalten Balsame und ätherische Öle in schizogenen Exkretgängen (Abb. 11.1). Von verschiedenen *Pinus*-Arten werden die Balsame (Terpentin) durch Anritzen der Bäume gewonnen. Das Terpentin wird durch Wasserdampfdestillation in zwei Fraktionen getrennt:
Terpentinöl (äther. Öl) (20–25 %),
Colophonium (Harz).

Hauptbestandteil des Terpentinöls sind die Monoterpenkohlenwasserstoffe α- und β-Pinen.

Aus den Nadeln von *Pinus sylvestris* wird Kiefernnadelöl (Pini aetheroleum, DAB) gewonnen. Die Nadeln von *Pinus mugo* liefern das Latschenkiefernöl. Fichtennadelöl (Piceae aetheroleum, DAB) wird durch Wasserdampfdestillation aus den Nadeln, Zweigspitzen oder Ästen von *Picea abies* und *Abies sibirica* oder anderen Arten der Gattungen *Abies* und *Picea* gewonnen.

Cupressaceae
Die Blätter sind schuppenförmig (z. B. *Thuja* = Lebensbaum) oder nadelig (z. B. *Juniperus* = Wacholder) und stehen gegenständig oder in 3zähligen Wirteln. Die Früchte sind entweder holzige Samenzapfen (*Thuja, Cupressus* – Zypressen) oder fleischige sogenannte Beerenzapfen, wie bei der Droge Juniperi fructus (Wacholderbeeren) von *Juniperus communis* (s. Abb. 11.2). Das „Fruchtfleisch" der Wacholderbeeren wird von den 3 obersten Schuppenblättern gebildet und entspricht somit nicht dem Fruchtfleisch der Beerenfrüchte der Angiospermen (z. B. Heidelbeere, Tollkirsche, Tomate), das aus den Fruchtblättern entsteht. Wacholderbeeren enthalten ätherisches Öl, dessen Bestandteil, Terpinenol-4, für die diuretische Wirkung der Droge verantwortlich sein soll.

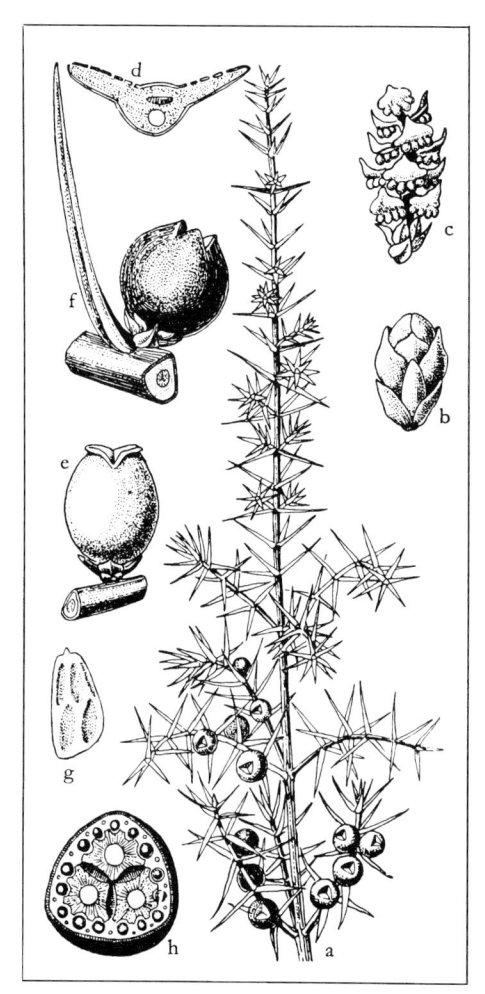

Abb. 11.2. Wacholder (*Juniperus communis*). a) Zweig eines weiblichen Strauches. **b)** Junger weiblicher und **c)** männlicher Zapfen. **d)** Nadel im Querschnitt. **e)** Unreifer und **f)** reifer „Beerenzapfen". **g)** Samen. **h)** Querschnitt durch den reifen weiblichen Zapfen.

Droge: Wacholderbeeren – Juniperi fructus; DAB. St.: *Juniperus communis*. Verf.: Beerenzapfen anderer *Juniperus*-Arten.

Taxaceae
Die Taxaceen bilden im Gegensatz zu den übrigen Nadelhölzern keine Zapfen. Die Pflanzen sind zweihäusig. Die weiblichen Blüten stehen einzeln; der sich aus ihnen entwickelnde grüne Samen wird von einem roten Samenmantel (Arillus) umgeben. Alle Teile der Taxus-Arten – mit Ausnahme des Arillus – sind aufgrund des Gehaltes an Diterpenalkaloiden toxisch. **Taxol** aus den Rinden der amerikanischen Eibe *Taxus brevifolia* und Taxolderivate, die halbsynthetisch hergestellt werden, werden in der Krebstherapie (s. Tubulin) eingesetzt. Bei uns ist *T. baccata* heimisch.

Ephedraceae
Die Ephedraceen zeigen neben typischen Gymnospermenmerkmalen (Samenanlagen nicht von den Fruchtblättern umschlossen), schon Merkmale der Magnoliophytina. Sie besitzen neben Tracheiden auch Tracheen im sekundären Xylem. In verwandten Familien treten auch schon netznervige gestielte Blätter auf (z. B. *Gnetum*).

Die *Ephedra*-Arten bilden rutenförmige Sträucher mit stark reduzierten Blättern. In Ephedrae herba von verschiedenen *Ephedra*-Arten ist **L-Ephedrin** als Hauptalkaloid enthalten, das heute jedoch ausschließlich partialsynthetisch gewonnen wird.

11.2 Magnoliophytina

11.2.1 Magnoliatae (früher Dicotyledonae = Zweikeimblättrige Pflanzen)

Auf die wesentlichen Unterschiede zu den Coniferophytina, den Cycadophytina und Gnetophytina wurde bereits hingewiesen. Die Samenanlagen werden von den Fruchtblättern umschlossen, die einen Fruchtknoten bilden. Zur Aufnahme des Pollens dient eine Narbe. Die Blüten sind häufig zwittrig, das Xylem enthält meist Tracheen neben wenigen Tracheiden. Als monomerer Baustein des Lignins überwiegt Sinapylalkohol.

Innerhalb der Magnoliophytina unterscheidet man zwei Unterklassen, die sich in mehreren Merkmalen unterscheiden und in Tab. 11.2 aufgeführt werden.

Die weitere Unterteilung in Unterklassen, Ordnungen und Familien kann der Übersicht in Kap. 7.2 entnommen werden. Es werden im folgenden nur die einzelnen Familien mit den entsprechenden Arzneipflanzen aufgeführt.

Piperaceae (Pfeffergewächse)
Allgemeines: Tropische Kräuter und Sträucher. Die Arten der Gattung *Piper* sind Kletterpflanzen, die in Kultur an Stangen oder an Bäumen gezogen werden.

Blüten ohne Blütenhülle (apochlamydeisch); Blüten zu Blütenständen vereinigt: Ähren, Kolben oder Trauben, zum Teil bei schlecht sortiertem Pfeffer als Pfefferspindel zu finden. Früchte sind einsamige Schließfrüchte mit fleischigem Exokarp und holzigem Endokarp (Steinfrüchte). Im Perikarp befindet sich ätherisches Öl, lokalisiert in Ölzellen. Die Samenanlagen sind atrop; als Nährgewebe enthalten die Samen neben wenig Endosperm sehr viel Perisperm.

Drogen: Schwarzer Pfeffer – Piperis nigri fructus und weißer Pfeffer – Piperis albi fructus, St. *Piper nigrum.*

Schwarzer Pfeffer ist unreif geernteter Pfeffer; weißer Pfeffer ist reifer Pfeffer, dessen äußere harzreiche Teile des Perikarps entlang einer Leitbündelschicht geschält werden; als Gewürz kommt ferner noch unreifer grüner Pfeffer in den Handel.

Kubebenpfeffer – Cubebae fructus, St. *Piper cubeba.*

Die Blätter der Betelpflanze *(Piper betle)* werden in Teilen Afrikas und Asi-

Tab. 11.2. Unterscheidungsmerkmale zwischen Magnoliatae und Liliatae (Abweichungen kommen zum Teil vor).

	Magnoliatae	Liliatae
Zahl der Keimblätter	zwei (Dicotyledonae = Zweikeimblättrige Pflanzen)	eins (Monocotyledonae = Einkeimblättrige Pflanzen)
Bau und Anordnung der Leitbündel im Sproß	im Querschnitt ringförmig angeordnet, offen kollateral	über den Querschnitt zerstreut, geschlossen kollateral
Leitbündel in der Wurzel	radiär mit wenigen Strahlen (oligarch)	radiär vielstrahlig (polyarch)
sek. Dickenwachstum	vorhanden	fehlt
Blattnervatur	Netznervatur	Parallelnervatur
Bewurzelungstyp	Hauptwurzel bleibt erhalten (Allorrhizie)	Hauptwurzel geht meist zugrunde, sproßbürtige Seitenwurzel (sek. Homorrhizie)
Blüten	meist fünfzählig (pentamer)	meist dreizählig (trimer)

ens zusammen mit Kalk, Arecanüssen und Gambirextrakt als Genußmittel verwendet.

Aus den gekauten Wurzeln von *Piper methysticum* und Kokosmilch stellen die Eingeborenen der Südseeinseln ein berauschendes Getränk, Kawa, her. Ein synthetisch hergestellter Inhaltsstoff (**Kawain**) der Pflanze wird als „Psychotonikum" in Handelspräparaten eingesetzt.

Lauraceae (Lorbeergewächse)
Allgemeines: Meist immergrüne Bäume und Sträucher mit ledrigen, ganzrandigen Blättern; verbreitet in den Tropen und Subtropen.

An einer teller- bis becherförmigen Blütenachse steht ein 2–3zähliges Perigon in meist 2 Kreisen. Das Androeceum besteht aus 1–4 Kreisen mit insgesamt 3–12 Staubblättern. Die Staubblätter öffnen sich mit Klappen. Von den 3 Fruchtblättern entwickelt sich nur 1 zu einer Beere oder Steinfrucht (pseudomonomerer Fruchtknoten).

In zahlreichen Arten der Lauraceen kommen ätherische Öle vor, die in Ölzellen lokalisiert sind.

Als Gewürz und arzneilich zur Aromatisierung von Arzneizubereitungen werden **Zimtrinde** (Cinnamomi cortex, Ph. Eur., von *Cinnamomum ceylanicum*) und das daraus gewonnene ätherische Öl genutzt.

Campher (s. Abb. 11.3) – Camphora; DAB; wird aus dem ätherischen Öl des Campherbaumes *(Cinnamomum camphora)* gewonnen; das DAB läßt auch synthetischen Campher zu, der im Gegensatz zum rechtsdrehenden natürlichen Campher optisch inaktiv ist.

Lauri fructus und folium von *Laurus nobilis* (Lorbeer); Sassafras lignum von *Sassafras officinale*. *Persea americana:*

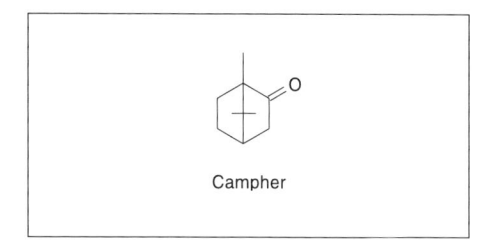

Abb. 11.3. Natürlich vorkommender Campher.

Avocadofrucht und daraus gewonnenes fettes Öl, vorwiegend für kosmetische Zwecke.

Ranunculaceae (Hahnenfußgewächse)
Allgemeines: Es handelt sich um eine artenreiche Familie, deren Hauptverbreitungsgebiet die nördlichen gemäßigten und kalten Zonen sind. Es überwiegen Stauden mit unterirdischem Wurzelstock, daneben gibt es jedoch auch einjährige Kräuter und wenige Holzpflanzen (z. B. *Clematis*-Arten, Waldrebe). Die Blätter sind häufig handförmig geteilt (Hahnenfuß).

Die Ranunculaceenblüten besitzen noch zahlreiche ursprüngliche Merkmale; die Blütenteile stehen schraubig an einem gewölbten Blütenboden; die Staubblätter und Fruchtblätter sind meist in Vielzahl vorhanden. Die schraubige Anordnung vieler Staubblätter bezeichnet man als primäre Polyandrie. Die Fruchtblätter sind nicht miteinander verwachsen (chorikarpes Gynoeceum). Die Fruchttypen reichen von mehrsamigen Balgfrüchten zu einsamigen Schließfrüchten (Nüsse) bis zu Beeren (z. B. beim Christophskraut, *Actaea spicata*).

Häufig sind Honigblätter ausgebildet, die aus Staubblättern entstanden sind. Sie beherbergen den Nektar in Gruben oder spornartigen Auswüchsen; sie sind z. T. unauffällig, wie z. B. bei *Trollius* und *Helleborus,* oder blumenblattartig ent-

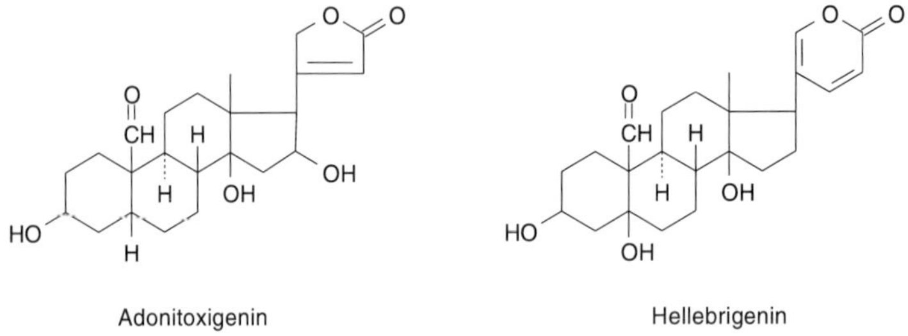

Abb. 11.4. Strukturformel zweier Aglyka von herzwirksamen Glykosiden. a) Cardenolid-Typ (Adonitoxigenin); b) Bufadienolid-Typ (Hellebrigenin).

wickelt, wie z. B. bei *Ranunculus* oder der Akelei *(Aquilegia)*. In der Familie kommen sowohl radiäre Blüten (u. a. *Helleborus, Pulsatilla, Adonis, Hydrastis*) als auch dorsiventrale Blüten vor (z. B. *Aconitum, Delphinium*). Das Perianth ist öfter als einfaches Perigon ausgebildet, z. B. bei der Dotterblume *(Caltha)* oder bei der Küchenschelle *(Pulsatilla)*. In anderen Fällen ist es in Kelch und Krone (doppeltes Perianth) gegliedert, z. B. beim Hahnenfuß *(Ranunculus)* oder bei *Adonis*.

Chemische Merkmale: Bemerkenswert ist das Vorkommen von Pflanzen, die **Herzglykoside** enthalten, und zwar sowohl vom Cardenolid-Typ *(Adonis)* als auch vom Bufadienolid-Typ *(Helleborus)*, s. Abb. 11.4.

Bei den Ranunculaceen kommen Alkaloide zweier unterschiedlicher Stoffklassen vor:
a) **Diterpenalkaloide** (z. B. *Aconitum*),
b) **Isochinolinalkaloide** (z. B. *Hydrastis*).
Ein für Ranunculaceen typischer Inhaltsstoff ist der Scharfstoff **Protoanemonin** (s. Abb. 11.5), der genuin in der Pflanze nicht vorkommt, sondern erst bei Verletzung aus dem Glykosid Ranunculin freigesetzt wird. Bei der Lagerung entsprechender Pflanzen entsteht daraus das dimere Anemonin, das nicht scharf schmeckt.

Die vier aufgeführten Stoffgruppen Herzglykoside, Diterpenalkaloide, Isochinolinalkaloide und Anemonin sind nicht wahllos über die Ranunculaceen verteilt, sondern korrelieren stark mit

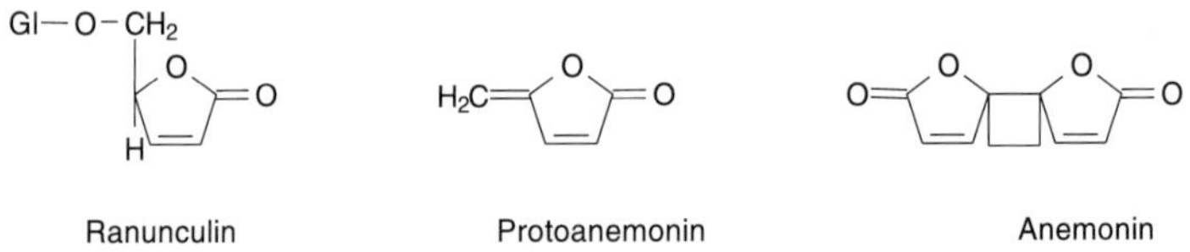

Abb. 11.5. Aus dem bitterschmeckenden Ranunculin geht enzymatisch oder durch Wasserdampfdestillation das scharfschmeckende Protoanemonin hervor, das bei der Lagerung zu dem nicht scharfschmeckenden Anemonin dimerisiert.

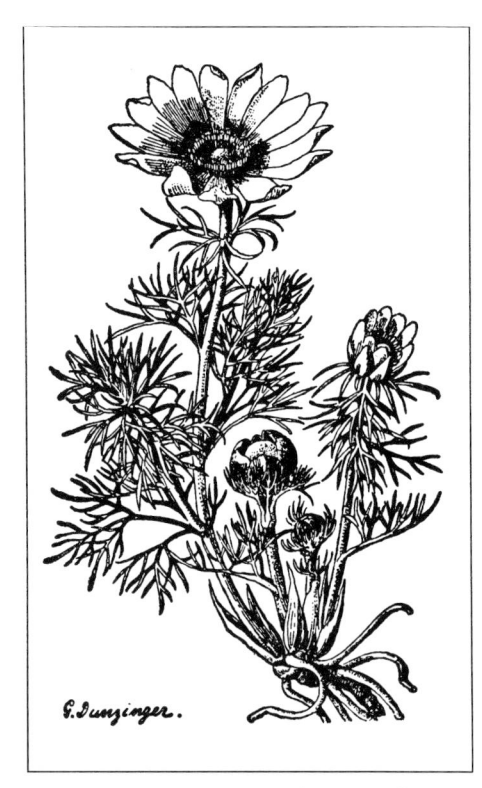

Abb. 11.6. Adonisröschen *(Adonis vernalis).*

morphologischen Merkmalen. So kommen die Isochinolinalkaloide in Triben (Hydrastitidae, Thalictreae, Coptideae) vor, die durch ihre Chromosomenformen und -größe von den übrigen Triben abweichen. Diterpenalkaloide finden wir bei solchen Pflanzen im Tribus Calthaeae, die sich durch dorsiventrale Blüten auszeichnen *(Aconitum, Delphinium* und *Consolida)*. Viele der nußfrüchtigen Gattungen der Triben Ranunculae (z. B. *Ranunculus)* und Anemoneae (z. B. *Anemone, Pulsatilla)* enthalten Ranunculin bzw. Protoanemonin.

Drogen: Adoniskraut-Adonidis herba; DAB. St.: *Adonis vernalis* (Frühlingsadonisröschen, s. Abb. 11.6); enthält Herzglykoside vom Cardenolid-Typ. Wird Adoniskraut verordnet, so ist, wenn aus der Verordnung nichts anderes hervorgeht, ein am Meerschweinchen eingestelltes Adonispulver zu verwenden. Hellebori radix von *Helleborus*-Arten mit Herzglykosiden vom Bufadienolid-Typ.

Aconiti tubera von *Aconitum napellus* (Eisenhut); stark toxische Diterpenalkaloide.

Hydrastis rhizoma (Gelbwurz) von *Hydrastis canadensis;* Isochinolinalkaloide.

Pulsatilla herba von *Pulsatilla vulgaris* (Küchenschelle); homöopathisch verwendet.

Weitere bekannte einheimische Arten: *Aquilegia vulgaris* – Gemeine Akelei, *Anemone nemorosa* – Buschwindröschen, *Caltha palustris* – Sumpfdotterblume, *Clematis vitalba* – Gemeine Waldrebe, *Delphinium consolida* – Acker-Rittersporn, *Ranunculus*-Arten – Hahnenfuß, *Trollius europaeus* – Trollblume.

Papaveraceae (Mohngewächse)
Allgemeines: Vorwiegend Kräuter, Heimat der als Arzneipflanzen wichtigen Gattung *Papaver* ist das Mittelmeergebiet und Südwestasien. Die Blüten der Papaveraceen sind radiär, die Blütenorgane stehen meist in zweizähligen Wirteln. Die Gattung *Papaver* hat zwei hinfällige Kelchblätter, 2mal 2 Blütenblätter und zahlreiche Staubblätter. Die Fruchtblätter sind verwachsen und bilden eine einheitliche Fruchtknotenhöhle (parakarper Fruchtknoten), aus der zur Reifezeit eine Kapsel wird.

Die Pflanzen haben entweder gegliederte Milchröhren (durch das Auflösen der Querwände mehrerer Zellen entstanden) oder Milchsaftzellen, die alkaloidführend sind. Bei den mit den Papaveraceen nahe verwandten Fumariaceen (Erdrauchgewächse) fehlen milchsaftführende Zellen; hier sind die Alkaloide

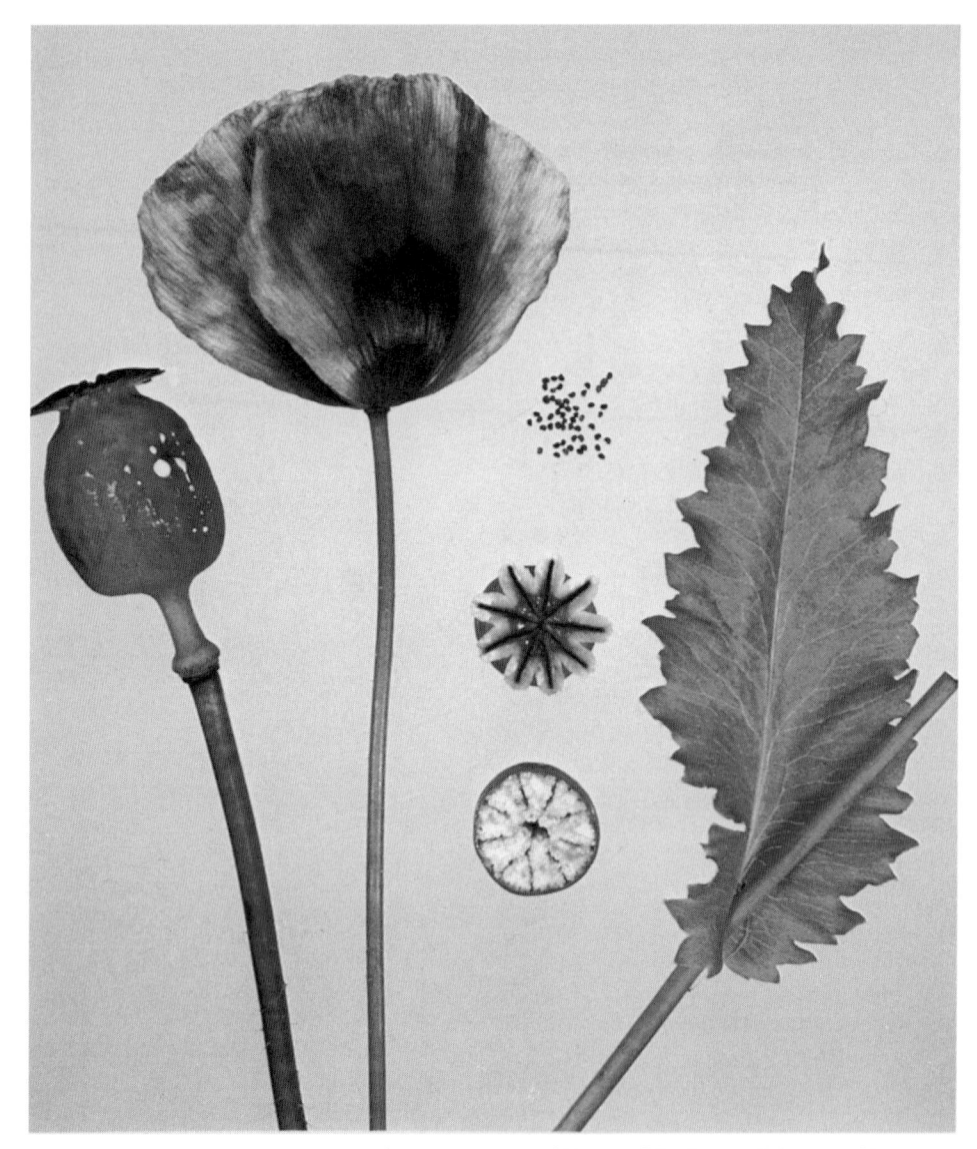

Abb. 11.7. Schlafmohn *(Papaver somniferum)* **(aus Frohne/Pfänder, Giftpflanzen, Wissenschaftliche Verlagsgesellschaft mbH, Stuttgart, 1997).**

in speziellen Zellen (Alkaloididioblasten) abgelagert.

Chemische Merkmale: Zahlreiche Arten enthalten Alkaloide, die alle zu den stark abgeleiteten **Isochinolinalkoloiden** gehören. Eine der wichtigsten Arzneipflanzen ist der Schlafmohn, *Papaver somniferum*. Er enthält u. a. die Alkaloide Morphin, Codein, Papaverin.

Drogen: Opium, Ph. Eur. Es ist der aus angeschnittenen, unreifen Früchten von *Papaver somniferum* (s. Abb. 11.7) gewonnene, an der Luft getrocknete Milchsaft. Er enthält mindestens 10 %

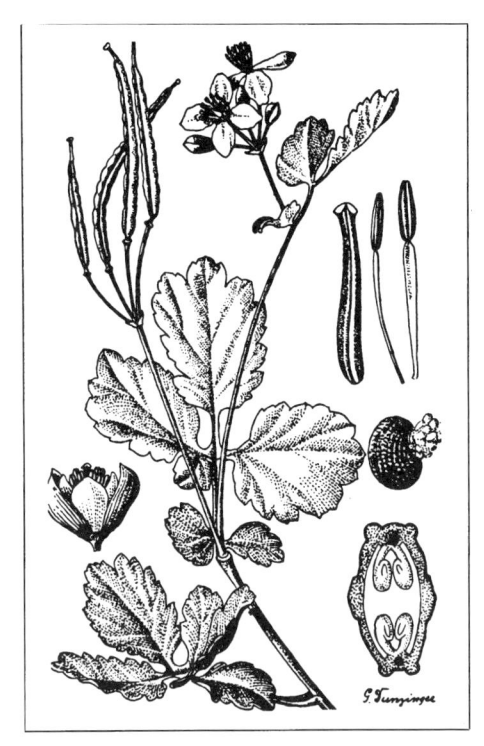

Abb. 11.8. Schöllkraut *(Chelidonium majus)*. Rechts, von oben nach unten: Fruchtknoten und Staubblätter, Samen mit Anhangsgebilde, Fruchtknoten im Querschnitt.

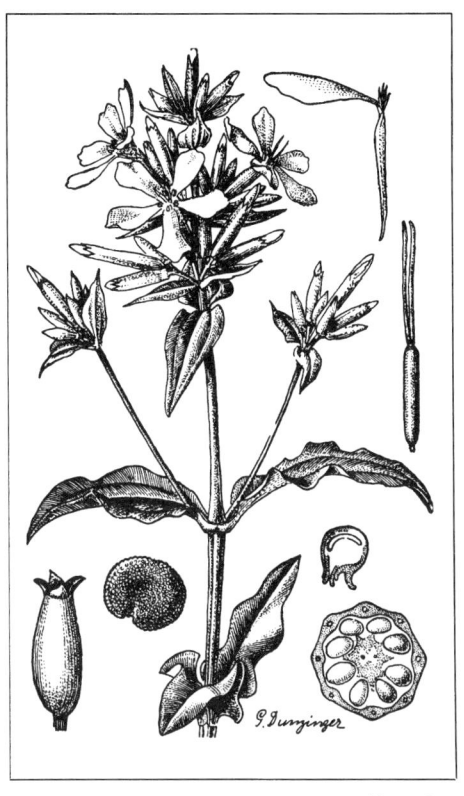

Abb. 11.9. Seifenkraut *(Saponaria officinalis)*. Links unten: Kapselfrucht, daneben ein einzelner Samen. Rechts oben: Kronblatt, bestehend aus „Nagel" (Ligula) und „Platte", an der Grenze zwischen beiden Abschnitten als „Krönchen" bezeichnete Auswüchse. Darunter: Fruchtknoten, einzelne (kampylotrope) Samenanlage und Querschnitt durch die junge Frucht.

Morphin, mindestens 2% Codein und höchstens 3% Thebain, berechnet auf die getrocknete Droge.

Eingestelltes Opium – Opium pulvis normatus, DAB, Opium wird mit Milchzucker auf einen Gehalt von 10% Morphin eingestellt. Es enthält mindestens 9,8% und höchstens 10,2% Morphin, mindestens 2% Codein und höchstens 3% Thebain.

Neben der klassischen Alkaloidgewinnung aus Opium werden heute immer mehr Alkaloide durch Extraktion des Mohnstrohs gewonnen.

Schöllkraut – Chelidonii herba, DAB. St.: *Chelidonium majus* (s. Abb. 11.8). Schöllkraut besteht aus den zur Blütezeit gesammelten, getrockneten, oberirdischen Teilen. Es enthält mindestens 0,6% Gesamtalkaloide, berechnet als Chelidonin.

Eine weitere bekannte einheimische Art: *Papaver rhoeas* – Klatschmohn.

Caryophyllaceae (Nelkengewächse)
Allgemeines: Fast durchweg Kräuter mit gegenständigen und ganzrandigen Blättern.

Die Blüten sind radiär, die Blütenorgane sind meist 5zählig, können jedoch auch reduziert sein. Der oberständige Fruchtknoten, der aus 5, 3 oder 2 miteinander verwachsenen Fruchtblättern gebildet wird, ist sekundär ungefächert; die Samenanlagen stehen an einer zentralen Säule. Diese zentrale Plazentation leitet sich aus der zentralwinkelständigen durch Reduktion der echten Scheidewände ab. Die Blüten sind meist zu dichasialen Blütenständen vereinigt (die Endknospe schließt ihr Wachstum durch Blütenbildung ab, zwei gegenüberliegende Seitenäste setzen die Verzweigung fort).

Chemische Merkmale: Zahlreiche Arten enthalten **Triterpensaponine**. Auf die frühere Verwendung Saponin-haltiger Pflanzen als Waschmittel weist auch die Bezeichnung einer Gattung, *Saponaria* (= Seifenkraut, s. Abb. 11.9), hin.

Drogen: Saponariae albae radix von *Gypsophila*-Arten (= Gipskraut), Saponariae rubrae radix von *Saponaria officinalis* (= Seifenkraut).

Als Reagenz, Saponin RN, sind im DAB „Pflanzenglykoside von Gypsophila-Arten oder von *Quillaja saponaria*", Rosaceae, aufgeführt.

Bekannte einheimische Arten: *Agrostemma githago* – Kornrade, *Cerastium arvense* – Ackerhornkraut, *Dianthus carthusianorum* – Karthäusernelke, *Herniaria glabra* – Kahles Bruchkraut, *Silene alba* – Weiße Lichtnelke, *Silene vulgaris* – Taubenkropf-Leinkraut, *Stellaria media* – Vogel-Sternmiere.

Polygonaceae (Knöterichgewächse)
Allgemeines: Meist Kräuter oder Stauden.

Die Sproßachse ist knotig, wechselständig beblättert; der Blattgrund ist häutig ausgebildet und umfaßt den Stengel. Dieses häutige Gebilde wird als **Ochrea** (= Tüte) bezeichnet.

Die Blüten sind meist 3zählig. Die 2–3 Fruchtblätter bilden einen einfächrigen, oberständigen Fruchtknoten mit einer atropen Samenanlage. Die Blütenhüllblätter sind unscheinbar und gleichgestaltet; sie bilden ein Perigon.

Die rübenförmige Wurzel des Rhabarbers enthält neben dem zentralen Leitbündel zahlreiche weitere im Rindenparenchym sekundär entstandene sogenannte markständige Leitbündel. Die Pflanzen enthalten sehr viel Oxalsäure, teils in freier, teils gebundener Form. Ein pharmakognostisch verwertbares Merkmal sind die sehr großen Oxalatdrusen bei Rhei radix.

Drogen: Rhabarber – Rhei radix, Ph. Eur.

Rhabarberwurzel besteht aus den getrockneten, unterirdischen Teilen von *Rheum palmatum* (s. Abb. 11.10), *Rheum officinale* oder von Hybriden der beiden Arten, die von Stengelanteilen, von kleinen Wurzeln und vom größten Teil der Rinde befreit sind. Die Droge enthält mindestens 2,5 % **Hydroxyanthracen-Derivate.** Verf.: *Rheum rhaponticum* und andere rhaponticinhaltige Arten. Die als Verfälschung aufgeführte Art *Rheum rhaponticum* enthält ein östrogenwirkendes Stilbenderivat, Rhaponticin, das an seiner Fluoreszenz leicht erkannt werden kann.

Im DAB ist eine Monographie über „Rhabarberextrakt" mit einem Gehalt von 4–6 % Hydroxyanthracenderivaten aufgeführt.

Fagopyrum esculentum – Buchweizen, liefert eßbare Samen. Aus dem Kraut des Buchweizens kann **Rutosid,** DAB, gewonnen werden.

Bekannte einheimische Arten: *Rumex acetosella* – Sauerampfer, *Polygonum aviculare* – Vogelknöterich, *Polygonum bistorta* – Schlangenknöterich.

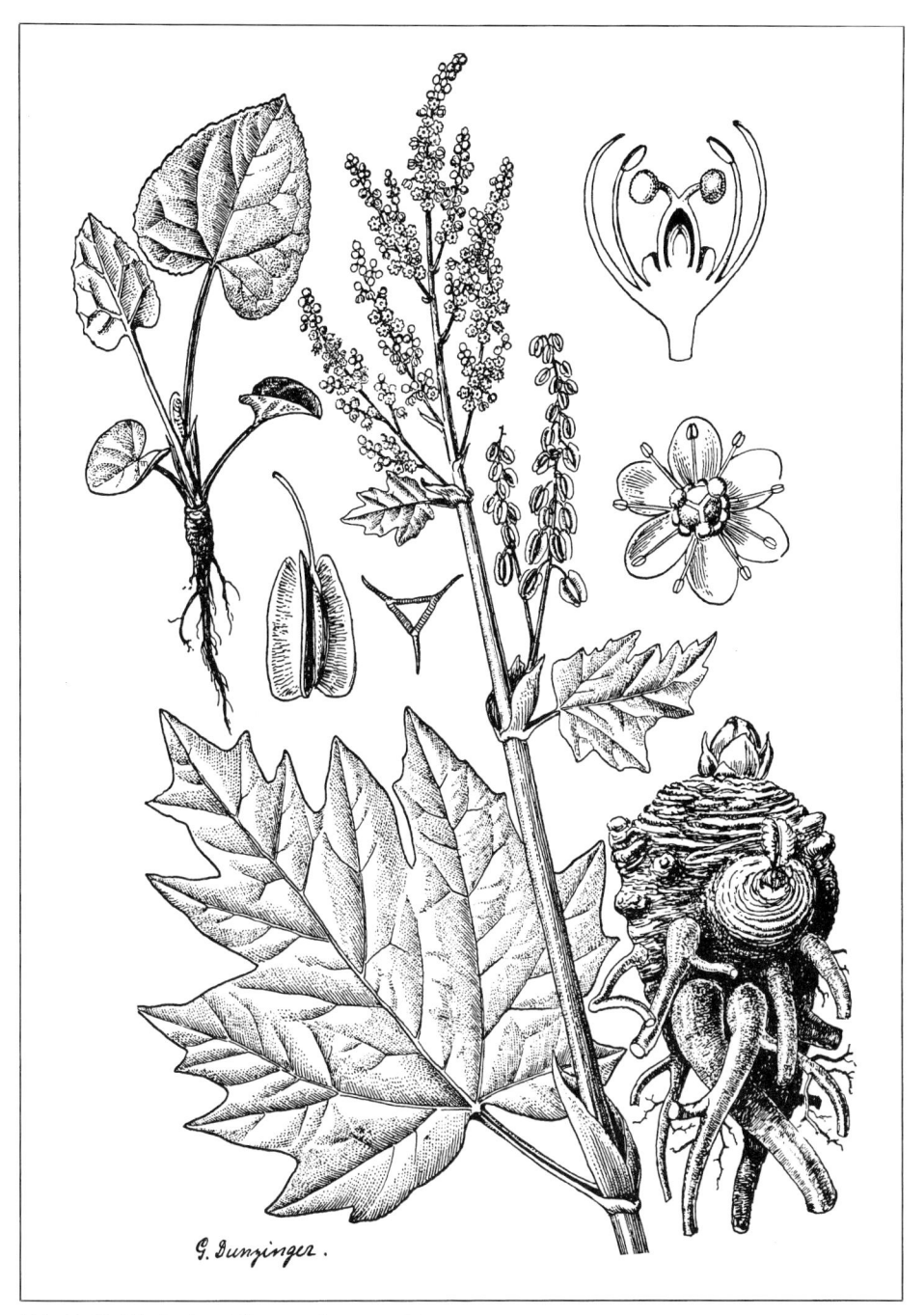

Abb. 11.10. Rhabarber *(Rheum palmatum)*. **Links oben: Jungpflanze, geflügelte Frucht, Frucht im Querschnitt. Rechts: Blüte im Längsschnitt, Blüte in Aufsicht, Rübenkörper mit Erneuerungsknospen. An den Blättern ist deutlich die Ochrea zu erkennen.**

Betulaceae (Birkengewächse)
Allgemeines: Windblütige (anemogame) einhäusige Holzgewächse. Die Blüten sind unscheinbar, vorwiegend zweizählig. Der aus 2 Fruchtblättern bestehende Fruchtknoten wird bei der Reife zu einer einsamigen Nußfrucht. Die Einzelblüten sind meist zu kätzchen- oder zapfenförmigen Blütenständen vereinigt.
Droge: Birkenblätter – Betulae folium, DAB.
St.: *Betula pendula, Betula pubescens.* Das Arzneibuch fordert 1,5 % Flavonoide. Außerdem sind Triterpene vorhanden. Die Droge gilt als mildes Diureticum.
Bekannte einheimische Arten: *Alnus glutinosa* – Schwarz-Erle (mit symbiontischen, Stickstoff-fixierenden Actinomyceten in den Wurzeln), *Carpinus betulus* – Hainbuche, *Corylus avellana* – Haselnuß.

Cannabaceae (Hanfgewächse)
Allgemeines: Zweihäusige **(diözische)** windblütige Pflanzen. Die männlichen Blüten stehen in lockeren Rispen, die weiblichen Blüten bilden dichte Ähren.
Die Blätter des Hanfes enthalten retortenähnliche Haare, deren Zellumen mit Ca-Carbonat ausgefüllt ist (s. Abb. 11.11). An den Blättern und besonders an den Deckblättern der weiblichen Blütenregion befinden sich mehrzellige gestielte Drüsenköpfchen, die ein Harz sezernieren. Ebenfalls mehrzellige Drüsenköpfchen mit harzigem Inhalt kommen auch am Grunde der Deckblättchen des Hopfenfruchtstandes (Lupulus strobulus) vor.
Drogen: *Cannabis sativa,* Hanf, wird als Faser- und Ölpflanze angebaut, neuerdings auch zur Energiegewinnung.
Die Triebspitzen der weiblichen Pflanzen bilden das Rauschgift **Marihuana**; das Harz, das in den Drüsenschuppen der weiblichen Blütenregion vorkommt, bezeichnet man als **Haschisch**.

Humulus lupulus, Hopfen, ist eine bei uns in den Auwäldern wild vorkommende Pflanze. Weibliche Pflanzen werden durch Stecklinge vermehrt und davon die Blütenstände (Lupuli strobulus = Hopfenzapfen) gewonnen. Die Hopfenzapfen besitzen harzhaltige Drüsenschuppen (Lupuli glandula). Das Harz enthält Bitterstoffe, die als Geschmackskorrigens und – aufgrund einer leichten antibiotischen Wirkung – zur Haltbarmachung des Bieres dienen. Arzneilich werden die Hopfenzapfen und daraus gewonnene Extrakte als Sedativum benutzt.

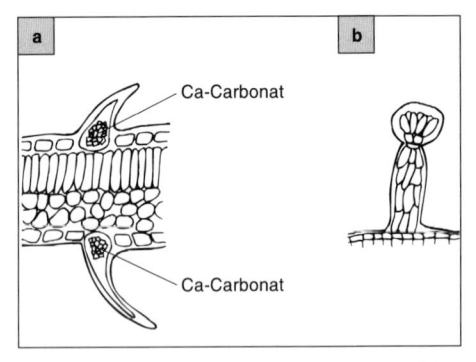

Abb. 11.11. a) Schem. Querschnitt durch ein Blatt von *Cannabis sativa* mit Retortenhaaren, in deren Lumen Ca-Carbonat abgelagert ist. – b) Gestielte Drüsenschuppen von *Cannabis sativa* aus der Blütenregion weiblicher Pflanzen.

Rosaceae (Rosengewächse)
Allgemeines: Die Rosaceen sind eine formen- und artenreiche Familie, zu der viele unserer Nutz- und Zierpflanzen gehören. Man denke nur an die Kern- und Steinobstsorten, wie Apfel, Birne, Kirsche, an verschiedene Wildfrüchte, wie Brombeere und Himbeere und nicht zuletzt – unter den Zierpflanzen – an die Rosen (s. Abb. 11.12). Auch einige Arzneipflanzen finden wir in dieser Familie.

Die Rosaceenblüten sind radiär, Kelch- und Blütenblätter sind fast durchweg 5zählig, der äußere Staubblattkreis bildet zahlreiche Staubblätter (sekundäre Polyandrie). Die Anzahl der freien, nicht miteinander verwachsenen Fruchtblätter variiert stark, der Fruchtknoten kann ober-, mittel- und unterständig sein (s. Abb. 6.34). Die Fruchtformen sind sehr mannigfaltig.

Der Übersichtlichkeit halber unterteilt man Rosaceen in folgende Unterfamilien (Fruchtformen s. Abb. 6.38).

1. **Spiraeoideae:** Wenige Fruchtblätter (meist 5) mit vielen Samenanlagen, die zur Reifezeit eine Sammelbalgfrucht bilden. Mittelständige Fruchtknoten.
Beispiel: *Spiraea*-Arten, *Quillaja saponaria*.

2. **Rosoideae:** 1 bis viele Fruchtblätter: Fruchtknoten ober-, mittel- oder unterständig; Fruchtformen:
   a) einsamige Nüßchen, die zum Teil zu einer Sammelfrucht vereinigt sind. Beispiel: Erdbeere, *Fragaria vesca* (keine Beerenfrucht), das Fruchtfleisch wird von dem kegeligen Fruchtboden gebildet: Hagebutte, Sammelnußfrucht der Rosen; Fingerkräuter *(Potentilla*-Arten).
   b) Sammelsteinfrucht, Beispiel: Himbeere *(Rubus idaeus)*, Brombeere *(Rubus fruticosus)*.

3. **Maloideae:** Kernobstgewächse. Fruchtknoten unterständig; 1 *(Crataegus monogyna)* bis viele Fruchtblätter. An der Fruchtbildung ist häufig die Blütenachse stark beteiligt. Bei den Äpfeln umschließt ein fleischiges Achsengewebe das Kerngehäuse, das aus den pergamentartigen Fruchtblättern und den Samen (Apfelkernen) besteht. Bei *Crataegus* (s. Abb. 11.13) und *Mespilus* werden die Karpelle zu festen Steinkernen.

4. **Prunoideae:** Steinobstgewächse. Fruchtknoten mittelständig, 1 Fruchtblatt, das bei der Fruchtreife in ein den Samen umschließendes steiniges Endokarp und ein fleischiges Meso- und Exokarp gegliedert ist (Steinfrucht). Beispiel: Kirsche *(Prunus avium)*, Mandel *(Prunus amygdalus)*.

Chemische Merkmale und Drogen:
a) **Gerbstoffe:** Viele Arten der Familie sind gerbstoffreich. Als Gerbstoffdrogen gelten: Tormentillwurzelstock – Tormentillae rhizoma, DAB; St.:*Potentilla erecta* (syn. *Potentilla tormentilla*) mit einem

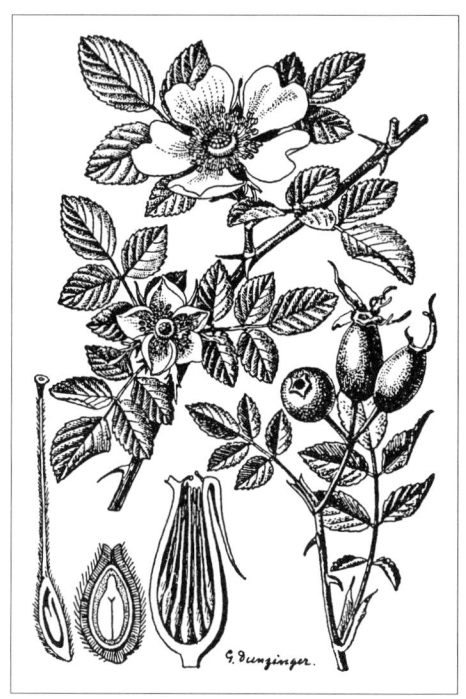

Abb. 11.12. *Rosa canina*, Heckenrose. **Stacheln (keine Dornen!). Langgriffliger Fruchtknoten (Längsschnitt). Frucht (Längsschnitt; gestrichelt: Fruchtwand; weiß: Samenschale; punktiert: Nährgewebe, darin Keimling). Hagebutte (Sammelfrucht, Längsschnitt; weiß: krugförmiger Blütenboden). Geflügelter Blattstiel (durch angewachsene Nebenblätter).**

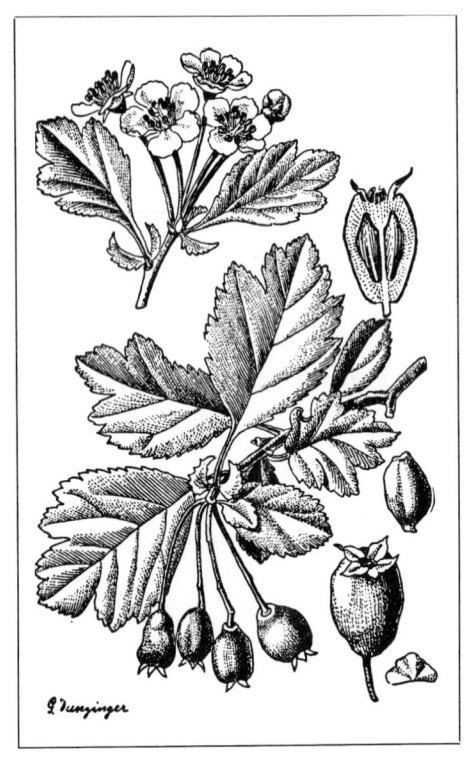

Abb. 11.13. Weißdorn *(Crataegus oxyacantha).* Blühender und fruchtender Zweig.

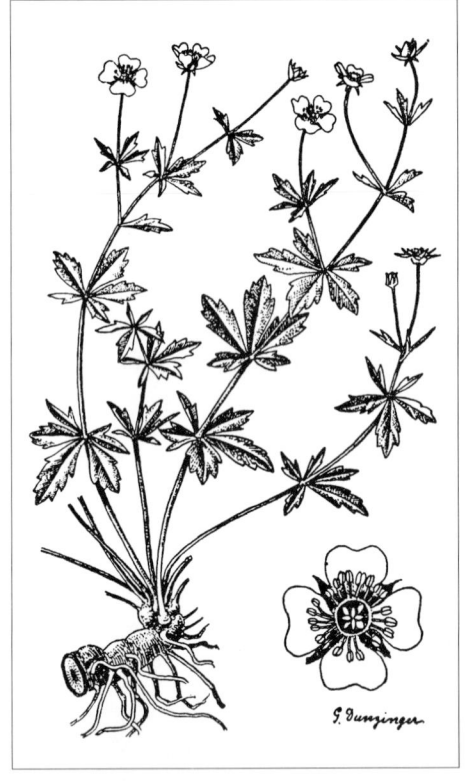

Abb. 11.14. *Potentilla erecta,* Blutwurz. Vierzählige Blüte von oben; am Staubblattgrund Nektariumring. Fünffingeriges Blatt. Wurzelstock mit Adventivwurzeln.

Gerbstoffgehalt von mindestens 15 % (s. Abb. 11.14); Rubi fruticosi folium von *Rubus fruticosus* (Brombeere); Fragariae herba von *Fragaria vesca* (Erdbeere).

b) Triterpensaponine: Cortex Quillajae (Seifenrinde) von *Quillaja saponaria.*

c) Cyanogene Glykoside: Glykoside des in Abb. 11.15 dargestellten allgemeinen Bauprinzips.

Die Spaltprodukte der Glykosidspaltung sind in Abb. 11.15 abgebildet. Diese Glykoside kommen bei den Maloideae und Prunoideae vor. Am bekanntesten sind die bitteren Mandeln mit dem cyanogenen Glykosid Amygdalin. Neben den bitteren Mandeln gibt es auch süße Mandeln ohne cyanogene Glykoside. Da man beide Varietäten nur chemisch unterscheiden kann, spricht man von chemischen oder physiologischen Rassen. Das fette Öl der Mandeln (Mandelöl – Amygdalae oleum, Ph. Eur.) wird gern zu kosmetischen Präparaten verwendet.

d) Sonstige: Weißdornblätter mit Blüten – Crataegi folium cum flore, DAB. St.: *Crataegus monogyna, Crataegus laevigata, Crataegus pentagyna, Crataegus nigra, Crataegus azarolus.* Sie enthalten mindestens 0,7 % Flavonoide berechnet als Hyperosid. Verf.: Blüten anderer Gattungen, z. B. *Sorbus* oder *Robinia,* dürfen nicht vorhanden sein. Weißdornfluidextrakt – Crataegi extractum fluidum, ent-

Abb. 11.15. Cyanogene Glykoside und deren enzymatische Spaltung (Z = Zuckerrest).

hält 0,25–0,5 % Flavonoide berechnet als Hyperosid.
e) Nutzpflanzen: *Fragaria*-Arten und Varietäten – Gartenerdbeere, *Rubus fruticosus* – Brombeere, *Rubus idaeus* – Himbeere, *Prunus armeniaca* – Aprikose, *Prunus avium* – Süßkirsche, *Prunus cerasus* – Sauerkirsche, *Prunus persica* – Pfirsich, *Malus sylvestris* – Apfel, *Pyrus communis* – Birne.

Rhamnaceae (Kreuzdorngewächse)
Allgemeines: Holzpflanzen mit ungeteilten, gegen- oder wechselständigen Blättern, Zweige häufig mit Dornen.
 Die Blüten sind entweder 5zählig, zwittrig *(Frangula alnus)* oder 4zählig, zweihäusig *(Rhamnus cathartica)*. Die Blütenachse ist becherförmig: Kelch, Blüten und Staubblätter stehen in bezug zum Fruchtknoten meist mittelständig (perigyn) (s. Abb. 6.34).
Chemische Merkmale und Drogen: Eine Reihe von Rhamnaceen wird wegen des Gehaltes an abführwirksamen **Anthracenderivaten** arzneilich verwendet; Frangulae cortex – Faulbaumrinde, Ph. Eur., St. *Rhamnus frangula* (s. Abb. 11.16, Syn. *Frangula alnus)*. Die Droge soll mindestens 6 % Hydroxyanthracen-Derivate, berechnet als wasserfreies Glucofrangulin, enthalten.
 Rhamni purshianae cortex-, Cascararinde, Amerikanische Faulbaumrinde, Ph. Eur., St. *Rhamnus purshianus*. Cascararinde wird in den angelsächsischen Ländern anstelle von Faulbaumrinde verwendet. Kreuzdornbeeren – Rahmni cathartici fructus, St. *Rhamnus cathartica*, enthalten mindestens 4,0 % Hydroxyanthracenderivate.

Mimosaceae, Caesalpiniaceae, Fabaceae
Die im folgenden aufgeführten drei Familien Mimosaceae, Caesalpiniaceae und Fabaceae gehören alle einer Ordnung, den Fabales (Hülsenfrüchtler) an,

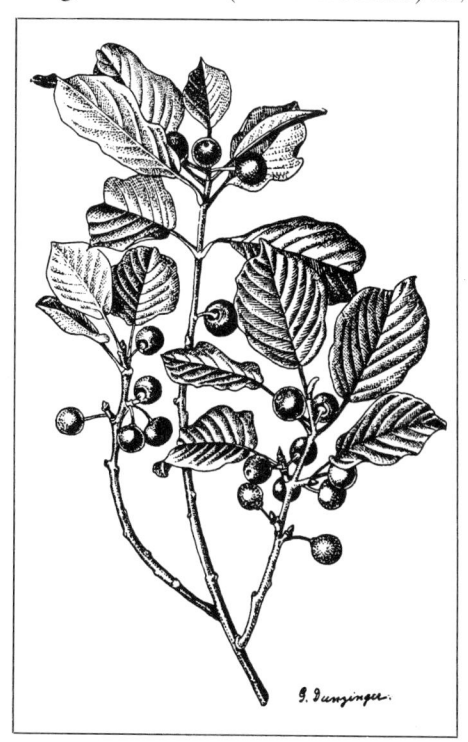

Abb. 11.16. Faulbaum *(Rhamnus frangula)*. **Fruchtender Zweig.**

weshalb zunächst die gemeinsamen Merkmale und dann die Merkmalsprogression in der Ordnung dargestellt werden. Der deutsche Ordnungsname, Hülsenfrüchtler, deutet auf die Fruchtform, die Hülse, hin. Der Fruchtknoten wird aus einem Fruchtblatt gebildet, das sich bei der Reife an Bauchnaht und der Rückenlinie öffnet. Davon abgeleitet haben einige Vertreter Schließfrüchte (z. B. Erdnuß, Johannisbrotbaum). Die Mimosaceenblüten sind radiär gebaut, bei den Caesalpiniaceen haben wir einen Übergang von radiären zu dorsiventralen Blüten und bei den Fabaceen (Schmetterlingsblütler) nur dorsiventrale Blüten. Die Staubblätter sind bei den Mimosaceen in Vielzahl vorhanden, bei den anderen Familien finden wir 10 Staubblätter, bei den Caesalpiniaceen drei, bei den Fabaceen meist 9 miteinander verwachsen, 1 frei stehend oder 10 verwachsen.

Mimosaceae
Allgemeines: Vorwiegend Bäume, Sträucher und Kräuter tropischer und subtropischer Trockenwälder mit doppelt gefiederten Blättern.

Die Einzelblüten sind recht klein; durch auffällig gefärbte Filamente und durch Vereinigung der Blüten zu kugeligen oder ährenförmigen Blütenständen entsteht jedoch ein auffälliger Schauapparat, bekannt von den im Blumenhandel erhältlichen „Mimosen". Bei diesen handelt es sich jedoch botanisch um Acacien, während die Bäume, die bei uns im Volksmund als Acacien angesprochen werden, zur Gattung *Robinia,* einer Fabaceae, gehören.

Drogen: Einige *Acacia*-Arten sind gerbstoffreich. Aus *Acacia catechu* wird durch Auskochen des Kernholzes eine gerbstoffreiche Masse **(Katechu)** gewonnen.

Arabisches Gummi – Acaciae gummi, Ph. Eur., ist das an der Luft erhärtete Gummi, das auf natürliche Weise oder nach Einschneiden des Stammes und der Zweige von *Acacia senegal* oder anderer afrikanischer *Acacia*-Arten austritt. Sprühgetrocknetes Arabisches Gummi – Acaciae gummi dispersionae desicatum.

Caesalpiniaceae
Allgemeines: Mit wenigen Ausnahmen tropische und subtropische Holzpflanzen.

Die meist dorsiventralen Blüten der Caesalpiniaceen zeigen im Gegensatz zu den Fabaceen aufsteigende Deckung der Blütenblätter, das bedeutet, die unteren Kronblätter liegen über den beiden seitlichen und diese über den oberen (s. Abb. 11.17a). Der Fruchtknoten ist in der Regel mittelständig (perigyne Blüte).

Die Samenschale der Sennesfrüchte zeigt ein Netz hervortretender Falten. Im Querschnitt erkennt man eine subepidermale Schicht von Palisadenzellen mit verdickter Außenwand und ein Endosperm aus polyedrischen Zellen mit schleimführenden Wänden.

Chemische Merkmale und Drogen:
a) Balsame: Balsamum Copaive, Kopaivabalsam, wird durch Anbringen von Löchern oder V-förmigen Einschnitten aus dem Stamm verschiedener südamerikanischer *Copaifera*-Arten gewonnen.

b) Endospermschleime und **Fruchtsäuren:** Die Schließfrüchte des im Mittelmeergebiet vorkommenden Johannisbrotbaumes *Ceratonia siliqua* sind genießbar. Sie enthalten u. a. Schleimstoffe und Fruchtsäuren. Das gemahlene Endosperm der Samen (Karobenkernmehl) besteht aus Galactomannanen und wird medizinisch und technisch verwendet. Die Samen dienten früher als

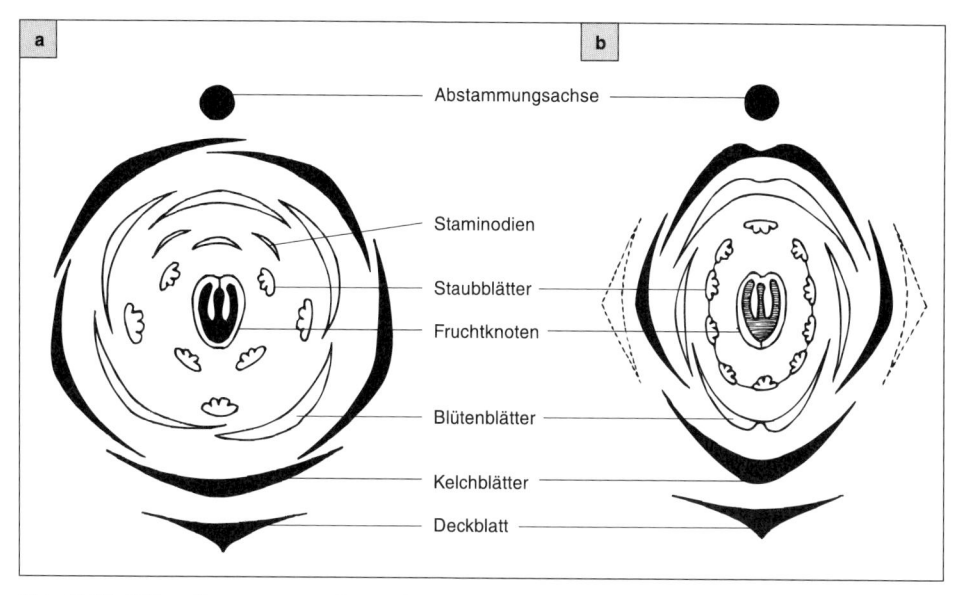

Abb. 11.17. Blütendiagramme von *Cassia,* **Caesalpiniaceae (a) und** *Vicia,* **Fabaceae (b). Man achte insbesondere auf die aufsteigende Deckung der Blütenblätter bei a und die absteigende Deckung bei b (verändert nach Eich).**

Gewichtseinheit; bei Diamanten und Gold wird das Gewicht auch heute noch nach der arabischen Bezeichnung für die Samen (Karat) angegeben.

c) Anthraglykoside: Die Gattung *Cassia* liefert wichtige Anthrachinondrogen. Sennae folium Sennesblätter, Ph. Eur., St. *Cassia senna* (= *Cassia acutifolia*), Alexandriner- oder Khartum-Senna; *Cassia angustifolia,* Tinnevelly-Senna. Sie sollen mindestens 2,5 % Hydroxyanthracen-Derivate enthalten, berechnet als Sennosid B (s. Abb. 11.18).

Verf.: *Cassia auriculata* (Palthe-Senna) erkennbar durch den Gehalt an Leukoanthocyanidinen, die mit konz. Säuren unter Rotfärbung reagieren. Sennae fructus acutifoliae – Alexandriner-Sennesfrüchte, Ph. Eur., St. *Cassia senna;* die Früchte sollen mindestens 3,4 % Hydroxyanthracen-Glykoside, berechnet als Sennosid B, enthalten (s. Abb. 11.18).

Sennae fructus angustifoliae – Tinnevelly-Sennesfrüchte, Ph. Eur., St. *Cassia angustifolia,* Gehalt mindestens 2,2 % Hydroxyanthracen-Glykoside. Im Gegensatz zu den Sennesblättern, für die das Ph. Eur. beide Arten (*Cassia senna* und *C. angustifolia*) als Stammpflanzen zuläßt, führt das Arzneibuch zwei Monographien für die Sennesfrüchte. Dies ist auf den unterschiedlichen Gehalt an

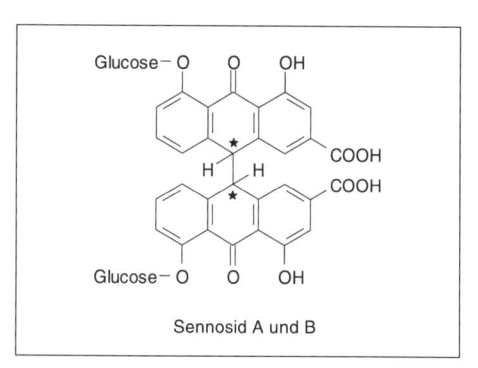

Abb. 11.18. Anthrachinonderivate aus *Cassia***-Arten.**

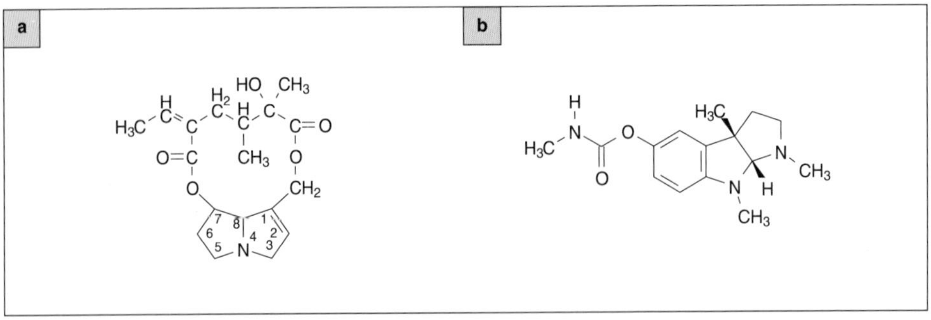

Abb. 11.19. a) Senecionin und b) Physostigmin.

Hydroxyanthracen-Glykosiden zurückzuführen.

Fabaceae (früher Papilionaceae, Schmetterlingsblütler)
Allgemeines: In den Tropen häufig Holzgewächse, in unseren Breiten überwiegen krautige Pflanzen.

Dorsiventrale Blüten; im Gegensatz zu den Caesalpiniaceen absteigende Blütendeckung (s. Abb. 11.17b); die schmetterlingsförmigen Blütenblätter werden als Fahne (hinten), Flügel (seitlich) und Schiffchen (die beiden vorderen) bezeichnet. 10 Staubblätter (häufig 9 mit den Filamenten verwachsen, 1 frei), 1 Fruchtblatt, Fruchtknoten oberständig. Die Samen sind teilweise endospermlos, die Speicherung der Reservestoffe (Proteine, Stärke, fettes Öl) erfolgt dann in den fleischigen Kotyledonen der Embryonen (leicht zu beobachten bei keimenden Bohnen). Andere Fabaceen (z. B. *Trigonella foenum-graecum* = Bockshornklee) enthalten Endospermschleim. Bei den harten Samenschalen erkennt man im Querschnitt außen eine Lage langgestreckter Zellen, darunter befindet sich eine Lage Steinzellen (Trägerzellen). Die Form dieser Zellen sowie das Vorkommen oder Fehlen von Oxalatkristallen in den Trägerzellen dient der Identifizierung einzelner pharmazeutisch oder als Lebensmittel genutzter Fabaceensamen.

Die Fabaceen-Wurzeln gehen mit Knöllchenbakterien *(Rhizobium)* Symbiosen ein (vgl. Kap. 3.8).

Chemische Merkmale und Drogen:
a) Reservestoffe: Wegen ihres Nährstoffreichtums (Stärke, Protein und fettes Öl) werden u. a. die Samen folgender Pflanzen genutzt: *Arachis hypogaea* = Erdnuß, liefert das Erdnußöl – Arachidis oleum des Ph. Eur.; *Lens culinaris* = Linse, *Pisum sativum* = Erbse, *Glycine max* = Sojabohne, *Vicia faba* = Sau- oder Ackerbohne, *Phaseolus vulgaris* = Gartenbohne. Weitere Pflanzen, wie *Medicago sativa* = Luzerne und *Trifolium*-Arten = Klee werden als Futterpflanzen angebaut.
b) Lectine: Die Fabaceen sind reich an Lectinen. Lectine können definiert werden (n. Kocourek und Horejsi) als „Proteine oder Glykoproteine nicht immunoglobuliner Natur mit der Fähigkeit einer spezifischen Erkennung und reversiblen Bindung an glykosidische Strukturen von komplexen Kohlenhydraten, ohne kovalente Strukturen der Zuckerliganden zu verändern". Experimentell bedient man sich der Lectine u. a. zur Blutgruppenbestimmung, in der Immunologie zur Anregung der Teilung bestimm-

ter T-Zellen (mitogene Aktivität) und zur Trennung von Blutzellpopulationen. Das wohl bekannteste und am häufigsten verwendete Lectin ist **Concanavalin A**(CON A) aus *Canavalia ensiformis*-Samen, das als Mitogen in der experimentellen Immunologie eingesetzt wird. Einige Lectine haben neben der Haftfähigkeit an Zellen auch eine toxische Komponente. Zu diesen zählen bei den Fabaceen das **Abrin** aus *Abrus precatorius,* **Phasin** aus der Gartenbohne, *Phaseolus vulgaris,* und das **Robin** aus *Robinia pseudoacacia.* Wegen des Gehaltes an toxischen Lectinen kann es zu Vergiftungen beim Genuß roher Bohnen kommen. Beim Kochen werden die Proteine denaturiert.

c) Schleim: Als Schleimdrogen werden u. a. genutzt: Bockshornkleesamen Foenugraeci semen von *Trigonella foenumgraecum* (der Schleim ist in der Epidermis der Samenschale lokalisiert). Das gemahlene Endosperm von *Cyamopsis tegragonoloba* liefert das Guarkernmehl. Dieses Mehl wird zum einen in der pharmazeutischen Technologie als Dickungsmittel eingesetzt, zum anderen dient es als Adjuvans bei Diabetes mellitus. Es besteht – ebenso wie das Mehl von Bockshornsamen – aus Galactomannanen. Tragant – Tragacantha, Ph. Eur., von *Astragalus gummifer* und bestimmten anderen westasiatischen Arten der Gattung *Astragalus.* Der primäre Holzteil und die primären Markstrahlen dieser Pflanzen verschleimen leicht, durch Quellung entstehen Risse, die den Schleim nach außen austreten lassen. Bei der Drogengewinnung wird die Rinde von den Sammlern angeschnitten und damit der Schleimaustritt erleichtert.

d) Alkaloide: Bei den Fabaceen kommen Alkaloide unterschiedlicher Grundstruktur vor:

1. Chinolizidinalkaloide: u. a. bei Ginster-Arten *(Genista tinctoria* = Färbeginster, Genistae herba; *Sarothamnus scoparius* = Besenstrauch, Spartii herba, s. Abb. 11.20).

2. Pyrrolizidinalkaloide (s. Abb. 11.19): Pyrrolizidinalkaloide kommen gehäuft vor bei den Asteraceen, Boraginaceen und Fabaceen. Bei Vorliegen bestimmter struktureller Merkmale, 1,2 Doppelbindung, Veresterung einer alkoholischen Hydroxylgruppe in 7- und einer Methylolgruppe in 1-Stellung mit verzweigtkettigen Säuren, wirken die Pyrrolizidinalkaloide lebertoxisch und carcinogen. Reich an solchen Alkaloiden sind in Indien vorkommende Crotalaria-Arten.

Samen von *Laburnum anagyroides* (Goldregen) enthalten das hochtoxische

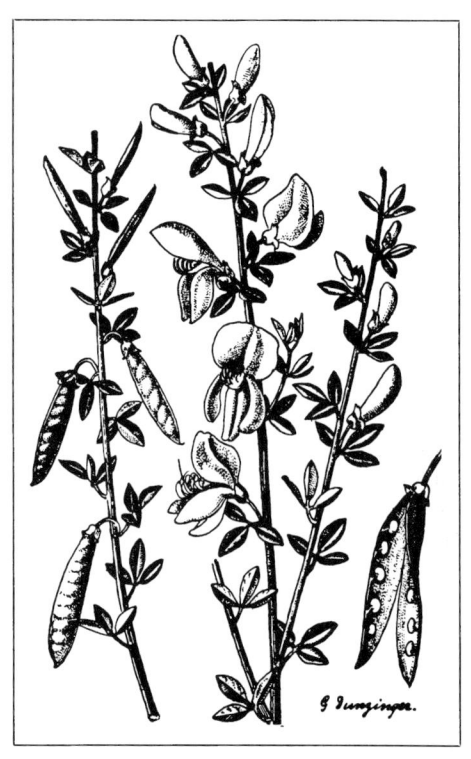

Abb. 11.20. Besenginster *(Sarothamnus scoparius).* **Rechts: zweiklappig aufgesprungene Hülse.**

Chinolizidinalkaloid Cytisin. Wie aus Statistiken von Vergiftungszentralen hervorgeht, kommt es relativ häufig vor, daß Kinder die erbsenähnlichen Samen kauen und schlucken.

3. Pyrrolidino-Indolin-Alkaloide: Physostigmin (vgl. Abb. 11.19), das Hauptalkaloid der Samen von *Physostigma venenosum* (Calabar semen – Kalabarbohnen) ist ein indirektes Parasympathomimetikum, das u. a. in der Augenheilkunde bei Glaukom und als Antidot bei Atropin-Vergiftungen eingesetzt wird.

4. Weitere Alkaloide: Dipiperidylalkaloide z. B. bei *Genista*-Arten; Erythrina-Alkaloide, die sich biogenetisch vom Tetrabenzylisochinolin ableiten.

e) Triterpensaponine: Liquiritiae radix – Süßholzwurzel, besteht aus den ungeschälten, getrockneten Wurzeln und den Ausläufern von *Glycyrrhiza glabra* und enthält mindestens 4 % Glycyrrhizinsäure. Aus dieser Süßholzwurzel wird ein eingestellter Süßholzfluidextrakt – Liquiritia extractum fluidum normatum, Ph. Eur., hergestellt mit mindestens 4,0 höchstens 6,0 % Glycyrrhizinsäure. Foenugraeci semen (Bockshornkleesamen) gilt zwar als Schleimdroge (s. o.), enthält aber auch reichlich Steroidsaponine. Ononidis radix, *Ononis spinosa* (Hauhechel) gilt als Diureticum. Sie enthält neben Triterpenen noch Isoflavone und ätherische Öle (s. Abb. 11.21).

f) Cumarine: Meliloti herba (Steinklee) – *Melilotus officinalis;* Tonco semen (Tonkabohnen) – *Dipterix odorata*.

g) Balsame: Perubalsam – *Myroxylon balsamum var. pereirae*, Ph. Eur.; der Balsam wird aus den eingeritzten, geschwelten Stämmen gewonnen. Tolubalsam – *M. balsamum var. genuinum*.

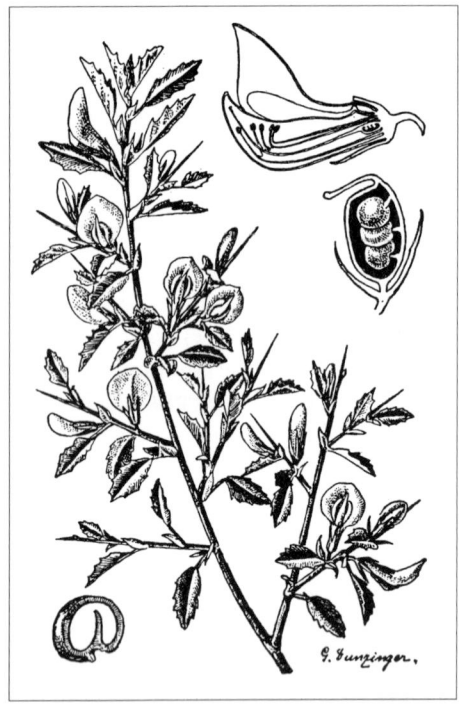

Abb. 11.21. *Ononis spinosa*, Dorniger Hauhechel. Seitenzweig (mit einfachen Blättern und Nebenblättern, die Blätter der unteren Teile sind dreizählig; Heterophyllie). Blüte (Längsschnitt; Staubblätter). Frucht (Längsschnitt; Hülse). Same (Längsschnitt).

Hippocastanaceae (Roßkastaniengewächse)

Allgemeines: Holzgewächse; dorsiventrale Blüten; Frucht, eine 3fächerige, oft stachelige Kapsel.

Droge: Roßkastaniensamen – Hippocastani semen, DAB, bestehen aus den getrockneten Samen von *Aesculus hippocastanum*. Sie enthalen mindestens 3 % Triterpenglykoside, berechnet als wasserfreies **Aescin**. Der weißliche Fleck auf den braunen Samen kennzeichnet das Hilum, Abbruchstelle des Funiculus, über den der Samen mit dem Fruchtblatt verbunden war. Eingestellter Roßkastaniensamentrockenextract – Hippocastani extractum siccum normatum, DAB, enthält mindestens 16,0 und höchstens 20,0 % Triterpenglykoside.

Burseraceae
Ähnlicher Blütenbau wie die Rutaceen.

Drogen: Myrrhe – Myrrha, DAB, besteht aus dem aus der Rinde von *Commiphora molmol* und anderen *Commiphora*-Arten ausgetretenen und an der Luft getrockneten Gummiharz. Myrrhe enthält 2–10 % ätherisches Öl, 25–40 % Harze und 50–60 % Schleimstoffe. Aus Myrrhe wird Myrrhentinktur – Myrrhae tinctura, DAB, hergestellt. Weihrauch – Gummiharz von *Boswellia*-Arten.

Rutaceae (Rautengewächse)
Allgemeines: Vorwiegend tropische bis subtropische Holzpflanzen, bei uns mit einer krautigen Art, *Dictamnus albus* (Diptam), vertreten.

Blüte meist fünfzählig, radiär; bei Diptam leicht dorsiventral. Der Fruchtknoten ist oberständig; die Blütenachse bildet einen Wulst (Diskus). Bei den bekannten Südfrüchten (Apfelsinen, Citrone, Pampelmuse) handelt es sich um Beerenfrüchte. Im Exokarp liegen zahlreiche lysigene Exkretbehälter, das Endokarp bildet saftgefüllte Ausstülpungen (Zotten), die das Fruchtfleisch der Südfrüchte ausmachen. Exkretbehälter finden sich nicht nur im Exokarp, sondern auch in anderen Organen der Pflanzen, z. B. in den Blättern und Blüten (Zitrusblütenöle für Eau de Cologne).

Chemische Merkmale und Drogen: Neben Drogen, die wegen ihres ätherischen Ölgehaltes genutzt werden, finden auch Alkaloid- und Bitterstoffdrogen arzneiliche Verwendung.

Pomeranzenschale Aurantii pericarpum ist die von der reifen Frucht von *Citrus aurantium* ssp. *aurantium* durch Abschälen gewonnene und vom schwammigen Parenchym befreite und getrocknete äußere Schicht der Fruchtwand. Die Droge wird als aromatisches Bittermittel verwendet. Sie enthält mindestens 1 % ätherisches Öl und hat einen Bitterwert von mindestens 600. Zur gleichen Gattung gehören die Südfrüchte: *Citrus limon* – Zitrone, *C. reticulata* – Mandarine, *C. maxima* – Pampelmuse, *C. sinensis* – Apfelsine, *C. paradisi* – Grapefruit.

Ruta graveolens (grave olens = stark riechend) – Weinraute enthält neben ätherischem Öl auch **Acridon-Alkaloide.**

Wegen des Gehaltes an parasympathomimetisch wirkenden Alkaloiden **(Pilocarpin)** mit Imidazolgrundgerüst werden die Jaborandi folium von verschiedenen *Pilocarpus*-Arten (z. B. *P. microphyllus, P. jaborandi, P. pennatifolius*) gehandelt.

Tiliaceae (Lindengewächse)
Allgemeines: Überwiegend Holzpflanzen der Tropen und gemäßigten Zonen.

Die Blüten der einheimischen *Tilia*-Arten sind zu diachsialen Blütenständen vereinigt, mit einem Hochblatt verwachsen. Die Einzelblüten tragen 5 Kelch- und 5 Kronblätter. Der äußere Staubblattkreis fehlt, der innere Staubblattkreis ist vermehrt. Von den ursprünglich 10 Samenanlagen des fünffächerigen Fruchtknotens entwickelt sich nur eine, die von der Fruchtwand umschlossen bleibt (einsamige Nuß).

Der Blütenstand enthält in allen Teilen **Schleimzellen.**

Drogen: Lindenblüten – Tiliae flos, Ph. Eur. Die Droge besteht aus den getrockneten Blütenständen von *Tilia cordata* und *Tilia platyphyllos* (s. Abb. 11.22).

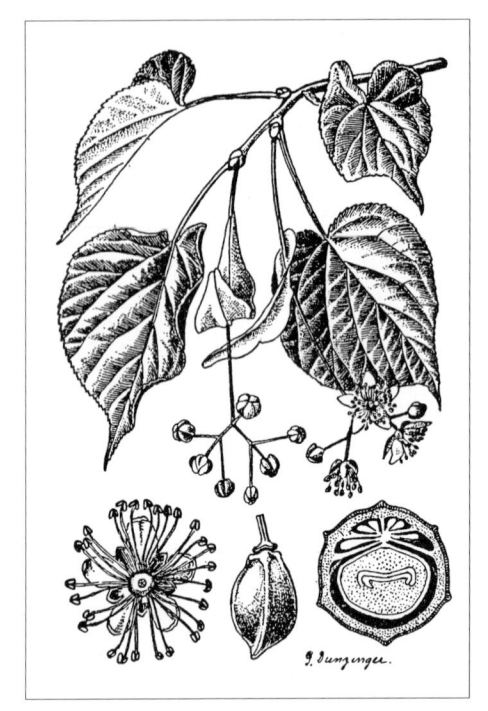

Abb. 11.22. *Tilia platyphyllos*, Sommerlinde. Blütenstand (Trugdolde) mit Hochblattflügel. Blüte mit tiefgeteilten Staubblattbündeln. Frucht. Fruchtquerschnitt (nur ein Fach zum Samen entwickelt).

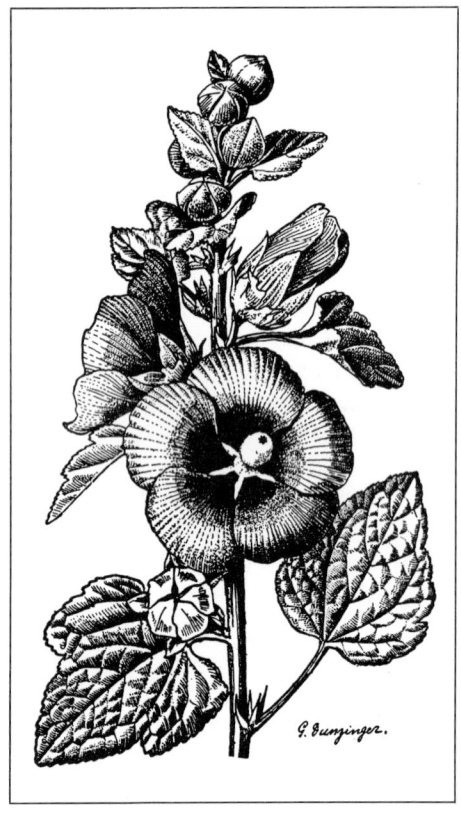

Abb. 11.23. Malve *(Malva sp.)*.

Verf.: *T. tomentosa* (= *T. argentea*) sind gekennzeichnet durch die besonders unterseits dicht mit Sternhaaren besetzten Hochblätter, durch 5 Staminodien (reduzierte oder umgewandelte Staubblätter) und durch den unangenehmen Geruch. Außerdem treten Unterschiede im Dünnschichtchromatogramm auf.

Sterculiaceae
Nahe verwandt zu den Tiliaceae und den Malvaceae und mit diesen in eine Ordnung (Malvales) gehörend, sind die Sterculiaceae. Es handelt sich um tropische Holzgewächse, die u. a. zwei wirtschaftlich bedeutende Pflanzen liefern. *Theobroma cacao*, Kakaobaum und *Cola*-Arten. Bei diesen Bäumen entspringen die Blüten unmittelbar dem Stamm (Kauliflorie). Die Früchte enthalten fettreiche Samen, aus denen Kakao gewonnen wird. Das Fett, Kakaobutter – Cacao oleum, wurde früher als Zäpfchengrundmasse verwendet. Weiterhin kommen Methylxanthinderivate vor, wobei bei *Theobroma cacao* Theobromin überwiegt. *Cola*-Arten haben coffeinhaltige Samen, die in Westafrika als Genußmittel gekaut werden und deren Extrakt Erfrischungsgetränken zugesetzt wird.

Malvaceae (= Malvengewächse):
Allgemeines: Kräuter, Sträucher oder Bäume, die ihr Hauptverbreitungsgebiet in den Tropen haben.

Der Blütenaufbau ähnelt dem der Tiliaceae. Die Blütenblätter sind in Knospenlage gedreht; die Filamente der Staubblätter sind am Grunde zu einer den Griffel umschließenden Röhre verwachsen und enthalten in ihrem oberen, freien Teil nur eine Theke **(monothecisch)**. Die Früchte zerfallen bei der Reife entweder in einsamige Teilfrüchte, die der Anzahl der Fruchtblätter entsprechen *(Malva, Althaea)* oder sie bilden vielsamige Kapseln *(Gossypium)*.

Ebenso wie bei *Tilia* kommen Schleimzellen vor, die sich sowohl in Wurzeln (Althaeae radix) als auch in den Blättern (Althaeae folium, Malvae folium) als auch in den Blütenblättern (Malvae flos) finden. Als pharmakognostisches Merkmal der Blüten und Blätter dienen einzellige, zu mehreren einer Basis entspringende Haare (Sternhaare).

Inhaltsstoffe und Drogen:
a) **Schleimdrogen:** Eibischwurzel – Althaeae radix, Ph. Eur., die getrockneten ungeschälten oder geschälten Wurzeln von *Althaea officinalis*. Von der gleichen Pflanze werden auch noch die Blüten und Blätter als Drogen gehandelt.

Malvae flos (Malvenblüten), St. *Malva sylvestris* und *Malva mauritiana*. Malvae arborea flos von *Althaea rosea*.

b) **Baumwolle:** Die Samenhaare von verschiedenen *Gossypium-Arten* bestehen aus Cellulose und liefern Baumwolle und Verbandwatte. Die bei der Baumwollgewinnung anfallenden Samen dienen der Ölgewinnung und als Futtermittel.

c) **Fruchtsäuren:** Hibiscusblüten – Hibisci flos, DAB, bestehen aus den zur Fruchtzeit geernteten, getrockneten Kelchen und Außenkelchen von *Hibiscus sabdariffa*. Sie enthalten mindestens 13,5 % Säuren, berechnet als Citronensäure.

Myrtaceae (Myrtengewächse)
Die Myrtaceen sind Holzgewächse mit meist immergrünen, ledrigen Blättern, die ätherisches Öl enthalten, das in schizo-lysigenen Ölbehältern lokalisiert ist. Die Blüten sind polyandrisch, ansonsten 4zählig. Der Fruchtknoten ist unterständig.

Nelkenöl Caryophylli aetheroleum, Ph. Eur., ist das durch Wasserdampfdestillation aus den ganzen oder zerkleinerten Blütenknospen, Blütenstielen und Laubblättern von *Syzygium aromaticum* (Syn. *Eugenia caryophyllata*) gewonnene ätherische Öl. Hauptbestandteil des Öles ist das Phenylpropan **Eugenol**.

Eucalyptus-Arten sind in Australien und Tasmanien beheimatet. Das Arzneibuch hat eine Monographie für Eucalyptusblätter – Eucalypti folium, DAB, von *Eucalyptus globulus* und für Eucalyptusöl – Eucalypti aetheroleum, Ph. Eur., aufgenommen. Zur Gewinnung von letzterem können neben *E. globulus* auch die Blätter oder Zweigspitzen anderer cineolreicher Eucalyptusarten verwendet werden. Das ätherische Öl muß mindestens 70 % **1,8-Cineol** (= Eucalyptol) enthalten.

Brassicaceae (früher Cruciferae = Kreuzblütler)
Allgemeines: Ein- oder mehrjährige Kräuter mit meist wechselständigen, häufig fiederförmigen Blättern. Die deutsche und ältere lateinische Bezeichnung der Familie bezieht sich darauf, daß die Blütenteile zueinander in gekreuzten Wirteln stehen.

Der Kelch wird von zwei 2zähligen Kelchblattkreisen gebildet, die Kronblätter stehen in einem 4zähligen Wirtel, gefolgt von 2 Staubblattkreisen mit 2 kurzen und 4 längeren Staubblättern und einem oberständigen Gynoeceum aus 2 fertilen Fruchtblättern. Die Fruchtknotenhöhle wird durch eine sekundär gebildete (falsche) Scheidewand zweigeteilt. Die Früchte werden als Schoten bezeichnet, wenn ihre Länge die 3fache Breite erreicht, sonst als Schötchen.

Die Samenschale der Brassicaceae besteht in der Regel aus einer Schleimepidermis, einer Schicht großer Zellen und einer Palisadenschicht. Nach innen folgen parenchymatische, meist kollabierte Zellen (Nährschicht). Zum Teil sind auch die über den Palisadenzellen liegenden Zellschichten in den reifen Samen kollabiert.

Chemische Merkmale: Charakteristisch für die Brassicaceen ist das Vorkommen von **Senfölglykosiden** (= Glucosinolate). Diese sind in der Pflanze räumlich getrennt von dem in speziellen Zellen vorkommenden Enzym Myrosinase (Myrosinidioblasten), eine Thioglucosidase. Das Enzym wird bei Verletzung des Gewebes frei und spaltet die Glykoside. Die Aglykone lagern sich um zu den scharf schmeckenden, hautreizenden Senfölen (s. Abb. 11.24).

Bemerkenswert ist ferner das Vorkommen von cardenolidhaltigen Pflanzen.

Wegen des Gehaltes an Senfölglykosiden werden die Samen von *Brassica nigra* (vgl. Abb. 11.25), dem schwarzen Senf, und von *Sinapis alba*, dem weißen Senf, verwendet.

Cardenolide enthalten: *Cheiranthus cheiri*, der Goldlack, häufig als Zierpflanze angebaut, und *Erysimum crepidifolium* mit dem bezeichnenden deutschen Namen Gänsesterbe.

Bekannte einheimische Arten: *Armoracia rusticana* – Meerrettich, *Brassica napus* – Raps, *Brassica oleracea* – Gemüsekohl (Wirsing, Weißkohl, Blumenkohl, Rosenkohl und Kohlrabi sind jeweils Kulturformen von *B. oleracea*), *Rhaphanus sativus* – Rettich, Radieschen, *Capsella bursa-pastoris* – Hirtentäschelkraut, *Cardamine pratensis* – Wiesenschaumkraut, *Lepidium campestre* – Feldkresse, *Thlaspi arvense* – Ackerhellerkraut.

Linaceae (Leingewächse)
Allgemeines: Zu den Linaceen gehört mit *Linum usitatissimum* (Lein, Flachs) eine der ältesten Nutzpflanzen. Die unverholzten Bastfasern der Pflanzen werden zu Geweben versponnen (Leintuch).

Radiärer Blütenbau mit 5zähligen Blüten. Der innere Staubblattkreis ist meist ausgefallen. In den 5 miteinander verwachsenen Fruchtblättern bildet sich sekundär je eine falsche Scheidewand und in jedem der so gebildeten 10 Fächer reift je 1 Samen heran.

Drogen: Lini semen – Leinsamen, Ph. Eur., St. *Linum usitatissimum* (s. Abb. 11.26).

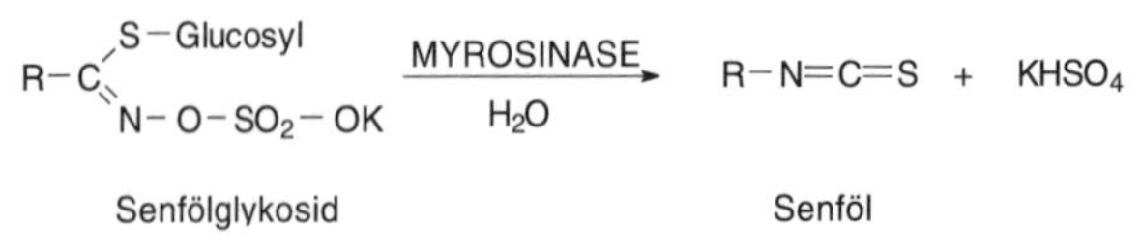

$$R-C\begin{subarray}{l}S-Glucosyl\\N-O-SO_2-OK\end{subarray} \xrightarrow[H_2O]{MYROSINASE} R-N{=}C{=}S \ + \ KHSO_4 \ + \ Glucose$$

Senfölglykosid   Senföl

Abb. 11.24. Spaltung der Senfölglykoside durch das Enzym Myrosinase in flüchtige Senföle.

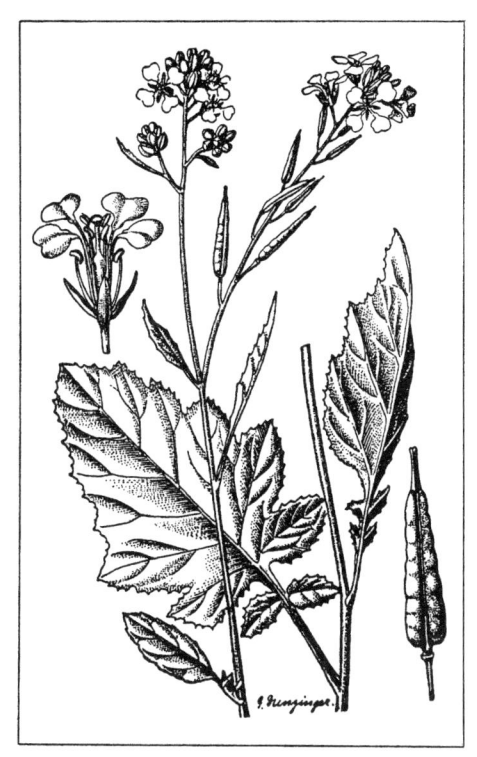

Abb. 11.25. Schwarzer Senf *(Brassica nigra).*

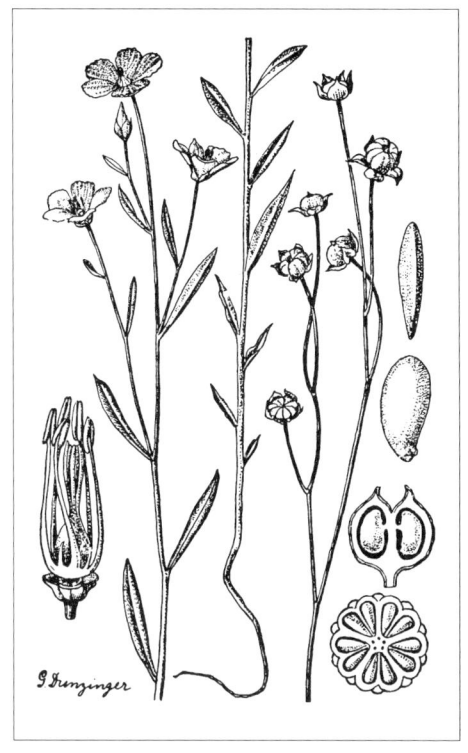

Abb. 11.26. *Linum usitatissimum,* Saatlein. Staubblätter, zahnförmige Staminodien und Fruchtknoten. Same von der Kante, von der Fläche. Kapsel (Längs- und Querschnitt).

Die Leinsamen enthalten fettes Öl mit einem hohen Gehalt an ungesättigten Fettsäuren, **Linol-** und **Linolensäure**, das durch Autoxidation an der Luft gut trocknet und deshalb zu Firnissen verwendet wird. Wegen des in der Samenschale lokalisierten Schleimes (Rhamnogalakturonane) gelten die Lini semen als Schleimdroge. Außerdem kommen noch cyanogene Glykoside (Linamarin, Lotaustralin) vor.

Aus den unverholzten Bastfasern wird eine Textilfaser gewonnen (Leinen). Gleicher Herkunft ist der sterile Leinfaden im Fadenspender – Filum lini sterile in receptaculo des DAB.

Euphorbiaceae (Wolfsmilchgewächse)
Allgemeines: Zahlreiche Euphorbiaceen enthalten, wie der deutsche Name der Familie sagt, **Milchsaft,** der in ungegliederten Milchröhren lokalisiert ist (s. Kap. 6.2.5). Dieser wird im Falle des Parakautschukbaumes, *Hevea brasiliensis,* wirtschaftlich genutzt.

Die Blüten der Euphorbiaceen sind sehr unterschiedlich gebaut. Sie reichen von fast „normalen" zwittrigen 5zähligen Blüten bis zu stark reduzierten eingeschlechtlichen Blüten, die zu charakteristischen Blütenständen **(Cyathien)** vereinigt sind (s. Abb. 11.27). So besitzen Croton-Arten noch ein doppeltes Perianth und in den eingeschlechtlichen Blüten noch Reste des anderen Geschlechts. Bei den einheimischen Bingelkräutern

(*Mercurialis*-Arten) ist nur noch ein einfaches Perianth bei den nun 3zähligen Blüten vorhanden.

Bei *Euphorbia* sind die männlichen Blüten bis auf ein einzelnes Staubblatt reduziert. Mehrere Staubblätter sind zu männlichen Blütenständen vereinigt, die wiederum auf einem becherförmigen Gebilde stehen. In der Mitte des Bechers steht der Stiel der einzigen weiblichen Blüte, die seitlich über den Rand des Bechers herabhängt.

Chemische Merkmale und Drogen: Der Milchsaft von *Hevea brasiliensis* besteht zu etwa 65 % aus Wasser und zu 33 % aus Kautschuk. Beim Verletzen des Baumes tritt dieser Milchsaft aus. Er wird gesammelt, durch Essig- oder Ameisensäure (früher Räuchern) zum Gerinnen gebracht und dann zu Gummi weiterverarbeitet. Bei *Mercurialis* findet sich kein Milchsaft.

Auch Stärke kommt im Milchsaft der Euphorbiaceen vor, deren Körner einen typischen knochenförmigen Bau zeigen.

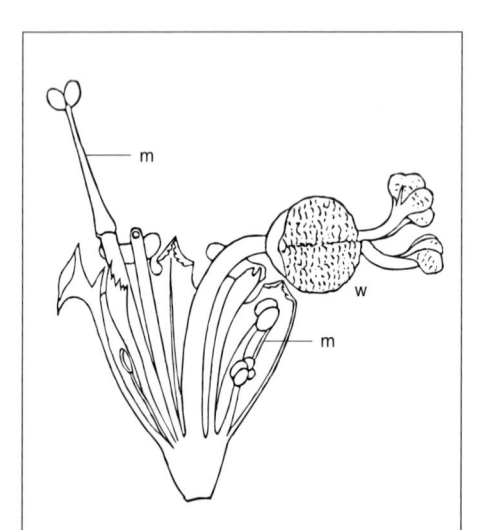

Abb. 11.27. Blütenstand von *Euphorbia palustris*. m = männliche Blüten, w = weibliche Blüten.

Die bekannteste Arzneipflanze unter den Euphorbiaceen ist *Ricinus communis*. Die Samen enthalten fettes Öl, mit einem hohen Anteil an Triglyceriden der **Ricinolsäure** (= 12-Hydroxyölsäure): Ricini oleum – Rizinusöl, Ph. Eur., sowie Raffiniertes Rizinusöl – Ricini oleum raffinatum, DAB, und Hydriertes Rizinusöl – Ricini oleum hydrogenatum, DAB. Die Gewinnung des Öls erfolgt durch Pressung ohne Wärmezufuhr. Es muß darauf geachtet werden, daß eventuell mitausgepreßte toxische Lectine, die in den Samen vorhanden sind, entfernt werden.

Neben Rizinusöl diente früher auch Crotonöl (von *Croton tiglium*) als stark wirkendes Abführmittel. Heute werden aus Croton-Arten Diterpenderivate **(Phorbolester)** gewonnen, die als Co-Carcinogene für die experimentelle Krebsforschung eine Rolle spielen.

Zu erwähnen ist noch, daß einige Euphorbiaceen Gerbstoffe, lokalisiert in Gerbstoffschläuchen, besitzen.

Primulaceae (Primelgewächse)
Allgemeines: Die Primulaceen sind durchweg Kräuter, die ihr Hauptverbreitungsgebiet in der nördlich gemäßigten Zone haben.

Die Blätter sind häufig grundständig. Die radiären Blüten sind in der Regel 5zählig und ebenso wie die Kelchblätter miteinander verwachsen. Meist ist nur ein Staubblattkreis (der innere) vorhanden.

Ähnlich wie bei den Caryophyllaceen stehen die Samenanlagen an einer zentralen Säule.

Chemische Merkmale und Drogen: Primelwurzel – Primulae radix, DAB. St. *Primula elatior* und *Primula veris* (s. Abb. 11.28), Schlüsselblumen, Verf.: *Cynanchum vincetoxicum* (Asclepiadaceae).

Die Droge besteht aus dem getrockneten Wurzelstock mit den Wurzeln. Von denselben Pflanzen werden auch noch die Blüten als Droge gehandelt. Für die expectorierende Wirkung der Drogen dürften **Triterpensaponine**, z. B. mit Primulagenin als Aglykon, verantwortlich sein.

Ericaceae (Heidekrautgewächse)
Allgemeines: Die Ericaceen sind Holzgewächse, selten jedoch Bäume. Sie besitzen kleine ledrige immergrüne Blätter. Die meisten Vertreter der Familie sind ausgeprägte Mykorrhiza-Pflanzen (s. Kap. 3.8).

Die Blüten sind meist 5zählig. Die Blütenkronblätter sind bis auf wenige Ausnahmen miteinander verwachsen. Der äußere Staubblattkreis ist vermehrt (2 × 5), der innere ausgefallen. Der Fruchtknoten ist bis auf einige Ausnahmen (z. B. *Vaccinium*) oberständig. Die Fruchtblätter sind miteinander verwachsen (synkarp); die Samenanlagen stehen zentralwinkelständig. Als Fruchtformen kommen Beeren *(Vaccinium)*, Steinfrüchte *(Arctostaphylos)* oder Kapseln *(Rhododendron)* vor.

Chemische Merkmale und Drogen: Die Familie ist reich an **Phenolglykosiden** und **Gerbstoffen.**

Bärentraubenblätter – Uvae ursi folium, Ph. Eur. St. *Arctostaphylos uva-ursi.* (s. Abb. 11.29)

Sie sollen mindestens 6 % Hydrochinonderivate, berechnet als Arbutin, enthalten. **Arbutin** kommt auch in den Blät-

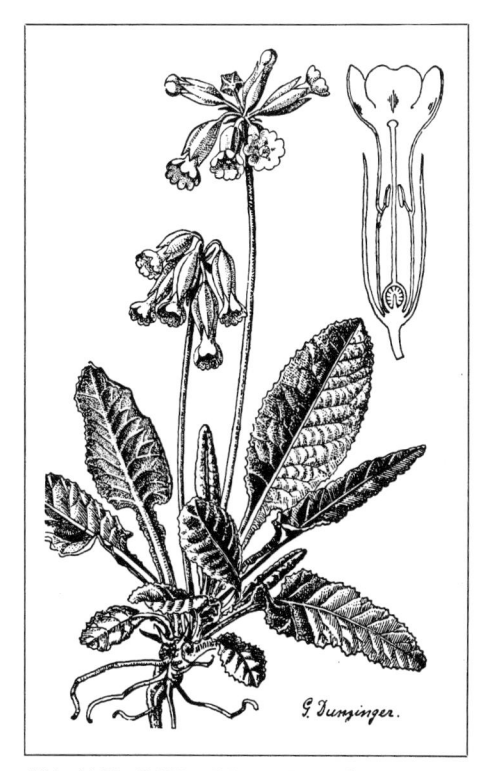

Abb. 11.28. Schlüsselblume *(Primula veris)*.

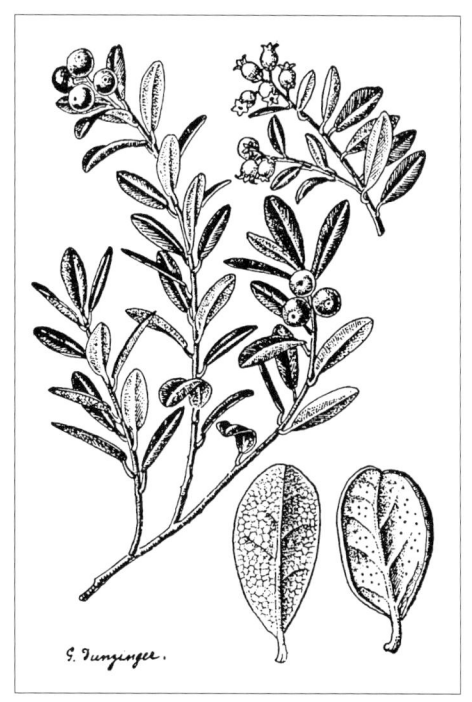

Abb. 11.29. *Arctostaphylos uva ursi*, Bärentraube.
Frucht- und Blütenzweig. Blatt (links) Unterseite netzaderig. Daneben Blatt von *Vaccinium vitis idaea*, Preißelbeere (Unterseite mit rotbraunen Punkten, Blattrand eingerollt).

tern der Preiselbeere *Vaccinium vitis-idaea* vor.

Als Gerbstoffdrogen gelten: Myrtilli folium und fructus von *Vaccinium myrtillus* (Heidelbeere), Callunae herba von *Calluna vulgaris* (Besenheide).

Zu den Ericaceen gehören auch die als Zierpflanzen bei uns bekannten *Rhododendron-* und *Azalea-*Arten.

Solanaceae (Nachtschattengewächse)
Allgemeines: Kräuter und Holzgewächse; einige Nutzpflanzen, wie z. B. Kartoffel, Tomate, Paprika.

Die Solanaceen haben 5zählige, meist radiäre Blüten, deren Blütenblätter zu einer Röhre verwachsen sind. Der aus zwei Fruchtblättern gebildete Fruchtknoten steht schräg zur Mittelachse. Es bilden sich vielsamige Früchte, entweder als Beere (z. B. Tollkirsche, Tomate) oder als Kapsel (z. B. Stechapfel, Tabak, Bilsenkraut). Die Leitbündel sind bikollateral.

Chemische Merkmale und Drogen: Bei den Solanaceen kommen verbreitet **Alkaloide** unterschiedlicher Grundstruktur vor:

1. Tropan-Alkaloide: Belladonnae folium – Belladonnablätter, Ph. Eur., St. *Atropa belladonna* (Tollkirsche); die Droge enthält mindestens 0,3 % Gesamtalkaloide, berechnet als **Hyoscyamin.** Daraus werden hergestellt:
– Eingestellter Belladonnatrockenextrakt – Belladonnae extractum siccum normatum, DAB, mit mindestens 1,3 und höchstens 1,45 % Alkaloide.
– Eingestelltes Belladonnapulver – Belladonnae pulvis normatus, Ph. Eur., mit einem Gesamtalkaloidgehalt von 0,28–0,32 %.
– Eingestellte Belladonnatinktur – Belladonnae tinctura normata, DAB, mit mindestens 0,02 und höchstens 0,03 % Alkaloide.

Hyoscyami folium – Hyoscyamusblätter, Ph. Eur., St. *Hyoscyamus niger* (Bilsenkraut); daraus Hyoscyami pulvis normatus – eingestelltes Hyoscyamuspulver, Ph. Eur., mit einem Gesamtalkaloidgehalt von 0,05–0,07 %.

Stramonii folium – Stramoniumblätter, Ph. Eur., St. *Datura stramonium* (Stechapfel, s. Abb. 11.30); daraus Stramonii pulvis normatus – eingestelltes Stramoniumpulver, Ph. Eur., mit einem Gesamtalkaloidgehalt von 0,23–0,27 %.

Zur Alkaloidgewinnung werden u. a. die Wurzel von *Atropa belladonna,* das Kraut von *Hyoscyamus muticus* und die Wurzel von *Scopolia carniolica* verwendet. Scopolamin wird vorwiegend aus *Duboisia-*Arten isoliert.

Mandragora officinalis – Alraune wurde wegen der halluzinogenen Wirkung der Tropanalkaloide und der menschenähnlichen Gestalt der Wurzel früher zu Kultzwecken (z. B. zur Herstellung von Hexensalben) verwendet.

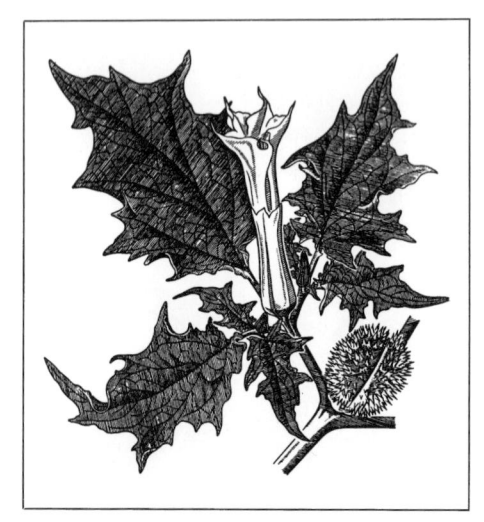

Abb. 11.30. Stechapfel *(Datura stramonium).* Zweigende mit Blüte und Frucht (aus „Köhlers Medizinalpflanzen").

2. Capsaicin: Die scharf schmeckenden hautreizenden Stoffe (Capsaicinoide) sind Amide des Vanillylamins mit verschiedenen verzweigten Säuren (C_9–C_{11}); Hauptalkaloid ist das Capsaicin (vgl. Abb. 11.31) mit dem Säurerest 8-Methylnon-E-6-enyl.

Cayennepfeffer – Capsici fructus acer, DAB, besteht aus den getrockneten, reifen, meist vom Kelch befreiten Früchten von *Capsicum frutescens* sensu latiore. Verf.: *Capsium annum* var. *longum*.

3. Steroidalkaloide: In der Gattung *Solanum* kommen Steroidalkaloidglykoside (vgl. Abb. 11.31) vor. Dulcamarae stipites von *Solanum dulcamara* (Bittersüßer Nachtschatten) wurden früher zu sogenannten „Blutreinigungstees" verwendet. Steroidalkaloide anderer *Solanum*-Arten werden als Ausgangsstoffe für die halbsynthetische Herstellung von Steroidhormonen verwendet.

4. Nicotin: Ein weiteres Alkaloid mit einer von den bisherigen unterschiedlichen Grundstruktur liegt im Nicotin (vgl. Abb. 11.31) des Tabaks, *Nicotiana tabacum* vor.

Aus den Knollen von *Solanum tuberosum* (Kartoffel) wird Solani amylum, Kartoffelstärke, Ph. Eur., gewonnen.

Nutzpflanzen: *Capsicum annuum* – Paprika; *Lycopersicon esculentum* – Tomate; *Solanum melongena* – Aubergine.

Loganiaceae

Die Loganiaceen bilden die erste der noch zu besprechenden Familien der Gentianales.

Die **Gentianales** zeichnen sich durch eine Reihe von gemeinsamen Merkmalen aus:
– Blütenblätter miteinander verwachsen (Sympetalie);
– nur ein Staubblattkreis vorhanden (innerer Staubblattkreis ist ausgefallen), keine Polyandrie;
– Anzahl der Fruchtblätter reduziert (meist 2);

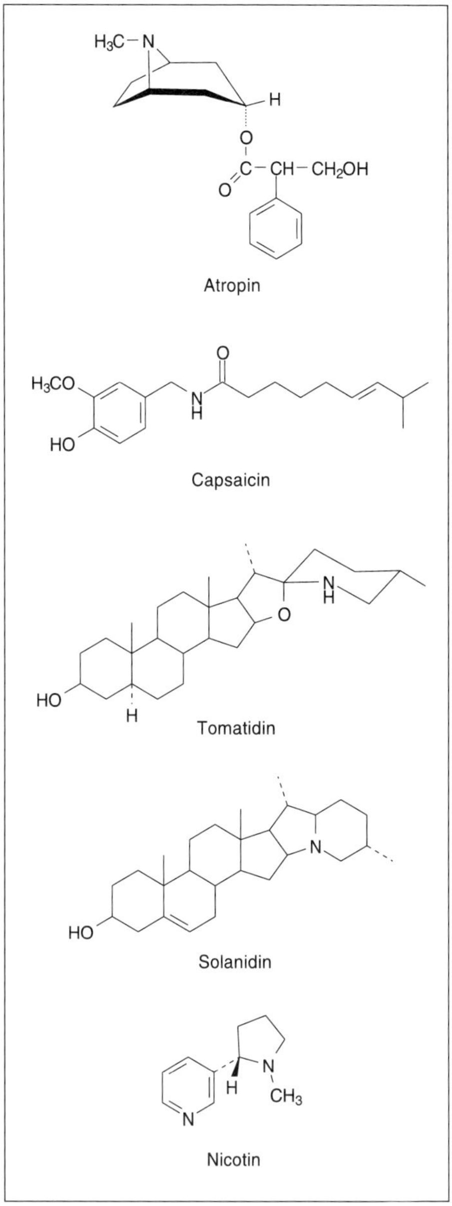

Abb. 11.31. Solanaceen-Inhaltsstoffe.

Allgemeine Merkmale: Tropische, subtropische Holzpflanzen. Sie haben radiäre Blüten und einen meist 2fächrigen, oberständigen Fruchtknoten.

Die Blätter sind ungeteilt, ganzrandig und stehen gekreuzt gegenständig (dekussiert). Zwischen 2 Blättern eines Wirtels steht jeweils 1 Nebenblatt (Interpetiolarstipel), das als Verwachsungsprodukt zweier Nebenblätter gedeutet wird. Die Leitbündel sind bikollateral, d. h. an das Xylem schließt sich sowohl nach außen als auch nach innen Phloem an.

Chemische Merkmale und Drogen: Die Samen von *Strychnos nux vomica* (Strychni semen = Brechnuß) enthalten die Indolalkaloide Strychnin und Brucin. Die Rinden einiger Strychnos-Arten (z. B. *Strychnos toxifera*) dienen den Indianern Südamerikas zur Zubereitung von Pfeilgiften **(Curare)**. Das Gift lähmt die motorischen Endplatten der Nerven. Die lähmende Wirkung beruht auf dem Gehalt an dimeren Indolalkaloiden. Therapeutisch setzt man diese Alkaloide zur Muskelerschlaffung, hauptsächlich in der Chirurgie, ein.

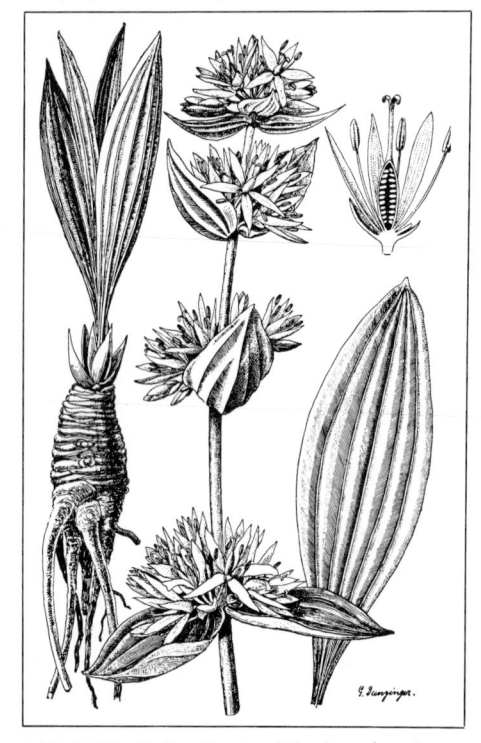

Abb. 11.32. Gelber Enzian *(Gentiana lutea)*.

Gentianaceae (Enziangewächse)
Allgemeines: Meist krautige Pflanzen, über die ganze Erde verbreitet.

Die Blüten sind radiär; der aus 2 Fruchtblättern gebildete Fruchtknoten ist einfächrig.

Die dekussierten, ganzrandigen Blätter sind ohne Nebenblätter. Wie bei den Loganiaceen findet man bikollaterale Leitbündel vor.

Chemische Merkmale und Drogen: Wegen des Gehalts an **Bitterstoffen** mit iridoidartigem Grundgerüst werden bei uns zwei Drogen verwendet: Gentianae radix – Enzianwurzel, Ph. Eur., St. *Gentiana lutea* (s. Abb. 11.32); Tausendgüldenkraut, Centaurii herba, DAB, St. *Centaurium erythrea* (Syn.: *Centaurium umbellatum, Erythrea centaurium*). Letzteres hat einen Bitterwert von mindestens 2000.

Apocynaceae (Hundsgiftgewächse)
Allgemeines: Holzige Kletterpflanzen, selten aufrechte Bäume, Sträucher oder Stauden der Tropen und Subtropen.

Die Blüten sind radiär. Die beiden Fruchtblätter sind im unteren Teil getrennt, im Griffelbereich miteinander verwachsen und bilden zur Fruchtreife sogenannte Doppelbälge mit zahlreichen, oft mit einem Haarschopf versehenen Samen.

Die Blätter sind ganzrandig, dekussiert, ebenso haben wir – wie auch bei den Gentianaceen – bikollaterale Leitbündel. Die Apocynaceen unterscheiden sich von den beiden vorhergehenden Familien durch den Besitz von ungegliederten Milchröhren.

Chemische Merkmale und Drogen: Die arzneilich verwendeten Apocynaceen enthalten entweder (vikariierendes Vorkommen) **Indolalkaloide** *(Rauvolfia, Catharanthus)* oder **Herzglykoside** *(Strophanthus, Nerium)*. Rauwolfiawurzel – Rauwolfiae radix von *Rauvolfia serpentina*, DAB, enthält eine Reihe von Indolalkaloiden, die man chemisch unterteilen kann in tertiäre Indolinbasen (z. B. Ajmalin), tertiäre Indolbasen (z. B. Reserpin) und quartäre Anhydroniumbasen (z. B. Alstonin). Gesamtextrakte und Reserpin wirken zentral sedativ und blutdrucksenkend; Ajmalin wird bei Herzrhythmusstörungen eingesetzt. Zur Gewinnung der Reinalkaloide werden auch andere *Rauvolfia*-Arten verwendet.

Von *Cantharanthus roseus* (syn. *Vinca rosea*) haben dimere Indol-Indolin-Alkaloide (Vinblastin und Vincristin) wegen ihrer cancerostatischen Wirkung große Bedeutung erlangt. Der Gehalt dieser Alkaloide in der Pflanze ist sehr gering. Das bei uns als Zierpflanze angepflanzte und stellenweise verwildert vorkommende Immergrün *(Vinca minor)* enthält das Alkaloid Vincamin, das bei cerebrovaskulären Erkrankungen eingesetzt wird.

Die Herzglykoside der Gattung *Strophanthus* (g-Strophanthin = Ouabain, aus den Samen von *Strophanthus gratus;* k-Strophanthin aus den Samen von *Strophanthus kombé*) werden wegen ihres raschen Wirkungseintritts parenteral bei akuter Herzinsuffizienz angewandt; oral ist die Resorption zu gering für eine sinnvolle Therapie.

Auch der in den Mittelmeerländern wild vorkommende und bei uns als Zierpflanze gehaltene Oleander, *Nerium oleander*, enthält Herzglykoside vom Cardenolid-Typ.

Aus den Samen von *Thevetia peruviana* wird das Herzglykosid Peruvosid gewonnen, das therapeutisch verwendet wird.

Rubiaceae (Rötegewächse)
Allgemeines: In unserer Flora sind sie durch Kräuter vertreten, z. B. Labkraut, Waldmeister. In ihrem Hauptverbreitungsgebiet, den Tropen und Subtropen, herrschen baumförmige Rubiaceen vor.

Die Blüten sind 5- bis 4zählig, radiär, sie besitzen zwei miteinander verwachsene Fruchtblätter und einen unterständigen Fruchtknoten.

Die Blätter sind ganzrandig, sie stehen dekussiert. Bei einigen Gattungen (z. B. *Galium, Asperula*) sind die Nebenblätter laubblattartig ausgebildet und täuschen wirtelige Blattstellung vor. Aufgrund der Stellung der Seitensprosse (in den Blattachseln) kann man jedoch die eigentlichen Laubblätter erkennen.

Die Rubiaceen haben paracytische Spaltöffnungen. Nach dem Vorkommen bei dieser Pflanzenfamilie bezeichnet man die paracytischen Spaltöffnungen auch als „Rubiaceen-Typ".

Zur Erkennung der Drogen werden u. a. unterschiedliche Ca-Oxalatkristallformen herangezogen. So haben *Galium* und *Cephaëlis* Raphiden, *Cinchona* hat Kristallsand. Ein wichtiges diagnostisches Merkmal für die Chinarinde sind außerdem die spindelförmigen, dickwandigen Bastfasern mit trichterförmigen Tüpfeln.

Chemische Merkmale und Drogen: Mit Ausnahme des einheimischen *Galium odoratum* (Waldmeister), der die Cumarindroge Asperulae herba liefert, sind die übrigen hier aufgeführten Pflanzen wichtige **Alkaloiddrogen**.

Arzneidroge zur Gewinnung des Alkaloids Coffein und Genußmittel zugleich sind Coffeae semen (Kaffee); Stammpflanzen sind verschiedene *Coffea*-Arten, u. a. *Coffea arabica, Coffea liberica.*

Chinarinde – Cinchonae cortex, Ph. Eur., besteht aus der getrockneten Rinde von *Cinchona pubescens* (Syn. *Cinchona succirubra*).

Zur Gewinnung von **Chinin** und **Chinidin** werden auch andere *Cinchona*-Arten herangezogen. Chinin wird chemotherapeutisch bei Malaria (Schizontenmittel) und als Antipyreticum eingesetzt. Chinidin setzt die Erregungsleitung am Herzen herab und wird bei Herzarrhythmien gegeben. Gesamtextrakte werden ferner als Bittermittel genommen. Zur Herstellung der zusammengesetzten Chinatinktur – Cinchonae tinctura composita, DAB, werden neben Chinarinde noch Enzianwurzel, Pomeranzenschale und Zimtrinde verwendet. Die Tinktur hat einen Bitterwert von mindestens 300.

Ipecacuanhae radix, Ipecacuanhawurzel, Ph. Eur., St. *Cephaëlis ipecacuanha* (= Rio- oder brasilianisches Ipecacuanha) und *Cephaëlis acuminata* (= Cartagena-, Nicaragua- oder Panama-Ipecacuanha). Aus der Droge werden hergestellt:

- Ipecacuanhae pulvis normatus, eingestelltes Ipecacuanhapulver, Ph. Eur. Falls erforderlich, wird die pulverisierte Droge mit Hilfe von Lactose oder Ipecacuanhawurzel mit niedrigem Alkaloidgehalt auf einen Gesamtalkaloidgehalt von 1,9–2,1 %, berechnet als Emetin, eingestellt.
- Ipecacuanhatinktur, Eingestellte – Ipecacuanhae tinctura normata, DAB, mit einem Gesamtalkaloidgehalt von mindestens 0,19 und höchstens 0,21 %.
- Eingestellter Ipecacuanhatrockenextrakt – Ipecacuanhae extractum siccum normatum, DAB, mit mindestens 1,9 und höchstens 2,1 % Alkaloide.

Gesamtextrakte werden in niedrigerer Dosierung als Expectorans, in höherer Dosierung als Brechmittel (Emetikum) eingesetzt. **Emetin**, das Hauptalkaloid, dient als Chemotherapeutikum gegen Magnaformen der Amöbenruhr.

Scrophulariaceae (Rachenblütler)
Allgemeines: Meist Kräuter, über die ganze Erde verbreitet.

Innerhalb der Scrophulariaceen erfolgt eine Entwicklung von fast radiären Blüten (z. B. *Verbascum*) zu dorsiventralen (Rachen-)Blüten (z. B. *Digitalis*). Mit zunehmender Dorsiventralität wird die Anzahl der Staubblätter von 5 über 4 auf 2 reduziert. Der aus 2 Fruchtblättern gebildete Fruchtknoten entwickelt sich bei der Fruchtreife fast stets zu einer Kapsel.

Chemische Merkmale und Drogen: Zu den Scrophulariaceen gehört mit *Digitalis* (Fingerhut) eine der wichtigsten Arzneipflanzengattungen.

Digitalis purpureae folium – Digitalis-purpurea-Blätter, Ph. Eur., St. *Digitalis purpurea*; Verf.: *Digitalis lanata.* Werden Digitalis-purpurea-Blätter (Digitalisblätter) verordnet, so ist, wenn aus der Verordnung nichts anderes hervorgeht, „eingestelltes Digitalis-purpurea-Pulver" – Digitalis purpureae pulvis normatus, DAB, zu verwenden. Der Wirkwert des Pulvers wird am Meerschweinchen eingestellt und entspricht einem Gehalt von 1 % **Digitoxin**.

Digitalis-lanata-Blätter – Digitalis lanatae folium. St. *Digitalis lanata.* Auch hier ist, wie bei *Digitalis purpurea* auf Verordnungen, „eingestelltes Digitalis-lanata-Pulver", DAB 10, abzugeben. Der Gehalt entspricht 0,5 % **Digoxin**.

Digitalis purpurea, der rote Fingerhut, liefert die Purpureaglykoside, die nach dem Bauprinzip Aglykon-Digitoxose-Digitoxose-Digitoxose-Glucose aufgebaut sind. Bei den Glykosiden von *Digitalis lanata,* dem wolligen Fingerhut, ist die der Glucose benachbarte Digitoxose acetyliert. Durch enzymatische Abspaltung der endständigen Glucose kommt man zu den sogenannten Sekundärglykosiden. Die Aglyka unterscheiden sich durch verschiedene Hydroxylierung, was wiederum wichtig für die Resorption und Akkumulation im Körper ist.

Heute werden fast ausschließlich die isolierten, eventuell halbsynthetisch abgewandelten Glykoside therapeutisch eingesetzt; z.B.: Digitoxinum, Ph. Eur.; Digoxinum, Ph. Eur.; β-Methyldigoxin.

Wollblumen – Verbasci flos. St. *Verbascum densiflorum* (syn. *Verbascum thapsiforme*), *Verbascum phlomoides*. Verf.: Andere *Verbascum*-Arten mit violett behaarten Staubblättern. Wollblumen werden aufgrund ihres Schleim- und Saponingehaltes als Expectorans verwendet.

Bekannte einheimische Arten bzw. Zierpflanzen: *Antirrhinum majus* – Großes Löwenmaul, *Euphrasia officinalis* – Aufrechter Augentrost, *Linaria vulgaris* – Gemeines Leinkraut, *Melampyrum arvense* – Acker-Wachtelweizen, *Rhinanthus alectorolophus* – Zottiger Klappertopf, *Scrophularia nodosa* – Knotige Braunwurz.

Lamiaceae (früher Labiatae = Lippenblütler):
Allgemeines: Kräuter oder Sträucher; über die ganze Erde verbreitet.

Die Lamiaceen haben deutlich dorsiventrale Blüten, bei denen man eine aus zwei Kronzipfeln bestehende Oberlippe und eine aus drei Kronzipfeln bestehende Unterlippe unterscheiden kann. Die Anzahl der Staubblätter beträgt meist vier (bei *Rosmarinus* und *Salvia* zwei); die Filamente sind streckenweise mit der Kronröhre verwachsen. Der Fruchtknoten wird aus zwei Fruchtblättern gebildet, die durch eine Scheidewand nochmals geteilt werden. In jedem Fach bildet sich ein Samen. Die Frucht zerfällt in 4 Teilfrüchte, die Klausen.

Die Blätter stehen dekussiert an einem 4kantigen Stengel. In den Kanten der Stengel verlaufen Kollenchymstränge. Die Lamiaceenblätter sind meist behaart und besitzen Drüsenschuppen, in denen das ätherische Öl lokalisiert ist. Die Drüsenschuppen bestehen aus 8 sezernierenden Zellen (bei *Orthosiphon* nur 4 Zellen, bei *Thymus* 12 Zellen), die das ätherische Öl unter die Kutikula abgeben (s. Abb. 6.9).

Die Spaltöffnungen sind diacytisch. Während die Drüsenschuppen und die Spaltöffnungen bei der mikroskopischen Beurteilung für die Einordnung zu den Lamiaceen dienen, werden die unterschiedlichen Haartypen zur Unterscheidung der einzelnen Drogen verwendet (s. Abb. 11.33).

Chemische Merkmale und Drogen: Die angeführten Drogen enthalten alle **ätherisches Öl**, daneben dürften bei Salbei, bei der Verwendung zu Gurgelwässern, auch die sogenannten Lamiaceengerbstoffe (Derivate der Kaffeesäure) eine Rolle spielen.

Menthae piperitae folium – Pfefferminzblätter, Ph. Eur., St. *Mentha piperita*. Die Droge darf höchstens 10 % Blattanteile mit braunem Fleckbefall durch Minzenrost *(Puccinia menthae)* enthalten. *Mentha x piperita* ist ein mentholreicher Bastard aus verschiedenen Mentha-Arten. Da solche Bastarde bei der Vermehrung durch Samen wieder

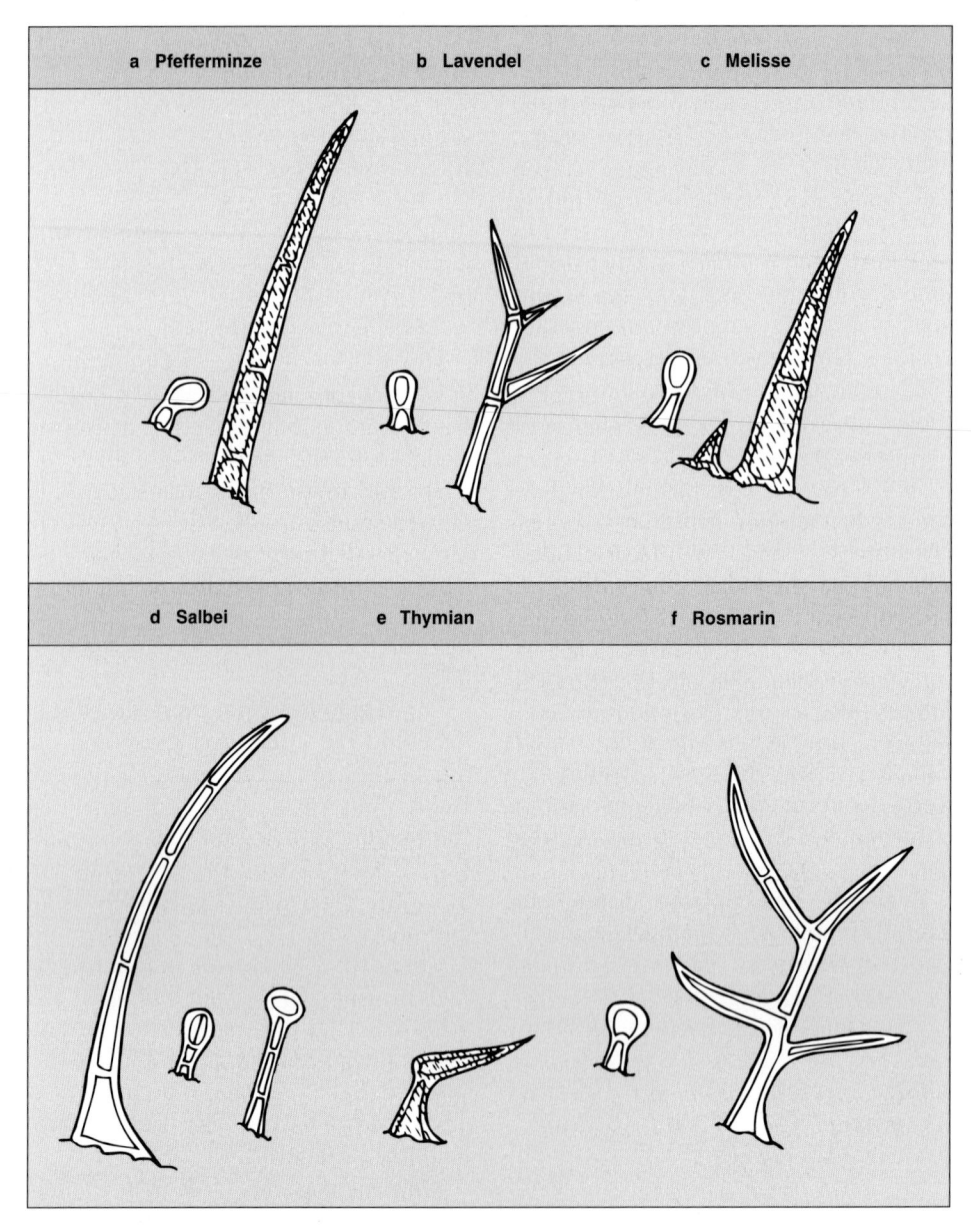

| a Pfefferminze | b Lavendel | c Melisse |
| d Salbei | e Thymian | f Rosmarin |

Abb. 11.33. Drüsenhaare und Haare einiger Lamiaceen-Drogen.

aufspalten, muß die Pfefferminze vegetativ durch Ausläufer vermehrt werden.

Aus den frisch geernteten blühenden Zweigspitzen wird durch Wasserdampfdestillation Menthae piperitae aetherolum – Pfefferminzöl, Ph. Eur., gewonnen. Das Minzöl – Menthae arvensis aetheroleum des DAB stammt von *Mentha arvensis* var. *piperascens*. Es wird durch Wasserdampfdestillation und anschließende teilweise Abtrennung des Menthols und Rektifizierung gewonnen.

Melissenblätter – Melissae folium, DAB; St. *Melissa officinalis.* Melisse wird auch Zitronenmelisse genannt, wegen ihres zitronenähnlichen Geruchs. Ein Teil des zu Melissengeist verarbeiteten ätherischen Öls stammt jedoch nicht von Melisse, sondern von australischen Gräsern, verschiedenen *Cymbopogon*-Arten, die das Oleum Citronellae liefern.

Salbeiblätter – Salviae folium, DAB, St. *Salvia officinalis.*

Die Droge enthält etwa 45 % Thujon und 15 % Cineol; dagegen enthält Dreilappiger Salbei – Salviae trilobae folium, DAB. St. *Salvia triloba* (s. Abb. 11.34), etwa 5 % Thujon und 65 % Cineol.

Thymian – Thymi herba, Ph. Eur. St. *Thymus vulgaris* (s. Abb. 11.35), *Thymus zygis.* Die Droge besteht aus den abgestreiften und getrockneten Laubblättern und Blüten; es dürfen höchstens 10 % Stengelanteile vorhanden sein. Aus der Droge wird Thymianfluidextrakt – Thymi extractum fluidum, DAB, hergestellt.

Orthosiphonblätter – Orthosiphonis folium, DAB. St. *Orthosiphon aristatus (syn. O. spicatus, O. stamineus).* Die Droge wird auch unter der Bezeichnung „Indischer Nierentee" gehandelt.

Weitere Lamiaceen-Drogen:

Serpylli herba von *Thymus serpyllum* (Quendel): Rosmarini folium von *Rosmarinus officinalis* (Rosmarin), daraus wird Rosmarinöl – Rosmarini aetheroleum, DAB, gewonnen.

Lavandulae flos – Lavendelblüten von *Lavandula angustifolia* liefert Lavendelöl – Lavandulae aetheroleum, DAB.

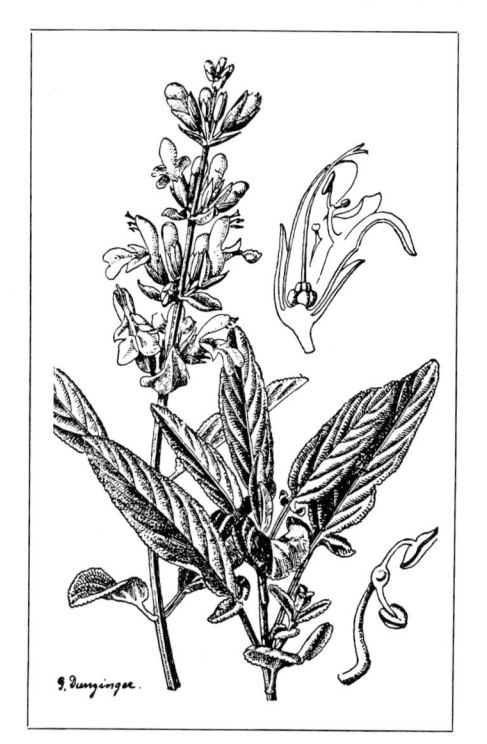

Abb. 11.34. Dreilappiger Salbei *(Salvia triloba).* Rechts unten: einzelnes Staubblatt.

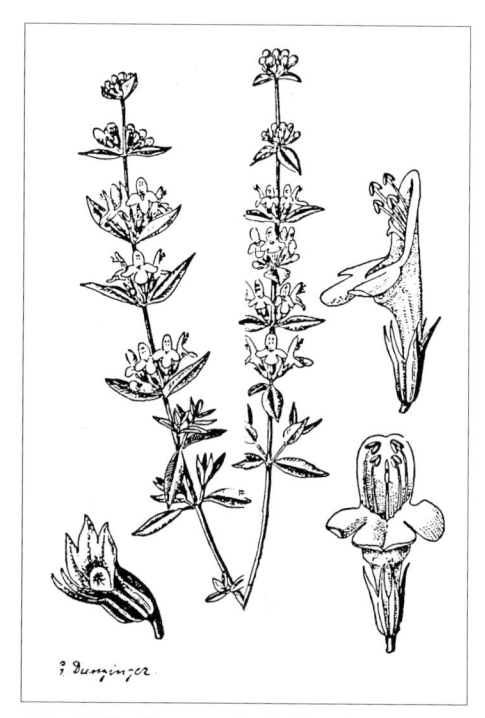

Abb. 11.35. *Thymus vulgaris,* Thymian. Knospe. Blüte seitlich und von vorn.

Bekannte einheimische Lamiaceen-Arten:
Ajuga reptans – Kriechender Günsel, *Galeopsis tetrahit* – Gemeiner Hohlzahn, *Glechoma hederacea* – Gundermann, *Lamium album* – Weiße Taubnessel, *Lycopus europaeus* – Wolfstrapp, *Ocimum basilicum* – Basilikum, *Origanum majorana* – Majoran, *Origanum vulgare* – Dost, *Prunella vulgaris* – Gemeine Braunelle, *Stachys sylvatica* – Wald-Ziest.

Valerianaceae (Baldriangewächse)
Allgemeines: Kräuter oder Stauden, vereinzelt Sträucher.

Asymmetrische Blüten; die Blütenkrone ist am Grunde ausgesackt oder gespornt. 5zählige Krone, Staubblätter reduziert 4 → 1, bei *Valeriana* 3; 3 Fruchtblätter bilden einen unterständigen Fruchtknoten, in dem sich nur eine Samenanlage entwickelt. Der Kelch bildet sich erst bei der Fruchtreife federartig aus und dient als Flugorgan (Pappus).

Chemische Merkmale und Drogen: Valerianae radix – Baldrianwurzel, Ph. Eur. Die getrockneten, unterirdischen Organe (Wurzel, Wurzelstock und Ausläufer) der Sammelart *Valeriana officinalis* (s. Abb. 11.36). Die Droge soll mindestens 0,5 % ätherisches Öl enthalten, das in der Hypodermis lokalisiert ist. Aus der Baldrianwurzel wird die Baldriantinktur – Valeriana tinctura, DAB, hergestellt. Als Wirkstoffe des Baldrians werden zum einen ätherische Ölbestandteile (z.B. **Valerensäure**), zum anderen **Valepotriate** (Valeriana epoxy triester) diskutiert. Die Valepotriate sind allerdings hydrolyseempfindlich und thermolabil und kommen in der Baldriantinktur nicht mehr vor. Einen höheren Gehalt an Valepotriaten als *V. officinalis* (~ 1 %) haben andere, meist außereuropäische Arten. Von ihnen werden *V. wallichii* (~ 3 %), der indische Baldrian und *V. edulis* ssp. *procera* (~ 8 %), der mexikanische Baldrian, zu Arzneispezialitäten verarbeitet, die auf einen bestimmten Valepotriatgehalt standardisiert sind.

Valerianella locusta, Feldsalat.

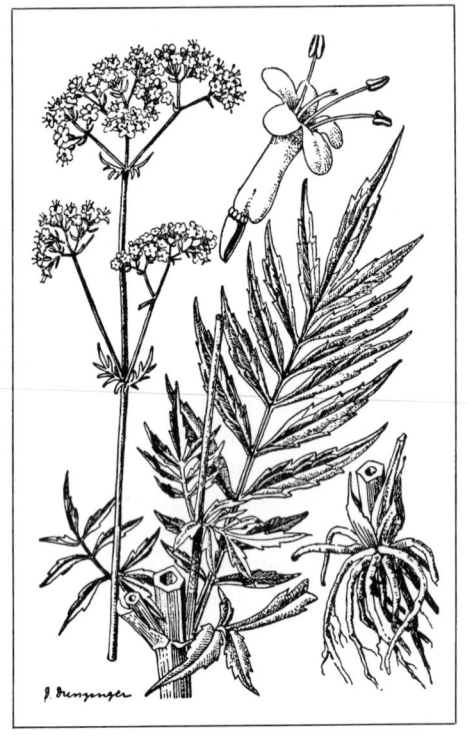

Abb. 11.36. Baldrian (*Valeriana officinalis*). Die oben dargestellte Einzelblüte zeigt an der Basis der Kronröhre eine spornartige Aussackung und den stark reduzierten Kelch, der später zu einem Pappus auswächst.

Apiaceae (früher Umbelliferae, Doldenblütler)
Allgemeines: Die Apiaceen sind mit zahlreichen Kräutern und Stauden an der Zusammensetzung unserer mitteleuropäischen Flora beteiligt. Aufgrund des Gehaltes an ätherischem Öl befinden sich darunter auch einige Arznei- und Gewürzpflanzen.

Die unscheinbaren Einzelblüten sind meist radiär; Kelch-, Blüten- und Staubblätter sind jeweils in 5-Zahl vorhanden; die Kelchblätter sind meist stark zurückgebildet. Der unterständige Fruchtknoten wird von 2 Fruchtblättern gebildet. Die Blüten sind zu einfachen oder zusammengesetzten Dolden vereinigt, wobei die Tragblätter eine „Hülle" bzw. ein „Hüllchen" an der Basis der Verzweigungen bilden. Die Früchte zerfallen bei der Reife in zwei einsamige Teilfrüchte. Diese lassen fünf Rippen erkennen, in denen die Leitbündel der Fruchtwand verlaufen. In den zu den Rippen alternierenden „Tälchen" sind die schizogenen Exkretgänge lokalisiert, z. B. Fenchel, zum Teil sind diese Gänge auch über das gesamte Perikarp verteilt, z. B. Anis. Außer in den Früchten finden wir Exkretgänge auch in den übrigen Pflanzenteilen. Das stärkefreie Endosperm enthält fettes Öl und Eiweiß, wobei letzteres in Aleuronkörnern lokalisiert ist, die im Innern kleine Oxalatdrusen besitzen.

Der Blattgrund der meist mehrfach gefiederten Blätter ist häufig scheidenförmig ausgebildet (gut zu beobachten am einheimischen Bärenklau – *Heracleum sphondylium*).

Chemische Merkmale und Drogen: Fast alle Apicaceen enthalten ätherisches Öl in schizogenen Exkretbehältern. Als ätherische Öldrogen sind hier zu nennen:

Anisi fructus – Anis, Ph. Eur., St. *Pimpinella anisum*. Aus den Früchten wird Anisöl – Anisi aetherolum, Ph. Eur., gewonnen. Der Sternanis, *Illicium verum* (Illiciaceae, Magnoliales) liefert ein ätherisches Öl ähnlicher Zusammensetzung, das vom Arzneibuch ebenfalls zugelassen ist. Beide Öle enthalten etwa 90 % des Phenylpropanoids Anethol.

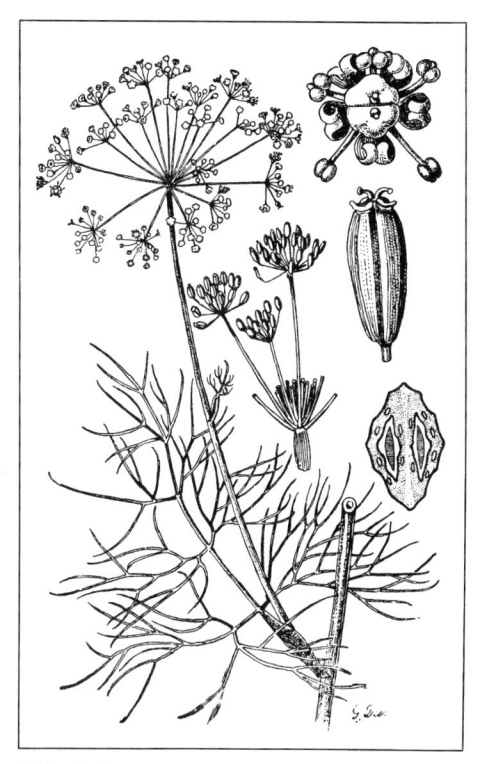

Abb. 11.37. Fenchel *(Foeniculum vulgare)*.

Bitterer Fenchel – Foeniculi amari fructus, Ph. Eur.; St. *Foeniculum vulgare* ssp. *vulgare* var. *vulgare* liefert Fenchelöl – Foeniculi aetheroleum, DAB. Süßer Fenchel – Foeniculi dulcis fructus, Ph. Eur.; St. *Foeniculum vulgare* ssp. *vulgare* var. *dulce* (s. Abb. 11.37).

Kümmel – Carvi fructus, Ph. Eur.; St. *Carum carvi*, liefert Kümmelöl – Carvi aetheroleum, DAB. Koriander – Coriandri fructus, DAB; St. *Coriandrum sativum*.

Ätherisches Öl kommt nicht nur in Früchten der Apiaceen, sondern auch in den übrigen Vegetationsorganen vor. Als Beispiele seien zwei Wurzeldrogen genannt: Levistici radix – Liebstöckelwurzel, DAB, von *Levisticum officinale* und

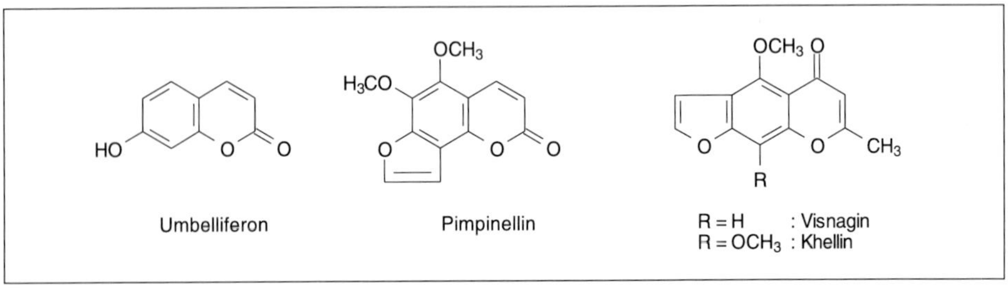

Abb. 11.38. Strukturformel einiger Inhaltsstoffe der Apiaceen.

Angelikawurzel – Angelicae radix, DAB, von *Angelica archangelica*.

Verbreitet kommen auch **Cumarine** (z. B. Umbelliferon) und Furanocumarine (z. B. Pimpinellin) bei den Apiaceen vor (s. Abb. 11.38).

Furanocumarine sind phototoxisch, das heißt nach Hautkontakt oder oraler Aufnahme und anschließender Belichtung kommt es an den entsprechenden Körperstellen zu Entzündungen. Diese werden z. B. beobachtet nach Kontakt mit *Heracleum-* (Bärenklau), *Pastinaca-* (Pastinak) und *Angelica-* (Engelwurz) Arten. Gehäuft treten solche Hautschäden nach Kontakt mit *Heracelum mantegazzianum* (Herkulesstaude) auf. Diese bei uns nicht heimische Art verbreitet sich in den letzten Jahren sehr stark; sie zeichnet sich durch große dekorative Dolden aus, die sie als Zierpflanze beliebt machen. Manche Furanocumarine, z. B. **8-Methoxypsoralen**, werden in Verbindung mit UV-Licht zur Behandlung von Vitiligo und Psoriasis eingesetzt.

Chemisch und biogenetisch sind die Cumarine als α-Chromonderivate von den γ-Chromonderivaten (**Khellin**, Visnagin) zu unterscheiden, die für die coronarerweiternde Wirkung der Ammi-visnaga-Früchte – Ammeos visnagae fructus, DAB 10; St. *Ammi visnaga*, Verf. *Ammi majus* verantwortlich sind.

Im asiatischen Raum wird *Centella asiatica* als Immunstimulans und als Adjuvans bei der Lepratherapie eingesetzt. Die Pflanze enthält Triterpensaponine **(Asiaticosid)**.

Die Giftigkeit verschiedener Apiaceen, z. B. des Wasserschierlings *(Cicuta virosa)*, der Hundspetersilie *(Aethusa cynapium)* oder der in Südeuropa, Westfrankreich und auf den Britischen Inseln vorkommenden Safrandolde *(Oenanthe crocata)* ist auf den Gehalt an **Polyinverbindungen** zurückzuführen, einer Stoffklasse, die gehäuft bei Apiaceen und Asteraceen auftritt.

Die Toxizität des gefleckten Schierlings *(Conium maculatum)* ist dagegen auf das Alkaloid **Coniin** zurückzuführen, das historisch durch den Schierlingsbecher des Sokrates bekannt ist.

Beispiele für weitere einheimische oder bei uns angepflanzte Arten:

Anethum graveolens – Dill; *Petroselinum sativum* – Petersilie; *Anthriscus silvestris* – Wiesenkerbel; *Apium graveolens* – Echter Sellerie; *Chaerophyllum temulum* – Hecken-Kälberkropf; *Daucus carota* – Möhre; *Meum athamanticum* – Bärwurz; *Pastinaca sativa* – Pastinak.

Asteraceae (früher Compositae, Korbblütler)

Die Bezeichnung der Korbblütler hat sich in den letzten 30 Jahren mehrfach geändert. Ursprünglich als Compositae behandelt, wurden sie zeitweise in zwei Familien, Asteraceae und Cichoriaceae, unterteilt. Der heutige Familienbegriff, Asteraceae, deckt sich mit dem der früheren Compositae. Es erfolgt eine Untergliederung in Unterfamilien und Triben, deren Behandlung den Rahmen dieses Buches jedoch sprengen würde.

Allgemeines: Es handelt sich fast durchweg um Kräuter, die über die ganze Erde verbreitet sind.

Wie der deutsche Name sagt, sind die Blüten zu korb- oder köpfchenförmigen Blütenständen (**Pseudanthien**, s. Abb. 11.39) vereinigt. Diese werden von Hochblättern, dem Hüllkelch (**Involucrum**) umgeben. Die Tragblätter der Blüten werden zu Spreublättern oder fehlen ganz. Der Kelch ist stark reduziert, häufig als Flugorgan (**Pappus:** „Fallschirm" bei den sogenannten Pusteblumen) umgebildet.

Die miteinander verwachsenen Blütenblätter bilden entweder dorsiventrale Zungenblüten oder radiäre Röhrenblüten. Die 5 Staubblätter sind im Bereich der Antheren mittels ihrer Kutikula zu einer Röhre verklebt, in die die Pollen entleert werden. Durch Streckung des Griffels oder Verkürzung der Filamente wird der Pollen aus dieser Röhre geschoben. In dem aus zwei Fruchtblättern gebildeten unterständigen Fruchtknoten entsteht 1 Same, dessen Schale mit der Fruchtwand verwachsen ist. Diese Nußfrucht wird als **Achäne** bezeichnet.

Die Asteraceen enthalten entweder nur Röhrenblüten, nur Zungenblüten oder Röhren- und Zungenblüten. Ähnlich wie bei den Lamiaceen sind sie durch besondere Drüsenschuppen (s. Abb. 6.8) gekennzeichnet.

Das Vorkommen charakteristischer zweizellreihiger Haare („Zwillingshaa-

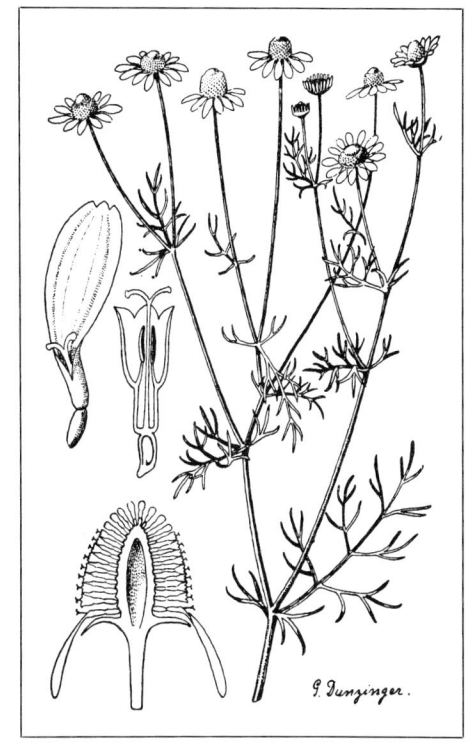

Abb. 11.39. Kamille (*Matricaria recutita* syn. *Chamomilla recutita*).

re") dient der Identifizierung. Schizogene Öl- und Harzgänge sind vorhanden. Beim Tribus Lactuceae, die weitgehend mit der früheren Familie der Cichoriaceae übereinstimmt, sind gegliederte Milchröhren charakteristisch.

Chemische Merkmale und Drogen: Die Drüsenschuppen, Drüsenhaare und Ölgänge bilden die anatomische Voraussetzung für die Akkumulation von ätherischen Ölen. Diese enthalten vorwiegend Sesquiterpene. Nichtflüchtige Sesquiterpene bilden die Bitterstoffe vieler Drogen. Einige der **Sesquiterpenlactone** mit einem Gujan-Grundgerüst gehen bei der Wasserdampfdestillation in blau gefärbte Azulene über. Man bezeichnet die

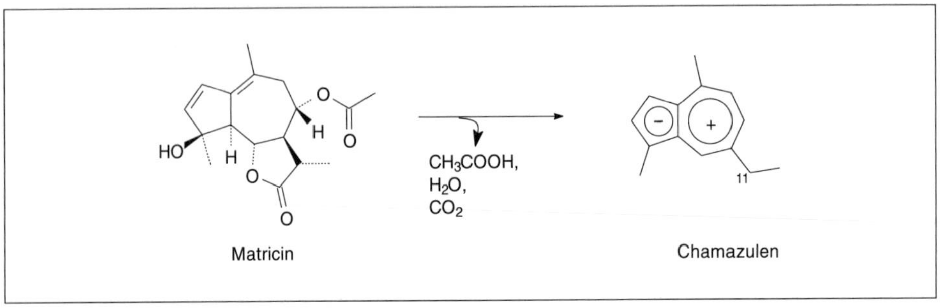

Abb. 11.40. Umlagerung von Matricin in Chamazulen.

genuinen Stoffe deshalb als Proazulene oder als Azulenogene. Bekanntestes Beispiel ist die Umwandlung von **Matricin**, das genuin in der Kamille vorkommt, in das blau gefärbte **Chamazulen** (s. Abb. 11.40).

Ebenso wie bei den Apiaceen kommen bei den Asteraceen auch **Polyinverbindungen** vor, z. B. En-In-Dicycloether bei Kamille. Begleitstoffe vieler Drogen sind Flavonoide, denen man neuerdings eine Beteiligung an den Gesamtwirkungen der Drogen zuschreibt. Des weiteren dienen sie der Charakterisierung (Fingerprint) einzelner Drogen. Einige Compositen, insbesondere Vertreter der Senecioneae, enthalten toxische und carcinogene **Pyrrolizidinalkaloide** (s. auch Fabaceae). Sesquiterpenlactone mit exocyclischer Doppelbindung, die in der Familie verbreitet sind, haben eine relativ hohe allergene Potenz.

Als Reservestoff zwei- und mehrjähriger Pflanzen findet man **Inulin**, ein Polyfructosid aus etwa 40 Fructoseeinheiten, benannt nach der Gattung *Inula* – Alant.

Matricariae flos – Kamillenblüten, Ph. Eur., bestehen aus den getrockneten Blütenköpfchen von *Matricaria recutita* (syn. *Chamomilla recutita*) (s. Abb. 11.39). Sie enthalten ein sesquiterpenreiches (Bisaboloide, Farnesen, Chamazulen) ätherisches Öl, lipophile Flavonoide und Schleim. Hauptanwendungsgebiete der Kamille sind Entzündungen der Haut und Schleimhaut sowie Krampfzustände im Magen-Darmbereich.

Chamomillae romanae flos – Römische Kamille, Ph. Eur., St.: *Chamaemelum nobile* (Syn. *Anthemis nobilis)*, wird in Westeuropa zu ähnlichen Indikationen wie bei uns die Kamillenblüten genommen.

Millefolii herba von *Achillea millefolium,* Schafgarbe, enthält ebenso wie Kamille ein sesquiterpenreiches ätherisches Öl.

Wermutkraut – Absinthii herba, DAB, besteht aus den getrockneten, zur Blütezeit gesammelten oberen Sproßteilen und Laubblättern oder den getrockneten, basalen Laubblättern oder einer Mischung der angeführten Pflanzenteile von *Artemisia absinthium*. Die Droge enthält ätherisches Öl (mind. 0,2 %) und sesquiterpenoide Bitterstoffe (Bitterwert 15 000).

Artemisia annua aus China enthält das Sesquiterpenperoxid Artemisenin, das sehr gut gegen Malaria, auch bei Chloroquin-resistenten Arten, wirkt.

Aus der Gattung *Artemisia* sind noch drei weitere Drogen zu nennen, die heute jedoch ohne große Bedeutung sind:

Cinae flos (Zitwerblüten), von *Artemi-*

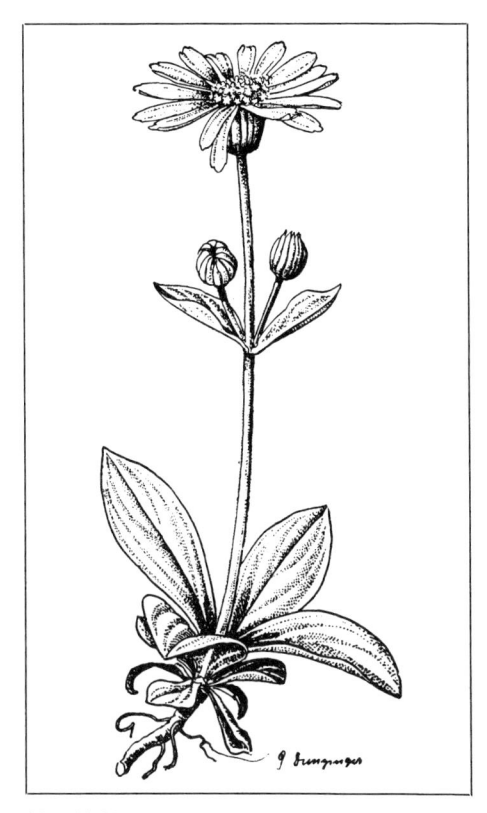

Abb. 11.41. Bergwohlverleih *(Arnica montana).*

sia cina enthalten Santonin, das gegen Ascariden (Spulwürmer) wirkt. Artemisiae herba von *Artemisia vulgaris* (Beifuß). *Artemisia abrotanum* – Eberraute. Als Gewürz wird *Artemisia dracunculus* – Estragon verwendet

Arnikablüten – Arnicae flos, DAB. Als Stammpflanze dieser traditionellen Arzneipflanze war bis zum DAB 8 nur *Arnica montana* (s. Abb. 11.41) zugelassen. Da die Pflanze, die bei uns im Mittelgebirge und in den Alpen vorkommt, unter Naturschutz steht und lange Zeit nur sehr schwer anzubauen war, haben die neueren DAB-Ausgaben als weitere Stammpflanze *Arnica chamissonis* zugelassen. Wegen einer nicht unerheblichen Toxizität sollen Drogenzubereitungen (z. B. Arnikatinktur – Arnicae tinctura, DAB) nur noch äußerlich verwendet werden.

Zubereitungen aus *Echinacea* Arten *(E. angustifolia, E. pallida* und *E. purpurea)* werden empirisch zur Vorbeugung und Heilung von Virusinfektionen benutzt. Äußerlich werden sie als Wundheilmittel verwendet. Bisher nachgewiesene niedermolekulare Inhaltsstoffgruppen sind Sesquiterpene, Polyine, Isobutylamide und Kaffeesäurederivate. An der Wirkung sind möglicherweise Glykoproteine mitbeteiligt.

Mariendistelfrüchte – Cardui mariae fructus, DAB, bestehen aus den reifen, von Pappus befreiten Früchten von *Silybum marianum*. In diesen Früchten wurde eine neue Inhaltsstoffklasse, die Silymarine, gefunden, bei denen ein Flavonoid mit Coniferylalkohol verknüpft ist. Da Coniferylalkohol ein Baustein des Lignins ist, bezeichnet man die Silymarine auch als Flavonolignane.

Huflattichblätter – Farfarae folium, DAB 10, St.: *Tussilago farfara*. Verf.: *Petasites*-Arten. Die Droge darf höchstens 10 % Blattstiele und 2 % durch Rostpilz rotgefleckte Blattstreifen enthalten. Extrakte der Ringelblume, *Calendula officinalis,* werden in Salbenform bei schlecht heilenden Wunden eingesetzt. Das Kraut von *Cnicus benedictus,* Benediktenkraut, dient als aromatisches Bittermittel.

Blütenstände von *Chrysanthemum-*Arten (teilweise Synonym: *Tanacetum-*Arten) enthalten die insektizid wirkenden Cinerine und Pyrethrine, die relativ untoxisch für den Warmblütler sind und schnell abgebaut werden.

Taraxaci radix cum herba von *Taraxacum officinale* (Löwenzahn) wird in der Volksmedizin als Lebertherapeuticum verwendet (s. Abb. 11.42). Cichorii radix wurz, *Senecio vulgaris* – Gemeines Kreuzkraut, *Solidago virgaurea* – Gemeine Goldrute, *Scorzonera hispanica* – Garten-Schwarzwurzel, *Sonchus arvensis* – Acker-Gänsedistel, *Tanacetum vulgare* – Rainfarn.

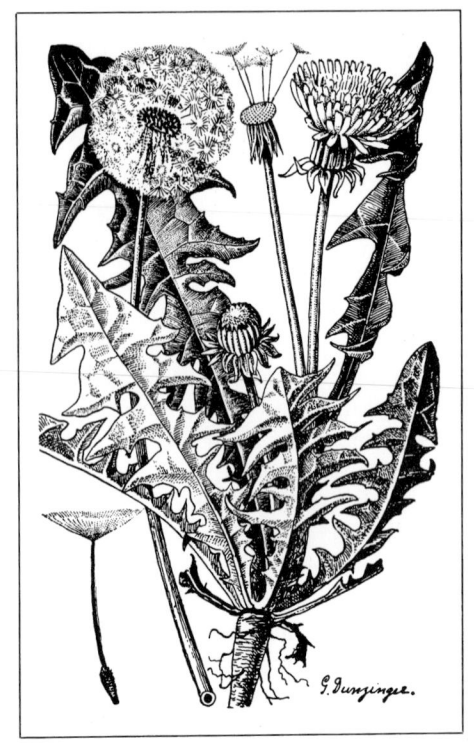

Abb. 11.42. Löwenzahn *(Taraxacum officinale)*. **Links unten: Frucht mit Pappus.**

von *Cichorium intybus* (Wegwarte) diente früher in gerösteter Form als Kaffee-Ersatz.

Weitere bekannte Arten:
Antennaria dioica – Gemeines Katzenpfötchen, *Anthemis arvensis* – Acker-Hundskamille, *Arctium lappa* – Große Klette, *Bellis perennis* – Gänseblümchen, *Calendula arvensis* – Acker-Ringelblume, *Carduus nutans* – Nickende Distel, *Centaurea cyanus* – Kornblume, *Cynara scolymus* – Artischocke, *Erigeron annuus* – Einjähriges Berufskraut, *Helianthus annuus* – Gemeine Sonnenblume, *Hieracium pilosella* – Langhaariges Habichtskraut, *Lactuca serriola* – Stachellattich, *Lactuca sativa* ssp. *capitata* – Kopfsalat *Leontopodium alpinum* – Edelweiß, *Petasites alba* – Weiße Pest-

11.2.2 Liliatae (früher Monocotyledonae = Einkeimblättrige Pflanzen)

Die Merkmale der Liliatae wurden bereits in tabellarischer Form denen der Magnoliatae gegenübergestellt (s. Tab. 11.2).

Die frühere Ordnung der Liliales und die Familie der Liliaceae wurden aufgrund neuerer Kenntnisse insbesondere über embryologische und phytochemische Eigenschaften neu gegliedert. Da – abgesehen von den genannten Eigenschaften – große Gemeinsamkeiten vorhanden sind, werden diese zunächst für die zu besprechenden Familien (Convallariaceae, Asphodelaceae, Hyacinthaceae, Alliaceae, Colchicaceae) vorgestellt.

Allgemeines: Überwiegend ausdauernde Kräuter mit Zwiebel, Knollen oder Rhizomen.

Die Blüten sind meist groß und auffällig gefärbt; radiär, meist 3zählig. Die Blütenhülle besteht aus 2 Kreisen gleichgestalteter Blätter **(Perigon)**, auch die Staubblätter sind in zwei Kreisen angeordnet. Der aus drei Fruchtblättern gebildete Fruchtknoten ist oberständig. Aus ihm entwickelt sich eine Kapselfrucht oder Beere. Die Samen enthalten als Reservestoff anstelle von Stärke vielfach Öl, Eiweiß oder Hemicellulosen.

Colchicaceae

Es handelt sich um Kräuter mit unterirdischen Sproßknollen. Bei *Colchicum* sind die Perigonblätter zu einer langen Röhre verwachsen, die den zur Blütezeit im Herbst sich im Boden befindlichen Fruchtknoten umschließt. Im folgenden Frühjahr entfalten sich die Laubblätter, und die sich entwickelnde Kapselfrucht wird über die Erde geschoben.

Die Colchicaceae enthalten Tropolonalkaloide, unter denen das Colchicin das bekannteste ist. Es wird aus den Samen von *Colchicum autumnale*, Herbstzeitlose, gewonnen. Es hemmt ebenso wie die *Catharanthus*-Alkaloide und Podophyllotoxin die Tubulin-Aggregation und wirkt damit als Spindelgift bei der Zellteilung; es kommt dadurch zu polyploiden Zellen. Therapeutisch werden **Colchicin**, Ph. Eur., und dessen Derivate zur Behandlung der Gicht eingesetzt. Experimentell wird Colchicin in der Zellforschung und in der Pflanzenzüchtung verwendet.

Convallariaceae

Es handelt sich um Rhizompflanzen. Die Perigonblätter sind miteinander verwachsen. Neben **Steroidsaponinen**, die in der Familie verbreitet sind, kommen beim Maiglöckchen **Herzglykoside** vom Cardenolidtyp vor.

Drogen: Maiglöckchenkraut – Convallariae herba, DAB; St. *Convallaria majalis;* daraus wird Eingestelltes Maiglöckchenpulver – Convallariae pulvis normatus, DAB, hergestellt, dessen Wirkwert am Meerschweinchen auf 0,2 % Convallatoxin eingestellt wird.

Asphodelaceae

Es handelt sich um Rosettenpflanzen, deren Blätter häufig sukkulent sind. Steroidsaponine fehlen im Gegensatz zu den meisten anderen Familien der Asparagales. Entlang des Phloems der Blätter von *Aloe* befinden sich langgestreckte Sekretschläuche, die **Anthranoide** enthalten. Zur Gewinnung von Aloe werden die Blätter abgetrennt und mit der Schichtfläche nach unten schräg gelagert. Durch den Turgor und die Schwerkraft fließt das Sekret aus. Es wird gesammelt und eingedickt.

Drogen: Kap-Aloe – Aloe capensis, Ph. Eur.; St. *Aloe ferox* und ihre Hybriden.

Curaçao-Aloe – Aloe barbadensis, Ph. Eur.; St. *Aloe barbadensis*

Der wäßrige Extrakt oder der Saft aus den Blättern verschiedener Aloe-Arten wird als „Aloe vera" zur Wundbehandlung und zu kosmetischen Zwecken eingesetzt.

Hyacinthaceae

Es handelt sich um krautige Zwiebelpflanzen mit trauben- oder ährenförmigen Blütenständen. **Steroidsaponine** sind verbreitet. **Herzglykoside** vom Bufadienolidtyp kommen in Arten der Gattungen *Drimia* (s. u.), *Scilla* und *Bowiea* vor; *Ornithogalum*-Arten enthalten Herzglykoside vom Cardenolidtyp.

Drogen: Meerzwiebel – Scillae bulbus, DAB; St. *Urginea maritima* (Syn. *Drimia maritima);* daraus Eingestelltes Meerzwiebelpulver – Scillae pulvis normatus, DAB.

Bekannte Arten: *Hyacinthus*-Arten – Hyacinth, *Muscari*-Arten – Träubelhyacinthe, *Ornithogalum*-Arten – Milchstern, *Scilla*-Arten – Blaustern.

Alliaceae

Es handelt sich um krautige Zwiebelpflanzen mit scheindoldigen Blüten. Steroidsaponine sind verbreitet. Charakteristisch ist das Vorkommen von schwefelhaltigen Verbindungen (S-Alkyl-L-cysteinsulfoxide) in *Allium*-Arten. Durch Enzyme, die bei Verletzung des Gewebes freigesetzt werden und mit den Sulfoxiden reagieren, entsteht eine Reihe von flüchtigen schwefelhaltigen Verbindungen, die man als Lauchöle bezeichnet. *Allium*-Arten sind beliebte Gewürz- und Gemüsepflanzen. Knoblauch wird darüber hinaus in der Volksmedizin zur Prophylaxe der Arteriosklerose eingesetzt.

Drogen: Knoblauchzwiebeln – Alli sativi bulbus, St. *Allium sativum* (s. Abb. 11.43).

Weitere Allium-Arten: *Allium cepa* – Küchenzwiebel, *A. schoenoprasum* – Schnittlauch, *A. porrum* – Lauch (Porree), *A. ursinum* – Bärlauch.

Zingiberaceae
Allgemeines: Meist tropische Stauden mit großen, ganzrandigen Blättern.

Die Blüten sind dorsiventral. Von den beiden trimeren Staubblattkreisen ist nur noch das mediane des inneren Kreises fertil, das mittlere des äußeren Kreises fehlt, die übrigen sind blumenblattartig ausgebildet. Der aus drei miteinander verwachsenen Fruchtblättern bestehende Fruchtknoten ist unterständig.

Chemische Merkmale und Drogen: Die Zingiberaceen akkumulieren ätherisches Öl in Ölzellen. Daneben kommen nichtflüchtige Scharfstoffe in vielen Arten vor. Beide Stoffgruppen sind dafür verantwortlich, daß einige Zingiberaceen als Arznei- und Gewürzpflanzen (z. B. Ingwer, Galgant, Kardamomen, Curcuma) verwendet werden. In *Curcuma*-Arten kommen gelb gefärbte Dicinnamoylmethanderivate **(Curcuminoide)** vor, die an der cholagogen Wirkung der entsprechenden Drogen beteiligt sind. Als diagnostisches Merkmal zur mikroskopischen Erkennung der Drogen dienen insbesondere exzentrisch geschichtete Stärkekörner mit einem zitzenförmigen Vorsprung.

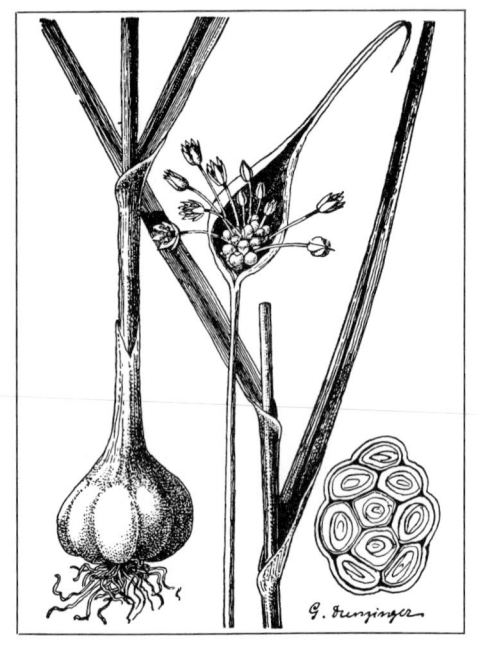

Abb. 11.43. Knoblauch (*Allium sativum*). Rechts: Querschnitt durch die alte Zwiebel, die Brutzwiebeln („Zehen") zeigend.

Javanische Gelbwurz – Curcumae xanthorrhizae rhizoma, DAB, St. *Curcuma xanthorrhiza;* Verf.: *Curcuma domestica* (Syn. *C. longa*). Die Droge soll mindestens 3,5 % ätherisches Öl und 1 % Dicinnamoylmethan-Derivate enthalten. Das Rhizom von *Curcuma domestica* ist farbgebender und würzender Bestandteil der „Curry"-Gewürze.

Ingwerwurzel – Zingiberis rhizoma, DAB, St. *Zingiber officinale.* Zitwerwurzel – Zedoariae rhizoma, St. *Curcuma zedoaria.* Galgant – Galangae rhizoma, DAC, St. *Alpinia officinarum.* Kardamomen – Cardamomi fructus, DAC, St. *Elettaria cardamomum;* Bestandteil der Lebkuchengewürze.

Poaceae (früher Gramineae = Gräser)
Allgemeines: Neben den Wiesenbildenden Gräsern zählen zu dieser Familie die für die Ernährung so wichtigen Getreidearten: Weizen, Roggen, Gerste, Hafer, Reis, Hirse und Mais. Die Blüten sind stark reduziert und stets zu Teilblütenständen (Ährchen) vereinigt; diese wiederum bilden ähren-, trauben- oder rispenförmige Gesamtblütenstände.

Die Blattorgane im Blütenbereich sind trockenhäutig und werden als **Spelzen** bezeichnet. Der Aufbau eines Ährchens ist in Abb. 11.44 schematisch dargestellt. Auf zwei Hüllspelzen folgen zwei Deckspelzen, die häufig eine Granne tragen. In den Achseln der Deckspelzen stehen die meist zwittrigen Einzelblüten. Auch diese beginnen mit einer Spelze, der zweikieligen Vorspelze, die man als Rest des äußeren Perianthkreises deutet; der innere Perianthkreis ist zu zwei Schwellkörpern **(Lodiculae)** umgebildet, die das Öffnen der Blüte erleichtern. Vom Androeceum ist meist nur noch der innere Staubblattkreis mit 3 Staubblättern vorhanden. In dem oberständigen, pseudomonomeren Fruchtknoten entwickelt sich eine einsamige Schließfrucht **(Karyopse)**, deren Samenschale wie bei der Achäne der Compositen mit der Fruchtwand verwachsen ist. Den Hauptteil der Frucht macht das stärkereiche Endosperm aus; es wird von einer eiweißreichen Aleuronschicht umgeben. Dem Endosperm liegt seitlich der Embryo an, der bei der Keimung durch

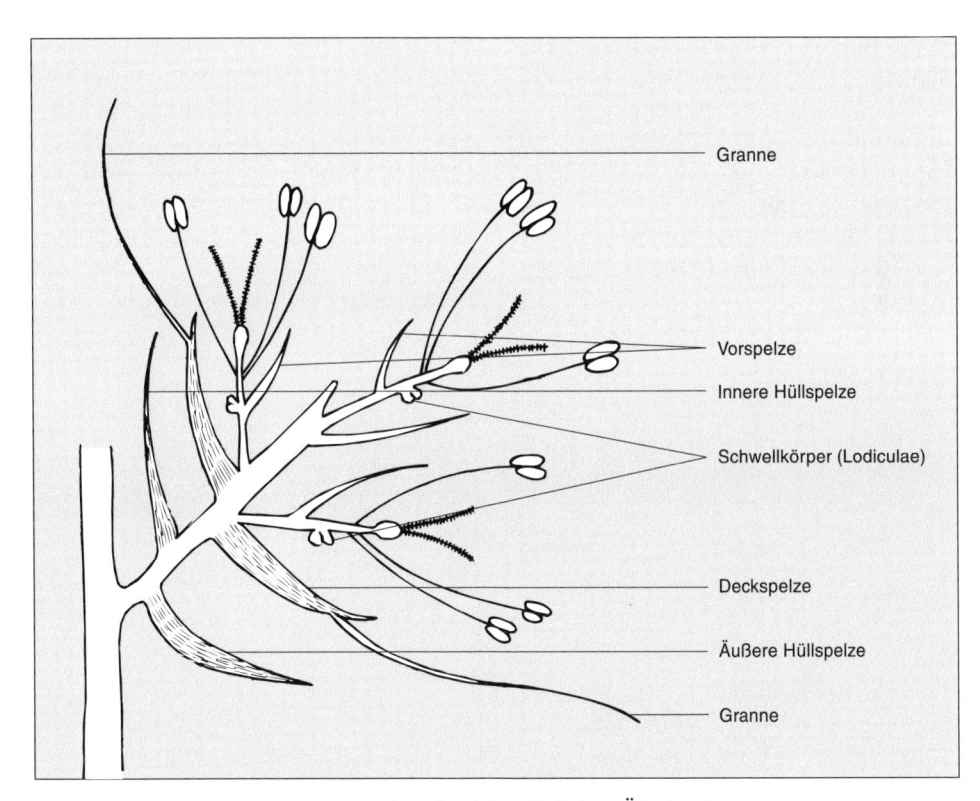

Abb. 11.44. Schematische Darstellung einer Grasblüte (Teil eines Ährchens).

Bildung von Amylase (Spaltung der Stärke) und Resorption der Zucker über das umgebildete Keimblatt **(Scutellum)** die Stärke verwertet.

Die Stengel der Poaceen sind bis auf wenige Ausnahmen (Mais, Zuckerrohr) hohl; sie sind deutlich in Knoten und Internodien gegliedert. Die ungeteilten Blätter stehen zweizeilig, wobei der Blattgrund den Stengel scheidenförmig umgibt. Die Blattepidermis ist stark verkieselt; die Spaltöffnungszellen sind parallel der Längsachse der Blätter ausgerichtet.

Chemische Merkmale und Drogen: Wie schon erwähnt, stellen die Poaceen-Früchte wegen ihres Stärkereichtums, aber auch wegen ihres Gehaltes an Proteinen, wichtige Nahrungspflanzen dar. Die Stärke wird darüber hinaus als wichtiges technologisches Hilfsmittel für verschiedene Arzneizubereitungen, insbesondere Tabletten verwendet.

Folgende Poaceen-Stärken sind im Ph. Eur. aufgeführt:

Maydis amylum von *Zea mays* (Mais); Oryzae amylum von *Oryza sativa* (Reis); Tritici amylum von *Triticum aestivum* (Weizen).

Aus den bei der Stärkeherstellung anfallenden Embryonen von Mais und Weizen wird darüber hinaus noch fettes Öl gewonnen (Maiskeimöl, Weizenkeimöl). Das ebenfalls anfallende Maisquellwasser, das Stickstoffverbindungen, Kohlenhydrate und Mineralstoffe enthält, wird zu Fermentationszwecken verwendet.

Secale cereale (Roggen) ist neben seiner Bedeutung für die Ernährung auch als Wirtspflanze für den Mutterkornpilz *(Claviceps purpurea)* zu nennen. *Avena sativa* (Hafer) gilt in der Homöopathie als Beruhigungsmittel. Aus dem Mark von *Saccharum officinarum* (Zuckerrohr) wird Rohrzucker gewonnen. *Hordeum vulgare* – Gerste, wird als Nahrungspflanze und zur Bierherstellung angebaut. In einigen Poaceen kommt ätherisches Öl in schlauchförmigen Ölidioplasten vor. Die Zusammensetzung und der Geruch des Öls von *Cymbopogon winterianus* (Syn. *C. nardus*) ähneln dem des Melissenöls. Deshalb wird dieses Öl (Citronellae aetheroleum), das wesentlich billiger ist als Melissenöl, an dessen Stelle zu kosmetischen, aber auch arzneilichen Zwecken verarbeitet.

Literatur

Cytologie und Genetik

Adam, D., Thoma, K. (1994) Antibiotika. Wissenschaftliche Verlagsgesellschaft, Stuttgart

Alberts, B., Dennis, B., Lewis, J., Raff, M., Roberts, K., Watson, J. B. (1995) Molekularbiologie der Zelle, 3. Aufl., VCH-Verlagsgesellschaft, Weinheim

Bertram, S., Gassen, G. (1991) Gentechnische Methoden. Gustav Fischer Verlag, Stuttgart

Bresch, C., Hausmann, R. (1972) Klassische und molekulare Genetik. Springer Verlag, Berlin, Heidelberg, New York

Campbell, N. A. (1997) Biologie. Spektrum Akademischer Verlag, Heidelberg, Berlin, New York

de Duve, C. (1992) Die Zelle Bd. 1. Spektrum Akademischer Verlag, Heidelberg, Berlin, New York

Gräfe, U. (1992) Biochemie der Antibiotika. Spektrum Akademischer Verlag, Heidelberg, Berlin, New York

Hänsel, R., Hölzl, J. (1996) Lehrbuch der Pharmazeutischen Biologie. Springer Verlag, Berlin, Heidelberg, New York

Henning, W. (1995) Genetik. Springer Verlag, Berlin, Heidelberg, New York

Kayser, F. H., Bienz, K. A., Eckert, J., Zinkernagel, R. M. (1997) Medizinische Mikrobiologie, 9. Aufl., Georg Thieme Verlag, Stuttgart, New York

Kleinig, H., Sitte, P. (1992) Zellbiologie, 3. Aufl., Gustav Fischer Verlag, Stuttgart

Knippers, R. (1995) Molekulare Genetik, 6. Aufl., Georg Thieme Verlag, Stuttgart, New York

Mutschler, E. (1996) Arzneimittelwirkungen, 7. Aufl., Wissenschaftliche Verlagsgesellschaft, Stuttgart

Nultsch, W. (1996) Allgemeine Botanik, 10. Aufl., Georg Thieme Verlag, Stuttgart, New York

Old, R. W., Primrose, S. B. (1992) Gentechnologie, eine Einführung. Georg Thieme Verlag, Stuttgart, New York

Passarge, E. (1994) Taschenatlas der Genetik. Georg Thieme Verlag, Stuttgart, New York

Wink, M., Wehrle, H. (Hrsg.) (1994) PCR im medizinischen und biologischen Labor – Handbuch für den Praktiker. GIT-Verlag, Darmstadt

Stoffwechsel- und Entwicklungsphysiologie

Czihak, G., Langer, H., Ziegler, H. (1996) Biologie, 6. Aufl., Springer Verlag, Berlin, Heidelberg, New York

Heldt, H. W. (1996) Pflanzenbiochemie. Spektrum Akademischer Verlag, Heidelberg, Berlin, New York

Hess, D. (1991) Pflanzenphysiologie, 9. Aufl., Eugen Ulmer Verlag, Stuttgart

Karlson, P., Doenecke, D., Koolman, J. (1994) Kurzes Lehrbuch der Biochemie, 14. Aufl., Georg Thieme Verlag, Stuttgart, New York

Kindl, H. (1994) Biochemie der Pflanzen, 4. Aufl., Springer Verlag, Berlin, Heidelberg, New York

Libbert, E. (1993) Lehrbuch der Pflanzenphysiologie, 5. Aufl., Gustav Fischer Verlag, Jena, Stuttgart

Lüttge, U., Kluge, M., Bauer, G. (1994) Botanik, 2. Aufl., VCH Verlagsgesellschaft, Weinheim

Mohr, H., Schopfer, P. (1985) Lehrbuch der Pflanzenphysiologie, 8. Aufl., Springer Verlag, Berlin, Heidelberg, New York

Richter, G. (1998) Stoffwechselphysiologie der Pflanzen, 6. Aufl., Georg Thieme Verlag, Stuttgart, New York

Voet, D., Voet, J. G. (1992) Biochemie. VCH Verlagsgesellschaft, Weinheim, New York

Wilson, K., Goulding, K. H. (1991) Methoden der Biochemie, 3. Aufl., Georg Thieme Verlag, Stuttgart, New York

Morphologie, Histologie und Anatomie

Braune, W., Leman, A., Taubert, H. (1994) Pflanzenanatomisches Praktikum I, 7. Aufl., Gustav Fischer Verlag, Jena, Stuttgart

Deutschmann, F., Hohmann, B., Sprecher, E., Stahl, E. (1992) Pharmazeutische Biologie, Drogenanalyse I: Morphologie und Anatomie, 3. Aufl., Gustav Fischer Verlag, Stuttgart

Hess, D. (1990) Die Blüte, 2. Aufl., Eugen Ulmer Verlag, Stuttgart

Jurzitza, G. (1987) Anatomie der Samenpflanzen. Georg Thieme Verlag, Stuttgart, New York

Nultsch, W. (1995) Mikroskopisch-botanisches Praktikum, 10. Aufl., Georg Thieme Verlag, Stuttgart, New York

Straßburger, E. (1991) Lehrbuch der Botanik. Gustav Fischer Verlag, Stuttgart, New York

Troll, W. (1973) Allgemeine Botanik. Ferdinand Enke Verlag, Stuttgart

Werner, D. (1987) Pflanzliche und mikrobielle Symbiosen. Georg Thieme Verlag, Stuttgart, New York

Systematik

Asakawa, Y. (1995) Chemical constituents of the Bryophytes. In: Herz, W., Kirby, G. W., Moore, R. E., Steglich, W., Tamm, C. (eds.) Progress in the Chemistry of Organic Natural Products, Vol. 65., Springer Verlag, Wien, New York

Franke, W. (1992) Nutzpflanzenkunde, 5. Aufl., Georg Thieme Verlag, Stuttgart, New York

Frohne, D., Jensen, U. (1997) Systematik des Pflanzenreiches, 5. Aufl., Gustav Fischer Verlag, Jena, Stuttgart

Frohne, D., Pfänder, H. J. (1996) Giftpflanzen, 4. Aufl., Wissenschaftliche Verlagsgesellschaft, Stuttgart

Heywood, V. H. (Hrsg.) (1982) Blütenpflanzen der Welt. Birkhäuser Verlag, Basel, Boston, Stuttgart

Huneck, S., Yoshimura, I. (1996) Identification of Lichen Substances. Springer Verlag, Berlin, Heidelberg, New York

Kramer, K. U., Schneller, J. J., Wollenweber, E. (1995) Farne und Farnverwandte. Georg Thieme Verlag, Stuttgart, New York

Müller, E., Löffler, W. (1992) Mykologie, 5. Aufl., Georg Thieme Verlag, Stuttgart

Nienhaus, F. (1985) Viren, Mykoplasmen und Rickettsien. Eugen Ulmer Verlag, Stuttgart

Schmeil, O., Fitschen, J. (1996) Flora von Deutschland, 90. Aufl., Verlag Quelle & Meyer, Heidelberg

Schlegel, H. G. (1992) Allgemeine Mikrobiologie, 7. Aufl., Georg Thieme Verlag, Stuttgart, New York

Teuscher, E. (1997) Biogene Arzneimittel. Wissenschaftliche Verlagsgesellschaft, Stuttgart

Weberling, F., Schwantes, O. H. (1992) Pflanzensystematik, 6. Aufl., Eugen Ulmer Verlag, Stuttgart

Wichtl, M. (Hrsg.) (1997) Teedrogen und Phytopharmaka, 3. Aufl., Wissenschaftliche Verlagsgesellschaft, Stuttgart

Zinsmeister, H. D., Mues, R. (eds.) (1990) Bryophytes – Their Chemistry and Chemical Taxonomy. Clarendon Press, Oxford

Sachregister

A

Abies sibirica 388
Abrin 405
Abrus precatorius 405
Abschlußgewebe 301
Abscisin II 280
Abscisinsäure 280 f.
Absinthii herba 426
Abteilungen 342
Acacia catechu 402
– *senegal* 402
Acaciae gummi dispersionae desicatum 402
– gummi 402
Acer campestris var. *suberosum* 307
Acetobacter xylinum 359
Acetylcholin 57
Acetyl-CoA 219
– – Carboxylase 231
Achäne 331, 425
Achillea millefolium 426
Ackerbohne 404
Acker-Gänsedistel 428
– Hundskamille 428
– Ringelblume 428
– Rittersporn 393
– Wachtelweizen 419
Ackerhellerkraut 410
Ackerhornkraut 396
Ackerschachtelhalm 385
Aconiti tubera 393
Aconitum napellus 393
Acorus calamus 301
Actaea spicata 391
Actin 91 f.

– Filamente 91
Actinomycin D 131
Actomyosinsystem 92
Acyl-Carrier-Protein 231
Adhärenzverbindungen 43 f.
A-DNA 108
Adonidis herba 393
Adoniskraut 393
Adonis vernalis 393
ADP-Glucose-Pyrophosphorylase 210
Adsorptionswasser 263
Ähre 328
Aerenchym 301, 324
Aescin 406
Aesculus hippocastanum 406
Aethusa cynapium 424
Aflatoxine 375
Agar 379
Agrobacterium tumefaciens 194
Agrostemma githago 396
AIDS 172
Ajuga reptans 422
Akkrustierung 32 f.
Akzeptorstelle 128
Albumine 241
Aleuronkörner 270
Aleuronschicht 270
Alexandriner-Senna 403
– Sennesfrüchte 403
Algen 377
–, eukaryotische 347
Alginsäure 380
Alkoholgärung 217
alkylierende Agentien 140
Allel 101

Alliaceae 429
Allii sativi bulbus 430
Allium cepa 430
– *porrum* 430
– *sativum* 430
– *schoenoprasum* 430
– *ursinum* 430
Allopolyploidie 135
allosterische Hemmung 206
Alnus glutinosa 398
Aloe 429
– *barbadensis* 429
– *capensis* 429
– *ferox* 429
Alpinia officinarum 430
Alraune 414
Alternanz 328
Althaeae radix 409
Althaea officinalis 409
– *rosea* 409
Amanita muscaria 374
– *pantherina* 373
– *phalloides* 373
Ames-Test 134
Amine, biogene 242
Aminoacylstelle 128
Aminoacyl-tRNA-Synthetase 128
7-Aminocephalosporansäure 375
6-Aminopenicillansäure 375
Aminopeptidasen 242
Aminosäure-Decarboxylasen 242
Aminosäuren 238

Ammeos visnagae fructus 424
Ammi visnaga 424
– – Früchte 424
Amygdalae oleum 400
α-Amylase 211
β-Amylase 212
γ-Amylase 212
Amylopektin 210
Amyloplasten 77
Amylose 210
Anaerobier 353
analog 297
Analogie 346
Ananas 332
Ananas sativus 332
Anaphase 144
Anaphase I 147
anaplerotische Reaktionen 221
anatrope Samenanlage 333
Androeceum 325
Anemone nemorosa 393
Anemonin 392
Anethol 423
Anethum graveolens 424
Aneuploidie 135
Angelica archangelica 424
Angelicae radix 424
Angelikawurzel 424
Angiospermae 387
Anis 423
Anisi aetheroleum 423
– fructus 423
Anisogamie 150, 378
Anisöl 423
Antennaria dioica 428
Antennenpigmente 250
Anthemis arvensis 428
– *nobilis* 426
Anthere 325
Antheridien 151, 371, 384
Anthraglykoside 403
Anthriscus sylvestris 424
Antibiotikaresistenz 158

Anticodon 113
Antigene 173
Antikörper 173 f.
–, monoklonale 197, 199
Antikörperbildung 173
Antikörperklassen 173
Antiport 48
Antirrhinum majus 419
Antisense-Strategie 192
Aperturen 326
Apfel 401
Apfelsine 407
Apiaceae 422
Apikalmeristem 297, 299
Apium graveolens 424
Apoenzym 201
apokarp 326
Apoplast 22
apoplastischer Transport 264
Apoptose 167
Apothecien 371
Apoxynaceae 416
Aprikose 401
Aquaporin 264
Äquatorialplatte 144
Äquidistanz 327
äquifaciale Blätter 324
Aquilegia vulgaris 393
Arabisches Gummi 402
Arachidis oleum 404
Arachidonsäure 224
Arachis hypogaea 404
Arbutin 413
Archegonien 151, 384
Arctium lappa 428
Arctostaphylos uva-ursi 413
Arillus 389
Armoracia rusticana 410
Arnica chamissonis 427
– *montana* 427
Arnicae flos 427
Arnikablüten 427
Art 341
Artemisenin 426
Artemisia abrotanum 427

– *absinthium* 426
– *annua* 426
– *cina* 426
– *dracunculus* 427
– *vulgaris* 427
Artemisiae herba 427
Artischocke 428
Ascogon 371
Ascomyceten 370
Ascomycetes 371
Ascophyllum nodosum 381
Ascosporen 371
Ascus 370
Ashbya gossypii 358
Asparagus officinalis 319
Aspergillus flavus 375
– *niger* 376
Asperulae herba 417
Asphodelaceae 429
Assimilateleitung 268
Assimilationsparenchym 300
Assimilationsstärke 78
Asteraceae 424
Astragalus gummifer 405
Atmungskette 247 f.
Atmungskettenphosphorylierung 248
ATP 248
– Synthese 248
– Synthetase 84
ATPase 51
Artemisia vulgaris 427
Atropa belladonna 414
atrope Samenanlage 333
Aubergine 415
Aufrechter Augentrost 419
Aurantii pericarpum 407
Autophagolysosom 96
Autophagosom 96
Autopolyploidie 135
Auxine 277
auxotroph 260
auxotrophe Bakterien 275
Avena sativa 432

Avocadofrucht 391
Axonem 90
L-Azaserin 130

B

Bacillaceae 359
Bacillen 353
Bacillus aerosporus 360
- *anthracis* 359
- *brevis* 360
- *licheniformis* 360
- *polymyxa* 360
Bacitracin 29
Bäckerhefe 371
bakterielles Produktionssystem 191
Bakterien 351
-, auxotrophe 275
-, chemoautotrophe 259
-, gramnegative 25
-, grampositive 26
-, nitrifizierende 259
-, Wachstum der 351
Bakterienchromosom 67
Bakterienzelle 17
Bakterienzellwand 24
Bakteriophagen 162
Baldriangewächse 422
Baldriantinktur 422
Baldrianwurzel 422
Balg 329
Bärenklau 423
Bärentraubenblätter 413
Bärlappgewächse 385
Bärlauch 430
Bärwurz 424
Basenanaloge 138
Basensubstitution 138
Basidie 370 ff.
Basidiomyceten 370
Basidiomycetes 372
Basidiosporen 372
Basilikum 422

Bast 307, 314, 321
Bäume 297
Baumwolle 409
B-DNA 108
Beere 331
Beerenzapfen 389
Begeißelung 354
Beifuß 427
Belladonnablätter 414
Belladonnae extractum siccum normatum 414
- pulvis normatus 414
- tinctura normata 414
Belladonna folium 414
Bellis perennis 428
Benediktenkraut 427
Besenheide 414
Besenstrauch 405
Betulaceae 398
Betulae folium 398
Betula pendula 398
- *pubescens* 398
Bewurzelung, allorrhize 317
-, homorrhize 317
Bierhefe 371
bifaciale Blätter 324
Bildungsgewebe 299
-, primäres 299
-, sekundäres 299
Bildungszone, embryonale 319
Bilobalid 388
biolistische Methode 196
Biomembranen 35 f.
Biotransformation 72
Birkenblätter 398
Birkengewächse 398
Birne 401
Bitterer Fenchel 423
Bittersüßer Nachtschatten 415
Bivalente 147
Blattanlagen 320
Blattdroge 334
Blattgrund 322

Blatt-Morphologie 322
- Peroxisomen 95
- Querschnitt 324
Blattprimordien 320
Blattspreite 323
Blattstiel 323
Blechnum spicant 385
Bleomycine 131
Blüten 325
-, epigyne 327
-, hypogyne 326
Blütendiagramm 328
Blütendroge 334
Blütenformel 328
Blütenhülle 325
Blütenstände 328
Blutung 266
Bockshornklee 404
Bockshornkleesamen 405
Borke 307
Borrelia-Arten 365
Brassicaceae 409
Brassica napus 410
- *oleracea* 410
Braunalgen 377, 381
Brechmittel 418
Brechnuß 416
Brombeere 331, 400 f.
Bryophyten 295
Buchweizen 396
Burkitt-Lymphom 137
Burseraceae 407
Buschwindröschen 393
B-Vitamine 357

C

Caesalpiniaceae 402
Calabar semen 406
Calciumoxalatkristalle 336
Calendula arvensis 428
- *officinalis* 427
Callose 211, 308
Callunae herba 414

Calluna vulgaris 414
Caltha palustris 393
Calvinzyklus 256
Calyptra 316
Calyx 325
CAM-Pflanzen 257
Campher 391
Canavalia ensiformis 405
Cannabaceae 398
Cannabis sativa 398
Cantharanthus roseus 417
Capsaicin 415
Capsella bursa-pastoris 410
Capsici fructus acer 415
Capsicum annuum 415
- *frutescens* 415
Capsid 161
Capsicum annuum var. *longum* 415
Capsomer 161
Cap-Struktur 123
Carboxypeptidasen 242
Cardamine pratensis 410
Cardamomi fructus 430
Cardiolipin 39, 83
Cardui mariae fructus 427
Carduus nutans 428
Carnitin 230
Carpinus betulus 398
Carrageen 379, 381
Carrier 47
Carum carvi 423
Carvi aetheroleum 423
- fructus 423
Caryophyllaceae 395
Caryophylli aetheroleum 409
Cascararinde 401
Casparysche Streifen 305
Cassia angustifolia 403
- *auriculata* 403
- *senna* 403
Cauloide 294, 377
Cayennepfeffer 415
cDNA 185

Cellobiose 209
Cellulase 212
Cellulose 210
Centaurea cyanus 428
Centaurii herba 416
Centaurium erythrea 416
Centella asiatica 424
Centriolen 23, 90, 144
Centromer 65, 143
Centrosom 23
Cephaëlis acuminata 418
- *ipecacuanha* 418
Cephalosporine 29, 375
Cerastium arvense 396
Ceratonia siliqua 402
Cetraria islandica 383
Chaerophyllum temulum 424
Chamaemelum nobile 426
Chamazulen 426
Chamomillae romanae flos 426
Chaperons 241
Cheiranthus cheiri 410
Chelidonii herba 395
Chelidonium majus 395
chemiosmotische Theorie 254
chemische Synpase 56
chemoautotrophe Bakterien 259
Chemosynthese 258
Chemotaxonomie 346
Chiasmabildung 103
Chiasmata 147
Chinarinde 418
Chinatinktur 418
Chinidin 418
Chinin 418
Chitin 29
- Molekül 29
Chlamydiaceae 365
Chlamydia psittaci 365
Chloramphenicol 132
Chlorophyceae 380
Chlorophyll 80

Chlorophyta 377
Chloroplasten 78, 104
Cholera 364
Cholesterol 226
Chondriom 84, 104
Chondrus crispus 381
Christophskraut 391
Chromatin 64 f.
- Elimination 288
Chromoplasten 80
Chromoproteid 283
Chromosomen 64 f.
Chromosomenmutationen 136 f.
Chrysophyceae 377
Chylomikronen 227
Chymotrypsin 242
Chytridiomycetes 368
Cichorium intybus 428
Cicuta virosa 424
Ciliaten 151
Cilien 90 f.
Cinae flos 426
Cinchonae cortex 418
- tinctura composita 418
Cinchona pubescens 418
1,8-Cineol 409
Cinnamomi cortex 391
Cinnamomum camphora 391
- *ceylanicum* 391
Cistrons 121
Citrat 219
Citratzyklus 219 ff.
Citronellae aetheroleum 432
Citrus aurantium ssp. *aurantium* 407
- *limon* 407
- *maxima* 407
- *paradisi* 407
- *reticulata* 407
- *sinesis* 407
Claviceps purpurea 371, 376, 432
Clematis vitalba 393

Clostridium botulinum 360
– *perfringens* 360
– *tetani* 359
c-myc Onkogen 137
Cnicus benedictus 427
coated vesicle 54
Cocos nucifera 331
Codein 394
codogener Strang 120
Codon 113, 119
Coenobien 292 f.
Coenoblast 20
coenokarpes Gynoeceum 326
Coenzym 201
Coenzym A 217
Coffea arabica 418
– *liberica* 418
Coffeae semen 418
CO_2-Fixierung 256 f.
Colchicaceae 429
Colchicin 89, 135, 429
Colchicum autumnale 429
Commiphora molmol 407
Compositendrüsenschuppen 303
Concanavalin A 405
Coniin 424
Conium maculatum 424
Connexon 44
Consensus-Sequenzen 121
Convallariaceae 429
Convallariae herba 429
Convallaria majalis 319, 429
– pulvis normatus 429
Corepressoren 285
Coriandri fructus 423
Coriandrum sativum 423
Corolle 325
Cortex 334
Corylus avellana 398
Corynebacteriaceae 360
Corynebakterien 360
Corynebacterium diphtheriae 360

C_4-Pflanzen 257
Crataegi extractum fluidum 400
– folium cum flore 400
Crataegus azarolus 400
– *laevigata* 400
– *monogyna* 399 f.
– *nigra* 400
– *pentagyna* 400
Creutzfeldt-Jakob-Erkrankung 181
Cristae 82
crossing over 102, 147
Crotonöl 412
Croton tiglium 412
crown galls 194
Cubebae fructus 390
Cunninghamella blakesleeana 369
Cupressaceae 388
Curaçao-Aloe 429
Curare 416
Curcuma domestica 430
– *xanthorrhiza* 430
– *zedoaria* 430
Curcumae xanthorrhizae rhizoma 430
Curry-Gewürze 430
Cuticula 33
Cutin 33
Cyamopsis tegranoloba 405
Cyanobakterien 365
Cyathien 411
Cycloserin 27
Cymbopogon winterianus 432
Cynanchum vincetoxicum 412
Cynara scolymus 428
Cytokeratinfilamente 93
Cytokinese 142, 145
Cytokinine 279 f.
Cytoplasma 34, 36
Cytoplasmamembran 35, 37
Cytoplasmon 104
Cytoribosomen 86, 88
Cytose 52

Cytoskelett 88
– Funktionen 92
Cytosol 34

D

Datura stramonium 414
Daucus carota 424
Dauerzellen 300
Daunomycin 131
Decarboxylase-Dehydrogenase 217
Deckelkapsel 330
Defizienz 136
Deletion 136
Delphinium consolida 393
Denitrifikation 233
Deplasmolyse 46
Dermatogen 301
Desaminierung 242
Desmosomen 43 f.
Desoxyadenosin 106
Desoxycytidin 106
Desoxyguanosin 106
Desoxyribonukleinsäure 105
Desoxythymidin 106
Determinationszone 319
Deuteromycetes 372
Dextrane 358
Diakinese 147
Dianthus carthusianorum 396
Diatomeenerde 33
6-Diazo-5-oxo-L-norleucin 130
Dichasium 298
Dictamnus albus 407
Dictyopteris polypodioides 294
Dictyosom 72 f.
Didesoxynukleotid 117
Differenzierungszone 319
Diffusion, freie 47
Digitalis lanata 418
Digitalis lanatae folium 418
Digitalis purpurea 418

Digitalis purpurea Blätter 418
- purpureae folium 418
- - pulvis normatus 418
Digitoxin 418
Digoxin 418
Dihomo-γ-linolensäure 224
Dihydroliponamid-Dehydrogenase 217
- S-Acetyltransferase 217
- S-Acyltransferase 217
Dikaryon 20
Dill 424
Diploidie 135
Diplotän 147
Diptam 407
Dipterix odorata 406
Disaccharid-Dekapeptid 28
Disaccharide 208
DNA 105
- Doppelhelix 107
-, Klonierung 189
- Ligasen 116
-, mitochondriale 82
-, plastidäre 81
- Polymerasen 114
-, Reparatur von 140
- Replikation 113, 116
- -, semidiskontinuierliche 116
- Sequenzierung 117
- Superhelix 109
- Topoisomerasen 109
- Tumorviren 165
- Viren 161
T-DNA 194
Z-DNA 108
Dolden 328, 423
Doldenblütler 422
Dolichol 71
Donorstelle 128
Dormin 280
Dost 422
Down-Syndrom 136
Dreilappiger Salbei 421

Drogenbenennung 334
Drusen 336
Drüsenhaare 302
Drüsenschuppen 302
Dryopteris filix-mas 384 f.
Dulcamarae stipites 415
Dunkelkeimer 282
Dunkelreaktion 255
Duplikation 137
Durchlaßzellen 305
Durchlüftungsgewebe 301
Dynein 90

E

Eberraute 427
Echinacea angustifolia 427
- *pallida* 427
- *purpurea* 427
Echter Sellerie 424
Eckenkollenchym 312
Edelweiß 428
Edwards-Syndrom 136
Effektoren 285
Eibe 322
Eibischwurzel 409
Eicosapentaensäure 224 f.
Einjähriges Berufskraut 428
Einzelfrüchte 329
Einzelkristalle 336
Einzeller 291
Eisenbakterien 259
Elaioplasten 77
elektrische Synapse 56
Elektronentransport 246
Elementarfibrille 32
Elementarmembran 36
Elettaria cardamomum 430
Elongationsphase 128
Embryo 297, 332
Emergenzen 302
Emetikum 418
Emetin 418
Empfängnishyphe 371

Endocytose 53
Endodermis 305, 317
Endomembransystem 69
Endomitose 136
Endopeptidasen 242
endoplasmatisches Reticulum 68
-, glattes 68, 71
-, rauhes 68 f.
-, Signalpeptid 70
-, Zisternen 68
Endopolyploidie 136
Endosperm 300, 333
Endosporen 354
Endothecium 326
Endotoxine 356
Endprodukthemmung 206
Endproduktrepression 285 f.
Energide 20
En-In-Dicycloether 426
Enoyl-ACP-Reduktase 231
Enterobacter 364
Enterobacteriacea 363
Envelope 161
Enziangewächse 416
Enzianwurzel 416
Enzymaktivität 204
Enzyme 201, 205
-, hydrolytische 95
Enzym-Substrat-Komplex 202
Ephedraceae 389
Ephedrin 357
L-Ephedrin 389
Epidermis 301, 324
Epikotyl 298
Epitheton 342
Epitop 173
Epstein-Barr-Virus 171
Equisetatae 385
Equisetum arvense 385
- *palustre* 385
Erbse 404
Erdbeere 331, 400
Erdnuß 404

Erdnußöl 404
Erdsprosse 318
Ergosterol 226
Ericaceae 413
Erigeron annuus 428
Erregungsleitung, saltatorische 56
Erysimum crepidifolium 410
Escherichia coli 352, 363
Essigsäurebakterien 359
Estragon 427
Ethylen 281
Etiolement 281
Etioplasten 80
Eucalypti aetheroleum 409
– folium 409
Eucalyptusblätter 409
Eucalyptus globulus 409
Eucalyptusöl 409
Euchromatin 64
Eucyte 20
Eugenol 409
Euglena gracilis 292
Euphorbiaceae 411
Euphrasia officinalis 419
Euploidie 135
Evolutionstheorie 132
Exine 33, 326
Exkretbehälter 315
Exocytose 54
Exodermis 305, 317
Exons 123
Exopeptidasen 242
Exoskelett 24
Exotoxine 356
Exportproteine 70
Expression 107, 190
Expressionsplasmid 190
Expressionsvektor 190

F

Fabaceae 404
F-Actin 91
Fadenthallus 294
$FADH_2$ 246
Fagopyrum esculentum 396
Faltblatt 240
Familien 342
Färbeginster 405
Farfarae folium 427
Farngewächse 385
Farnpflanzen 347
Faserschicht 326
Faszikel 299, 321
Faulbaumrinde 401
Feige 332
Feldkresse 410
Feldsalat 422
Fenchelöl 423
Ferredoxin-Nitrit-Reduktase 236
Festigungsgewebe 312
fette Öle 224
Fettsäurebiosynthese 232
Fettsäuren 224
Fettsäure-Synthase 230
Fettsäuresynthese 230
F-Faktor 154
F_1-Generation 98
F_2-Generation 98
Fichtennadelöl 388
Ficus carica 332
Filament 325
Filicatae 385
Fimbrien 19
Fingerabdruck, genetischer 193
Flagellen 19
Flagellin 354
Flechten 261, 383
Fliegenpilz 374
Fließgleichgewicht 17
Flip-Flop-Mechanismus 38
Flos 334
Fluid-Mosaic-Membran 36
Foeniculi aetheroleum 423
– amari fructus 423
– dulcis fructus 423

Foeniculum vulgare ssp.
  vulgare var. *dulce* 423
– – – – – *vulgare* 423
Foenugraeci semen 405
Folgemeristem 299
Folium 334, 391
F-Pilus 19
F-Plasmide 154
Fragariae herba 400
Fragaria vesca 331, 400
frameshift 119, 138
Frangula alnus 401
Frangulae cortex 401
Fruchtblätter 325
Fruchtdroge 334
Früchte 329
Fruchtknoten 326
Fruchtstände 331
Fruchtwand 329
Fructosane 210
Fructosebisphosphat-
  Aldolase 255
– Phosphatase 255
Fructus 334
Frühjahrsholz 322
Fucoxanthin 377
Fucus 379
– *vesiculosus* 294, 381
Fumarat 220
Fungi imperfecti 372
Funiculus 333
Furanocumarine 424
Fusidinsäure 132
Fusionsplasmodium 368
F^--Zelle 154
F^+-Zelle 154

G

G-Actin 91
Gänsesterbe 410
Galactosid-Transacetylase 285
β-Galactosidase 285

β-Galactosid-Permease 285
Galangae rhizom 430
Galeopsis tetrahit 422
Galgant 430
Galium odoratum 417
Gametangiogamie 151
Gametangium 151
Gameten 146
Gametenbehälter 151
Gametogamie 151
Gametophyt 150
Gänseblümchen 428
Gap junctions 43 f.
Gartenbohne 404 f.
Garten-Schwarzwurzel 428
Gattung 341
Geißeln 19, 90
-, prokaryotische 19
Gelbwurz 393
Geleitzellen 308
Gemeine Akelei 393
- Braunelle 422
- Goldrute 428
- Sonnenblume 428
- Waldrebe 393
Gemeiner Hohlzahn 422
Gemeines Katzenpfötchen 428
- Kreuzkraut 428
- Leinkraut 419
Gemüsekohl 410
Gen 100
Genaktivität, differentielle 284
Genamplifikation 289
Generationswechsel 151
-, isomorpher 377
genetic engineering 184
genetischer Code 119
- Fingerabdruck 193
Genexpression 289
Genistae herba 405
Genista tinctoria 405
Genom 100
Genommutation 135

Genotyp 98, 101
genotypisch 98
Gentamycine 131
Gentechnik 184, 196
Gentechnologie 184
Gentherapie 192
Gentianaceae 416
Gentianae radix 416
Gentiana lutea 416
Gerontoplasten 80
Gerste 432
Geschlechtszellen 149
Gewebethallus 294
Gibberelline 278
Gicht 429
Ginkgoatae 388
Ginkgo biloba 388
Ginkgolide 388
Glechoma hederacea 422
Globuline 241
Glucokinase 212
Gluconeogenese 223
Gluconobacter oxydans 359
Glucose, aktive 209
- 6-phosphat-Dehydrogenase 215
- - - Isomerase 212
Glucosinolate 410
Glutamat-Synthase 236
Glutamin-Synthetase 236
Glycerinaldehydphosphat-Dehydrogenase 255
Glycerinaldehyd-3-phosphat-Dehydrogenase 214
Glycerolteichonsäure 27
Glycerophosphatide 226
Glycine max 404
Glycyrrhiza glabra 406
Glykogen 211
Glykoglycerolipide 38
Glykokalyx 22
Glykolyse 212, 214
Glykoproteine 70
Glykoside 208

-, cyanogene 400
Glyoxylat 221
Glyoxylatzyklus 221
Glyoxylsäurezyklus 222
Glyoxysomen 94
Gogat-Weg 236
Goldlack 410
Goldregen 405
Golgi-Apparat 72
- Vesikel 73
Gonosporen 150
G_1-Phase 145
G_2-Phase 145
G-Protein 59 f.
- - gekoppelte Rezeptoren 59
Gramfärbung 355
gramnegative Bakterien 25
grampositive Bakterien 26
Granastapel 78 f.
Granathylakoiden 79
Grapefruit 407
Gräser 431
Grenzplasmolyse 46
Griffel 326
Grippeimpfstoff 174
Große Klette 428
Großes Löwenmaul 419
Grünalgen 377, 380
Grundgewebe 300
Grundplasma 34
Grüner Knollenblätterpilz 373
Guarkernmehl 405
Gundermann 422
Gürtelrose 171
Guttation 266
Gymnospermae 387
Gynoeceum 326
Gyrase 109
Gyrase N 109
Gyrasehemmer 109

H

Haarbildungszellen 304
Haare 301
Hafer 432
Hagebutten 334
Hahnenfußgewächse 391
Hainbuche 398
Halbparasiten 261
Halophyten 266
Hämagglutinin 169
Hanf 398
Hanfgewächse 398
Haploidie 136
Hartbast 314
Haschisch 398
Haselnuß 398
Hauhechel 406
HDL 227
Hecken-Kälberkropf 424
Heidekrautgewächse 413
Helianthus annuus 428
Helicasen 113 f.
α-Helix 240
Helleborus niger 324
Hemicellulose 30
Hemmung, allosterische 206
–, kompetitive 207
Hepatitis-Viren 172
Heracleum mantegazzianum 424
– *sphondylium* 423
Herba 334
Herbstholz 322
Herbstzeitlose 429
Herkulesstaude 424
Herniaria glabra 396
Herpesviren 170
Herzglykoside 392
Heterochromatin 64
heterozygot 101
Hevea brasiliensis 411 f.
Hfr-Stämme 154
Hibisci flos 409
Hibiscusblüten 409

Hibiscus sabdariffa 409
Hieracium pilosella 428
high density lipoproteins (HDL) 227
Hilum 333
Himbeere 401
Hippocastanaceae 406
Hippocastani semen 406
Hirtentäschelkraut 410
Histone 65, 241
Hitzeschockproteine 241
HIV 1 172
HIV 2 172
H-Ketten 174
hnRNA 120
Hoftüpfel 309
Holoenzym 201
Hologamie 151
Holz 313, 321
Holzfasern 321
Holzparenchym 321 f.
homolog 297
Homologie 346
homozygot 101
Honigtau 371
Hopanoide 227
Hopfen 398
Hopfenzapfen 398
Hordeum vulgare 432
Hospitalismus 158
HS-CoA 217
HSV-1 171
HSV-2 171
Huflattichblätter 427
HUGO 119
Hülle 161
Hüllkelch 425
Hülse 329
Humaninterferone (Hu-IFN) 177
Humulus lupulus 398
Hundsgiftgewächse 416
Hundspetersilie 424
Hyacinthaceae 429
Hybridase 187

Hybridome 199
Hybridplasmide 188 f.
Hybridzellen 197, 199
Hydathoden 266
Hydrastis canadensis 393
– *rhizoma* 393
Hydrolasen 206
Hydrophyten 266
3-Hydroxy-ACP-Dehydratase 231
Hygrophyten 266
Hyoscyami folium 414
– pulvis normatus 414
Hyoscyamin 414
Hyoscyamusblätter 414
Hyoscyamus muticus 414
– *niger* 330, 414
Hyphen 367
Hypodermis 301
Hypokotyl 297 f.

I

Ibotensäure 374
Idioblasten 274, 315
IES 277
Illiciaceae 423
Illicium verum 423
Immunglobuline 173
Importin 63
inäquale Teilungen 274
Indischer Nierentee 421
β-Indolylessigsäure 277
Induktoren 285
Influenza-Viren 167, 170
Ingwerwurzel 430
Initialzellen 319
Initiationskomplex 128
Initiationsphase 128
Inkrustierung 32
Insertionssequenz 159
Interferon 175 f.
α-Interferon 177
β-Interferon 177

γ-Interferon 178
Interkinese 147
intermediäre Vererbung 100
Intermediärfilamente 93
Internodien 297
Interphase 144
Interphasekern 144
Interzellularräume 299
Intine 326
Introns 123
Inulin 211, 426
Inversion 137
Involucrum 425
Ionenkanäle 49
Ionentransport 51
Ipecacuanhae extractum siccum normatum 418
– pulvis normatus 418
– radix 418
– tinctura normata 418
Ipecacuanhatinktur 418
Ipecacuanhatrockenextrakt 418
Ipecacuanhawurzel 418
Isoamylase 212
Isocitrat 219
isoelektrischer Punkt 239
Isoenzyme 202
Isogamie 150, 378
Isomerasen 206

J

Jahresringgrenze 322
Javanische Gelbwurz 430
Jochpilze 368
Juglans regia 331
Juniperi fructus 389
Juniperus communis 388 f.

K

Kaffee 418
Kahles Bruchkraut 396
Kakaobaum 408
Kalabarbohnen 406
Kambium, faszikuläres 320 f.
–, interfaszikuläres 321
Kamillenblüten 426
Kanamycine 131
Kap-Aloe 429
Kapillarwasser 263
Kaposi-Sarkom 172
Kapsel 19, 330
Kardamom 430
Karpelle 325 f.
Karpidium 331
Karpophor 331
Karthäusernelke 396
Kartoffel 415
Kartoffelstärke 415
Karyogamie 368, 371
Karyon 61
Karyoplasma 36, 61
Karyopse 331
Karyotyp des Menschen 103
Katalase 94
Katechu 402
Kauliflorie 408
Kautschuk 412
Kawain 391
Kelch 325
Kelchblätter 325
Kernäquivalent 18
Kernholz 314
Kernhülle 61
Kernlokationssequenz 64
Kernphasenwechsel 150
Kernpore 61 ff.
Kernporenkomplex 62
β-Ketoacyl-Synthase 231
Ketoglutarat 219
Khellin 424
Kiefernnadelöl 388
Kieselalgen 377
Kieselgur 380
Kinetin 279
Kinetochoren 65, 143
Kirsche 399

Klassen 342
Klebsiellen 364
Kleistothecien 371
Klinefelter-Syndrom 136
Klon 189
Klonierung 184, 189
Klonierungsvektor 187
–, bakterieller 187
Knallgasbakterien 259
Knoblauchzwiebel 430
Knöllchenbakterien 234
Knöterichgewächse 396
Knotige Braunwurz 419
Kohlenhydrate 269
Kokken 353
Kokosnuß 331
Kollenchym 312
Kompartiment 20, 36
Kompartimentierung 36
Kompartimentierungsregel 35
kompetitive Hemmung 207
Konidiosporen 368, 371
Konjugation 153 f.
Konnektiv 325
Kontaktinhibition 165
Konvergenz 346
Köpfchen 328
Kopfsalat 428
Koppelungsgruppe 102
Korbblütler 424
Koriander 423
Kork 306
Korkahorn 307
Korkeiche 307
Korkkambium 306 f.
Korkulme 307
Kormophyten 295
Kormus 295
Kornblume 428
Kornrade 396
Kotyledo 297
Krautdroge 334
Kräuter 297
Krebs-Zyklus 219

Kreuzblütler 409
Kreuzdorngewächse 401
Kriechender Günsel 422
Kristallformen 336
Kristallsand 336
Kristallzellreihen 336
Kronblätter 325
Krone 325
Krypten 267
Kubebenpfeffer 390
Küchenschelle 393
Küchenzwiebel 430
Kümmel 423
Kümmelöl 423
Kuru-Krankheit 181
Kurztagspflanzen 281
Kutikula 301
kutikuläre Transpiration 265

L

Labiatendrüsenschuppen 303 f.
Laburnum anagyroides 405
lac-Operon 285
– Repressor 285
Lactobacteriaceae 360
Lactuca sativa ssp. *capitata* 428
– *serriola* 428
Lamiaceae 419
Laminaria 379
Laminarin 381
Lamine, nucleäre 93
Lamium album 422
Lampenbürstenchromosome 67
Langhaariges Habichtskraut 428
Langtagspflanzen 281
Lariat-Form 126
Lassoschlinge 126
Latschenkiefernöl 388
Lauch 430

Lauraceae 391
Lauri fructus 391
Laurus nobilis 391
Lavandula angustifolia 421
Lavandulae aetheroleum 421
– flos 421
Lavendelblüten 421
Lavendelöl 421

LDL 227
leader-Sequenz 121
Lecithin 39
Lectine 404
Leghämoglobin 235
Lein 313
Leingewächse 410
Leinsamen 410
Leitbündel 307, 321
Leitbündelscheide 309
Leitbündeltypen 309
Leitgewebe 307
Lens culinaris 404
Lentizellen 307
Leontopodium alpinum 428
Lepidium campestre 410
Leptotän 146
Leseraster 119
Leukoplasten 77
Levistici radix 423
Levisticum officinale 423
Lichtkeimer 282
Lichtquanten 250 f.
Lichtreaktion 252
Lichtschrumpfhaut 141
Liebstöckelwurzel 423
Ligasen 206
Lignifizierung 32
Lignin 32
Lignum 335
Liliatae 428
Linaceae 410
Linaria vulgaris 419
Lindenblüten 407

Lindengewächse 407
Lineweaver-Burk-Diagramm 204
Lini semen 410
Linolensäure 225
γ-Linolensäure 226
Linolsäure 225
Linse 404
Linum usitatissimum 313, 410
Lipasen 228
Lipid A 26
lipid-bilayer 36
LIP-Lipoat 217
Lipopolysaccharid 26
Lipoproteine 227
Lippenblütler 419
Liquiritia extractum fluidum normatum 406
L-Ketten 174
Locus 100
Lodiculae 431
Loganiaceae 415
Lorbeergewächse 391
low density lipoproteins (LDL) 227
Löwenzahn 427
LSD 376
Lupuli glandula 398
– strobulus 398
Luzerne 404
Lyasen 206
Lycopersicon esculentum 415
Lycopodiatae 385
Lycopus europaeus 422
Lyme-Borreliose 365
Lysergsäure 376
Lysergsäurediethylamid (LSD) 376
lysigene Ölbehälter 315
Lysogenie 163 f.
Lysosomen 22, 95 f.
Lysozym 25

M

Macula adhaerens 43
Magnoliophytina 387
Maiglöckchenkraut 429
Mais 432
Majoran 422
Makroelemente 268
Makrogamet 151
Makrophagen 54
Maloideae 399
Malonyl-Acyltransferase 231
– CoA 231
Maltase 212
Maltose 209
Malus sylvestris 401
Malvaceae 408
Malvae arborea flos 409
– flos 409
Malva mauritiana 409
– *sylvestris* 409
Malvenblüten 409
Malvengewächse 408
Mandarine 407
Mandel 331, 399
Mandelöl 400
Mandragora officinalis 414
Mariendistelfrüchte 427
Marihuana 398
Markparenchym 310
Markstrahlen, primäre 310
–, sekundäre 310
Matricariae flos 426
Matricaria recutita 426
Matricin 426
Matrizenstrang 115
Maturation 163
Maulbeere 332
Maydis amylum 432
Medicago sativa 404
Meerrettich 410
Meerzwiebel 429
Megaprothallium 386
Megasporangien 386
Megasporen 386

Meiose 146
Melampyrum arvense 419
Meliloti herba 406
Melilotus officinalis 406
Melissae folium 421
Melissa officinalis 421
Melisse 421
Melissenblätter 421
Membranfluß 69
Membranlipide 38, 40
Membranpotential 55
Membranproteine 37, 39
Mendel, Johann Gregor 97
Mentha arvensis var.
  piperascens 420
– *piperita* 419
Menthae piperitae folium
  419
Menyanthes trifoliata 301
meristematische Zellen 23
Meristeme 273, 299
Meristemoide 299
Merkmale, abgeleitete 345
–, ursprüngliche 345
Merogamie 151
Mesophyll 324
Metamorphosen 266
Metaphase 144
Metaphase I 147
8-Methoxypsoralen 424
Methylxanthinderivate 408
Meum athamanticum 424
Micellarstrang 32
Michaelis-Konstante 204
Microbodies 93 f.
Mikrofibrillen 30 ff.
Mikrofilamente 91
Mikrogamet 151
Mikroprothallium 386
Mikropyle 333
Mikrosporangien 386
Mikrosporen 386
Mikrotubuli 88 f.
Milchröhren 315
–, gegliederte 315

–, ungegliederte 315
Milchsäurebakterien 359
Milchsäuregärung 218
Millefolii herba 426
Mimosaceae 402
minus-Strang-RNA-Viren
  163
Minzenrost 419
Mirabilis jalapa 100
Mithramycin 131
Mitochondrien 82
Mitomycin C 131
Mitoplasma 36, 82
Mitoribosomen 86
Mitose 142 f.
Mittellamelle 22, 29 f.
Mohngewächse 393
Möhre 424
Monochasium 298
Monosaccharide 208
Monosomen 87
Monosomie 135
Moose 295, 383
Moosfarne 386
Morphin 394 f.
Morus nigra 332
Mosaik-Gen 123
mRNA 110, 121
–, monocistronische 121
–, polycistronische 121
–, Prozessierung 123
Mucor rouxii 369
Mureinsacculus 24 f.
Mureinschicht 24
Muscarin 374
Mutagene 133
Mutagenitätstest 134
Mutation 101, 133
–, generative 134
–, somatische 134
Mutationsrate 134
Mutterkörner 371
Mutterkornpilz 432
Mycel 367
Mycobacteriaceae 361

Mycobakterien 361
Mycobacterium leprae 361
- *tuberculosis* 361
Mycophyta 347, 367
Mycoplasma pneumoniae 363
Mycoplasmen 19, 363
Mykonorrhiza 316
Mykorrhiza 261
-, ektotrophe 261
-, endotrophe 261
Myosin 92
Myrosinase 410
Myroxylon balsamum var. *pereirae* 406
Myrrhae tinctura 407
Myrrhe 407
Myrrhentinktur 407
Myrtaceae 409
Myrtengewächse 409
Myrtilli folium 414
Myxomycetes 368

N

N-Acetylglucosamin 24
N-Acetylmuraminsäure 24
Nachläuferstrang 115
Nachtschattengewächse 414
Nacktsamer 387
NADH+H$^+$ 246
Nährlösungen 268
Nährmedizin 268
Nährsalze 267
Na$^+$/K$^+$-ATPase 51 f.
Narbe 326
Nebenblätter 322
Nelkengewächse 395
Nelkenöl 409
Neomycine 131
Nerium oleander 417
Nervenfaser 55
Neukombination 98
Neuraminidase 169
Neurofilamente 93

Neutralfette 224, 232
Nexin 90
Nexus 43
N$_2$-Fixierung 233, 235
N-Formylmethionin 128
Nicht-Histone 65
Nicht-Histon-Proteine 67
Nickende Distel 428
Nicotiana tabacum 415
Nicotin 415
nif-Gene 235
Nitratreduktase 81
Nitratreduktion 236
Nitrifikation 235, 353
Nitrogenase 235
Nodien 297
Nomenklatur, binäre 342
Northern-Blotting 190
nucleäre Lamine 93
Nucleocapsid 161
Nucleoid 18
Nucleolusorganisatorregion 112
Nucleoproteidkomplex 65
Nucleosomen 66
Nucleus 61
Nukleosid 106
Nukleotid 106
Nüsse 331

O

O-Antigen 26
Ochrea 323, 396
Ocimum basilicum 422
Oenanthe crocata 424
Öffnungsfrüchte 329
Okazaki-Fragmente 115
Oleander 417
2'/5'-Oligo(A)-Synthetase 179
Oligosaccharide 208
Omnipotenz 283
Onkogene 137, 166

Ononidis radix 406
Ononis spinosa 406
Ontogenese 273
Oocyten 289
Oogamie 150, 378
Oogonium 151
Operatorgene 284
Operon 284
Opium 394
- pulvis normatus 395
Origanum majorana 422
- *vulgare* 422
Origin 113
Orthomyxovirus 167
Orthosiphon aristatus 421
Orthosiphonblätter 421
Orthosiphonis folium 421
Oryzae amylum 432
Oryza sativa 432
Osmose 263
Osmosesystem 45
osmotische Zustandgleichung 46
Ouabain 417
Ovar 326
Oxalacetat 220
Oxalsuccinat 219
β-Oxidation 229
Oxidationsreaktionen 244
Oxidoreduktasen 206
3-Oxoacyl-ACP-Synthase 231
2-Oxoglutarat 219

P

Paarkernstadium 371 f.
Pachytän 147
Palindrom 141
Palisadenparenchym 324
Pampelmuse 407
Pandorina morum 293
Pantherpilz 373
Papaveraceae 393

Papaverin 394
Papaver rhoeas 395
– *somniferum* 330, 394
Pappus 425
Paprika 415
Parakautschukbaum 411
Paralleltextur 31
parameiotische Systeme 152
Parasiten 260, 352
Parasitismus 260
Paratop 173
Parenchym 300
δ-Partikel 105
Pasteur-Effekt 218
Pastinaca sativa 424
Pastinak 424
Patau-Syndrom 136
Patulin 375
PCR 193
Pektine 210
Penicilline 29, 375
Penicillium chrysogenum 359, 375
– *griseofulvum* 376
– *notatum* 375
Pentosephosphatzyklus 215
Pepsin 242
Peptidasen 241 f.
Peptidbindung 239
Peptidoglykan 24
Peptidylstelle 128
Peptidyltransferase 128
Perianth 325
Periderm 306 f.
Perigon 325, 428
perigyne Blüte 327
Perikambium 306, 317 f.
Perikarp 329
periplasmatischer Raum 26
Perisperm 300, 333
Perithecien 371
Perizykel 306, 317 f.
Peroxisomen 94 f.
Persea americana 391
Perubalsam 406

Peruvosid 417
Petalen 325
Petasites alba 428
Petersilie 424
Petroselinum sativum 424
Pfeffer 331
Pfeffergewächse 390
Pfefferminzblätter 419
Pfeffersche Zelle 45
Pfeiffersches Drüsenfieber 171
Pfirsich 401
Pflanzenzelle 21
Pflanzenzellwand 29
p53-Gen 167
Phaeophyceae 377, 381
Phagen, temperente 163
Phagocytose 53
Phagolysosom 96
Phagosom 96
phänotpyische Merkmale 98
Phänotyp 98, 101
Phaseolus vulgaris 404 f.
Phasin 405
Phellem 306
Phelloderm 306
Phellogen 306 f.
Phlein 211
Phlobaphene 314
Phloem 307
Phloemparenchym 308
Phorbolester 412
Phosphatasen 232
Phosphatidylcholin 38
Phosphoadenosin- phosphorylsulfat 243
Phosphoenolpyruvat- Carboxykinase 223
Phosphofructokinase 212
6-Phosphogluconat- Dehydrogenase 215
Phosphoglycerolipide 38
Phosphoglycero-Mutase 214
Phospholipasen 228
Phospholipide 226

Phosphonomycin 27
Phosphopentose-Epimerase 256 f.
Phosphorylasen 212
Phosphorylierung, cyclische 252
–, nichtzyklische 254
Photolyase 141
Photolyse 252
– des Wassers 254
Photomorphogenese 281
Photorespiration 257 f.
Photosynthese 248 f., 251, 253
Photosystem I 252
Photosystem II 252
Phragmoplasten 145
Phycobiline 377
Phyllocladien 267
Phylloide 294, 377
Phylogenie 343
Physostigma venenosum 406
Phytochrom 283
Phytochromsystem 282
Phytohormone 276 f.
Picea abies 388
Piceae aetheroleum 388
Pigmentmoleküle, akzessorische 250
Pili 19
Pilin 19
Pilocarpus jaborandi 407
– *microphyllus* 407
– *pennatifolius* 407
Pilze 347
Pilzhyphen 29
Pilzzellwand 29
Pimpinella anisum 423
Pimpinellin 424
Pinaceae 388
α-Pinen 388
β-Pinen 388
Pini aetheroleum 388
Pinocytose 53

Pinus mugo 388
– *sylvestris* 388
Piperaceae 390
Piper betle 390
– *cubeba* 390
– *methysticum* 391
– *nigrum* 331, 390
Piperi albi fructus 390
Piperis nigri fructus 390
Pistill 326
Pisum sativum 404
Placenta 326
Placentation 326
Plasmide 156
–, lineare 156
Plasmodesmen 22, 32
Plasmodien 292
Plasmogamie 368
Plasmolyse 46
Plasmon 104
Plastiden 76
– DNA 76, 81
– Genom 81
– Typen 77
Plastidenmetamorphose 76
Plastoglobuli 80
Plastom 81, 104
Plastoplasma 36, 76
Plastoribosomen 86
Plattenkollenchym 312
Platycladien 297
Plectenchym 294, 367
Pleiochasium 298
Ploidiegrad 100
Plumula 297
plus-Strang-RNA-Viren 163
Poaceae 431
Podophyllotoxin 89
Pollenkörner 326
Pollensäcke 326
Polyadenylat-Sequenz 123
Polyadenylierung 123
Polygenie 101
Polygonaceae 396
Polygonum aviculare 396

– *bistorta* 396
Polymerase I 114
Polymerase II 114
Polymerase III 114
Polymerase Kettenreaktion (PCR) 192
Polyphänie 102
Polyploidie 135
Polyribosomenkomplex 289
Polysaccharide 210
Polysomen 87
Polytän-Chromosom 65
Pomeranzenschale 407
Porenkapsel 330
Porine 26, 83
Potentilla erecta 399
p53-Protein 167
Prä-mRNA 120, 123
Preiselbeere 414
primäre Markstrahlen 310
– Resistenz 157
primäres Abschlußgewebe 301
– Bildungsgewebe 299
– Dickenwachstum 320
Primärwand 29 f.
Primase 115
Primelgewächs 412
Primelwurzel 412
Primer 114
– Sequenz 114
Primordialwand 30
Primulaceae 412
Primula elatior 412
– *veris* 412
Primulae radix 412
Prionen 181 f.
Probnow-Box 121
Produktionssystem, bakterielles 191
Prokambium 320
Promotor 121
– Stellen 110
Prophage 164
Prophase 142

Prophase I 146
Propionibacterium shermanii 358
Proplastiden 76 f.
prosenchymatische Zellen 300
Proteasen 241
Proteinbiosynthese 128
Proteine, integrale 37, 41
–, periphere 37
Proteinkanäle 49
Proteinoplasten 77
Proteus 364
Prothallien 384
Protoanemonin 392
Protocyte 17
Protoderm 301, 319
Proto-Onkogene 165
Protopektin 30
Protophyten 291
Protoplasma 34
Protoplasten 17, 22, 34
– Hybride 197
prototroph 260
Prunella vulgaris 422
Prunoideae 399
Prunus amygdalus 331, 399
– *armeniaca* 401
– *avium* 399, 401
– *cerasus* 401
– *persica* 401
Pseudanthien 328, 425
Pseudomonadaceae 364
Pseudomonas aeruginosa 364
Pseudoparenchym 294
Psilocybe mexicana 375
Pteridophyta 347, 384
Puccinia menthae 419
Pulsatilla herba 393
Pulsatilla vulgaris 393
Punktmutationen 138, 170
Puromycin 131
Pyridoxalphosphat 237
Pyrrolizidinalkaloide 405
Pyrus communis 401

Pyruvat-Carboxylase 223
- Dehydrogenase 216

Q

Q-Enzym 210
Quellungswasser 263
Quendel 421
Quercus suber 307
Quillaja saponaria 399 f.

R

Rachenblütler 418
Radicula 297
Radieschen 410
Radix 335
Rainfarn 428
Ranunculaceae 391
Ranunculin 392
Ranunculus repens 321
Ranviersche Schnürringe 55 f.
Raphe 333
Raphiden 336
Raps 410
Ras-Proteine 166
Rastercode 119
Rasterverschiebung 138
Rautengewächse 407
Rauwolfiae radix 417
Rauvolfia serpentina 417
Rauwolfiawurzel 417
Reduktionsäquivalente 245
Regulationsbereiche 110
Regulationsmechanismen der Genexpression 288
Regulatorgene 284
Reis 432
Rekombinanten 154
Rekombinantentechnik 184
Rekombination 170
R-Enzym 212

repair-Mechanismen 141
Reparaturmechanismen 141
Replikationsgabel 114 f.
Replikationsursprung 110, 113
Replikons 116
Repression 107
Repressor 284
Reservefette 269
Reserveproteine 269
Reservestoffe 269
Reservestoffspeicherung 269
Resistenz, primäre 157
Resistenzfaktoren 157
Restmeristeme 299
Restriktionsenzym 187
Restriktionsnukleasen 141
Reticulum, endoplasmatisches 68
Retroposons 160
Retroviren 172
Rettich 410
reverse Transkriptase 126, 185
Rezeptoren 57 f., 72
-, G-Protein-gekoppelte 59
-, Kanal-gekoppelte 58
-, katalytische 58
R-Faktoren 157
Rhabarber 396
Rhabarberwurzel 396
Rhamnaceae 401
Rhamni cathartici fructus 401
- purshianae cortex 401
Rhamnus cathartica 401
- *frangula* 401
- *purshianus* 401
Rhaphanus sativus 410
Rhei radix 396
Rheum officinale 396
- *palmatum* 396
- *rhaponticum* 396
Rhinanthus alectorolophus 419
Rhizobium 234

Rhizodermis 304, 317
Rhizoide 294 f., 377
Rhizom 318
Rhizoma 335
Rhizopus nigricans 368
Rhodophyceae 380
Rhodophyta 377
Ribitolteichonsäure 27
Ribonukleinsäure (s. auch RNA) 110
Ribosephosphat-Isomerase 257
Ribosomen 85 ff.
Ribosomenbindung 70
Ribozym 126
Ribulose-1,5-bisphosphat 255
- - - Carboxylase 255
Ribulosephosphat-Kinase 257
Ricini oleum 412
- - hydrogenatum 412
- - raffinatum 412
Ricinolsäure 226
Ricinus communis 412
Rickettsiaceae 364
Rickettsia prowazekii 364
Riesenchromosom 65
Rinde 314
Rindendroge 334
Rinderwahnsinn 182
Ringelblume 427
ringporige Hölzer 322
Rippenfarn 385
Ristocetin 28
Rizinusöl 412
RNA, Aufbau der 111
- Polymerasen 120
- Primer 115
- Tumorviren 165
- Viren 161
- -, minus-Strang- 163
- -, plus-Strang- 163
RNA/DNA-Hybridmolekül 185

RNAse H 187
Robin 405
Robinia pseudoacacia 405
Roggen 432
Römische Kamille 426
Rosaceae 398
Rosengewächse 398
Rosmarin 421
Rosmarini aetheroleum 421
- folium 421
Rosmarinus officinalis 421
Rosmarinöl 421
Roßkastaniensamen 406
Rotalgen 377, 380
Rötegewächse 417
R-Pili 158
R-Plasmide 157 f.
rRNA 112
Rubiaceae 417
Rubi fruticosi folium 400
Rubisco 255
Rubus fruticosus 331, 399 ff.
- *idaeus* 399, 401
Rückkreuzung 100
Ruhepotential 55
Rumex acetosella 396
Rutaceae 407
Ruta graveolens 407
Rutosid 396

S

Saccharomyces cerevisiae 371, 376
Saccharose 209
Saccharum officinarum 432
Sacculi 82
S-Adenosylmethionin 244
Safrandolde 424
Salbeiblätter 421
Salmonella paratyphi 363
- *typhi* 363
- *typhimurium* 364
Salmonellen 363

saltatorische Erregungsleitung 56
Salviae folium 421
- trilobae folium 421
Salvia officinalis 421
- *triloba* 421
Samen 333
Samenanlagen 333
-, kampylotrope 333
Samenmantel 389
Samennaht 333
Samenpflanzen 347
Samenschale 331 ff.
Sammelfrüchte 331
Saponariae albae radix 396
- rubrae radix 396
Saponaria officinalis 396
Saprophyten 260, 352
Saprophytismus 260
Sarkomere 92
Sarothamnus scorparius 405
Sassafras officinale 391
Saubohne 404
Sauerampfer 396
Sauerkirsche 401
Schachtelhalmgewächse 385
Schafgarbe 426
Schattenpflanzen 258
Scheitelmeristem 297
schizogene Ölbehälter 315
Schizophyta 346, 351
Schlafmohn 394
Schlangenknöterich 396
Schlauchpilze 371
Schleimdrogen 405
Schließfrüchte 330
Schließzellen 324
Schlüsselblume 412
Schmetterlingsblütler 404
Schnittlauch 430
Schöllkraut 395
Schote 330
Schwammparenchym 324
Schwarz-Erle 398
schwarzer Pfeffer 390

Schwefel 243
Schwefelbakterien 259
Scillae bulbus 429
- pulvis normatus 429
Scopolia carniolica 414
Scorzonera hispanica 428
Scrophulariaceae 418
Scrophularia nodosa 419
Scutellum 432
Secale cereale 432
Sedoheptulosebisphosphat-Phosphatase 257
Seifenkraut 396
sekundäre Markstrahlen 310
sekundäres Bildungsgewebe 299
- Dickenwachstum 306, 321
Sekundärstoffe 270
Sekundärwand 29, 31
Semen 335
semidiskontinuierliche DNA-Replikation 116
Semipermeabilität 45
Senecio vulgaris 428
Senfölglykoside 410
Senkwasser 263
Sennae folium 403
- fructus acutifoliae 403
- - angustifoliae 403
Sennesblätter 403
Sepalen 325
Sequenzier-Gel 117
Serpylli herba 421
Sexduktion 155
Sexpili 158
Shigellen 364
Siebplatten 308
Siebporen 308
Siebröhren 307
Siebzellen 307 f.
Signalpeptidase 70
Signaltransduktion 57 f.
Silene alba 396
- *vulgaris* 396
Silybum marianum 427

Sinapis alba 410
β-Sitosterol 226
Skelettmuskelzellen 92
Sklerenchym 312
Sklerenchymfasern 313
Skleroproteine 241
Sklerotien 371
snRNP 125
Sojabohne 404
Solanaceae 414
Solani amylum 415
Solanum dulcamara 415
– *melongena* 415
– *tuberosum* 415
Solidago virgaurea 428
– Zellhybride 197
Somatogamie 151
Somazellen 197
Sonchus arvensis 428
Sonnenpflanzen 258
Soredien 383
Southern-Blotting 189
Spacer 121
Spaltöffnungen 301, 324
Spaltöffnungszellen 301
Spaltungsregel 98
Spartii herba 405
Speicherparenchym 300
Spelzen 431
Spermatophyta 347
Spermatozoid 151
Sphäroproteine 241
S-Phase 145
Sphingolipide 38
Spikes 161
Spindelfasern 144
Spiraeoideae 399
Spirillaceae 364
Spirillen 353
Spirochaetaceae 365
Spleißen 124 f.
Spleißosom 125
Splintholz 314
Sporangien 384
Sporenbehälter 384

Sporenbildung 354
Sporophylle 386
Sporophyten 150, 386
Sproß 297
Sproßachse 297, 319f.
Sproßpflanzen 295
Sproßscheitel 297, 319
Sproßvegetationskegel 297
Spurenelemente 268
70S-Ribosomen 18, 86
80S-Ribosomen 86
Stachellattich 428
Stachys sylvatica 422
Stamina 325
Ständerpilze 372
Stärke 210
Stärkekörner 336
Startcodon 128
Staubbeutel 325
Staubblätter 325
Staubfaden 325
Stauden 297
Stechapfel 414
Steinfrüchte 331
Steinklee 406
Steinzellen 313
Stellaria media 396
Sterculiaceae 408
Sterculiasäure 226
Sterigmen 372
Sternanis 423
Steroidalkaloide 415
Steroidsynthese 356
Sterole 38
Stickstoffbindung 353
Stipeln 322
Stofftransport 42, 47
Stomata 301
Stop-Tripletts 129
Strahlenpilze 361
Stramonii folium 414
– *pulvis normatus* 414
Stramoniumblätter 414
Sträucher 297
Streckungswachstum 273

Streptococcaceae 361
Streptococcus lactis 360
– *pyogenes* 361
Streptokokken 361
Streptomyces griseus 358
Streptomycetaceae 361
Streptomycine 131
Streutextur 30
Stromathylakoide 79
g-Strophanthin 417
Strophanthus gratus 417
– *kombé* 417
Strukturgene 284
Strychni semen 416
Strychnos nux vomica 416
Suberin 33
Substrat 201
Substratinduktion 285
Substratkettenphosphorylierung 214
Substratspezifität 202
Succinat-Dehydrogenase 247
Succinyl-CoA 219
Succulenten 267
Sulfat, aktives 243 f.
Sumpfdotterblume 393
Suppline 275
Süßer Fenchel 423
Süßholzfluidextrakt 406
Süßholzwurzel 406
Süßkirsche 401
Symbionten 352
Symbiose 261
Symplasten 22, 32
symplastischer Transport 264
sympodiales Wachstum 298
Symport 49
Synapse 57
–, chemische 56
–, elektrische 56
Synapsis 146
Syphilis 365
Systematik 343
Systeme, parameiotische 152
Syzygium aromaticum 409

T

Tabak 415
Tanacetum vulgare 428
Taq-Polymerase 193
Taraxaci radix cum herba 427
Taraxacum officinale 427
TATA-Box 121, 288
Taubenkropf-Leinkraut 396
Tausendgüldenkraut 416
Taxa 341
Taxaceae 389
Taxol 89, 389
Taxon 341
Taxonomie 341
taxonomische Kategorien 342
Taxus baccata 322, 389
- *brevifolia* 389

Teichonsäuren 27
Teilungsspindel 90
Teilungswachstum 273
Telomer 65
Telophase 144
Template 114
Tepalen 325
Terminationsphase 129
Terminatorsequenzen 110
Terpinenol-4 388
Tertiärwand 29, 32
Testa 331, 333
Tetracycline 131
Tetrahydrofolsäure 276
Tetrasomie 135
Thallophyten 292
Theken 325
Theobroma cacao 408
Theobromin 408
Thevetia peruviana 417
Thiaminpyrophosphat 217
thioklastische Spaltung 229
Thlaspi arvense 410
Thujon 421

Thylakoide 76, 78 f.
Thyllen 314
Thymian 421
Thymi extractum fluidum 421
- herba 421
Thymus serpyllum 421
- *vulgaris* 421
- *zygis* 421
Tier-Hybridzellen 197
Tight junctions 43
Tiliaceae 407
Tilia cordata 407
- *platyphyllos* 407
- *tomentosa* 408
Tiliae flos 407
Tinnevelly-Senna 403
- Sennesfrüchte 403
Ti-Plasmid 194, 196
Tollkirsche 414
Tomate 415
Tonco semen 406
Tonkabohnen 406
Tonoplast 21, 96
Topoisomerase I 109
Topoisomerase II 109
Topoisomerasen 114
Totipotenz 283
Tracheen 308 f.
Tracheiden 308 f.
Tragant 405
Transaldolase 215
Transaminase 237
Transaminierung 237
Transcytose 54
Transduktion 152
Transferasen 206
-, terminale 187
Transfer-RNA 112
Transformation 152
Transketolase 256
Transkription 120, 122, 288
Transkriptionsfaktor 288
Transkriptionskontrolle 286
Translation 121, 126

Translokase 128
Translokation 128, 137
Translokatoren 47
Transmembranproteine 37, 41 f.
Transpeptidase 28
Transpiration, kutikuläre 265
-, stomatäre 265
transponierbare Elemente 159
Transport, aktiver 50
-, passiver 50
-, spezifischer 47
-, symplastischer 264
Transportmechanismus 48
Transportproteine 42, 47
Transportvesikel 75
Transposase 159
Transposition 159
Transposon 159
trapping centre 252
Traube 328
Treponema pallidum 365
Triacylglycerole 224
Trichoblasten 304
Trichogyne 371
Trichome 301
Trichothecene 375
Trigonella foenum-graecum 404f.
Triosephosphat-Isomerase 255
Triplettcode 119
Trisomie 135
-, doppelte 135
Tritici amylum 432
Triticum aestivum 432
Trollius europaeus 393
Tropomyosin 92
Troponin 92
Tropophyten 266
Trypsin 242
Tubuli 36, 82
α-Tubulin 88
β-Tubulin 88

Tumor-induzierendes
   Plasmid 194
– Suppressor-Gene 166 f.
Tüpfel 22, 32, 309
Turgor 22, 46
Turgordruck 46
Turner-Syndrom 136
Tussilago farfara 427
Tyrosin-spezifische Protein-
   kinase 58

U

Ubichinon 247
Ubihydrochinon 247
Ulmus campestris 307
Umbelliferon 424
Uniformitätsgesetz 97
Uniport 48
Uracil 110
Urginea maritima 429
Uridindiphosphat-N-
   acetylmuraminsäure-
   pentapeptid 27
– glucose 209
Urmark 319
Urmeristem 299
Urmeristemzellen 300
Urrinde 319
Uvae ursi folium 413

V

Vaccinium myrtillus 414
– *vitisidaea* 414
Vakuole 96
Valepotriate 422
Valerensäure 422
Valerianaceae 422
Valeriana edulis ssp. *procera*
   422
– *officinalis* 422
Valerianae tinctura 422

Valeriana wallichii 422
Valerianae radix 422
Valerianella locusta 422
Vancomycin 28
Varizella-Zoster-Virus 171
Verbasci flos 419
Verbascum densiflorum 419
– *phlomoides* 419
Vererbung, intermediäre
   100
Vergeilung 281
Verholzung 32
Verkernung 314
Verkorkung 33, 306
Vernalisation 283
Vertebraten, Zellver-
   bindungen bei 43
very low density lipo-
   proteins (VLDL) 227
Vesikel 36
Vesikeltransport-Modell 75
Vibrio cholerae 364
Vibrionaceae 364
Vibrionen 353, 364
Vicia faba 404
Vimentin 93
Vinblastin 89, 417
Vinca minor 417
Vincristin 89, 417
Viren 160, 351
–, onkogene 165
Virion 160
Viroide 180 f.
Viroid-Erkrankungen 180
– Vermehrung 181
Virus 160
Virusgenom 160
Virusinterferenz 175
Virusvermehrung 162
Visnagin 424
VLDL 227
Vogelknöterich 396
Vogel-Sternmiere 396
Vollparasiten 260
Volvox 293

W

Wacholderbeeren 388 f.
Wachstum 273
– der Bakterien 351
–, monopodiales 298
Wachstumsfaktoren 275
Waldmeister 417
Wald-Ziest 422
Walnuß 331
Wasseraufnahme 263
Wasserpotentialdifferenz
   263
Wasserschierling 424
Wassertransport 264
Wegwarte 428
Weichbast 307, 314
Weiße Lichtnelke 396
– Pestwurz 428
– Taubnessel 422
weißer Pfeffer 390
Weizen 432
Wermutkraut 426
Western-Blotting 189
Wiesenkerbel 424
Wiesenschaumkraut 410
Windpocken 171
Wirkungsspezifität 202
Wolfsmilchgewächse 411
Wolfstrapp 422
Wollblumen 419
Wurmfarn 384 f.
Wurzel 316
Wurzeldrogen 335
Wurzelhaare 264, 304 f., 316
Wurzelhaarzone 316
Wurzelhalsgallen 194
Wurzelhaube 316
Wurzelkambium 318
Wurzelscheitel 297
Wurzelvegetationskegel 297
Wurzelverzweigungszone
   316

X

Xeroderma pigmentosum 141
Xerophyten 266 f.
Xylem 307 f.
Xylemparenchym 309

Z

Zea mays 432
Zedoariae rhizoma 430
Zellen, differenzierte 24
–, meristematische 23
–, prosenchymatische 300
–, tierische 22
Zellkern 61
Zellkernteilung 142
Zellkolonien 293
Zellkontakte 43
Zellplatte 145
Zellteilung 142, 145
Zellteilungen, perikline 303
Zelltheorie 15
Zellverbindungen bei Vertebraten 43
Zellzyklus 144 f.
Zentralkörperchen 144
Zentrum, aktives 202
zerstreutporige Hölzer 322
Zimtrinde 391
Zingiberaceae 430
Zingiberis rhizoma 430
Zingiber officinale 430
Zinnkraut 33
Zisternen 36
Zisternenwanderung 74
Zitrone 407
Zitwerblüten 426
Zitwerwurzel 430
Zone der Histogenese 319
– – Organogenese 319
Zonula adhaerens 43
– occludens 43
Zottiger Klappertopf 419
Zuckerrohr 432
Zygomyceten 369
Zygomycetes 368
Zygosporangium 368
Zygotän 146
Zygote 150 f., 197, 298
Zytomegalievirus 171